中国中医科学院
建院名医学术思想精粹

主　　编　张伯礼　　　副主编　黄璐琦

执行主编　胡镜清

U0300959

人民卫生出版社

图书在版编目（CIP）数据

中国中医科学院建院名医学术思想精粹 / 张伯礼主编 . —北京：人民卫生出版社，2020

ISBN 978-7-117-29158-3

I. ①中… Ⅱ. ①张… Ⅲ. ①中医流派 – 学术思想 – 中国 – 现代 Ⅳ. ①R-092

中国版本图书馆 CIP 数据核字（2019）第 237043 号

人卫智网	www.ipmph.com	医学教育、学术、考试、健康，购书智慧智能综合服务平台
人卫官网	www.pmph.com	人卫官方资讯发布平台

中国中医科学院建院名医学术思想精粹

主　　编：张伯礼

出版发行：人民卫生出版社（中继线 010-59780011）

地　　址：北京市朝阳区潘家园南里 19 号

邮　　编：100021

E - mail：pmph @ pmph.com

购书热线：010-59787592　010-59787584　010-65264830

印　　刷：三河市宏达印刷有限公司（胜利）

经　　销：新华书店

开　　本：787×1092　1/16　印张：47

字　　数：1144 千字

版　　次：2020 年 2 月第 1 版　2020 年 2 月第 1 版第 1 次印刷

标准书号：ISBN 978-7-117-29158-3

定　　价：168.00 元

打击盗版举报电话：010-59787491　E-mail：WQ @ pmph.com

质量问题联系电话：010-59787234　E-mail：zhiliang @ pmph.com

工作指导组名单

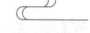

一、领导组

张伯礼	王　炼	黄璐琦	王申和	武　东	杨龙会	唐旭东	刘　婕	王　阶
朱立国	冯鹏翔	陈士林	朱晓新	喻晓春	段　玲	胡镜清	李宗友	王映辉
胡晓峰	谢雁鸣	王燕平	雷　燕	鞠大宏	宋春生			

二、顾问组

陈可冀	王永炎	李连达	屠呦呦	唐由之	路志正	刘志明	薛伯寿	李经纬
余瀛鳌	孟庆云	周超凡	翁维良	姚乃礼	潘桂娟	韩碧英	曾宪沪	王学清
李雅清	黄龙祥							

三、协调组

王　忠	王　健	亢泽峰	史大卓	仝小林	朱建平	花宝金	李　浩	肖永芝
杨洪军	张华敏	都占陶	徐凤芹	徐世杰	高　云	郭兰萍	景向红	

四、管理办公室

万　芳	马　堃	王　凌	尹仁芳	白卫国	冯　磊	李　鲲	杨　硕	宋　军
张丽霞	张　楠	周　鸯	赵海誉	荆志伟	姜秀新	姚魁武	高铸烨	曹　玮
常　暖	谢　琪							

五、工作组

组　长：胡镜清

副组长：谢　琪　李海玉

成　员：								
刁作彬	马光宇	王国为	卢红蓉	代金刚	白　玉	刘　兵	刘理想	农汉才
苏大明	杜　松	李子赟	李志更	李　丽	李　兵	李　君	李鸿涛	张立剑
张绍峰	苗　苗	林明欣	岳广欣	赵　宏	姜秀新	贾海骅	徐　俊	郭欣璐
崔亚珊	崔炳南	彭　锦	谢　铮	蔡嫣然	薛燕星			

《中国中医科学院建院名医学术思想精粹》

编委会名单

主　　审　王永炎

主　　编　张伯礼

副 主 编　黄璐琦

执行主编　胡镜清

编　　委　（以姓氏笔画为序）

刁作彬	于智敏	马堃	马琴	王卓	王凌	王梅	王书臣
王国为	王学清	王咪咪	王致谱	韦立富	韦企平	邓浩	邓成珊
卢红蓉	卢秀玉	叶成鹄	田从豁	代金刚	冯磊	师帅	朱小燕
朱鼎成	邬光福	刘扬	刘兵	刘瓦利	刘如秀	刘志明	刘国正
刘理想	刘签兴	闫孝成	安效先	农汉才	孙霈	孙良明	孙佳琦
孙树椿	杜松	李楠	李霞	李子赟	李华山	李志更	李连达
李经纬	李贻奎	李素云	李振华	李海玉	李鸿涛	李雅清	李嘉俊
杨威	杨涛	肖烨	肖承悰	肖战说	吴玉升	吴建农	何新慧
余丞浩	余瀛鳌	邹本良	沈文	张立剑	张丽霞	张妮楠	张绍峰
张树剑	张贻芳	张晓旭	张菀桐	陈生	陈小野	陈可冀	陈明华
武婧	苗苗	林海	林明欣	岳广欣	金士喜	金传湘	金香兰
周超凡	周霭祥	郑金生	郑昭瀛	郑嘉太	郑嘉月	孟庆云	赵宏
赵兰才	赵时鹏	赵英凯	荆志伟	胡晓梅	胡镜清	姜廷良	姜秀新
姚乃礼	姚亦伟	秦义	都占陶	耿引循	聂莉芳	贾海骅	钱永褆
倪瑶	徐俊	徐世杰	徐雯洁	翁维良	高雅	高建生	郭小青
唐旭东	黄龙祥	黄江鹏	黄欲晓	崔亚珊	崔炳南	麻柔	韩明娟
韩碧英	曾宪沪	谢畅	谢铮	谢琪	雷燕	詹志来	赫兰晔
蔡连香	蔡嫣然	潘璐	潘晓霞	薛伯寿	薛燕星	魏子孝	魏伟莉

序 言

胸怀仁德，追思前贤，重振中医药学

当今，随着中华民族的伟大复兴迈出的坚实的步伐，中医药学迎来了盎然发陈的春天。中医药学是全面系统传承的医药学，秉持国学哲理与宏富的临床经验，三千余年来为华夏民族的繁衍兴旺做出了重大贡献，其巨大而深刻的理念与技术潜力为全世界的健康事业也提供了可资借鉴的文化养分。中医药是伟大的宝库，是打开中华传统文化的钥匙，在继承的基础上发掘创新是历史赋予中医学人的光荣而艰巨的使命，我们要胸怀仁德，追思前贤，走进中国特色社会主义新时代，勇于承担重振中医药学，弘扬传播优秀的一脉相承从未断裂的华夏文明。

学习国学以史为鉴，我们相信历史常常是在悖论中前行，既有繁荣的达观喜悦，也有屈辱的悲情惆怅。我们的师长一辈经历了旧中国战乱屡弱的苦痛，遭遇了废止国医国药的纷争，前辈们为图生存展开了艰苦卓绝、殊死顽强的斗争，力挽狂澜，系统完整地传承并发展了国医国药，是一代永远让我们铭记的斗士。中华人民共和国成立后，党和国家制定团结中西医、继承发扬全面系统掌握中医药的政策，组建卫生部中医研究院。建院奉召的国医名师们是选拔出的德高望重、业务精纯、学养高尚的师长辈，他们是中医药科研建设的始源开端的创造者；他们"任我景行""学为人师""行为示范"；他们以精湛的医术嘉惠医林，为民服务，受到民众的拥戴；他们勤勉敬业、刻苦钻研、格物致知、倾心培养后学，冀望前薪续后薪；他们为学科建设奠定了根基，为事业谋发展攻坚克难，是回归振兴的先声。

21世纪，随着科学技术的发展，"以人为本"健康理念的逐步深化，中医药学的学科方向必须变革，这是当代中医药界学人的历史责任。当今学术发展的方向是在自然哲学的引领下强化人文精神，实施医学健康行动。将"人"放在天地之间来看人的健康和疾病，精、气、神一体，象、意、形融通，科学、人文互补互动。以"辨证论治"为主体的个体化诊疗体系构架的完善，以获得共识的疗效目标，体现中医临床诊疗水平的提高。

近十数年间，通过亲身观察，感悟到医学方向正在逐渐转变，克服社会价值观的变异与世俗化的不良影响，重视"人文关怀"，关注重点由"人的病"到"病的人"，重视认知情绪、感情、心理变化。医学科学研究面对复杂系统的临床难治病，从"单疾病、单靶点、单药物"到"多学科、多元化、多层面"整合集成探索调控疾病的转变，研究思路上正逐渐从"还原性研究"转为"系统性研究",从"描述性研究"转为"预测性研究",其中一个重要标志就是从"网络"来整体认识生命活动与药物治疗机制。当代医学的发展,正在经历从传统的"生物医学模式"到"生物-心理-社会医学模式"的转变,而以预防性(preventive)、预测性(predictive)、个体化(personalized)和参与性(participatory)为核心的"4P医学模式"正成为人类健康和医学变革的转折点。随着科学大格局的深刻变化,我国墨子号量子卫星发射成功,单光量子不可分割,量子态无须重复,动摇了"只有"可重复可复制才是科学的理态。以大数据技术发掘数以千计名家医案中可以诠证治未病、辨证论治的理法方药,从而拓宽了中医药临床研究的财富,中医药学学术方向亟须调整、变革与创新。所谓大格局包括概念更新、思维模式、理论框架与实践行动。在这个过程中,我们必须坚持"我主人随",要重视继承,要在继承的基础上,进行协同合作与综合集成的创新。我们必须把中医学科置于大科学背景下,适应大环境的变迁,服务"健康中国"大卫生战略。

目前的大科学必须是项目首席科学家建设的团结开放、和谐进取的学术团队,以仁德精神敞开胸怀、强化组织管理的系统工程。我国中医药事业产业发展进入到前所未有的战略机遇期。党和国家更加重视中医药学学科建设与高层次领军人才的培育,更加注重发挥中医药产业转化的效益,中医药的继承创新已列为《国家中长期科学和技术发展规划纲要(2006—2020年)》的优先主题之一,中华人民共和国科学技术部、国家中医药管理局等16个部门还专门发布了《中医药创新发展规划纲要(2006—2020年)》,对中医药继承创新工作进行了全面规划和部署,组织实施了一批重大研究项目并取得了阶段性成果。

中华文明从河图洛书与负阴抱阳的太极图,到气、阴阳五行学说等理论基础,构筑了尚一、尚同的哲学,以国学哲理指导医学实践,道与术相辅相成,殊途同归。中医药学在每个历史时期都有令人敬仰的苍生大医,他们既是一个时期的学术代表,也是名垂万世的医界楷模。中医学术体系的不断更新与日臻完善,都是建立在后薪续前薪的薪火传承、积淀日新,即对先贤的学术经验进行梳理发掘、系统总结的基础之上,自觉的继承才有创新,而继承则是创新的源头活水。1955年奉召建院的国医名师们具有深邃的国学哲理与中医药学理论功底,又经历了大量的临床实践,积累了宏富的经验,推进了中医药学科的理论和临床研究,是中医药学特有且重要的智力资源,具有鲜明的学术特点和不可替代的学术地位。临证经验是国医名师们的学术载体,深化开展有思想的学术研究,淡泊明志,敬惜光阴,培育我辈学人爱仁敬谦、勤于临证的学风。没有临证经验的总结,学术思想研究只能是无源之水、无本之木。因此,我们要从"多视域、多环节、多层面"寻找切入点来对国医名师们的学术思想、临证经验进行系统学习、全面继承和集成创新。

有鉴于此,《中国中医科学院建院名医学术思想精粹》纳入53位奉召建院国医名师,每位医家的撰写内容均由三个模块组成,包括:"生平传记""学术思想""代表著作与论文述评",首次系统地总结与展示了国医名师们的学术思想及其临证经验。本书既有深邃的理论探讨,也有鲜活的临证记录;既有个性的学术思想,也有共性的临证方略;既有公允的客观评述,也有前瞻的主观思考。本书让我们了解了这些国医名师的主要成就,更让我们了解了他们取得这些成就的前因后果,以及他们背后的艰辛探索历程,不仅有利于指导中医药的科学研究,而且有利于指导中医药的临床实践,甚至对于未来中医药学科的突破乃至生命科学的发展,都具有不可替代的借鉴意义。

　　"将升岱岳,非径奚为?"该书熔诸位国医名师的学术思想、临证经验于一炉,既有纵向的学术成就展示,又有横向的临证经验总结,实为提升中医临床诊疗及治学执教之"门径"。值此书付梓之际,邀我作序实为对我辈学长和后学的鼓励和嘱托,感怀万千,谨志数语,乐观厥成。

中央文史研究馆馆员

中国工程院院士

中国中医科学院名誉院长

王永炎

己亥孟春

前　言

中医药学历经三千余年,经世不衰,历久弥新,充满生气,学术长青。其重要的原因就是中医药学有其独特的天人合一的生命视角,从宏观整体上把握人体健康,进行个体化的辨证论治,运用根于自然的药物综合疗法,具备积极的预防医学治未病的先进思想等,这些原创理念在实践中不断传承,不断创新,不断发展,才有了今天的中医药学博大精深,光照四海。

其实,任何学术进步和学科发展也都是在传承前人理论研究和实践经验的基础上,发现新问题,总结新经验,形成新理论,从而不断发展和完善,中医药学也不例外。实践证明,如果没有全面的传承,就没有不断的创新发展,中医药理论和实践发展将成为无源之水,无本之木。所以,我们要强调的即传承是根,传承是基础。

当前,党和国家重视中医药的发展,注重充分发挥中医药的作用,而更加关注中医药的传承。《中华人民共和国中医药法》第六章"中医药传承与文化传播",《中医药发展战略规划纲要(2016—2030 年)》提出要"扎实推进中医药继承""实施中医药传承工程",而"全面系统继承当代名老中医药专家学术思想和临床诊疗经验"是中医药传承工作的重要环节。名老中医对中医药理论有系统而深刻的认识,在长期临床实践中,形成了独特的学术思想和丰富的临床诊疗经验,是中医药学特有的宝贵资源,具有十分鲜明的学术特色和不可替代的学术地位。我们必须对名老中医,尤其是代表国家水平的知名中医药学家的学术思想进行全方位、多视角、一体化的传承。

1954 年,毛泽东主席做出重要批示:"即时成立中医研究机构,罗致好的中医进行研究,派好的西医学习中医,共同参加研究工作"。1955 年 12 月 19 日,由国务院卫生部直接领导的"中医研究院"正式成立,周恩来总理为研究院题词:"发扬祖国医药遗产,为社会主义建设服务"。作为国家级团队的"中医研究院"(现更名为中国中医科学院),为了完成各项基本任务,在党中央、国务院直接指导下,由卫生部组织,从京外各地先后聘请了 31 名具有丰富临床经验和深厚理论水平的名中医来院工作,如四川省的王文鼎、王朴诚、王伯岳、叶心清、冉雪峰、杜自明、沈仲圭、周济民、蒲辅周,上海市的丁伯玉、朱仁康、何时希、余无言、陈苏生、姚和清、唐亮臣,江苏省的时逸人、金昭文、耿鉴庭、钱伯煊、葛云彬,湖南省的郑守谦、徐季含,湖北省的孙惠卿、杨树千、黄坚白,浙江省的韦文贵、谢仲墨,陕西省的黄竹斋,江西省的赵惕蒙,云南省的祝谌予,加上从筹建单位调聘过来的 22 位京内名医彭泽民、萧龙友、于道济、卢英华、孙振寰、步玉如、赵心波、赵锡武、段馥亭、高凤桐、郭士魁、龙伯坚、朱颜、陈邦贤、赵燏黄、王易门、李振三、陈慎吾、岳美中、郑毓琳、朱琏、刘志明。当时的中医研究院可谓大医云集，名师会聚。上述奉召建院名医的医德高尚、医术精湛，勤于思考，勇于探索，善于总结，形成了许多独特的学术思想和丰富经验，为我国的中医药事业做出了不可磨灭的贡献。

由于特殊时代的原因，上述奉召建院名中医学术思想尚未进行全面整理总结，也少传承。故而由中国工程院院士、中国中医科学院院长张伯礼组织，以抢救的方式，拨出专款，集中优势力量，开展"奉召建院国医名师学术传承研究"的项目研究，深入挖掘、系统总结、认真传承每一位国医名师独特的学术思想和丰富经验，在此基础上编撰本书。本书共纳入53位奉召建院名医，每位医家的介绍均包括"生平传记""学术思想""代表著作与论文述评"3个模块。都是组织专家在全面搜集医家本人及其所培养学生的临床医案、科研论文、学术著作以及报纸、新闻、访谈与评论、遗稿等资料，系统整理其生平经历、从医经历、医德医风、学术成就等；从病因病机、辨证方法、治则治法、遣方用药等角度，深入挖掘典型医案、经验药对、有效方剂、医话医论，提炼诊疗思路，总结共性规律，升华实践理论；旨在探究其源，厘清其流，发扬其德，传承其术。撰写期间，曾多次组织专家论证，进行相应的修改、审定、完善。

这是一部跨世纪、抢救性的著作。参加编撰的作者既有本院的专家学者，也有院外的名医大家，还有不少奉召建院国医名师的家属、门人、学生们积极参与，可以说是一册名副其实的集体编著。本书秉承"打造精品，为历史负责"的理念，历时数年，几易其稿，编撰而成，期望能为中医药的科学研究和临床实践提供新支撑，为中医药的全面传承与集成创新提供新思路。尽管我们精心编写，多次征求多方意见，但因水平有限，加之时间较紧，文献搜集困难，涉及范围较广，故误漏之处恐所难免，恳请各位同道批评指正。

中医药学有着悠久的历史，在每一个历史时期都涌现出令人敬仰的大医，他们既是当时的代表，也是后世的楷模。中医药学历久弥新，传承和发展两者缺一不可。强调传承，因为传承是发展的基础，失去传承的发展，没有根基终将不继；我们强调发展，因为发展就是最好的传承，失去了发展的传承是故步自封、脱离时代。我们有幸成为中医药事业的传承人，要本着敬畏虔诚的态度，秉承科学严谨的精神，全力以赴做好弘扬工作。本书着眼于系统总结53位奉召建院名中医的学术思想，对推进中医药学理论研究和临床实践的传承发展具有时代意义。"数风流人物，还看今朝"，相信新时代的中医药人一定会继承好、发展好、利用好祖先留给我们的宝贵遗产，发出"中医声音"，提出"中医方案"，献出"中医智慧"，为建设健康中国，造福人类健康事业做出新贡献！

本书归功于各专篇参与者的用心编撰，得益于各位编委所在单位的领导和相关管理部门的全力配合，得到了中国中医科学院王永炎院士、国医大师路志正教授、国医大师陈可冀院士等领导和专家的悉心指导；中国中医科学院医史文献研究所院史办公室提供了大量医家照片，在此一并致谢！由于历史缘故，许多资料难以寻觅及确认，虽经编写者多方核实，然书中错漏在所难免，希祈读者不吝指正，以便完善。

编委会

2019年元月

目 录

萧龙友 ……………………… 1

王朴诚 ……………………… 16

彭泽民 ……………………… 30

杜自明 ……………………… 39

冉雪峰 ……………………… 49

孙惠卿 ……………………… 66

赵燏黄 ……………………… 78

黄竹斋 ……………………… 93

高凤桐 …………………… 110

蒲辅周 …………………… 119

陈邦贤 …………………… 142

姚和清 …………………… 161

郑守谦 …………………… 179

徐季含 …………………… 197

段馥亭 …………………… 207

杨树千 …………………… 215

金昭文 …………………… 231

唐亮臣 …………………… 240

王文鼎 …………………… 251

王易门 …………………… 261

于道济 …………………… 266

时逸人 …………………… 279

郑毓琳 …………………… 293

赵惕蒙 …………………… 305

钱伯煊 …………………… 311

陈慎吾 …………………… 327

李振三 …………………… 341

葛云彬 …………………… 345

龙伯坚 …………………… 352

余无言 …………………… 363

岳美中 …………………… 384

卢英华 …………………… 405

沈仲圭 …………………… 414

韦文贵 …………………… 430

赵心波 …………………… 444

赵锡武 …………………… 460

丁伯玉 …………………… 480

黄坚白 …………………… 486

叶心清 …………………… 502

朱仁康 …………………… 513

朱 琏 …………………… 530

陈苏生 …………………… 550

王伯岳 …………………… 566

谢仲墨 …………………… 582

朱 颜 …………………… 593

祝谌予 …………………… 608

何时希 …………………… 623

郭士魁 …………………… 647

耿鉴庭 …………………… 670

步玉如 …………………… 689

周济民 …………………… 704

孙振寰 …………………… 716

刘志明 …………………… 721

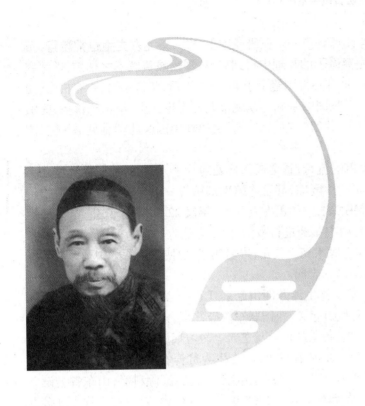

萧龙友

一、生 平 传 记

萧龙友先生(1870—1960年),名方骏,字龙友,后以字行,号"息翁、息园老人",别号"蛰蛰公",中华人民共和国成立后又改号为"不息翁",是我国近现代中医学家、教育家、国学家、书法家、收藏家与鉴赏家,也是北京近代四大名医之首,我国中医界首位中国科学院生物地学部委员(即中国科学院院士),中央文史研究馆馆员。

(一) 自学成才志向坚定

萧龙友先生1870年2月13日(清同治九年)生于四川雅安县,后移居四川省三台县。

萧龙友先生从医,既非家传,亦无师承,走的是一条真正的自学成医之路。萧龙友先生家族自清道光乙酉(1825年)拔贡萧鸿吉起,祖孙父子,世代隆昌,四代为官,在三台一带可谓是"人文之盛,川北罕闻"的官宦世家和儒医名门。家学如此渊源,萧龙友先生自幼严受父教,熟读经史诸子、诗赋帖括,勤学强记,打下了扎实的国学基础与史学功底,并练就了独成一体的书法,为先生日后成为中医泰斗构筑了坚实的基石。

萧龙友先生聪颖博闻,自幼即对医药很感兴趣,经常翻阅古医典籍,因族中有一药铺,每有空闲即去药铺习医认药,并对每味药的品种、形态、气味、真伪、炮制、功效等,详加研讨,提高了对中医药知识的理解。

萧龙友先生少年时代喜读古今医书及各家医药论著。后因母亲患有"血崩"之病,久治不愈,本着"为人子者知医"之义,遂发愤攻读医书。正是在这一时期,萧龙友先生的古文水平不断提高,中医理论知识逐渐丰富,为登医学之堂打下了一定的基础。萧龙友先生弱冠之年赴成都入尊经书院读词章科,考试每获第一。在研经读史之外,萧龙友先生也常涉猎《黄帝内经》《难经》等医书,先生从先秦诸子的哲理中得到启发,深悟岐黄医书之精髓,遂深究医学之原理,研究中医的兴趣益深,每有心得则笔录于案,持之以恒,坚持不懈,一有机会,便践行于临床,为日后自学成医打下了坚固的基础。纵观萧龙友先生一生,虽忙于诊务,无暇著述,但仍为一些医药相关书籍作序,并留《现代医案选》《整理中国医药学意见书》《息园医隐记》《天病论》等文。

清光绪十八年(1892 年),川中霍乱流行,省会成都日死约八千人,花团锦簇的锦城几乎变成了哀鸿遍地的死城。街头巷尾一片凄凉,甚至连棺木都销售一空。很多医生因惧怕传染,不敢出门医治。此时正在尊经书院求学的萧龙友先生,年仅 22 岁,置个人生死于外,挺身而出,相约同僚陈蕴生沿街巡治,用中草药进行救治,使很多病人转危为安,遂人称"万家生佛"。经此一事,不仅使萧龙友先生医术初露头角,声名鹊起,也使先生深感中国医药的威力无比,从而更加坚定了先生习医济世的志向。

清光绪二十三年(1897 年),萧龙友先生离开四川赴京赶考,于当年获丁酉科拔贡,殿试后,充任八旗官学教习。1900 年,义和团起义,八国联军攻破北京,先生饱经忧患,曾被联军扣留刷马、背粮,在琉璃厂以卖字为生,备受颠沛流离之苦。教习期届满,萧龙友先生出任山东省,历任嘉祥、巨野、淄博、济阳等地知县,在此期间,先生为贫苦农民伸张正义,以办教案与外国神父作斗争而深得民心,后升任知府。当时正值维新变法,废除科举,山东省会设立高等学堂,萧龙友先生参与厘定章程,兼任教师。1905 年在嘉祥任内,对地方文物古迹多方保护,曾重修县署龙王庙,并亲自撰写碑记,摩勒上石。

辛亥革命后,萧龙友先生移居济南任闲职。1914 年萧龙友先生由山东都督府奉调入京,历任财政、农商两部秘书,财政部经济调查局参事及农商部有奖实业债券局总办等职,执政府聘为顾问。在此期间,萧龙友先生虽公务繁忙,却从未间断研究医学。萧龙友先生不仅精研中国医学经典,而且浏览了当时翻译过来的很多西医著作,在公余之暇经常给人看病行医,颇有疗效,求医者甚众。所以当时的内务部及主管卫生机关因其中医学验俱富,聘请萧龙友先生为考试中医士襄校委员,并因而取得了医师资格。

(二) 正式行医,闻名当时

萧龙友先生宦海沉浮数十年,历任清政府、民国两届政府的官员,亲身体会到清政府和民国政府的黑暗与腐败。1928 年,中华民国政府南迁金陵后,萧龙友先生自感于国于民无益,更加深了从医的决心。先生毅然弃官行医,留居北京,在北京西城兵马司胡同 22 号(后改成59 号)拓数弓之地,建一寓所,正式挂牌悬壶应诊。"不为良相为良医,活人活国无差池,况君宰邑布惠政,帷幄运筹多茂施,十载郎潜无清暇,旧学商量自得师,岂知浴日补天手,累至千金乃不龟。"医所与当时的普通人家并无分别,只是在大门口上挂了一块小小的牌匾,亲笔写了"萧龙友医寓"五个不很大的字,可此事在当时的北京却轰动一时,民间流传一副对子"言菊朋下海,萧龙友挂牌"。

正式行医后,诊务繁忙,上午门诊,下午出诊,还经常受邀赴外地诊治。此时先生更加皓首穷经,理论联系实践,将其全部心血倾注在中医事业上,受到广大病患的信任与尊敬。萧龙友先生医德高尚,医技精湛,活人日众,闻名北平城,后与孔伯华、施今墨、汪逢春三位先生共同被誉为"京城四大名医"。花甲之年,放弃高官厚禄,自业成医,并以医名留芳于世者,纵观医史,自萧龙友先生之前未尝见也。

(三) 心系祖国,致力教育

萧龙友先生一贯致力于发展中医教育事业,积极主张中医办学校,以继承和发扬祖国医药学。曾谓:"非学校医院并设,使学习与临床互有经验,不易取得良好效用"。1929年,国民政府在南京召开中央第一次卫生委员会议,通过了"废止旧医(中医),以扫除医事之障碍",欲取缔中医,并获得了大会通过,这激起了全国中医界人士的极大愤慨。萧龙友先生鉴于中医生存处境之艰难,叹曰:"慨乎中医学之寝微,称先哲伟业之将堕",便与孔伯华、施今墨等北京医界同仁商议,自筹资金,1930年6月在北京共同创办北平国医学院。萧龙友先生先后担任该院院长与董事长,和孔先生等亲临讲坛,以发展中医学术,造就国医人才。学院实行多层次办学与因人施教的方针,招收的学生分研究班、医科班、预科班三种。即具备中医基础知识,或曾跟师学习者,入研究班(也称速成班),学制2年;具有高小以上或初中文化水平,年纪较轻者,入医科班(相当于医学本科),学制4年;文化较低,只有初小水平的,入预科班(即医学专科),学制4年。这种因人施教的办学方法,使绝大多数学生能跟上学习的进度,注重了教学质量。在课堂教授的同时,萧龙友先生与孔伯华先生还亲自带学生临床实习,并关爱学生,亲如父子。在学院困难时期,萧孔二位先生竭尽全力,倾囊维持,在学院设立门诊部,把所收费用交给学院,以贴补经费的不足。1940年,日伪政府不断扰乱北平国医学院教学秩序,欲接管学院。1944年7月,北平国医学院因不愿被日伪政府接管而停办,至此学院历时15年,共计招生13班(届),毕业11班,第十二、十三班未至毕业,萧龙友先生、孔伯华先生很痛心地发给了学业肄业证书,叮嘱如肯自学,愿协助之,以完成学业。北平国医学院学员除来自北京地区外,还有来自天津、上海、河北、察哈尔、山东等地,学院先后毕业学员700余人,他们大多学有所成,继承并发展了中医学术,成为中华人民共和国成立后中医药事业承前启后的骨干,这对当时处于逆境中的中医事业起到了挽救和促进作用。后萧龙友先生曾作《七律》三首,表达了对民国时期对中医采取歧视政策的不满。萧龙友先生、孔伯华先生等在中医濒于灭亡之时,顶着"消灭、废止中医"的重压开办了中医高等院校,并在艰难环境中使之持续发展,表现了"贫贱不能移"的气节,学院全体教职员工们不遗余力的治学态度也永远值得后人学习。

1934年北平市卫生局举行中医会考,萧龙友、孔伯华、施今墨、汪逢春四位先生同任主考官。1935年4月萧龙友先生任北平中医考试委员会主考官员。

(四) 中华人民共和国成立,历任数职

1949年,中华人民共和国成立,萧龙友先生虽是人到暮年,却壮心不已,对人民保健事业、对国家中医建设仍旧极为关心,将别号"息翁"改为"不息翁",出任中国科学院学部委员、中医研究院名誉院长、中华医学会副会长。同年8月由叶剑英市长主持召开的北平市人民代表大会在中山公园中山堂召开,萧龙友先生作为代表应邀参加会议。

1950年萧龙友先生出任北京市中医师考试委员会委员。同年1月,萧龙友先生被聘为华北区特邀代表,参加中央卫生部召开的第一次全国卫生大会。

1951年7月,中央文史研究馆成立,馆员一般由文史界德高望重的学者、艺术家及社会名流组成。萧龙友先生作为一名中医师,被中央人民政府聘任为中央文史研究馆馆员,是史

无前例的。

1953年11月，中华医学会成立中西医学术交流委员会，萧龙友先生任副主任委员。1955年6月被上级批准为中国科学院院士等职，为中医事业的发展尽心尽力。

1954年8月7日，萧龙友先生当选第一届全国人民代表大会代表。1954年9月16日，在第一届全国人民代表大会第一次会议上发言，首次提案在我国应创办中医大学和中医学院，此案后被中央人民政府采纳，并于1956年成立了北京、上海、广州、成都4所中医学院。1954年6月，毛泽东主席站在国家的高度、民族的高度、人民健康的高度，发布了重视发展中医药的指示："即时成立中医研究机构，罗致好的中医进行研究，派好的西医学习中医，共同参加研究工作"。于是，群贤毕至，少长咸集，来自祖国各地、大江南北的仁人志士、博学贤哲，为了一个共同的心愿和目标——继承和发展中医药、造福全人类，先后汇聚北京。1954年10月，在党中央和老一辈革命家的关怀下，在高层领导反复征求了彭泽民先生、萧龙友先生等一批名医意见的基础上，成立了卫生部中医研究院筹备处。在1年多的时间里，筹备处先后接收了原卫生部针灸疗法实验所、北京中医进修学校、中央卫生研究院中国医药研究所、华北中医实验所等单位。1955年5月20日经卫生部批准，中医研究院筹备处成立党总支委员会，鲁之俊先生为书记。1955年6月3日，中医研究院首届名誉副院长、著名老中医萧龙友先生被选聘为中国科学院学部委员（院士）。1955年7月出席第一届全国人民代表大会第二次会议，为大会主席团成员。11月12日卫生部副部长徐运北等慰问来京参加中医研究院工作的中医师。12月19日中华人民共和国卫生部中医研究院正式成立，建院典礼在北京广安门北线阁院部隆重举行。周恩来总理为中医研究院成立亲笔题词："发扬祖国医药遗产，为社会主义建设服务"。全国人大常委会副委员长李济深，国务院秘书长习仲勋，著名中医萧龙友先生、施今墨先生等于主席台上就坐。卫生部副部长张凯在会上宣布国务院任命鲁之俊先生为中医研究院首任院长，兼党总支书记；朱琏先生、田润芝先生为副院长；彭泽民先生为名誉院长，萧龙友先生为名誉副院长。卫生部聘请萧龙友先生、鲁之俊先生为中医研究院委员会委员，并表示委员会委员要增聘。著名中医萧龙友先生、施今墨先生等在成立大会上发言，表达了自身对于中医研究院成立的感受。

1955年期间萧龙友先生除担任中国中医研究院（现中国中医科学院）学术委员会委员、顾问、名誉副院长外，还兼任中华医学会副会长、中央人民医院（现北京大学人民医院）顾问、北京中医学会耆宿顾问、并承担中央首长保健任务。

萧龙友先生在任中华人民共和国卫生部中医研究院名誉副院长期间，中医研究院蓬勃发展，具体如下：1956年3月19日中医研究院附属医院正式开诊；3月21日中医研究院成立中医教材编辑委员会，确定了中医教材的编辑计划；6月受卫生部委托，中医研究院负责起草并制订《1956—

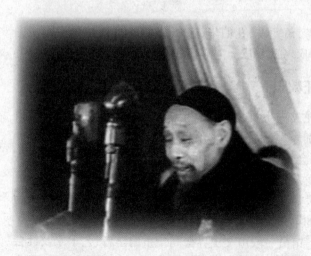

萧龙友代表医界名流在建院典礼上致词

1967年国家重要科学技术说明书》中的有关部分;10月22日中医研究院开办了全国医史师资进修班,30个高等医学院校的31名教授、讲师和助教参加;1957年中医研究院设立外宾门诊,为多个国家的元首及外国患者进行中医治疗;1958年中医研究院各附属单位先后组织中西医青年骨干人员及部分领导干部拜老中医为师,并隆重举行了拜师仪式,共有104名徒弟分别拜31名老中医为师;1959年中医研究院在学术秘书处成立了情报资料室,负责中医药信息的搜集、整理、交换等工作。

1985年10月8日,经卫生部同意,中华人民共和国卫生部中医研究院更名为"中国中医研究院";2005年11月15日,经中央机构编制委员会办公室批准,更名为"中国中医科学院"。60年来,中国中医科学院的机构建设不断完善,目前下设17个科研机构,6个医疗机构,1个教育机构,6个产业机构,已经成为国家中医药管理局直属的集科研、医疗、教学、产业为一体的综合性中医药研究机构。

1956年6月、1957年6月、1958年2月,萧龙友先生作为大会主席团成员分别出席了第一届全国人民代表大会第三次、第四次、第五次会议。1959年3月被选为第二届全国人民代表大会代表。

1960年10月20日,萧龙友先生在北京中央人民医院(现北京大学人民医院)病逝,得享91高寿。人民政府在北京嘉兴寺殡仪馆为先生举行了追悼会,党和国家对萧龙友先生的生平给予了高度评价,并由卫生部傅连暲副部长亲自主祭。

1962年9月萧龙友先生的亲属遵先生生前嘱托,将其生前珍藏的150件珍贵文物无偿捐献给故宫博物院;将其生前珍藏的179种、上千册宝贵医书等贵重文物无偿捐献给中医研究院图书馆(现中国中医科学院)及北京中医学院(现北京中医药大学)。为此,故宫博物院特举办了专题展览,并向其子女颁发了奖状。这些事迹都反映了萧龙友先生心系国家,关爱中医的拳拳之心。

(五)博学多才,精通书画

萧龙友先生不仅医术高明,而且博学多才,能诗能文、能写能画、尤以书法为擅长。先生真草隶篆各体悉备,隶书临《曹全碑》,篆书临西周伯晨鼎,草书临唐贺知章等。萧龙友先生70岁以前看病基本上都亲自开方,因先生的字写得非常漂亮,有不少病家把先生的处方收藏起来,有的裱起来作为书法作品珍藏。更有甚者出高价收购萧龙友先生的处方,一方面从处方中探讨萧龙友先生的医术,一方面也是为了珍视先生的书法。先生的女儿萧琼就是自幼随父学习而成为颇负盛名的女书法家。

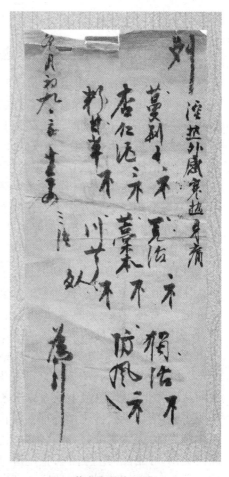

萧龙友处方手迹

在萧龙友先生 80 寿辰那一天,女婿蒋兆和先生为他画像,女儿萧琼补松,先生自己题词,一笔隽秀墨迹,令人赞叹不已。1953 年萧龙友先生在他 84 岁高龄时与妻子结婚 50 年的照片上,留下了用蝇头小楷写的题赠。1955 年萧龙友先生为《中国儿科学》作序,虽已 86 岁高龄,但行书仍颇有神韵。1959 年 2 月为《新中医药》八周年创刊纪念题签,落款为"八八翁萧龙友题签,老病手强,不能作书。"这可能是萧龙友先生逝世前最后的遗作。先生还擅用手指作画,颇有气韵。萧龙友先生送给孙女肖承惊一把扇骨,是先生于 1956 年 87 岁高龄时所作。扇子的一面撰写着李太白宫中行乐词,另一面是手指作的梅花,栩栩如生,梅花旁赋小诗一首:"人老半身麻,带病度年华,指头有生活,随意画梅花。"显示了先生人虽老,但对生活仍然充满着热情。

"云山苍苍,江水泱泱,先生之风,山高水长",回顾萧龙友先生的一生,走过的是一条艰辛曲折却又气象万千的道路。先生自学成医,厚积而薄发,为后学末进树立了楷模。先生才华横溢,博古通今,做人为医,无不展现着大家风范。先生医术高超,勤于实践,为人民健康做出了巨大贡献。他心系国家,高瞻远瞩,为中医事业倾注了满腔热血。萧龙友先生是一位当之无愧的中医临床大师,一位不可多得的中医理论家和教育家,中医后学永远怀念他。

二、学 术 思 想

(一) 重医德伦理,倡医术医道,精医史之学

萧龙友先生治病实事求是,从不向病家吹嘘,亦不把难治病患拒之门外。先生对病人极端负责,每次出诊回来,遇有病家对病情有疑问,或所开方药中的药没有抓到,甚至对煎药、服药方法还不清楚的,询问萧龙友先生时,先生总是不厌其烦,耐心解释。如遇棘手疾病,总要反复思考,茶饭不香,甚至连夜翻阅医书,直至考虑出妥当的治疗方案。萧龙友先生行医数十年,以治病救人为己任,对患者不分贫富贵贱,尤其对平民百姓更给予深切的关怀。每年夏季,萧龙友先生常在门前安放一张桌子放一大桶绿豆汤,专门为贫苦人(特别是拉黄包车的人)解暑用。萧龙友先生对于实在无力应诊的患者,不仅全部免费,而且还让他们在乐家药铺和西鹤年堂等中药店记账抓药,年终由先生一起付费。此外萧龙友先生还自制一些实惠药品免费奉送给贫苦人民。虽然萧龙友先生德高望重,但却从来没有所谓名医的派头儿,家门口只用一块小木牌刻上自己书写的"萧龙友医寓"不显眼的 5 个小字,仅供求医者辨认住址而已。至于许多被治愈的社会名流和国际友人,众多求诊者赠送的"妙手回春""悬壶济世""杏林春暖"等匾额,虽书写装饰优雅,木质优良,但从不作为炫耀的资本,还叫人刨平,作为制作实用家具的木料,一块都没有悬挂出来。

萧龙友先生主张医术医道并重,精术弘道为医,贵在"活",贵于"诚",只有心正意诚,勤于学,才能精其术。新中国成立前先生看到有些所谓的"中医大夫"不学无术,仅凭汤头歌诀而从事医业,即作医范十条为后学之针贬。其一则曰:"以学稽古,以才御今,医者之务也。不明乎此,何以见长沙之所述耶? 苟拘俗之所习,囿已之所见,不遵古法,此谓之不学无术。不学则失师,无术则非技,以之治病,岂非盲于心者哉! 何能稽古? 何能御今? 吾见其误人而已矣,奚可哉?"先生于医,重视道与术的关系,所谓道即是医理,术即是具体的医疗实践。

萧龙友先生在给弟子赵树屏《肝病论》序中,亦曾论及道与术之关系,如"不关《玉函经》

之言乎，医者意也，既曰意则非徒恃机械之法所能行者矣，况医之原出于至道，而谓手术能尽道之蕴奥者有是理乎，虽然手术亦不可不明也，设遇病有不能攻不能达不能药者，仍非用湔割之术，无以济其穷，神而明之存乎其人，又未可执一以求耳。"

萧龙友先生在所著《整理中国医药学意见书》中说："中国之医，有道有术，黄帝岐伯之问答，合道与术而并论者也。其书有《内经》、《外经》之别（《外经》名见《汉书艺文志》）。《内经》多论道之言，为气化之学所从出，《外经》言术之用，为解剖之学所由明，故汉以前之医，大都皆能由术入道……"其论述精辟透彻，强调了道与术不可偏废，其实质就是主张理论联系实际。这种谆谆告诫，苦口婆心，可见其对于医业伦理之重视。

萧龙友先生虽非医史学家，其精通文史，故对于医学史亦有精辟之见解。为弟子赵树屏《医学史纲要》亲自做序云："例如黄帝时代，六相皆以医兼史，凡百政教悉统于医，故医之历史，此际最为光荣，而典章无可考，自医与史分之后，政教并为史家所专，而医则降为方技矣，虽然降自降，而历代设官论政，亦未尝不以医为要也。故欲治医学史必先将历代典章学术，搜讨无遗，然后可以言史，否则医自医、学自学、史自史耳，何益之有哉。"据此序言，则先生对于医史之见解，已可一览无遗。

萧龙友先生又曾为文以释医字云：诸生有志学医，读书必先识字，兹将"醫"字意义解释于后，"毉"（医之本字，从医，读若计矢健也，从殳，兵器也，《说文》："殹，恶姿也"。如病人之姿也，既病其姿自恶，故以为训）。《金匮玉函经》曰："医者意也"（言以己之意揣度病人之意，而为之治疗也，此又后起之解说，非本意也）。以上虽系一字之解释，已可见萧龙友先生于此道造诣之深，似非自称医史学家，而著作疵漏屡见者可比。

当《中国药学大辞典》编成之时，编者乞萧龙友先生作序，序之前半则本草史也，谓："中国药学，创自神农，夫人而知矣，然自三代以来，所传之书，仅《神农本草》三卷，识者以为战国时人所辑，非神农时口授之原也。秦汉以后，发明本草之家，不下数百，但可取者，亦甚寥寥……清内府有写本《新本草》，与《纲目》相似，最动目者，为药物图考，皆依类傅色，灿然可观，此书为厂肆一古董商所得，江安傅源叔先生见之，曾劝其影印，以供医林研究，卒未果，此最为余所心仪者也。"由此可见萧龙友先生虽从事于临床，其平时对于文物之关怀，古籍之浏览，亦不遗余力焉。

（二）辨证论治，治病求本，四诊合参重问诊

萧龙友先生在《天病论》中写道"天，空气也，人在空气中，故曰天人一气。"在先生的脉案上常有"法当从本治"及"仍当从本治"。在其《天病论》中以天人相应之理，以疫疠伤人之例，层层论证了中医诊病必以求本为旨。

萧龙友先生非常重视辨证论治，主张四诊合参。先生在新刻《三指禅》序中曾云："中医治病以望闻问切为四要诀。望者，察病人之色也；闻者，听病人之声也；问者，究病人致病之因也；三者既得，然后以脉定之，故曰切。切者，合也。诊其脉之浮沉迟数，合于所望、所闻、所问之病情否？如其合也，则从证从脉两无疑义，以之立方选药，未有不丝丝入扣者。否则舍脉从证，或舍证从脉，临时斟酌，煞费匠心矣。"先生尤其反对以切脉故弄玄虚者，曾说："切脉乃诊断方法之一，若舍其他方法而不顾，一凭于脉，或仗切脉为欺人之计，皆为识者所不取。"

在四诊当中，萧龙友先生认为问诊最为重要。先生说："余于医道并无发明，仍用四诊之

法以治群病,无论男妇老幼皆然。至眼如何望,耳鼻如何闻,指如何切,依据病情结合理性、感性而作判断。辨人皮肉之色,闻人口鼻之气与声,切人左右手之脉,以别其异同。但此三项皆属于医之一方面,惟问乃能关于病人,故余诊病,问最留意。"先生不仅详问病人的主、兼症,局部变化及全身情况,乃至患者禀赋强弱、习惯性情、籍贯嗜好等,往往反复询究,每能使病者尽吐其情。这样才能洞察病情之新旧、浅深、隐显变化,再参照望、闻、切诊作出正确诊断,故奏效者居多,误诊者甚少。

(三) 临床诊治因人立法,育阴培本调虚证,慢性病症重情志

萧龙友先生临床治病,主张老少治法不同,对象不同就要采取不同的措施;对同一病证,提示应注意气候、方土、体质,不同之对象,也须采取不同之措施,还须顾及同中有异,异中有同。先生说:"三春草旱,得雨即荣;残腊枯枝,虽灌而弗泽。故对象不同即须作不同之措施,然又须顾及同中有异,异中有同。"先生对于治老人病尝作譬喻云:"衣料之质地原坚,惜用之太久,虽用者加倍爱护,终以久经风日,饱历雪霜,其脆朽也必然。若仅见其表面之污垢,而忘其穿着之太久,乃以碱水浸之,木板搓之,未有不立时破碎者。若仔细周密,以清水小搓轻浣,宿垢虽不必尽去,但晾干之后,能使人有出新之感。由此可更使其寿命增长,其质地非惟无损,且益加坚。"萧龙友先生这番比喻,简而明地说透了治老人病的要领。故在临床上每遇老人病,多不加攻伐,避免汗吐下,而以调理清养立法处方,且往往使用一二鲜品,盖取其有生发之气耳。"

萧龙友先生在调理虚证方面有独到见解,善用育阴培本之法,并强调务须"择其可育可培者施之"。否则"若投药失宜,治之失所,以致滋腻,又能得到相反之效果"。然而也要择其可育可培者用之,曾曰:"欲投育阴培本之剂,必先观其条件如何。设病宜投而有一二征象不便投,又必须先除其障碍,或为其创造条件,若果时不我与,则于育阴培本之中,酌加香化运中之药,加陈皮、郁金、枳壳、沉香、焦神曲、鸡内金之类。"在育阴之中,酌加芳香运化之品,如每用熟地,多遵古法以砂仁拌之,使其阴中有阳,静中有动,泥而不着,行而不滞。

萧龙友先生调理慢性病症,特别注意病者的五志七情。虚怯之症,过中者不治,古有明训,萧龙友先生对此再三致意,治损症每多收满意之效果。一般治痨,多着眼于肺肾,萧龙友先生则遵绮石"治虚有三本,肺脾肾是也。肺为五脏之天,脾为百骸之母,肾为性命之根"的理论,于肺肾之外尤重视脾,尝云:"得谷者昌,若致土败,虽卢扁复生,亦难为力矣。"故补脾则用党参、山药、白术、莲肉;运中则用扁豆、薏苡仁;纳谷不甘则用谷麦芽,其有须投酸甘益胃者则投石斛、麦冬、金樱子等,每收良效。

(四) 精研中药学,处方用药独到,重养生

1. 用药精益

(1) 医药并重:萧龙友先生认为"医药不能相分,只有医药并重,知医明药,才为良医"。主张医者不但应识药,而且须能亲自采药,曾云:"古之医士,药由自选,深山穷谷,日事搜寻,阳年采阳药,阴年采阴药,以备囊中之用,其有道远不能得者,率皆互易,以求其备,临证则自为咀嚼配合,故万无一失。李唐以后,医与药分,野品绝少,往往以伪品、种品相混,医者立方之后,不知药之真赝,治病鲜效,职此之由,相沿至今,能识药者尤少,不幸为人口实,而舶来品之洋药,遂夺我利权而去……抑余尤有说者,医士之不识药,自赵宋开设药局始,其时医士

处于无用武之地，而所持以为研究者，仅在图经，而图经无善本，纵欲深考，亦无由而得，所以药之应如何改良，迄今尚无善法也。"

(2) 重视中药炮制和配伍：萧龙友先生重视中药炮制对药性、归经及临床应用的影响。在其处方中常见到酒炒延胡索、盐炒玄参心、泔浸於潜术等。萧龙友在为杨叔澄的《中国制药学》一书作序言中谓："夫采药既有阴阳之别，用药亦有生熟之分，古法所存，有如上述，所以然者，凡药之性多有毒，治病者多系以毒攻毒，不过单用则力专而厚，分用则力杂而薄，以其杂而薄也，故不能不有所宜忌，则后世之制药，已较司岁备物为慎矣。然药之所宜，尤贵单用，自偶方而药乃讲配合也。观《神农本草》一书，其经文虽未明言炮炙，而地黄则谓生者良，禹余粮则谓宜炼饵，似在古已有制法，但不如宋雷之私心自用耳。"尝谓"医与药本不能分者也，医之处方，妙在用药，虽有君臣佐使之名，而各人配合不同，则各方之收效迥异。所以非自采自制，不能表异而见长也，彰彰明矣。乃自宋设局处方，以至今日，药归公卖，医不自储，而丸散膏丹之炮炙，皆不能各自为法，杂而不纯，博市寡要，美其名曰秘方局方，其实皆不经之方也，即使真有良方，而配合之法不传，既无专书，何由辨识，有心人忧之久矣。"

(3) 重视野生药物：萧龙友先生常盛赞野生药物之力大，曰："古之药悉野产，得天地之气厚，日月星辰之精华多，风霜雨雪之蕴泽厚，故其力专而功大，医用之又有法，故称为特效，今之药多出于种植，生者气力已薄，及制为膏丹丸散，药水药片，其效虽专，其气力更薄，盖不得天地山川阴阳之真气也。"药如吉林野山参。萧龙友先生还擅长应用鲜中药，根据不同季节、不同气候及不同证候选用，如鲜石斛、鲜藕节、鲜苇根、鲜茅根、鲜荷叶、鲜荷梗等。

(4) 重视单方：萧龙友先生尝云经方固可贵，而单方亦可贵，曾在《中国药学大辞典》（世界书局版）序文中论及单方问题："余于药学，虽少心得，亦不无考证，尝恨中国之药，能治人之要证，而为医家所忽，本草不收者不知凡几，姑举一二品以为印证，如马宝一物，最能开痰降逆，第一能治虚呃，而于癫狂痫各病，尤为要药，纲目不收，又如水茄秧一种，北方随处产生，本如豆梗，嫩茎四出，叶厚而长，春夏间开小白花，结子如茄形，大如豆蔻蕊，其梗煮水，能治崩漏，《纲目》亦未收，如此之类，指不胜屈，余拟作补遗，尚未有成也，因思天地之间，讲药者自大有人在"。

(5) 重视草药：萧龙友先生曾做文论述草药之可贵，云："按药名自《神农本经》起，历代增加，至《本草纲目》，并《纲目拾遗》，可谓详备极矣。余见川中卖草药者，其药名多为《纲目》所不载，而治病奇效，有出官药之上者，似亦当采取及之，但自民国以后一般新人物迷信西药，斥此种草药为有毒，一概禁止售卖，至今已绝，未知尚能觅得否？"

(6) 对中药剂型的认识：萧龙友先生曾论及："他如用药之法，群谓宜仿西医——提炼而用，不用天然质，如此则非废汤液不可，如提炼之药真比汤液有效，而价又廉，则径废之可也，况丸散膏丹，吾国本有，精益求精，当能收效。如欲试验，不妨择汤剂中药味少而著效多者，先行提炼参合用之，看其成效如何，如提炼之药功用较大，则一切汤剂，皆用此法行之可也，如其不然，则仍遵古，不必议变。"

(7) 重方剂：萧龙友先生对古方、验方、秘方、小方，甚至食疗方从不轻视、常用之于临床。1956年上海《新中医药杂志》6月号封底曾影刊萧龙友先生致钱今阳社长函内所提出的小儿科验方，"蒿虫散"系他古方今用之一例证，此方原载《本草纲目》青蒿虫注下，《中国药学大辞典》也有此条可参考。原方仅蒿虫、朱砂、轻粉三味药，因轻粉微猛有毒，经先生的多年实验,于原方略有加减,其药品剂量如下:活蛆虫七条、明片砂一分、轻粉五厘、朱砂粉五厘,上四味药共约重二分五厘为一料。可主治小儿急惊风或慢惊风、风疹、湿疹、春秋温病、消化不良等症。此药还有预防作用,如在小儿初病、体温稍高时即予服用,可以预防惊风抽搐等现象。先生临床也很注意小方小药之运用,例如夏季令人常服六一散加鲜藿香叶代茶饮,可预防、治疗中暑。馒头炒黑、米饭炒糊煎汤服之可治疗停食腹痛、消化不良等症。食疗药方他也常用之于临床,如桑寄生煮鸡蛋用以安胎;贝母蒸梨用以治疗咳嗽,蒸山药及蒸胡萝卜用以健脾补血;芡实米、薏仁米煮粥用以补脾止泻,当归、川芎、黄芪蒸药鸡用以催生及产后补益气血……总之先生重药又重方,随证灵活应用,均取得显著疗效。

2. 重视养生

(1) 调和情志:据萧龙友先生孙女——北京中医药大学东直门医院肖承悰教授回忆,萧龙友先生个人修养极好,性情十分温和,从来没见先生发过火,对别人提出的请求常常是在自己的能力范围内尽量满足。先生家中常备黄酒,至晚年也偶小酌一杯温黄酒。萧龙友先生临床治疗时注重形神并治,治疗慢性疾病时,尤其注意调理患者的情志。先生常用合欢皮开忧解郁、橘络行气通络等;忧思过度者,则给予香附、木香疏肝理气行气;善恐易惊者,则投茯神、磁石等宁心安神、重镇安神。萧龙友先生就是深刻认识到情志是人体脏腑气血在外的一种表现,健康的人贵在气血中正,情绪平稳,如果性情乖舛则会气血不和,百病变化而生。如果能够做到心情愉悦,乐观开朗,豁达宽宏,就会脏腑和顺,气机调畅,津血和调,对健康大有裨益。

(2) 济世仁人:萧龙友先生为患者诊治时,无论贫富贵贱均一视同仁,对穷苦患者不仅不收诊金,甚至还慷慨解囊资助。每遇疑难杂症,总是潜心研究,废寝忘食,直至拟出妥当的诊疗方案,取得显著疗效时,才会放心。给重病患者诊治完,还经常联系病人,以了解病人服药后的情况与病情的变化。1892 年,川中流行霍乱,病死率极高。很多医生因害怕这种烈性传染病,不敢医治。萧龙友先生不畏危险,沿街巡治,用岐黄之术使很多病人转危为安,故被称为"万家生佛"。从养生保健的角度来说,有德于中,即身润于外,这就是德行对于形体的良好促进作用,也就是俗话所说的"道德养生"。现代医学实验也发现与人为善有助于健康。善良热情、乐于助人、人际关系和睦的人群寿命比心有嫉妒仇恨情绪、人际关系糟糕的人群的寿命要显著延长,在某些疾病的发病率、死亡率上也显著低于心有嫉妒仇恨情绪、人际关系糟糕的人群。由此看出,萧龙友先生医术精湛,医德高尚,其心念病患,没有贪欲的影响,因此先生内心平和情绪稳定,有效化解不利因素的损害,其身体之气血必然调和,气血调和脏腑功能就发挥正常作用,使得身体健壮,寿命延长。

(3) 颐养性情:萧龙友先生是著名的书画家,每天卯时即起床练字作画,持之以恒,练就了强劲稳固的臂力和腕力,使指、腕、肘、肩等各部分关节得到活动,从而达到舒筋活络,坚骨丰肌,延缓身体功能衰退,防止老化,最终达到延年益寿的目的。中医养生理论向来强调"以静养神"为主旨,通过练字作画,可以让人心情沉静祥和,使机体气血条达舒畅,通过经络的转运输送,让脏腑器官达到阴阳平衡的健康状态,从而获得延年益寿的养生效果。精研岐黄是药物治疗,丹青妙笔精神治疗,将两者巧妙结合起来,就能有病治病,无病健身,使物质基础和精神功能相得益彰。萧龙友先生家中种植多种花卉,也能陶冶情操,颐养性情。

(4) 重视脾胃:萧龙友先生无论是日常生活还是临床诊治中均十分重视后天脾胃的养护,先生说:"得谷者昌,若致土败,虽卢扁复生,亦难为力矣。"萧龙友先生少年时期,在四川生活 17 年,由于那里降雨充沛,空气湿度大,所以萧龙友先生早年食物偏辣,可以起到燥湿的作用,与当地气候相适应。后游仕北方,气候干燥,晚年逐渐减少辛辣刺激食物的摄入,避免耗伤脾之阴津,早餐固定为牛奶和甜味糕点,正餐主食以米饭为主,菜肴是一荤一素,荤菜以少量的肉类佐以多量的蔬菜。萧龙友先生饮食偏好清淡,菜多肉少,不大喜欢食用海产品,一是不加重胃肠负担,另外就是避免生疔疮。先生有小酌的嗜好,春夏秋季饮用由佛手、葡萄、橘子、苹果等浸渍酿制而成的果子酒,隆冬时节则饮用由人参、鹿茸等名贵中药浸泡而成的药酒。酒剂是中医方剂常用剂型之一,尤以补益强身健体为佳。而其中再加上疏肝解郁、理气和中、燥湿化痰的佛手,行气通络、健脾宽中的橘子,益气养血、健脾补肾的葡萄,益脾健胃、厚肠止泻的苹果,更是具有极佳的养生效果。另外,萧龙友先生晚年常吃燕窝汤、银耳羹等羹汤,燕窝与银耳均为养阴润燥,益气补中之品。

京城名老中医萧龙友先生的养生思想,对普通大众的生活方式有健康指导作用,对提高人民群众的身体素质,避免过度医疗,浪费医疗资源,有着积极的社会意义。

(五) 摒弃门户,博采众家,融会中西

中医学自金元以后即分派别,各家所持观点不同,对于后世也有影响。萧龙友先生从医不泥古、不非今,斟酌损益,以求合乎今人之所宜,而后可以愈病。萧龙友先生虚怀若谷,从不故步自封,每每遇到自己没有见过或很陌生的病都建议病家去找别的医生。如遇有病家治病,中途更换大夫时,对以往大夫开的药,从不妄加评论,褒贬同行;自己家人生病也不包揽,而是博采众医之长。在学术见解方面,主张消除门户之见,取彼之长,补我之短。先生说:"有谓余之医学近黄坤载一派,其实余无所谓派,不过于傅青主、陈修园、徐灵胎诸人略为心折而已。"萧龙友先生在《中医学院成立感言》一文中也说道:"……已往中医传授,门户之见较重,且多故步自封,所以近百年来进步较缓。现在中医学院的教学,必须打破门户之见,急起直追,赶上世界先进医学的水平,加强理论实际相联系,进一步发扬中医学,以供世界同用,而成为世界的新医学。"萧龙友先生虽年老,其医术高明,经验丰富,思想是崭新的,先生还非常尊重同道,谦虚诚恳。萧龙友先生不仅重视广取古代医家的经验,还与当时的医生交流学术意见。萧龙友先生与孔伯华先生最为志同道合,二老推心置腹,经常交换学术思想,共为挽救中医事业伸张正气,共为发展中医教育贡献力量。尽管他们临床上各有特点,但他们从不自以为是,为了治病救人这一崇高目的,他们常在一起合诊,这一点确实值得后辈学习。对于津沽名医张介眉先生,萧龙友先生也非常尊重其医术,每到天津出诊遇有疑难重症,常常与张先生会诊,累见功效,回来便高兴地将此事告诉夫人。

萧龙友先生对西医也很信赖,从年轻时代就读西医书籍,行医时也经常找西医大夫会诊,一生力倡中西医结合,曾屡发议论,某些论点竟能与今日之中医政策有所暗合,在医范十条中曾论及今与古的辩证关系云:"以今眼视古术,犹登塔楼而望泰岱,其高难跻,以古眼视今术,犹对明镜而察妍媸,其蔽立见,故泥于古不可言医,囿于今亦不可言医,必也斟酌益以求合乎今人之所宜,而后可以愈病,虽非困于学、竭于术者不能至斯境也,彼夸寸长、衒小慧而扬扬得意者知所反已。"彼时主张废置中医者,咸谓中医不科学,萧龙友先生独辟其谬云:"盖彼有彼之科学,我有我之科学,非必如彼而后可言彼之科学也,况古之医本从科学来者乎。"至于如何对待,亦曾具体论及。"总之,医药为救人而设,本无中西之分,研此道者,不可为古人囿,不可为今人欺,或道或术,当求其本,以定一是,不可舍己耘人,亦不可非人是我,

如此办理,中医或有昌明之日,否则径学西医可也,何必谓整理国医也哉。"对于勉强构通,亦大不赞同,萧龙友先生撰的《整理中国医学意见书》中说到:"今者西医东渐,趋重科学,其术虽未必尽合乎道,而器具之完备,药物之精良,手术之灵巧,实有足称者。今欲提倡国医,如仅从物质文明与之争衡,势必不能相敌。而所谓中医之精粹能亘数千年而不败者,其故安在?必当就古书中过细搜讨,求其实际,列为科学,而后可以自存……"充分说明中西医结合是先生的理想。

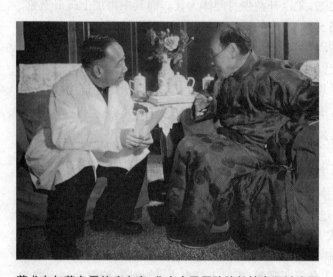

萧龙友与著名黑热病专家、北京人民医院院长钟惠澜讨论医学问题

萧龙友先生开创了当时中医师进入西医院用中药治病的先例,也开创了中西医结合治疗疑难疾病的先河。国民党统治时期,在中医备受歧视的旧社会,中医没有自己的医院,也没有资格进出医院,更不要说在外国人开设的医院服用中药。萧龙友先生自行医以来,能够理论联系实际,常常达到很好的疗效,先生的医术同时也得到了人们的认可,为中国人民,特别是为中医界争了口气。当时德国医院(现北京医院之前身)之德国医师狄博尔,因闻其大名,经常约请萧龙友先生会诊,且所会诊之病多是疑难重症,如大脑炎、黑热病、子宫肌瘤、糖尿病、噎膈病等。萧龙友先生不畏艰难,悉心予治,所会诊之病例常单以中药而愈。萧龙友先生以高超的医术,博得了西医界的信任和尊重,开创了中医师进入西医院用中药治病的先例,同时也为中医的存在提供了很充分的理由,由此先生的威望也与日俱增。

萧龙友先生论及中西医之间的关系时,认为中医、西医均是生命科学,在所作《七律》中有"医判中西徒有名,天公都是为民生"的词句。萧龙友先生强调:"医无中西,同救一人,不过方法不同而。即以针而论,西医用药针,便则便矣,但与经穴毫无关系,如能按穴道使用,则奏效当更速也。中医用针灸,按穴道调理气血,万病皆宜,且获奇效,不过精者少耳……如提倡中西并用,或有振兴之日,谓余不信,请以十年为期,国家如有意兴学育才,十年之后,中医如不能有成,鄙人愿受妄言之罪,即时废止,决无异言。倘听其自生自灭,不之闻问,吾恐不出十年,中医绝迹矣。"彼时先生已有穴位注射之想法矣。

萧龙友先生走过的是一条艰苦勤奋、自学成医的道路,他刻苦读书、勇于实践,为中医事业做出了很大的贡献。先生才华出众,诗画书法、文学历史,无所不能。先生医技高超,德高望众,是一位不可多得的中医大师。先生爱党、爱国、爱民、重教,并由衷地热爱中医事业,因此,党和国家给予萧龙友先生高度评价,人民群众也给予先生很高荣誉。

三、代表著作与论文述评

萧龙友先生一生，忙于诊务，无暇著述，仅为一些医药相关书籍作序，并留《现代医案选》《整理中国医药学意见书》《息园医隐记》《天病论》等文。没能将其临证经验、学术思想进行系统整理。其弟子有中华人民共和国成立后任卫生部第一任中医司副司长赵树屏、北平市卫生局第一任中医科科长白啸山及张绍重等。后来国家兴起拯救老中医经验，其子女、学生曾有回忆文章及医案整理，发表于各种医学期刊，作为珍贵的经验留给后世。

萧龙友先生为办好北平国医学院，在课程的设置方面倾注了大量心血，开设了中医、西医基础和临床课程，如生理学大全、病理学大全、药物学大全、治疗学大全、古今医界各家论说大全。每书下均有具体内容纲要，如治疗学大全后附纲要云："编法当依病理学书中所有病名，及舌脉气色形状分内、外、妇、婴四大部，并细分眼、耳、牙、喉等专科，一一详叙治法，先引古法古方，次及今法今方，并旁及针灸、推拿、按摩、火罐、酒咀、水蒸诸法，而外科治法，也分门备载，又次及西法。要研究何种病用中法治稳而捷，何种病用西法治平而快，每病名之下列一对照表，并详列方药一表，以备检查。后附新法诊断学、处方学以证得失。"体现了萧龙友先生重基础理论，更重临床，又吸取现代医学科学知识的观点，为以后教科书打下基础。

萧龙友先生从将其斋曰"息园"，自号"息翁"，并撰《息园医隐记》一文刻于扇骨（现珍藏于成都中医药大学医史文物馆），又邀著名国画家齐白石先生为其作《医隐图》一幅（此画现珍藏于中国中医科学院图书馆内），以明其志。

中华人民共和国成立前萧龙友先生看到有些所谓的"中医大夫"不学无术，仅凭汤头歌诀而从事医业，即作医范十条为后学之针贬。其一则曰："以学稽古，以才御今，医者之务也。不明乎此，何以见长沙之所述耶？苟拘俗之所习，囿已之所见，不遵古法，此谓之不学无术。不学则失师，无术则非技，以之治病，岂非盲于心者哉！何能稽古？何能御今？吾见其误人而已矣，奚可哉？"其二则曰："夫医者意也，意生于心，必心正而后意诚，意诚而后能辨证，而后能处方。大学所谓诚其意者，勿自欺也，即学医之要诀也。今之医能不自欺者有几人哉，自不能信而欲信于人，难矣。徒以糊口而已，诚意云乎哉？"其三则曰："以今眼观古术，犹登塔楼而望泰岱，其高难跻，以古眼观今术，犹对明镜而察妍媸，其蔽立见。故泥于古不可言医，囿于今更不可言医，必也斟酌损益，以求合乎今人之所宜，而后可以愈病。然非困于学，竭于术，不能至斯境也。彼夸寸长，衒小慧，而扬扬得意者知所反已。"先生于医，重视道与术的关系，所谓道即是医理，术即是具体的医疗实践。

1954年9月16日，在第一届全国人民代表大会第一次会议上发言，首次提案在我国应创办中医大学或中医学院，此案后被中央人民政府采纳。萧龙友先生得知此消息后，激动万分，奋笔写下《中医学院成立感言》一文，发表1956年6月8日《健康报》。在《中医学院成立感言》一文中，萧龙友先生还颇有远见地提出了中医各派别要消除门户之见和中医要走向世界的主张。先生在文中指出："……以往中医传授，门户之见较重，且多故步自封，所以近百年进步较缓。现在中医学院的教学，必须打破门户之见，急起直追，赶上世界先进医学的水平，加强理论联系实际，进一步发扬中医学，以供世界同用，而成为世界的新医学。""当北洋军阀瓦解，国民党伪政权成立后，中西医斗争存废之际，我曾建议设立中医专科学校，以广流传。唯当事者崇尚欧美，蔑视祖国遗产，当时中医几乎有被消灭的危险，更谈不到兴学育才,因而在北京约集孔伯华、瞿文楼诸先生创办国医学院,嗣因经费难筹,而伪政府又以不合学制不予立案,终于在敌伪期间被迫停办,此为我痛心之事。中华人民共和国成立后,党中央和毛主席英明领导,制定了正确对待中医的政策,大力号召充分发挥中医师的作用,整理并发扬中医学遗产,使我已灰之心复燃。因而在第一届全国人民代表大会第一次会议上提出建议,请求政府设立中医专科大学,培养继承中医人才……今知政府已明确规定在今年暑期于北京、上海、成都、广州四处各设中医学院一所,招收应届高中毕业生及志愿学习中医的干部入学,使中医学得以广泛的有系统的传授,造福人民,自非浅鲜。我的夙志终于得偿。在病中闻此消息,感到无比愉快,兴奋。这充分说明人民政府的一切措施,都是符合人民的利益的。人民的愿望,也只有在共产党的领导下才能实现。"此乃先生肺腑之言,其关心中医教育事业之心,由此可知。之后,萧龙友先生嘱咐孙女肖承悰继其宏愿,1959 年承悰以第一志愿考入北京中医学院。在祖父遗志的鼓舞鞭策下,她后来成为海内外知名的中医妇科权威和学科带头人。

先生在所著《整理中国医药学意见书》中说:"中国之医,有道有术,黄帝岐伯之问答,合道与术而并论者也。其书有《内经》、《外经》之别(《外经》名见《汉书艺文志》)。《内经》多论道之言,为气化之学所从出,《外经》言术之用,为解剖之学所由明,故汉以前之医,大都皆能由术入道。即庄子所谓技而进乎道者也,如扁鹊、仓公、华佗传中所称治病之法皆本乎此。魏晋以后,《外经》失传,而所传之《内经》又多参杂秦、汉人论说。黄岐之真学不明,学医者无所适从,乃群尊仲景为医圣,奉其《伤寒》、《金匮》之书为不二法门,专以伊尹汤液之法治病,而所谓剖解之术,几无人能道。宋以后医家虽名为笃守《内经》,其实皆以五行生克,附会穿凿,空而不实,精而不当,遂成今日之医,而于古人之所谓医道、医术相悖不可以道里计。"其论述精辟透彻,强调了道与术不可偏废,其实质就是主张理论联系实际。这种谆谆告诫,苦口婆心,可见其对于医业伦理之重视。"今者西医东渐,趋重科学,其术虽未必尽合乎道,而器具之完备,药物之精良,手术之灵巧,实有足称者。今欲提倡国医,如仅从物质文明与之争衡,势必不能相敌。而所谓中医之精粹能亘数千年而不败者,其故安在? 必当就古书中过细搜讨,求其实际,列为科学,而后可以自存……总之医药为救人而设,本无中西之分,研此道者,不可为古人愚,不可为今人欺,或道或术,当求其本以定,一是不可舍己从人,亦不可非人是我。"萧龙友先生尝谓"学问公器也,讲学公理也,何中西之有哉。""至于治病之法,中西医虽不同,其愈病则一。"又说"医无中西,同一救人,不过方法不同耳二……医学关国家兴废存亡,非同小可,吾敢断言,纯用西法,未必能保种强国,如提倡中西并用或有振兴之日。"充分说明中西医结合是先生的理想。

萧龙友先生在其著作《天病论》中写道"天,空气也,人在空气中,故曰天人一气。"在先生的脉案上常有"法当从本治"及"仍当从本治"。在其《天病论》中以天人相应之理,以疫疠伤人之例,层层论证了中医诊病必以求本为旨。

1960 年萧龙友先生著《现代医案选》,书中收选了现代全国各地著名中医萧龙友、刘惠民、叶熙春、蒲辅周、冉雪峰、宋爱人及王仲奇、何廉臣、曹炳章、汪逢春、孔伯华等先生的临床验案,内容包括内、外、妇、儿及针灸等各科有关急慢性疾患,这些医案多选自中医杂志等期刊,反映了一代医家广博的知识和丰富的临床经验,十分珍贵,对于提高中医临床诊疗水平,有重要参考价值。

1959 年 2 月为《新中医药》八周年创刊纪念题签,落款为"八八翁萧龙友题签,老病手强，不能作书。"这可能是萧龙友先生逝世前最后的遗作。

萧龙友先生自幼诵读古书，精通训诂，语言文学修养很深，故能一生精读医书，深明医史，熟悉中医理论及各家学说，融会贯通，用以指导临床，独辟一条中医自学之路，最终成为颇负重望的一代名医。任应秋教授说："中医是载道之文，只有学好文学，才能学好医学。"斯言可印证于先生。萧龙友先生一生当中编撰的书籍不多，但为多本书籍作序，是留给我们后人的宝贵财富，其中所蕴含的治学方法、学术思想、临床经验等，还有待后人进行更深入地挖掘整理和分析研究。只有这样，我们才能把萧龙友先生的医学理念更好地继承传扬下去，并在先生的指引下不断创新、进取，以争取为我国医药卫生事业做出应有的贡献。

参 考 文 献

[1] 肖承悰.一代儒医萧龙友[M].北京:化学工业出版社,2010.
[2] 孟鸿声.民国良吏、名儒名医萧龙友[J].春秋,2011(1):22-24.
[3] 于力.医苑文史巨匠萧龙友[J].世纪,2010(6):4-7.
[4] 李岩.北京四大名医研究[D].北京:北京中医药大学,2004.
[5] 吴中云.萧龙友:中医界第一位学部委员[J].科技潮,1999(3):100.
[6] 胡晓峰,李爱军.中国中医科学院大事记[J].中华医史杂志,2015,45(6):361-380.
[7] 张绍重.萧龙友先生的学术思想及临床经验(一)[J].新中医,1981,13(1):7-12.
[8] 张绍重.萧龙友先生的学术思想及其临床经验(二)[J].新中医,1981,13(2):12-15.
[9] 张绍重.萧龙友医案[J].中医杂志,1958,8(2):115-117.
[10] 王东红.肖承悰教授学术思想和临床经验总结及治疗肾虚痰瘀型多囊卵巢综合征的临床研究[D].北京:北京中医药大学,2011.
[11] 肖承悰.名中医萧龙友[J].北京中医,1985,4(6):14-17.
[12] 范敬.京城名老中医萧龙友养生思想浅析[J].兰台世界,2016,(8):58-60.
[13] 张绍重.萧龙友先生医范十条[N].中国中医药报,2017-05-11(008).
[14] 徐江雁.息翁不息,济世育人——记"北京四大名医"之一萧龙友[J].北京中医,2005,24(4):203-205.

（整理:代金刚;审订:肖承悰 马堃）

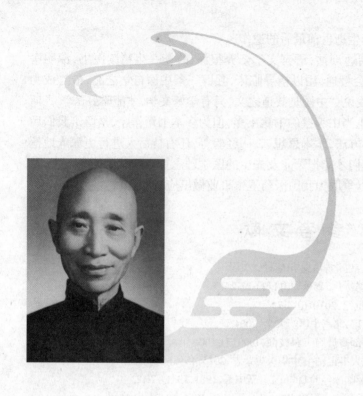

王朴诚

王朴诚先生(1877—1961年),字联福,四川省中江县人。1903年(清光绪二十九年)起在成都设帐行医,并创立著名的"王荣丰堂"药店,是近现代中医药史上贡献卓著的临床家。

王朴诚先生的行医生涯以1955年为界,可分为前、后两个时期。前期在四川创业。王朴诚先生幼年家贫,但济世之志弥坚。他以高尚的医德、精湛的医术和笃守诚信的"王荣丰堂"药店而享誉巴蜀,因善治婴幼儿的各种常见病和疑难重症,被百姓尊称为儿科神医"王小儿"。

1949年,中华人民共和国成立后,国泰民安,百业振兴,王朴诚先生的中医药事业进入了蓬勃发展时期。1955年,卫生部在北京成立中医研究院(现中国中医科学院),召全国各地名医赴京就职。王朴诚先生和长子王伯岳医师奉调,举家进京,参加了中医研究院初期的医疗、科研和教学,以及带徒等工作。崭新的时代、崭新的工作,将耄耋老人王朴诚的事业推向了巅峰。

一、生 平 传 记

(一) 出身贫寒,学医创业

王朴诚先生祖籍四川中江县,生于1877年7月13日。父亲王焜山,8岁丧父,母亲辛劳将王焜山养育成人。王焜山勤劳善良,是一位朴实的药农。清末光绪年间,因连年大旱,王焜山举家逃荒到成都,继续以种药贩药为生。念百姓贫困多病,又缺医少药,王焜山便立下以医药救人之志。他一边种药贩药,一边读医书、访名医,终于取得了行医资格,在住地悬壶把脉。他为人治病不收诊费,对贫苦乡邻更是施医送药,诚心相救,几十年如一日,老老实实做人,认认真真看病,是一位德高望重的医生。王焜山逝世的时候,成都市民哭泣吊唁者盈街盈巷,场面之悲切,难以言表。

王朴诚先生自幼随父亲种药。父亲见他秉性善良,为人忠厚,便鼓励他好好读书,好好种药,长大了做一个会看病又会种药的好医生。当年,四川丰都县有位名医叫余养泉,此人在行医的同时还在家里设帐教私塾,是颇有名望的医生兼塾师。王焜山慕名将王朴诚送往丰都,随余养泉读书学医。余养泉治学严谨,教书行医都很认真,不但让学子们背诵启蒙读物和《论语》《孟子》,还教他们阅读医书。王朴诚先生回忆说,在老师的指导下,他已经粗略地读过了《黄帝内经》《难经》《伤寒论》《金匮要略》《珍珠囊药性赋》《本草备要》等中医药典籍。私塾的启蒙教育,不仅使先生增长了知识,打下了古文基础,也坚定了他继承父亲的事业、做个好医生的决心。

从师5年之后,遵照"医药不可偏废,学医应先学药"的古训,父亲和塾师余养泉又把王朴诚先生送到丰都县一家较大的中药饮片批发庄——"福元长"中药店学药。药店掌柜叫陈焕卿,是县里的一位名医,见王朴诚英俊好学,勤快诚实,更是严格要求,着意培养。王朴诚先生每天的工作是跟着师傅、师兄们炮制中药饮片,制作各种丸散膏丹,熬制龟鹿虎胶等,从早到晚忙个不停。3年里赤足劳作,连草鞋都没有穿过一双,但他从不言苦叫累。每逢夜深人静,他都挑灯学习各种中医药典籍,作笔记,写心得。

3年卒业,王朴诚带着老师的希望辞别了"福元长"药店,回到成都,时值清光绪二十九年(1903年)。这一年王朴诚正式开业行医,为了方便就医者取药,他同时创办了"王荣丰堂"药店。药店位于成都市中心的上西顺城街,是一家前店后厂,诊病与制药、售药合一的诊所加药店。每日所售中药饮片和各种成药基本上都是自己加工的。为了保证药材质优可靠,王朴诚经常远赴省内外药材产地和集散地,选购优良、稀缺药材。

在"王荣丰堂"的初创时期,王朴诚先生不但忙于看病,还要与伙计们一道铡切饮片,碾压药粉,加工制作各种丸散膏丹。他每日劳心劳力,非常辛苦,但只要能给患者提供质优价廉、安全可靠、疗效高的药,再苦再累也心甘情愿。因此,"王荣丰堂的药又好又不贵"的口碑很快在患者和药材经销商中传开,前来看病和买药的人越来越多。

1909年(清宣统元年),清朝巡警道举行中医师考试。王朴诚先生应试,获得中医师证书。1918年,民国政府四川省警察厅又举行中医师考试。先生在中医理论和临床考试中均名列前茅,获得"甲等医士"证书。从此王朴诚先生和他的"王荣丰堂"更是闻名遐迩。先生行医之始,本来是长于治疗外科和眼科疾病的,但是在那个贫穷多难的岁月里,百姓们多不以自身疾病为忧,而把小儿的健康看得比天还大,每天出现在先生面前的几乎都是啼哭的孩子和愁眉紧锁的家长。善良的王朴诚先生急病家所急,急现实所需,下决心再攻儿科。那些年他白天忙于诊病和制药,夜晚则挑灯研读,特别是北宋医家钱乙的《小儿药证直诀》,他简直能背诵下来了。他精研儿科的各种病证,细心诊治每一个患儿,认真总结病例经验,没有多久"王荣丰堂"便赢得了善治小儿痘(天花)、麻(麻疹)、惊(惊风)、疳(疳疾)四大症和小儿外感风寒、风热以及内伤饮食等各种疾病的美名。

(二) 奉召进京,再创辉煌

1952年,成都地区突发麻疹和麻疹肺炎。根据成都市卫生局的安排,王朴诚先生留在成都救治麻疹和麻疹肺炎患儿。在成都,先生每天要救治 100 多位麻疹或麻疹肺炎患儿。"王荣丰堂"和周围几条街道的中药店每天都挤满了买药人。在成都市卫生局的领导下,先生和医界同仁们不知熬了多少个日日夜夜,终于治愈了无数患儿,控制了麻疹和麻疹肺炎的流行,遏制了一场瘟疫。为了表彰王朴诚先生的功绩,当时的四川省领导曾亲自致函慰问,1953 年初又专门到他家中,为他颁发了"中医专家"的奖状。其后先生还被推选为成都市第一届人民代表大会的代表,兼成都市西城区人民委员会委员。当四川省第一条铁路——成渝铁路通车时,王朴诚先生作为医药界的代表,应邀荣登第一列专车参加了庆典活动。政府和人民给了王朴诚极大的荣誉。

王朴诚先生把脉疗疾,兢兢业业数十年,以其高尚的医德、精湛的医术建宏功于巴蜀,树口碑于乡亲。1955 年,卫生部中医研究院(现中国中医科学院)在北京成立,王朴诚父子奉卫生部调令,举家进京。王朴诚先生被授予一等二级老中医专家称号,进入中医研究院直属广安门医院儿科,负责门诊、科研和教学工作。王伯岳则被分配在中医研究院科研处,先后担任研究院学术秘书和计划检查科副科长等职。那年,王朴诚先生 78 岁,王伯岳 43 岁。

王朴诚先生以耄耋之年,奉召进京,其激动、兴奋之情溢于言表。他认为,中医能有国家级研究院,这不仅是中华民族的百年幸事,也是华夏有史以来的盛事。当时,在接受《北京日报》记者采访时,王朴诚先生说:"我是经历了清朝、民国、新中国 3 个时代的人。清朝的时候,称医术为'方技',视医生为三教九流之辈。民国以来,情况更坏。我国连年军阀混战,疫疠猖獗,人民遭受着颠沛流离和疾病的痛苦。那时候,我们行医之人不但生活窘迫,中医还差点儿被南京国民政府取缔。在中医岌岌可危的年代,一般老中医普遍存在着'一代完人'的悲观情绪。所谓'一代完人',意思是说,中医在我们这一代就要完了。我的前半生就是在这样的忧患当中度过的"。"现在不同了,现在是到了只生欢喜不生愁的年代了。国家办起了中医研究院,这是我们民族历史上从未有过的大事啊。政府把我们父子从四川调到北京,这是我们的光荣,更是我们中医界的光荣。我以能把自己的点滴经验提供出来,作为研究的素材而感到无限的欣慰。我有信心亲眼看到中医学即将绽放出的灿烂光辉"。"老骥伏枥,志在千里",年届八旬的老中医,以不老的精神开始了新的生活、新的事业和新的奉献。

王朴诚先生到北京后主要有四项工作:一是门诊,二是为"西医学习中医班"的学员讲课,三是带徒弟,四是组织科研。先生讲课虽带四川口音,但条理清晰,理论深入浅出,案例生动感人。他的徒弟尚古愚、张荣显和郭玉英 3 位大夫,每逢门诊必在王朴诚左右,抄药方,作笔记,听讲解,学到的都是临床技艺和实用之学。

王朴诚先生认为,中西医如何结合是医药卫生事业建设的重大课题。中医、西医都在治病救人,只是使用的方法和药物不同而已。中西医都是"药与病斗、正与邪争、治病救人的仁术",不要互相对立、排斥,而应互相学习,取长补短,共同发展。中西医结合是中国医药卫生事业的特色和优势。

中医研究院建院初期,中西医结合的课题刚刚提出,当时通过开办"西医学习中医班"和"中医学习西医班"来互相学习交流。那时候,有的西医医院对某些病,在屡治无效的情况下到中医研究院请中医大夫会诊。殊不知对于早已过了最佳治疗时期的病危患者,莫说中医,就是神仙也无能为力。于是西医便说,中医之术也不过如此。中医研究院的很多人及王朴诚先生的学生也曾抱怨:"为什么不早点请中医会诊,非到病人快死了才想起中医!"每逢这种情况,先生都对他们说:"西医也在治病,能治好,当然就不用找我们了。"他从来不许学生抱怨。王朴诚先生经常对他的学生讲，儿科与内科、妇科不同，小儿易虚易实，易寒易热，病情变化快，临床上急症、险症多，会诊时病危患儿多也是正常现象。中医对病危患儿的抢救办法多，见效快。治得多了，西医自然会承认我们的优势，以后再遇到类似的疾病，西医自然就会想到中医，早点来找我们的。在以后的会诊中，王朴诚先生用中医之法帮助西医挽救了许多肺炎、麻疹肺炎、腹泻、婴幼儿鹅口疮、高热惊厥、流行性脑炎等重症垂危的患儿，王朴诚用事实为中医赢得了荣誉。

1957 年 1 月，王朴诚先生在北京 301 医院会诊，成功抢救了一名因疹毒内陷，被医院诊断为已转为中毒性脑炎的邆姓女婴。1957 年 2 月 6 日和 12 日，在 301 医院又连续成功抢救了 2 名出生二十几天，因患新生儿鹅口疮而病危的丁姓、聂姓女婴。1957 年 3 月，在北京儿童医院成功抢救了一名 1 岁 8 个月，因患痰喘惊风病而垂危的任姓男孩。这些有时间、有地点、有名有姓、有病情、有方药、有结果的会诊医案相继在中医类杂志上发表。

1958 年 9 月，卫生部召开全国医药卫生科研表彰大会，王朴诚先生被授予"医药卫生技术革命先锋"称号。

王朴诚先生有满满几书架医书古籍，其中，《素问直解》《备急千金要方》《千金翼方》《东垣十书》《景岳全书》《丹溪治法心要》《小儿药证直诀》《活幼心书》等都是王朴诚几十年的案头读物，书上那些墨迹灿然的圈点批注，将永远记录着王朴诚的读书治学精神。

王朴诚先生生活俭朴，不抽烟，不喝酒，每日粗茶淡饭，但精神愉悦。他不慕名利享受，唯务治病救人。他待人接物诚心诚意，勤学博览终身不怠。老人家慈眉善目，研究院的男女老少都尊敬他，热爱他。年过八旬，仍每日忙于门诊、教学、科研和到外院会诊。这位一生专注小儿疾患，以"王小儿"之名享誉巴蜀的小儿科大师王朴诚，到晚年又被北京人将这三个字改变了顺序，称作"小儿王"了。

1961 年 6 月 6 日，王朴诚先生因老年性肺炎不治而仙逝，享年 84 岁。卫生部和中医研究院为其举行了隆重的追悼大会。追悼会由当时的卫生部部长李德全主持。党和国家的许多领导人、卫生部和北京市许多医疗单位都敬献了花圈，王朴诚很多生前友好和各界人士参加了追悼大会。余无言挽词："挽中医科学院王公朴诚：脉经古说世传长，医垒元戎道天光。一代补遗全直诀，千秋辨证说钱王。仰公保赤佛慈心，老老情同幼幼深。最是耄年人老去，川中无不孝行称。【注】王公川人，为研轮老手，尤精儿科，年八十余。晋·王叔和著《脉经》，元代王好古著《医垒元戎》又有钱氏补遗。盖钱仲阳氏原有《小儿药证直诀》，好古更作补遗也。王公作古后，予遇川人吴献之等谈及，均云：朴老少时事后母至孝，故云老老情同幼幼深也。恨予养病在西山，未得陵前执绋参，待到归来拜遗影，也陪哲嗣涕潸潸。"

二、学 术 思 想

（一）为医者以德为先

王朴诚先生认为，为医者当以德为先。他谆谆告诫子徒："为医者以德为先，医生与病人本是一家人。医生对病人，首先要把病人当成自己的亲人。只有这样，你才会把病人的疾苦当成自身的疾苦，才能尽心竭力地为病人解除疾苦。"他在对徒弟、子女的教育中，都是以唐代医家孙思邈《备急千金要方》中"大医习业"和"大医精诚"两章作为首课。他指出，凡是违反孙思邈所说的"夫为医之法,不得多语调笑,谈谑喧哗,道说是非,议论人物,炫耀声名,訾毁诸医,自矜己德。偶然治瘥一病,则昂头戴面,而有自许之貌,谓天下无双。此医人之膏肓也",不可传之以医,不可与之深交。

王朴诚先生出身贫寒,深知百姓疾苦和求医的艰难。因此,在行医之初便为自己定了三条规矩,并昭告于病家百姓。第一,不定诊费,给诊费不给诊费一样看病;第二,不定时间,黎明昏暮,病人随到随看;第三,不定限额,重病先看,不看完不休息,不在患者面前议论同道。

王朴诚先生常常告诫药店的伙计和徒弟:医生一定要研究医术,会看病,但是必须把良心和医德放在第一位。他常说:"人与人之间应当休戚与共,缓急相通。特别是困难的时候,更应当将心比己。"他还说:"医非营业,药以治病,医生不能唯名利是务。"他之所以这样做,一不是图报,二不是沽名,是认为这是一个医生应尽的职责。只有这样做,且永远这样做,才能问心无愧,心安理得。"王荣丰堂"中药店里,悬挂着许多牌匾,他最喜欢的就是"医非营业""药以治病"。所以,凡是病重而又无钱买药的患者,他总是免费施药诊治。

自古成都多名医。他对于有一技之长的同道,都能友好相处,虚心学习。有时为求一教,不惜登门拜访。有人向他请教,也总是耐心讲解,无丝毫保守之心。他注重学人之长,补己之短,从不道人之短,炫己之长。他认为,"文人相轻""同行多嫉"都是不道德的市俗观念。

王朴诚先生是一位做事认真、待人谦和的长者,更是一位穷究医理、精研医术、以济世为务的仁人学者。他常常对学生和徒弟们说:"研究学术不厌不倦,为群众服务尽心尽力,这是我的初衷。尝思,医之所称仁术者,盖以药与病斗,正与邪争,保持健康,挽救生命,故谓之仁。现在政府提倡医学首重预防,盖欲人人健康无病。此旨之伟大宏通,超越前代,较之仲师所谓'上工治未病'之义,不特吻合,抑又过之,实为学医而执医业者之本责。朴诚虽已八旬之衰龄,终日于诊病之外,尤手不释卷者,恐斯道之遂泯耳。神明在心,得意忘象,始终要为广大人民群众服务。总之,医非营业,药选精良,请事斯言。"这便是王朴诚先生的学术抱负和医德境界。

(二) 医药不可偏废,学医应先学药

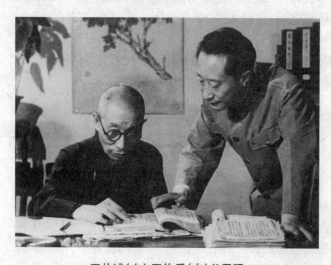

王朴诚(左)、王伯岳(右)父子照

王朴诚先生是遵照"医药不可偏废,学医应先学药"的古训,先从"福元长"中药店当学徒学药,继而跟随老中医学习医术的。他本人也认同这一古训,他指出:"中医师只有做到对中药的品种、性味、归经、疗效等知识了如指掌,在临证选方用药时,才能达到随心应手之目的,因病选方,因证施药。对各种经方、时方、验方的应用,做到'师其方而不泥其药',在治病时始可取得方贵简洁,药用中和,既能祛邪又不伤正的理想效果。"

他的这一观点,尤其体现在对其子王伯岳的培养上。在王伯岳十六岁的时候,王朴诚先生希望他做一个中医,他本人也有这个志愿。但是,王朴诚先生认为医生的儿子不能单凭上辈的声望去行医,主张学医应先学药,不识药何以为医? 于是便送儿子到成都颇负盛名的"两益合"药店当学徒。"两益合"中药店位于成都东城,是历史悠久的老药店。它经营的咀片、参、茸、胶、桂、膏、丹、丸、散,都很讲究,富有信誉。负责人刘祉庭老先生,是一位精于业务的老药师。王伯岳在药店里当学徒,第一年只是做些药材的搬运、加工的药店粗活。后来,逐渐学习中药的炮制加工和丸、散、膏、丹的配制,并到柜台上进行配方。在配方的时候,接触到不少名医的处方,对学医很有启发。刘祉庭老先生对于识别各种药材的真伪、优劣以及药物的标准、规格具有丰富的经验。他还经常叫王伯岳跟他到药栈采购药材。经他的指点教诲,王伯岳懂得了一些有关生药的知识。在 4 年的学徒生涯中,总是白天劳动,夜间读书。除温习一些旧课外,店里也有些书。如《本草纲目》《汤头歌括》《药性赋》等是必备的,也是称药配方人员必学的。过去不少的老药师也知医,一方面是接触得多,一方面是好学。有的时候,医生也来店里配方配药,在闲谈中,有问必答,这也是学。自己家里的人及亲戚朋友有病,主动给开个药方,这也是实践。王伯岳认为,引他入门,使他约略懂得一些浅显的中医知识,实起源于在药店当学徒。

(三) 三分医药,七分调理(病去远药)

儿童是国家的未来,孩子的健康意义深远。王朴诚先生从事中医儿科工作 60 余年,临床造诣颇深,他摒弃门户之见,将临床经验毫无保留地传于百姓和后人。他认为,三分医药,七分调理,防重于治,要慎医慎药;只要慎风寒、节饮食、勤锻炼、讲卫生,小孩就不会生病或很少生病,即使偶尔有病,稍加调理就会痊愈,小孩不要常服药,更不能乱服药;必须注意小儿日常喂养,家长对孩子要多餐少食,不要强饮强喂;要多吃熟食热食,少吃生冷和不易消化的食品;要多吃蔬菜,少吃零食,以保护小儿弱而未壮的脾胃不受损伤。

王朴诚先生特别强调:"凡小儿有疾必须审慎而准确。因小儿脏气清灵,随拨随应,但能确得其本,撅取之剂则可病愈。调补之剂亦不过两三勺,宽中之剂只可勺许而已,过多反伤元气。必须量患儿大小虚实,随证加减,若良药失所则反为毒矣。病去远药始为世之良工也。"先生谆谆告诫后生晚辈,医师不仅应有精湛的医术,更要有优良的医风医德,不仅要善于诊断和治疗疾病,灵活准确地随证选方用药,更要善于理解患儿家长的心情,要多作分析,耐心解释,不要将小病说成大病,以免增加患儿家长的担心,无论多重的疾病,只要还有一分希望,就要尽心尽力地采取一切措施抓紧治疗,同时要将调治护理的方法详细告诉病家,以便取得患儿家长的配合,调动一切积极因素防病治病,这是医生的责任。

(四) 创方治疫病

19 世纪末 20 世纪初,中国政局混乱,内忧外患,民不聊生,医疗水平低下,环境卫生无人问津,致使瘟疫常有流行。1905 年春夏之际,成都地区突发一种奇病,患者扁桃体红肿,咽喉疼痛变窄,难以咽食,呼吸困难,咳嗽之声有如犬吠。该病传染迅速,患者与日俱增,且以小儿居多,病人常常在昏睡中死去。这种病被称作白喉,是一种烈性传染病。一时间人心惶惶,抱着儿女来"王荣丰堂",求治者络绎不绝。王朴诚先生见状更是心急如焚,他苦心研究自制了一种药,取名"凤衣散",是一种吹喉祛病之药。先生不顾个人安危,冒着被传染的危险，用吹喉法将"凤衣散"吹入患者咽喉。片刻之后，患者喉中咳出痰涎，病痛随即缓解。用此法治疗后，再配以养阴清肺汤内服，数日即愈。疗效之奇，享誉蓉城。

成都有一家字画装裱店，其东家陈照沧也感染了白喉。曾请几位中西医大夫救治数日，不但无效，病情反倒越来越重。垂危之际，急请王朴诚到病榻诊视。此刻的陈照沧呼吸急促，喘息之声有如犬吠，神情呆滞，不能说话，面对王朴诚先生只能用手频频指喉，其情状十分痛苦。先生诊断后，取出"凤衣散"，用吹喉枪将药粉吹入喉间。不多时，患者长咳数声，吐出两大块白喉菌假膜涎块，其味臭不可闻。陈照沧随即开口说了四个字："承你救命。"先生又用养阴清肺汤为其调治，三天后，陈照沧恢复了健康。为了表示感谢，他特送王朴诚一块描金大匾，上书："复生"二字。并题跋："夫喉者，人生气机出入之庭户，瞬息存亡之际，性命系焉。乙巳春，余患斯疾，甚危险，家人虑之，得王君朴诚者，彻青囊，笃友谊，闻风来视，慨赐方药，未三日，疾乃瘳。嗟呼，吾生后得矣。后之有患斯疾者，不致，诃叹我言。八弟，陈照沧亲手书。谢赠。"

为了抢救白喉病人，王朴诚先生将"凤衣散"的配方和吹喉枪制作及使用方法毫无保留地介绍给了医界同仁，还将治白喉忌表、忌妄加疏散性药品，以及宜用养阴清肺汤的治疗经验也予以宣传。先生无私的济世精神为当时白喉病的诊治做出了很大贡献，受到医界同仁和广大群众的广泛赞誉。

1918 年前后，四川省警察厅将各地收养的流浪儿童和无家可归的穷人集中在一起，办了个"南厂"。"南厂"的生活条件和工作环境十分恶劣，很多人身上长满了"毒疮"。在病人日多、病势日重的情况下，厂长慕名请先生前去治病。先生见状，毫不客气地对厂长讲："中医说：凡病既见于外，必因于内。他们显系平日饮食难饱，肠腹不洁，又要在湿地上辛苦劳作，致使内外邪毒郁而成疾。若要治愈，必须满足他们日常的饮食所需，改善环境条件，减轻劳动强度，增强体内抵抗力，否则难以康复。"

厂长接受建议后，王朴诚先生根据疾病情况，分别给患者煎服防风通圣散、荆防败毒散和银翘败毒散等汤药，并将煎服以后的药渣煮水让患者洗浴。对已溃败流脓的患者，则用自制的红升丹、白降丹等药调油外敷以治。经过先生的积极建议和精心调治，"南厂"工人的疾患很快得以痊愈，工人的生活条件和工作环境得到了相应的改善。

一天，正当王朴诚先生为"南厂"工人治病的时候，突然接到警察厅长派人送来的一张"医官委任书"。上写："察得王朴诚医官，在南厂治疗得法，医愈多人，月给龙元四十枚，务宜常以住厂，细心调治，无负委任。"这事令王朴诚倍感惊讶。他立即赶赴警察厅，面见厅长，亲自退还"医官委任书"，声明谢绝委任。并说，为"南厂"工人治病是自己应尽之责任，将来若有需要仍可以前来救治。但是离开"王荣丰堂"，离开万千病家百姓来此为"官"，绝非王某夙愿，万万不能从命。

与辞官形成鲜明对照的是，王朴诚先生在抗战时期义不容辞地接受了"成都市人力车工会"的聘请，他与儿子王伯岳一同担任了工会的中医顾问。他们为上前线抗日的川军和人力车工人的家属义务治病。凡是病人说"我老汉儿打日本人去了"，或说"我们是工会的"，王朴诚父子就立即送医送药，尽心为他们治病。

在那个社会动荡、劳动人民连基本生活都得不到保障的年代，很多孤残儿童常被遗弃街头，忍受冻馁之苦，只能靠一些社会慈善家办的孤儿院收养存身。当年成都人尹仲锡所办的"慈惠堂"就收养了许多孤残儿童。王朴诚父子得知后，便自愿去"慈惠堂"，承担起了为孩子们义务看病和保健的任务。几十年后,王朴诚在北京说,早年间在那个国乱民贫的时代,当医生很难。他们既要挣钱养家,又要济世救人,而所救的人多数是穷苦百姓。我们做医生的一定要有一颗仁心和良心,要把治病救人摆在第一位。治病救人之德永远在金钱之上。

现在的孩子是幸福的,因为先进的医药科学技术和富强的国家已经使他们的健康有了保障。但是在王朴诚先生最初行医的年代,天花、麻疹等传染病给无数儿童及其家庭带来灾难。在那瘟疫猖獗年代,"王荣丰堂"为防疫祛病做出了一定的贡献。

天花是一种传染性极强、死亡率极高的病毒性传染病,现在已被彻底消灭了,但在 1949 年以前却经常发生。对于天花,中医素有"人痘接种""穿痘儿衣"等预防天花的方法,但不易推广,效果也差,后来英国人发明的牛痘接种预防法,于辛亥革命后传入我国。当时,成都有一所外国人办的"微生物研究院",推广接种牛痘预防天花,于是王朴诚父子就去那里学习牛痘疫苗的制取技术和接种方法,然后自己买牛,在家中制取牛痘疫苗,为成都市的儿童接种,特别为孤儿院和穷人的孩子免费接种。

用活牛制取牛痘疫苗,其技术要求很严、很高,制好的疫苗必须冷冻,可当时还没有冰箱,他们就把制取好的疫苗密封后,存放在深井靠近水面的砖洞内,以保持疫苗所需的温度。这样做存和取都很困难,既费事又要花很高的成本,但为了能造福一方百姓,他们一直坚持了多年,直到 20 世纪 50 年代初,全国推广牛痘接种之后,他们才停止了这件善事。

麻疹也是一种病毒性传染病。在麻疹疫苗发明以前,麻疹是小儿发病率最高、对小儿危害最大的传染病之一。因麻疹病情多变,所以治疗麻疹必须慎之又慎。根据麻疹各个阶段的特点,结合自己多年的临床经验,王朴诚父子自创验方,对麻疹及因麻疹而引发的许多变症、危症的治疗,都取得了很好的疗效。

麻疹肺炎是麻疹患儿最易并发的一种疾病,故中医称麻疹为"五脏皆见病证,肺经见证独多"的全身性疾病。对麻疹肺炎患儿的救治,过去曾是儿科的一大难题,中西医、国内外尽皆如此。

麻疹肺炎因为疹毒的关系,已不是单纯的肺炎。患儿合并肺炎以后,麻疹也就不是单纯的麻疹了,在治疗上需要考虑的因素更多,更复杂。在仔细分析麻疹和肺炎病因和治疗方法后,王朴诚指出麻疹患儿如因风寒、风热闭肺,或因热毒过盛都能并发肺炎,又会影响麻疹的顺利透发。因此,疹毒内蕴是造成肺炎加剧的主要原因,如能使疹毒外透,则肺炎亦可随之而减轻。

对高热惊厥(抽风)的麻疹肺炎患儿,他们用自制的"太乙救苦丹"(简称"太乙丹")救治。"太乙丹"是宋代《太平惠民和剂局方》所载的一个药方。早年,王朴诚与一些老中医选用此方救治瘟疫病人,不但疗效高,还有预防的效果。此方用来治疗各种病因引发的高热惊厥(抽风)也获得成功,许多高热惊厥的患儿,在"王荣丰堂"诊室内,只要服下 1 粒用温开水溶化的"太乙丹",很快便停止抽风,体温也逐渐恢复正常,再稍加对证的中药调治,用不了几天就能恢复健康。因为"太乙丹"疗效高,成为"王荣丰堂"药店的招牌药之一。

对患麻疹引发的疹后咳嗽、麻疹并发喉炎、疹后泄利、走马牙疳等疾病,他们也有丰富的治疗经验并总结出不少高效的经验方。

"走马牙疳"是麻疹常见的并发症。成都育婴堂街一茶园内的患儿,疹后患"走马牙疳",牙齿脱落 6 颗,口内肌肉坏死,病情很危急,王朴诚先生为患儿口内涂抹自制的外用解毒生肌药粉(苋菜秆、冰片、熊胆、硼砂、人中白,共研细末),内服白虎汤加栀、柏、芩、连、大黄、青黛、儿茶以泄热解毒，患儿病情很快停止恶化，恢复了健康。

（五）辨证论治，重脾胃

　　在北京期间，王朴诚先生与儿科组的同仁们对小儿胃咳、小儿麻痹、小儿腹泻、小儿浮肿、小儿疝气等疾病进行了深入而广泛的临床研究，在病理和用药各方面都取得了突出成就。

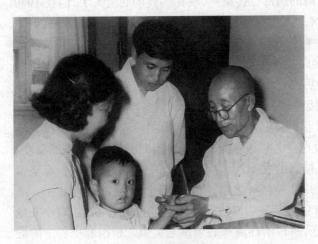

王朴诚为患儿诊病

　　1. 小儿胃咳　胃咳是因内伤而引起的咳嗽，是儿科临床最常见的一种疾病。王朴诚先生认为："胃咳就是饮食化热，冲肺作咳"，系因小儿饮食不节、内伤脾胃，造成肺胃不和，积热内盛而引发。对胃咳的治疗与其扬汤止沸，不如釜底抽薪，只需以消食导滞为主，再辅以止咳化痰的治本之法，简单的几味中药就可取得令人满意的疗效。王朴诚还将自己治胃咳的许多经验方，如"双解汤加减方"，以及临床随证的药物加减方法教给学生。他还常常告诫患儿家长，必须注意小儿日常饮食，少吃不易消化的食品，多吃蔬菜，少吃零食，脾胃健康自然就不患胃咳了。许多胃咳患儿咳了几个月，甚至更长时间，服用王朴诚一两剂简单的汤药后就不咳了，人也变精神了，吃饭也香了，很快就恢复了健康。

　　王朴诚先生在为孩子治病的同时，还十分注意做家长的工作，他常对患儿家长讲："早晚烧、手心烧、足心烧、阵阵烧是饮食烧"，"这种咳是饮食化热，冲肺作咳"，"没来头（四川话"不要紧"的意思），吃两副药就好，不用着急，更不必害怕。"

　　2. 小儿腹泻　腹泻也是小儿的一种常见病。王朴诚先生指出，小儿腹泻系脾胃不和所致，中医有"胃不伤不吐、脾不伤不泻"之说。引起腹泻的原因很多，风寒、湿热，或饮食不节等均可致泻。但总括而言，湿邪犯脾、脾为湿困是引起腹泻的主要原因。脾为湿土，喜燥而恶湿，湿胜则伤脾，脾伤则作泻。

　　腹泻对小儿特别是婴幼儿的伤害最大，也最危急。造成小儿腹泻的原因很多，诸如饮食没有节制，多吃生冷、油腻、瓜果及不易消化的食物，或春伤风、夏伤暑、秋伤湿、冬伤寒，使脾胃虚弱等都容易引发腹泻。

　　关于腹泻的种类，王朴诚指出泻出物带酸臭味，腹痛，面黄，不思饮食，发热或不发热为伤食泻；泻水样便，夹有不消化食物，面色㿠白，口不渴，腹隐隐作痛，四肢发凉为寒泻；泻黄稠便，腹痛，发热，面色发红，口渴喜饮，肛门发红、灼热为热泻；久泻不止，面黄肌瘦，四肢冷，嗜睡，泻出物完谷不化谓之脾虚泻。

　　王朴诚先生说，对小儿伤食腹泻应以消食导滞为治，《丹溪心法》保和丸方为治肠胃病常用方剂。为获得更好的治疗效果，先生创建了"保和汤加减方"。该方由茯苓、泽泻、桔梗、苍术、陈皮、炒神曲、山楂、大腹皮、莱菔子、甘草组成，即减去原方中的连翘、半夏，加入升提肺气的桔梗，甘缓的甘草，燥湿的苍术，宽中、利水的腹皮、泽泻，以增强分利水道、升提肺气之功效。此方治疗小儿伤食腹泻效果显著。

对偏于寒湿之小儿腹泻则治以温中利湿。王朴诚先生将理中汤、五苓散、五味异功散等方加以化裁，组成"加味理中汤"。该方由北沙参（或党参）、炒白术、炮姜、茯苓、泽泻、桂枝、猪苓、陈皮、生稻芽、炙甘草组成。若患儿寒甚、四肢凉，加制附片；腹痛甚，加吴茱萸、煨木香。该方集温中、散寒、利水、和脾、养胃气诸法于一体，临床疗效理想。

对小儿湿热腹泻以清热利湿为治。王朴诚先生临证时根据湿热偏胜之不同而选用用药。对内蕴湿热兼有积滞腹泻的患儿，他创拟"香朴散加减方"。方由藿香、厚朴、陈皮、茯苓、泽泻、苍术、木香、黄芩、焦三仙、六一散组成。对热重于湿者，以清热和里为治，创拟"葛根芩连汤加味方"。方由葛根、黄芩、黄连、木香、连翘、厚朴、焦槟榔、藿香、苍术、甘草组成。在夏季偏于暑湿的湿热腹泻以清暑利湿为治，创拟"二香散加减方"。方由藿香、香薷、生稻芽、连翘、白术、厚朴、陈皮、大腹皮、茯苓、六一散组成。这些独创方剂用于临床均效果明显。

对于小儿脾虚腹泻之虚，王朴诚先生认为主要是气虚，故治疗小儿脾虚腹泻则以益气补脾为主。但注意在益气补脾的同时，加用行气药，以求"补而不滞"。钱乙治小儿脾胃虚弱的方剂如七味白术散、五味异功散等都是以四君子汤为基础，且都加了行气药，目的是"补而不滞"。

王朴诚先生还指出，小儿泄泻与平素饮食不节、不注意饮食卫生有关。所以他告诫家长，平时要注意患儿的饮食调节，不要恣食生冷肥甘，要多食蔬菜，注意饮食卫生。同时，要根据气候的变化及时增减衣物，防止感冒。同时，要保持小儿眠食的正常。若能防病于前，便可免除许多病患之苦。

3. **小儿麻痹**　小儿麻痹也是儿科组的科研项目。王朴诚先生指出小儿麻痹又称痹证，为风寒湿诸气杂至为患。杂至者，错杂而至，不必同时，故曰杂至，其风气盛者为行痹，寒气盛者为痛痹，湿气盛者为著痹。还有一种热痹往往急性发作，关节疼痛明显，局部红肿灼热，喜冷拒按，兼有发热、汗出、恶风、口渴等症。如寒湿稽留过久，湿郁成热，寒从热化也能转化为热痹。小儿关节炎基本上属于中医痹证范围。

王朴诚先生对风痹治以疏风除湿之法，创拟了"寄生汤加减方"；对寒痹治以祛风散寒，创拟了"乌头寄生汤加减方"；对湿痹治以祛风利湿，创拟了"羌活胜湿汤加减方"；对热痹治以清热利湿，创拟了"宣痹汤加减方"。这些方剂均在临床上取得了很好的疗效，对各种痹证兼证的治疗也效果明显。

如10岁男孩孙某，1950年左脚忽然肿痛，使用中药外敷而治愈。1952年病情复发，至1953年发展至左膝及周身骨亦肿痛。经多家医院诊治，皆认为是血液病或血小板减少性紫癜，但医治无效，1957年6月病家请王朴诚先生诊治。症见周身紫色肿块，肢体疼痛、游走不定，脉浮缓。先生诊后指出此病系因风寒湿毒侵入腠理，有成流注之势，宜急予除湿导滞、祛风散瘀之剂为治。用处方：松节3钱，木瓜2钱，秦艽2钱，独活2钱，牛膝1钱，杭芍2钱，茵陈2钱，茅术2钱，防风2钱，川芎1钱，云苓1钱，甘草5分，桑寄生2钱。服2剂后，膝部仍肿痛，肿处蓄有瘀血，皮肉赤紫，脉现沉缓。他指出，此系肝肾虚弱，风邪流入脚膝，寒湿注于关节之故，方用千金独活寄生汤为治。处方：独活2钱，桑寄生2钱，杜仲2钱，细辛5分，沙参2钱，秦艽2钱，生地2钱，桂枝2钱，白芍2钱，防风2钱，牛膝2钱，当归2钱，川芎

1钱,云苓2钱,甘草5分。服药后,患儿精神、睡眠、饮食均有好转。仍以独活寄生汤治之,外用虎骨膏贴患处。2个月后肢体关节肿痛及瘀血次第消失,病愈。

另一患儿因患小儿麻痹而长期不能正常活动。王朴诚先生诊其脉浮紧而涩,脉象所现为寒湿之邪入荣血为患,确诊为风、寒、湿三气合而为痹,即以《备急千金要方》之"独活寄生汤"加减为治。因患儿幼小,各药用量均需非常轻微,并将原方中人参改用北沙参。用药当晚,长期不能正常活动的患儿居然自己爬下床去小便。家人见状惊喜不已。第二天,孩子便拉着父亲的手,自己走到医院去向王爷爷致谢。

4. 小儿疝气　小儿疝气是儿科组的另一个科研项目。对于小儿疝气,一般主张手术治疗,但根据王朴诚先生的经验,绝大多数疝气患儿都可用中药治愈,不必开刀。王朴诚指出小儿疝气是因肝气不舒,脾失健运,致饮食所化之元气转化为秽浊之气,结为囊肿下坠而成。若患儿之疝肿大而不痛,不怕触摸,属气虚,不仅不用开刀,连外敷药也不用,只需以疏肝解郁、理气调气为法即可,并以调节患儿情绪为主,中药治疗为辅,稍服汤药即可痊愈。若患儿囊肿偏坠而怕触摸,触则疼痛,痛则为实,则为寒湿凝滞,郁于膀胱经络,至睾丸少腹尽皆疼痛。此时需以药治为主,以调节患儿情绪为辅,采用口服汤药仍可治愈。治疗时,还需向患儿家长讲明疝气发病的原因,要家长开导患儿,识羞恶,少急怒。随着患儿年龄的增长、体质的增强,对情绪的控制能力也会增强。少怒、少急,肝气舒,脾土健,疝气病也就不再发生了。

5. 小儿浮肿　小儿浮肿病也是儿科组的科研课题。王朴诚指出,小儿浮肿多因脾胃受湿,造成运化功能停滞所致。胃与脾共为水谷之海,若虚而不能传化,则水湿泛滥,转而浸淫脾土,致三焦停滞,经络壅塞。水湿渗于皮肤,注于肌肉而为浮肿病之源。脾虚不能制水,因而形成水肿,这在小儿尤为多见。治宜调营卫,别阴阳,行湿气,利水道,尤以调补脾土为要,在治疗上,如发汗、利水、行气、和血、滋肾、柔肝等,但均要顾护脾胃。

对于小儿浮肿,如有表邪应先发汗;如小便短少赤涩应先利水;如小便自利,腹胀气短,面目虚浮,手足自冷,证属虚寒,应先调营卫,然后利湿行水。王朴诚常用藿香正气散加减,以奠安中土;以益元散利小便;以香砂六君子汤健脾养胃。这种随证施治之法,用药简单,疗效又好。他还根据患儿病情,以其性平和之药品组成各种利水和脾、调理气机之方剂,对各种小儿浮肿病均取得了满意疗效。

6. 小儿惊风　小儿惊风也是儿童的常见病、多发病。惊风有急惊风、慢惊风和慢脾风3种。急惊风为阳证、实证、有余证;慢惊风初得之时,阴阳尚未过损,常有夹痰、夹热等证,属半阴半阳之证;而慢脾风必有阴冷不足等虚弱现象,此时患儿脾胃大伤,已转化为虚寒纯阴证了。

根据王朴诚先生的经验,患儿若因感染外邪,引发高热而出现急惊风,要用中医温病(热性病)学来分析,用三焦辨证或卫气营血辨证的方法,根据病情轻重深浅之差异,分别用清热解毒、芳香化湿、清热解毒、芳香开窍,或清热息风、益气育阴等方法,随证施治,紧急抢救,病情危急之时,可用"太乙丹"、紫雪散、至宝丹、安宫牛黄丸等中成药予以对证救急,然后用中药汤剂随证调治,即可获得令人满意的疗效。

临床上还有更多、更常见的婴幼儿急惊风是因为积食化热、热极生风所致。患此病的患儿多为幼小之乳婴,因食乳过多,积从湿化,湿邪郁于内而化热,心受热邪则惊,又外感风邪、肝受邪风则发搐,心火、肝风两者交争,血气相并作乱,痰涎壅盛,百脉凝滞,关窍不通,风与气无所发泄,故出现暴搐急惊。治疗这种急惊风要用宽中和胃、清解之法,选用清热、镇惊、化痰之品,只需一两剂普通汤药就可使患儿恢复健康。若因火燥结者,可润肠,通其大便即愈,此乃中医水活舟动之义。

慢惊风患儿或因久痢、久疟,或痘后、疹后;或风寒饮食积滞,过用攻伐药品而伤脾;或患儿体质本虚,素寒而误用凉药;或因急惊风热证用药太甚,以致失治,久而传变;或病后失于调理而致病。其以吐、泻者为多见。王朴诚先生指出治疗慢惊风必须先温补脾土,补土为治本之法,治本即所以治标也,宜缓肝醒脾。若系血虚者,则遵古人"治风先治血,血活风自灭"之说,先用"逐寒荡惊汤"抢救,以培其本,然后再用"加味理中地黄汤",滋肾水以培肝木。此治慢惊风有特效,用之屡验。

慢脾风患儿,或因慢惊风日久而失治;或因多服药液,以致胃肠水旺而反滞脾土;或吐泻伤脾;或禀赋本虚,肠胃虚寒,脾阴虚损,孤阳外越而引发。王朴诚先生还指出治慢脾风需要温中回阳,即调补胃阳而生脾阴。他们常用"砂仁半夏附子理中汤"和胃醒脾以救逆。"附子理中汤"温阳祛寒,为治脾胃虚寒之要方。加砂仁行气宽中,健脾化湿;加半夏燥湿化痰,降逆止呕。另外,因慢脾风为纯阴无阳之证,比较危险,法宜温中回阳补脾。根据病情,他们又常用"金匮肾气丸"作汤剂服,以温补肾阳,回阳之效可以大增。滋肾水而养肝木,肝木疏泄正常不克脾土,方利于脾阴生而胃阳复。

中医对惊风病,虽有一些通治之古方,但王朴诚主张应当慎用,应以平和之剂,随证选方用药,以获得既能祛邪,又可扶正的效果。总之,对惊风病他们有很丰富的诊断和治疗经验。

那年月许多父母抱着患儿匆匆赶来,进门之时大人落泪,患儿抽搐。经王朴诚先生诊治用药,不待多时,病儿康复如初,父母们便含笑而去了。时人谚曰:"小儿得病不用怕,王荣丰堂有妙法。服药不用多花钱,保证还你个健康娃。"在20世纪中期"王荣丰堂"以其卓越的建树而享誉巴蜀。

7. **小儿疳疾** 疳疾是一种小儿常见病,表现为面黄肌瘦、肚大筋青(腹部静脉曲张)、头大颈细、头骨开张(囟门不合)。王朴诚先生认为疳疾系由于饮食不节、恣食肥甘、积食化热、损伤脾胃、损伤津液所致,病位在脾和胃,临床所见证候以脾胃病变为主。初期只是一般性的消化不良,中期可能转为积滞,后期可能形成慢性消化不良。虽然疳疾初期稍加调治即可恢复正常,但是治疗疳疾必须慎之于始,必须采用健脾和胃,佐以消食导滞的方法,并要患儿家长着重改变哺乳习惯,以少食多餐的方法替代强饮强喂。

治疗疳疾初期的患儿,他常用的经验方有两个:一为钱氏白术散加味,即钱氏七味白术散加神曲、麦芽、山楂、鸡内金。白术散主治脾虚肌热,泄泻,虚热作渴。二是《太平惠民和剂局方》(以下简称《局方》)参苓白术散(人参、茯苓、白术、扁豆、薏苡仁、莲子肉、山药、陈皮、砂仁、桔梗、甘草)。本方着重补脾,能益气、健脾、除湿、行滞、调中,不腻不燥,于小儿尤宜,以上两方可交替服用。如患儿夹有外感,头痛发热,吐泻腹胀,可加服《局方》藿香正气丸,用以解表退热,和中理气。藿香正气丸或其散剂,最好煎成汤剂去滓后让小儿温服。

疳疾中期因消化不良,胃之受纳和腐熟(消化)水谷的功能发生障碍,进一步影响到脾的运化,不能将水谷精微之气输送到人体各部,而形成积滞,则内耗津液,外消肌肉。王朴诚先生对此病采用调理脾胃,温化和中,佐以清利湿热的方法治之,并着重要求患儿家长改变喂养方法。经验方为"益黄积术思食丸合剂"(陈皮、丁香(一方用木香)、诃子、青皮、甘草、白术、枳实、人参、神曲、麦芽、干木瓜、茯苓、乌梅)。

徐灵胎《兰台轨范》有加减思食丸,治脾胃俱虚,水谷不化,胸膈痞闷,腹胁时胀,食减嗜卧,口苦无味,虚羸少气,胸中有寒,饮食不下,反胃恶心,以及病后新虚,不胜谷气,食不复常等症。上述诸症,都是小儿疳疾所具有的症状。疳疾主要是脾胃俱虚,但又积滞未消,虚实互见的一种疾病,唯神曲、麦芽、山楂之类,既能健胃又能消食,服之最为适宜。昔人调此方为"收纳胃气之方,用乌梅、木瓜甚巧"。乌梅能止渴生津,调中祛痰,兼能治虫;木瓜能敛肺和胃,理脾代肝,化食止渴(参阅李珣《海药本草》);茯苓则为脾家要药;甘草补脾和中,故此方颇为中和。再与益黄散、枳术丸两方合用,对于小儿疳疾的治疗,能起到相得益彰的作用,三方合用其效大增。

王朴诚先生强调疳疾本是一种脾胃虚弱的慢性疾患。小儿脏腑柔弱,加之疾病对体质的消耗,所以治疗这类疾病原则上应以扶正固本为主,不应当妄用攻下。小儿脾胃已虚,不耐攻伐,一派克削峻攻及苦寒的药物,尤不相宜。在用药上应当审慎,要因人制宜,谨防使病儿既伤于病,又伤于药。

疳疾后期由于久病体虚,津液耗损,以致脾衰胃薄,气血两亏。为使患儿阴阳获得相对平衡,不致重伤元气,使脾胃功能逐渐恢复,王朴诚则采用益气培本,扶脾和胃,升阳益气,育阴除烦,增液生津的方法治之。他们临床常用"调中补中加味合剂"(人参、白术、干姜、黄芪、当归、升麻、柴胡、陈皮、白芍、五味子、黄芩、神曲、甘草),以此方治疗疳疾后期的患儿,也取得很好的疗效。

王朴诚先生还指出小儿疳疾后期,阳气不足,故胃之受纳、脾之运化皆失其常。小儿虽然阳常有余,阴常不足,但往往也会由于阴津亏损而累及阳气转弱,以致阴津的化生不足,而亡津液。疳疾后期,气血亏损,阴阳两虚,故需升阳益气,育阴生津,使阴阳得到相对的平衡,才不至于重伤元气,脾胃的功能也才能逐渐恢复。

三、代表著作与论文述评

20世纪50年代,王朴诚先生擅治各种小儿重症、危症,在北京许多西医医院出了名。应《中医杂志》之约,王伯岳在1957年第8期《中医杂志》上发表了题为《对于流行性乙型脑炎中医治疗法则的探讨》一文,反映了王朴诚先生的观点。文章指出乙脑属于中医温病、暑证范畴,中医采用治疗温热病的方法来治疗乙脑。文章详述了乙脑发病的特殊证候、病情发展规律,以及流行的季节,指出中医治疗乙脑必须根据病情表现,按照中医辨证施治的原则,分别采用辛凉透邪、芳香开窍、清热解毒、平肝息风、养阴存液等方法选方用药。文中还

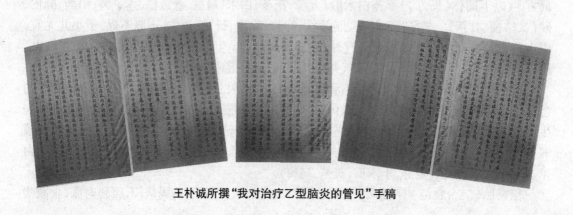

王朴诚所撰"我对治疗乙型脑炎的管见"手稿

详细介绍了辨证施治和选方用药的方法及治疗乙脑的常用药物、方剂和各种中成药。这篇文章让更多的人了解到,中医药是我国宝贵的文化遗产,不仅能治普通病,而且对各种恶性传染病也有很好的疗效,并且中医早已建立起了一套经过千百年实践考验的理论体系,其科学性、完整性和临床实用性是不容置疑的。

参 考 文 献

[1] 张镜源.王朴诚学术评传[M].北京:中国盲文出版社,2015.

[2] 张世卿.中国百年百名中医临床家丛书:王伯岳[M].北京:中国中医药出版社,2001.

(整理:李海玉;审订:王学清)

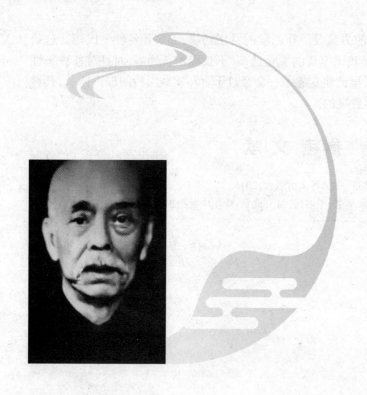

彭泽民

彭泽民先生(1877—1956年),原名彭泽文,字锦泉,号镛希。广东省四会市清塘镇白沙村人,国民党左派元老、爱国华侨,曾任中央人民政府委员、华侨事务委员会委员、全国政协常委、农工党中央副主席、中国红十字会副会长等职务。1951年任中央中医进修学校名誉校长,1953年任中华医学会中西医学术交流委员会首任主任委员,1955年任中国中医研究院名誉院长。

一、生 平 传 记

(一) 以中医为从事革命的一个武器

彭泽民先生少时因家贫辍学,曾随家乡的伯父习中医,浏览过一些中医古籍,稔熟许多中医的汤方。20世纪初移居马来西亚,在锡矿场做工时曾主动用中医中草药为矿工治伤治病。彭泽民先生曾回忆说:"余幼年尝习方书,旅马来西亚时,服务于锡矿工场,工人每罹病疫,余试为之诊治,辄能奏效。"

1906年8月7日创建同盟会吉隆坡分会后,由于英国殖民当局视之为"乱党",采取严厉监控政策,禁止其公开活动。彭泽民先生与一些志同道合之士,利用当地基督教宣道堂内座作为革命机关,成立"中国青年益赛会"作为革命外围组织,掩护策划各种革命行动。如为孙中山进行革命活动筹款,秘密购置及转运武器弹药,组织爱国华侨青年回国直接参加起义。葬于黄花岗的七十二烈士中的李晚烈士就是同彭泽民先生一道从事秘密活动,也是从这里出发直至英勇就义的。同盟会为避开敌人耳目,发展组织、扩大会员,也为当地侨胞办好事，"青年益赛会"设立一家中医诊所，彭泽民先生亲自担任中医，他曾采用中草药研制出一种"中华戒烟药水"，劝诫并帮助沾染了鸦片烟瘾的华侨戒掉恶习。彭泽民先生掌握的中医中药知识，成为他初期参加同盟会革命活动的一种武器。

辛亥革命成功后，中华民国成立，彭泽民先生曾获得中华民国内政部颁发的由孙中山亲笔签名的医师执照。

1927年，蒋介石、汪精卫相继暴露了反革命真面目，彭泽民先生始终坚定不移地站在左派革命立场，坚决反对蒋、汪彻底破坏国共合作的企图，奋力捍卫孙中山的"联俄、联共、扶助农工"三大政策。他不顾个人安危，将反动派行将采取的反革命行动向吴玉章、林伯渠等重要共产党人报告，同时果断地安排在国共合作时期与他朝夕相处的共产党员迅速转移或撤离，使他们避过反革命的屠刀，而他自己却历尽艰辛赶赴南昌，参加了共产党领导的"八一起义"。当时彭泽民先生已是五十岁的人了，自始至终跟随起义军南征，把战马让给了伤病员，五十多天的徒步行军路上，他不仅没掉队，而且不时地在队前演讲，鼓舞了士气。参加这一过程的一位将军在中华人民共和国成立后的回忆录里写道"彭老的声音，给我这个青年人多大的振奋啊！""当时天气还很热，大家听了他的讲话，好像来了一阵清风令人心爽"。行军路上，彭泽民先生又一次拿起他掌握的中医中药本领，不停地为伤病员诊病煎药，使他们得以复原，投入战斗。起义军揭阳一战遭广东军阀朱培德重军包围打散，1927年10月3日"革命委员会"和总指挥部在广东普宁县流沙镇天后庙召开一次会议，安排撤退事宜，彭泽民先生参加了。在一个漆黑的夜晚，他与叶挺一道同乘一艘渔轮避往香港。

（二）于香港师从名医系统学习中医

1927年9月15日在南京召开的"国民党中央执监联席会议"，以"附逆有拓"为由，开除邓演达、彭泽民的国民党党籍。大革命失败后，彭泽民先生隐姓埋名，流亡香港，不能公开从业，养家糊口，经济上一贫如洗，陷入绝境。但他并不屈服，靠妻子去胶鞋厂做工，把孩子送去当学徒，艰难度日，他白天躲藏起来，夜晚去陈伯坛中医专科学校研读中医。多年后，彭泽民先生回忆说："1927年武汉大革命失败，余随'八一'起义军抵粤东，诸同志以余年事略长而体弱，劝余留香港。然岁月漫漫，难期久居……人遂以余知医，因劝余藉医作久居计。然余虑术未精，踌躇不能决。一日，遇陈伯坛先生，与余所学，先生笑曰：'君所学者，皆庸俗方学，未足以问世。果有志于斯，可尽向所读书，来从余学。'"

陈伯坛是香港著名中医，用彭泽民先生的话说："他博览经史，精周易，尤笃好医学，于历代医书无所不窥，返本穷源，最后专力于长沙

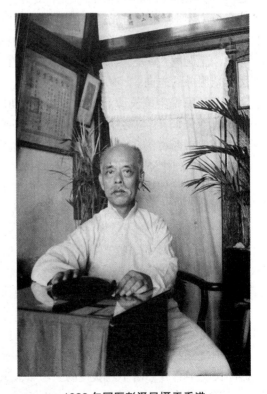

1933年国医彭泽民摄于香港

之学,寝馈于《伤寒》《金匮》者数十年。尝曰:'余读仲景书几乎揽卷死活过去。'"陈伯坛不仅医术精湛,而且是医学教育家。自设医校,治学甚严,有弟子百人,学成者多成为港澳及东南亚国家和地区执业名医。陈伯坛医德高尚,常常扶困济贫,并富正义感,他不仅不怕连累,敢于收下彭泽民先生这个正处于被国民党反动派通缉的特殊学生,而且不收分文学费。当国民党反动当局要求港英当局引渡彭泽民先生,彭泽民先生随即被港英警察所拘捕时,陈伯坛先生毫不犹豫地拿出30元钱并托人保释彭泽民先生出狱。彭泽民先生毕业后开始挂牌行医,陈伯坛先生还把自己的老客户推荐给他。彭泽民先生十分敬重陈老师,此时他虽年逾五十,依然专心致志,刻苦研读,每日夕阳西下后,便起程徒步,走近10公里崎岖山路,到市中心医校上课。无论是漆黑不见五指的夜晚,还是狂风骤雨、雷电交加的天气,彭泽民先生从不缺课,他对待学习和对待革命一样认真。当时他囊空如洗,口袋里连一角的乘车钱、手里连一把油纸伞也没有。倘若遇到台风过境,倾盆大雨,也只能在黑夜中房檐下等待。他无钱买书和笔记本,就用草纸逐字逐句地抄写下来,装订成册。彭泽民先生就是凭藉这样无畏的精神,坚持学习六个年头,直至毕业。

(三) 名医的风范

1933年彭泽民先生自陈伯坛医校毕业,从此以自己真实姓名挂牌,开始长达15年行医生涯。

彭泽民先生老年学医不是单纯为求得谋生之技,而是与他追求革命的目标一致,能为广大劳苦大众解除一些痛苦。对于当地的劳工、雇员、海员、城市贫民来求诊,彭泽民先生有求必应。他为居住在贫民窟以铁皮、纸板搭建棚屋的病人,或者露宿在他人屋檐下的病人出诊,从来分文不取,还赠送成药。他主动担任香港四大工厂全体职工的义务医生,免费为他们诊病。彭泽民先生原名"泽文",参加革命后孙中山建议他改名"泽民",寓意厚泽于民,孙先生为此亲笔题写"博爱"二字赠于彭泽民先生。彭泽民先生以此立志,以实际行动实践他为人民群众服务的志向。

彭泽民先生擅长诊治在20世纪30~40年代流行的肺痨(肺结核)、哮喘、小儿麻痘,以及妇女月经失调、不孕等疾病。当时的中医师一般处方多为12~13味药,也有14~15味,甚至超过20味,药种类多,且价格昂贵。而彭泽民先生的处方少则三四味,多则七八味药,每味药量较大,常用"两"计。反观病人,多数一方或两次处方,即可痊愈,除重危症外,很少有老病号。彭泽民先生有自己独特见解,他认为,中医处方贵在随证化裁,不蹈陈规,还以治病为度。须知人体本身存在着多种多样的抗病物质,服药不过是加强其自身的抗病功能,何苦去开那一大堆药,既耗费药物,又损人钱财,实不可取。

"小儿急惊风散"是彭泽民先生根据祖传秘方,加以改革研制的中药药散,专治小儿惊厥、休克,是一种特效快捷的小儿急救药,也可作中风病人急救使用。20世纪30~40年代曾在香港注册生产,以彭泽民先生头像为注册商标,由香港著名中药堂制作。多年后,彭氏后人还能清晰记得当家长抱来昏迷不醒、牙关紧闭、全身抽搐的病儿时,彭泽民先生不用多问即断定是小儿惊风病症,随即取出药散,打开药管倒出用温水调匀,用小铜勺一口一口地喂入嘴内,药散喂完后,病儿便苏醒过来,并啼哭呼唤父母。"小儿急惊风散"风行20多年,是彭泽民先生研究中医中药获得的一项重大成果。

彭泽民先生在治病时十分注重同病人建立一种真诚的关系,不仅治病,同时治心,从思想上、精神上给病人有益的指导。彭家在香港西环的仓库区，日寇占领香港后驱使大批英军中的印度籍俘虏当仓库看守，他们备受歧视和虐待，生了病得不到治疗，若患重病只有等死。因为比在战俘营内有更多的自由，可以在仓库区附近走动，所以他们常常悄悄地上门，请求彭泽民先生诊治。彭泽民夫妇总是热心地为他们诊病煎药。治病后彭泽民先生常常用英语和马来语和他们交谈，讲述打倒帝国主义、消灭法西斯、重建家园的道理，他们很受鼓舞。这些印度青年们把彭泽民先生当成患难之交，日本投降后他们获释回国，临行前还都来和彭泽民先生依依惜别。彭泽民先生尊重病人，从不把诊金放在第一位，因贫困无力支付者，彭泽民先生不仅不冷落怠慢，而且赠医赠药甚至资助。他高尚的医德不仅令病人称颂，凡同他接触过的人无不表示崇敬。凡经彭泽民先生为其本人或亲属诊治过的患者，都被他一身正气感动。彭泽民先生在香港行医 15 年，他的救死扶伤和真心实意为劳苦大众解除疾苦的精神，在香港人中获得很高声誉，誉他为一代"国医"。香港四大工厂的职工还将"国医"二字镌刻在他们捐赠铜招牌上的醒目位置。

喻松在《为群众服务，拜群众为师——深切怀念彭老》一文中回忆道："一天早餐后，我拿个小本子请示彭老：'横竖我没有什么事，帮着挂号，也可减少您……'还没等我说完，彭老立即阻止说：'这个千万使不得。要知道，开业医师设专人挂号，用意在多攫取病家，比如，目前香港一般中医的门诊费最低的 1 元，挂号费 1 角；稍有名望的，门诊费是 2 元，挂号费也定为 2 角，如不按规定交足诊金和挂号费，便不予登记，这是病家最怕的。我们是帮助群众解除病痛，有钱无钱都一样，何必去设这道关卡呢！'这几句话，使我更增添了对彭老的爱戴和敬佩。事实确是如此，每天来就诊的病人，有的带个小'红包'放在书桌上，没带'红包'的便说一两句困难话，彭老同样细心诊视，切脉取方。对告苦的病人，彭老还往往送些自配的成药。对病人放下的'红包'，彭老从不拆开，按例于门诊结束后，才一一开视，其中多数是 2 角、3 角和 5 角的，1 元的极少。彭老总是把这些零星钱整理好，笑容可掬地交给会巧同志，从没听他说过什么。更为感动人的，彭老待病人如待亲人，真像慈母对待孩子，耐心地询问病情、病因，认真地观察、切脉，反复地交代饮食起居注意事项等。对于少数贫困而又行动不便的病人，彭老则于下午送医送药上户。毋怪香港群众如此讴歌彭老：品德高尚，医术精湛；助人为乐，海外钦仰！"正是他的医术医德赢得了广大群众的爱戴，掩护着他坚持不屈不挠的革命斗争。

（四）爱心处处献人民

中华人民共和国成立后，已逾七十高龄的彭泽民先生以老当益壮的新姿投身新中国的建设。他担任着中央人民政府委员、政务院政法委员会副主任、华侨事务委员会委员、全国政协常委、农工党中央副主席、民盟中央执行委员、中国红十字会副会长等十多个职务，每日的工作和会议议程总是安排得满满的。但彭泽民先生总以自己是一位医生为荣，以为他人解除病痛为乐，所以总是挤出自己休息时间，利用上班前、下班后和周末、节假日为机关干部、军人、工人、教授等看病，也常利用到农工党中央开会前后时间，为机关的同志诊病。最多时求诊者一个月多达 600 人次。

彭泽民先生对所有来诊者一律不收分文和礼物，经过同志、领导或痊愈者相互推荐介绍就诊者总是络绎不绝。有一次彭泽民先生在北京医院体检，应一位小护士请求，为她患有哮喘病的父亲看病，随到随诊。许许多多老干部、老将军在长期革命战争中积劳成疾，甚至演成顽疾,如某海军司令得了一种"头风症",头痛不已,初来就诊时由两名警卫员搀扶着进来,彭泽民先生为他对症下药,让自己的夫人亲自煎熬,以后再来已能行走自如,很快恢复健康。中央军委一位谭姓女英语翻译,患了严重闭经症,加之工作过度紧张和疲劳,体质十分虚弱,一米六的身高,体重只有七十斤。经彭泽民先生调治后很快恢复了健康,不仅工作出色,而且生育了一子一女,家庭美满幸福。某中央领导秘书的爱人,因重病住入北京医院,前苏联专家束手无策,医院发出病危通知。领导亲自打来电话请彭泽民先生去看一看,是否还有一线希望。彭泽民先生立即赶赴医院,用中医中药的急救方法同西医西药的抢救密切配合,共同作最后努力,终于使这位秘书的爱人转危为安,摆脱死神,后经服中药调理恢复健康。她病愈之后来到彭泽民先生面前,深深地鞠躬感谢救命之恩,并要求认作干女儿,说是经党组织特别批准。她与彭泽民先生的合影是彭泽民先生一生唯一的一张与病人合照。

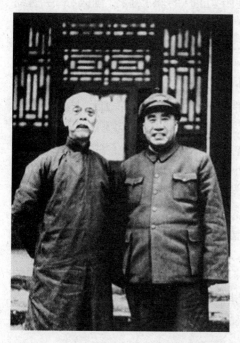

1949 年 3 月,中国人民解放军总司令朱德与农工党中央监察委员会主席彭泽民在一起

中华人民共和国成立初期,干部都实行供给制,没有多少钱买药,彭泽民先生常用自己的津贴买药,或制成成药赠予他的病人,他以为病人解除疾苦为乐事。在彭泽民先生遗物里保留着一些病人的感谢信。某中央首长信中说"屡蒙赠药,殊感不安","视力已比前有进步了"。某部长说"我在照您的药方吃药,最近身体比以前好多了"。某驻外大使夫妇,出国前特送来感谢信,表示衷心感谢。彭泽民先生对这些老干部经治疗后能摆脱病魔缠身,走上新的岗位,感到十分快慰。到了 1955年,彭泽民先生已是七十八岁高龄,并且患上心肌梗死病。他在中南海参加最高国务会议时突然晕倒,经抢救后急送北京医院,每日都需要输液治疗。1956 年春出院到逝世前他仍以"一息尚存不容稍懈"的精神为他人解除痛苦。当一位张姓老先生因眼疾登门求治时,彭泽民先生还与往常一样,详细询问病情,把了脉,察看眼睛和舌象,然后口述汤方,让秘书记下,他再复查,一丝不苟。张老先生是彭泽民先生医治的最后一位病人。

(五) 为振兴中医不遗余力

自从进入北平(北京)以来,彭泽民先生一直利用繁重的政务活动之余,为许许多多的求医者解除病痛,尤其是为大批党政军负责同志治愈顽疾,越来越被中央领导同志重视,许多机关、党派领导经常互相推介,登门求诊,就连北京所有中药店几乎无不知晓,他们常为彭泽民先生的独特处方、神奇用药而惊讶不已。可以说,彭泽民先生治病救人的名声远大于他所任的政治职务。

就在第一届中华人民共和国全国人民代表大会召开前,彭泽民先生就思考着在新中国优越的政治环境下振兴中医中药,如何把分散于社会各角落的中医个体聚合起来,共谋振兴之路,让几千年来中国人借以除病保康的优秀民族文化传统,得以在新中国发扬光大。

　　早在 20 世纪 50 年代初，彭泽民先生为发展中医让人民受益，亲任北京中医进修学校校长，除亲自授课，传授自己长期积累的医疗经验外，还接受学员随他临诊观摩，使学员的诊治水平得以提高。

　　1953 年 11 月，中华医学会成立了中西医学术交流委员会，聘请彭泽民先生为首任主任委员。组成这个委员会的成员都是当时国内著名的中医、西医、中药、西药和针灸专家，彭泽民先生对所有专家都十分尊重，虚心向他们学习请教。这是开辟了中国医学史的先河，促进了中西医学家的大团结和学术交流。振兴中医中药在新中国从这里开始。

　　1954 年 7 月 17 日政务院文化教育委员会和卫生部联合召开中西医座谈会，会上传达了毛主席和刘少奇副主席关于加强中医工作的指示。隔日，卫生部领导约彭泽民先生讨论中医工作问题，听取发展中医中药工作意见。彭泽民先生随身带去自己珍藏的中医书珍本——陈伯坛著的《读过伤寒论》和《读过金匮论》，建议重印。卫生部领导当时就拍板并交付人民卫生出版社重印发行。这是新中国首次出版发行的中医系统理论书籍。

　　同年 9 月，中央领导约彭泽民先生为其诊病后，又同彭泽民先生讨论中医工作问题。当日下午中央军委办公厅领导来访时说军委拟聘两名中医，请彭泽民先生推荐。由于一时难以物色到同时符合政治、医术等条件人选，彭泽民先生只好先主动承担军委办公厅、军委疗养院、总参管理局及某军医院的义务医生。用每日早上 2 小时及下班后的时间专门接待这些持有单位介绍信前来就诊的患者。每周还专门到军委疗养院及某军医院出席会诊。彭泽民先生自己曾参加过"八一起义"，他对解放军将士怀有深厚感情，以独特高超的医术使许多伤病员恢复健康，有些还重新投入战斗。

　　1954 年 9 月，第一届全国人大期间，中央领导接见彭泽民先生讨论振兴中医问题。彭泽民先生向中央领导谈及自己的见解时说："中国医学是我国人民几千年来与疾病作斗争的经验积累，有着丰富的内容，如果用科学的方法加以研究和整理，一定可以发挥更大的力量。今天中国医药人才还很缺乏，团结广大中医的问题更显得重要。"领导十分赞同这一见解，并希望彭泽民先生在弘扬中医学医药方面带个头。中央领导的嘱咐让彭泽民先生受到莫大鼓舞。是年冬季，当《读过伤寒论》完成印刷准备发行前，彭泽民先生在读书后写道："解放后毛主席号召重视中国医学之丰富遗产，卫生部李德全、傅连暲、贺诚部长反复指示中西医药工作者应团结互助，协力发展中国医学，且嘱余出先生(指陈伯坛)所著《读过伤寒论》重刊发行，以供世人得以流传，尤为中国医学灿烂发展之前途而抃颂无已。"

　　新中国成立之初，在彭泽民、萧龙友、孔伯华、施今墨、李振三等著名中医的呼吁下，国务院决定创立卫生部中医研究院，1955 年 12 月 19 日，卫生部中医研究院(即中国中医科学院前身)成立大会在北京广安门内北

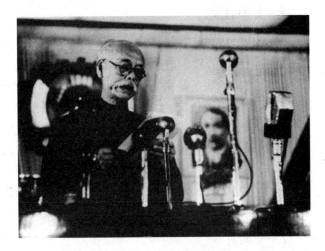

1949 年 9 月 24 日，在全国政协一届全体会上彭泽民代表农工党发言

线阁隆重举行。彭泽民先生被任命为名誉院长并出席了建院典礼。中医研究院成立后的两个月,农工党中央确定党员发展对象以医药卫生界人士为主。当时吸收了13名著名中医加入农工党。为支持中医研究院的发展,中央从全国各地调集50名中医及西医骨干,其中农工党党员占较高比例。

作为中医研究院名誉院长,彭泽民先生出席建院典礼,还时常到院视察,关注研究院的建设和工作。他还亲自带头进行中西医合力抢救危重病人的示范。有一位危重病人正在人民医院抢救,彭泽民先生曾六次到该院同院长和主治西医共同会诊,研究抢救方案,终使病人转危为安,也树立了中西医结合的范例。

1956年10月彭泽民先生病逝北京,党和政府隆重致哀,全国各城市中医学界也纷纷表示哀悼。许多社会名医像钱全扬、施今墨、陆观虎、宦世安等中医界名士纷纷撰文肯定彭泽民先生在弘扬中医学遗产中所作贡献,赞扬他的革命精神和精湛医术,称颂他"不但是一个伟大的中医师,而且是一个伟大的革命家"。宦世安医师在文章中表达了众多中医界人士心声,他言道:"我们决不负彭院长的期望,继续发扬中医学,使它逐渐与现代医学科学合流,成为现代医学科学重要的组成部分"。

二、学术思想

彭泽民先生生前因革命生涯及社会活动之因,未能留下相关医学著作,但其医学实践与临证受陈伯坛影响较大,正如彭氏在《重刊〈读过伤寒论〉书后》一文中所说:"余自学先生(陈伯坛)之术以问世,匆匆已二十余年,尝于辨证决疑之际,反复探究先生之书"。

广东中医药博物馆收藏彭泽民先生手札一批。这批手札是彭泽民先生写给在内蒙古乌兰察布盟政府工作的侄子彭炳堂的亲笔书信,从内容看是自留的底稿,时间为1952年前后。其中与医学相关的手札有9封,是了解彭泽民先生在新中国成立初期的医学活动及医疗实践的珍贵材料。多封馆藏手札中,都述及彭泽民先生为自己或亲人开方治疗的情况。从中可以看到,他在医学上确实全面地传承了陈伯坛的临证特色。

(一) 手札一

"二姆昨日霍乱病卒然发作,经过一日一夜,服理中加姜,又四逆加人参,今日已痊愈,仍然要食桂枝汤。此即《金匮》说'本是霍乱,今是伤寒'之症。西医说霍乱,伤寒病也。"

西医所说的霍乱是由霍乱弧菌引起的烈性肠道传染病,彭泽民先生认为属于中医的伤寒病。信中所引的条文,实出自《伤寒论》的霍乱篇。他用理中汤、四逆加人参汤,均是《伤寒论》中的治法。理中加姜,重用干姜温运中焦,以散寒邪为君,诸药合用,使中焦重振,脾胃健运,升清降浊功能得以恢复,则吐泻腹痛可愈。又四逆加人参,四逆汤以回阳通表温中,化水饮同时温养胃气津液,加人参补五脏津液,在汗吐下等津液脱失严重的情况下,用以生津止渴补胃气之用。此则案例,看似轻描淡写,然而如处理不当会相当凶险。而彭泽民先生胸有成竹,应用经方迅速治愈。

(二) 手札二

"关于升麻葛根汤分量,普通用的是升麻三钱、葛根五钱、白芍二钱、甘草二钱,水碗半煎六分,即半碗多的可合。方内有葛根一味在北京药店多是造成粉粒,我真不知其作用,所以去年在广州晒了生晒葛根来此备用,你如需要可再通知我,可寄点来,但是生晒葛根没有石灰醮过,实易生虫,广州药店多是用石灰醮过的,也不合用,所以非自制不可。"

"小儿麻疹最要认真识透,不要误施方药,最忌先用泻药或多用寒凉之剂,虽然麻疹用凉药,但要轻清上浮之品,如升麻葛根之类。如果病儿发热太甚,可于方中加连翘二钱、牛蒡子二钱,发热甚者可用至三钱。但是麻疹尚未出现,儿必发高烧,或辛苦总有二三日,如此状态到麻一出即无事了。小儿身体壮旺,每年可种洋痘一次。麻疹病初发首先有点肚疴(注:"肚疴"为粤语,腹泻之意)、咳嗽、发热、眼水盈盈,或多眼屎,此其外貌容易认识。如果是麻疹,一服升麻葛根汤,麻疹即浮出皮外。如过食寒凉,麻毒内陷,可用桂枝去桂加苓术汤恢复他御外之太阳,麻可能补出,即不出麻亦可消除误服寒凉或泻药之累。桂、芍、生姜可用六钱或至九钱,甘草四钱至六钱,大枣四枚至八枚。"

彭泽民先生强调小儿麻疹要认真识透,不要误施方药。麻疹属"温热病"范畴,与感受"时邪疫毒"有关,人体感受后蕴于肺脾二经。然后邪毒由内而外,由里达表,发出疹子。因此,疹前期治疗以透发皮疹为主,使疹毒外透,避免内陷以防并发症的发生,治法应以"辛凉透表"为主,帮助麻疹顺利透出。升麻葛根汤出自《太平惠民和剂局方》卷二,由升麻、白芍药、甘草(炙)、葛根组成,长于辛凉疏表,解肌透疹。信中说如过食寒凉则用桂枝去桂加苓术汤补救,以恢复御外之太阳。这些观点主要来自陈伯坛《麻痘蠡言》一书,该书说"首以升麻葛根汤为导引法","麻痘疏则宜桂枝去桂加茯苓白术汤"。此信谈到的具体加减法和用量,则又有彭泽民先生自己的体会,是对《麻痘蠡言》一书重要的补充。

(三) 手礼三

"我最近胸闷隐隐作痛,远行或走快就痛,初时不以为意,近又吐出痰涎,有咸臭味,我照肺痈治之,食桔梗汤,食一剂,是日即吐浊痰兼瘀血,不食就不吐,再食又吐,我则隔日食一剂,中间用贝母炖人参相间隔食了十余天,瘀血渐减,方期逐渐痊愈。"

桔梗汤:出自《伤寒论》。桔梗一两,甘草二两,上二味,以水三升,煮取一升,去滓,分温再服。宣肺利咽,清热解毒。治风邪热毒客于少阴,上攻咽喉,咽痛喉痹,风热郁肺,致成肺痈,咳嗽,胸满振寒,咽干不渴,时出浊沫,气息腥臭,久则吐脓者。

彭泽民先生隔日食一剂桔梗汤,食则吐浊痰兼瘀血,不食则不吐,说明方药对症;兼用贝母炖人参,人参补气、安神,川贝润肺止咳,清热化痰。瘀血既出,肺痈渐愈。

(四) 手礼四

"我的肺痈前日又发作,因此未有先给信你知,同志们要我到北京医检查留院八天,检查结果虽各部都正常,查不出有肺葡及各部肿脓等恙,现已回家自己治疗。服栝楼薤白半夏白酒汤及四逆散加青皮、木香等方,痛已全消。惟医院要我暂停劳动在家休息,我且藉此一叙天伦之乐也。"

栝楼薤白半夏汤方出自《金匮要略》。胸痹不得卧,心痛彻背者,栝楼薤白半夏汤主之。栝楼实一枚,薤白三两,半夏半斤,白酒一斗,上四味,同煮,取四升,温服一升,日三服。少阴病,四逆,其人或咳,或悸,或小便不利,或腹中痛,或泻利下重者,四逆散主之。甘草(炙)、枳实(擘,水渍炙干)、柴胡、芍药,上四味,各十分,捣筛,白饮和,服方寸匕,日三服。四逆散为疏肝解郁,调和肝脾的祖方,加青皮、木香更增疏肝行气、散结止痛之功。二方在《伤寒论》和《金匮要略》中并非用于治疗肺痈,但彭泽民先生灵活运用,取得良效。

彭泽民先生在数封手札中提到自己患病如肺痈、右臂手筋刺痛致失眠等,都是自己开方用药。即便是在多方的请求下去医院也只是在医院休息,做相关检查,佐证自己的判断。

据彭氏后人回忆,彭泽民先生用药多宗仲景之方,用药量大且疗效显著,擅长诊治肺痨、哮喘、小儿麻痘,以及妇女月经失调、不孕等疾病,所开处方少则三四味,多则七八味药,相对当时的中医用药味数较少;用药量较大,常以"两"计,多数情况下看病只需一方或两方即可痊愈,除重危症外,少有老病号。他遣方用药不蹈陈规,以治病为度,认为中医处方贵在辨证论治,并认为应激发人体自身抗病能力,用药以加强其自身抗病功能。彭泽民先生曾说:"中医处方,贵在随证化裁,不蹈陈规,足以治病为度。须知:人体本身,有着多种多样的抗病物质,服药不过是加强其自身的抗病功能,何苦去开上那么一大堆药呢!既耗费药物又损人钱财,实不可取。这也可以说是我们中医界的一种陈规陋习,亟待改进。"他的这些真知灼见,现在看来,仍有现实意义。这些馆藏信札,印证和丰富了相关记载。由此可见,中医药博物馆积极征集、保护和收藏名医手稿资料,对医史研究有独特的价值。

参 考 文 献

[1] 彭润平.革命行医两昆仑——忆父亲彭泽民的行医生涯(上)[J].前进论坛,2002(11):31-33.
[2] 彭润平.革命行医两昆仑——忆父亲彭泽民的医学生涯(下)[J].前进论坛,2002(12):10-11.
[3] 中国工农民主党中央.纪念彭泽民[M].北京:中国文史出版社,1987.
[4] 彭泽民.重刊《读过伤寒论》书后[M]//陈伯坛.读过伤寒论.张效霞,步瑞兰,校注.北京:学苑出版社,2011.

(整理:刘理想;审订:胡镜清)

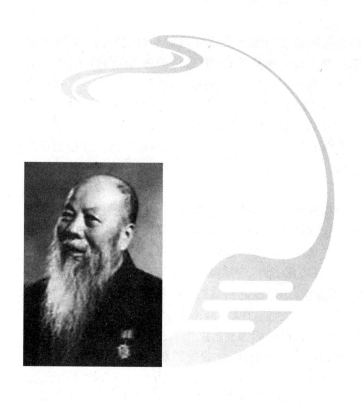

杜自明

　　杜自明先生(1878—1961年)现代中医骨伤科专家,成都市人,满族。清光绪二十八年(1902年)开始行医,以杜门拳师和正骨医师驰名成都。中华人民共和国成立后,曾任成都铁路医院、四川医学院特约医师。1956年调往北京卫生部中医研究院,后于广安门医院任骨科主任。曾被选为成都市人民代表、全国政协委员。最善于治疗软组织损伤及骨关节病,提倡"筋骨并治",重视功能锻炼以促进伤病愈合。其疗骨伤有独特经验,将骨伤科疾病分为卡、砥、崩、碰、捩、摁、闪、凝等伤症,其常用正骨手法有牵、卡、挤、靠等手法,另有弹筋拨络、分筋理筋、点穴按摩、擦摆升降等治伤手法,由其口述门人整理而成的《中医正骨经验概述》是对其行医六十余载的经验总结。

一、生 平 传 记

(一) 以武扬名,以医立身

　　杜自明先生1878年出生于成都市,武术世家,家族以拳师闻名于当地,家传骨科医技数代。杜自明先生自幼便随父习武,长年从不间断,习少林正宗拳法,练就易筋经十一段功,对各种兵器武具皆操练精到,以弄拳、击剑、舞刀见长,尤擅猴拳,青年时曾应试武举,曾在当地"打金章"中获得金章(即冠军)。其练武情景,现今成都中医学院尚存有由中央新闻制片厂摄制的实况影片。

　　杜自明先生幼时勤奋好学,6岁进私塾,后来跟随其父亲学习骨伤科的诊疗技术。杜自明先生在练功习武中,渐渐懂得练武不仅可以增强体质,却病延年,同时从其中还学到了伤科治疗知识。加之得到祖传的一些骨伤科秘方,渐渐便熟悉了洗髓易筋之妙,经过16个春秋的刻苦学习和从未间断的临床实践,终于较好地掌握了世代家传的理伤正骨技术,于1902年正式开始行医济世。他勤奋好学,善交师友,为了提高正骨技术,曾广泛寻师访友,拜过许多拳师和正骨名家为师,为了传授正骨经验,也收过一些徒弟。由于他勇于实践,善于总结,到中年时期,便以高超的武艺和医术而扬名于成都武术界和骨伤科行业。

然而旧社会时局动荡,战乱频繁,祖国传统医学得不到应有重视,反受西医排挤而日渐衰落。虽然杜自明先生武艺高强,医技高超,在如此的大环境下依然难以将自己的能力发挥出来,竟然落得英雄无用武之地。

杜自明先生曾于1927年成立"精益体育会",招徒学武,收报名费和学费,每期3个月,地址在现成都东西胜街少城小学内。但"精益体育会"成立不过3年即告结束,初时招学员70余人,1928年后人数不断下降,渐至不能继续开班,入不敷出,遂于1929年秋宣告停办。

杜自明先生为人正直,性格豪爽,医德高尚,能广泛接触不同阶层的病人,他治愈的跌打损伤病人成百上千,因其理伤正骨技术高明,不论对骨伤常见病还是疑难病的诊治,多能获得良好的疗效。凡乡里邻人,每遇跌损伤残,无钱就医者,前来求治,他都有求必应,对贫寒患者的诊疗,有时非但免收诊金,甚而还尽自己所能为其解决伤痛及饥寒之苦,想尽办法多方扶危济困,常向贫困病人赠送医药,帮助病人早日康复,颇受群众的赞扬。1931年,成都女子师范学校教学楼倒塌,受伤学生达百余人,经杜自明先生及其助手的精心抢救和护理,无一死亡和残废者,成都名人刘豫波特书赠"良化"条匾一幅,以颂扬其高明之医术和高尚的医德。他最初还只是把治病救人视为临时救伤或方便病残人,到后来求治者愈来愈多,才想到以行医为业,既救死扶伤,亦可以维持生计。曾感慨万端:"旧时武术不受重视,武人谋生太难。当年我办'精益体育会',梦想'国术救国',不但救不了国,全家人还弄得饿肚皮,幸亏我及时改行从医了!"

(二) 柳暗花明,绽放异彩

旧时期,国民政府当局不承认杜自明先生的医生身份,不发给他行医证书。中华人民共和国成立后,中医受到重视,杜自明先生医生身份得到认可,使他无比的高兴,人民政府还制定了"团结中西医、继承发扬中医学",聘请各地老中医参加政府工作、医疗科研工作等一系列方针、政策和措施,杜自明先生虽年逾古稀,依然积极拥护。这些政策更是激发了他为广大劳动群众诊疗伤痛和为人民卫生事业做出自己应有的贡献的热情,他言行一致,勤奋工作,一心为了中医正骨事业的发扬光大,深得成都人民的信任的推崇。1950年杜自明先生被政府聘请为"成都市卫生局特聘骨伤科专家",并颁发奖金、证书。1951年为了支援中华人民共和国建国初期祖国大西南地区铁路建设,他满怀激情地接受任命为西南铁路基地医院特约医师的光荣任务,为诊治工伤做了大量的工作。1953年成都铁路局中心医院吸收他入院参加工作,四川医学院附属医院聘请他为特约医生,响应党关于继承发扬中医学遗产的号召,从事中医骨科临床教学工作。由于其工作认真,成绩卓越,他受到政府和人民的信任,1954年当选为第一届成都市人民代表和成都市人民委员会委员。

(三) 老当益壮,进京奉献

1955年,党和毛泽东主席号召继承发扬中医学,提倡西医学习中医,卫生部在京组建中医研究院并开办第一期西医学中医班,卫生部为此从全国各省市聘请著名中医为教授,向西医传授中医理论和精湛技术,为中医研究院物色骨干,正是在这种背景下,杜自明先生于 1955 年 12 月(一说 1956 年春)与其他来自全国各地的 30 多位各有所长、造诣精深的中医名医专家奉调到北京,受聘于新成立的中华人民共和国卫生部中医研究院,作为中医研究院的骨干力量,同其他专家得到中央领导亲自接见。杜自明先生因为精湛的正骨技艺,被任命为中医研究院内外科研究所骨科主任。此时的杜自明先生已是 79 岁高龄,他不眷恋故乡的山水和家人的温暖,毅然响应党的号召,风尘仆仆地来到北京,表现了他忠诚献身于祖国传统医学的高尚情操。

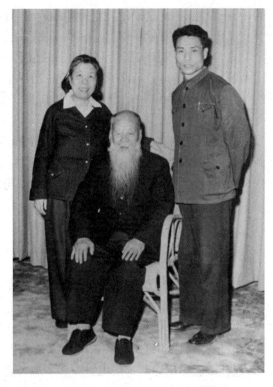

杜自明(中)与邓颖超(左一)合影

在中医研究院工作的几年中,杜自明先生虽然年逾八旬,然而心情分外舒畅,干劲十足,壮心不已,对中医事业的前景充满信心,把全部精力投入到正骨临床工作。他一方面以高超的技术精心为患者医治病痛,同时还参与了党和国家领导人的保健工作,深得各方面人士的敬重。向他求医的病人,除广大劳动人民外,还有很多著名的舞蹈、戏剧艺术家以及体育健将,如白淑湘、陈爱莲、郑凤荣、李富荣等,也有慕名而来的外宾。每天求诊者门庭若市,应接不暇。杜自明先生把中国人民解放军一位司令员的老残疾腰腿痛病(即脊椎骨性关节炎)医治好后,司令员赞不绝口,下令从八个铁道兵师各抽一名军医来北京向他学习,以培养一批兼有中国骨伤科手法治疗本领的医师,为各级受伤的指战员治病。杜自明先生也曾被邀请到芭蕾舞蹈学校等单位去指导练功和防治伤损。后来他作为带头人在中医研究院广安门医院设立骨伤科,并配备西医徒弟。他总结出不少好的经验,毫无保留地把多年积累的正骨经验传给下一代,以期培养更多骨科人才。

杜自明先生不仅医道高明,而且治病救人严肃认真,一丝不苟,危重病人都是亲自救治,所以疗效显著,很少有后遗症,他的理伤正骨技术也得到同道们的广泛赞许。他传授技术毫无保留,除耐心细致地讲授外,临床上总是手把手地指教,经他授业成名的既有理论又有临床经验的骨伤科医生遍布全国各地。正因为有这些出色的成就,杜自明先生也受到了党和政府的表彰,获得部、院领导的好评,他的理伤正骨技术也得到同道们的广泛赞许,先后被评为中医研究院"六好"工作者,卫生部直属单位先进集体及先进工作者代表,享受国家一级专家的待遇,1959 年当选为中国人民政治协商会议第三届全国委员会委员。杜自明先生对中国共产党和人民政府所给予的荣誉铭刻在心,备受激励,他常常感慨地说:"共产党重视中医学,关怀中医。像我这样一个在旧社会不许开业行医的人,被给予了许多崇高的荣誉,带这样多的徒弟,这是我从前做梦也不敢想的事情,使我万分感动,因此,抱定决心,一切听党的话,跟着党走"。这是他发自肺腑的声音。这种情感激励着、支配着他听共产党的话,为社会主义建设事业贡献一切。

杜自明先生晚年,在学生和助手的帮助下,整理出版了《中医正骨经验概述》一书,第一次系统地总结了自己行医60年的宝贵而丰富的临床经验,为中医学宝库增添了光辉。

1961年11月15日,杜自明先生病逝于北京友谊医院,享年84岁,这位一生致力于救死扶伤的正骨专家,与世长辞,遗体葬于八宝山公墓。

杜自明先生在八十多年的人生道路上,尝尽了旧社会的苦难,也深刻体会并享受到了新社会的幸福。因此,他特别珍惜晚年有限的时日,为救治骨伤科病人,献出了毕生的精力。他那精湛的医术和高尚的医德,受到党和人民的赞扬,他亲手培养的学生遍布全国各地。

二、学 术 思 想

(一) 临症捏捺,十要为纲

杜自明先生在几十年的治疗过程中摸索出来一套较为实用的用以指导临床治疗的治疗原则,他称之为"十要":一、认识结合思想为要;二、大胆结合细心为要;三、诊查结合按摩为要;四、治疗要以辨证为要;五、脱臼以合榫为要;六、骨折以对口为要;七、敷药以对症为要;八、包扎以起作用为要;九、固定应多考虑为要;十、服药以配合为要。

"十要"的每一条都是对诊断和治疗时必须考虑的基本原则,对治疗及愈后有直接影响。认识结合思想为要:即通过望诊来了解病人的健康和阴阳虚实。从患者的姿态行动,判定受伤部位,从面部表情看出伤势轻重。首先一定要初步分清是骨折、脱臼还是扭挫伤(即硬伤与软伤),然后进一步把病因病情弄清楚,才能进行治疗。在治疗时,通过认证与思考,尚须时刻注意施术的轻重缓急,以免贻误病人。大胆结合细心为要:在治疗过程中,既要大胆又要细心检查和施用手法。在临床时,抱着胆大心细的态度,多去摸索,自然多能生熟,熟能生巧,巧能生智,智能生惠,这样才能取得更大的收获。诊察结合按摩为要:诊断骨伤,除利用X线摄片获得确诊外,望诊和按摩法也是主要方法。按摩法通过仔细寻摸,即能了解到较确切的病情。而另一方面,由于按摩时医者之手触及患部,也是一个诊察的过程,而两者同时进行,所以说诊察结合按摩为要。治疗要以辨证为要:治病前先要辨清证候和伤情的轻重。再结合患者体质及精神状态考虑治疗方法。这是中医治病的优良传统。重病轻治,固属无效,轻病重治,也非所宜。不同的病证治疗手法也有区别。脱臼以合榫为要:脱臼有各种不同情况,一般分为全脱臼和半脱臼两大类。不管任何关节脱臼,凡是由那一条路脱出来,还必须经那一条路才能回去。关键是要审查清楚,要用巧劲,病人并不受多大痛苦。

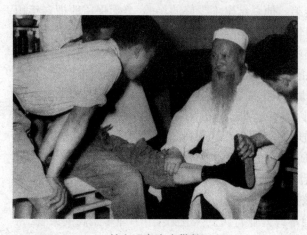

杜自明在治病带教

脱臼的治疗,以愈早送回"窝子"愈好,复位以后,必须检查关节的活动功能,并与健侧相比较,两侧完全一样,才算是合榫。骨折以对口为要:接骨时要以"子骨"去找"母骨"对口。在骨折整复术中,根据不同的伤状,运用牵、卡、挤、靠等手法,使移位或重叠的骨折断端对口起来,再捏挤平整,最后敷药用夹板靠紧,不让断端再有移动,以免再度错位变形。治疗骨折,注意对位,是非常重要的。敷药以对症为要:骨折接上以后,外敷接骨散或活血散。根据临床观察,敷上药物以后,首先痛止,其次肿消,然后瘀散,并有促进骨痂生长的作用。敷药要对准伤处,也要认清证候,什么证敷什么药。总的来说,治疗骨折,是以手法为主,药物为辅。包扎以起作用为要:包扎是为了要起到固定作用,所以要注意包扎的效果。对骨折突起处,加一大小适合、包了棉花的硬纸片在其上,再绑以夹板,而起到杠杆作用。这样骨折断端就固定得更紧更牢。不过使用时,要灵活掌握,不要使皮肤受到过分的压迫或引起水疱。固定应多考虑为要:治疗骨折,在对正断口,外敷药物以后,就要以夹板固定。这时应考虑怎样发挥夹板的固定作用,而不致影响关节的功能。根据伤势的轻重,一般固定骨折断端的下一关节,也可不固定关节。骨折断口的愈合是容易的,关节僵硬了,即较难治。服药以配合为要:治疗骨伤,除手法整复、外敷接骨散以外,并内服药物。在中医理论指导下,内服药在正骨临床上,同样起到活血、散瘀、止痛、消肿促进骨痂生长的作用,它和手法、固定、体功操练相辅相成,缺一不可。十要中无论是那一条,都应灵活运用,不要生搬硬套,墨守成规,只有辨证论治,才能提高疗效。

(二) 正骨需练功,巧妙在练中

杜自明先生非常重视"练功",他曾说"过去的正骨医生,多擅长国术武功,而擅长国术武功者又多能正骨。究其原因,凡操练武功国术者,平素容易受伤,久之则熟悉救治方法,此其一;凡作正骨科医生,必须身强力壮,方能牵开错位,整复骨折,故平素多习武功国术,以图身强而胜任工作,此其二。两者互为因果,所以练功可以说是正骨医生的基础,是必须练习的功课"。他强调练功包括医者与患者双方,他一贯重视手法治疗和患者坚持自我练功相结合的治疗原则。杜自明先生自己坚持练功,冬练三九,夏练三伏,从未间断,手法力道十分精纯,据说他曾以3根手指顶弯一个5分的硬币。他还强调练功同时必须结合临床学习手法,因为只有手法熟练,才能取得预期的效果。他认为手法虽然有各自的经验、体会及沉、稳、巧、快的不同,但有它的一般规律,通过练习即可掌握,练习手法必有一个苦练的过程,强调"多能生熟,熟能生巧,巧能生智"。

医生本人坚持练功,目的在于培养强健的体魄,以期能够胜任繁重、多样的临床治疗的需要。由于杜家世代习武,故主张习家传少林达摩洗髓易筋经十二段,以此作为功力训练和进行导引的基础,要求早晚习之,外练筋骨、内练气。所谓气,则是一种意念,要求医生在治疗中能集中精力,明辨部位深浅,掌握力度和深度,明白病结所在,专心所施手法。这样才能在手法施用时作到"力"和"气"的统一,做到准确、沉稳、深透。这种把对医生素质训练作为手法学习内容之一的要求,在伤科流派中也是独树一帜的。

患者体功锻炼,要求病人遵照医嘱有针对性地配合体功锻炼,进而达到增强体质、加速病体康复过程,巩固疗效和预防复发的目的,动静结合是伤科辨证施治的又一体现。根据人体不同部位的功能要求,以少林达摩洗髓易筋经十二段为基础,总结了一套患者的主动练功法,即患者按医生要求动作独立完成。医生据不同部位、不同阶段、不同体质的情况,给予功能锻炼处方,如腕、肘部损伤的"云手"练功法、肩部的"通臂"法、腰膝关节的"转节"法。

杜自明先生在向徒弟传授技术时总是坚持不懈手把手地教他们练功。他总结的体功治疗的功势有:打躬势、躬尾势、大运转、荡臂、起落升降、阴阳磨势、大翻手、旱地拔葱、一指鞭法,九鬼拔马刀势、翘掌、豹掌、青龙摆尾、荡腿、跟子腿、风拳、转膝、金龙戏水势、阴阳反掌(滚筋)、白马分鬃势、卍字车轮功、原地踏步、白鹤展翅等 20 余势(各功势具体内容及描述略)。

(三) 伤分软硬,治有轻重

杜自明先生认为治疗伤科疾病,分清受伤的性质至关重要,关系到后期治疗方式的选择和手法的应用,直接影响到治疗的效果,所以在治疗之前必须问清病史,判断伤情。

杜自明先生将伤症以其受伤的原因不同而分为硬伤与软伤两类。硬伤又分为卡、砥、崩、碰、骨折等,软伤则分为拗、摁、闪、凝四科。对伤症的治疗,他认为虽然药物和体功操练不可缺少,但最重要的是最初的手法治疗。杜自明先生治疗硬伤的手法有牵、卡、挤、靠四种。治疗软伤的手法有理筋分筋、点穴按摩、搓摇升降、弹筋拨络等多种。对脱臼的治疗,他认为首要的是及时送回窝子,凡脱臼有脱出来的路就有回去的路。凡是损伤,不论是卡、砥、崩、碰或是拗、摁、闪、凝诸伤,并不常常单纯出现,而是错综复杂的,所以必须根据患者的病态现象,以辨证论治作为指导,在临床上灵活运用。

软组织损伤除分为拗、摁、闪、凝四种外,按病理变化分为痕、跡、核、块;按损伤时间分为新损伤、陈旧损伤;按照筋的性质分为筋长、筋短、筋硬化、筋出槽、筋移位、筋绞、筋结、筋缩、筋软、筋萎。他认为拗伤是气阻病变、摁伤是血凝不行、闪伤是关节受损、凝伤是筋起疙瘩,故对软组织伤症的治疗,最重要的是手法通筋和络,药物和练功亦不可缺少。他常用的手法有推、拿、点穴、分筋、理筋、弹筋、拨络、搓摇、升降、镇定等(具体描述略),手法讲究辨证施法,据损伤部位及性质、功能和患者体质,采取相应手法配合施用。同时要求新伤手法宜轻,陈伤宜重,体弱者轻,体壮者重。杜自明先生常说:"手法之作用贵在适度"。要求手法不能太过或不及,治疗贵在调整肢体阴阳平衡,以平为度。推、拿、理筋为弱刺激手法,点穴、分筋、弹筋、拨络、搓摇、升降又为强刺激手法,刚柔相济、补泻相成。上述手法根据局部和整体的辨证关系,体现了运动系统的整体观,对伤筋的各种病机病理,无不包纳其中,具有明确的针对性,且又简洁明了适用。在颈椎病、肩周炎、腰椎间盘突出症、多种退行性骨关节疾病的治疗中,常以手法为主进行治疗,有着很好的疗效。手法治疗对于一些体弱多病,不胜药力患者,尤宜接受。分筋是解除僵化、粘连、瘢痕的有效手段,对局部可以造成小范围的轻度再损伤,所以要求手法不宜过猛、过急,应循序渐进;而理筋手法,实际上反作用于肌肉的病变部位,是强刺激后的安抚手法,对分筋过程中所产生的局部疼痛和不良反应可以起到缓解作用。如弹筋手法是拿法的衍化,其着力的范围小而力量大,受拿捏、伸拉与弹动三种力量的作用而形成强刺激,操作时应拿住肌肉一束,用力提起,使之保持一定张力后,做瞬间弹放,让肌束迅速从指间滑出而弹动。杜自明先生通过大量实践还体会到:患者体质强或因肌肉痉挛、强硬无法提起、难以弹动时,可用拇指搓拨也有一定的作用与效果。拨络具有分筋和弹筋的复合作用,当需要分离关节周围肌腱、韧带与周围组织的粘连时,可使用拨络手法。他告诫:搓、摇两种手法虽然能解除粘连,但这两种手法属强烈的破坏性手法,必须谨慎从事,万不可鲁莽施术。他所创建的升降手法分为大升降法、小升降法,是辅助方法之一,适用于患者自身运动,在缓慢屈伸过程中使肌肉、肌腱、韧带松弛,增强其弹性张力,提高其耐受力,从而利于气血升降运行,增强关节的灵活性。他认为手法有多种,主要作用亦有不同。临证施术理应依据体质、病变程度等各种因素辨证施治,不可粗心大意,以免增加患者的痛苦,也不利于疾病的治愈。所谓上工治未病,杜自明先生不仅精于治疗,而且重视预防,由于他早年习练武术,深知伤筋动骨防重于治。他曾亲自到芭蕾舞的琴房和体育训练的场所观看他们训练时的情况,看到舞蹈演员练习完后汗湿未干即用凉水洗浴,他告诉大家此时皮肤不密,毛孔大开,用凉水洗浴,导致寒湿入侵,最易致病,应该改正这样的习惯。一次他看到体育运动员在大量运动之后,有的立即坐下休息,他认为不妥,应该缓慢行动,待气血匀行于全身之时,再坐下休息,使体气逐渐平静,免受内伤。

(四) 骨折损伤病因多,牵、卡、挤、靠四般巧

杜自明先生认为,骨折是由于卡、砥、崩、碰等原因直接或者间接引起的,骨折变化多端,但在触摸骨折端时大致可以分为尖、点、签、边四种类型。杜自明先生对骨折的治疗,主要应用手法、药物和体功锻炼三结合的方法;而其中手法尤属首要。杜自明先生认为骨折时不但损伤骨骼、肌肉韧带,血管等软组织亦同时受伤,因此要功能活动恢复良好,手法更为重要,手法不仅能对合骨折断端,又能使损伤的软组织通过手法治疗达到理筋顺气,以通定痛的作用。杜自明先生将其常用手法归纳为牵、卡、挤、靠四种。

牵即牵引,古称"拔伸",目的是使重叠、错位、嵌入之骨断端互相分离,以便予以正确对位。牵引的方法:一般术者一手握骨折的远侧端,一手握骨折的近侧端进行牵引;但如果骨折发生在肌肉肥厚处可由助手协助。牵引时须顺骨干的纵轴进行;如果骨折处有锯齿状交错时,可于牵拉同时再轻做搋摇以助其效。

卡,古称"用力收入骨",即将劈裂、分离的碎骨片卡严,牢附于主骨之上,或将重叠错位之断端,经牵开后用卡法可使其平复。操作时一般皆用拇、食二指钳住骨折处,逐渐加大力量,以达整复的目的。另外尚须注意在卡的手法结束时必须缓缓松手,如松手太快则已被卡好之骨容易重复弹出。

挤,古称"捺正",即挤压骨伤局部,使骨折断端严密吻合,特别适用于粉碎性骨折的成形及加强骨折后瘀血的吸收。挤的手法形式因部位而有所不同,一般可用拇、食二指上、下、左、右挤之,或用手握患部抓捏挤之。如为下肢骨折,医者搀扶患者站立,借患者本身体重压迫患部亦为挤的方法之一,同样也可收效。

靠,古称"夹缚",即固定,其作用为使已整复之骨折不再因活动而移位。杜氏常用的方法是在骨折处敷接骨散后用软木片、马粪纸和硬木板等作为固定材料。在应用时,应注意到"包扎以起作用为要"和"固定以体会为要"。固定的时间应视骨折的类型及骨折的部位、病人的体质和年龄而定。每次复诊时须根据骨折的愈合情况而调整夹板之长短,并逐渐取消固定。

对骨折的治则上杜自明先生提出了骨折整复时必须掌握"子骨找母骨"的原则,在整个治疗中必须掌握"初懒、中勤、后养"的原则。初懒:指骨折的初期,约在骨折以后半个月内的时期中,对病人的诊治次数不宜过于频繁。中勤:一般骨折经治疗半个月后便属于中期,这一个期间诊治次数须要频繁一些,进行必要的矫正对位尚不够满意的部位,另一方面要开始对伤肢进行次数较多和范围较大的活动练习,以促进软组织内瘀血早吸收,防止关节强直

后遗症的发生。后养：骨折治疗过程的后期（中期以后一直到恢复生产劳动为止）。在此期间主要是对患肢进行按摩，帮助患肢进行活动并嘱其进行某些有关的体功锻炼，以保持其功能。通过体功锻炼能使因损伤、瘀血的滞留而僵硬的肌肉变为松活而有弹性，可以帮助患者很快回到生产劳动的工作岗位上去。这与现代医学中的快速康复理念异曲同工。

在骨折复位后，他亦重视药物辅助治疗和早期的功能锻炼。认为药物可以使气血畅通，促进骨与软组织修复，促进瘀血吸收，功能锻炼可以保持关节活动功能和促进体力的早日恢复。曾经有黄包车夫被吉普车撞断腿，送到当年华西医科大学的外籍医生面前，诊断为粉碎性骨折，外籍医生认为必须截肢，车夫无钱，找到杜自明先生请其医治，杜自明先生将其四肢绑住，说了一句："不要怕痛"。接着大力推揉，手法复位，2个月后车夫逐渐恢复，半年后又开始拉车了，连外籍医生都认为这是不敢相信的事，觉得太不可思议了。

（五）练功强外体，药物协表里

杜自明先生重视、强调手法和练功，并不意味着排斥药物疗法，相反，他对药物治疗也足够重视，遵循中医辨证论治法则，做到内外兼顾，更多的是从病人整体情况出发。他所用的家传理伤内外医方就是根据这个法则制定的，是中医治病整体观念在骨伤科临床的集中反映，也是杜自明先生理伤续断治疗的显著特点。

杜自明先生认为活血化瘀所用药物多攻血破气，续筋接骨之品多滋腻滞脾，这些药物都是不得已而用之，不宜久服。故用药尤应辨证论治，必须兼及全身情况，注重整体，不可过于攻伐。如老年股骨颈骨折病人，多有心脏血管或呼吸系统疾病，应注意预防和治疗这些疾病，以保命治疗为主，不可过分强调伤科治疗，危及生命。而伤科病人，或运动受限或卧床不起，胃纳必减，此时应注意调理脾胃，认为脾为后天之本，生化之源，脾胃健旺则生化有源，有利于损伤的修复。杜自明先生用药十分简洁，专主血论，常常可见治伤不用破气攻血之药，这都缘于审慎辨证之功力。认为伤科既为外证，适宜局部外用药物，外用药物应当简便适用，但在临床也需辨证施治，不可一方治百伤。同样是外伤，新伤以活血化瘀为主，陈伤以舒筋通络为主。局部瘀肿，若肤温高或在炎热夏季，外用活血散应加配金黄散外敷，防止瘀血化热。杜自明先生在家传秘方的基础上，根据自己几十年临床经验，研制了多种丸、散、酒、洗剂，如主治骨折的接骨散、主治久伤不愈伤后肿胀的活血散、主治伤后破溃或成水疱、血疱、擦伤的玉真散、主治伤后吐血、咳血的内伤丸、通经活络的活络丸、除湿通经的除湿酒；通络活血的活血酒等（具体方药略）。

三、代表著作与论文述评

《中医正骨经验概述》是杜自明先生行医60年的经验总结，书中对杜自明先生的学术思想和伤科手法分总论、软组织损伤、骨折、脱位四部分进行了详细介绍。发表于《中医杂志》的《正骨按摩治疗肘关节挛缩的观察》一文对手法治疗肘关节挛缩进行了疗效观察报道和治疗手法经验总结。

《中医正骨经验概述》总论部分重点对"十要"，练功、体功疗法及伤科用药进行了介绍。练功介绍了摘星换斗势、三盘落地势等20余功势，主要是医生练习所用。体功疗法根据不同部位损伤及特点介绍了20余式，用于患者练习。

软组织损伤部分根据不同原因和机制对软组织损伤进行分类,提出伤有软伤和硬伤之别,讲述软组织损伤的诊疗特点,重点介绍了治疗手法如分筋、点穴、弹筋、拨络、镇静等,并分不同部位损伤的手法治疗作具体介绍。如介绍治疗肩关节周围炎,先点压云门、曲垣、臑俞等穴位,同时拨动云门处筋络,再理肩部横梁筋及肩背部诸筋。在理筋时,发现有筋结者,可再行分筋法。然后依次行白蟒吐舌、太极磨子手、缠丝磨子手,以及上举通臂、过胸通臂和屈肘反背反掌通臂等手法。最后弹胸筋、背筋、海底筋,并点曲池、合谷诸穴以通其窍。在治疗中常需配合治疗健侧(左病治右,右病治左),以防健肩继发本病。同时内服活络丸,外敷活血散,内服除湿酒。要求患者练功时先做荡臂练习,待病情好转,关节运动范围可增大,再加做白马分鬃,至病情接近痊愈时,加做大圆手,坚持到治愈为止,切忌疏懒中断。又如治疗腕关节扭伤时先予手法治疗:患者坐于医者对面,先于局部点按痛点穴位,再自肘向下理筋,直至掌指关节,理筋中如遇筋结则予分筋,然后在腕关节重用内磨(或外磨)手法,最后提弹海底筋及肘筋,并行腕背屈镇定。兼有拇指部屈曲受限,或欠灵活者,可于局部增加内磨外磨手法,四周理筋及屈曲镇定,或点鱼际穴,或弹鱼际筋。可根据疼痛部位不同,选择青龙摆尾、翘掌等功练习。

骨折部分重点讲述骨折的诊查和牵、卡、挤、靠等治疗手法,提出"子骨找母骨""初懒、中勤、后养"等治则,强调药物的辅助作用不可忽视。分部位具体介绍了各整复手法的应用,文末还附练功及手法示范。如书中介绍治疗一例习惯性下颌关节脱位患者,在整复后采用点穴按摩翳风穴、弹颈侧颈筋,并嘱患者自行在家亦做此点穴按摩手法,经过按摩治疗 2 个疗程后,随访 1 年未见再脱。杜自明先生在治疗骨折中认为应当根据病员伤情,贯彻因时、因地制宜的治疗大法;操作不拘泥于一招一式,以方便复位为主。他强调肢体功能恢复,勤施手法,早施手法为求功能良好,只要骨折断端稳定,尽可能早地取出部分夹板。他亦重视用药,认为伤科用药亦要辨证。如胫腓骨骨折治疗时令患者仰卧或坐于床上,助手固定患侧大腿,另一助手握住踝部或跖部和足跟,顺下肢纵轴方向进行牵引,术者双手由上向下触摸胫腓骨骨干,在骨折重叠处找到"挡口"的感觉,则在局部加以按压、卡挤手法,以使断骨对合复位,握住患足做缓缓的搽摇和理筋手法,将折断移位之骨片渐渐推挤复位。必要时也可配合双手按压骨折处,做轻轻搽动小腿的手法,以助断端对缝。手法后在骨折处敷贴接骨散,两侧以夹板固定。近踝关节部位之骨折,因其同时有明显的踝关节扭伤,故亦需应用适合踝关节扭伤之手法加以治疗,治疗后可立即下地活动,静息少动反而不利。

《正骨按摩治疗肘关节挛缩的观察》一文报道观察手法治疗肘关节挛缩患者 23 例,病程最短者 4 天,最长者达 2 年余,活动明显受限,经过治疗后,活动及功能基本恢复。总结认为肘关节挛缩治疗中应用分筋按摩、搽摇手法、升降手法配合弹筋、点穴,效果较好,治疗时当循肌肉关节顺势而施术,配合患者自身功能锻炼,循序渐进,不可暴力,还提出本病治疗需要较长时间和疗程,并指出有的患者并不能完全恢复,但可以有较好的进步。

1959 年中央电影制片厂拍摄了由杜自明先生亲自演示其伤科手法的《杜自明正骨经验》电教片。

杜自明先生在北京的学生有段胜如、张涛、陈正光等。在成都的徒弟杜琼书(女)、王政鑫等,三代传承人有何洪阳、李先樑、杜麒等。杜自明先生的正骨手法及其学术思想得到了后人的极大地推广和传承,并得到了进一步的发展,为促进广大人民的健康事业发挥着重要作用。

参 考 文 献

［1］ 杜琼书,周锡银. 著名的满族骨伤科专家杜自明[J]. 满族研究,1992(3):32-34.

［2］ 佚名. 杜自明老大夫在京逝世[J]. 中医杂志,1961(6):19.

［3］ 杜自明. 正骨按摩治疗肘关节挛缩的观察[J]. 中医杂志,1960(3):36-39

［4］ 杜自明. 中医正骨经验概述[M]. 北京:人民卫生出版社,1960.

［5］ 张晓剑. 四川名老中医杜自明骨伤学术思想及治疗经验的总结[D]. 成都:成都中医药大学,2009.

（整理:邓浩;审订:姚乃礼）

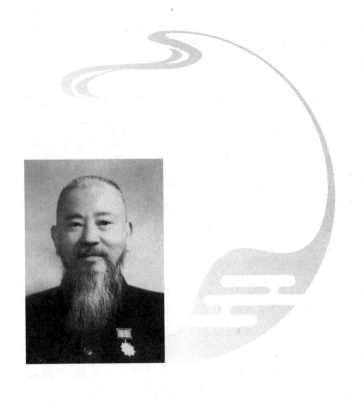

冉雪峰

一、生平传记

冉雪峰先生(1879—1963年),原名敬典,字剑虹,号雪峰,别号恨生。四川省巫山县黛溪镇(今重庆市巫山县大溪乡)人。冉雪峰先生是20世纪著名的中医学家、临床家、教育家。早年信奉孙中山倡导的三民主义,于1911年参加辛亥革命之武昌起义,是一位著名的社会活动家。曾在武汉、重庆等地行医近40年。中华人民共和国成立后,历任中国人民政治协商会议重庆市政协委员,重庆市卫生工作者协会编委会委员,重庆市中医进修学校首任校长等职。1955年11月奉调进京,供职于中医研究院(现中国中医科学院),任中医研究院学术委员会主任兼高干和外宾治疗室主任。是全国政协第二、第三届委员,中华医学会常务理事。享受一级"卫技"专家待遇。

冉雪峰先生为中医世家之后,其祖上五代均为清朝皇室御医,冉雪峰先生作为冉氏御医第六代传人,秉承家学,正步杏林,其家学源流之长、杏林地位之尊为世所敬仰。其医理、医术之精深广博更是自成冉氏一派。冉雪峰先生自幼天资聪颖,勤奋好学,秉承祖上医风医术,以弘扬中华医学为己任,对内、外、妇、儿诸科及各种疑难杂症均有独到的研究和治疗法则。

冉雪峰先生在家族遗风的熏陶下,遍读中华文史和医药典籍。其对《易经》《黄帝内经》《伤寒论》等探幽发微,多有创见。冉雪峰先生认为,中医学术的进步和实践经验的创新,必须依靠医家共勉,万人协力。他主张中西医结合,共同建设中国的医药卫生事业,认为中医医术开放、技艺互参,必将会对人类的健康事业做出中华民族独有的特殊贡献。冉雪峰先生一生勤奋笔耕,著述颇丰,著有《辨证中风问题之解决》《大同药物学》《大同方剂学》等计17部著作,还曾发表《关于中药研究的几点意见》等学术论文。现有后人为其整理的

《冉雪峰医著全集》传世。

(一) 承家学,立鸿志,革命先锋

冉雪峰先生为御医之后,其祖上绵延五代,均为清朝皇室御医,可谓杏林名门、显贵世家。

先祖冉天星,生逢乾隆盛世,继承家学,深谙医道,精内、外、妇、儿诸科和养生延年之学,通诗赋,擅书法,享誉江南。后奉诏进京,入乾隆朝太医院,供职10年,深得乾隆赏识,为冉氏第一代御医。高祖冉泰丰,自幼随父读书习医,聪慧好学,医术精良,为嘉庆年间御医。曾祖冉佑祖生于嘉庆年间,成名于道光年间,是道光时太医。祖父冉启新、父亲冉作楫均医术超群,医风淳朴,同在咸丰年间为太医。冉作楫被曾国藩招至幕下任军医官,直到告老还乡,深受曾国藩倚重。中国历代皇室设太医之制已越千年,太医之多不可胜数,但如冉氏家族绵延五代、历时百余年为太医者,绝无前例。

由于社会动荡,到清光绪年间,冉作楫已离开京城,回乡设"冉作楫医寓"独立行医。1879年(清光绪四年),56岁的冉作楫得子冉雪峰,视若珍宝,到冉雪峰先生开始识字读书时,花甲老人便将一身才华和精力都放在儿子身上了。他希望儿子从医济世,又希望儿子回归仕途,报效国家。

冉雪峰先生聪慧勤奋,在私塾先生和父亲的教导、熏染下,从小养成了见书就翻、不懂就问的习惯。每日除了读书外,就是看父亲坐诊问病。不足10岁,他就能诵读清代陈修园的《医学三字经》。12岁起即随父进山采药。15岁便在父亲指导下,诊治一般疾病,实践与学习并重,并自出处方。17岁那年,其父亲因采"飞天蜈蚣"(学名松萝)这一药物,不慎从树上摔下,受重伤卧床不起。从此,他便接过父亲的担子,接替父亲开诊行医,把当时的'冉作楫医寓'换成了"冉雪峰医寓"。从此"冉雪峰医寓"内的这名青年中医,就把自己的命运与中医紧紧地捆绑在了一起,在时间的磨砺下,日渐一日地慢慢成长起来。

19岁那年,年轻的冉雪峰先生为了从父命入仕做官,赴成都乡试,因受当时考场舞弊影响,只挂了水牌(水牌是成绩合格,因名额限制,作为后备)。后藩台衙门又在成都举行官费留日学生考试,冉雪峰先生应朋友举荐,一试而中,但又因官场弊风而未能成行。仕途受阻,留学无门,并没有使冉雪峰先生丧失报国热情,相反,清末的垂危国势,更加激起了他赴国难、救中华、保家园的决心。

接诊行医几年后,冉雪峰先生为了认识更多药材,学习更多医术,他离开故乡到湖北武昌。1907年,冉雪峰先生出游京沪,接受新思潮的影响,担任《上海民主报》驻湖北省的新闻记者,其后又联合朋友创办湖北新闻社,并亲任社长。其以笔为刀,抨击社会腐败,宣扬推翻帝制、建立民国的思想。为了表示其矢志报国、不虚此生的决心,他毅然将原名敬典改为剑虹,并取号雪峰,别号恨生。当时有人问他为何别号"恨生"时,他自释:"盖痛异族专横,同胞涂炭,不惜牺牲其身,自恨其虚生云尔。"在随后的民主革命中,冉雪峰先生不虚此生,走上了革命道路。

辛亥革命之前,冉雪峰先生受到孙中山三民主义的影响,积极投身于革命的前期准备之中。1911年10月10日武昌起义时,冉雪峰先生任鄂军军务部秘书长。他运筹帷幄,拟军令,下通知,并参与了捉拿黎元洪的战斗。其后,黎元洪篡夺了湖北军政大权,将冉雪峰先生等下于死牢。幸亏同盟会元老于右任、邵力子等朋友和1912年赴鄂庆祝"双十节"一周年的

代表共同援救，冉雪峰先生等得以保释出狱。刚恢复自由不久，又遇上袁世凯复辟帝制。冉雪峰先生又在报刊连续发文，揭批袁世凯卖国投敌的罪行和逆时代潮流而动的称帝野心。

于是，冉雪峰先生又被袁世凯部下追捕缉拿，囚禁于北京军机处牢房。据当时的报章云：入狱后，冉雪峰先生全然不惧。每逢庭审，都理直气壮地揭露袁世凯与日本签订《二十一条协定》的卖国罪行。不仅如此，还把监狱当作讲学的课堂，每逢星期二便向同牢的志士们讲授《易经》，并借义理分析，抨击时弊，宣传变革之道。每次宣讲，绕囚室注目聆听者，逾百人之多。每逢此时，连典狱长和狱卒等都来端坐静听。狱中人以此传为佳话，后《冉氏易理》即以冉雪峰先生两次狱中所讲所论为蓝本而面世。

经历过袁世凯的倒行逆施之后，冉雪峰先生有感于政治腐败、战乱频仍的社会现状，产生了遁迹杏林的念头。他拒绝了诸多辛亥革命同志劝其复出从政的邀请。从此，冉雪峰先生抱定不做官、不发财的态度，决心继承家学，以医济世，倡明岐黄绝学，以与欧美争霸。

（二）行仁术，忧国民，救瘟办学

20世纪初年，武汉三镇骤然暴发霍乱、白喉、天花、鼠疫等烈性传染病。其蔓延速度之快，百姓猝不及防，医生顿时束手莫策。在瘟疫肆虐的日子里，冉雪峰先生冒着被感染丧命的危险，走街串巷，闻哭声而入户，见病患如亲朋，一心一意赴救，其创制的太素清燥救肺汤、急救通窍活血汤等有效方剂，活人无数。这期间，冉雪峰先生还积极著文登报，开讲办堂，介绍救治病患、扑灭瘟疫的经验，被乡间民众称为霍乱、鼠疫的"克星"，还享有"治麻圣手"的美称。仅1906—1918年间，在扑灭疫情的同时，他还完成了《霍乱证与痧证鉴别及治疗法》《麻疹问题之商榷》《温病鼠疫问题之解决》等著作，为瘟疫的防治提供了理论依据和宝贵的治疗经验。

1918年，冉雪峰先生感西学东渐，中医日衰，以复兴中医学为己任，遂与朋友一道创办了《中西医学杂志》，并任主编，他的《麻疹问题之商榷》等早期著作就是在该杂志上连载问世的。1919年，冉雪峰先生又联合湖北名医陆继韩、胡书诚、李子余等人创办湖北省中医公会和中西医学会，并出任第一任会长，兼任学会会刊《中医杂志》的总编辑。

不久之后的1923年，冉雪峰先生就创建新式医学堂的事务致函名医张锡纯，虚心请教办学经验。张锡纯在《复冉雪峰问创建医学堂规则书》中详细介绍了自己的办学经验，给冉雪峰先生提供了许多有益建议。也就是在这一年，冉雪峰先生在武昌市黄土坡独资创办了"湖北私立中医专门学校"，并亲任校长。期间冉雪峰先生夜以继日地工作，编纂讲义，批改作业，亲自教授医学常识和《黄帝内经》《伤寒论》等经典课程。为了方便学生实习，冉雪峰先生还开设了一家临时医院，亲自坐堂，专为贫苦百姓免费看病。从此，冉雪峰先生捍卫中医事业的行动从行医救众、舆论宣传走上了"发扬国粹、造就真材"的办学之路。

正当冉雪峰先生等人热情地开展中医办学教育的时候，1925年，北洋政府教育部却颁布了禁止中医学校加入教育系统的命令，妄图置中华医药教育于死地。在这中医存废悬于一线的时刻，冉雪峰先生挺身而出。1925年8月，借着中华教育改进社在山西太原开会的时机，冉雪峰先生积极联合山西中医学校教育长杨百威、赵意空等同道，在会议上疾呼中医办学的必要性和紧迫性。这次强烈的中医抗议之声借助医学杂志的宣传，在全国各地获得很大响应，最终教育部的禁令以废止而告终，中医学校获得了继续开办的权力。

一波未平，一波又起。1929年2月，南京国民政府卫生部举办第一届中央卫生委员会会议。会议上，余云岫提出令人发指的《废止旧医以扫除医事卫生之障碍案》。此案将中医称为"旧医"，并提出了一系列的消灭中医的办法，如停止中医医生注册、不发行医执照、废止中医学校、不许在报刊上宣传中医中药等。遗憾的是，这次大会竟然通过了这个违背中华民族全体利益的反动议案。消息传出，立刻在全国中医界引起了极大愤慨。冉雪峰先生听到消息后，立即联络湖北等省的中医名流与北京的孔伯华、施今墨等人，组织中医请愿团赴南京请愿。此次请愿声势之浩大，态度之坚决，令汪精卫等人不敢与请愿民众见面。在抗议的同时，冉雪峰先生还多次在《大公报》等报刊上激扬文字，据理力争，揭露该议案的反动实质，并对余云岫的歪理邪说进行公开声讨和批判。此时，全国中医界人士群情激愤，成立国医公会，通电全国，游行集会，请愿罢市。这些平日穿长袍的中医先生们，与当年的学生一样，走上了街头，走到国大会议的会场，进行静坐绝食抗议。冉雪峰先生和张锡纯正是此时结成了坚强的"南冉北张"联盟，与全国中医界一道奋起反抗，奔走呼号。自此，中医界开始流传有"南冉北张"的杏林佳话。

1929 年 10 月，在全国民众的强烈反对声中，身兼政府主席和教育部长的蒋介石，不得不责令国民政府文官处公开发函称："教育部将中医学校改为传习所，卫生部将中医医院改为医室，又禁止中医参用西医西药，使中国医药无由进展。"这次斗争虽然取得了胜利，但是对中医的歧视却并没有消除，余云岫的议案也只是"暂不执行"。所以维护中医的斗争，远未结束。

1935 年 11 月，以冯玉祥将军为首的 82 名代表再次提出：政府应对中西医一视同仁，尽快公布《中医条例》；国家必须增设中医药卫生机关；必须允许设立中医学校等。在中医学界和广大民众的抗议之下，余云岫的《废止旧医以扫除医事卫生之障碍案》终被废除。中医的发展从此进入了一个新的时代：划归国家卫生医药机关。

（三）赴国难，振中医，老而弥坚

1937 年抗日战争爆发。中华大地上到处响起了保家卫国的号角，在武汉行医的冉雪峰先生毅然放弃收入丰厚的门诊，组织"湖北省中医战地后方服务团"，并担任湖北国医药界战地后方服务团团长及中医救护医院总院副院长，领导武汉的救护工作。当时四川万县为川鄂出入要道，也是后方军队壮丁集中训练与出发的地点，兵员与难民聚集众多。军政部多所医院集中该处，但由于西药缺乏，"西医师对于伤病官兵有无米为炊之慨"。冉雪峰先生与张钟毓商讨后，决定分派一部分医师和护士到四川万县，在当地国医公会协助下，于 1938 年 1 月 16 日成立了中医救护医院万县分院，冉雪峰先生任院长，邹云翔任门诊部主任。在武汉时见冉雪峰先生主持的湖北国医战地后方服务团制造的 40 多种成药，"颇合救护之用，曾经本院及该团治疗所救护队实际施用，成效昭著"，于是冉雪峰先生捐出多年积蓄，组织力量，委托大量制造，以备应用，不仅送往前线救治抗日将士，还在后来万县成立分院后，"所诊病人，士兵占十分之六，于是在汉所制之药，遂占治疗上重要位置。其有自非成药所能遍治者，仍酌用汤药焉"（《中医救护医院工作报告书》）。他还积极开展义诊，主动为难民百姓送医送药。在那个救亡的年代，冉雪峰先生率领医务人员，为抗日，为救国，数年如一日，救治了无数抗日将士和难民群众，在抗战中发挥了积极作用，以确凿的疗效，体现了中医药对国家的重要价值。

1938 年，日军攻陷武汉，冉雪峰先生避难于四川万县。在此期间，冉雪峰先生常曰："士先器识而后文章,医先品德而后学问。"平常,冉雪峰先生除为百姓免费看病和带儿子上山采药之外,闭门谢客,全身心地投入到中医创作之中。在不足 10 年的时间里,他手不释卷,先后完成了《国防新中药》《大同生理学》《大同药物学》(即《冉氏本草》)《辨证中风问题之解决》等多部著作。

虚怀若谷、勤学苦研、尊古不泥、重今不非、先品德后学问是冉雪峰先生的治学特点。冉雪峰先生虽学识渊博,临床经验丰富,但他虚怀若谷,谦虚待人,从未以"名医"自居,经常自诲并诲人:吾国医书,汗牛充栋,浩若烟海,虽竭平生精力,尚难融会贯通,况中人以下天资,能不勤奋读书乎? 即有所得,切不可傲人,须知千室之邑,必有忠信,十步之内,必有芳草,吾生平不敢以学问骄人,因胸中学识菲薄耳。冉雪峰先生在出版《冉雪峰医案》以前,还将书稿让陈可冀最后再看一遍,以核验是否符合实际,由此可看出其谦虚程度之一斑。

冉雪峰先生历来主张不同的学科之间进行交流和渗透,如其曾在《大同生理学》原稿中亲手绘制数百幅人体解剖学彩图,以体现其命名"大同"二字的深意:中西医结合。作为一个传统的中医,他这种勇于革新、学而不倦的精神,实在令人钦佩。"阐扬国粹,输灌新知,衷中参西,继往开来"是冉雪峰先生编写《冉氏本草》的宗旨,也是其日后埋首著述《冉氏内经举要》和《冉氏伤寒论》等医学著作的目的所在。冉雪峰先生一片丹心,全部倾注在这一部部皇皇巨著之中,其为医者也大!

1950 年,冉雪峰先生虽已进入"古稀"之年,但他以医报国之志弥坚。他出任重庆卫生工作者协会编辑委员会委员。1952 年,在冉雪峰先生的不懈努力下,《冉氏方剂学》终于脱稿,此书是冉雪峰先生一生实践总结的处方用药心得,处处显示着冉雪峰先生对方剂学的睿智灼见。1954 年 10 月 20 日,《人民日报》发表社论《贯彻对待中医的正确政策》,提出"积极号召和组织西医学习研究中医学"。冉雪峰先生把组织西医学习中医看作"我国医学勃兴的佳兆。"并老当益壮,为毕生奋斗的中医教育事业继续挥发最大的热情。

1955 年,冉雪峰先生任重庆市政协委员,并在重庆市成立中医进修学校的时候,以其高尚的爱国情怀和精深的中医学识,被政府委任为重庆中医进修学校首届校长之职,还负责组织编写了第一套中医进修教材。同年 11 月,冉雪峰先生奉调入京,到中医研究院工作。被卫生部委以中医研究院学术委员主任兼高干和外宾治疗室主任等要职,享受卫技一级专家待遇,成为中医研究院学术研究及学术建设的重要领导者。党的"八大"召开期间,冉雪峰先生会诊过许多领导同志的疾病,傅连暲同志当时负责保健工作,对他很为赞赏。

1959 年,为了向新中国国庆 10 周年献礼,冉雪峰先生以 80 岁高龄,尽 1 个月之力,写成《八法效方举隅》,会同《冉雪峰医案》一齐展示了冉雪峰先生深厚的中医学识和写作素养。1959 年,80 岁高龄的他开始编写《伤寒论集注总诠》,正在伏案著述的过程中,突发脑动脉栓

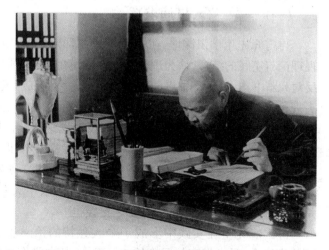

冉雪峰先生在书房

塞,可惜该书未能完稿。后来该书由冉雪峰先生的儿子冉小峰、冉先德整理出版,前卫生部长钱信忠曾为之亲笔作序,1982年正式出版,名为《冉注伤寒论》。在冉雪峰先生住院期间,党和人民给予了极大的关怀,成立了专家治疗小组和特别护理小组,进行了长达3年多的精心治疗,终因年事已高,不幸于1963年1月29日离世,享年84岁。

总结冉雪峰先生的一生,其自开始创办现代的中医教学体系以来,就身体力行的挑起了现代中医办学的大梁。从武昌黄土坡的"湖北中医专门学校"到湖北国医药界战地后方服务团、中医救护医院万县分院,再到重庆市中医进修学校,以至后来的卫生部中医研究院,冉雪峰先生在这个新旧交替的时代里,始终站在中医教育改革的前沿。其在武昌行医期间办学收徒的弟子有熊济川(武汉中医学院第一任院长)、宦世安(重庆卫生局副局长),在万县行医期间传承其术的有龚去非(主任医师、川东名医),奉调北京之后则培养了陈可冀(中科院院士、国医大师、中国中医科学院首席研究员)、郭士魁(中国中医科学院西苑医院主任医师、教授)等名医,还有传承家技的冉小峰(国家药典委员、中国药材公司中药制药总工程师、教授)、冉先德(中国中医科学院广安门医院主任医师、教授)等皆为中医药界之楷模。冉雪峰先生一生不懈的传道授业,为国家培养了大批的中医人才,其门徒又开枝散叶,将有着特殊学术风格的冉氏医学流派推广向全国。

二、学 术 思 想

冉雪峰先生平生治学,以《黄帝内经》《难经》《神农本草经》《伤寒论》《金匮要略》《诸病源候论》《备急千金要方》《千金翼方》《外台秘要》等古典医籍为基础,参以《太平圣惠方》《普济本事方》《济生方》《太平惠民和剂局方》以及金、元、明、清诸医家著作为辅,并吸取现代医学以证实和补充中医学内容,提高临床疗效。冉雪峰先生以博、约、精为治学根基。他认为祖国医书,汗牛充栋,竭毕生精力,尚难融会贯通,唯有博取以广见闻,约略以握纲领,精思以灵运用,于此治学,长期坚持不懈,其医学功夫才能炉火纯青,如他易学宗孔子,摆脱汉宋门户;医学取大同,力求以旧出新;冶科哲为一炉,合中西医而一贯,俱是他融古发新的实践结晶。

(一) 一融三合,贯通求真

冉雪峰先生学识渊博,在中医学术方面具有扎实的理论基础和深厚的临床功底。他重视理论与实践的结合,认为理论是实践的基础,没有理论的实践是盲目的、是短视的;同时也反对死啃书本,反对那种以僵硬套化的理论替代临床灵活辨证的行为,称那些只会理论的空头理论家为"伪医"。他强调:"坐而言,起而行,为医道",就是指理论上有研究而又有丰富临床经验的人,才能称之为医学家,如没有理论基础,只能勉强称为"医匠"。他常教导学生们说:"医学一道,既不能离开书本,也不能专靠书本,既要凭经验阅历,也要懂得经籍要义"。他律己以严,待人以宽,常教诲青年学医者,要树立高尚的品格,并以"熟品才能励学,修德才可行仁"的语句自勉。冉雪峰先生行医七十余年从不挟技乘危,对待贫苦,不仅免费施治,并且赠药,斯乃"精诚"之大医,德之楷模也。

冉雪峰先生在实践中形成了个人独特的治学思想,可以简单地概括为"一融三合"。"融"即融会,是指伤寒与温病的相互融会,其主张伤寒与温病的"整个汇通"。"合"即结合,是指其提倡的哲学与科学、中医与西医、理论与实践的结合。

1. **伤寒与温病相融汇**　伤寒、温病两者病邪性质各异，治疗迥别。自吴又可、叶天士、薛雪等温病学家对温病提出卫气营血辨证、三焦辨证、正局变局辨证等学术观点，温病的诊断、治疗日趋完善，形成了看似独立于伤寒之外的又一外感病症法门。然而伤寒、温病果不能凭一理以贯之吗？冉雪峰先生在系统总结伤寒与温病的病因、传变、治疗、转归等特点之后，于《冉注伤寒论》中提出"伤寒原理可用于温病，温病治疗可通于伤寒"的观点。

冉雪峰先生在《冉注伤寒论》中论述寒温融汇的观点，在开篇通过强调为"伤寒"正名的解释时，就将伤寒与温病的受邪、伤寒与温病的联属释义，说："书名伤寒与证名伤寒，是同名各义。而风寒温湿暍统隶伤寒，伤寒又总括风寒温湿暍，是分名中的合义，合义中的分名。释总纲须求到受病的区域，释分目须求到为病的性质。数千年学说争执关键在此，学理误会关键亦在此。此可下一个正确断语曰，书名伤寒，是伤太阳寒水的经气，证名伤寒，是伤阴淫寒疾的寒邪。由此看来，后世温病家，所谓伤寒从皮毛入，温病从口鼻入，诚属喃喃呓语。"

并进一步分析道"伤寒太阳病，盖温热之邪，与六淫寒疾的寒邪，固各攸分。而寒温由外层太阳寒水区域内犯，则同为伤寒水的皮毛。即同为太阳，同为伤寒，寒温如是，余各气亦如是。"由此层层递进的阐明为何伤寒之理可用于温病。即温邪亦由外入内，未有不涉及三阳三阴层次者，故寒温大法虽异，而六经原理犹可借鉴。他认为如若"矫枉过正反生隔阂"，不如将伤寒、温病"整个会通"，来得实在。

《冉雪峰医案》载其治汉口吕某患温病战汗案，证见高热多日，至第十四日忽烦乱如狂，随即大汗淋漓，肢厥肤冷，昏顿不知人。一医谓之暴脱，设理中地黄汤加减。及冉雪峰先生诊之，脉重按不绝，出入息匀，谓："温邪久羁，与气血混为一家，清之不去，透之不出，七日来复，现十四日，为两七日，邪衰正复，邪正并争，方有此番剧变"。遂断为战汗，至夜半得阴助而厥当回、汗当自止。后果如其言。在此案中冉雪峰先生据温病中关于战汗的论述及《伤寒论》第30条原文"问曰：证象阳旦，按法治之而增剧，厥逆，咽中干，两胫拘急而谵语。师曰：言夜半手足当温，两脚当伸。后如师言。何以知此？答曰：寸口脉浮而大，浮为风，大为虚，风则生微热，虚则两胫挛。病证象桂枝，因加附子参其间，增桂令汗出，附子温经，亡阳故也。厥逆咽中干，烦躁，阳明内结，谵语，烦乱，更饮甘草干姜汤，夜半阳气还，两足当热，胫尚微拘急，重与芍药甘草汤，尔乃胫伸，以承气汤微溏，则止其谵语，故知病可愈"。由此判断疾病所处的阶段，对症状的转归预后，了然于胸，因此在治疗疾病上既能遵古法，用经方和古方，又能灵活运用时方，收效卓著。于此可见伤寒原理可用于温病，温病治疗亦可通于伤寒，要在辨明处当也。

2. **哲学与科学相结合**　1923年，冉雪峰先生在湖北省中医学会主办的《中医杂志》第10、11、12连续三期中发表《哲学安于科学上》一文，广征博引，对古代医家的哲学都作了细致的分析，并且引用物理、化学、光学等其他学科知识来论述、印证其真理，反复斟酌后引用到医学上来。在文章中，冉雪峰先生说："科学为哲学之骨，哲学为科学之干，哲学无科学作骨，失之空疏，科学无哲学作干，过于呆板"；又说："哲学得科学而益彰，科学得哲学而更固"，此大有古为今用、洋为中用的思想萌芽。只可惜当时囿于各种历史条件的桎梏，冉雪峰先生虽有这种空前的治学理念，但仍未将这种哲学与科学结合的学术主张在更广阔、更开放、更活跃的平台上展现出来。

冉雪峰先生的这种学术主张，虽然在战乱时期未得广泛影响和深入发掘，但他的这种思想火花至老而未泯灭,如他在八十岁时为国庆献礼写的《八法效方举隅》中就说:"将古人繁颐不可纪极之方剂,融纳于汗、吐、下、和、温、清、宣、补八法之中,法分八类,类各八方,八八六十四方,举隅示例,聊可楷模",此中就寓有一卦管八爻,八八六十四爻之义,而其方解,多采取现代医学生理与药理来证实说明,这正是冉雪峰先生利用哲学与科学相结合来发展中医学思想的具体表现。

3. 中医与西医相结合　在抗日战争时期,冉雪峰先生在万县董家岩埋首从事学术著述时,其先后完成《辨证中风问题之解决》《大同药物学》《大同方剂学》《大同生理学》等著作,共约二百多万字。他一贯主张不同学科之间的交流和渗透,在各种思维方法的碰撞中,可以为一些疑难的问题寻求新的思路、新的方法。如在医学领域,世界范围内并存着多种不同的实践形式,在中国就主要是中医和西医两种形式。冉雪峰先生虽然作为一位闻着草药香成长起来的传统中医,但是他并不排斥西医,主张中医与西医的有机融合,其著作中的"大同"二字即蕴含着早期的"中西医结合"的含义。

在那个年代,"南冉北张"一起试图通过"中西医结合"这种崭新的思维去给因循守旧的沉寂学术制造一丝清新空气,让中医学旧貌换新颜。与张锡纯相比较,冉雪峰先生除了借鉴西医药理来重新解读中药外,在万县期间,冉雪峰先生还曾亲手制备人体骨骼标本,并绘制了数百幅的人体解剖学彩图。这说明在学术上他不但主张中西医结合,在实际行动中他也是这样身体力行去做的。思考其目的,正如《思想与经验》在"结语"中所说:"冉雪峰先生学术思想体系,是以古典医籍为基础,并吸收西洋医学来充实、提高、发展中医学。"

20世纪50年代中期,在全国探索中西医相互结合的势头的时候,冉雪峰先生以发展中医学术和中西医结合的眼光,强调整理研究《伤寒论》的重要意义。他说:"伤寒为中医治疗正面,第一部有价值的书,此项整理,又为千载一时,有历史性发扬光大的起点。倘旧的紧要方面有疏漏,即学术精华方面有损失;倘新的征引方面有差讹,即学术改进方面有障碍。况进一步融会化合,实非毫无心得,徒袭皮毛,所可侥幸。"又说:"就《伤寒论》而言,将经论中之精华,各注之菁华,其中精透奥妙入微之处整理好、诠释好,贡献出来,为中西医学术交流,为西医改进中医,复以中医丰富西医,再以中西医结合形式丰富世界医学,此乃编者目的,也是编者之希望。"从他的这段话中可以看出,冉雪峰先生历久弥新的中西医结合观点,在新中国的政策下,焕发出了别样的生机。

4. 理论与实践相结合　在20世纪初年,战祸不断,瘟疫流行,每值大的疾病流行时,冉雪峰先生就竭力搜罗古今医籍,深夜阅选,取其有用者作参考,拟订治疗方案,并在治疗过程中,自己按照原订方案随证加减,做到胸中有数,继而写出文章,刊登医报,再供同道们参考,以免暗夜摸索之苦。如1918年武汉流行鼠疫,罹病死亡者甚多,他撰文制方以告医林,所制的太素清燥救肺汤、急救通窍活血汤,功效显著,服此二方得救者不在少数。虽然20世纪初叶,有冉雪峰先生、张锡纯等一批中医的有识之士在为学术、为传承而奋力呼号奔走,但这仍改变不了整体中医学术停滞不前、万马齐喑的沉寂状况,对此,冉雪峰先生曾评论说:"昔日牺牲,今成刍狗,我们不能再闭门造车,自以为是,就是自己所获得的学术理论,必须通过临床实践来证实其效果。"正是本着这种思想,冉雪峰先生编写的《霍乱症与痧症鉴别及治疗法》《麻疹商榷正续篇》《温病鼠疫问题之解决》《辨证中风问题之解决》等书籍才纷纷面世,对这些疾病,提出有效的辨证、立法和方药,贻留后学。

冉雪峰先生曾教导门人说:"具体到一个能够为人治病的医者来说,就是要懂得疾病发生的原因和发展的道理,也要有治疗疾病的经验和处方用药的原则掌握,能明于心、了于手,既有成竹在胸,方能药到病除;否则,盲目投药,未有不偾事者",从这段话可以看出,冉雪峰先生反对那些一知半解、临证游移、漫无定见的空头理论家,也同样反对照猫画虎、人云亦云、缺乏理论思考与支撑的实践者。他认为只有在疾病的诊断和治疗上,都能做到理论结合实践,才是融会贯通,形成自己独立学术见解的开端。

(二) 发皇广义,解难伤寒

千百年来,古今中外众多学者都十分重视对《伤寒论》的研究,并为此做出了不懈的努力,冉雪峰先生也在其中。冉雪峰先生于八十岁高龄时开始编写《冉注伤寒论》,此时的冉雪峰先生积六十年的临床经验、著述心得、研经感悟,可谓是中医学造诣达到了炉火纯青的地步,才开始下笔解难发微。对能代表冉雪峰先生在研究《伤寒论》学术思想方面的《冉注伤寒论》一书,国家科委科技研究成果管理办公室曾给出了这样的评价:"这部书总结了冉先生六十年的临床经验,与仲景学说一脉相承,在理论与实践方面均有所发展,是一部珍贵的中医学文献。"这样的评价,对于研究了一辈子《伤寒论》的冉雪峰先生来说,是实至名归的。

《冉注伤寒论》共计51万字,惜因冉雪峰先生突发脑动脉栓塞骤归仙山,而未能最后完稿。为如实反映原著风格,存稿未予续编。是以,我们现今看到的《冉注伤寒论》为序论、释名、概要、太阳篇总论、阳明篇总论、少阳篇总论、太阴篇总论七大篇章组成,书中采集前贤各家注释,日人山田正珍、丹波元简、汤本求真等诸家之说亦在录入之列,加上冉雪峰先生注释简洁明快,对虚字及无字处发掘较深。是以此书,可谓冉雪峰先生对《伤寒论》学术思想的最全解读。

1. 释伤寒,阐六经,独重气化

(1) 关于伤寒正名:冉雪峰先生认为数千年来,伤寒学说争执不下的关键在于伤寒之名不正。他说:"名不可假,名之不正,言何以顺,事何以成?"并引证清陆九芝的话,说:"昔人谓读伤寒论,当求其所以立法之意,余谓读伤寒论,当先求其所以命名伤寒之意,不审其论之何以名伤寒,无怪人之不善用伤寒方也"。可以看出,冉雪峰先生立学伤寒之初,就站在了较高的维度。

冉雪峰先生认为,《伤寒论》书名伤寒与书内证名伤寒的含义是不同的。"书名伤寒,是伤太阳寒水的经气;证名伤寒,是伤阴淫寒疾的寒邪。"他说:"盖太阳为寒水之经,主周身皮毛,为人身机体最外一层……凡邪外犯,无论风寒燥暑湿从皮毛入,伤人最外一层,都是伤寒,所以谓之伤寒有五。仲景《伤寒论》伤寒二字也是各种病邪从皮毛入,先犯最外一层的义旨。""太阳篇曰中风、曰伤寒、曰温病,均冠以太阳病三字。痉湿暍篇曰中湿、曰中暍,亦均冠以太阳病三字,这就是将五种伤寒赤裸裸写出的铁证。""五种都名伤寒,是指其病的来路,伤寒分为五种,是辨其病的性质。"总结而言,是"书名伤寒与证名伤寒,是同名各异,而风寒温湿暍统隶伤寒,伤寒又总括风寒温湿暍,是分名中的合义,合义中的分名"。

由此可见,冉雪峰先生眼中的伤寒,亦有广义狭义之分,但广义伤寒不是指多种外感病的总称,而是指人体受病的部位而言,"即秦越人伤寒有五的伤寒,凡六淫之邪由皮毛最外一层侵入,均谓伤寒"。冉雪峰先生的这一认识超出历代伤寒注家之处,在于"从来注家,常多误会,近代虽渐次明了,只知向病的方面求,不知向受病的方面求,仍似一间未达"。

(2) 关于六经问题:研究《伤寒论》,有很多种入手方法,但是一个共同避不开的问题就

是伤寒六经的问题。此正如恽铁樵所言："《伤寒论》第一重要之处为六经,而第一难解之处亦为六经,凡读《伤寒论》无不于此致力,凡注伤寒者亦无不于此致力"。对于六经,冉雪峰先生认为六经是一个科学的优异体系,其中"六经钤百病,分六个性质,辨六个层次,定六个证候群,数千年来便利学者不少,在治疗临床上,起了很大作用。"

冉雪峰先生这样评价六经的优势及其作用,说:"伤寒六经分篇,具有六个次序,六项阶段,六种性质,六类疗法。昔人谓伤寒以六经钤百病,为不易之法。病是万变无定,经则不变有定。以有定御无定,即以不变应万变。或以六经带哲学彩色甚浓,不过科学上的一个假定。改进中医,须将此种障碍物铲去。不知人在宇宙中,受宇宙大自然支配,天地变化,人体亦起变化,古人在一千七百多年前,彼时科学尚未萌芽,而能吸收当时深邃学说,总结前代经验,理论事实交融,与民众结合,为民众捍御疾苦,与病魔作斗争武器,永久有效,安容忽视?"

而关于为什么六经可以钤领百病,冉雪峰先生给出的解释是:伤寒六经六气属人体经络、脏腑、气血、津液,是疾病发生的内因,而自然六气属一年五季客观环境,是疾病发生的外因。自然六气的风寒暑湿燥火,感犯于伤寒六经六气的风寒暑湿燥火,内外二因相互作用,百病由此而发生。据此,冉雪峰先生认为伤寒六经辨证论治体系不只可以用来辨证论治风寒外感,也可推而广之用来辨证论治一切病证。他说:"六经分篇,即昭示六气的性质,六气病变即树六经的例义,区域可显出性质,性质亦可转变区域。""曰风、曰寒、曰温、曰湿、曰暍,各是各的证象,各是各的脉象,各是各的疗法。"又说:"六气各篇,分六个层次,辨六个性质,别六个证候群,立六个主证治疗法。"

基于对六经理论的深刻认识,冉雪峰先生反对随意地把《伤寒论》三阳三阴的病名删掉,并讥评日本刻的《删定伤寒论》内容"味同嚼蜡"。也反对伤寒六经是科学代名词的提法,他说:"或曰六经不过科学的代名词,其实不然。代名词何有此项精义,乃是中医学术本身构成一个人身机体完整性、机体和大自然环境统一性的优异体系。"换句话说,冉雪峰先生认为,《伤寒论》六经辨证论治体系,是根据中医整体论思维创立的科学优异的一种医学认识体系其价值远远高于现代医学的认识模式。

(3)关于气化理论:伤寒六经气化理论的产生与发展,最初系在明末清初,一些研究《伤寒论》的医家,遵从古例,沿袭从经络、脏腑等理论来试图揭示三阴三阳辨证论治体系实质,但其结果不尽人意。于是转而从运气学说、六气气化学说来寻找新的立足点和支撑点。冉雪峰先生研究《伤寒论》重视气化学说,但又回归脉证事实。他认为虽然早在千年以前,《素问》运气七篇就详备论述了六气标本中气、六气标本从化等理论,但囿于其幽渺而繁难,在临床上能运用者少之又少。冉雪峰先生根据自己的临床经验,并从气化理论出发,研究《伤寒论》,说:"全书只在病证出入上研究,不在气化演绎上斡旋,骤观外貌,恍似脱胎气化,细查内容,确是归结事实。此为仲景为学超迈优越处,此书为中医最古的典籍,亦即为震古烁今最有经验的典籍。"并概括说"伤寒六经,是实在的六气,伤寒六经部位,就是实在六气的部位。"

正是通过对《伤寒论》气化基本精神的解读,冉雪峰先生从纷乱的学术表象中得出两条道理,"气化原理,可以运用脉证,脉证经验又可证实气化,科学深即哲学,哲学实即归科学,医事讵能例外?"并总结认为:张仲景通过以六经气化具体解释《伤寒论》六经病证、概括分析全篇的脉证机理,既作辨证,又归结唯物的方法和精神,是我们学习中医的模范,这个路线是我们改进中医的良法。

　　2. 推标本,辨脉证,读书考源

　　(1) 关于加临标本:标本是《黄帝内经》中的重要学术概念,具有多种含义,其中与三阴三阳、六气结合起来,就形成了"六气标本"与"六经标本"等概念与理论。许多《伤寒论》研究者也据此来诠释伤寒六经病机演变规律,形成了后世所谓"气化六经派"。

　　冉雪峰先生在讲述"标本"问题时,他指出在具体应用过程中要重视病机变化,进而确立治法的异同。他认为《内经》最繁难的,是六气加临标本。最幽渺的,亦是六气加临标本。"而在《伤寒论》一书的研究中,他结合张志聪等医家的学术认识,提出了"《内经》的加临标本,是气化空虚的;《伤寒》的加临标本,是脉证事实的"的观点。并以六气标本释汗法:"太阳里面,即是少阴。伤寒太阳病,脉微弱者,不可发汗;尺脉迟者,不可发汗;又少阴病反发热,用麻黄附子细辛汤;得之二三日,用麻黄附子甘草汤。于当汗处,抉出不可发汗条文,于不可发汗中,又生出微发汗方法,这就是实的六气标本。"此乃仲景于太阳汗法之中看出少阴不可汗而微汗之法。

　　冉雪峰先生在注解阳明篇第二〇七条时,说:"须知此条正阳明紧要关键所在,阳明太阴,气化标本,互为中见,故《素问》云:'阳明之上,燥气治之,中见太阴'"。紧接着又说"阳明治疗纲要,重在太阴,故《素问》云:'阳明厥阴,不从标本,从乎中也'"。并强调出"阳明下法,亦当顾及太阴"的观点。而在注解后面的太阴篇时,冉雪峰先生则说:"燥太过,为胃家实;湿太过,为脾家实","观其脾家实,须顾其胃气弱"。基于加减大黄、芍药等药的配伍中,冉雪峰先生从阳明燥气之中看出太阴不可下而微下之法。

　　(2) 关于脉证解读:冉雪峰先生治伤寒之学并满足于墨守仲景之论,而是在系统梳理、阐发《伤寒论》证治规律的同时,结合自己的实践以及宋明时代医家的诊疗经验,创新、发展对伤寒学说的认识。如对于《伤寒论》中的脉象描述,大多医家多以其为简单的脉法而忽视其重要性,但冉雪峰先生别开生面的提出"叔和书中所言是脉法,仲景书中所言是脉理","脉法是规矩,脉理是神明规矩的巧"的观点,并以浮脉为例,解释其在不同篇章中的不同脉理"浮在太阳,为寒气闭塞,浮在阳明,为热气鼓荡"。

　　冉雪峰先生在对第二〇一条解说时,曾指出"本阳明篇脉浮而紧凡三见,一八八条脉浮而紧,兼有口苦咽干,腹满微喘等热象;二二〇条脉浮而紧,亦有咽燥口苦,腹满而喘等热象;合此条鼎足有三,均浮不主外,紧不主寒。逻辑比例,信而有征。脉法不外乎脉理,脉理可包乎脉法。脉法以脉论脉,在识别上讲规律,脉理合病合证论脉,在矛盾上求真理。学者必由脉法到脉理,由脉理活用脉法,庶可以解此等辨脉条义,庶可以解《伤寒》全书辨脉条义。"将两者的区别阐述分明。

　　对于脉与证的关系,冉雪峰先生在解释"脉理"时说:"治随脉变,脉随证转,舍脉从证,舍证从脉,活法中有定法,定法中又有活法。"后在解读第二四五、二四六条时,冉雪峰先生更进一步指出:"证的区域不同,脉的原理各殊,注的解释即各异,此为证脉相关实际。此两条不仅以证定脉,却是以脉定证。"明确提出了脉与证之间互相依凭的关系,即其在"阳明篇总论"中推阐出的"凭脉可以定证,凭证更能定脉,可为脉学开出无限法门"的认识。

　　(3) 关于读书考源:《伤寒论》词义古奥,晦涩难懂,冉雪峰先生曾谓其:"读尤困难,注疏谈何容易。"但冉雪峰先生借鉴陈修园的读书方法谓:"伤寒六篇,系一系列,显曰六篇,只是一篇,其为仲景一人所撰,原无疑义,书中章法、节法、句法、字法,古朴奥雅,不失炎汉东京风度,蕴理深,含味浓,每在一二虚字传神,或无字处寓义,非分读、合读、整个读、一气读,细心体认,领略其微妙。"并且,冉雪峰先生认为:"吾人读古人书,要在明其大义,不必拘拘字面,太看死煞。"否则局局然固步于规矩,难以融会贯通整个伤寒的大义。

对于《伤寒论》的传本及各家注疏,冉雪峰先生采用明赵开美翻刻宋本为原书条文,并参照丹波氏家藏元本、日康平古本等。在这些不同版本的合参下,对于《伤寒论》的学习,很有裨益。如冉雪峰先生据康平本中"小字注""低两格"等不同,可以分明不同句子在原文中是否为后人添注,并作出其重要性大小的推测。

冉雪峰先生说:"大抵一部《伤寒论》,凡言太阳,都包括提纲脉浮在内,凡言中风都包括脉缓汗出在内,凡言伤寒,都包括脉紧无汗在内,此是定例。"是其强调读书要把握住纲领。另外通过在条文间的前后联系,互相对比,拆开读,揉合读,通过以病为纲、以证为纲、以症为纲、以类方为纲、以脉为纲、以药为纲、以诸可与诸不可为纲等拆分归纳,纵横捭阖,从不同角度,反复学习领悟,最终形成了冉雪峰先生自己不同于诸家的学术见解。

冉雪峰先生这种辨章学术,考镜源流的学术精神,在其对虚字及无字处的发掘方面也同样表现得很明显。如在太阳篇中,"仲景伤寒太阳篇提纲,不著发热。徐灵胎云:天下无不发热的伤寒,何以不著发热呢? 此盖仲景研稽极深,观察极审。恶寒是寒热本体,发热乃寒病转归,观原书下文或已发热,或未发热,必恶寒,热则有已发未发,意义甚显。"

3. 重阳气,审津液,另解血室

(1) 关于重视阳气:《素问·生气通天论》中说:"阳气者,若天与日,失其所,则折寿而不彰。阳气者,精则养神,柔则养筋。"明言阳气对人体生命活动的重要作用。冉雪峰先生曾说"下气化则上气化,内气化则外气化","河车覆转,前后连贯,不唯上下一气,前后亦是一气"。是以说人体一身之气内外沟通,浑然一个整体,充分体现了阳气在其中灌流周环,濡泽润养的作用。

在治疗方面,冉雪峰先生重视阳气的救治,如在第一一二条释不可用阴药之理时曾说:"亡下焦阴中之阳,是有寒;亡上焦阳中之阳,是有火……非阴药之不可用,阳未亡之先可用,壮水正以治火。阳已回之后可用,育阴正以恋阳……阳病救逆,须用阳药"其后,又列举种种救阳之法"至阳亡于内,宜甘草干姜汤。阳亡于外,宜桂枝加附子汤。阳亡于下,宜四逆汤。阳亡于上,宜桂枝去芍药加蜀漆龙骨牡蛎汤。"

(2) 关于审存津液:一部伤寒论,始终均是救津液,此为医林最早习语。冉雪峰先生认为在阳明病篇以津液为主,治疗的关键在于津液,这点在阳明承气大法的施治上显露无疑。但是"整个伤寒病,治疗的关键,亦在津液。而汗与小便,又为津液息盈消虚,关键的关键。"但与温病学家"通阳不在温,而在利小便"的认识不同,冉雪峰先生对汗与小便主要是从化机上来讲,借汗之出与不出,以审津液的存亡,"藉有形小便的证象,以审无形小便的化机"。冉雪峰先生认为"汗尿同源,外出,经汗腺出皮肤则为汗。下出,经玛氏囊出输尿管则为尿"。由此可知,辨津液之存亡,可循汗与小便二途。

《灵枢·决气》有云:"余闻人有精、气、津、液、血、脉,余意以为一气耳,今乃辨为六名。"可见阳气与阴津不可分割,无阳则无以谈阴。审津液存亡,从另一个角度来看,也是通过津液的变化来审阳气的化机。"存津液"既是护阴液,更是护阳气。此中深意,唯有熟读《伤寒论》原著,认真体悟其中科学内涵,方能悟出。

冉雪峰先生认为,《伤寒论》中的方药及其使用方法对"存津液"的理念进行了充分解读。如以阳明和少阴三急下证为例,表面上看是使用大承气汤通腑泄热,但实质是蕴含着存津液的思想,所谓急下以存阴,实际上就是防止结热伤阴。而苓桂剂则主要是通过蒸化阳气疏泄布散体内水饮,也能起到一定的"存津液"的作用,正如五苓散条下所注,"此多饮暖水,汗出愈七字体会,内外上下,是气是水,非气非水,亦气亦水,氤氲鼓荡,活泼泼一片化机"。再如回阳救阴,护阳以固摄津液的桂枝加附子汤,俱是通过津液审人体化机,于存津液中看出护阳气之理。

(3) 关于热入血室:关于"热入血室"的问题,由于张仲景在谈及本病时只是侧重于论述症状和治疗,对其病理机制却没有明确阐述,以至于对"血室""热入血室"的认识,产生众多分歧与争议,至今尚无定论。

对于这些问题,冉雪峰先生总结有关血室的诸多条文,总结后认为"血室即胞中。胞中为膀胱后、直肠前的一个夹室。男女都有胞中,《素问·上古天真论》曰,男子二八天癸至,女子二七天癸至。至就是至胞中。女子胞特别发育,又有月事轮回可显见,故前太阳篇热入血室证,多举妇人为例"。而对于阳明邪热,热入血室,冉雪峰先生则认为"任督二脉,俱起胞中,冲脉亦起于胞中,隶于阳明,阳明的邪热,所以循这个道路直达。且阳明多气多血,阳明邪热,袭入血分,随血汇潴胞中。肝膈连胞,故刺肝木以泄热。由胃至胞中,由胞中至肝,均有脉络道路可寻"。

至于热入血室后,何以骤发谵语,冉雪峰先生则认为"太阳的膀胱,少阳的胞中,阳明的直肠,同属下焦,同属薦系。脑薦系是一体,感应最捷,故谵语,是脑神经受其熏灼,昏瞀错乱。"

4. 理方法,梳头绪,总括各篇

(1) 关于太阳病篇:冉雪峰先生认为,六经病的编次标题虽以六气命名,但实际内容却在脉证并治上着眼。虽仲景行文处处均未见标本字样,但善读者仍可在字里行间中体会出它的精神。在"仲景《伤寒论》六经提纲,与《素问》热病六经提纲不同,各是一家法"的基础认识下,冉雪峰先生将伤寒提纲与《黄帝内经》里的提纲分离出来,避免了理论上的杂乱。

他说:"阳既称太,由阴生阳,其前身却是寒水,足太阳本身生理、病理原有水热。故其为病,不化热即化水,就条文概括指证,大青龙汗不出烦躁,即表未解,化热的渐端;小青龙心下有水气,即表未解,化水的渐端。"

又在三十八、三十九条下注"上篇详风寒诸正面病理和麻桂二方正面治疗,然中风脉浮紧,伤寒脉浮缓,风寒脉证有两两杂错者,桂枝麻黄各半汤,桂枝二麻黄一汤,麻桂方法有两两综合着。在上篇已由常及变,由分及合,由正面推到反面,由定法求到活法。"

冉雪峰先生在九十九条论述小柴胡汤时,说:"盖本栏是辨太阳的少阳,不得太阳的开,少阳不解,不得少阳的枢,太阳亦不能解。现象在此,机窍在彼,功用是治少阳,目的仍是治太阳"。又在一〇二条下云:"所以然者,太阳总统诸阳。此病的区域在太阳,此病的机窍在少阳;治疗的外貌在少阳,治疗的内骨仍在太阳;故太阳篇内不得不列少阳柴胡证。"后来进一步阐述说"病在太阳,病的机窍涉及少阳,则和解少阳即是开太阳,所以太阳上中下三篇均有柴胡证。亦有病在太阳,病的机窍涉及阳明,则攻下阳明亦是所以开太阳,所以太阳上中篇均有承气证……亦有扶正祛邪者,如太阳中篇有小建中汤,太阳末篇有炙甘草汤,以及桂枝人参汤、桂枝人参新加汤,均是以补为开。"

总而言之,冉雪峰先生认为"表气通则里气通,里气通则表气通,何莫非不开之开"。活看《伤寒论》太阳篇的气机方法,并在相关的诸多脉证事实间相互佐证,此诚善读太阳篇者。

（2）关于阳明病篇：冉雪峰先生认为，由于阳明之上，燥气主之，燥与湿反，湿为水火相交之气，燥为水火不交之气，所以得出来"阳明为里证、为热证、为实证"的结论。"阳明篇共十九方，多系以类相从，借宾定主，一言以蔽之曰，三承气为主方，所以阳明本病只有下法、清法、润法，并无汗法，亦无利小便法。"但是冉雪峰先生接着又指出，阳明也有不从下解，而是从发汗、利小便法而解的。如二三〇条"上焦得通，津液得下，胃气因和，身濈然汗出而解"，二三六条阳明病，湿热发黄，用茵陈蒿汤，"一宿腹减，黄从小便去也"。

对阳明病和少阳病的先后问题，冉雪峰先生通过气化形层的分析，提出应该灵活看待不必拘泥的学术观点。他说："阳明主肌肉，少阳主腠理。腠理黏膜，内连脏腑，外通皮毛。内则深入肌肉之内，外则透出肌肉之外，其生理实际，半在肌肉内半在肌肉外，其病理变化可在阳明先，亦可在阳明后。此项义理，在阳明本篇条文内可看出，在太阳篇少阳篇条内亦可看出。"

（3）关于少阳病篇：冉雪峰先生认为，研究少阳病之前，应该先明白以下几个问题："（一）少阳本身问题。何谓少阳？帝出乎震，由阴生阳，一阳初生，为阳自然少现象。六甲合月令，冬至后六十日少阳旺。脉乍大乍小，乍短乍长。长大为阳，阳已形成；短小为阴，阴未尽脱。知此，则知少阳的体象，少阳的意义。（二）少阳气化问题。何谓少阳为火气？《素问·六微旨大论》明谓：少阳之上，火气治之。河图地二生火，天七成之，阳明互为生成。资始幼稚，故名少阳。充盈飘忽，故曰火气。知此，则知少阳为火气的意义，少阳为火气的体象。（三）少阳提纲问题。经论少阳病提纲，何以不列少阳各主证。惟在气出入，邪热上走空窍，凌空着笔，曰口苦咽干目眩。盖六气之火为气，与五运之火为质，两两各异。提纲须由本篇气化性能出发，乃能与本篇气化性能恰合，方为本篇气化性能自身所生出来的提纲。"

冉雪峰先生认为"内经之三焦发原肾系，内连脏腑，外通皮毛，将三焦本末道路指得明明白白。焦原即命门，为元阳根蒂资始。三焦决渎，水道从出，水往下行，火往上行，将三焦气化性能指得清清楚楚。"基于这些认识，冉雪峰先生提出了"少阳为游部，内联脏腑，外通皮毛，关联者多，病变颇广，安能拘于一个式，既坏不能局于一个式，未坏亦不能局于一个式。经论原自活泼浑括"的灵活解读少阳病的方式。

（4）关于太阴病篇：冉雪峰先生认为太阴病篇条文虽只八条，但其含义却值得玩味。冉雪峰先生首先指出湿气也是人体正六气之一，而不是病气，他说："土位中宫，交垢水火，间隔金木，四气咸赖土气，土气兼备四气。太阴湿土为宇宙万物所不可缺的要素，不得以湿气即病气，果尔，六气中可无湿一气。"

既然湿气是人体正六气之一，为什么又会发生湿化为主的太阴病呢？冉雪峰先生解释说："六气均有太过和不及，太阴不能例外。"又说："阳明篇的脾约，是脾不能为胃行其津液，而自身亦陷于虚败穷约。本篇的脾家实，胃气弱，脾不实，以胃阳之实为实，胃非虚，以脾阴之虚为虚，脾胃各有虚实，虚实各有真假。"

《内经》论述，岁土平气曰备化，不及曰卑监，太过为流衍。太阴提纲即是太阴气化的正面写照，腹满时痛为太阴病主证，而吐、食不下、自利等，则是从阳明胃肠关联处衬写，可见太阴中见阳明，关系密切。"为进一步阐明太阴病的本质，冉雪峰先生将太阴病和痉湿暍病篇的湿病进行对比："太阴的湿为湿之气，痉湿暍病之湿为湿之质，太阴病是太阴湿气自病，痉湿暍病是湿邪外干为病，故太阴病不曰湿家病，但曰太阴病，痉湿暍篇不曰太阴病，但曰湿家病。"至此，冉雪峰先生将一个整体的太阴病就讲明白了。

三、代表著作与论文述评

冉雪峰先生专志于中医学专业，七十年如一日，在学术上有着精湛的造诣，于近世中医学界，影响深远。2004年，由冉雪峰先生传子冉先德率领同门下高足，曾将冉雪峰先生全部遗著加以整理修订，出版了《冉雪峰医著全集》。2008年，"冉雪峰名家研究室"成立之后，再次对冉雪峰先生遗著进行精心编校出版。

因冉雪峰先生的医学著作凡计17种，2004年经其门人整理出版的《冉雪峰医著全集》，包含其中12种著作：《冉氏易理》《冉氏内经举要》《冉氏伤寒论》《冉氏本草》《冉氏方剂学》《冉氏温病鼠疫合篇》《冉氏霍乱与痧证治要》《冉氏麻疹之商榷》《冉氏伤科效方》《冉氏八法效方举隅》《冉氏中风方论》《冉氏医话医案》，约300万言。这12种著作是冉雪峰先生在不同年龄阶段完成的，其学术的成长可以从中一窥崖略。

《冉氏本草》，1941年编于四川万县，原名《大同药物学》，大同者，乃中西医结合，世界大同之意。2008年再次整理时改名为《冉雪峰本草讲义》。是书共八卷，依据冉雪峰先生临床用药常法而分药物为十九类，收载其临床常用品种二百六十四味。此书本着"于古，则昭示东方最早之文化，于今，则领受西人科学最新之洗礼，撷中西之长，会古今之通，中医西医化，而不盲从西医，中药科学化，而不盲从科学"的宗旨，在阐述药物方面，首本《神农本草经》，其后择后世本草论述较优者作为选注，再后添加西医学的认识作为参考，最后则为编者按以融会中西，为商榷之用。与众多药物分类方法不同，此书别列"宣通类"，冉雪峰先生认为宣可去壅，六郁各有微甚，各有宜忌，病变纷纭，故列之。观此书虽系统地总结了冉雪峰先生在本草学方面的中西医结合学术思想，但在在阐释中药奥义时，限于当时历史条件，其引用的现代医学知识，现今观之，多已陈旧，可我们仍能从中看出冉雪峰先生为中医改革进步的革新精神。

《冉氏方剂学》，1942年编于四川重庆，原名《方剂学》。2008年再次整理时改名为《冉雪峰方剂讲义》。是书共六卷，二十章，收录了法度严谨、临床效著的经方时方约三百九十四首。原稿每章之后均有一总按，阐述章法奥义，并对各方进行鉴别对比，文笔犀利，泾渭分明，惜第一、第二两章缺而未备。在论述方剂时，他一方面重视方剂间的鉴别，如释三承气"重在枳朴气药，用气药多，则为大其制，用气药少，则为小其制，不用气药，则芒硝虽加至二三倍，而只名调胃而已。"另一方面，他很重视方剂的加减，强调应在明了君臣佐使的基础上方可加减，否则貌合神离，大乖原意。是书虽篇幅不长，收方亦少，但所录者均为冉雪峰先生所习用之方，故其对方理解颇深，能在理、法、方、药、君、臣、佐、使方面对方剂深有创见，可以表现出他深厚的中医学术根底，是冉雪峰先生方剂学思维的集中体现。

《冉氏内经举要》，1955年于重庆中医进修专门学校内部印刷，原名《内经讲义》。2008年再次整理时改名为《冉雪峰内经讲义》。是书分为两编，计九章，八十一节。冉雪峰先生认为《黄帝内经》侧重病的方面，其渊懿博大，包罗宏富，理夐天人，义含科哲，以天人为一作为学术基质，侧重气化，所以全书由繁归简，由虚归实，除去道生摄生类，对气运标本亦不在推阐演绎上斡旋。基于这样的认识，冉雪峰先生在上编绪论中先讲《黄帝内经》编写与研究的大概，下编本论则分八章，征引《素问》六十三条、《灵枢》三十一条细论其中的思想，缩龙成寸，借以启发学者，举一反三，探索其中真知。

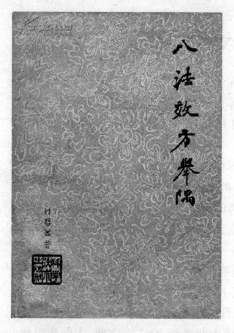

冉雪峰先生著作《八法效方举隅》

《冉氏伤寒论》，1982 年于北京出版，原名《伤寒论集注总诠》，后出版时改名为《冉注伤寒论》。2008 年再次整理时更名为《冉雪峰注伤寒论》。是书分为七章，较为系统的总结了冉雪峰先生六十年的临床经验，其与仲景学说一脉相承，在理论与实践方面均有所发展，惜因其生病作古而未能完稿。时任卫生部部长的钱信忠说："《冉注伤寒论》是他的代表作。"国家科委科技研究成果管理办公室评价："是一部珍贵的中医学文献。"此书在《伤寒论》基础上，吸取历代名家精华，结合个人经验，表达了不少独特见解，如其以《黄帝内经》六气标本释汗法，于太阳汗法之中看出太阴不可汗而"微汗"之法。此书是对冉雪峰先生个人独特的中医学术思想的集中体现，对临床、教学、科研具有一定参考价值。

《冉氏八法效方举隅》，1959 年作为元旦献礼而成书，原名《八法效方举隅》。2008 年再次整理时改名为《冉雪峰八法效方》。是书以"汗、吐、下、和、温、清、宣、补"八法为纲，每法之下列八个方剂为代表的，八八六十四方合《易经》六十四卦之意，借以阐述临床治疗分类和处置的不同，表明辨证论治的优越性和灵活性。该书另一特点为去掉"消法"，增入"宣法"，关于宣法，乃为冉雪峰先生对于治疗方法的新分类，其认为"宣之范围较广，内外寒热，气血虚实咸赖，讵宁限于吐类。"这种分类方法也与其编写《冉氏本草》的分类方法一脉相承的。此书与《全国名医类案》同被列为国家中医药管理局颁布的中医研究生必读参考书，可见其在中医学术领域的地位是不言而喻的。

《冉氏医话医案》，2004 年作为《冉雪峰医著全集》的一部分出版。是书包括三编，上编除健忘斋医话为归纂外，余皆为调至中医研究院后所作。中编医案，曾于 1962 年由人民卫生出版社以《冉雪峰医案》为名出版，共七十一案，为 1959 年献礼之作。当时卫生部中医研究院学术秘书处曾评价《冉雪峰医案》"既运用内经的理论分析病情，同时又融汇了张仲景伤寒论和后世温病学说……在临床治疗上既能遵从古法，也能加以创造性地运用。"下编为冉雪峰先生晚年临床处方的合集，由其门人弟子在其去世后搜集整理而成，未加修饰，是对冉雪峰先生处方用药的真实记录，难能宝贵。

冉雪峰先生的其他著作，如《冉氏易理》，又名《蒙难谈易笔记》，系冉雪峰先生 1913 年前后被黎元洪下于死牢时所作，后又于袁世凯将其入狱时广而宣讲所成。冉雪峰先生认为医易同源，易学乃是其解读《黄帝内经》的理论源泉。此书虽篇幅简短，但不求全达，俱是冉雪峰先生深有心得之言。《冉氏温病鼠疫合篇》《冉氏霍乱与痧证治要》《冉氏麻疹之商榷》《冉氏伤科效方》《冉氏中风方论》，几书则均是冉雪峰先生对他所在时代的危急重症（中风、温病、鼠疫、霍乱、痧证、麻证）及伤科的治疗汇总，里面多为冉雪峰先生临床经验之谈，可资借鉴。

《关于中药研究的几点意见》是冉雪峰先生发表的为数不多的学术论文之一。1957 年，身为中国人民政治协商会议全国委员会委员的冉雪峰先生,在读了龙伯坚先生的"关于中医研究方法的意见"后,对中药研究在中药鉴别、中药炮制、中药制剂三个方面提出具体意见:将中药形态研究、鉴别中药真伪优劣和主要常见的品种相结合;将中药的药理、炮炙方法与化学、药理相结合;将中药剂型改进与临床、原有剂型特点、中医用药特点相结合。这是冉雪峰先生继《冉氏本草》之后,中药学思想的又一次集中体现。

冉雪峰先生的一生始终保持着与祖国同呼吸,共命运,在他的身上显露着鲜明的时代烙印。他是御医骄子,却当起了革命先锋;他忧国忧民,救瘟民,捍中医,办学图广益;他抗战中以医救亡,以一身才学情系苍生;中华人民共和国建国后,他老骥伏枥,奋蹄努走学术路。1957年,岳美中老中医曾有七律一首赠冉雪峰先生曰:"百代医编归朗鉴,千秋大业启珍藏。席登政协仪容古,会集着英岁月长。药式咸钦张易老,医班尽拜鲁灵光。春明自昔传经地,学问追随愿共商。"在中国近代医药学领域,冉雪峰先生用他的一生,见证了中医的兴亡坎坷,见证了家国的辱败荣兴。以冉雪峰先生为代表的冉氏家族及其弟子们,用他们卓越的贡献,承担起了中华中医的脊梁,深刻地影响着现代中医的学术之路,他们的付出,将永远彪炳史册。

参 考 文 献

[1] 张镜源.中华中医昆仑:第1集[M].北京:中国中医药出版社,2012.

[2] 冉雪峰.冉雪峰医著全集·医经[M].北京:京华出版社,2003.

[3] 张锡纯.医学衷中参西录[M].北京:中医古籍出版社,2016.

[4] 刘燕凤,李勇华.浅探"南冉北张"的中医药文化研究价值[J].中医药导报,2011,17(11):26.

[5] 陈可冀.怀念一代名医冉雪峰[J].四川中医,1987,6(8):6.

[6] 冉雪峰.冉雪峰医著全集·方药[M].北京:京华出版社,2003.

[7] 邹亮,李勇华.冉雪峰学术传承浅探[J].中医药导报,2013,19(1):25-27.

[8] 汤辅康.冉雪峰先生学术思想与治疗经验[J].中医杂志,1980,26(1):11-14.

[9] 徐江雁.勤学苦研,古今相合,融会贯通——记一代名医冉雪峰[J].中医杂志,2006,25(5):268-269.

[10] 冉雪峰.冉雪峰医著全集·临证[M].北京:京华出版社,2003.

[11] 冉雪峰.冉雪峰八法效方:附危急伤科证治[M].北京:中国中医药出版社,2014.

[12] 刘宁,余秋平,赵进喜,等.《伤寒论》重视扶阳气,亦强调"存津液";治学崇尚经典,更当结合临床[J].环球中医药,2017,10(6):601-606.

(整理:刘签兴;审订:薛伯寿)

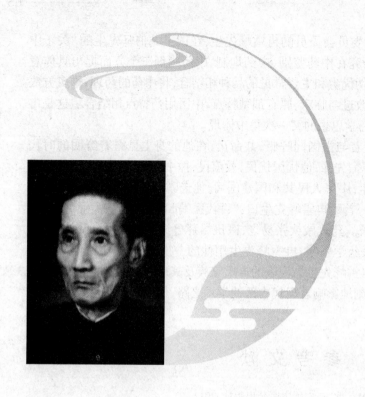

孙惠卿

一、生 平 传 记

孙惠卿先生(1883—1968年),字嘉徽,(一说嘉微),号隆净,浙江绍兴人。孙惠卿1883年生于武昌,是近代梅花针疗法的奠基人。

(一) 早年经历

孙惠卿先生幼年丧母,父亲是汉口官吏,教子甚严。他8岁入塾,学经史,习诗文。16岁时,痛感国事日非,入湖北武备学堂。满以为请缨有路,报国有门。不料1年以后,因练武术,奔马失蹄,他被摔下折断右腿胫骨。伤愈后,报国之心未泯,发奋自学英语、俄语,想与洋商在我国开办的工矿企业分庭抗礼。15年中,他办过工厂,开办过锰矿,经营过茶叶,筹办过华商跑马场,曾任湖南永州镇文卫营官,不久因病离职。1914年任汉口俄商巴公洋行华籍经理,做地产交易。终因无法与洋人抗衡,吃了几场官司而破产。

孙惠卿先生32岁的时候,他4岁的独生子颈部两侧患淋巴肿大、流脓,中医诊断为"瘰疬病",俗称"瘰子颈"。他将孩子送到汉口英国人办的普爱医院诊治,半年以后不幸夭折。中年丧子,使他痛苦沉思。他想到穷人的孩子如果患了"瘰子颈",岂不死得更快? 要是能发明一种新法治疗"瘰子颈"和多种疾病,那该多好! 从此,他阅读了大量中医典籍,并学习西医学。但终未摆脱丧子之痛和空寂苦闷。友人劝他从佛超脱,他也想得到一点精神慰藉。同年,他与志同道合者张吟秋、赵朴初等同拜弘一法师,到上海、庐山、杭州攻读佛学。回汉口后在黑泥湖修建"古德寺"。据他的弟子柏钟扩(也为养子、嫡传弟子)介绍,他研究佛学,一不相信"神"会带来美好的幸福,二不想归元"正果",去寻求极乐世界。孙惠卿先生说:"我用佛学的某些方法去研究医学。比如我用佛学中的'空'去排除自私和贪心;用'静'去荡涤杂念和干扰;用'入定'去磨炼意志,集中思维。"人们常见他正襟危坐,闭目冥想,宛如心明如镜的佛门居士不染尘埃,而他的灵魂却邀游于治病救人的杏林之中。

(二)致力医学独辟蹊径

1916年的汉口后湖,一片汪洋泽国,芦苇丛生,钉螺遍布,蚊蝇孳生,血吸虫病和疟疾猖獗。孙惠卿先生等办华商跑马场时,曾在这里监督驯马,与这里的渔民、菜农、小贩结下了不解之缘。他习惯在这里踱步、观察。孙惠卿先生通过观察三件事使他悟出了治病的道理。其一,有位农民患疟疾,人们认为这是"鬼"附人体作怪,于是把患者捆起来,另一人着彩衣,涂花脸,用柳条抽打病人,直到打得病人大汗淋漓。经过这样几次"祛邪治疗",也常有人无药而愈。其二,八月的江城,骄阳使大地变成十足的火炉。有人昏倒在地,人们用铜钱蘸水或油,刮病人的颈、背、胸、腹部,或屈指拧病人的颈部、鼻梁,直至皮肤显出紫色斑迹,结果也治疗了初发的急腹症。更使他惊异而又受启发的第三件事是:有人昏倒路旁,人们用碎石片刺破病人的皮肤,然后拔上火罐,也能缓解或治疗疾病。

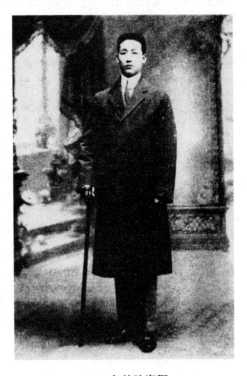

1919年的孙惠卿

孙惠卿先生把上述三种疗法加以比较并联系起来研究,经过三年多的推敲、琢磨,终于找出了本质的东西。他说:"这三种方法都属于同一类型,它们都是伤皮不伤肉的治疗方法,都是用不同的工具刺激皮肤,产生暂时的疼痛来治疗疾病的。"但这三种疗法原始,粗野,有得有失。如何去粗求精,去野求雅呢?孙惠卿先生观察到竹木匠做工时,不慎将竹木纤维刺入皮肤后发生持续、尖锐的刺痛,拔除异物立即缓解。于是与上述三种疗法一起研究,发现用多针刺激皮肤、入针瞬息,痛感甚微。其优点比抽打、刮痧、砭石有过之而无不及。于是,他从民间的刮痧、用柳条抽打疟疾病人身体等治病方法中得到启示,意识到针刺体表可以治病,乃潜心钻研设计,用钢针或缝衣针5~7枚,聚捆成柱形,使针尖齐平,将针柄固定于筷状有弹性竹竿一端,命名为"保健针",用以弹刺叩击体表治病颇效。这也是近代梅花针的雏形。

1919年初,孙惠卿先生开始用自己设计的保健针治疗第一个疟疾病人,这无疑是吸引人的。接着又治好了倒在马路上中暑和患绞肠痧的人力车夫。这给先生极大鼓舞,他决心披荆斩棘,开拓前进。此后,他做了许多简单的重复,继续钻研中西医理论,从事物洞察出它们的内部联系,从实践中去寻求科学的医理。起初梅花针(保健针)只是单纯治疗淋巴结核病,以后治疗范围逐步扩大到风湿性关节炎、神经官能症、急慢性肠胃炎、神经性皮炎、面部神经麻痹及哮喘等疾病,他先后在汉口汉润里、长清里设寓应诊。

1923 年,孙惠卿先生 40 岁时,突然受到病魔袭击,他精神困倦、四肢乏力。清晨,他掀开被垫一看,床板上印着人体的湿印。几个月后,他中风偏瘫,生活不能自理。他告诉妻子,用自己创造的保健针按他的医嘱治病。经过 1 年多的治疗,先生的病慢慢地痊愈了,没有留下后遗症。矢志不渝的追求和以血肉之躯为代价的探索,使先生欣喜若狂,他深信自己创造的疗法不仅可以医治中风、偏瘫,而且还能为国民解除多种疾苦。从此,他开始了治病救人生涯。

抗日战争爆发,祖国蒙难,孙惠卿先生弃家明志。凭着佛门居士的渊源,入汉阳归元寺。他入佛门,一不参拜花瓣重迭的莲座,二不徜徉于青枝绿叶的菩提,而是串走于大街小巷,奔波在茅舍田间,施诊于穷苦病人,积累了丰富的临床经验。治疗的病种有小儿昏迷、遗精、风湿病、关节炎、跌打损伤、月经不调、神经官能症等 30 多个。抗战胜利后,孙惠卿先生搬到汉润里,重操旧业。

1947 年农历大年初二,一位 30 多岁的中年男子抱着 1 岁多的小孩去汉口天主堂医院看病。医生讲:"孩子已死,不需治了。"这人抱着孩子走到中山大道号啕大哭,一时围观者众,大家寄予无限同情,而又爱莫能助。其中一位好心人告诉他:"你赶快到汉润里找孙医生,说不定他有办法。"按照孙家习惯,每年过了正月十五才对外应诊。这男子不懂孙家规矩,一进屋就将孩子放在桌上,掀开被单,孩子面色苍白,低头垂目,纹丝不动,真像死了一样。这件事使孙老夫人非常不安,责怪他不该在大年初二把"死伢"放在桌上。"救人一命,胜造七级浮屠"。孙惠卿先生向夫人作了一个息怒的暗示,凑近患儿身边,从头到脚,看了又看,摸了又摸,立即判断:"孩子是假死。"并恳切安慰那人:"孩子只要有一线希望,我会全力帮助。"随即用保健针对孩子的小手扣扎,接着又扎了背脊。几分钟后,孩子的睫毛微动。又重复扎了一次,一滴泪珠从小孩眼缝里慢慢地流出来。孩子苏醒了,年轻人破涕为笑。孙惠卿先生起死回生的故事广泛传开,从城市到农村求医者络绎不绝。

(三) 创"刺激神经疗法"奉召进京

1947 年,他把"保健针"的外刺疗法改名为"刺激神经疗法"。并撰著了《刺激神经疗法概要》的论文。1949 年,武汉解放,解放军一位师长和随行人员到孙的医寓看病。原来华清街、铁路外的"小商、小贩"以及收破铜烂铁的人,有病就找孙惠卿先生免费治疗,这些人中有的是解放军的侦察人员和党的地下工作者。一周以后,林彪、刘伯承也到他的医寓治病。一个月后,解放军陆军总医院聘先生为顾问,从此门庭若市。先生为广大军民服务的同时还为慕名来学习的医生传播医术。"刺激神经疗法"也因此而受到重视,武汉医学院一附院组织师生成立专门研究小组整理继承他的学术经验,并协助编写出版了学术专著《刺激神经疗法》。

1953 年初,中央卫生部针灸实验研究所派李静之等三位医生到孙惠卿先生诊所学习刺激神经疗法。5 月 21 日致函先生:"……已将先生之疗法、诊断法作了报告,引起普遍注意,我们都庆幸中国有您这样的巨匠。"同年 6 月 11 日,中南军政委员会卫生部特邀孙惠卿先生出席中南区第一届中医工作会议。先生宣读了《刺激神经疗法》的论文,受到与会者的赞扬。

1954 年春,孙惠卿先生当选为武汉市第一届人民代表大会代表、市政协委员。同年先生接到中央卫生部给他的信,奉召调中国中医研究院针刺疗法研究所工作。经中央卫生部考核,以功效卓著聘为顾问,并决定在中央直属第四人民医院专设"孙惠卿刺激神经疗法诊疗所"。1956 年任中医研究院一级教授。先生在为广大病员服务和向各地派来的医生传播技术的同时,还担负着党和国家领导人及苏联专家的保健工作。李先念、叶剑英等老一代革命家和文学艺术界著名人士老舍、曹禺、夏衍、梅兰芳等曾是他的病人。班禅大师还赠先生铜质佛像,以赞扬他慈悲为怀,普济众生。患高血压的一位苏联专家谢·斯·吉谢辽夫给先生的信中说:"您的光荣形象——孜孜不倦的科学工作者的形象,伟大的中国人民的爱国的乐观的儿子的形象,将永远铭刻在我的心里。"

1956 年,"孙惠卿刺激神经疗法诊疗所"被合并到中央卫生部中医研究院,改名为"刺激神经疗法诊疗所"。同年 7 月,他的学生、北京军区医院理疗科主任郭万学和《人民日报》记者艾长青先后在俄文《友好报》上介绍孙惠卿先生创造的疗法,引起中苏读者广泛兴趣,纷纷要求推广这个疗法。此事引起人民日报社社长邓拓的关注。1958 年 3 月 7 日,《人民日报》以《介绍孙惠卿的刺激神经疗法》为题,详细报道了这个疗法的理论和疗效的效率,并发了编者按。

1968 年 12 月 4 日,孙惠卿先生这位有口皆碑的一代医学专家与世长辞,享年 85 岁。

孙惠卿先生运用这套理论、疗法,诊断治疗了许多疑难病症。他不仅成为远近驰名为人称道的良医,而且在他逝世 20 年后的 1988 年 7 月由上海辞书出版社出版的《中医人物词典》里,记载了祖国从春秋战国时代到当代数以千计的医家,先生名列其中。该书对他创立的学说、疗法、著作以及培育学生等作了记载。无独有偶,最近武汉出版的一本近百年《武汉人物选》,对孙惠卿先生的创建、成就立传面世。由此可见其学说、疗法的深远影响。其弟子柏钟扩(也为养子、嫡传弟子)、肖爱成、郭万学、钟梅泉、陈杰、冯幼启等也都成为了颇有建树的医学工作者。

二、学 术 思 想

(一) 独创"刺激神经疗法"

孙惠卿先生"刺激神经疗法"由三部分组成:

1. 保健针的发明 古人用五根针来针刺治病,其布针形状及针刺后皮肤泛起的红晕都酷似梅花,故而得名"梅花针"。孙惠卿先生从民间的刮痧、用柳条抽打疟疾病人身体等治病方法中得到启示,意识到针刺体表可以治病,乃潜心钻研设计,用钢针或缝衣针 5~7 枚,聚捆成柱形,使针尖齐平,将针柄固定于筷状有弹性竹竿一端,命名为"保健针",用以弹刺叩击体表治病颇效。这也是近代梅花针的雏形,是先生发明"刺激神经疗法"的第一组成部分。

先生的保健针多以七根针捆成一束,其与皮肤的接触面积适中,刺激深度较浅,与皮肤接触时间可以更短(适合"弹刺"的要求),患者疼痛小,乐于接受,而且疗效更高,因而不用五根针而用七根针一束,称做"七星针"。先生和他的一部分学生在治疗理论上曾参考了巴甫洛夫学说,运用神经学中"反射"的观点来解释它的治疗原理获得成功,故而在一段时间中先生曾把这种疗法定名为"刺激神经疗法"。因这种疗法不但对疾病有治疗作用,而且对人体健康有很好的保健作用。在此期间先生的一些学生认为,这种针主要是通过刺激皮肤来治病,故曾主张把它称做"皮肤针";又因这种针对小儿疾病有很好的疗效,故有些人又称它为"小儿针";还有一些人曾依照它的束捆针形称它做"丛针";依照它的针刺方式称做"雀啄七星针"。先生的另一些学生还曾对这种疗法的针具做过多种探索性改革,其做成刷帚样的称做"刷帚式七星针";做成莲蓬样的称做"莲蓬针";做成套管式的称做"套管式七星针";以五根针为一束的称做"五星针";以十八根针为一束的称做"罗汉针"等。

孙惠卿先生的嫡孙孙忠仁大夫生前认为,先生发明的这一疗法仍属中国传统针法中的一种,它与中国古代梅花针有着千丝万缕的联系,无论从针形还是从针刺后皮肤泛起的红晕形状上都颇似梅花,且中国百姓中普遍知道的名称也是"梅花针",故而主张仍然沿用"梅花针"这一名称。他的这一主张最后终于被普遍采纳,目前中医界对先生疗法公认的名称就是"梅花针"。

2. **孙氏诊察法**　孙惠卿先生一生在皮肤上做学问,经过长时间的临床实践。创造了皮肤和内脏的相互关联的学说,他说:"人体的一切器官和组织都是在中枢神经系统的领导指挥下发挥其功能并保持其平衡性,神经中枢的功能发生任何紊乱,都会引起所支配的部位出现病变造成疾病。因而我的保健针在治疗疾病时,首先是调整机体的平衡,同时照顾局部,而不仅仅头痛医头,脚痛医脚,整体加强了局部的疾病也就自然缓解"。他又说:"对健康人,各种年龄、不同性别和患有不同疾病的人皮肤进行观察,发现人体表面的许多变化与疾病有关,经过我长期的摸索、实践,总结出:皮下结节、泡状软块、索状物、变形改变在特定的部位出现时,可以作为病变器官的阳性体征,依据它的存在就可以诊断患者疾病所在。"这就是先生发明的"刺激神经疗法"中的诊断疾病方法,后人称它为"孙氏诊察法",这是该疗法的第二个组成部分。

3. **"刺激部位和刺激手法"**　刺激神经疗法的第三个组成部分是:"刺激部位和刺激手法"。孙惠卿先生写道:"用弹刺的手法刺激人体痛觉感受器(即游离性神经末梢),便产生冲动(生物电)使人体有瞬时的疼痛感觉,这种冲动通过神经系统的周缘部传入中枢部,经过中枢神经的整合,产生调节信息,能反射地影响机体的各个器官的活动:刺激身体不同部位的皮肤,将会导致同一器官的不同变化,这种变化如果是使此器官活动加强,谓之兴奋,使之活动减弱,谓之抑制。在机体处于正常生理活动情况下,每一器官都具有不同程的这两种过程,而这两个过程的运动是相互协调的,只有在生病的情况下,器官活动才处于紊乱状态,如果用外力去消除这种紊乱,使它恢复平衡,疾病就会痊愈。在对各种疾病的治疗过程中,依据临床观察,脑神经、脊神经之颈神经和骶神经所分布的皮肤区域,在接受刺激后能够产生副交感神经效应;而脊神经之胸神经、腰神经所分布的皮肤区域接受刺激后,能够产生交感神经效应。当刺激的强度增大、频度增加的情况下,以及人体的功能状态改变时,刺激上述部位可能产生相反效应"。孙惠卿先生从临床实践中得出,用保健针刺激支配皮肤感受的体躯神经末梢,能够产生植物性神经效应,可以用这种物理能量去调节交感神经和副交感神经的平衡,这种调节是通过中枢神经发出的指挥信息实现的,这就是先生的"皮肤和内脏相关联,体躯神经和植物神经相关联的学说"。也是"刺激神经疗法"获得疗效的理论基础。

1960年柏钟扩根据北京医学院、武汉医学院、湖北医学院。武汉市第二医院、武汉市结核病医院用"刺激神经疗法"治疗154种疾病60天,发表的治疗效果报告资料统计分析总计3 241人病例,效果如下:

经临床实践,用"刺激神经疗法"治疗各种疾病60天,有效病种如下:

(1)感冒;(2)气管炎;(3)哮喘病;(4)百日咳;(5)盗汗;(6)咽炎;(7)喉炎;(8)声带小结;(9)声带息肉;(10)神经性发声障碍;(11)喉返神经麻痹;(12)肺结核病;(13)支气管扩张病;(14)鼻炎;(15)鼻窦炎;(16)副鼻窦炎;(17)嗅神经麻痹;(18)口腔炎;(19)牙龈炎;(20)口腔溃疡;(21)牙痛;(22)中耳炎;(23)神经性耳聋;(24)视神经炎;(25)角膜炎;(26)结膜炎;(27)虹膜炎;(28)青光眼;(29)麦粒肿;(30)视网膜剥离;(31)眼肌麻痹;(32)视力疲劳;(33)真假近视;(34)癔性失明;(35)过敏性眼炎;(36)颈椎病;(37)腰椎病;(38)输精管结扎后遗症;(39)术后伤口不愈合;(40)淋巴腺炎;(41)淋巴腺结核病;(42)术后尿潴留;(43)甲状腺瘤;(44)荨麻疹;(45)皮肤湿疹;(46)神经性皮炎;(47)冻伤;(48)脂肪瘤;(49)暗疮;(50)面部色素斑;(51)食道炎;(52)食道溃疡;(53)胃炎;(54)贲门痉挛;(55)胃十二指肠溃疡;(56)急性肠炎;(57)慢性肠炎;(58)结肠炎;(59)肠粘连;(60)痢疾;(61)药物中毒;(62)脾肿大;(63)肝炎;(64)肝硬化;(65)脂肪肝;(66)胆囊炎;(67)呃逆;(68)慢性阑尾炎;(69)高血压病;(70)低血压;(71)心律不齐;(72)心绞痛;(73)各种头痛;(74)栓塞性静脉炎;(75)眩晕综合症;(76)脑动脉硬化;(77)脑血栓;(78)红斑结节;(79)瘫痪;(80)睾丸炎;(81)附睾结核;(82)尿道炎;(83)输尿管炎;(84)肾盂炎;(85)前列腺炎;(86)尿闭;(87)夜尿症;(88)肾绞痛;(89)阳萎;(90)遗精;(91)早泄;(92)膀胱炎;(93)男性不育症;(94)不孕症;(95)月经不调;(96)闭经;(97)痛经;(98)子宫功能性出血;(99)子宫脱垂;(100)子宫肌瘤;(101)盆腔炎;(102)输卵管炎(103)乳腺炎;(104)慢性乳腺病;(105)产后缺乳;(106)更年期综合症;(107)胎位不正;(108)小儿消化不良;(109)大脑炎后遗症;(110)脑膜炎后遗症;(111)小儿麻痹症后遗症;(112)小儿夜啼症;(113)小儿大脑发育不全;(114)小儿不明原因发烧;(115)小儿产后伤;(116)小儿遗尿症;(117)腮腺炎;(118)甲状腺功能亢进;(119)甲状腺功能减退;(120)糖尿病;(121)痛风症;(122)关节炎;(123)肌炎;(124)类风湿关节炎;(125)急慢性扭伤;(126)闭合性挫伤;(127)椎间盘脱出症;(128)腱鞘炎;(129)丹毒;(130)骨折后遗症;(131)腱鞘囊肿;(132)一氧化碳中毒;(133)网球肘;(134)外伤出血后贫血;(135)颅脑损伤后遗症;(136)各种神经痛;(137)神经衰弱;(138)植物神经功能紊乱;(139)癫痫病;(140)癔病;(141)面神经麻痹;(142)巴金森氏病;(143)神经炎;(144)末梢神经炎;(145)神经性呕吐;(146)神经性尿频;(147)神经外伤后各种瘫痪;(148)神经手术后遗症;(149)语言障碍;(150)思维障碍;(151)各种昏迷;(152)脊髓休克;(153)带状疱疹。(注:病名遵从原文献记载,为保存文献原貌未予修改)

用"刺激神经疗法"治疗无效病种为视神经萎缩、脊髓空洞症。

总之,孙氏独创的"刺激神经疗法",虽然他认为"不包括在针灸学范围内",但事实上梅花针疗法已作为学科分支之一而被载入高校针灸学教材之内。20世纪50年代初,孙氏师生受巴甫洛夫学说影响,试图以现代医学神经反射观点来诠释其疗法的作用机理,认为"保健针"刺激皮肤感受器(即游离神经末梢)使之产生冲动,再通过神经传入中枢而起调节作用,反射地影响各器官活动而引起活动加强(兴奋)或减弱(抑制),使已经紊乱的兴奋抑制活动获得平衡,从而治愈疾病。

(二)基于临床实践,对"刺激部位"全新认识

孙氏的刺激部位学说,完全有别于传统经穴的独特理论,《刺激神经疗法》全书未涉及任何经穴名词,其部位、分布、刺激具体处所见下表。

刺激神经疗法刺激部位举例

部位	分部	具体刺激部位说明
头部	前额部	以正中线为中心,各向两外侧刺激3~4行
	颞部	以耳之前上方为中心,呈放散状向前、上、后方刺激4~5行(或以相反方向刺激亦可)
	头顶部	以正中线为中心,向枕部或向两颞侧方向刺激若干行
	枕部	从上向下,向颈部方向刺激若干行
	面部	沿眉弓部、上眼睑、下眼睑呈环状方向各刺激2~3行 颧弓下缘部:呈弧形从内向外各刺激3~4行(以眶下孔为重点) 下颌部:从耳垂前方向颏部方向各刺激3~4行(以颏孔为重点) 鼻背部:从上向下(即由内背向下至鼻翼)各刺激2~3行 上唇部:以正中线为中心向两外侧方向刺激3行 耳部:在外耳周围呈环行刺激2~3行,外耳道刺激9~10针,耳后之乳突部刺9~10针,耳甲刺9~10针
颈部	颈前部	以正中线为中心,从下颌骨体向下至胸锁关节之上方(即喉部两侧)从上向下各刺激3~4行
	颈外侧部	起自乳突,从上向下至锁骨内侧三分之一处刺激3行,颌下三角部(下颌骨之内侧缘)可刺2行
	颈后部	起自枕部下缘向下至第1胸椎,由上向下沿脊柱两侧刺激3~4行,或由左向右(由右向左)横刺激若干行亦可
躯干部	前面观	锁骨上下部:从内向外刺激2行
		胸廓之肋间部:从内向外每肋间隙刺激1~2行
		腹部:起自剑突与肋弓下缘刺至两髂前上棘之连线上,从上向下可刺激8~9行,有时加以横刺4~5行
	后面观	起自第1胸椎水平向下至尾椎,沿棘突之两侧约3cm区域,从上向下可刺激3~4行,或于每两棘突间加以横刺1行
		起自第11胸椎水平,向下至髂嵴上方之腰部两侧,从上向下可刺激4~5行
		肛门之后上方可环行刺激2~3行
四肢部	上肢	前部:起自肩关节的前缘向下经肘窝至腕关节的前缘刺激2~3行
		后部:起自肩关节的后缘向下至腕关节后方,刺激3行
		肩关节:沿其周围由上向下刺激若干行
		肘关节:其前缘于肘窝横刺2行,其后于鹰嘴(即肘关节后面)周围呈环形刺激2~3行
		手掌侧面:起自腕关节沿手掌侧每一骨间隙向下刺1行,沿每指之两侧缘到达指端给予刺激1行
		手背侧面:起自腕关节沿手背侧骨间隙向下刺1行,并沿每指之两侧缘给予刺激

续表

部位	分部	具体刺激部位说明
四肢部	下肢	前部:起自腹股沟向下经大腿骨前,跨髋骨再经胫骨前嵴稍外侧向下,经踝关节的前方沿足背部骨间隙至趾,再沿趾之两侧缘至趾端,进行刺激
		后部:起自骶髂关节之下方,沿臀部向下经大腿之后部,继向下经腘窝、小腿后部至跟骨部,作 3 行刺激
		外侧部:起自膝关节之外侧(腓骨小头之下方)向下沿小腿,外侧面至外踝上方,作 3 行刺激
		内侧部:起自外阴部之外下方(相当于内收大、小肌处)向下经大腿内缘跨膝关节之内侧,小腿之内侧缘至内踝,作 3 行刺激
		髋关节:沿大转子周围环绕刺激 2~3 行
		膝关节:沿髌骨周围环绕刺激 3 行
		踝关节:沿内踝和外踝环绕刺激 2~3 行

以上各部位均以局部与周围疾患为主,仅少数如聋哑选胸腰部、传染性肝炎加肩部等。

他还归纳了选取刺激部位的基本原则,如"整体治疗原则",即全面刺激,同时多刺和重刺某些部位以解除全身性疾病;"调整治疗原则",即在整体治疗原则之下,分析调整刺激部位;在特殊组织变异部位给予刺激,如在有结节、障碍物、条索状物、变形性改变和有异常感觉处给予刺激等,颇有临床意义。另一方面,孙惠卿先生强调在"同一种疾病处于不同阶段有不同的并发症或合并症时,刺激部位是不同的",应该"依据疾病发展过程、不同的临床症状和生理病理改变,选择适当的部位给予刺激",因此"选择刺激部位的灵活性"比较大。

(三) 独创梅花针的"诊察法"

梅花针也是一门系统医学,也有其独特的诊察法,那就是孙惠卿先生发明创造的孙氏诊察法。先生诊察法的诊察部位是全身性的,但最具特色的是其脊柱两侧的诊察方法。脊柱诊察法在他的"孙氏诊察法"中占有特别重要的地位。诊察中,他让患者采取横肱俯伏坐姿,即头稍向下低,背成弓形,裸露出背部至臀部。在采用敲、扣、推、压、捏等手法,诊察脊柱及两侧直至全身。

1. 敲、听法　医生以食、中、无名三指弯曲并拢,从颈、胸椎两侧到腰、骶椎两侧用腕力弹敲,若敲出"空音(声音清脆,易向周围传导)""呆痹音(声音低沉,不易传导)""不对称异常音"便是病变器官在脊柱两侧的反应部位,认为此处乃"病变反射部位"。如出现不空不呆音,则属正常。

2. 扣法

(1) 扣脉:除中医传统的切脉内容外,两侧颈动脉的扣诊是其特点,主要用来诊断胸腔脏器的疾患。如:"涩滞"脉象可能是"胸痹"病;"革牢"脉象可能是"肺胀"病等。

(2) 扣皮肤:医生用全手掌扣摸全身皮肤,特别是腰、背部皮肤。主要观察皮肤的颜色、光洁度、温度和湿度。若出现异常现象,不但可以诊断皮肤的局部病变,还可以运用投射区域的理论诊断内脏器官的病变。

3. 推、摸法 推法即用拇指压棘突两侧或其他部位,由尾椎到颈椎再到枕外隆突从下向上滑动,如发现有障碍物,结节,条索状物,泡状软块,棘突之隆起、凹陷、歪斜或两棘突、椎体之间距离的改变,认为即"病变反射区",此法在全身其他部位均可应用。如:胸椎1~5两侧可以诊断心、肺病变;9~10两侧可以诊断肝、胆病变;腰椎两侧可以诊断肾脏病变等。摸法,乃用手摸皮肤是否滑润或粗糙,患呼吸系统或消化系统疾病或肾病,常明显粗糙,另外全身营养、生活环境改变及冬季也往往粗糙。还有皮温,如躯干背部"外凉里热"是风湿病,"局部发热"是局部炎症表现,"全身发热"乃全身反应;脊柱两侧某局部温度改变应考虑为某内脏病变反射区。

4. 捏、压法 捏诊全身皆可运用,即医生用拇指与食指捏身体各处,特别是柔软处、关节周围,如捏腹、腰、颈、肩、四肢、眶等处,可察知皮肤、肌肉、肌腱神经张力是否改变。用以观察皮肤、肌肉的紧张度,有无肿块、结节、条索等阳性物以及患者有无异常酸、痛、麻、木的感觉,从而推断或局部或内脏的病变性质及病变范围。如:耳窝部捏出泡状物或硬结节可以考虑肝脏器质性病变;腰肌不对称条索状物结合外伤史可以推断肾脏疾患或腰肌劳损病等。

压诊亦全身皆可应用,若在脊柱两旁则通常与推法联合使用。压法主要是根据患者被压后的感觉来判定病变部位、病变性质及病情转归。如某器官功能改变,可出现"发酸"感,是病初反应;如出现"酸、痛"则说明病有发展;"麻和木"乃疾病严重阶段。由酸向痛、麻、木发展提示病情加重,称为"逆";由木向麻、痛、酸发展提示病情好转,称为"顺"。按压时主要用拇指,必要时也可用食、中、无名三指。也可以用此方法判断给予治疗后疾病是否好转。

(四) 进一步说明"弹刺"的"强度、频度与种类"

孙惠卿先生的针刺手法主要是弹刺。其手法能应随皮肤的反作用力,有抑扬顿挫的轻重节奏,利用腕力和冲力垂直地刺激皮肤或黏膜,不但平、稳、准,且瞬弹而灵巧。并且,因保健针杆本身有弹性,皮肤亦有弹性,手持针柄叩打皮肤,针尖在皮肤上停留时间非常短暂,刺后即弹起,故称"弹刺"。

强度有轻、重两种,以弹刺时手腕用力大小区分,可以灵活运用,并且强调在某一个特定区域内各针刺强度应该大致相同,刺激力量也应当十分均匀,不要忽重忽轻。轻刺一般用于前额、眉弓、眼眶、颧、耳周,小儿体弱或第一次诊治患者,头面部用中等重度或轻刺。至于重刺,又分中等重和重刺两种,如荨麻疹、神经性皮炎用中重刺,内脏病引起的剧烈头痛等用重刺。频度亦分快、慢两种,最快速度为每秒钟叩刺两针(次),最慢者速度为1.5秒叩打一针(次)。面部、小儿、体弱或反应较快患者用慢刺。

刺激种类有"一般刺""多刺""少刺""不刺"四种,按一般部位给予刺激称"一般刺";在通常刺激部位外加刺或重点刺某处,称"多刺";刺虽少而作用大,称"少刺";某些部位忌针则是"不刺"。例如胃十二指肠溃疡刺胸腰脊柱侧,为"一般刺";但必要时重点刺胸5~8椎旁为"多刺";如患者又有习惯性便秘则不应刺腰而改刺骶部为"少刺";如患者系孕妇,则刺腰不宜为"不刺"(见下表)。

刺激神经疗法治疗疾病举例

疾病类别		疾病名称	刺激部位选择	手法	注意事项
神经系统疾病		三叉神经痛、面神经痉挛	颈前、后部,骶部和疼痛之皮肤区域,重点刺激眉弓、眶下孔、颏孔相应之皮肤区域	中等重度或重度刺激	
内科疾病	呼吸系统疾病	急、慢性支气管炎	颈前、后和骶部、肩部,重点刺激胸骨柄之上方和颈5~7	中等重度刺激或重刺	
		支气管扩张	颈前、后和骶部、颈部之两外侧部	中等重度刺激	不能刺胸、腰部
		支气管哮喘	胸部、腰部、胸廓之肋间部、颈之外侧部,重点刺激胸3~5、胸10~腰1、锁骨之下缘	中等重度或重度刺激	
	肾脏和肾盂疾病	慢性肾炎、慢性肾盂肾炎	颈前、后部和骶部、耳甲、外耳道及耳后乳突部	中等重度刺激	
	消化系统疾病	食道炎,呃逆,急性肠炎,慢性胃炎,胃、十二指肠溃疡,腹泻,胃神经官能症等	胸部、腰部、腹部、颈部两外侧部、颌下三角部,重点刺激胸9~12	中等重度或重度刺激	
		过敏性结肠炎	腰部、骶部、腹股沟部	中等重度刺激	
外科疾病		丹毒、急性和慢性淋巴管炎、丝虫病	在急性或慢性过程中均刺激颈前、后部,骶部和患部	中等重度刺激	
		陈旧性骨折	刺激胸、腰部和局部		
妇科疾病		慢性输卵管炎及卵巢炎、慢性子宫内膜炎、痛经、经期紊乱	胸、腰、颈、骶、腹股沟部,重点刺激腰部	中等重度刺激	
		子宫功能性出血	颈部、骶部、腹股沟部	中等重度刺激	
皮肤科疾病		荨麻疹、湿疹、结节性红斑	胸、腰部,湿疹需重刺局部,荨麻疹加刺胸廓、腹部	中等重度刺激	荨麻疹不刺局部
儿科疾病		急、慢性支气管炎,腹胀,尿闭,急、慢性肾炎,百日咳	刺激颈、骶部,乳突、耳甲部		
		急、慢性菌痢,急、慢性腹泻,消化不良	刺激胸部、腰部、腹部、腹股沟部		
其他		静脉曲张	胸、腰、骶部和局部	中等重度刺激	

　　孙惠卿先生运用梅花针疗法治疗疾病的范围相当广泛。在现代针灸学中,梅花针疗法成为了非常重要的组成部分,据现代临床报道,梅花针在多种疾病中发挥了积极作用。其中

疗效显著的有内科疾病如哮喘、胃及十二指肠溃疡、高血压病、冠心病、甲亢、神经系统的许多疾患等;外科疾病如淋巴结炎、淋巴结核、腱鞘炎、某些手术后遗症、尿潴留等;儿科疾病如小儿麻痹后遗症、消化不良、遗尿症等;还应用于妇科的月经病、功能性子宫出血;五官科的鼻炎、神经性耳聋;皮肤科的脱发、神经性皮炎、多汗证、皮肤瘙痒症等疾病;运用于骨科疾病则可以促进骨折的愈合等。

孙惠卿先生的疗法与学说丰富和发展了针灸医学,至今仍在广泛应用。如王氏报道用梅花针叩刺治疗带状疱疹 520 例,愈 517 例,占 99.4%,其中治 2~3 次愈者 418 例,占 80.4%;治 4 次愈者 54 例,占 10.4%;治 8~15 次愈者 45 例,占 8.7%,其有效率甚高。并称还将此法用于治疗青光眼、斑秃、顽固性失眠、麦粒肿、强直性脊柱炎、阳痿、闭经、皮炎、皮神经炎等均有疗效。许氏治腱鞘囊肿,乔氏治疗结节性痒疹,均显示了优势,成为治疗皮肤疾病的首选疗法。

(五)常见疾病的诊疗

1. 胃及十二指肠溃疡

针刺部位:胸椎 5~10 两侧各重刺三行;剑突区由外向内围刺三圈;上腹部平脐水平向上轻刺 4~5 行;双肋缘下各轻刺两行。疗程:每日 1 次,最少要坚持一个疗程(21 天)。

2. 原发性癫痫

针刺部位:腰、骶、颈椎两侧由外向内各轻刺三行,再由内向外各重刺三行;双颌下各中刺两行;枕骨下缘重刺几针、放血。疗程:每日 1~2 次,一个疗程后改为每日 1 次或隔日 1 次 2~5 个疗程。中间休息两周再重新开始。总治疗时间最好坚持半年到 1 年。

3. 神经性皮炎

针刺部位:脊椎两侧各 3~4 行;若皮炎在上半身重刺颈椎 4- 胸椎 4,并中刺双侧乳突肌;若皮炎在下半身重刺腰、骶部;皮炎局部由外向内围刺几圈,手法视病情而定,要刺至出血为止。疗程:一般 12 个疗程。疗效较为巩固。

4. 喘息性支气管炎、支气管哮喘

针刺部位:脊椎两侧各轻刺三行,重刺颈椎 5~ 胸椎 5。视病情不同可加轻刺前后肋间、胸锁乳突肌及气管两侧、双颌下、乳突下、鼻翼部等。也可配合双尺泽穴、双足三里穴刺挤放血。疗程:发作期每日 2~3 次,缓解期每日 1 次或隔日 1 次。总疗程最好半年到 1 年,疗效方能巩固。

5. 高血压病色素变性合并视神经萎缩

针刺部位:颈部前后、眼区、耳甲、外耳道耳后之乳突部。对血压很高的患者(200~210/120~130mmHg 以上),应先轻刺骶部,休息数分钟后,再中度刺激颈后部,再休息后,重刺颈前部,中刺耳甲、耳后之乳突部,再轻刺头顶部。疗程:一般每日 1 次。如能坚持 3 个月至半年疗效较为巩固。

三、代表著作与论文述评

孙惠卿先生著有《刺激神经疗法》一书,于 1959 年由湖北人民出版社出版。是书对于先生三十余年以来应用神经刺激疗法诊疗疾病的临床经验进行了总结。主要介绍了孙老

所创的刺激神经疗法的基本治疗原则,并以具体疾病分类,说明了各种治疗有效疾病的具体治疗方法。并对这种疗法的概念、发展概况进行了系统介绍,同时,书中配有大量插图,用以说明其所使用的针具的制作方法和基本的操作规程。书末附有孙老应用此法的几篇临床资料。

孙惠卿先生是近代梅花针疗法的创始人。中国古代梅花针已经失传。先生受民间"刮痧"疗法和"柳条抽打疟疾病人"治病的启发,经苦心钻研,终于在19世纪初重新发明了梅花针的治疗工具和治疗方法,并同时发明了不同于任何诊断学的"孙氏诊察法"。他运用梅花针疗法治疗疾病的范围相当广泛。其中疗效显著的有内科、骨科、皮肤科等,对十近现代针灸学的理论和临床进行了有价值的发展和充实,他的学说和传人,至今仍在利用梅花针诊疗各种疾病,为人民健康做出了一定的贡献。

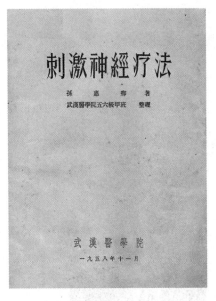

孙惠卿等人撰写的《刺激神经疗法》

参 考 文 献

[1] 孙霈. 孙惠卿与梅花针疗法[J]. 中国针灸,1997(3):155-158.

[2] 政协武汉市委员会文史学习委员会. 武汉文史资料文库第4辑:教育文化[M]. 武汉:武汉出版社,1999.

[3] 王琳. 梅花针叩刺治疗带状疱疹520例[J]. 中国针灸,1994,(增刊):218

[4] 许世萍. 梅花针为主治疗腱鞘囊肿30例[J]. 中国针灸,2003,23(5):305

[5] 魏稼,高希言. 各家针灸学说[M]. 中国中医药出版社,2007.

(整理:杜松;审订:孙霈)

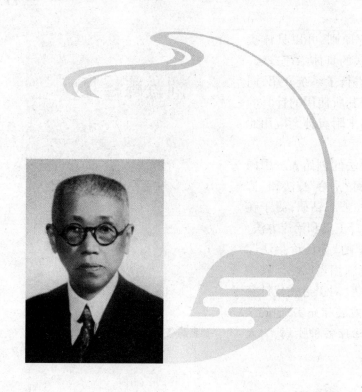

赵燏黄

一、生平传记

（一）国内学习阶段

中国生药学泰斗——赵燏黄先生，曾用名一黄，字午乔，号药农，又号老迟，又号高翁，室名去非，1883年（清光绪9年）2月27日（农历1月20日），生于江苏省常州市武进县一个殷实的商人家庭。6岁起在常州私塾读四书五经，学作八股和策论，其间曾赴考场应举。1900年曾到常州延陵书院山长刘申孙家教其孙读书。少年时期的教育，培养了赵燏黄钻研文史、吟诗填词的爱好。1904年，在上海实学通艺馆附设的理化传习所，跟随钟观光先生学习物理学和化学。1905年，又到沪江同里金松岑办的同川学校（同里资质学社）教理化。

（二）日本留学生涯

赵燏黄先生在理化传习所学习期间，了解了当时日本先进的科学技术，并跟随赴日学习的大潮，前往日本学习。1908—1912年，赵燏黄先生补为清廷江宁官费生，考入东京帝国大学药学科。先在生药学教室下山顺一郎博士指导下，攻读生药学。下山顺一郎是日本将中国传统本草学与近代生物科学结合的日本生药学权威。他的老师常用乾隆年间琉球人吴继志撰写的《质问本草》来授课，先生在日本遍寻不得，回国后在实学通艺馆找到此书，兴奋不已，全本照抄，并将书中插图临摹。学完生药后又在长井长义博士指导下，钻研药物化学。1908年秋，在东京神田区召开了中华药学会成立大会，会上通过了会则，公推王焕文为会长，伍晟为总干事,赵燏黄先生为书记,中国药学会从此诞生了。

1910 年秋,虽然身在异国,但赵燏黄先生仍关心祖国命运,黄花岗起义后,在孙中山先生革命思想影响下,留日学生中国革命情绪高涨,先生在伍晟和孙润奋介绍下,加入了同盟会,致力于推翻清廷的革命活动。

(三) 留学期间回国效力

武昌起义成功后,赴日学习尚未完成,1911 年回国任浙军(汤都督)卫生部药局主任。南京中华民国临时政府成立后,1912—1914 年,调任南京临时政府内务部卫生局科长,意气风发地投入工作。不久又随政府北迁,在北京任内务部佥事卫生司科长代理司长。袁世凯窃国后,国内革命面临危机时,再度赴日至帝大办理毕业手续,回国后不久,由于政府改组,御职出京,赋闲居沪。1915 春,应同学之邀,赴汉口歆生药房任药师,负责制剂。

(四) 任浙江公立医药专门学校教授

1915 年 8 月,在留日药友华棠吉的推荐下,浙江公立医药专门学校聘赵燏黄先生为药科教授,先后担任药用植物、生药、卫生化学三门课教授,并研究生药学。该医药专科学校为浙江大学医学院前身,是国人自办的第一所现代医学学校,先生根据此前管理药政的经验,力主药学不能从属于医学,应单独设科,先生对东西洋药充斥市场,国产药材遍地,却常被外人收购提炼返销中国的现象深恶痛绝,认为培养中国药学人才乃当务之急,为此他自编教材,夜以继日地工作,培养了一批人才,后来大都成为了一代栋梁。

他在教学期间,重视实地考察,在杭州期间,每逢春秋佳日,常请在杭州设摊出售药材的俚医为向导,率学生入西湖山地采药,还在校内开设药圃,实地培植观察。在杭任教至 1928 年,十余年教学生涯,对杭州有深厚感情,故以杭州为第二故乡。

(五) 在上海担任生药学教授

1929 年,通过杨杏佛介绍,赵燏黄先生到上海任国立(上海)中央研究院化学研究所专任研究员,研究中药生药和化学。

上海中央研究院当时是全国最高学术机构,在化学研究所下专设"国药研究室",研究员分为专任、兼任和通讯,赵燏黄先生担任的就是专任研究员。他提出一个以十年为期的研究国产药材的计划,要在生药学、化学、药理学基础上编写《实验新本草》,拟订了采集调查药用植物及药材的办法及第一集名单草案。虽然这个庞大计划未能完全实现,但还是完成了两集《实验新本草》,于 1931 年、1932 年先后出版,改名为《中国新本草图志》。蔡元培为之作序,称道此书"将一扫旧式本草之瑕点,而显其精华;且使读者对于新学说之成绩,一览了然"。特别是他与徐伯鋆教授合作,把在浙江医专所用教材编写为《现代本草生药学》,上册于 1933 年出版。蔡元培又为之作序,称道此书"一新二千年来吾国本草学之壁垒"。此书下册后由其学生叶三多教授完成。从此迄中华人民共和国成立初,一直成为我国药学院生药学的主要教材。先生重视青年培养,1932 年他的研究室招来一个初中生朱晟。他发现朱晟生活艰苦,然好学不倦,就派他到中法大学管光地教授处学制显微镜标本及照相,以后多年来成为他的助手。朱晟后来成为我国有名的中药材专家。

（六）在北平国立北平研究院生物（理）研究所从事生药研究

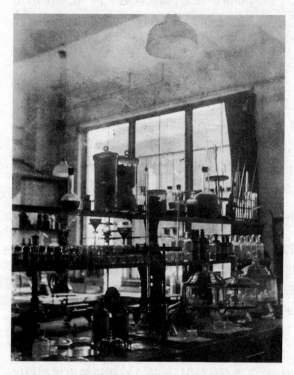

1933 年，赵燏黄在中央研究院三楼的生药研究室

1933 年杨杏佛被暗杀后，受北平研究院李石曾院长聘请，先生由上海到北平，任国立北平研究院生理学研究所研究员，从事中药的生药学研究工作。曾与钟观光及帮助工作的朱晟等赴祁州调查中药，采集标本和收集资料，次年再派朱晟赴祁州、禹州采集药用植物及生药标本，撰写研究报告。

在北平研究院期间，在生理学研究所所长经利彬的支持下赵燏黄先生下决心从调查北方药材开始继续他的研究工作，1935 年 12 月 14—23 日，他与 67 岁的钟观光带上钟补求、朱晟等 4 人亲赴河北药都安国采药。他参观了建于宋代的药王庙，采集了 230~240 种大药，120~130 种草药，用一辆汽车运回。他还指导朱晟到北平郊区和冀鲁鄂皖诸省调查药材，鉴别其原植物，以后写出了《祁州药志（附北平）第一集：菊科及川续断科之生药研究》一书，于 1936 年出版。还写了两集《本草药品实地之观察》。他十分强调要弄清药材原植物之形态。1935 年他在北平郊区采到五加皮。经鉴定这实际是"杠柳"的

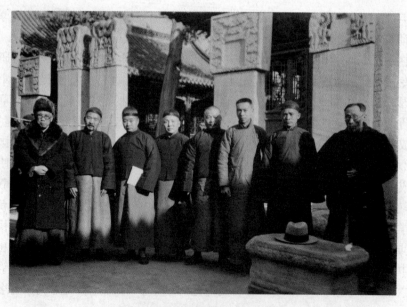

20 世纪 30 年代，中国药学会理事赵燏黄（左一）等参加祁州药市的开市仪式

根皮,含有毒性,决非历代本草所载五加皮。他提出市场所售五加皮酒实际均由"杠柳"根皮泡制,应该严禁。

在研究生药同时,他加紧收集历代本草善本,深入研究本草学。他发奋收集古代本草,深入研究,于1935年发表《历代本草沿革史论》。他认为本草药品名实不符,下决心要重新修订李时珍的《本草纲目》。他对人参类生药参证古今进行研究,为日本、前苏联学者称道。将生药学与本草学结合起来进行研究成为他一生学术研究的特色。

(七) 抗日战争时期,受聘于新亚药厂,并发起创立创设中药研究所

1937抗日战争开始,赵燏黄先生赋闲居北平,处境艰难,1938年,南下回家省母,随二弟赵汝调一起主持药厂工作,担任药厂汉药研究顾问。1940年,返回北京建立新亚药厂华北分厂,生产麻黄素,从1940—1945年,共提取麻黄素超过300kg,不仅满足内销,还有部分远销德国等地。由于战争,进口药品困难,南方药品也不易北运。先生建议华北分厂可以扩充生产麻黄素以外产品,总厂派杨福昌前来协助,药厂呈发展趋势。虽然药厂不断发展,但先生的兴趣一直在从事研究和教学上,这时原北大医学院由伪教育部接管后,院长鲍鉴清在1941年3月决心创立一个中药研究所,内设生药研究室。鲍鉴清聘请先生担任额外教授兼专任研究员,并有米景森、关克俭、张友楳、马世华等协助他工作,朱晟也来兼作研究生进修,因此先生的工作逐步由分厂转入北大。1943年药学系正式建立起,先生是生药学教授并仍在研究所兼任研究员。先生甚至把自己家中的参考书、药物标本、显微镜用的染色剂都拿出来一起使用。这是今日北大医学部药学院的最初基础。在困难条件下,他还与人合作发表了《蒙古本草之原植物》《蒙疆所产本草药材关于其原植物之考察》等学术著作。

抗战胜利后,北大由国民党派陈雪屏来接管。赵燏黄先生在接管前一度任药学系主任。医学院编为北平临时大学第六分班。这时医学院认为中药研究所只研究树皮草根而被取消,其背景是中国医药界长期存在的英美派与德日派矛盾。接管医学院的都是从协和医学院来的英美派人士,在1946年时先生与梁铎、鲍鉴清、林振纲、葛秉仁、王双元等均被排挤离开北医。

正值国民党接收了北平陆军医院,院长孙荫坤、医务长吕文若均为赵燏黄先生昔日学生,因此他与梁铎、鲍鉴清均转入陆军医院。赵燏黄挂名为药局主任,不大去上班。他在东黄城根自租房屋,成立"赵氏生药学化学研究所",继续进行学术研究。

(八) 中华人民共和国成立后,北京大学任教,成立中医研究院

黑暗是黎明的前奏。1949年1月31日北平和平解放,赵燏黄先生也迎来了新生。

华北军区这时派马丁来接收陆军医院,派李训为药局主任,赵燏黄先生改任药师。马丁很重视这位老专家。华北军区卫生部副部长殷希彭来院作报告时,殷希彭会见了先生,见到他的《祁州药志》,大为赞赏,两人亲切交谈。殷希彭认为新中国应大力开展中医药研究。先生趁机建言:北大医学院药学系中原有中药研究所,机构虽撤,一部分设备及人员还在,如能让他返校教授并研究生药学,实为平生最大愿望。6月9日,先生写了《研究中药之经历及今后继续研究未竟工作之愿望》的书面报告。8月,他获准在陆军医院辞职并回北大任教。先生这时已66岁,他欣欣鼓舞,回到他所渴望的教学研究岗位。他从自己的遭遇中提高了觉悟。后来他曾说:"我就渐渐觉悟了,非共产主义不能救中国,非毛主席领导我们改造思想,

学习马列主义,就不能救人民于水深火热之中。"

1950 年,赵燏黄先生在北医药学系附设专修科教授生药学。这年冬天,他左眼因青光眼失明,他靠右眼拟订教学大纲教改方案,编写《实用生药学》《生药学讲义》,1953 年又开《本草学》课程,真是废寝忘食,投入教学。他后来还向中央卫生会议提出由卫生部设立中药调查委员会编纂中药药典的提案,可惜未得应有重视。当时在一部分人中轻视中医中药的思想依然存在,引起了毛泽东主席的重视,毛主席在 1953 年批评了个别领导轻视歧视中医中药的现象。1954 年,党中央正式指示成立专门机构研究中医药。毛主席指示"罗致好的中医进行研究,派好的西医学习中医,共同参加研究工作"。

1951 年,中央卫生研究院成立中医药研究所,赵燏黄先生指导筹建中药研究室。《人民日报》于 1954 年 10 月 24 日、11 月 2 日两次发表社论,贯彻中央指示。在这一指示下,原中央卫生研究院下属的中医药研究所这时会同其他单位正式组成中医研究院,赵燏黄先生成为奉诏建院的第一批中药老专家,原中药研究室一起并入该院成为中药研究所,赵燏黄先生改任中药研究所研究员,他的工作重点转入该所,但仍在北医兼课,并举办各种讲座,传授知识。他评为第一批一级教授,又是国家药典编纂委员会委员,中国药学会理事。在研究、教学的同时,他总结毕生研究成果撰写《本草新诠》巨著:总论记述历代本草沿革,各论拟撰写数百种生药的研究结果。

他还在家中自辟药圃,观察药用植物生长,自费订阅各种专业杂志阅读。他的唯一休息就是观赏历年收藏的明清名人书画。他继续访求历代本草书籍。1950 年,书商王晋卿出示明抄宋本《履巉岩本草》,他爱不释手,但实因价高,无力自购,只好介绍由北京图书馆购藏,自写考释,并请人誊抄、摹绘插图一部,自存研究。1958 年他迁入新中街新居,目力更差,独居一室奋力撰写《本草新诠》。1960 年春因肺炎住院,出院后写作未停,7 月初饮食减少,足肿。8 日凌晨长女雪华按例省视,只见老先生已溘然长逝,书桌上还放着《本草新诠》手稿,他真正工作到最后一息,享年 77 岁,葬八宝山人民公墓。

赵燏黄先生生前遗言将全部收藏古籍本草图书 5 600 余册全部捐赠给中国中医研究院(书目在今中国中医科学院图书馆有记录),其中历代本草 80 余部近千册,仅明刻善本即有 400 余册,被誉为海内首屈一指之本草藏书室。历年购存的明清名人书画手札后在邓拓同志关怀下,也基本上全部捐赠给国家文物部门,数约几千件;个别流入市场的如清纳兰容若手札,有叶恭绰题跋,是应燏黄之请而写,后由夏衍以重金购藏,夏衍晚年又赠捐上海博物馆。也有少量为田家英购得,上有"药农珍藏""药农平生真赏"等印记,现归中国革命博物馆收藏。先生不仅是一代生药学、本草学大师,而且是大收藏家,为我国文化传承做出了杰出贡献。

二、学 术 思 想

(一) 他山之石,可以攻玉——中国生药学的先驱者和奠基人

我国具有悠久的药学发展史,早在春秋战国时期的《诗经》《山海经》等文史著作中便有大量药物的记载,现存最早的药学专著——成书于东汉的《神农本草经》系统地总结了秦汉以前的药学知识和用药经验,成为中国药学的开端。其后历代皆有不少本草著作诞生,将

中国药学不断推向新的高峰。然而我国的本草学发展更多注重临床功效,对于植物形态与药材性状的记载相对薄弱,明代晚期出现的本草史上第一部绘制药材图谱的著作《本草原始》可谓是我国生药学最早的专著了,然而此后的两三百年却再无新的发展。

同样是明末这个历史时期,与我国相邻的日本却及时的接受了"兰学"(从荷兰传入的西洋科技知识),并将动、植物分类学等知识应用于药学,逐步发展成了近代生药学,日本学者下山顺一郎于 1890 年便出版了第一部《生药学》。至此,这个曾经的学生成为了"老师",从前的"老师"开始向昔日的"学生"学习起来了。相较其他国家而言,我国的药学历史虽然悠久,历经两千多年传承不断,然而近代科技一直未能引入。

从 1896 年起,日本留学迎来了兴盛时期。1905 年,赵燏黄先生赴日本留学,考入东京帝国大学药学科深造,师从的正是日本生药学泰斗下山顺一郎。学成回国后,赵燏黄先生针对我国的有效生药,认为需要将近代的科学方法与中药相结合,以形成我国药物的研究方法。赵燏黄先生将近代生药学研究方法引入中国,从这点意义上,先生是第一位将日本研究生药的方法引入中国的学者。为开创我国的生药学奠定了基础。

回国后,赵燏黄先生应浙江省立医学专门学校校长韩士湀之聘,任该校药用植物学、生药学、卫生化学教授,13 年杭州任教为先生在生药学教学上积累了丰富的经验,1929 年,受蔡元培之聘,他到上海任中央研究院化学研究所国药研究室研究员,专门进行本草学和生药学的研究,同时兼任中法大学药学专修科生药学教授,在此期间和徐伯鋆教授在长期教学过程总结出的《生药学讲义》的基础上编著了《现代本草生药学》(上册),于民国二十二年(1933 年)出版,该书是中国第一部生药学教材,同时也是中国第一部收载有中药材的生药学教科书,具有鲜明的中国特色。以后由他的学生叶三多续编的《生药学》下册,也获得出版,这两本书从中华人民共和国成立前直到中华人民共和国成立初是我国药学院校生药学的主要教材和参考书。

正如该书凡例中所写:"各论分正文及附录为两项,正文中专载现今世界各国著名之生药,及公认为确有效用之国产药材,及可以代替外国产生药,曾经鉴定之品。附录中以采用国产药材为主体,准备供学者之参证研究,为后日实用之材料,旁及少数之国外产稀用生药,及一国药典中习惯上专用之生药,未能普及之品,总计五百五十余种。"可见在当时赵燏黄先生就明确提出了中国生药学除了学习世界各国确有疗效的生药外更应当注重国产药材,在各论的不同药用部位章节内于附录中收录了大量常用中药材,大多数记载有该药材的基原、性状、显微、成分及药理,少数中药材详细介绍其不同产地及其特点。开创了中国自己的生药学学科方向,蔡元培作序评此书"诚是一新二千年来吾国本草学之壁垒,而其对于医药界之贡献将未可限量。"药学界公认他是中国现代本草学和生药学的先驱者和奠基人。

这种思路得益于其早年从事卫生行政管理工作,他在 1912 年任南京临时政府内务部卫生局科长,政府迁北京后,又任内务部卫生司科长、代理司长,在此期间他看到中国药学事业十分落后,认为药品依赖进口,东西洋药充斥市场是中国人的耻辱;外国人采购中国廉价原料加以制造,又以高价畅销中国。中国每年进口的药品以千万元计,全国药物的耗费以亿元计,这是中华民国人超的一大漏卮;日本在第一次世界大战之后,鼓励研究中药,中药中的有效成分十之七八为日本人所发现,而中国药材,自己不知研究,徒供外国人作研究之材料,因此在编纂国人自己的生药学教材时尤为强调国产药材,这也为此后我国生药学指明了方向。"废止中医派"代表人物汪企张在序中赞到"吾医药界而有志于药物之研钻者,不可不先有现代生药之认识,明前人研究成绩之梗概,然后可确立今后进取之方针,本论实一航海之罗盘,午夜之明灯也"。

同时该书引用了大量中外文献,加入当时最新的研究成果,其在凡例中言道:"并将生药学上最新的研究方法,提纲挈领而叙述之",翻译了大量各国杂志上新发表的方法,如灰像鉴定法翻译自日本药学杂志 49 卷 573 号等,还引用了当时国内诸多研究成果,如引用中国科学杂志、中央研究院化学集刊、北平协和医学院药物学系论文等;纠正中药材基原谬误,"考订生药原植物之科名及学名而揭载之,力矫用和(日本)药之原植物学名,充用国药之谬误";还吸收了他的生药学研究成果,"并加入著者最近国药之研究数种……其间关于著者之研究心得加入之处甚多,尚希阅者不吝指疵为幸"。

当然限于当时科技发展水平、文献资料查阅以及编撰时间等因素,难免有不足之处,赵燏黄先生在凡例中也说到:"本书搜集之材料,力求详备,而预定出版之期间,甚为迫促(因供教材,限于一学年间编竣)以致编纂时,往往有失检点,错误矛盾,在所不免,加之排版时校对殊欠精详,鲁鱼亥豕,恐尚难免。还希阅者鉴原,参照各种附表为幸"。体现了一代大家谦虚之风范。

1953 年,楼之岑著《生药学》举赵氏《现代本草生药学》等为中国最早的生药学著作。1954 年,张昌绍在《现代中药研究》中尊称他是工作最久、贡献最大的生药学家和科学家。1957 年,徐国钧著《生药学》和 1960 年南京药学院药材教研组集体编撰的《药材学》推崇他为中国著名的生药学家和科学家。1962 年,日本大阪大学著名生药学家高桥真太郎访华时,得悉赵燏黄先生已于 2 年前作古,曾向东方合十遥拜。1976 年,那琦博士著《本草学》(台北)中多次尊称先生为中国生药学泰斗和本草学大师。

(二)正本清源,去伪存真——系统考证本草药品古今名实,研究中药混乱品种,开按自然分类系统整理本草研究中药之先河

中药同名异物和同物异名现象普遍存在,加之历代本草对于形态的描述大多较为简单,古代对于动植物的分类知识也不系统,各地习用情况也不尽相同,这就造成了中药材的品种存在混乱的情况,一药多基源现象较为普遍,因此需要收集各地药材实物,加以科学的分类鉴定,并结合历代本草记载于各地习惯,进行系统的考证与品种整理,以规范用药。然而在这项工作需要植物分类学的知识,有需要扎实的考证学功底,更加需要去各地采集实物标本,赵燏黄先生幼年习古文,具备深厚的古文基础,为其日后的考证工作提供了极大的便利,同时又曾随近代我国植物分类学的泰斗钟观光先生学习,为其在中药材基原鉴定上打下了基础,赴日本留学后随下山顺一郎学习近代生药学,又在显微等近代研究方法上提供了思路,先生将三者有机结合,最早在国内开展品种整理的工作,其所整理的菊科、川续断科药用植物实是开了我国近代按自然分类系统整理本草研究中药之先河。

早在 1923 年赵燏黄先生便发表《〈本草纲目〉今释》一文,以其多年之研究积累,考订31 种山草类药物的学名,记述其效用。他最早调查并鉴定了北京地区药用青蒿的原植物为"黄花蒿·臭蒿",并指出与《本草纲目》之黄花蒿为同物异名。他没有附和日本学者报告认为"《纲目》集解所述之青蒿与植物(邪蒿)颇合"的错误结论,明确指出青蒿就《本草纲目》的"黄花蒿·臭蒿"。对青蒿的植物来源,《中华人民共和国药典》1985 年版本才得到解决,而赵燏黄先生在那时就已经澄清了,值得一提的是屠呦呦从黄花蒿中分离得到了青蒿素,拯

救了无数疟疾患者的生命。

1928年，赵燏黄先生受上海国立中央研究院总干事杨杏佛之托，草拟了《国立中央研究院拟设中药研究所计划书》，阐明中药研究的学术意义与经济价值，以及当时国外研究中药的状况，首次提出了系统整理研究中药的构思，中药研究所应设：①考订部；②调查部；③栽培部；④鉴定部；⑤检明部；⑥试验部。1934年，先生应北平研究院院长李石曾之聘，转入北平继续工作。北平当时的研究院地处万牲园（今北京动物园）旁，当时人才济济：赵氏青年时代的老师钟观光已成为全国知名的植物分类学大师，还有钟补求（钟观光之子）、林镕、刘慎谔、吴征镒等许多植物学家，这也为他开展品种整理提供了强大的支持。

他在北平研究院制订了系统考证本草药品古今名实的计划，并从两方面进行工作：一方面是按植物分类学分科进行整理，如对菊科及川续断科药物50多种的整理，每科均按药用部分分为根、花、叶、草卉、果实等类；每药之下，先考察现代药材与历代本草记载是否相符，其次考察药材之原植物，以实地采集之完全标本，互相质对。

在生理学研究所所长经利彬的支持下，从调查北方药材开始开展系统的研究工作。1935年12月14日至23日，他与67岁的钟观光带上钟补求、朱晟等4人亲赴河北药都安国（祁州）采药。采集了230~240种大药、120~130种草药，用一辆汽车运回。

赵氏还指导朱晟到北平郊区和冀、鲁、鄂、皖诸省调查药材，鉴别其原植物，于1936年出版了《祁州药志》第一集：《菊科及川续断科之生药研究》一书，该书是中国按自然分类系统整理本草研究国药生药学的肇始，也是中国最早编著的地区药材志。

书中总论部分对祁州（今河北安国）的水陆交通及其地理位置做了介绍，对祁州药市的来历与药王庙之间的关系做了探讨，对庙中所立之碑文进行了分析，同时也介绍了祁州当时的各地药商帮。各论部分对菊科与川续断科常用药材进行了考订，订其植物基原，描述原植物形态、药材性状，并附有成分与功效，并做了系统检索表。书后还附有历代本草中有记载但在北方药市上未用的菊科药材，部分旁及日本朝鲜品种，可谓是"收罗殆尽"。

此外，还写了两集《本草药品实地之观察（华北之部）别集之一、别集之二》，是其对华北一带数省北药主产地进行实地调查整理的结果。书中言到："就华北一带药市及药肆之药材计八百余种，作初步之考察，约包括河北之祁州、北平、保定及河南之禹州、郑州、怀庆、百泉各地而言，并在察哈尔、河北、河南等数省之山地，如东陵、小五台山、百花山、高山等处，就北药之主产地，调查其原植物与供于药用之部分相互证明；其不能证明者，亦必参酌植物学家、本草学家曾经发表之言论，以备参考；无法证明者，暂付疑问，仅记药材之来路及其简明之性状，以候后日之研究。其有新知之成分及药理，亦附带记其大要（药典采用者则大半从略），藉观现代国药研究之一斑。"书中共收药136种，药图90余幅，图文并茂，是国内最早研究中药混乱品种的代表作。

书中对不少多基原或近缘种较多的复杂药材如山楂、沙苑子、苍白术、土茯苓、延胡索、白头翁等做了系统的品种整理，书中还对一些品种做了历代本草考证，如对沙参进行了极为详细的考订，对历代主流本草的药图所绘原植物做了细致的分析，同时结合各地实物标本，并在书中附了多幅本草及其原植物、药材图，确定了各地所用的沙参基原。正如书中所说"此就沙参之生药部分与类似品，辨别是非，虽不能确切不移，援为实据；然在本草家言论中，颇有见地之言，可供参证。兹将北方实地调查所得之沙参属与非沙参属之药材分别证明于后，无沙参名者另详"。此外当时就确定了北沙参的基原，"殊不知北沙参一种，虽有沙参之名,实非沙参属植物,其产于山东莱阳、海南与辽宁者,均称北沙参(产辽宁者又称辽沙参),是皆伞形科植物也。"是最早有关于沙参系统本草考证的文章,也是本草考证的典范。因此《本草药品实地之观察》两集,这是中国最早研究中药混乱品种的论著。

另一方面他还从同名异物或同物异名方面进行整理,如1935年,他在北平妙峰山与药农一起采到的五加皮,经过鉴定,并不是历代本草记载的五加科植物,而是萝摩科植物杠柳的根皮。后来发现南北药市均有用其以制五加皮酒者,他引用生理研究所的毒理研究报告,提出应当严禁以杠柳皮制造五加皮酒。

他总结近30年整理本草研究中药的经验,更深刻地认识到"药材的科学研究,鉴定为至难的第一个问题,只有药材的基本建立,进而进行化学及药理学的研究,则错误自少"。然而这并非易事,需要将文献与实地调查相结合,他在《本草药品实地之观察》一书绪言中对中国药材生药学的研究方法进行了很好的总结:"在科学上解决之问题,内容极复杂,研究整理殊为困难,初步观察,注意之范围如下:①本草药(官药)在文献上之检讨:国药之属于官药者,与列于古本草之药品,关系基切,其沿革变迁历史亦最久,宜与现行药材市场之实物参证而检讨之。②民间药(草药)之实地调查:民间药大抵属于草药,行于各地之惶医间者,在治疗上往往奏有奇效,就生药学之范围,实地调查而考察之。③国药之正名:药材之同名异物或异名同物者甚多,古今来聚讼纷纭,不可究诘,宜寻其头绪,治其紊乱,条分缕析而一之。④原植物之考察及证明(药材不限于植物,兹仅就其产于植物界者而言):所谓药材,非整个药用植物材料也,大抵仅截取医药上有效之一部分,即草、根、木、皮之类是也,检明其母体之来源,生药学研究之第一问题也。"

《祁州药志》第一集和两集《本草药品实地之观察》的撰著,在本草药品名实考证方面积累了丰富的经验。同时他通过大量调查研究积累的资料,应用现代科学方法考察本草药品的实际变迁,澄清同名异物或同物异名的混乱,为我国开展中药材品种整理奠定了基础。他还深感当时国内没有中药研究机构,孤军作战,苦无切磋之同志,获分工合作之效能。虽可借鉴日本研究和汉药的结果,但日本人研究的药物为日本的产品,或用日本产品充中药,其研究结果不符合中国实际。因此他得出结论:"研究国产生药,非国人莫属。"

1937年,南京国民政府教育部向全国学术机关征集学术研究问题的3年计划时,赵燏黄先生为北平研究院写了《研究本草与国药之方案及其实例》,方案之第一部分为"解决国药之生药学的基本问题及编纂中药典之预备方案",内容包括鉴定生药之原植物,现行药材与本草药品之互相证明,3年内继续完成《本草药品实地之观察》之撰著;征求中医习用之国药,实地试验,决择良否,预备编纂中药典;研究地道药材与植物地理之关系。第二部分为"国药之生药学的标准鉴定及中药典之标准试验",内容包括药材之外形、性状和内部构造的鉴定;粉末生药和灰像生药及偏光显微组织化学的研究;草、根、木、皮等生药学的系统检索法;中药典的标准试验项目等。其中生药学之研究以《祁州药志》第一集菊科与川续断科之生药研究为实例,按恩格勒分类系统,继续完成19集(3年内完成1、2集)。此方案提出不久,爆发了"七七"事变,因抗日战争爆发未能全部出版,殊为可惜。

(三)兼容并蓄,推陈出新——编写中国新本草

中国历代综合性本草首推《证类本草》,其后明代李时珍《本草纲目》为中国本草之顶峰,清代赵学敏《本草纲目拾遗》增补前人,洋洋洒洒,蔚为大观,然而随着时代的发展,动植

物分类学科的进步，历代本草粗略的描述已经难以适应新时期的需要，近代生药学从植物分类入手，结合组织构造、理化性质等综合方法，大大提高了药材鉴别的准确性，为安全用药提供了有利依据，在这种时代背景下，急需要将中国本草科学化，在继承传统用药经验的基础上，及时吸取近代生药学的先进研究方法，兼容并蓄地整理出中国的新本草。赵燏黄先生就是在这样的时代机遇下，深入思考比较中西方药学的研究方法，继承传统，用于创新，以明代伟大药学家李时珍《本草纲目》为蓝本，重新编撰新中国本草。

早在 1930 年，受蔡元培之聘，任中央研究院化学研究所国药研究室研究员时，赵燏黄先生就在中央研究院院务月报上发表了《研究国产药材计划方针》，拟定了一个以 10 年期计划，根据研究院当时的具体情况，建议设立理学部、化学部和药理部执行上述研究任务，规定各部近期实施之范围。同时，提出在生药学、化学、药理学研究的基础上编写《实验新本草》；主张荟萃学者，分工合作，系统研究中药，并拟订采集调查药用植物及药材办法和《实验新本草》第一集名单草案，征求国内外植物学家、本草学家意见。原计划用 10 年时间完成《本草纲目》中山草类 100 种药材的整理研究。实现这一宏伟的目标，当时的条件是不成熟的，主要是中药科学研究尚未形成队伍，客观条件也有许多困难。但他知难而上，在中央研究院工作 5 年间，完成了两集《实验新本草》的研究与编写工作，正式发表时改名为《中国新本草图志》。既继承了历代本草的传统，又吸收了现代科学的研究成果，是我国 20 世纪 30 年代整理研究本草的代表作。其中人参类的生药学研究，最早报道人参和西洋参树脂道有明显差别，参芦的草酸钙结晶较多，日本和前苏联生药学家曾先后引用。

他在《中国新本草图志》自序中系统梳理了我国历代本草，按照时间顺序将其归纳成若干阶段，在最后总结了邻邦日本在本草学方面的成就，书中提到："日本明治维新二百年以前（西历一千六百余年至一千八百余年），约当吾国明末清初之会，研究中国本草之盛，远胜于吾国。"同时也认识到了我国本草的价值日益显现，为世所重视"近年东西各国学会，派遣专家、考查吾国产物者日众，必须购求吾国本草书籍，为研究质证之资料，即如敦煌石室中发见之古本草残卷，亦复被藏于英法国立之博物馆中。故吾国旧有之本草，极为现今世界学者所注目。"然而我国在本草整理研究上却处于落后局面，亟待重新整理，刻不容缓："溯自明万历《本草纲目》以迄于今，已达三百五十二年之久、会药物之变迁最烈，旧本草之待修者正复多矣……科学日进，物质日底于文明，旧本草所载之药物，大有科学上研究之价值，新本草之研究编订，何能一日缓哉。"

有志于此，赵燏黄先生"采用纯正的科学方法，整理吾国旧有之本草，证以今日最新之学理及事实而编纂之。"他不仅注意系统收集古今中外资料，更重视实地调查和考察，每药项下，分名称、考据、产地、栽培法、植物、生药、构造、成分、药理、药用等项。其中考据部分主要依据明代李时珍《本草纲目》，参以唐慎微《经史证类大观本草》、寇宗奭《本草衍义》、朱橚《救荒本草》、赵学敏《本草纲目拾遗》、吴其浚《植物名实图考》等历代重要典籍加以详细梳理考证，厘清历代所用之植物；名称部分则采用恩格勒系统，参考日本等国资料，考定历代本草所载该药材的科属名；产地及栽培法项下详细介绍该植物在原产地分布之区域及野生繁殖之状况、采制法、年产额、运输地及市价等，若其为栽培之药，则详当地栽培之状况及其方法，与其收获法、制作法（制成药材之法）等。植物项下，则按照植物分类学方法分科植物而记载，并插原植物之摄影或图画。凡一种药用植物，尽量采访原产地之材料，对物摄影，或对物写生，或制为标本，与生药部分（即供于药用之部分，如草、根、木、皮之类）互相参证，以供永久研究鉴别之用;生药(国产药材)项下则详细描述药材性状及其真伪鉴别方法,并附图;构造项下则详细记录植物横切片及其粉末显微特征,并拍摄特征图片,同时详加说明;成分项下,不但列出已知报道成分,并将其提取方法加以介绍,一改以前仅列成分名称习惯;药理项下,列出动物生理试验结果;药用项下,详列国药应用于治疗上的方法,不但列出古代应用方法,同时还将近代以此药材为原料的相关剂型临床应用加以介绍,部分甚至记载其工农业上的应用。

如此完备的整理药材可谓是国内第一人,这种系统整理的格式体例深刻影响着其后我国中药类大型工具书的编撰,如中华人民共和国建国后编撰的《中药志》《全国中草药汇编》《中药大辞典》等基本按照此体例。可惜因战乱等原因,未能完成其 100 种计划,只完成了甘草、黄芪、人参、西洋参几种药材的整理出版工作。

正如蔡元培先生在序中的评价:"而赵药农先生,则着手于旧本草之新法整理。赵先生整理之道,分为生物学(或生药学)、药化学、药理学之三大纲。现在生物学部分,正陆续研究,分期写定,以为新本草之基础。至于药化学、药理学两部分,非短时间内所能尽得结论者,则汇集中外学者业已发表之定论,分别采列,疑则阙之,以成此《中国新本草图志》一书。吾知是书一出,将一扫旧式本草之瑕点而显其精粹,且使读者对于新学说之成绩一览了然而得以更求进步,其影响于药物学之前途,必非浅鲜也。"

1941 年,赵燏黄先生在北京大学医学杂志上发表了《整理本草研究国药之方案及其实例》论文,并陆续整理过去耳闻目验、自己研究之所得,着手撰写《国药与本草之检讨》一书。中华人民共和国成立后,将本草学的研究与生药学的研究密切结合起来,先后发表了地黄、当归、鹤虱等中药的生药学和本草学研究。他晚年最后一篇论文《药用黄芪的本草学及生药学的研究》曾被誉之为整理中国本草之示范。

(四) 承前启后,继往开来——开创中国本草学科

中国历代本草保存至今的多达四百多种,其中蕴藏不知多少珍贵资料,然而一直未有人加以系统的研究,通过整理历代本草,将中国药物发展的历史脉络梳理出来,为更好地利用提供方便,也为今后的发展提供依据。赵燏黄先生一生酷爱收集历代本草,并加以整理,使之形成一门完整的学科。

赵燏黄先生早在日本留学期间,他的老师下山顺一郎博士讲授和汉生药时,经常向学生讲授中国本草,有时还带一些本草善本给学生传阅。这使他了解到中国和日本本草发展的历史,从此酷爱本草。如他看到琉球吴继志撰写的《质问本草》图绘准确,说明简要,在日本多方求购未得,归国后得知上海实学通艺馆张之铭先生藏有原刻本,遂借来依样临摹一部,珍藏身边,奉为圭臬。1882 年到 20 世纪 40 年代初,世界各国学者重视研究中国产的药材和本草古籍,但是,中国不知保存古籍,如敦煌石窟之古本草与其他文物一起被英、法传教士窃取,藏于外国的博物馆。后来,日本人中尾万三到英国博物馆考察了唐代《食疗本草》残卷,写了考察报告。先生认为,外国人抢走了中国的古本草,我们自己不能去考察,反要由日本人去考察,实乃莫大耻辱。从那时起,他就以整理本草研究中药为己任。

他生活简朴,却不惜重金购买古籍,收集历代本草及医药古籍,且博收经、史、子、集有关文献,藏有历代主要本草 80 余部近千册,且多为善本或珍本,还有医经、方书、文史古籍及中外文参考书共 5 600 余册。他研究中国历代本草发展史,早在 1933 年就发表了《历代本草沿革史论》,对中国本草史有系统的了解。他认为研究中药应先将中医用药的蓝本——本草

加以研究,才能成功。

早在 20 世纪年代赵燏黄先生就已经开始着手编撰《本草新诠》一书,初名《国药与本草之检讨》,1949 年他重返北京大学医学院药学系任教,20 世纪 50 年代初,北京医学院药学系设生药学专业,他专为药学系生药学专业开设本草学课程,以《本草新诠》初稿为素材,编写《本草学讲义》,为学员讲授我国历代本草,使学员系统了解我国本草学的内容,同时谆谆教诲学生要热爱祖国医药学事业,研究中药,一定要钻研本草古籍。

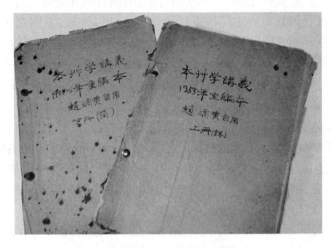

赵燏黄《本草学讲义》手稿

赵燏黄先生 1950 年患青光眼,左目失明,仍孜孜不倦,在《国药与本草之检讨》和《本草学讲义》的基础上,撰著《本草新诠》一书,期间于 1956 年在上海中医药杂志上发表《中国历代本草简介》一文。1958 年,卫生部曾委托北京中医学院办一期中药研究班,他将自用的《本草学讲义》重编本,借给该班开设《本草史》课之用,并为该班师生解答疑难问题,帮助该班在较短的时间内编写出版了《中药简史》一书。至 1960 年总论初稿基本完成,各论部分尚未完稿,不幸辞世,实是一大损失。

《本草新诠》原计划分总论和各论两部分,总论系统介绍中国历代本草,按编年方式,根据本草史的发展过程,分为原始本草、上古本草、中古本草和近古本草四个部分,介绍历代重要本草 78 部,每一本草仿《四库全书》提要之例,概括其内容提要、优点、特点和不足之处,以及存佚和版本考略。对历代重要本草的序言部分,逐句进行注释,或择其难解者,附加浅注。重要本草和序例有的还加以校勘,本草药名之可证明者,增加其原植物或原动物拉丁名称,以符新诠之意。附有重要本草的作者传记或事略。书后并附历代艺文志中本草、医经、经方等书目,全书 38 万余字。上册总论稿本由中国中医科学院中药研究所章国镇、周超凡、赵爱华、吴炳银等老师共同整理后,在赵燏黄先生诞辰一百周年时由中国中医科学院中药研究所组织出版。该书是研习本草的入门书,虽然该书直到 1988 年才正式出版,但先生也是最早开展本草学整理研究的前辈,可以说是国内最早的本草学专著。全国中医药行业高等教育"十二五"规划教材《本草学概论》一书中近现代著名本草学家先生位列第一。

三、代表著作与论文述评

赵燏黄先生作为本草学、生药学先驱者，也是中国药学会创建人之一，据不完全统计，赵老先生一生发表论文、专著达 80 多篇，著有《中国新本草图志》《现代本草生药学》等 6 部著作，论文有《历代本草沿革史论》《本草纲目之版本》等。

1.《现代本草：生药学》（上册） 1935 年完成，书前有蔡元培序。这是我国早期出版的生药学专著，首先将我国固有的中药按现代科学方法加以整理，鉴别真伪优劣，为现代"中药鉴定学"奠定了良好的基础。其后，赵之弟子叶三多著《生药学》（下册），为继承及补充赵之未竟事业，先后辉映，相得益彰。日人石户谷勉著《北支那药草》是参考赵的著作而写成的；日本学者刘米达夫、木村康一等所编之《和汉生药》《最新生药学》等，也都是以赵之著作为主要参考资料编写而成。

2.《祁州药志》第一集 在华北地区对药市及药肆经营的药材进行实地调查考察。在本草药品名实考证方面积累了更多的资料。他总结近 30 年整理本草研究中药的经验，更深刻地认识到"药材的科学研究，鉴定为至难的第一个问题，只有药材的基本建立，进而进行化学及药理学的研究，则错误自少"。菊科与川续断科之生药研究为实例，按恩格勒分类系统，继续完成 19 集（3 年内完成 1、2 集）。

是中国按自然分类系统整理本草研究国药生药学的肇始，也是中国最早编著的地区药材志。另一方面则从同名异物或同物异名方面进行整理，如 1935 年，他在北平妙峰山与药农一起采到的五加皮，经过鉴定，并不是历代本草记载的五加科植物，而是萝摩科植物杠柳的根皮。后来发现南北药市均有用其以制五加皮酒者，他引用生理研究所的毒理研究报告，提出应当严禁以杠柳皮制造五加皮酒。他通过大量调查研究积累的资料，应用现代科学方法考察本草药品的实际变迁，澄清同名异物或同物异名的混乱。

3.《研究本草与国药之方案及其实例》 方案之第一部分为"解决国药之生药学的基本问题及编纂中药典之预备方案"，内容包括鉴定生药之原植物，现行药材与本草药品之互相证明，3 年内继续完成《本草药品实地之观察》之撰著；征求中医习用之国药，实地试验，决择良否，预备编纂中药典；研究地道药材与植物地理之关系。第二部分为"国药之生药学的标准鉴定及中药典之标准试验"，内容包括药材之外形、性状和内部构造的鉴定，粉末生药和灰像生药及偏光显微组织化学的研究，草、根、木、皮等生药学的系统检索法，中药典的标准试验项目等。

4.《国产生药学的研究与历代本草沿革关系》等专论 就中药研究任务、设立中药研究机构、设立中药调查委员会、编纂中药典、整理丸散膏丹、研究制法、改良剂型以及本草古籍的影印出版等提过许多宝贵的建议，受到有关部门的重视。1951 年，中央卫生研究院中医研究所（1952 年后改称中国医药研究所）聘请他为顾问。在他的指导下，筹建了中药研究室、单秘验方研究室、中药化学分析研究室等机构，对全国常用中药进行调查研究，积累了一些研究资料和中药标本，为新中国培养了一支新生的研究队伍，为中医研究院筹建中药研究所奠定了基础。

5.《〈本草纲目〉今释》 以其多年之研究积累，考订 31 种山草类药物的学名，记述其效用。他在北平研究院制定了系统考证本草药品古今名实的计划，并从两方面进行工作：一方面是按植物分类学分科进行整理，如对菊科及川续断科药物 50 多种的整理，每科均按药用部分分为根、花、叶、草卉、果实等类;每药之下,先考察现代药材与历代本草记载是否相符,其次考察药材之原植物,以实地采集之完全标本,互相质对。他最早调查并鉴定了北京地区药用青蒿的原植物为"黄花蒿·臭蒿",并指出与《本草纲目》之黄花蒿为同物异名。他没有附和日本学者报告认为"《纲目》集解所述之青蒿与植物(邪蒿)颇合"的错误结论,明确指出青蒿就是《本草纲目》的"黄花蒿·臭蒿"。

6.《历代本草沿革史论》 对中国本草史有系统的了解。他认为研究中药应先将中医用药的蓝本——本草加以研究,才能成功。同时,他又看到本草药品古今名实不符,影响药效。因此认为本草也亟待整理研究。

7. 两集《中国新本草图志》 是中国 20 世纪 30 年代整理本草、研究国药的代表作。其中人参类的生药学研究,最早报道人参和西洋参树脂道有明显差别,参芦的草酸钙结晶较多,日本和前苏联生药学家曾先后引用。

8.《本草药品实地之观察》两集 这是中国最早研究中药混乱品种的论著。在本草药品名实考证方面积累了更多的资料。他总结近 30 年整理本草研究中药的经验,更深刻地认识到"药材的科学研究,鉴定为至难的第一个问题,只有药材的基本建立,进而进行化学及药理学的研究,则错误少"。他还深感当时国内没有中药研究机构,孤军作战,苦无切磋之同志,获分工合作之效能。虽可借鉴日本研究和汉药的结果,但日本人研究的药物为日本的产品,或用日本产品充中药,其研究结果不符合中国实际。因此他得出结论:"研究国产生药,非国人莫属。"他十分强调要弄清药材原植物之形态。1935 年他在平郊采到五加皮。经鉴定这实际是"杠柳"的根皮,含有毒性,决非历代本草所载五加皮。他提出市场所售五加皮酒实际均由"杠柳"根皮泡制,应该严禁。

9.《本草新诠》《本草新诠》原计划分总论和各论两部分,总论系统介绍中国历代本草,按编年方式,根据本草史的发展过程,分为原始本草、上古本草、中古本草和近古本草四个部分,介绍历代重要本草 78 部,每一本草仿《四库全书》提要之例,概括其内容提要、优点、特点和不足之处,以及存佚和版本考略。对历代重要本草的序言部分,逐句进行注释,或择其难解者,附加浅注。重要本草和序例有的还加以校勘,本草药名之可证明者,增加其原植物或原动物拉丁名称,以符新诠之意。附有重要本草的作者传记或事略。书后并附历代艺文志中本草、医经、经方等书目,全书 38 万余字。上册总论稿本由中国中医科学院中药研究所章国镇、周超凡、赵爱华、吴炳银等老师共同整理后,在赵燏黄先生诞辰一百周年时由中国中医科学院中药研究所组织出版。该书是研习本草的入门书,虽然该书直到 1988 年才正式出版,但先生也是最早开展本草学整理研究的前辈,可以说是国内最早的本草学专著。全国中医药行业高等教育"十二五"规划教材《本草学概论》一书近现代著名本草学家先生位列第一。

参 考 文 献

[1] 李浩,甘镜汝,杨涛.刘寿山中药文献研究历程初探[J].中医文献杂志,2016,34(1):53-55.
[2] 王天骏.新文化运动时期科学家的文明梦[J].科学,2015,67(6):8-9.
[3] 章国镇.我国现代生药学和本草学的先驱赵燏黄[J].中国科技史料,1985,(5):31-35.
[4] 刘寿山.补记赵燏黄轶事[J].中国药学杂志,1984(6):58.
[5] 谢海洲.记赵燏黄二三事[J].中国药学杂志,1984(3):62.

［6］ 章国镇.我国现代本草学和生药学先驱赵燏黄——纪念赵燏黄先生诞生一百周年［J］.中药通报，1984，（2）:2-6.

［7］ 谢海洲.中医研究院、北京医学院、中国药学会集会纪念赵燏黄先生诞辰一百周年［J］.中药材科技，1984，（2）:47.

［8］ 刘文巨.赵燏黄先生诞辰一百周年纪念会在北京召开［J］.中药通报，1984，（1）:47.

［9］ 郑金生.赵燏黄先生诞生一百周年座谈会在京举行［J］.中国药学杂志，1983，（8）:41.

［10］ 谢海洲，朱晟.赵燏黄先生传略［J］.中国药学杂志，1981，（10）:41-42.

（整理:王凌 詹志来 吴玉升 吴建农;审订:姜廷良）

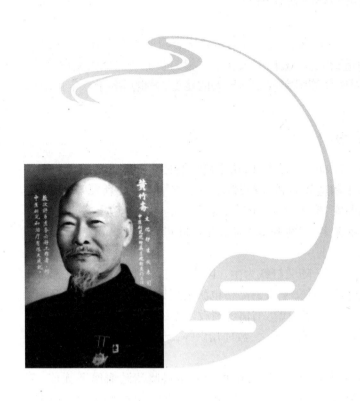

黄竹斋

一、生平传记

黄竹斋先生,名维翰,字竹斋,原名黄谦,字吉人,号诚中子,晚号中南山人。祖籍陕西临潼县八里黄村,1885年(清光绪十一年)7月13日生于西安,1960年5月16日在北京逝世,享年75岁,是我国近代著名的中医学家、针灸学家、教育家。

黄竹斋先生十分重视中医学术的传承整理工作,曾以词言志:"中华古医学,世界将风行! 中华地,大而博,历史悠久贤哲多。医籍富,不胜数,整理皆为今要务。会中西,通古今,此项工作畴担任。"他对仲景学说、针灸学、医史文献等均有深入研究,并旁通百家。曾著有《伤寒论集注》《金匮要略方论集注》《伤寒杂病论汇通》《校订白云阁藏本难经》等,后世评价颇高。在针灸学著作方面,著有《针灸经穴图考》《重订铜人腧穴针灸图经》等,他精细地考订了经穴的演变及历代有关记述。此外,还著有《各科证治全书》《虫病学》《经方类编》《周易会通》《老子道德经会通》《佛学考辨》《尧典讲演录》《中西星名合谱》等数十种论著。在临床上,先生善于针药并施,治疗中风偏瘫、风湿性关节炎、痈疽毒疮等疑难杂症,疗效突出,曾撰写研究报道,总结其治疗中风偏瘫的学术经验,总有效率达91.3%,享誉海内外。

黄竹斋先生一生履历丰富,历任陕西红十字会附设女子职业学校校长、河南胡景翼部队军医官、陕西天文馆馆长、中央国医馆理事兼编审委员、中央卫生署中医委员会委员、中医救护医院副院长、陕西省国学讲习馆副馆长、陕西文史研究馆馆员、西北历史文物研究会会员等职。中华人民共和中国成立后,他创立了西安中医针灸科任主任,后被聘为西北医学院中医科主任,1955年奉召调往北京,在卫生部中医研究院(现中国中医科学院)工作,任西苑医院针灸科主任、卫生部针灸学术委员会委员等职,担任全国政协委员。

　　黄氏学贯中西，博通古今，在医学、哲学、天文、历法和数学等领域均有著述，临床经验丰富，在伤寒学说和针灸学等方面造诣尤深，擅长中风证治。曾荣获卫生部金质奖章，享受国家一级教授待遇，受到毛泽东、周恩来等国家重要领导人的接见，去世后葬于八宝山革命公墓。

（一）铮铮铁骨，投身革命志报国

　　黄竹斋先生的父亲黄永才是一名铁匠，为谋生计，从祖籍陕西临潼八里黄村举家迁往省城西安。其打铁技艺精湛，而且善于制造兵器和火药，曾随左宗棠军队前往新疆叶尔羌（今莎车县）参战，待新疆收复后，返回西安，娶妻赵氏，于清光绪十一年（1885 年）七月十三日生下黄竹斋。之后，黄永才又背井离乡谋生，年幼的黄竹斋先生跟随母亲，通过做童工、捡马粪等维持家用。

　　黄竹斋 14 岁时，其父归里，乃从庭训，随父打铁为生。因家境贫寒，他未能进学校读书，但艰难的生活铸就了他坚毅的工匠精神，其父刚直的品格也激励鼓舞着他。在工余之际，他发奋学习，向来往于铁铺的学生、占卜算卦者、代写书信者请教习读练字，对《幼学琼林》《论语》《孟子》等国学典籍致意尤深，并自学经史、天文、数理知识等，嗣后广泛攻学涉猎医学相关典籍。

　　当时，中国正处于半封建半殖民地的社会状态，黄竹斋先生目睹清政府腐败无能，帝国主义野蛮侵略，中华民族备受屈辱、民不聊生的社会景象，忧愤交加，致学报国之志弥坚。1911 年，辛亥革命爆发，先生正值青年，经人引荐，积极投身革命洪流，跟随陕西督军公署一等参谋官、南北两路团练大使、长安名儒王敬如襄办军需，担任军械官，主要负责在陕西临潼县马额镇设立炮厂，招募小炉铁匠制造武器，并致力于革新武器制作技术，期间曾前往汉阳兵工厂学习。后又随同王敬如、郭希仁、赵和庭等创办"日新学社"，编印《日新丛刊》等，宣传进步思想。

　　1925 年，受国民军副司令兼第二军军长、河南军务督办胡景翼（陕西富平人）之邀，担任军医官，期间撰写《兵略辑要》三卷等。然 1925 年 3 月，孙中山突然病逝，胡景翼悲痛不已，旧疮复发不治，不久亦与世长辞。黄竹斋先生目睹辛亥革命几遭反复，历届政府无视民瘼，军阀割据战乱，社会动荡不安，更深感济人利物之志唯医为然，其言："不为良相，当为良医。良相济世，良医救死，同一仁也，吾其为良医"，乃辞职返陕，在陕正式挂牌行医。

　　国难当头，中医亦饱经沧桑，1929 年南京国民政府卫生部第一届中央卫生委员会议公然通过余云岫提出的《废止旧医以扫除医事卫生之障碍案》，激起海内外中医药界极大愤慨，陕西中医界公推黄竹斋先生为代表，他慨然应命，后作为西北地区唯一代表赴上海参加"全国医药界临时代表大会"，与中医药界、海内外同胞等，为维护中医学发展，不畏强权，同企图消灭中医药的势力进行不懈斗争，并参与组织请愿团，亲往南京向国民党政府请愿、呼吁和援笔反抗，还与全国医药界在上海组织全国国医联合会，号召国内外中医药同仁口诛笔伐，据理力争，迫使国民党政府制定了"中医条例"，成立中央国医馆，黄竹斋先生被选为中央国医馆常务理事和编审委员，并担任卫生部中医学术委员会委员。先生认为，中医教育的发展是中医存亡的关键，所以强烈要求将中医教育纳入国家教育系统，在首届理事会上，黄氏提出应在南京、上海、武汉、北平、四川、西安等地设立中医大学、中医专修科的主张，亲撰相关教学方案，并提出中医应有博士、硕士、学士学位学衔等，还亲自筹建陕西省中医专科学校。黄氏又上书国民党政府,提议整理编纂中医各科证治全书,请求设立中医伤科训练班、中医伤科医院等,亲往重庆访求中医伤科大家张乐天,建议建立陕西特效中药制药厂,生产国药等。他预言:"中华古医学,世界将风行"。对国民党一些权威人士说:"当年秦始皇焚书坑儒,中医未能消灭,何况今日五洲交通,中外文化交流,谁能阻挡之,况世界学问非为私有,乃为世界公有",他还指出"若中医不思振奋,不精其业,惟有坐以待毙,其祸不在颛臾,而在萧墙"。并通过办报纸、刊物、宣讲等方式大声疾呼中医药对国家民族的历史贡献和重要意义。

1935 年,侵华日军逼近华北,中华民族兴亡之际,黄竹斋先生认为,医学亦是关乎国家民族兴衰存亡的大事,其言:"吾国医药学术之兴废,与民族之存亡、国计之盈绌实有重大密切之关系。"并主张兼收西方医学、西方哲学等思想,为中医药的继承发展服务。

在国难当头、时局维艰的时刻,黄竹斋先生以其铮铮铁骨,铁血丹心,勇于肩负国家兴亡、民族昌盛之责任,为革命事业、为中医药事业摇旗呐喊,展现出中医业者"上医医国"的家国情怀。

(二)拳拳医心,尊崇仲景弘仁术

黄竹斋少年时因苦读耗损过度、身体不适而习医,并对中医产生了浓厚兴趣,后又以良医济世为志,通过借阅医书、代人抄方、观医行针等方式逐渐自学成才。其学尊崇医圣张仲景,对仲景学说研习尤为深入,曾言:"仲景仁术教泽,功被万世,尚论者推为医中之圣"。他平时喜爱研读仲景之书,据传其在书斋披览医经之前,常是先燃一香,面东参拜医圣张仲景。由于他聪颖过人,又肯下苦功,善于思考,弱冠时即能诵读《伤寒论》《金匮要略》等。尝谓,治学不能故步自封,陈陈相因,必须自辟蹊径,有所创新。他不但求知如渴,研习入迷,还爱书成癖。据米伯让回忆,黄竹斋先生有一次在西安南院门书店看到一部早想买而多年未得的医书,便倾囊买下,连回家的车费都没有了,只好步行二十多里路回家。抗战前,先生听说宁波天一阁珍藏有古版《伤寒论》,便不顾时局动荡,千里迢迢专程去天一阁拜访。由此可见其爱书好学之志非一般人所能比拟。先生对仲景之学心向往之,担任中央国医馆常务理事后,曾提案重修南阳医圣祠,以表彰先哲,鼓励后学,并组织医药界人士成立重修南阳医圣祠筹备会,将所著《伤寒杂病论集注》《重订伤寒杂病论读本》各捐 100 部,以襄善举。

通过研习,黄竹斋先生发现历代伤寒注家对"伤寒六经"解释多有疑义,需商榷之处甚多,又受到西方生理学以人体气质功用分为三系统之说,恍然悟出仲景三阴三阳之理,并于清光绪三十一年,写出《三阳三阴提纲》一卷,阐发仲景六经辨证,对仲景学说提出了自己的见解。后人评价此论可破千古之惑,可谓另辟蹊径,务去陈言,独具一格,具有划时代的意义。然其"壮志虽有学问",却总因时局动荡、生计所迫而难以潜心,直到年近四旬,方能专心医学。

1914 年,黄竹斋先生又将《伤寒论》《金匮要略》合为一帙,加以注释,成为《伤寒杂病论新释》16 卷,卓然成一家言。后又反复修订,在 1960 年黄氏再次重抄该书,直至临终前一日还亲手撰写序言,置于卷首。

由于《后汉书》《三国志》等正史均未为张仲景立传,黄竹斋先生对此殊感遗憾,遂广搜博采诸子百家、文史杂记、历代名医评赞等,于 1924 年撰著《医圣张仲景传》一册,该传首载于《伤寒杂病论集注》第一版。1933 年,先生亲赴南阳、宁波等地考察后,再作修订增损。特别是 1933 年先生在南阳获见"汉长沙太守医圣张仲景墓"碑，认为该碑"字体遒逸，类晋人书"，"祠中诸碑，古而可宝者，当以此为最"。1981 年南阳筹建张仲景医史文献馆时，又发现该碑碑基背面有"咸和五年"刻字，经耿鉴庭等专家鉴定，已确认为晋碑无疑，这也给黄氏在该传中所持的仲景曾任长沙太守等论点，提供重要依据。该书曾以单行本印行，再版 6 次之多，这成为先生有关中国医学史著述中最负盛名的一篇，亦被日人冈西为人收入《宋以前医籍考》一书中。全传虽仅 8 000 余字，但引用历代史籍、方志等参考文献达 46 种之多，并结合其本人考察所获，就仲景平生、故里、师承关系、医德医风、学术贡献及其对后世影响等详细评述，可谓我国现存张仲景著述传记中之赅备者，对现代研究考察仲景轶事，具有重要的参考价值。

1922 年，黄竹斋先生纂集中外诸家注释之精华，删繁去芜，撰成《伤寒杂病论集注》18 卷，1926 年修订出版，为其最具代表性的著作之一。

1934 年，经名医周岐隐介绍，黄竹斋先生结识桂林罗哲初，罗哲初将其珍藏的《伤寒杂病论》古本借给先生，经研习，黄氏认为此稿较诸宋本、湘古本、涪古本、康平本优异甚多，长沙轶文可重光千世。1939 年捐资刻版，印 250 部，分送国内名医家与图书馆。

1939 年，黄竹斋先生完成《伤寒杂病论会通》18 卷的编撰，自购石印机印刷自行装订出版，分赠各地省市图书馆保存，以供大家研究；1948 年《伤寒杂病论会通》正式印行时，他又将《医圣张仲景传》增订稿列于该书卷首，足见其对张仲景之尊崇。

1948 年，他撰写了《祝告医圣文》，并率弟子米伯让赴南阳拜谒医圣祠墓。该文近 500 字，文中有言"粤稽中华，文化最先，医道肇兴，三皇开端……中华古医学，世界将风行……发扬责任，拳拳服膺"，由此可见，他对传承弘扬仲景学术经验的殷切希望。

黄竹斋先生以拳拳医心深入研习仲景学说，撰写相关论著 10 余种，在时局动荡之际，还常常自费刊印，无私让诸同道获得分享，积极推动了仲景学说的近现代传承和发展。在临床中，他对经方也活学活用。用古方治大病、治疑难杂症常有"绝招"。如一位患者两眼下各有一块淡黑斑，久治不愈，黄先生诊后，认为有瘀血，用"大黄䗪虫丸"而取效，他亦善用此药治肝硬化。又如，"伤风而又自汗"，他认为这是后世医家为区别于"伤寒"而起的病名，黄先生用"桂枝汤"，少则两三剂，多则三四剂即可奏效，药味少而精，为病家乐用。

20 世纪 90 年代，在南阳仲景学术研讨会上，医界代表高度评价黄竹斋先生对仲景学说的贡献，南阳仲景学说研究会特将其所撰写的《医圣张仲景传》刻石于医圣祠汉阙当门，并把《祝告医圣文》刻石立于祠内，见证了黄氏在仲景学说研究上的卓越贡献。

（三）孜孜以求，博学多闻广著述

黄竹斋先生虽从小家境贫寒，未能上学，但却孜孜以求，自学成才，这得益于"关学"的影响及关中学风的陶冶。关中学派的古代学者如张载、吕大临、吕柟、李颙、刘古愚等，他们或隐居乡里教书育人，或登入庙堂为民请命，千百年来影响着陕西一带的知识分子和乡风民气。先生以历代关学先贤为楷模，尤其深受关学鼻祖张载"为天地立心，为生民立命，为往圣继绝学，为万世开太平"的思想影响，以此为志，后又有幸拜长安名儒王敬如为师，并问学于关学大师张果斋、牛兆濂等，研读哲学、自然科学著作等，其最心仪者为医学，并以继承发扬中医学为己任。在名师指导下，苦读经史，涉猎百家，并研讨西方卢梭、柏拉图、哥白尼、赫胥黎、达尔文等自然科学、哲学大家的相关著作，很快融会贯通。

　　黄竹斋先生著述宏富,约有医学、天文、数学、哲学、教育、军事、历法等多方面的著作共60余种,对仲景学说、针灸学、医史文献等都有深入的研究。他擅长考证集注,深谙版本、目录、音韵、校勘、注疏之学,做学问非常认真,早年在张仲景著作阐论方面致意尤深。代表著作《伤寒杂病论集注》以中西医会通论六经,据西医生理之说,以释六经病源,"稿经四易,时历八年",首刊于1926年。在印行两次后,经大量增补,1936年又刊印第三版。该书获得颇高评价,中央国医馆馆长焦易堂作序赞其"能自出心裁,发前人所未发"。谢利恒更谓该书"据生理之新说,释六经之病源,贯穿中西,精纯渊博,可谓集伤寒学说之大成,诚医林之鸿宝也"。

　　在针灸方面,黄氏1935年撰有《针灸经穴图考》八卷,对人身经穴进行系统整理,旁征博引,考证精详。其书以《黄帝内经》《难经》《针灸甲乙经》为主,参考唐宋以来诸家有关针灸论述,撷精删芜,正讹补缺,"成书八卷,都凡正经十四,气穴三百六十有五,奇穴拾遗若干附焉"。经穴图谱以正常人体点穴摄影,制为铜版刊印。不但对每个穴位进行考证,并在每穴之后列其主治证候及医案,冠以针灸要法,从而为临床应用和科学研究,提供了珍贵的参考资料。1957年人民卫生出版社又出版其《校订铜人腧穴图经》一书,反映了他在针灸学上的学术成就。黄氏对医学理论深有造诣,其临床疗效亦甚佳。他治疗中风偏瘫,针药并用,颇有独到之处。

　　此外,黄氏热衷于医学教育及医学普及,撰《医学源流歌》《针灸经穴歌赋读本》等书。对医史人物有一定研究,撰有《秦越人扁鹊事迹考》《孙真人传》《关中历代名医传》等书,资料丰富。黄氏预言"中华古医学,世界将风行",并主张"会中西,通古今",整理发扬中医学,其一生笔耕不辍,撰写中医相关重要著作多部,也是其言之见证。

(四) 精益求精,针药并用济苍生

　　黄竹斋先生年轻时即通过研习医籍、代人抄方、观医扎针等方式自学成才,后又担任军医官、在陕西正式挂牌行医等,积累了大量的临床经验,其诊疗注重实效,精益求精。除对经方活学活用外,对针灸治疗尤有心得,擅长针药并用,声名远播。1949年,他创立了西安中医针灸科并担任主任,后被聘为西北医学院中医科主任。基于他卓越的学术水平和精湛的临床技能,1955年,卫生部特邀其调往北京,担任卫生部中医研究院西苑医院针灸科主任,后又兼任卫生部针灸学术委员会委员。

　　黄竹斋先生不仅是一位医学理论家,而且是一位具有丰富临床经验的名医。在临床中常常针药并用,对中风、类风湿关节炎等疑难杂症的诊治疗效卓著,经其用针灸治愈的国内外疑难症患者甚众,驰名中外。在北京工作期间,曾受到毛泽东、周恩来等国家领导人的亲自接见。

　　在著述方面,除致力于仲景学说之研究外,黄竹斋先生还精于针灸和《黄帝内经》理论。对《黄帝内经》理论和针灸学说都有深刻的研究和阐发。1924年他编著的《针灸经穴图考》,是在多年钻研《素问》《灵枢》《针灸甲乙经》等古今60余种书籍基础上写成的,全书八卷,以十四经为纲,365穴及"奇穴拾遗"为目。不仅每穴列举了考证,而且还引用了不少医案。此外,还有校订宋代王惟一《铜人腧穴针灸图经》、编撰的《针灸经穴歌赋读本》二卷等书,为针灸学术的传承做出了重要贡献。

　　作为一位中医临床实践家,黄竹斋先生对于中医学的研究持兼蓄并收的态度。他诊病

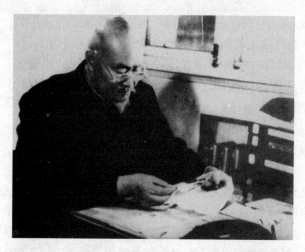

1959 年，《北京日报》记者采访黄竹斋，并以"枯木逢春"为题进行报道。图为记者当时拍摄的黄竹斋工作照

细心，辨证精当，临证施治无论经方、时方、土单验方，只要有效，均予采用；外治法则以针刺为主，并运用艾灸、导引、推拿、外敷等方法。甚或对铃医、农夫、樵夫、渔夫、卖艺者等掌握的一技之长，也虚心请教，以求进一步丰富自己的医术。他的藏书十分丰富，20 世纪 50 年代曾在长安县文化馆主持下，开过一次书展。参观后的医界人士感慨："这真是医籍的海洋啊！"很多人对其中一些书，连书名都没听见过。

黄竹斋先生热爱祖国医药文化，他主张将医史学列为医学生的必修课。认为通过对医史学的学习可以使学生了解医学学术渊源及其发展规律，彰显前辈医家功绩，更重要的是进行爱国主义教育，提升学生的责任担当意识和家国情怀。

黄竹斋先生具有高尚的医德医风，贫苦家庭出身的他深知百姓生活之艰辛，长安樊川一带的农民到他家去看病，从不收费，他的诊室兼书房的墙壁上也从来未见挂贴过诊费表。长安一中的师生到他家去看病，也常常是免费诊治。

黄竹斋先生一生出版了大量的医学论著，为我国传统医学的继承和发展做出了积极贡献。其传人有赵玉青、米伯让等。赵玉青（1918—1988），清末民初山西名医赵缉庵长女，抗战时期她逃难西安，正式拜黄竹斋为师，成为黄竹斋的大弟子，师弟为米伯让。赵玉青曾在西安创建抗战家属义务诊疗所，创办中医促进研究会，编写《针灸传真精义》等。1955 年奉卫生部之命，筹建中医研究院，并作为黄竹斋的学术传承人，先后在中医研究院筹备处、医史研究所、西苑医院、针灸研究所从事临床、研究和教学工作。曾担任《中医杂志》编委，中华医学会医史学会委员，北京市第三届妇女代表大会代表等，曾多次受到周恩来总理等中央领导人的接见。《黄竹斋针灸医案选编》为其整理黄竹斋经验的代表作，系其指导儿子赵寿毛编写，书中收集了黄竹斋诊治的 100 多个病案和许多珍贵的原始资料。米伯让（1919—2000），字锡礼，中医内科专家，陕西泾阳人，早年拜先生为师，淹通经史百家，精研岐黄仲景学说，为中医药事业奋斗终生。米伯让 1943 年起正式开业行医，1954 年后，历任西北医学院讲师、附属医院中医科主任，陕西省中医研究所研究员、所长，陕西省中医药研究院名誉院长，中华全国中医学会第一届常务理事、陕西分会副会长，卫生部医学科学委员会委员等。

二、学 术 思 想

黄竹斋先生博学多闻，于医学上致力尤深，成就突出，尤其在伤寒之学、文献医史、针药并用和中医教学等研究方面，著述数十种，驰名中外，成绩斐然。试将其学术思想简要概括如下。

(一) 集注伤寒,荟萃百家医论

对《伤寒论》原著之注解,"自晋迄今,注者无虑百十家",仁智互见,"纲目间有发明而微言未析,章句笺释虽详而贯一有待"。众多释注对《伤寒论》之研究,俱有参考价值,但求一一道读颇难。因而黄氏于前人注释中,精筛细选代表性注文,"撷百种方书之精华,集一贯古今之真诠"。著成《伤寒杂病论集注》18卷。该书撰于1923年,首刊为1926年中和堂铅印线装本,共约70万言,先后历时八年,四易其稿始成,是现存最早"伤寒""杂病"合一而论治之集注本。本书印行之后,曾获当时医界名流焦易堂、谢利恒等高度评价。时中央国医馆学术整理委员会专任委员陈逊斋曾为本书作序云:"黄君之书有三长:论六经六气则自成一家之言,论三阴三阳则独翻古人之案,心细如发,语必惊人,是其才高也;上自《本草经》《内经》《难经》《甲乙经》《玉函经》《巢氏病源》《千金》《外台》诸书,下至五代、宋、金、元、明、清诸家学说,旁及近代生理卫生、物理化学,诸种学科,无不详稽博考,书计十有八卷,都凡七十万言,是其学博也;删叔和之序例,订仲景之原编,正诸家之瑕疵,驳运气之乖谬,折衷至当,断制谨严,是其识超也。具此才、学、识三才,黄君之书可以传矣。"赵洪钧在《近代中西医论争史》中也赞云:"此书不愧集注之名,篇幅仅次于陆氏今释,历来以集注为名者,无出其右。"本书于1926年、1934年、1936年曾先后印行三版,1957年人民卫生出版社又将其分为《伤寒论集注》《金匮要略方论集注》二书出版印行。其所附"三阳三阴提纲"一篇,1982年经陕西省中医药研究院文献医史研究室重加校订,以单行本内部印行。

黄竹斋先生集注《伤寒杂病论》,潜心研究,"尝字栉句比,庶纲举而目张",注文分"正注"和"旁注"两类,条分缕析,重点突出。例如其对《伤寒论》第一条之疏注,黄氏集方中行、程郊倩、柯琴三家之论,并引用《黄帝内经》《难经》原文予以诠释。方氏对太阳病之脉浮、头项强痛、恶寒之临床特征及机理论述道"太阳者,六经之首,主皮肤而统营卫,所以为受病之始也",继而又云"浮脉在肉上行也……主表也,表即皮肤,荣卫丽焉,故脉见尺寸俱浮,知为太阳之诊也",同时指出"项,颈后也,强痛者,皮肤营卫一有感受,经络随感而应,邪正争扰也",认为"恶寒者,受风而言也",因此风寒初袭表而郁于表,故不胜,复被风寒外杵而畏恶之,及其过表而入里,则不复恶,仇傩之义也"。并采柯氏所论:"凡言太阳病者,必据此条脉证",反之"如脉反沉,头不痛,项不强,不恶寒,是太阳之变局矣",示人辨证应知常达变,强调了"仲景立六经总纲法,与《内经》热论不同"。又从程郊倩所论:"太阳之见证,莫确于头痛恶寒,故首揭之",使后人一遇卒痛,不问何气之交,"而兼此脉此证,便可作太阳病处治,亦必兼此脉此证,方可作太阳病处治",示人诊病不必拘于病程之长短,总之脉证作为辨证之依据,实属精辟之论,确系经验之谈,颇切临证实用。

又如对第7条之疏注,后世医家对"发于阳""发于阴"持不同看法,黄氏荟萃七家医论,采用成无己"阳为热,阴为寒,发热而恶寒,寒伤阳也,无热而恶寒,寒伤阴也",从而指出外感病初期,分辨阴阳为辨证之原则。陈修园则认为:"太阳底面即少阴,发热恶寒,发于太阳之标阳也,无热恶寒,发于少阴之标阴也"。认为发于阳是发于太阳,发于阴是发于少阴。程郊倩则认为据证识病,阴阳为辨证要点:"经虽有六,阴阳定之矣,阴阳之理虽深,寒热见之矣"。山田图南认为发于阳、发于阴是辨外感病阴证阳证之总纲:"此章是伤寒全篇大纲领,所以定三阴三阳之位,辨寒热虚实之分也"。沈芊绿则从六经论述:"三阳病俱有不发热者,便是发于阴,三阴病俱有反发热者,便是发于阳"。张路玉亦认为"此条以有热无热,证阳病阴病之大端"，强调了阴阳代表了三阴三阳，病发于阳是发于阳经，病发于阴是发于阴经。柯琴则从"水火成数"来阐发疾病的预后，认为"寒热者水火之体，水火者阴阳之征兆"，以阴阳论寒热，"七日合火成之数，六日合水成之数，至此则阴阳自和则愈"，并认为《黄帝内经》所言："其死多以六七日之间，其愈皆以十日以上。使死期亦合阴阳之数，而愈期不合者，皆治不如法也"，王叔和则用"发于阳者可攻其外，发于阴者宜温其内。发表以桂枝汤，温里宜四逆"，阐发了发于阳、发于阴的治则治法。

谢利恒氏认为黄氏《伤寒杂病论集注》一书"贯穿中西"，是"近世之杰作"。其注集诸家所论之精，并条分缕析，使读者一目了然，对条文又有更全面的体会。可见黄氏荟萃医论，集注伤寒，细分疏明，全书类比，对伤寒之研究颇多俾益。

（二）衷中参西，解析六经实质

黄竹斋先生一生潜心研究伤寒之学。他的契友赵玉玺言"其精神专注，最有志趣者，厥维医道；其于医道探讨无厌者，厥维仲景之书"。事实确实如此，而且成绩卓著，从其对伤寒六经之认识中可窥一斑。

1. 以三阴三阳及人身部位质体以解析六经病的实质　年轻时的黄竹斋正值西洋医学大量传入，中西医汇通思想方兴未艾的时代。他在精读中医典籍的同时，还博涉西医著作及唐容川等中西医汇通医家的著作，开阔了眼界。所以，他虽为仲景著作所倾倒，但对各家注解颇有疑虑。他指出：《伤寒杂病论》"自晋迄今注者无虑百十家"，然"余自弱冠读《伤寒论》，观诸家所注，即疑其不是仲景本意。迨后见西哲生理学术，以人身、器质、功用分为三系统，于是恍然觉悟，乃撰《三阳三阴提纲》六篇"。此后他将这一研究工作继续深入。"民国三年，尝取《伤寒论》《金匮要略》合为一帙，摭近世西哲生理学说……撰成《伤寒杂病论新释》十六卷。"嗣后又撰成《伤寒杂病论集注》，见桂林古本后，发现该本内容较宋本多三分之一，且纠正民国以来所发现的其他版本错讹之处甚多，于是不遗余力，又取各种版本相互校勘，补缺正讹，采中外数百医家巨著之精华，条分缕析，撰成《伤寒杂病论会通》一书。他在这些著作中阐述了自己的基本观点，即仲景所称的三阳三阴不同于《素问·热论》之说，认为"仲景本论三阳三阴之定义，是将人身部位、质体分为六纲，而以太阳、阳明、少阳、太阴、少阴、厥阴等术语识之。三阳标识其部位，三阴标识其质体。立此六经以名篇，而辨其病证治法焉"。即以脏腑的具体部位来解析六经病的实质。他试图以中医理论联系现代生理学说探讨疾病的发病机理和治疗法则，如谓："太阳者，躯壳表面部位之术语，凡六淫之邪从皮肤中人而病者，其治法皆可求之太阳篇也"。总之，他认为要深入体会仲景以六经钤百病之义旨，掌握了三阳三阴这个界说，整部《伤寒论》便可迎刃而解。

他的见解自成一家，可贵的是，他崇尚仲景之学，倡三阳三阴钤百病之说，又勇于探索，不受拘牵。他与中西汇通派的观点和具体见解并不类同，但也不是守旧派，注重寻找现代医学与中医学的结合点。

2. 以气化学说揭示六经之病态　除从三阴三阳阐述六经实质外，黄竹斋先生还主张以六气解六经之属性，用开阖枢释六经之功用。所谓六气，是指风、寒、湿、热、燥、火，其与六经的关系（六经之属性）是太阳主寒、阳阴主燥、少阳主火、太阴主湿、少阴主热、厥阴主风。他在《三阴三阳提纲》中用六气的生理活动来推测其病理变化。如阳明经之功能皆燥气之故，假若燥气大过，则成大便硬之阳明腑实证；假如燥气不及，则有胃虚不食、食谷欲呕、大便溏薄之阳明中寒证。开、阖、枢,即三阳经中太阳为开,阳明为阖,少阳为枢;三阴经中太阴为开,少阴为枢,厥阴为阖。他主张少阴主枢(《说文解字》曰"户枢也",引申其义,即机关多变也),认为少阴经以"脉微细,但欲寐"为提纲,其为枢机,外内出入,故但欲寐不能寐。从少阴经症状分析,多"或然症",有或咳、或悸、或小便不利、或腹中痛等,亦即枢之象也。从其病机而言,少阴病变大多是水火不交;阳格于外则火炎于上,有咽痛、欲吐不吐之格阳病理;阴盛于里则水趋于下,而有下利之阴寒病理。这种水火不交、升降悖逆之象,即是失枢之故。

3. 以八纲揭示六经之性质　黄竹斋先生主张用八纲揭示六经之性质。认为三阳经为阳为实,三阴经为阴为虚。三阳经中太阳主表,阳明主里,少阳为半表半里。《三阴三阳提纲》特别强调六经表里之间的八纲变化,太阳经虚证其病已涉及少阴,故太阳证虚当温其里之少阴;阳明与太阴为表里,阳阴虚当温其里之太阴,太阴实当泄其阳明;少阳与厥阴为表里,若厥阴病出现口苦、咽干、目眩、耳无闻,当从少阳实热证求之;若少阳病出现厥逆、下利、寒疝,当从厥阴虚寒治之。所以,他在《提纲》中尝言:"此仲景三阳三阴篇,表里、虚实、寒热错综变化中不易之例也。"

(三) 首次校注,刊行古本《伤寒》

在仲景学说研究中,黄竹斋先生的一大贡献是发现并首次校勘桂林古本《伤寒杂病论》,并多次加以考证诠释,刊行《校订白云阁藏本伤寒杂病论》。

《校订白云阁藏本伤寒杂病论》,即校订桂林古本《伤寒杂病论》,原系桂林医家左修之(盛德)于清代同治三年(1864 年)得自其师张绍祖(学正)家藏之仲景《伤寒杂病论》十二稿(据传张绍祖为仲景 46 世孙)。左修之于清代光绪二十年(公元 1894 年)将此书传于其门人罗哲初。1934 年黄氏与罗哲初同在中央国医馆共事,经人引荐,得其书,手抄副本而藏。1939 年经黄氏校订后,由原辛亥革命将领张钫捐资首刊于世。该书共分 16 卷,内容较通行本多三分之一,通行本脱讹之处,多所订正。如太阳病篇"伤寒脉浮滑"一节,通行本作"此以表有热,里有寒,白虎汤主之",脉方乖违,于理难通,诸家多有疑议。林亿则谓"表里字差";程应旄、张璐等遂改为:"里有热,表有寒";柯韵伯作"表有热,里有邪",湘古本则作"表有热,里有寒",诸说不一,莫可适从。然本书则作"伤寒脉浮滑,里有热,表无寒,白虎汤主之",义理独到,确切不易。又本书分列黄疸、宿食、下利、吐逆、呕哕、寒疝、消渴等证于阳明、少阴、厥阴诸篇,深契仲景以六经钤百病之微旨。至于平脉法、杂病证治各篇,纲目分明,条理精密,亦多见长之处。

该书之学术特点,李景荣概括为 6 条:

(1) 该本合《伤寒论》《金匮要略》为十六卷,其书名、卷数与张仲景原序"为《伤寒杂病论》十六卷"一致。

(2) 该版本内容编排上,序言后先总论、后各论;先诊断、后治疗,顺理成章,符合一般医学论著撰写顺序。

(3) 对六淫病邪论述比较详尽。

(4) 全书以整体观念为指导思想,以三阳三阴为辨证纲领,以脏腑经络学说为理论依据,深契仲景以六经钤百病之微旨。

(5) 全书体例,一以贯之,首尾交融,结构严谨。

(6) 有《伤寒》《金匮要略》未包含的方子 88 个。

有关此书的真伪,学术界有不同的看法。米伯让认为,评价一部医书的价值,"首先应该以说理真实、应用有效为辨别之关键。(此书)即或非仲景手稿,亦无关宏旨"。笔者认为这一观点是公允而又实事求是的。

本书 1939 年刊本一函四册,封面为前中央国医馆馆长焦易堂手书《伤寒杂病论》书名,此页有"民国二十八年张坊捐刊,版存南阳医圣祠"字样。然当时因故书版未得送往南阳。1980 年,米伯让研究员出资补刻所遗三页书版,并由陕西省中医药研究院文献医史研究室刊用原版自印 200 部。重印本加有米伯让撰"白云阁藏书木刻版《伤寒杂病论》重印序",原木刻版已于 1981 年 12 月由米伯让研究员亲自送往南阳医圣祠,由张仲景医史文献馆收藏。

(四) 针药并施,尤善诊治中风

在医学理论上,黄竹斋先生颇多建树,而在中医临床方面,他更是功力深厚。他诊治患者擅长针药并用,临证细心独到,辨证精当准确,施治无论经方、时方、单验方、针灸导引、内服、外治,凡有效之法均择机采用,对中风偏瘫之证疗效尤为卓著。

"风劳臌膈",历来为医界难治之证,中风更是列为四大难证之首。黄竹斋先生在临证中目睹许多中风患者因治疗乏效而亡,忧心忡忡,急患者之所急,精研中医治疗中风之方法,在中国中医研究院西苑医院工作期间,特开设中医治疗中风偏瘫病房,设病床 50 张,开展中医临床诊治中风之研究,根据中医理论观察中医方药、针灸治疗中风偏瘫病的疗效,根据患者的不同病因、个体差异和病情变化,不断给患者调配中药、调整针刺手法,细致照顾患者,认真记录疗效,在大量治疗、观察和研究中,总结了一套治疗脑出血、偏瘫病的经验良方,1959 年 5 月写成了题为《针灸中药治疗中风偏瘫 150 例总结报告》的论文,总有效率达 91.3%。他医德高尚,对危重病人只要有一线生机,总是设法抢救,许多危重病人经他精心医治,常转危为安。试举数则医案以证之。

1957 年 4 月 20 日,周恩来总理和外交部官员陪同重要的国际友人——82 岁的民主德国驻中国大使东布罗斯金前来就诊。患者突然昏迷失语,右半身偏瘫,西医诊断为"脑血管意外",治疗乏效,万分焦急中求治于西苑医院。黄竹斋先生诊其脉象浮紧,结合症状体征,诊为"类中风瘖痱"。治疗上,先予以针刺风府、风池、肩髃、曲池、风市、足三里等穴,加以手法调针;同时,内服苏合香丸通窍安神,每次 1 丸,每日 2 次;《古今录验方》续命汤 4 剂,每日 1 剂,分 2 次服。第二天患者便神志清醒,言语清晰。经过 8 天的针药并治,患者说话、写字、走路等一切恢复如初。他对先生的医术和中医药学都无比钦佩,写文章寄回国告诉同胞喜讯,《北京晚报》以"喜讯传到远方去"为题报道了先生的诊疗过程,消息在民主德国报刊亦大幅详载,受到极大赞扬。

1959 年 6 月 8 日,前苏联驻华大使尤金突发神志及言语不清,左半身偏瘫,急诊某医院,诊为"右侧大脑中动脉分支血栓"。黄竹斋先生 6 月 19 日应邀会诊,见患者语言謇涩,失眠,乏力,血压 240/140mmHg,舌苔白厚,脉弦紧,即予针刺风池、风府、肩髃、曲池、环跳、阳陵泉等穴,内服柴平汤,每日 1 剂,分 2 次服。经 3 次针刺,服药 3 剂,患者舌苔退净,上肢活动灵活,手尚乏力,左下肢可抬起 70° 高,经人扶可以步行,血压降至 200/100mmHg。6 月 29—7 月 9 日,患者经其他医生治疗后病情又加剧,左下肢活动乏力。7 月 10 日,先生再次会诊,仍针刺前穴,改服百合汤,前后治疗 15 次,针刺 13 次,服药 20 剂,至 7 月 22 日,患者可徒手步行,血压降为 180/90mmHg,经神经科检查,偏瘫治愈。患者回国前再三致谢。

黄竹斋先生治疗中风，常取风池、风府为主穴，认为此二穴对中风不语、神识不清有确效。用药上，认为苏合香丸善于温通开窍，适于中风、牙关紧闭、昏迷痰壅之闭证，但其性味偏温热，对中风热闭、脱证者不宜。《古今录验方》续命汤治中风，后人多畏其麻、桂之辛热，先生则常用于治中风证属寒痰闭塞、蒙蔽神明者。

除针刺、方药外，黄竹斋先生还常用艾灸、贴敷等外治方法。如患者陈某患真中风偏瘫，二便失禁，先生为其治疗，以炒盐末填脐，上覆姜片，艾灸神厥14壮后，患者大小便复常，再予针刺肩髃、曲池、合谷、环跳、风市、阳陵泉，配合给服《古今录验方》续命汤。住院20天，陈某上下肢活动亦逐渐恢复，行走如常。

先生把中风偏瘫概括为外感和内伤两大类，通过临床实践证明，内风引起为多见。风、火、痰、气、血在病理条件下相互影响，是中风偏瘫发病的主要原因，多以内风为决定因素，以外感为诱因，证属本虚标实，在治疗中根据病情轻重缓急而灵活施治，特别对中风脱证、闭证的辨证论治是关键，一定细致观察，针药配合治疗。其临床疗效显著，主要是针药配合，取穴精准，手法灵活，选方严谨，加减有法。

此外，黄竹斋先生针刺治疗风湿性关节炎也颇有疗效，曾撰有《针灸治疗风湿性关节炎468例临床疗效分析报告》，认为针灸治疗风湿性关节炎，经济有效，简便易行，根据《黄帝内经》提出的针灸原则，参考《备急千金要方》《医学纲目》《针灸大成》《马丹阳天星十二穴治难病歌》等记载，选用三里、曲池、臑会、支沟、腕骨、肘髎、梁丘、曲泉、阳关、阳辅、肩髃、外关、合谷、风市、阴市等穴针对性治疗，取得良好效果。在外治上，先生吸收医学文献记载和民间经验，用马齿苋治疗化脓性疾患，用白芥子膏治疗鹤膝风，用生南星外敷治面瘫，用苦参外洗治疗鹅掌风等，都取得了良好效果。

（五）注重传承，主张中西会通

黄竹斋先生具有强烈的爱国主义思想，对中医药学的传承发展尤为关心。中华人民共和国成立前，他就为中医事业奔走呼吁，在1929年反对"废止中医议案"代表请愿活动中做出了重要贡献。抗日战争前夕，他曾痛切陈词："吾国医药学术之兴衰，与民族之存亡，实有重大密切之关系"，并抨击国民党政府企图消灭中医的行径，痛斥其丧权辱国之罪行。他主张将"医学史"列为医学生必修课，以激励爱国之心。

1938年5月，抗日战争第二年，他在重庆又大声疾呼："际此国难方殷，外寇猖獗，全面抗战积极开展之时，正中医为国效命之日"。在中医委员会第三次会议上提案，要求在战区设立中医伤科医院，为抗日将士服务。新中国成立后，在陕西省文史研究馆成立会上，他热情赞颂毛泽东主席在《新民主主义论》中的论述，表示"应当依从此条正确指示之方针"，"共负此艰巨光荣之责任，以适应社会主义需要，为发掘民族的科学的大众的文化而努力。"

1948年，他撰写《医学源流歌》，上溯远古，下迄民初，涉及医家120余位，主要医著150余部，可谓为中国医学史缩影。全文131句，每句均按三三七排比，对仗工稳，歌词晓畅，按时代先后，寓医史评述于歌诀之中，文中以相当篇幅阐述了近代中国医学的发展形势，从合信氏译医书，唐容川中西汇通，以迄民国年代谢利恒、陈存仁、曹炳章、裘吉生、张山雷、张锡纯、恽铁樵、陆渊雷、叶橘泉、承淡安、丁福保等均一一评述，最后讴歌高唱："中华地，大而博，历史悠久贤哲多。医籍富，不胜数，整理乃为今要务。会中西，通古今，此项工作畴担任。"

黄竹斋先生主张中西医团结合作，以进一步发扬中国医学。他毕生致力于中医事业，"始终以发扬中国医学为己任"，对中西医之间的争论，他提出"会中西，通古今"，并在许多著述中一再表示他的这一观点。他的医学论著中也常常引用西医学、西方哲学的观点。在中医教学方案方面，他主张"应以中医为主"，不存门户之见，在学术上主张吸收西医学成就，充实和发展中医学，1937年在中医大学教学方案的提案中，关于课程设置和教材标准，就明确地反映出这一思想，这都体现了他热爱祖国，团结中西医，发展中医学的强烈愿望。

三、代表著作与论文述评

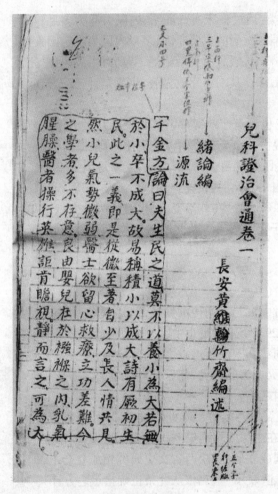

黄竹斋著作手稿

黄竹斋先生治学严谨，擅长考证集注，深谙版本、目录、音韵、校勘、注疏之学。其著述宏丰，约有医学、天文、数学、哲学、教育、军事、历法等多方面的著作60余种，在医学方面，对仲景学说、医史文献、针灸学等都有深入的研究，并撰写了数篇学术论文。限于篇幅，此处只介绍其部分代表性医学论著。

（一）仲景学说研究类著作

黄竹斋先生有关研究仲景学说的主要论著就有十余种，其中《伤寒杂病论集注》《校订白云阁藏本伤寒杂病论》《三阴三阳提纲》《医圣张仲景传》《祝告医圣文》等，上文已有简介，不再赘述，兹再择其余相关论著之要，简述如下。

1.《经方药性辨》《经方药性辨》共4卷，撰于1910年，1930年修订重抄。本书鉴于运用经方必先明辨药物之性味、真伪，穷究制方配合之义，然后辨证施治，才能免方药误投之咎。于是参考散在古今本草群籍的有关论述，将《伤寒论》《金匮要略》262方所用药品166种分类编纂，详考每味药品之产地、性状、采治、功用等，并酌情按著者心得体会来阐发蕴奥，卓然成言。本书求古探源，推阐尽致，故当时周禹锡、施今墨、张赞臣等中医大家均乐为之序。施今墨题辞云："术师仲景，理溯轩岐，扶幽阐微，昭示来兹。"原书稿本一函四册，毛笔手书，共202页，附有黄氏1957年所撰序文。稿本现存于中国中医科学院图书馆。

2.《伤寒杂病论新释》《伤寒杂病论新释》，又名《伤寒论、金匮要略合编新释》，共12卷，撰于1914年，修订于1960年。该书卷一至卷三为辨太阳病脉证并治法；卷四为辨阳明、少阳病脉证并治法；卷五为辨太阴病、少阴病脉证并治法；卷六为辨厥阴病，霍乱病、阴阳易、差后劳复病脉证并治法；卷七至卷十二为《金匮要略》的内容（从"脏腑经络先后病脉证第一"起，到"妇人杂病脉证并治第二十二"止）。该书仿陈修园《伤寒论浅注》之义，对仲景原文逐条诠注，言简意赅，深入浅出。

此书撰成后，黄竹斋先生予以反复修订，1984 年，西安克兴印书馆所印先生《诊断学读本》封三上，曾在"乐素洞医学丛书目录"中以《伤寒杂病论新释》之名著录，然未印行于世。1960 年先生在京工作时，又再次修订，亲笔重抄。直至临终前（1960 年 4 月），还亲手撰写序言，置于卷首。黄氏在自序中言："研究《伤寒论》者，首先必须了解仲景以六经钤百病的意义……今以生理学说对照，证明仲景《伤寒论》三阴三阳，是将人身部位体质分为六纲……而辨其病证治法焉。"此说是黄氏毕生研究仲景学说之心得总结，可谓独辟蹊径，务去陈言。

本书精抄本一函六册，钢笔手书，共 202 页，今存中国中医科学院图书馆。

3.《伤寒杂病论读本》《伤寒杂病论读本》共 16 卷，首刊于 1936 年。该书是黄氏对仲景《伤寒论》和《金匮要略》二书的合刊校订本。黄氏鉴于当时坊间缺乏《伤寒》《金匮要略》善本。遂以宋本《伤寒论》、正脉本《金匮要略》为底本，以"论集""论脉"两篇置于卷首，全书自太阳病始，至差后劳复篇止，删去"辨脉""伤寒例""痉湿暍""诸可与不可"等篇，再合《金匮要略》二十五篇于后，而成一帙。对底本中存疑讹误之处，参考《金匮玉函经》《脉经》《千金》《外台》《注解伤寒论》《金匮玉函经衍义》等数十家注本，及当时新发现的湘古本，桂林古本等，予以考核校订，正讹补脱。然所改底本原文之处，均无暇加以校注。书前附有日人余浚明于清乾隆四十九年（1784 年）所绘张仲景画像一帧。

本书 1936 年中国医药书局有刊行铅印本，现上海中医学院图书馆有藏。其修订稿本现藏于中国中医科学院图书馆。

4.《伤寒杂病论类编》《伤寒杂病论类编》共 8 卷，撰于 1946 年。本书仿张景岳《类经》之义，以桂林古本《伤寒杂病论》为蓝本，并采林亿所校宋本《伤寒论》《金匮要略》以补其阙，对其原著条文以病因、病证、诊法、治法为纲，分类编纂而成。全书共分 29 篇，其中卷一为通论篇、诊断篇；卷二为六气病篇、温病篇；卷三为六经篇；卷四为合病、并病、诸可诸不可篇；卷五为坏病篇；卷六为差后病、痉病、黄疸、霍乱、疟疾、咳嗽病、肺病、水饮病、水肿病诸篇；卷七为血病、虚劳病、胸痛病、脏结病、关格病、疮痈、奇经病篇；卷八为妊娠、产后、妇人杂病篇。以证为纲研究伤寒的方法，始于金代成无己《伤寒明理论》，黄氏在此基础上做了更为精细的归纳和分类。

本书成编后未刊行，其稿本一函三册，毛笔小楷手书，共 184 页。首页题"伤寒杂病论类编，中南山人题"，无序。稿本存中国中医科学院图书馆。

5.《伤寒杂病论会通》《伤寒杂病论会通》共 16 卷，刊行于 1949 年。该书是黄竹斋先生继《伤寒杂病论新释》《伤寒杂病论集注》等书之后的又一部综合性研究巨著。其正文以桂林古本《伤寒杂病论》为主，并参考宋本《伤寒论》《金匮要略》及湘古本、涪古本勘误补脱、改编而成。通行本原有的条文，采摭成无己、赵以德以下诸家之注以释其意；通行本未见的条文，则节录刘昆湘所撰《伤寒杂病论义疏》有关内容以解其经，若《伤寒杂病论义疏》亦未见注，则由黄氏直述其意。本书所引医著约达 200 余家，一条正文多附数家之注释。黄氏所加按语，亦多简洁明快，独述心得。

本书内容，除原著十六卷外，卷首附刊黄氏"伤寒杂病论刊本序""医圣张仲景传""通论""三阳三阴提纲"及左修之原序。卷末为"金匮要略杂疗方"。本书之所以名为"会通"，据米伯让研究员解释,系本《周易·系辞》"圣人有以见天下之动,而观其会通"之义。《周易本义》言:"会,理之所聚而不可遗;通,理之可行而无所碍"。黄氏以"会通"命名,深入研究仲景学说,以期达到"理会贯通"的境地,其用心可谓良苦。

本书首刊为著者1949年手书石印本。1982年陕西省中医药研究院文献医史研究室曾予点校,重印铅印本。重印本附有米伯让"重印《伤寒杂病论会通》序"以及该室所编"医家及书目简介""方剂索引"。

6.《伤寒杂病类证录》《伤寒杂病类证录》共3卷,撰年未详。本书对张仲景《伤寒杂病论》中232个病证表现的有关条文进行了归纳编纂,一些条目下还分列《圣济总录》、成无己《伤寒明理论》、王洪绪《外科证治全生集》、赵以德《金匮玉函经衍义》等有关论述加以论证。卷上分列发热、恶寒、恶风、发热恶寒、发热恶风等82种病证表现;卷中分列胸下结硬、腹满、腹中痛、腹满痛、胁下满等59种病证表现;卷下分列衄血、唾血、吐血、尿血、下血等91种病证表现。本书未言其所据蓝本,但从有关内容分析,当以桂林古本《伤寒杂病论》为主。

本书现存未刊稿本,一函三册,毛笔手书,共194页,书口题"长安黄维翰竹斋述"。该本现存中国中医科学院图书馆。

7.《伤寒论合金匮要略方证类编》《伤寒论合金匮要略方证类编》共不分卷,约撰于1955—1960年。本书系以宋本《伤寒论》《金匮要略》为蓝本,对仲景方剂进行归类编纂而成。全书共收载仲景方剂269首(佚方四首除外),按其组成渊源分为桂枝汤、麻黄汤、葛根汤、建中汤、柴胡汤、一味药方、二味药方、大方丸散、杂法方类等共计26类。本书体例,先列方药条文,继则主治宜用、禁忌各条,未加任何注释按语,颇便学者掌握仲景用方心法。

本书稿线装一册,钢笔手书,共90页。现存中国中医科学院图书馆。

8.《伤寒杂病经方类编》《伤寒杂病经方类编》不分卷,撰年未详。本书系以桂林本《伤寒杂病论)为蓝本,对仲景方剂进行归类编纂而成。全书收载"经方"319首,按其组成渊源,参以功用主治,分为桂枝汤、建中汤、麻黄汤、青龙汤、越婢汤、杂方类等三十二类,每类先方后证,以方类证;每方首列方药条文,继列主之、宜之、与之、禁忌各条。原文一律未加注释、按语,所列条文均未注明所出篇章。桂林本新出之方剂,如桂枝当归牡丹桃核枳实汤、茯苓白术厚朴石膏黄芩甘草汤等,均一一分列于桂枝汤、五苓散等各类下。目录之后附有经方中古今剂量换算法,为黄氏经验之谈,颇资参考。

本书稿线装一册,毛笔手书,共98页。现存中国中医科学院图书馆,陕西省中医药研究院文献医史研究室藏有复印本。

除上述医书外,既知黄氏研究伤寒之论著尚有《应用经方》《伤寒六经提纲歌诀》等数种。从中大致可以看出,黄氏研究仲景学说方面有以下几个特点:

(1)长于集注类编:黄氏研究仲景学说之方法,以集注、会通等为数最多,会通实际上是集注的别称。黄氏的集注,往往上自《黄帝内经》,下迄当代,探本溯源,融会贯通。凡有所识见者,无不兼收博采,删繁去芜,而又衷中至当,独述心得,可谓集伤寒之大成,发前人之未发。"类编"也是黄氏善用的一种研究方法。黄氏的类编,上承成无己,张景岳、方中行之学,而较之又更为细密,或类证、或类法、或类方、或类药,条理清楚,朗若列眉,从各个角度,对仲景学说进行深入探讨,堪为后学师法。

(2)注重综合研究:仲景《伤寒杂病论》16卷,在流传过程中,虽被分为《伤寒论》《金匮要略》二书,然两书首尾呼应,息息相通,不宜割裂视之,以免以偏概全。黄氏力主恢复仲景十六卷原貌,融伤寒、金匮于一炉,实开后世综合研究仲景学说之一大法门。

(3) 勇于汲取新知:鸦片战争之后,海禁日开,西学东渐。黄氏继唐容川、恽铁樵、曹颖甫等之后,大胆汲取外来医学新知,阐述中医理论本质。尽管当时的"中西汇通"之说尚处于初级尝试阶段,但黄氏这种勇于探索、一往无前的治学精神,着实令人钦佩。

(二) 医史文献类著作

黄竹斋先生作为文医汇通的学者,在医学研究中,亦十分注重医史文献之研究,并留存大量相关著作。其著作《医史丛刊》选辑《秦越人事迹考》《张仲景传》《孙真人传》《医学源流歌》等医史文献研究论著,曾由其传人米伯让代赠予南阳张仲景医史文献馆。

1.《陕西医家圣贤考》与《关中历代名医传》 两书皆是论述陕西医家的传记,前者刊载于《竹斋丛刊续编》,于1929年前撰成,评述医家有神农、岐伯、医绚、扁鹊、医缓、医和、韩康、孙思邈、王焘等9人。后者可谓为前者姊妹篇,刊载于《竹斋医学丛书》上卷,系1936年4月由上海中国医药书局、光华医药杂志社及西安酉山书局出版发行。全文约2万字,评述医家除有上述9人外,尚有安丘望之、周澹、曹元、韦善俊、韦慈藏、陈藏器等,共32人。引用参考文献71种,论述医家一般只简述生平,尤为代表者有所评论。黄氏在书中提出许多真知灼见,为后学研究陕西中医发展史提供了重要资料。

2.《中华医药学术发明于三皇说》 该文首见于《文医半月刊》1936年第2卷第2期,亦见载于《竹斋医学丛刊》下卷,全文800余字。他认为"庖犠氏卦象之阴阳二仪,乃立哲理医学之基础;其时又订婚姻之制,建夫妻之伦……而吾华民族之得能繁衍至今,人口之众甲于世界各国者,胥由于此","谓生理卫生,及改良人种之学说,发明于庖犠氏者,亦无不可",还指出"神农树艺五谷,教民稼穑,始进化于农业生活……又尝味草木,辨其寒热温凉,有毒无毒之性质,发明药物以疗民疾,而后人类之健康方有安全之保障"。在20世纪30年代的历史条件下,先生依据他对古籍传说中先民轶事的理解,认为我国人民自古以来就逐渐形成了注重伦理道德和讲述优生的优良传统,从中可看出那时他对医药来源于生产实践已有深刻认识。

3.《中医大学科目、教材标准(医学史部分)》 该文是黄氏对开办中医大学所拟的教学方案设想,作为1937年5月在中央国医馆二届二次理事会上的提案。第一部分为中医学校等级"资格和年限",第二部分是科目和教材标准。基础课和专业课共有十八门课程,"医学史"是必修基础课程之一。

黄氏认为:"医学史不惟表彰先哲发明之绩,且可兴起后学者爱国之心,当取《古今图书集成·医术名流列传》及陈邦贤所编《中国医学史》,谢利恒所撰《中国医学源流论》三书,以学说派别列为系统,依朝代先后,纪其世次,俾明授受之渊源,兼悉学术之变迁",强调了医学史教育对医学生的重要作用。

4.《秦越人事考》 1945年撰写成,附于黄氏所撰《难经会通》一书之后,以石印机自写自刻自印刊行。本文以《史记·扁鹊列传》原文为主体,引用参考文献近五十种,集各家之说进行注疏,考证其生平和贡献,又辑《战国策》等古籍和民间轶闻予以评述。对扁鹊是否为一人等问题,他的观点是:"史传扁鹊姓秦氏,是其先世出于秦也,故诊赵简子之疾,对董安于而言秦穆公之事特详,其足迹达禹城,而名初躁于越,故自号曰越人……"他不同意丁福保氏将扁鹊为六人的观点。他引《陕西通志》所载:"神医扁鹊墓在临潼县东北三十里",对遍布国内各地的众多扁鹊墓所,认为"乃后人感其德而墓祀者,未可便据为实也"。

5.《医仙妙应孙真人传》 该文于1948年撰述,原为木刻版,1981年陕西省中医研究所校点印行时,改名为《孙思邈传》。该传以《旧唐书·孙思邈传》为主体逐段注疏,引用大量文献,并据本人考察所获,生动记述了孙思邈的生平事迹和伟大贡献,以及民间轶闻故事、考察纪实等。史料之丰,为现有孙氏史传所罕见。黄氏对孙思邈生卒年代所持观点是:"其生当在梁天监十四年","永淳元年卒……一百六十八岁"。他对孙思邈的学术贡献,评述颇精当。

黄竹斋先生针灸著作中,以《针灸经穴图考》为代表,该书共8卷,以十二经为纲,三百六十五穴为目,附奇穴拾遗,并将古代人体平面图,以人体正常生理部位点穴划经,对整理针灸古籍有独到见解。民国二十二年,他又在南京以活人体点穴划经摄影制版印行。他致力国学研究,曾与国学大师章太炎、陕西国学大师张果斋(鸿山)等先生论学,均被器重。兰田学者赵和庭赞之曰:"浐渭之间,终南山下,布衣崛起,魁然儒者,道继关洛,治分王霸,不试故艺故多能,或以医名,余曰非也。"

非医学著作,除上文所提黄竹斋先生在国民二军河南胡景翼部任军医官时撰著的《兵略辑要》三卷外,还有历法方面《修订国历刍言》一卷,数学方面《求圆周率十术》《微积分提要》,天文学《五纪衍义》二卷,《中西星名合谱》《经天星座歌》一卷,《农业气象占验》一卷等。创制《北纬三十四度恒星经纬平面仪》,活盘旋转,以察每节气之中星体位置。综上可窥知黄氏学识之博,涉猎之广。2011年天津科学技术出版社整理出版《黄竹斋医书合集》,内含《伤寒论集注》《金匮要略方论集注》《医事丛刊》《医史丛刊》《伤寒杂病论会通》《难经会通》等,为先生学术思想的传播起到了积极推动作用。

(三) 代表性学术论文

黄竹斋先生发表的学术论文并不多,目前所知的大多是临床针灸或针药合用治疗病证的研究报告,在当时已开展临床医案的系统统计分析,实属难能可贵,略择其要述之。

1.《针灸治疗风湿性关节炎468例临床疗效评价分析报告》 该文发表于《中医杂志》1959年第12期,主要报道黄竹斋先生所在的西苑医院针灸科于1956年3月—1957年11月期间,以针灸疗法治疗风湿性关节炎580余例,剔除117例效果不明的患者外,对468例从诊断、发病率、呼吸道及病灶感染、发病因素、病程日期、症状表现(关节肿痛、红斑、积液、受累关节、化验、各项检查)、治疗方法(治疗原则、穴位选择、针灸手法)、治疗结果等方面进行临床疗效分析,其有效率88%,经过治疗症状消失占20.1%,显效者22.9%,好转者45%,无效者12%。结果认为针灸治疗风湿性关节炎疗效肯定,体现了中医学对风湿性关节炎的深刻认识。

2.《针灸治疗半身不遂45例疗效报告》《针药合用治疗中风瘫痪病55例报告》《针灸治疗半身不遂45例疗效报告》发表于《浙江中医杂志》1958年第9期,报告了先生在1956年4月至1957年11月运用针灸疗法治疗45例半身不遂(其中昏迷者7例,言语障碍者18例)的病案分析。结果痊愈20%,接近痊愈37.8%,好转31.1%,无效8.9%,死亡1例占2.2%,总有效率88.9%,并介绍了5例典型病例,其中真中风1例,类中风4例。

1959年6月,黄竹斋先生又发表了《针药合用治疗中风瘫痪病55例报告》,报告了1957年12月至1958年11月期间治疗的中风瘫痪病55例,其中痊愈13人,显效15人,进步23人,无效3人,死亡1人,总有效率92.7%。

　　两篇文章都是在类案分析的基础上,增加典型个案分析,其中,《针药合用治疗中风瘫痪病55例报告》较前文更详细,除统计病期效果外,还增加统计了治疗前后症状体征比较、血压变化情况、病理分类统计等,更具有客观性。

　　3.《针灸治疗组织扭伤53例初步报告》　该文发表于1958年第8期的《江西中医药》杂志,报道了黄竹斋先生在西苑医院针灸科1956年3月—1957年8月期间针灸治疗的68例组织扭伤患者,剔除效果不明的15例外,剩余53例患者,收到优良和良好效果的占62.3%,总有效率92.5%,证明针灸治疗组织扭伤疗效显著,简便易行,值得推广应用。

参 考 文 献

[1]　成晓玉.黄竹斋《伤寒杂病论会通》的文献研究[D].北京:北京中医药大学,2016.

[2]　徐江雁.以六气开阖枢释六经,倡三阳三阴钤百病——记京城名医黄竹斋[J].北京中医,2006,25(11):650-652.

[3]　王昆文.黄竹斋与《医事丛刊》[J].国医论坛,2006,21(2):51.

[4]　黄世明,黄砚永.黄竹斋《伤寒论集注》评述[J].河南中医,2004,24(7):22-23.

[5]　高新彦.近现代杰出医家黄竹斋简介[J].国医论坛,2003,18(4):50-51.

[6]　苏礼.黄竹斋中风病医案选评[J].中国医药学报,1990,5(3):47-48,57.

[7]　米烈汉,孙秀珠.黄竹斋先生论治中风偏瘫病经验简介[J].国医论坛,1989(1):23-25.

[8]　苏礼.黄竹斋医案三则[J].中医杂志,1988(10):30-31.

[9]　苏礼.黄竹斋伤寒论著十种述要(续)[J].国医论坛,1988(4):30-31.

[10]　苏礼.黄竹斋伤寒论著十种述要[J].国医论坛,1988(3):29-31.

[11]　苏礼.黄竹斋运用经方医案选评[J].陕西中医,1988,9(3):97-98.

[12]　米烈汉,孙秀珍.黄竹斋先生医学教育思想评介——为纪念黄竹斋先生诞辰一百周年[J].国医论坛,1987(1):31-32.

[13]　沈敏南,阮士军.试述黄竹斋伤寒学术思想[J].陕西中医,1986,7(8):377-378.

[14]　米伯让.黄竹斋先生传略[J].国医论坛,1986(2):14-17.

[15]　赵石麟.黄竹斋医史著作述评举要[J].陕西中医,1984,5(4):24-26.

[16]　名中医黄竹斋老先生逝世[J].中医杂志,1960(6):61.

[17]　黄竹斋医案[J].中医杂志,1958(12):828.

[18]　张镜源.中华中医昆仑:第二集[M].北京:中国中医药出版社,2012.

[19]　赵寿毛,赵苏阳编,赵玉青指导.黄竹斋针灸医案选编[M].北京:中国中医药出版社.2010.

（整理:黄江鹏　王国为　徐世杰;审订:余瀛鳌）

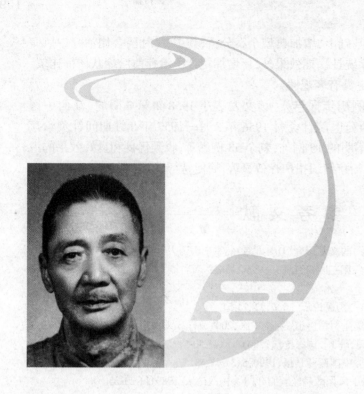

高凤桐

一、生平传记

高凤桐先生（1887—1962年），字云麟，别号于岗居士。1887年12月8日生于北京。他出身店员之家，以经营当铺为生。因幼年家境殷实，高凤桐先生受到良好的私塾教育，自幼便饱读《诗》《书》《礼》《易》《春秋》《仪礼》《周礼》《左传》《谷梁传》《公羊传》《论语》《孟子》《孝经》《尔雅》等儒家经典，这也为他后来成为一代"儒医"奠定了深厚的"童子功"基础。同时，高凤桐从小就勤奋好学，涉猎广泛，兼爱诗词歌赋、琴棋书画，泼墨特擅长行书，作画尤工于兰竹，及至其晚年虽医务繁忙仍笔耕不辍。他画的兰竹挺拔秀丽，写的行书清秀苍劲，足以自成一家，惜未广传于世。

高凤桐先生后来因偶然机缘对医书颇感兴趣，其中的医理引领着他对天、地、人有着更深入且实际的思考，于是便博览历代医家著作，对经典医籍《素问》《灵枢》《难经》《针灸甲乙经》《金匮要略》《本草纲目》，以及历代名著《东垣十书》《丹溪心法》《儒门事亲》《东医宝鉴》《景岳全书》《傅青主女科》《医宗金鉴》《时病论》《针灸大成》等均曾认真研读，尤对叶天士学派的著作研究较深，且善于取各家之长，融会贯通。

在对医书的研读中，高凤桐先生发现若医理医法不用于临床，不能普度众生，无异于"坐而论道""纸上谈兵"，于是他便遍访"明医"学习，曾师从吴希之、焦茂斋、杨浩如等名医学习内科与针灸。其中，杨浩如（1881—1940，字德九）先生出身中医世家，江苏淮阴人，1910年来京后任外城官医院院长，后创立北京第一家私立中医院"养浩庐中医院"，为当时的京城名医，培养出了诸如赵树屏、张仲元、高凤桐等著名中医专家。

高凤桐先生自1915年开始行医，因其深厚的中医功底与高明的医术，及其针、药并用双管齐下治病的全面性,很快便成为一方名医,深受广大患者的称赞,群众威信颇高。

1922年,高凤桐先生受聘北京外城官医院,任中医师,经常给一些"达官贵人"看病,黎民百姓若求诊来看,他也热情对待,一视同仁。先生所接临床病种十分丰富,患者有求必应。

1930年后,高凤桐先生历任北平国医学院教员、北平卫生处针灸考试委员等职。

中华人民共和国成立后,高凤桐积极拥护党的中医政策,提倡中医与现代医学结合,开阔中医进一步发展的道路,促进中医学术进步,在中西医团结方面起了带头作用。他曾多次提出"只有中西医团结合作,中医针灸事业才能更好地发展"。

1950年起,高凤桐历任北京市中医门诊部主任、北京市高级卫生人员考试委员会委员、北京中医学会内科委员会委员、中华医学总会中西医学术交流委员会委员、北京医学院顾问、中医进修学校教员等职。

1951年3月7日,中央卫生部召开针灸疗法座谈会,高凤桐及朱琏、许英魁等27位在针灸、中医、中西医结合领域的重量级专家应邀参会,还有《人民日报》《光明日报》等多家媒体,高凤桐先生在会上作重要发言。会议讨论了"针灸有着很好的疗效与优势,需要大力实践""应继承发扬中国国有文化传统衣钵""需要通过科学研究来验证针灸治病的疗效""希望组织一专门针灸研究的机关"等重要观点和思路。

1951年3月,北京中医学会针灸委员会成立,高凤桐先生任主任委员兼学术组顾问,委员有王乐亭、刘介一、胡荫培、尚古愚。新中国成立以后,政府面临对北京市大批针灸从业人员宣传党的卫生政策,开展新针灸学普及培训等大量工作。北京中医学会针灸专业委员会承担组织并开办针灸研修班的任务。自1951年7月到1954年8月,共培训了491名学员(占全市针灸中医师的90%)。针灸专业人员通过学习,掌握了穴位解剖部位与神经分布的关系、针刺深浅及禁穴,以及针具与皮肤消毒等,规范并提高了治疗效果,减少了医疗事故的发生,其中很多学员成为针灸医学的骨干和师资力量。在学会的组织下,北京市针灸骨干先后到华北、华东、东北、西南等地区的十余个省市推广针灸疗法,为北京和全国各地培养大批针灸人才,为全国针灸事业的发展奠定了基础。

1954年,高凤桐先生被推荐入京,参与中医研究院(今中国中医科学院)的筹建。自1955年中医研究院针灸研究所正式挂牌成立后,他被委任为针灸研究所第一副所长,兼任针灸研究所第二研究室名老中医。当时的所长是朱琏(兼任中医研究院副院长),第二副所长是张殿华。高凤桐和张殿华一中医,一西医,中西合璧,共同研究、发展针灸医学。高凤桐先生学识渊博,精通中医药及针灸理论,学术思想活跃,且善于取各家之长,融会贯通,补己之短。不拘泥,不保守,与西医团结合作,非常融洽。高凤桐后被选为北京市第一届人民代表大会代表、第三届中国人民政治协商会议全国委员会委员。

1958年2月7日,卫生部发出关于继承老中医学术经验的紧急通知,通知要求卫生行政部门应立即着手研究各地有学术经验以及对某一种疾病有独特疗法、疗效显著的老中医,并根据具体情况,在自愿基础上动员一批品质优良,能刻苦钻研的中医西医,拜他们为老师,虚心学习,坚持到底,务求将他们的学术和经验继承下来。根据这一指示,中医研究院制定了"继承老中医学术经验的实施计划",院所属各单位先后组织青壮年中西医及一部分领导干部拜老中医为老师,并隆重地举行了拜师仪式,针灸研究所也积极响应到这一活动中。高凤桐被选为师带徒的人选之中,为其配备的弟子分别为:田从豁、孟竞璧、张洪恩。通过老中

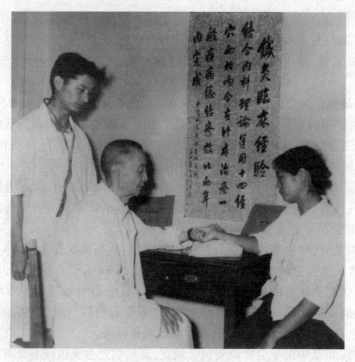

1958 年，高凤桐带教学生

医师带徒，使老中医的许多经验得以继承下来，也改变了中西医之间的关系，活跃了学术气氛，加快了继承发扬中医学遗产的进程。

高凤桐先生从事中医教学及临床带教多年，培养了一大批学生和徒弟。西学中班徒弟有田从豁、孟竞璧、张洪恩，自收徒弟有高玉玲、关仰文、刘继香。先生治学有方，诲人不倦。他对学生和徒弟总是热心言传身教并严格要求，鼓励学生提问，随问随答，毫不保留地把自己的学术专长、临床经验传授给他们，为中医针灸人才的培养做出了很多贡献。他在中医界曾提出倡议"我们必须尽一切可能毫不保留的带好徒弟，这是我们老一辈中医的光荣任务。"在培养的徒弟中，田从豁(后为全国名老中医，中国中医科学院广安门医院针灸科主任医师，博士后导师)、孟竞璧(后为中国中医科学院针灸研究所针灸经络研究室负责人，研究员)、张洪恩(后为中国中医科学院广安门医院内科主任)等，后均成为医疗、科研、教学方面的骨干，在学术上也取得了可喜的成绩，为高凤桐赢得了荣誉。

1958—1959 年，在时任针灸研究所副所长高凤桐的指导下，刘鸿鸾、张金泉等 3 人对经络测定仪的效能进行临床观察。

1962 年 5 月 13 日，高凤桐先生不幸在京因病逝世，享年 75 岁，《中医杂志》刊登了讣告及事迹。

高凤桐先生一生勤俭朴素，医德高尚。对病人体贴入微、关怀备至。只针不药可效者，则不用药物，用药亦廉平精简，竭力减轻病家经济负担。出诊不问寒暑昼夜，不避风雨冰霜，但有求诊者，立即前往，不计报酬，如此数十年如一日。高凤桐临床擅长针药合用，或择宜而用，擅治内、妇两科多种疑难杂症，一生行医近五十载，活人无数。高凤桐对针灸理论有深刻理解，这与他重视经典、善于总结有密切关系，他从多年的临床实践中提炼出诸多实用的针灸之道,对于后世针灸临床工作者的理论与实践水平的提高都大有裨益。高凤桐先生是当时的京城名医,也是新中国成立前后难得的针药并用的临床实践家,还是兼通书画、诗词的一代儒医。

二、学术思想

(一) 针药并用,方能治病周全

高凤桐先生是真正的针药并用的大家。他深谙中医方药及针灸经穴理论原理与方法特性,临床将针灸、汤药的合用和择宜而用发挥到淋漓尽致,以致于内、外、妇、儿、五官各科疾患,无论新久、轻重,还是急缓,均有着较好的疗效。他常引用唐代医家孙思邈之语告诫自己及徒弟们作为中医大夫针药结合的重要性和必要性:"且夫当今医者,各承一业,未能综练众方,所以救疾多不全济,何哉? 或有偏功针刺,或有偏解灸方,或有惟行药饵,或有专于禁咒,故以网罗诸疾,有愈于是,慨其如此,聊以养疾之暇,撰录灸经以贻后嗣。其于条例具之。医者意也,善于用意即为良医。良医之道,必先诊脉处方,次即针灸。内外相扶,病必当愈。何则? 汤药攻其内,针灸攻其外。不能如此,虽时愈疾,兹为偶瘥,非医瘥也"(《千金翼方》)。秉药王之训,高凤桐先生遍览群书,积极探索针药结合之路,在他半个多世纪的行医生涯中,

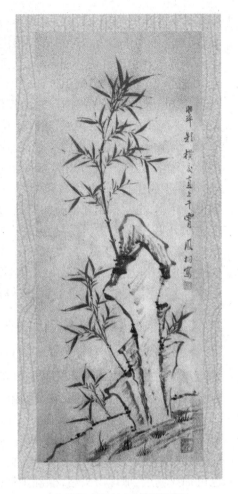

高凤桐字画竹(张洪恩提供)

逐渐形成了一套具有其个人特色的、完整的、与实践密切结合的针药并用理论,尤其在内、妇两科积累了丰富的临床经验。

高凤桐先生常说,针灸擅于从外刺激调理经络气血,取效较速;汤药则长于从内吸收,调理脏腑阴阳,取效较缓,临床应根据病人不同情况,当针则针,当药则药,或针药并用,充分发挥两者的优势,互相配合,相得益彰。如中风之闭、脱二证,本当一实一虚,治法截然不同,但该病多为先闭而后脱,凡见面红目赤,烦躁不安,脉弦或沉滞,应急按闭证施治,虽有时亦可见两手撒开、二便失禁等部分脱证之象,但也应本着先开窍后予固脱之法,先针补人中,泻风府、合谷、涌泉以提插强刺激,若体质强壮者可用三棱针刺十二井穴放血。在一般情况下,针后病者多知痛回避,此时应迅速投以清开、化痰、开窍之药。若经上述治疗患者毫无反应,宜再审脉象,凡脉象沉细或虚大而不规则,面部肌肉松弛无神者,应按脱证施治,予以回阳固脱,其最便捷而有效的方法,用隔姜灸关元、气海各 15~20 壮。无论闭证或脱证的治疗,皆应先针灸随后用药,尤其针灸见效就在当时,故不可墨守成法,必须随时审查体征、脉象、灵活施治。高凤桐先生说,一般对暴病、急症或精神、神经系统的疾患,且身体壮实者,多以针灸为主,或先针后药;若病重危证,身体过度虚弱者,则以药物为主,或先药后针;一般慢性病

则多针药并重,这样不仅可以收到单一方法所不及的效果,而且对于几乎所有患者的所有需求,均能显示出中医方法即可解决的优势。

高凤桐先生的针药并用思路,其基本立意均是基于统一的内科辨证模式而行,即以辨八纲、脏腑、六淫为主。他提倡针药并用,针穴和药尽量相对应,如此,他所选腧穴(及刺激方法)与所组方药能基本保持对应,如治疗风寒外感表证,常选大椎、外关、合谷之穴,及荆芥、防风、豆豉等药,一起宣散风寒;治疗水湿泄泻则选用阴陵泉、公孙、足三里之穴,及茯苓、泽泻、苍术、车前子等药,共同健脾利湿;治疗温病如麻疹、流感、肺炎、痢疾等,先用针点刺清开,再用叶天士学派之法,选方用药亦清开之。如是针药结合,往往得心应手,效果十分显著。另外,高凤桐先生还强调,用穴和用药一样,均应有"君臣佐使"的配伍,照顾到穴位之间的互相促进作用,也常借用其他经的原穴,如胃经病与肝脾经有关,则加用脾肝经的原穴,这样才能主次分明,布阵有力,很多病人患有哮喘、腹泻、再生障碍性贫血、半身不遂、月经不调等慢性病、疑难病,屡治无效,经高凤桐先生针药并施,多可治愈。小儿癫痫属中西医顽疾,经高先生采用针刺内关、阳陵泉、足三里(用泻法),配服琥珀抱龙丸之法,能取速效。所以,《黄帝内经》所言甚是:"言不可治者,未得其术也。"

(二) 辨证入细,强调三因制宜

高凤桐先生是较早认识并应用"辨证入细","制宜入微"的"明医"之一。他认为辨证是治疗疾病的关键,唯有辨证清晰准确,才可言立法、选穴、选药的精当。不管何证何病,处方选穴前,他或按八纲辨证、或按脏腑经络辨证、六经辨证、三焦辨证、病因辨证等,一定把阴阳、表里、虚实、寒热、脏腑、气血、病因等情况搞清楚。他常说"治病的关键在于认证,抓住病机,熟悉药性、穴性,方能应手奏效"。高凤桐先生在"辨证入细"方面积累了丰富的经验,常通过其敏锐的望诊方法断病、断证,能够在复杂的情况下见微知著,即便遇到紧急凶险病情,也可抽丝剥茧,梳理出头绪,准确把握病机。如有一刘姓 13 岁男孩,就诊一月前患温热病,高热不退,并有神昏谵语等症,曾服中药清热解毒重剂和紫雪丹、安宫牛黄丸等,经过治疗10 多天,热退,神智转清,其他一切恢复正常,唯后遗失音不语,苔薄白、脉涩,故前医认为系因用凉药太过,为寒闭肺窍,虽经中药、针灸治疗月余,毫无效果。高凤桐先生诊治时,则根据望诊,抓住患者烦躁、欲言不能之神态,认为仍属余热未尽,热闭肺窍。初针少商、中冲清其肺热心火,二针加哑门、人中用以开窍,共治疗 4 次,言语如故。

高凤桐先生还特别重视因时、因地、因人制宜,将辨证入细更加深化落实,尤其注意季节、气候、环境特点对人体的影响。如先生辨外感一证,将其分为春季外感(又细分为:风寒表证,风热表证,表里俱热,里热郁结,病后阴虚、脾胃不和 5 种)、夏季外感(又细分为:伤暑表热、伤暑里寒、暑温轻症、暑温重症等)、秋季外感(又细分为:偏凉、偏温、寒热似疟等)、冬季外感(又细分为:病之初起、病过数日等),其中细分之证达 14 种之多,每一细证均有不同的针、药治疗方案,包括不同的取穴及手法(或针刺补泻、艾灸、刺血)与留针时间,药物处方,及随证制宜等。高凤桐先生思维如此缜密,辨证如此细致,自古及今,都少有闻及,其提出的这种辨细"时令病"的诊疗模式,可成为针、药治疗外感证的范本。高先生还重视临证施治的因人而异,根据病人性别、体质、生活方式、就诊状态的不同,选择不同的疗法,如对于女性患者,高凤桐先生重视养血理血,在用药及用针都强化这一应用;再如对于彼时情绪不佳或因情绪致病的患者,高先生还对其进行积极地精神鼓励与心理疏导,身心同治,形神皆调。先生曾遇一背热，食不下患者，初治后见效不著，后知其每日在河中洗澡，据此考虑恐系外伤湿气，用清暑透解之剂一次而解。

（三）治病求本，重视调理脾胃

高凤桐先生是"治病必求于本"的"上工"，也是以针药结合方式注重调理脾胃的"补土派"代表。《素问·阴阳应象大论》谓："治病必求于本"，先生擅长于复杂且多变的症状与体征表现中，直接抓住核心病机或关键病因，以针、药协同攻坚作战，常常手到擒来，病无逃遁。如高凤桐先生治一郑姓男，51岁，患呃逆月余不愈，每日饭后精神困倦，呃逆加重，大便有时带血。先生经查病人舌脉及进行症状分析后，认为本证之胃气上逆，系因有瘀血所阻，血涩气结，脾胃升降失常故呃逆，遂针刺肩髃、曲池、足三里，用泻法，调血中之气而降逆，并予王清任"膈下逐瘀汤"，一剂而愈。高凤桐先生治病，必审查病人体质之刚柔强弱，病情之轻重缓急，祛邪与扶正兼顾，常能祛邪又不伤正，扶正亦不留邪。他常说"治急性病要快要狠"，如有一次治一高热小儿，第一次处方就用羚羊角三分，乃因见患儿白睛有红丝，是内有大热之特征，故及时投大量凉药而愈；"治慢性病要妥要稳"，慢性病虽有久病体虚之说，但不是必虚，若见体壮力强者，则多考虑久病伤阴之论，治疗时除考虑到这方面外，主要是调理脾胃。高凤桐先生主张治病不可过于求功，从根治末，虽慢亦非不好，认准后贵在守方，针或药都有后效，因此，治慢性病要有信心、耐心，切忌变法变方过频。

高凤桐先生临证无论用针还是用药都非常重视对于脾胃的调理。他说，脾为后天之本，胃为营卫之本，故察病必须察脾胃之强弱，治病必须顾脾胃之盛衰，《黄帝内经》所言"正气存内，邪不可干""邪之所凑，其气必虚"，凡病一般皆为正邪共存，而四时脾旺不受邪，五脏无论何脏之虚皆与脾胃有直接或间接的关系，内生病邪亦与脾胃能否将其理化密切相关，同时，他用药（非调理脾胃的药）的吸收及运化，也要靠脾胃功能的健全来完成。高凤桐先生认为，针灸是调理脾胃的优势疗法，且不会加重脾胃的负担或造成其耐药性，也不伤害脾胃内脏本身，且还会促进药效的吸收及正气的补足等。先生常用的调理脾胃的腧穴主要有：足三里、中脘、脾俞、胃俞、公孙、三阴交、丰隆等，久病可用灸法。他认为，汤药对脾胃的滋养也有莫大的好处，在辨证开好主方后，常酌加谷芽、麦芽各30g"轻药重投"以开胃运脾，或白术、炒鸡内金、陈皮、扁豆衣等以健脾养胃，或用正方之汤药送服保和丸，往往均收到意想不到的效果。高凤桐先生无论治时疫外伤，还是内伤杂病，都常从调理脾胃入手。另外，调理脾胃对于痼疾顽症的善后亦有良好的效果，可防止旧病复发。

（四）熟谙穴性，讲究针刺手法

高凤桐先生是用穴、用针简约乃至"一针见效"的针灸高人。这得益于先生对穴性原理、刺灸技法的熟知，以及其所建立的一套完整的"理法方穴术"理论体系。他悉心研究穴性，对腧穴与阴阳、表里、气血、脏腑之间的关系有着极为深刻的认识。他认为用穴如用药，穴性类似于药性，又更灵活于药性。他常能一穴多用，穴位配伍严谨而绝妙，用穴虽少，但疗效很好。高凤桐先生最常用的腧穴约40~50个，特别对肩髃、曲池、合谷、足三里、阴陵泉、阳陵泉、三阴交、绝骨、太溪等穴的应用积累了丰富的经验，只是相互配合、手法的不同，就能治疗多种病症。无论何病，先生每次治疗仅3穴左右，且以单侧四肢腧穴为主，如用肩髃、曲池治一切郁热气结、脘闷烦躁、呃逆纳差，足三里、通里治失眠，隐白、三阴交治崩漏等，皆有显著

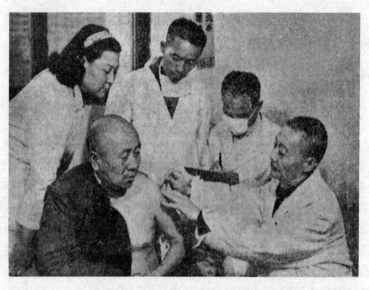

高凤桐(右一)毫无保留地把自己的特殊针刺手法传授给学员。载于
1953 年 12 月 17 日的《健康报》

疗效。

高凤桐先生的针刺手法,是以舒张进针为主,补泻手法多采用提插,配合呼吸、迎随、深浅、轻重四法。但在临床应用时,则应根据不同病症、不同穴位(主要是穴位所在的部位),施以不同手法,择宜而用。如四肢穴多用提插补泻配合迎随法;背部腹部穴位,往往是几种补泻手法配合应用;头部和四肢末端之浅表穴,则用呼吸补泻,如鼻衄针上星吸气泻之,崩漏针隐白呼气补之,往往立即见效。高凤桐先生针刺不刻意追求针感,患者略有麻痛感及舒适感,行针柔和不剧烈。另外,针刺时很强调左右手的配合,要求进针均匀而有力,刚柔并举,主张以心通经行气,以意治病,强调针灸医生要练气功,主张候气、催气,一般进针后,重则觉如磐石,轻则浮如羽毛。一般病人每次留针 1 小时左右,每周治疗 3 次。

除了针刺外,高凤桐先生对于刺血、艾灸也颇有应用心得。刺血多用于血热、血瘀,常用于急症,艾灸多用于虚证、寒证。

高凤桐先生所建立的“理法方穴术”理论体系,是在中医理论的指导下,先确定病位、病性及病因,并确立治疗大法,然后根据穴位的性质、作用、与经络脏腑的关系,按汗、吐、下、和、温、清、消、补八法辨证求经配穴,随症灵活加减,并根据病情选择合适的针刺补泻方法,或刺血、艾灸等疗法。如治月经不调,以针三阴交、关元为主,调冲任以安血之室,补脾胃以资生血之源;属血热者去关元,加曲池、血海、支沟,血海用泻法调血活血,曲池调血中之气,支沟清中焦之热;属血虚者去关元、加阴陵泉以健脾养血。又如表闭发热者针大椎、外关用泻法,通阳解表为之汗法等。

(五) 用药平和,注重量效关系

高凤桐先生是有着丰富临证用药经验的“实战”家,也是施方趋于中正平和的“王道”中医师。先生用药之平和主要体现在:①多用经济易得之常用药,基本不用昂贵或稀有药材,无论对他所治疗的王公大臣、高干外宾,还是普通群众,均一视同仁,决不因为患者有钱就开贵药,也不因为患者贫穷就不用相关药物,心中只想着将病治好。②擅长轻缓却病,数味平淡无奇、气味轻清之药,在高师手里则可有千变万化之组合,既无峻猛克伐之弊,又无滋腻碍气之害,高凤桐先生常用药物约 120 余味,如党参、山药、白术、茯苓、扁豆、薏苡仁、佛手、荷叶、荷梗等,常在正方中占一定的比重。高先生说,很多药你看着简约、平常,但越是平常,越是与人的脾胃更为亲和,越容易发挥作用,比如山药,既可以作为药物,又可以作为食物,可见其偏性不大,但其特点却是"气轻而效宏"。大黄、芒硝、麻黄、熟地、附子、肉桂等峻猛之品,若非十分必要,则很少应用。③开方用药,基本以小方为主,极少开大方,固定成方用得较少,主张用药处方多遵古人之法,而不拘泥于原方原药,如其治疗时令病,区区数味药,一般 3~5 剂即可治愈。④用药药量也较轻,一般每味药的用量均在 3~12g,以药气调病气,这样既可以减轻脾胃负担,又可以节省药材。⑤组方立意趋向于脏腑阴阳的柔平调和,以"调"为主,对脏腑几乎从来不进行"大补"。高凤桐先生常说熟地、麦冬、五味子等太腻不活,用之不当,往往伤人深而重,一定要慎用。

高凤桐先生用药一般较为轻平,但对于特殊患者,非常注重药物的量效关系。如大黄、芒硝虽然峻猛,因其伤人速而浅,用时一定对症量足;石膏擅长清各种热,清杂病之火亦效,一般用量 10~12g,但治大热、大渴引饮、面红目赤者,则用到 120~240g 之间,先煮水,用此水再煎药。石膏治阳明内蒸之热,虽言能解肌,无汗时用之一定佐以宣通之品,如葛根之类,凡治伤风外感,必佐以鲜石斛 15g 以生津而保阴。梭椤子是治胃痛的和剂,寒热虚实皆用,并治冠心病,一般用 10g。甘草虽属平淡之品,但也强调对症而用,因中满者用之更满,故中满者不加甘草。

三、代表著作与论文述评

高凤桐先生曾编写《针灸中药经验证治》一书,书中介绍了 50 种病症的针药并用临床经验,可惜未能出版,弟子张鸿恩也曾总结其经验,编写《高凤桐临床经验》,但恰逢时局动荡,原书稿也已佚失。

高凤桐先生还参与编写了《针灸学简编》(中医研究院编),供西医学习针灸及中医进修用作参考书。书中内容共分针灸的发展及特点、经络、穴位、针法、灸法、临床治疗 6 个篇章。该书根据中医理论体系,对传统的针灸文献加以系统的归纳和整理。该书于 1959 年由人民卫生出版社初版,1976 年二版时又补充了若干新内容。

2012 年,由北京针灸学会领导下的北京针灸名家学术经验继承工作委员会组织发掘、整理北京地区针灸名家的学术思想与临床技艺,并形成丛书。丛书对于针灸名家的纳入标准是:有一定影响力,德高望重,有独特的学术思想和临床经验。高凤桐先生入选其中。高凤桐分册内容由其弟子田从豁负责,田从豁将 1956—1962 年跟随高凤桐先生学习时所做的笔记、临床心得、随师笔录及医案等,于 1963 年整理成册保留下来,并由田从豁的博士后林海再次加以整理、丰富完成,书名为《针药大师——高凤桐》。该书在编写说明中指出:"它真实地反映了高凤桐老中医辨病辨证精确细致、理法方药一气呵成、针药并用极有特色的诊治方法……能够系统反映高凤桐老中医的学术思想。"

参 考 文 献

[1] 田从豁,林海.针药大师高凤桐[M].北京:中国中医药出版社,2016.

[2] 徐江雁.大方治病自有序,君臣佐使如是说_记北京私立中医院创始人杨浩如[J].北京中医,2006(7):400-401.

[3] 徐江雁.遣药施针,各随所宜——记京城名医高凤桐[J].北京中医,2006,12(25):715-716.

[4] 中央卫生部召开针灸座谈会纪要[J].中医杂志,1951(1):29-33.

[5] 李嘉健,郭静,王麟鹏.近现代北京针灸流派发展及传承概述[J].中医杂志,2015,56(14):1179.

[6] 曹洪欣,李怀荣.中国中医研究院五十年历程中国中医研究院院史(1955—2005)[M].中医古籍出版社,2005.

[7] 田从豁.高凤桐老中医的针灸临床经验简述[J].中国针灸,1985(4):37.

[8] 上海中医学院.中医年鉴[M].北京:人民卫生出版社,1985.

[9] 中医研究院.针灸学简编.北京:人民卫生出版社,1959.

(整理:田从豁 赵宏 刘兵 林海 杨涛 韩明娟;审订:黄龙祥)

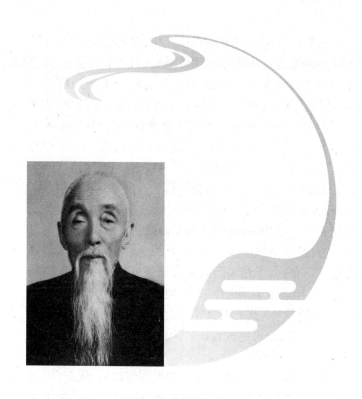

蒲辅周

一、生 平 传 记

蒲辅周先生(1888—1975年),四川梓潼县人。少名启宇,出生于中医世家。

蒲辅周先生以善治急性热病和疑难病证而盛名于世,上承经典,中及历代百家,下采同道或民间经验,医理精深广博,临床术高效宏,德高艺精,誉满杏林,名扬九州,望重如山,乃学验丰富的杰出中医药大师,被敬爱的周总理誉为"高明医生,又懂辩证法"。蒲辅周先生从医70余年,以振兴中医学为己任,突显了中医药应对急性传染病的非凡之功,诊治疑难病证的卓越之效,为保障人民的健康奉献了一生,为祖国卫生事业的发展、中医药事业的发展,做出了卓越的贡献,堪称20世纪中医学界一代宗师。

(一)立志岐黄,济世活人

蒲辅周先生,原名启宇,清光绪十四年(1888年)腊月十一日诞生于四川北部山区的梓潼县长溪乡潼江村一个世医之家。母何氏,育成子女7人,辅周居长。蒲氏一家乐善好施,济世救人,于当地颇有口碑,其祖父国桢公、父显聪(字仲思)公皆为当地之名医。

启宇7岁在其外婆支持下就读私塾,11岁涉猎诸子散文,其时《论语》多篇已能成诵。1903年,蒲启宇15岁,开始随祖父、父亲学医。祖父对其十分严格,常说:"医乃仁术,如不下一番苦功夫,不足以为医"。先读《医学三字经》《医学五则》等,作为入门之阶,白天侍诊,夜晨读书,继则攻读经典医籍。3年后在出师仪式上,祖父告诫:"医乃仁术,不仅要有精湛的医技,而且要有高尚的医德。"他铭记在心,毕生力行。18岁开始在家乡悬壶行医,行医不久,把自己名字改为"辅周",取"辅助贫弱,周济病人"之意。20余岁名震川北,求医者门庭若市,深得乡人信赖。然蒲辅周先生犹感学业不足,遂基本停诊 3 年,深入攻读经典,博览兼收历代名家学说,博采众长,真正较全面地掌握了中医学理论体系,认识到中医理论,其意博,其理奥,其趣深,体会到唯有源头充盈,方能流水不乏,功夫不负有心人,医业愈加精进。

"士穷不失义,达不离道……得志,泽加于民;不得志,修身见于世,穷则独善其身,达则兼济天下"。蒲辅周先生早年行医,不仅施医舍药,凡关民生利害之事皆发心操办,乐善好施。1917 年短时至成都开业,为解决故乡贫苦百姓看病之难,又返回梓潼行医。1931 年与乡邻薛伯衡先生倡议成立梓潼县"同济施医药社"。不仅自己义务为病人治病,还请当地名医轮班义诊,解决了不少贫苦百姓无钱请医买药的困难,乡民拍手称赞。此外蒲氏还创办了平民教养厂、西河义渡等多项慈善事业,活人济世,受到当地劳苦大众的欢迎。1927 年被选为四川梓潼县商会评议员,1933 年被选为梓潼县第一区区长,本欲涉政济世救民,但时局黑暗,所愿不遂。1934 年蒲辅周先生到成都,悬壶济世于鼓楼北街,凡二十余年。他在成都同样办起了"同济施医药社",并与泰山堂订下合同,无钱买药的患者经他免费诊治后,可持特定处方去泰山堂抓药,由他定期结算。数十年后蒲辅周先生叹道:"早年我慕范文正公,想为社会尽匹夫之力,谁知能行者,仅医学之一道尔!"范文正公先忧后乐,信圣人之书,师古人之行,乃"为天地立心、为生民立命"。先生慕其德行,终成良医。由此可窥其发心之宏大,愿力之深广。

1935 年冬天,成都温病流行,病人拥堂塞铺。47 岁的蒲辅周先生详细诊断,认定系"寒包火",其中需以麻黄开表。可是当地"麻黄发汗过峻,成都人禀赋薄,禁不住发表"的观念根深蒂固。病人见方后不敢取药,改他药代替又不好取效。先生思索再三,便将麻黄研末为引子发放。果然,经他看病的无不效验。于是名噪省城。

1940 年,蒲辅周先生接其三弟克明来信知梓潼霍乱流行,立汇二百银元和处方一张,要他弟弟们将治疗霍乱的药方抄录后四处张贴,广为宣传;把所汇银元买成药品,半价发售,贫穷的分文不取。1945 年,全川大雨,成都麻疹流行。不少患儿发病,麻疹隐伏不现,用辛凉宣透之常法未能取效,为此先生常涉水到御河边和城郊劳动人民聚居区诊治,经过一番思考研究,先生改用通阳利湿,麻疹立见透发。蒲辅周先生于成都地区行医期间,由于医术高明、一视同仁,深得群众好评。1951 年应聘于成都东城联合诊所,当选为区人民代表,1954 年,任成都铁路局中心医院特约医师。

1955 年底,蒲辅周先生奉调北京之前,专程回老家梓潼,为乡亲义诊三日,每日黎明即起,一直诊治到掌灯时分。1956 年元月初到达中医研究院,评定工资级别,因无著作,评为二等一级,当时杜自明先生说:"蒲老以技术而论,应该是一等一级",同年底,为表彰其诊治"乙脑"贡献,将他破格晋升为一等一级。老骥伏枥,晚年入京的蒲老,开启了更辉煌的历程。

(二) 严谨治学,精诚大医

1. **治学有道,临证精审** 蒲辅周先生治学特点可概括为"勤、恒、严、专、用"五字。少年勤奋苦读的习惯,一直延续到他的晚年,未曾间断。他调到北京时,已年近古稀,享有盛名,但这种坚持阅读的习惯仍没有改变。蒲辅周先生认为:学无止境,学习必须持之以恒。他对于每一部中医文献,无论篇幅大小,都坚持逐章、逐节、逐句、逐字地细读,而且反复地读。晚年时,蒲辅周先生的眼睛不好,他到哪都会带上一个放大镜,用来阅读和修改学生的病案以及学习笔记,甚至有时学生们读几遍都看不出的错别字也逃不过他的眼睛,他的这种学习态度也深深感染了每一个跟随他学习的人。

蒲辅周先生治学临证，其一，注重一个"勤"字。他在读书和思考方面是十分刻苦的。早晚坚持学习数小时，几十年没有间断过。他对所读之书，总力求认真思考，深入领会，取其精华，弃其糟粕，丝毫也不马虎。蒲辅周先生也是这样要求学生，他曾谆谆教导学生：经典著作要精读深思；各家学说要博览兼收；基础知识书籍要勤读牢记。真正做到一步一个脚印，扎扎实实地把书读通弄懂，把书读活，为我所用。

蒲辅周先生常说，书读百遍，其义自见，此为阅读经典的启悟。书要反复读，细心地体会，每读一遍，都有新的启发，只有细细琢磨，才能举一反三。病有万端，药有万变，只有刻苦学习，才能把病看好。他曾为自己定了三条学习行医准则：其一，好读书，必求甚解。见重点，作好笔记，加深记忆；有疑义，则反复查证，务求明辨。其二，谨授课，必有准备。讲原文则主题明确，论之有据；作分析则深入浅出，引人入胜；其三，慎临证，必不粗疏。问病情，则详察体认，明其所因；辨证治则胆大心细，伏其所主。

其二，坚持一个"恒"字。蒲辅周先生认为，中医理论深奥而广博，如果没有坚韧不拔、锲而不舍的毅力和活到老、学到老的恒心，是不易掌握和领会的。他每读一部中医文献，无论是巨著，还是中短篇，始终坚持一丝不苟，从头读起，一字一句，一章一节，不使遗漏。即使读两遍、三遍，也不改易这种方法。到北京后，他又系统阅读《黄帝内经》《备急千金要方》《外台秘要》《证治准绳》《张氏医通》《本草纲目》各一遍；《伤寒论》《金匮要略》《温病条辨》《温热经纬》《寒温条辨》《伤寒指掌》和《金匮翼》《医学心悟》等两遍；数种中医杂志每期必阅。如果没有持之以恒的顽强意志是很难做到的。到了 80 岁高龄，他仍坚持每日早晚看书。左眼患白内障，读书有困难，他就用右眼看书，眼和书的距离仅在两寸左右。有的书籍文字小，右眼看不清，他就拿起放大镜，一字一句地读。他的亲友、学生见了，都为之感动。凡他读过的书，如系自己的书，均加了批注或心得；如系借阅的书，则都作笔记摘抄。《蒲辅周医疗经验》中的"方剂运用"部分和"用药心得"部分，就是根据他的笔记本整理出来的。

其三，要求一个"严"字。蒲辅周先生认为，治学严谨与否，不仅是科学态度问题，而且是方法问题。医疗诊治是性命攸关之事，性命相托，不得不慎！严谨治学就是要有实事求是的态度和精神，严谨治学就是要求医生在学习和临床的过程中务必做到严密谨慎，严格细致。尤其是临床诊病，一定要懂得"失之毫厘，谬以千里"的道理，蒲辅周先生说严谨治学对医生而言一是刻苦学习，勇于探求新理论、新知识，做到锲而不舍，学而不厌，掌握渊博的知识；二是临证诊病务须谨慎细致，一是一，二是二，既不能贪功冒进，也不能明哲保身。记得在一次重型乙型脑炎会诊讨论中，在座同道分析：高热灼手，胸腹痞满，已三日不大便，脉沉数，苔黄腻，可下之。他力排众议，指出虽有痞满而不坚，脉非沉实而两尺滑，苔非老黄而见厚腻，不待下，大便将自行。正当认真剖析，意见渐趋一致时，护士来报，溏粪已下。同座莫不叹服，并称赞他认证之真确。

蒲辅周先生不仅在学习上非常严谨，而且对其他任何事也不容丝毫大意，写文章、做报告及讲课等，都必字斟句酌，力求做到理论有据、意义正确、可资效法，字里行间无不体现出严谨的治学精神。

他对中医经典的学习也是如此，不盲目崇拜，不照搬照抄，而是独立思考，反复琢磨，去其糟粕，取其精华，融会贯通，为我所用，在学术上形成了自己独特的风格。

其四，坚持一个"专"字。蒲辅周先生说："学业贵专，人的精力有限，我的精力也仅中人而已,如果忽而这,忽而那,分散精力,终究一事无成。"几十年来,蒲辅周先生对琴棋书画这些雅好,从不一顾,平生嗜于医,专于医而精于医。由此可知,其精湛医术,非一日之功。

最后,落实一个"用"字。俗话说:"熟读王叔和,不如临证多"。博涉知病,多诊识脉,屡用达药。临证多方能知常达变,从成功与失败中悟得精要。蒲辅周先生认为,学以致用,学用结合。如果只学不用,读书虽多,亦不过埋在故纸堆中,纵然发为议论,多是章句之学,作古人的注脚而已。所以他极力倡导学理论是为了用理论和发展理论,这也是他做学问的精到之处。读书是学习,临证是更重要的学习,实践出真知,熟能生巧。蒲辅周先生看病,有求必应,废寝忘食。在临证中,他善于虚心向病人学习,在效与不效中思考求索,不断提高疗效,由此积累了丰富的经验。蒲辅周先生常说要多学,要善学,更要多实践,实践是检验真理的标准。古代的医书汗牛充栋,是中医的宝贵财富,但是也有很多医书中的内容良莠不齐。因此学习就要多思考,善于总结,分辨良莠,多验证于临床,哪些东西说的是对的,哪些东西说的是假的,不要盲目地跟风,做医生最忌讳人云亦云。要懂得辨别真伪,敢于实践,勇于尝试。

2. 不负使命,屡屡建功　毛泽东主席 1954 年 6 月作的"即时成立中医研究机构,罗致好的中医进行研究,派好的西医学习中医,共同参加研究工作"批示,卫生部成立了中医研究院,向各省征调名老中医,担负科研、教学、医疗重任。全国各地共有 30 多位中医奉召进京,蒲辅周是其中之一。

1956 年元月初蒲辅周先生到北京时,在中医研究院妇科组工作,不久就任内科主任。同年秋后,北京地区乙型脑炎流行,疫情严重,应用石家庄的经验无效,死亡率很高。在周总理关心操办下,卫生部指示中研院组成中医专家组,蒲辅周先生临危受命,任乙脑专家研究组组长,亲临儿童医院、传染病医院等救治病人,做技术指导。通过客观仔细全面分析,蒲辅周先生认为去年石家庄地区发病,是因久晴无雨,天暑地热,属暑温偏热,采用的白虎汤,可辛凉透邪,清气泄热,切中病机。然而,今年北京地区发病,久雨少晴,天暑地湿,势必湿热交蒸。人得病虽是暑温,但应偏湿。当采用通阳利湿,芳香化湿之法,遂建议遣用藿朴夏苓汤、三仁汤、杏仁滑石汤等方剂,果然疗效显著,病人转危为安,通过推广蒲辅周先生辨证论治经验,挽救了大量患者的生命。有云:经蒲老救治的病人无死亡者。当年 9 月 4 日的《健康报》在头版报道了这场战果:"运用中医治疗温病原则治乙型脑炎,北京市不少危重脑炎病人转危为安",有力证实了中医药学能治急性传染病,时至今日,此事仍为医学界之佳话。中医界同志尤其为之鼓舞,增进了自信自强!蒲辅周先生总结治疗"乙脑"经验提出"辛凉透邪、逐秽通里、清热解毒、开窍豁痰、镇肝息风、通阳利湿、生津益胃、清燥养阴"八法,选用了六十六方,对温病亦总结了"治疗八法",选用百余方,这是蒲辅周先生留给后人的预防传染病突发事件的宝贵遗产。之后,他编著了《蒲辅周温病述义》,总结了先贤与自己的外感热病学术经验,为外感热病必读之书,贡献非凡。

蒲辅周先生历经几次大的温疫流行,在疫情威胁人民健康的严峻时刻,他出类拔萃,因时制宜,辨证施治,不落蹊径,妙手回春。其意义不仅仅在于控制了疫病流行,挽救了大量患者性命,更在于丰富和发展了外感热病学。在那个中医发展低靡,信心不足的时代,中医能治病,且能治急重传染病,犹如空谷足音,半夜春雷,中医的复兴势头,令全民振奋,令西医侧目,打破中医界之沉寂,重塑中医治疗急危重症及传染病之声望及信心。蒲老无愧于"高明医生,又懂辩证法"的称赞,堪为中医药事业发展的一面旗帜。

中医研究院在广安门医院成立高干外宾治疗室,蒲辅周先生承担军政中央首长、十级以

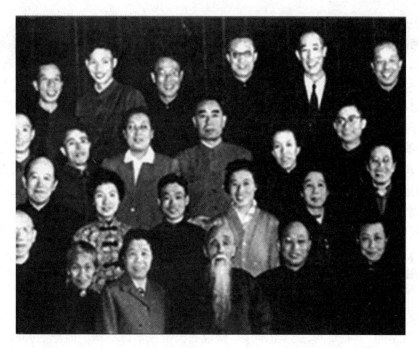

1961 年 12 月 3 日,周恩来、邓颖超在中南海紫光阁接见蒲辅周(前排中)等医务人员

上干部以及国际友人、外国专家、驻华使馆官员的保健医疗;此外尚负责中央对外联络部重要人员、高级民主人士的保健工作,取得良好效果。党政军领导人的健康,密切关系国家机器的稳定运行;为民主及党派人士、国际国内等重要人员提供医疗保健,可以促进团结稳定,增进国内外友谊及外交关系。蒲辅周先生为此做出了重大卓越贡献。

中医研究院成立时,周总理曾亲笔题词:"发扬祖国医药遗产,为社会主义建设服务。"在奉召建院进京后的廿个春秋中,蒲辅周先生积极响应国家号召,全身心投入于社会主义卫生事业,屡有建树,屡起沉疴重症,疗效颇高,声誉日隆,颇得中央领导之重视,尤其周总理,对中医工作,每向其垂询。周总理抓全国名老中医学术经验继承工作,即以蒲老医疗经验继承组为点,周总理曾在 1971 年的全国卫生工作会议上说:"蒲老是有真才实学的医生。要很好总结他的医学经验,这是一笔宝贵的财富。"

入京之时蒲辅周先生已年近古稀之年,在身体欠安的情况下仍坚持大量临床实践带教、科研、保健工作,为中医事业的发展尽心竭力。1960 年,72 岁的蒲辅周先生当选第三届全国政协常委,时任广安门医院内科主任。1962 年参加中国共产党,1975 年任中医研究院副院长,又当选为第四届常委,第四届全国人大代表,历任国家科委中医专题委员会委员、中华医学会常务理事、中国农工民主党中央委员、中央首长保健医、中南海保健组副组长等职务。1975 年 4 月 29 日逝世于北京,享年 87 岁。他为人民的健康保障,祖国卫生事业的发展,中医事业的发展,中医研究院的建设,做出了卓越的贡献。

(三) 培养人才,一代宗师

1. 殚精竭虑,培育人才 1963 年全国掀起了中医学院毕业生拜名中医为师的热潮。在周总理的关怀下,中医研究院领导先后为蒲老挑选了5名学生:高辉远为家传中医,徐振盛、陈鼎祺是西医学中医,薛伯寿、阳世忠为中医学院六年制本科。蒲老深感党的中医政策英明,党和人民给他的荣誉,中央首长的关怀照顾,唤起他对中医事业的忘我奉献,唤起他培养人才的革命热情。他对学生既非常爱护,又严格要求,精心培养,诲人不倦,循循善诱,希望学生多提疑难问题,若他不太懂,就查阅文献后再答复。他殚精竭虑,期盼每个学生早日青出于蓝而胜于蓝。他为了结合经典、名家学术介绍自己的医疗经验,耄耋之年,每日仍手不释卷,甚至用放大镜看文献及杂志。蒲老一直坚持每日七点上班,为的是带学生多诊治一些患者,下午首长保健及各大医院危重病症会诊,时间安排得也很满,他却总是乐此不疲,毫无怨言,为培养接班人,呕心沥血、鞠躬尽瘁。

蒲辅周先生对学生都精心培养,倍加爱护。在学术上,则因材施教,按照学生的不同情况提出不同的要求。蒲辅周先生云:"我带教学生,有两点要求:一是多读书、勤思考,学以致用;二是多临证,以理论指导临床看病。以临床实践碰到的问题再来学理论。要刻苦钻研技术,有渊博知识。要上知天文,下知地理,中知人事。融会贯通,学以致用。俗话说'不入虎穴,焉得虎子'。学习中医也是这样,不下苦功钻进去,就无所得。"

医疗技术,必须精益求精。他指出:"书要读活,不能读死,要为我用,融会贯通,要多提问题。学问,学问,学而要问,提不出问题,就说明没学或学得不深。能把老师问短了,就知道同学们在学,这样才会有所得。青出于蓝而胜于蓝,我希望学生个个都要超过老师,胜过老师",每临证则让学生先辨证立法、处方用药,他再修改补定;对疑难病人处理后,还要学生回答为何要这么处理和用药。在学生有所撰作时,他必亲自审阅,认真指点,损益取舍。

蒲辅周先生教导学生鼓励实践,因材施教。他积极支持从四川医学院毕业的弟子薛崇成走中西医结合道路,让其考入华西大学,并选择神经专业。蒲辅周先生曾言:"若古人故步自封,今《本草》便只有一本了。"1980年因工作需要,薛崇成到中国中医研究院针灸研究所进行针灸经络、电针治疗精神病等临床研究,此后基于学术积淀转入中医心理学领域。

他的学生高辉远曾深有体会地说:"蒲老十分注意引导学生把学到的知识结合到实践中去。他重视学生自己多临床实践。他授徒的方法是,在学生有了一定中医基础后,最初安排跟他抄方,继而由学生预诊,他审方指正。这样学生们既易掌握老师的学术思想和医疗经验,又通过实践进一步验证这些思想和经验。"

蒲辅周先生曾反复教导:"过去拜师学医,老师送给学生三件礼物:草鞋一双、雨伞一把、灯笼一个。"其意要立足劳动百姓之中,不论路程远近,刮风下雨,白天黑夜,都要克服困难、排除万难去出诊。以救人为当务之急,绝不能因为路途远、天气不好或是夜间就不去了。他要求学生急病人之所急,全心全意为病人,用心良苦。在他的严格要求、辛勤培育下,他的学生都已成为医疗保健、科研、教学方面的骨干,尤其是在北京期间培养的学生都已成为中医界有一定影响的高级专家。如大弟子高辉远,早年参与中国中医研究院的筹建工作,跟师蒲辅周十余年,曾任中国中医研究院高干外宾治疗室副主任,后调入305医院任中医科主任,继蒲老之后负责周总理中医保健,曾因救治叶剑英元帅而荣立三等功,为中央保健及中医药事业发展,做了大量工作;再如关门弟子薛伯寿,1986年就被评为国家级有特殊贡献专家,后又被评为全国医德标兵,首都国医名师,第三届国医大师,首批全国中医药传承博士后导师、中央保健专家,三次获传承大奖。"薛伯寿同志全面继承,发扬推广蒲老学术医疗经验,做了大量工作,为普及传承蒲老学验,起到很大推动作用,成绩卓著。"(国医大师路志正语)

"薛伯寿先生得蒲老真传,为继承发扬名中医之楷模,是有真才实学的杰出临床家。"(国医大师刘志明语)如今,薛伯寿已经培养了数百名院内外弟子,很多已经成为中医界的骨干力量,蒲老的学术思想经验及医德医风,也随着相关著述及弟子们的言传身教,不断默默地滋润着中医这片广阔的土地。

2. 海纳百川,世范师表 蒲辅周先生主张反复研读经典,融汇各家,兼收并蓄,博采众长。后来医名显赫,仍始终虚心谦逊,从不自满自傲。向同道学习,向患者求教,即使草医之效方,也虚心录用。他曾说"如果把医生分作三等,我只能算中等者","十室之邑有忠信,当虚怀若谷才是"。除了从书本学习外,蒲辅周先生没有门户之见,也从不自恃高明,虚心尊重他人学术经验。

蒲辅周先生在奉调时给家乡学生的信中云:"负笈北上,与群彦相聚,深遂我加强再学夙愿。"到京,他与萧龙友、冉雪峰、秦伯未等结下学术交流之缘,素来尊其为师的岳美中,在一起工作中深得其学术教益。

蒲辅周先生一生虚怀若谷,不仅是中医同道,也是中西医团结的榜样,坚决拥护、贯彻党的"加强中西医团结的方针"。他主张用先进的科学技术和现代化手段研究中医。他认为中医、西医,各有长短,应该互相配合,取长补短,发挥各自的优势。他反对门户之见、相互内耗。还曾与北京协和医院张孝骞、北京儿童医院的诸福棠和史秀珠、北京医院的吴杰等教授,多次切磋中西医学术在保健防治疾病中的作用,共同抢救危急患者,结下了深厚友谊,可谓中西医团结的模范,被中西医学界传为佳话。《中医对几种急性传染病的辨证论治》基本是在西医院与西医协作、会诊经验的总结,其中,"乙脑""麻疹及其肺炎""腺病毒肺炎"取得了重大成果。他是开放包容促进中西医学融合发展的典范。

蒲老不仅读书认真精思,临床实践更是十分谨慎小心。因处方用药,事关性命,不可不慎,自谓一生"战战兢兢,如临深渊,如履薄冰",可知蒲老对待患者极端负责。蒲老出生于民间,长期生活在劳动人民之中,立志继承岐黄,悬壶济世,辅助贫弱,周济患者,一生不求名利,节身俭用,一直保持"布衣中医"之美称。他体恤贫苦劳动人民,注重选用简便廉验的方药,方便患者,尽量少花钱而治好病。他在读书实践中注重收集一些单方,比如二鲜饮、甘草油、蛋黄油、走马通圣散,简便有效,以减轻患者负担。蒲老曾告诫其子志孝云:"你爷爷在年龄六旬时,尚无分寒暑,足蹬芒鞋,出入于山间田野,不辞辛劳地为病者治疗。有时病家无钱,他还要帮忙解决药钱。我在成都行医近五十年,未穿过一件料子衣服。医生衣着太奢华,穷苦人往往望而却步。这些家风你应好好继承。"他也反复告诫后学:"中国农村人口众多,必须追求简便验廉"。如自创"二鲜饮(鲜竹叶、鲜芦根)、三鲜饮(二鲜饮加白茅根)"治疗外感热病,肺胃津伤,高热烦渴者颇效;常用廉价药代替贵重药物,如水牛角合童便代犀角,黑羊角代羚羊角,杜仲叶代杜仲。

孙思邈说:"生命之贵,贵于千金。"他对待患者不分地位高低,下至百姓,上至总理,都是一视同仁。一次周恩来总理问蒲老:"你给我开的药为什么特别灵?"蒲老说:"别人把你当总理医,我把您当病人医,总理的病非医生可医,病人的病自是医生可医的。"平民百姓,尤其重危患者,凡请他诊病皆有求必应,皆如至亲之想,尤其使人感动。蒲老生病卧床时,对到家里求诊的患者,往往带病给予诊治,使之不至失望而归。蒲老对患者素来无欲无求,充满慈悲恻隐之心,誓愿普救含灵之苦,常云:"医者应无私心,当以百姓患者心为心。"他关心患者,体贴入微,一生勤勉,始终追求提高疗效,通过指导患者"养生""食疗""精补"或用单验方而让患者不花钱、少花钱。"布衣中医"更深层的内涵实为为贫民百姓看病的良医,全国人民代表大会常务委员会委员长廖汉生称他是一位杰出的人民的医学家。他对孙真人"上医治国,中医治人,下医治病"之言颇得其真谛,故能"上中下"三医一统,全面防治百姓祸凶疾患。但若言病,他认为心灵疾病对人类的危害远胜于身体疾病,医者应懂得身心并治的道理,故药有逍遥,人失逍遥,必难取效;尚有"仁者寿",医者亦为拯救心灵疾病的工程师,故医者首先正己而为高尚之人,方能正之于患者。他既是治病的国医圣手,更是治人防祸患的巧匠能手,出于对"上工治未病"的真悟,指导百姓养生修性,为解决看病难、看病贵治本之路。上至国家总理,下至平民百姓,对他的医德、为人,无不交口称誉,有口皆碑。

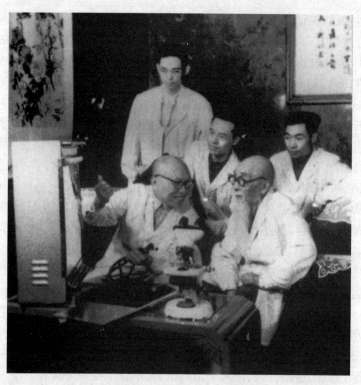

1965 年蒲辅周(前右)到协和医院与张孝骞教授(前左)会诊

　　蒲辅周先生秉承学医之初心,救死扶伤,遵循孙真人大医精诚:"有疾厄来求救者,不得问其贵贱贫富,长幼妍媸,怨亲善友,华夷愚智,普同一等,皆如至亲之想,亦不得瞻前顾后,自虑吉凶,护惜身命"。1967 年 10 月溥仪因肾癌转移、急性肾衰病危住院,排尿困难、病情危急,但当时的医院也正饱受运动冲击,其所住医院一些医生护士怕因太照顾而被扣上"同情封建皇帝"的帽子。其夫人李淑贤来中医研究院请蒲辅周先生诊治,辅周前往给溥仪诊了脉处了方,还说了不少安慰的话,但其时溥仪已病入膏肓,终是无力回天,但蒲氏不畏时局风险、普救含灵的做法,对溥仪及其家属来讲是莫大的安慰。

　　他对子女十分严格,告诫他们:"尔等宜自奋,祁奚举午,余不为也。"他从不要求组织特殊照顾,他的子女分居各地,靠自己的本领创业。他身为全国政协委员,有时晚间政协有活动,他很少向院里要车,常常自己乘坐公交车前往。蒲辅周先生常告诫晚辈俭朴生活,勿贪名利。

国务院机关事务管理局在景山东街给蒲老安排了一套住房,可他坚决不去,并说:"我是医生,离开医院宿舍,为病人看病不方便,与学生们接触会减少,我不能因为给中央首长看病,就应当受到照顾"。他自觉践行大医"无欲无求",蒲老的住房内,除医院配备的东西,没有其他物品,生活俭朴,为"布衣中医"的重要体现。

《左传·襄公二十四年》谓:"大上有立德,其次有立功,其次有立言,虽久不废,此之谓不朽。"华岫云在《临证指南医案》序言中道:"古人有三不朽之事……要之,唯求有济于民生而已。""故良医处世,不矜名,不计利,此其立德也。挽回造化,立起沉疴,此其立功也。阐发蕴奥,聿著方书,此其立言也。"蒲辅周先生于其存心立德,学养术业,皆堪为师表世范。

二、学 术 思 想

蒲辅周先生一生勤求古训,博采众长,融会新知,兼收并蓄,师古而不泥古,扬新而不弃道。熔伤寒、温病学说于一炉,经方时方合宜而施,形成了自己的独特风格和学术思想。著名老中医董建华谓:"勤求古训,博采众方,既不取一家之言,亦不守一孔之见,此乃蒲公学术思想之特点。"

蒲辅周先生常说:每个人的学风观念以及治疗思想的形成都离不开当时的社会环境,还跟每个人的临床实践,甚至是学习都有关系,尺有所短,寸有所长,学习就要兼收并蓄,但也不能盲目的接受,要多学,要善学,更要多临床,实践出真知,实践是检验真理的标准。

(一)博采融通,寒温一统

1. 尊崇经典,博采众长　蒲辅周先生幼禀庭训行医,虽求诊人数众多,但有效者亦有不效者。为提高水平,毅然决心闭门读书三年,对《黄帝内经》《难经》《伤寒论》《金匮要略》《温病条辨》《温热经纬》等熟读、精思,反复揣摩,深有领悟。关于此事后来蒲辅周先生曾说:"当时有很多人不了解我的心情,认为我闭户停诊是高其身价,实际是不懂得经典的价值所在。"

蒲辅周先生认为,医易同源,"《内经》《难经》是中医理论的基础,如果没有好的基础理论,就谈不上学好临床。如果仅读点汤头、药性去治病,那是无根之木"。《黄帝内经》《易经》之阴阳、五行、八卦学说,为纯朴的自然唯物辩证法,"道法自然"结合人体生理病理产生了藏象与经络学说,构建了中医学独特的理论体系,蒲老称赞中医药学是东方文化的结晶、瑰宝。仲景依纯朴自然唯物辩证、脏腑经络学说著《伤寒杂病论》,创立六经辨证体系学说,突出八纲辨证要领,内含脏腑辨证及病因辨证,孕育卫气营血、三焦辨证,为中医药学智慧之学。蒲辅周先生常谓《伤寒论》《金匮要略》二书,理详法备,为方书之祖,临床医疗的准绳。认为研读《伤寒》《金匮要略》宜先反复看原著,本义自显,勿过早看注释,以免流散无穷。

蒲辅周先生对弟子云:"《内经》《难经》为主,《伤寒论》《金匮要略》继之,则万象包罗,再参读诸子百家以充实己能,功夫独到,自有发挥。"

蒲辅周先生之博采众长,不仅对于经典著作,还以《外台》《千金》,金元四大家、张石顽、程钟龄、叶天士、吴鞠通、王孟英、余师愚、杨栗山、俞根初等为主要参考研究,且"不拘何家著述,皆喜浏览",博览兼收。凡当今之人,有所长之处,皆虚心学习。又如痛风验方、百损丸及治肺结核吐血经验方等,皆系当地老中医口授;在梓潼时,慕当地眼科名医龚大夫之名,他义务帮其制药,谦恭追随数年不懈。龚老甚为感动,临逝世前将其眼病秘验方"九子地黄丸"传授于他;蒲辅周先生还与当地名医郝氏、薛氏等互相交流学习,后赴成都、北京,更与众多著名中医学家如章次公、冉雪峰、李斯炽等切磋学术,互补长短。

2. 寒温一统,机圆法活　蒲辅周先生阐明:"伤寒学说开温病学说之先河,温病学说补伤寒学说之未备,应当互为充实。"

蒲辅周先生运用伤寒、温病的诸多治法,圆机活法,疗效颇高。他在儿童医院与西医同道共同救治腺病毒性肺炎数百例,正治法有宣透解表、表里双解、清热养阴、生津固脱法。每法皆辨证选用伤寒、温病之方,或融会贯通使用:如寒邪表闭用三拗汤加桔梗、前胡、蝉衣、僵蚕;温邪表郁,用桑菊饮加蝉衣、僵蚕、豆豉、葱白;表寒肺火用麻杏石甘汤加前胡、桑皮、竹叶、芦根;表寒水饮内停,用射干麻黄汤加厚朴、杏仁;表寒痰热内蕴,用定喘汤加厚朴、胆南星;痰热互结胸中,用小陷胸汤加豆豉、栀子、天竺黄;热陷胸膈,用凉膈散加豆豉、桔梗、生石膏;表里郁闭,三焦大热,急用三黄石膏汤加蝉衣、僵蚕、竹叶、葱白;余热伤阴,用竹叶石膏汤加芦根、白茅根;肺胃津液耗伤,用麦门冬汤加石斛、玉竹;脉虚汗出欲脱,用生脉饮加味。救逆法亦有多种:有用甘草干姜汤救逆而愈者;亦有用西洋参送服安宫牛黄丸而愈者;肺闭热极生风用羚羊钩藤饮、紫雪丹而效;热陷血分,有用加减复脉汤加玳瑁、天竺黄、远志而愈者。总之,从正治到救逆诸法,皆融会贯通地使用伤寒与温病两法收效显著。

蒲辅周先生强调:"治疗外感热病,融会贯通'伤寒''温病'和'瘟疫'学说,方能运用自如。"他说:"六经、三焦、营卫气血等辨证,皆说明生理之体用、病理之变化,其辨证的规律和治疗原则,当相互为用,融会贯通。他认为:外邪以寒温之性分,《伤寒论》详于寒而略于温;温病学说在伤寒的基础上详论其温,有所发扬创新,但又离不开《伤寒论》理法方药的源泉。伤寒、温疫、温病学说,一源三歧。蒲辅周先生将《伤寒论》与温病学说两者有机地结合起来,丰富和扩充了热病的辨证。

蒲辅周先生认为温疫不同于四时温病与伤寒,温疫为天地间杂气为害,温疫"各随其气而发为诸病",如乙脑、流行性脑脊髓膜炎、霍乱皆属温疫范畴。关于温疫之理论及证治,蒲辅周先生推崇杨栗山之《寒温条辨》及余师愚《疫疹一得》二书,认同杨栗山论述伤寒与温疫"唯初病解表前一节治法,大有天渊之别"之说,认为辛凉宣透为温疫治疗之重要环节。临床上,他认为温疫与温病之治法应互参,两者皆重视辛凉宣透,临床尤其重视杨栗山之升降散、余师愚清心凉膈散等方药的运用。然因温疫为急性传染病,其治疗较四时温病之治疗更为复杂,故蒲辅周先生常强调:"温疫最怕表气郁闭,热不得越;更怕里气郁结,秽浊阻塞;尤怕热闭小肠,水道不通",认为杨氏三焦并治祛邪,辛凉宣透、清热解毒、攻下逐秽,辨证使用,甚为重要。

蒲辅周先生常说:"治疗急性热病,尤其急性传染病,要研究杨栗山的《伤寒温疫条辨》。余治温疫多灵活运用杨氏温疫十五方,而升降散为其总方。治温疫之升降散,犹如四时温病之银翘散。烂喉痧用加味凉膈散;大头瘟用增损普济消毒饮;春温火毒甚者,选用增损双解散、加味六一承气、解毒承气等方皆有较高疗效",他还指出四时温病之中亦偶有兼秽浊杂感者,须细心掌握,治疗须与温疫相参,才能提高疗效"。

在对外感热病的辨证论治中,蒲辅周先生能把张仲景及明清各温病大家的学术经验融会贯通,相互为用,达到了炉火纯青的地步。他治疗各种外感热病及西医所谓急性感染性疾病,不仅能非常娴熟地运用温病卫气营血和三焦辨证的诸多治法方药,而且常能独辟蹊径地选用伤寒方来拯危救逆。如蒲辅周先生曾会诊治疗某患儿,连续发热已4天不退,伴咳嗽、气促、抽风等症。西医诊为腺病毒肺炎,当时中医诊为春温,曾用红霉素等抗生素,并服用大剂麻杏石甘汤,复以银翘散加味,退热无效。会诊时患儿高烧已达40℃,蒲辅周先生通过仔细辨证分析认为处方中虽有麻黄,然石膏、银翘凉遏太过,抓住患儿高烧无汗、咳而喘满、面青足凉、唇淡舌淡、苔灰白、脉浮滑不数等寒象,认为本属风寒犯肺,凉遏影响宣透,患者体质已伤,宗张仲景"喘家作,桂枝汤加厚朴杏子佳"(应知桂枝汤本为汗剂,体质差无汗也可用),用桂枝汤以和营卫透邪;厚朴、杏子宽中利肺气;加僵蚕、前胡祛风、宣肺闭。服1剂而得微汗,热降喘减。因此他告诫后学者:"对于炎症要具体分析,不能一听炎症,就清热解毒,随用黄连、黄芩、板蓝根之类,认为伤于苦寒太过者,即同误下"。

张仲景所论伤寒为广义伤寒,已包括温病,故《伤寒论》很多方剂亦可治疗温病,而明清温病学派是《伤寒论》治法基础上的发展,治法方药很有疗效,蒲辅周先生认为临床所见外感热病,既有属中医伤寒,亦有为温病范畴。

蒲辅周先生继承前贤学术,博学广思,师古而不泥古,如其对"冬伤于寒,春必病温"和"冬不藏精,春必病温"的经义,摆脱了一般学者从伏气论的观点所作的解释(即冬日受了寒邪,邪气伏藏于体内,到春天发为温病),而是从冬不藏精比类悟出,冬失藏精和冬病伤寒之人,其正气必虚,春天邪气所凑,自然容易感染而得温病,不可能是由冬天感受的寒邪,整个冬天伏藏于体内而到春天才发病。然不否认伏气温病,而认为六淫、疫疠皆可潜伏人体之内,时有长有短。

(二) 辨证求本,八法有则

1. 辨证求本,知常达变　治病求本,是中医各种辨证方法的共同目标。八纲是辨证的总纲,是各种辨证方法的核心。《易经》阐明乾坤八卦为智慧之学。中医理论离不开"道法自然""天人合一",更离不开藏象经络学说,夫阴阳四时,万物之根本,顺则昌,逆则亡。人与自然息息相关,人体是统一的有机整体,经络相连,气血相通,临床须详明病在经络,还是在脏腑。生理、病理都是恒动变化的,知常达变,这样才能"分经论治,有的放矢",仲景六经辨证为百病立法。蒲老辨证治病求本,其弟子薛伯寿启悟心得如下。

中医基础理论的核心价值体现在纯朴的自然唯物辩证分析:整体观,勿忽视微观;辨证观,应知动态观;邪正观,应晓心神观。治病必求于本,离不开治人与治病结合;离不开必先岁气,重视节候;离不开辨病与辨证论治相结合。

治病求本的前提是注重整体恒动观,然不可忽视局部微观。应明白人离不开天地自然,"天人合一""形神合一"。所谓整体观,即把自然、人体作为一个相互联系的整体来加以观察,人体本身亦为有机整体。既要重视整体宏观,又要"为之于未有",不可忽略微观,《黄帝内经》强调"上工治未病""治之于未乱",认为"至道在微"。蒲老指出:不能孤立片面地观察疾病和局部症状,病因既有自然六淫疫疠之气,又有人之七情、饮食不节、过劳等。生理、病理随时在变化之中,病理离不开阴阳、表里、寒热、虚实八纲之变。治病必须掌握自然变化,尚必察患者情志、境遇顺逆、有无故疾、先后天之盈损、病作之缓急、邪之浅深等,斟酌权衡。只有正确地认识和处理好人与自然,以及整体和局部的关系,才能抓住主要矛盾,战胜疾病。

治病求本,必须正确处理邪正关系。邪正之间的斗争,是导致疾病发生的根源之一。致病之邪包括六淫之邪、疫疠杂气、七情过极,以及痰、瘀、滞、积等。在上述致病因素的影响下,人体调节功能发生异常变化,甚至发生器质改变而产生疾病。疾病就是正邪相搏,消长盛衰的过程。当知正气为本,邪气为标;病因为本,症状为标。发病学应知"正气存内,邪不可干",亦强调避邪防病,"虚邪贼风,避之有时"。外感病初起,掌握"表"与"透"为第一要义。中医重视调动人体自身存在的抗病能力,又强调因势利导祛邪,祛邪应顾护津液,慎防伤正气、尤欲护胃气,有先伤元气而病者,有因病而伤元气者,亦有因误治而伤及元气者。故诊病决死生者,不仅视病之轻重,更视元气之存亡,"得神者昌,失神者亡",祛邪也是为了保存正气,扶正可以辅助祛邪。急性病初起,祛邪而可护正;久病正虚邪伏,扶正而可祛邪。中医注重正气,并不排除祛邪,扶正与祛邪是对立统一的关系。

治病求本,必须分析标与本的关系,"急则治其标,缓则治其本","间者并行,甚者独行"。《黄帝内经》云:"知标本者,万举万当,不知标本,是谓妄行。"蒲辅周先生指出:不明标本,不足以求因、审证、论治。急重症患者在临危之际,呈现闭与脱之候,闭为实,脱为虚,由是而以虚实论治急症。

治病求本,要正确区别内伤与外感的不同重点。蒲辅周先生阐明:外感疾病重点辨表里寒热,而慢性内伤疾病重点则在辨虚实寒热。他独树一帜,使八纲之用在辨外感和内伤病中得以明晰化。

治病求本,还必须达到因时、因地、因人制宜。蒲辅周先生告诉弟子:要当一个好医师,有一个秘诀,就是"一人一方"。他指出:病同,其证也同,但未必用同样的方药,还要根据时令、地域、体质等仔细斟酌。元代医学家罗天益说:"医之病,病在不思。"医师所思的就是治病必求其本,就是辨证论治,知常达变。

蒲辅周先生晚年侧重研究老年病,探索老年人体质的特殊性,善于巧立复法调治,不为一法所囿。如治疗老年人冠心病,提倡以补为主,以通为用,自创双和散,就是在明辨标本、权衡邪正的基础上拟定的,使用较广,收到较好的疗效。

2. 八法有则,明辨而施 蒲辅周先生云:"《内》《难》《神农本草经》《伤寒杂病论》《脉经》等,医家之根本也,宜熟读背诵,理解其真谛,博览群书,以作参证。"治病,理法方药须严谨,丝丝入扣,来不得半点马虎。临床必须遵循中医药的理论体系,采用纯朴的自然唯物辩证法;临床四诊合参,不可放过细微之处;八法的选择,依据八纲而立。蒲辅周先生在八法运用中指明:"以法治病,不以方应病。若固执一病一方,则失辨证论治精神。八法是治疗大法,当用而用,并得其法,自然应手取效。若不当用而用之,则为误治,误治尚易察觉,唯当用而用之,但不得其法,病情不得改善,往往因用法无误,终不解其何故。"

汗、吐、下、和、温、清、消、补是中医治病八法,是中医治疗普遍遵循的大法,必须周密思考而运用。观《伤寒论》桂枝汤条下载:"温覆令一时许,遍身漐漐微似有汗者益佳,不可令如水流漓,病必不除"。廖廖数语,已道出汗法效与不效的机理。周身微似有汗为用法得当,邪却正安;如水流漓为用法不当,伤正而病不除。蒲辅周先生由此悟出一个很重要的问题,即矛盾对立统一的法则。他明确提出,善用八法者,必须达到:"汗而勿伤、下而勿损、温而勿燥、寒而勿凝、消而勿伐、补而勿滞、和而勿泛、吐而勿缓"的境界。如汗法用于外感表证,能解表透邪外出,使病早期而愈。伤寒宜辛温发汗;中风宜解肌和营;温病虽喜汗解,当辛凉透邪;湿温虽禁汗,但亦要芳香宣透,故有不得微汗,病必难除之论;伏邪郁热自内达外,首贵透达。病因不同,汗法有异,混淆不明,必汗而有伤,汗法尚要因人而异,汗之不及固无功,汗之太过亦伤表。大汗必伤阳,过汗亦耗液。汗而有伤,变证蜂起。再如补法用于虚证,能补其不足,促使患者康复,但必须明白,虚有因虚而病、因病而虚之别,并有渐虚、顿虚之分。虚的范围很宽,有先天、后天之别,有阴阳、气血、津液之分,五脏各有虚证。虚证多样,补剂亦有多种,必须针对使用。

(三) 必先岁气,毋伐天和

1. **必先岁气,重视节候**　《素问·阴阳应象大论》曰:"治不法天之纪,不用地之理,则灾害至矣。""不知年之所加,气之盛衰,虚实之所起,不可以为工矣。"温病鼻祖刘河间从五运六气角度阐发火热病机,遵循"燥万物者,莫熯乎火"。刘氏认为五行之火、六气之火皆有君、相之别,指出风、寒、湿、燥可同化转为火,火与四气又可兼化存在;而内伤病、五志过极皆为热甚,肾水难制五火,故内伤、外感病都以火热为主。刘氏把五运六气与人体发病紧密联系起来,认为"一身之气,皆随四时五运六气兴衰,而无相反矣","不知运气而求医无失者,鲜矣"。又说:"观夫医者,唯以别阴阳虚实,最为枢要,识病之法,以其病气归于六气之化,明可见矣。"

蒲辅周先生重视天人合一,人与天地相参,与日月相应,人为小宇宙,天地为人之大父母,强调人必须顺应自然和谐统一。外感六淫、疫疠之气,外感之源为五运六气失常,离开五运六气而研究外感热病,犹如盲人摸象。治病必先岁气,重视节候。1940年,梓潼霍乱流行,蒲辅周先生结合五运六气拟定处方广施与众,并汇钱周济贫困者,解除了霍乱之灾。1945年夏秋之交,成都地区麻疹暴发流行,使用既往宣透有效方皆无效,死亡率极高,诸医束手无策。蒲老独辟蹊径,从运气学说得到启示,分析是年夏季成都大雨连绵,街巷积水,将近立秋,湿热蒸发,麻疹郁而难发,认为病机当为湿遏热伏,按湿温治法通阳利湿,使得湿开热越,疹毒豁然透出,运用三仁汤加香薷无不效者,急告知诸同道,及时控制了麻疹之疫。

1956年8月,"乙脑"在北京暴发流行,用前一年石家庄"乙脑"治验无效,有的反加重。蒲辅周先生审时度势,知常达变,提出了独特的见解:用温病治疗原则治"乙脑"正确无误,石家庄治疗"乙脑"的经验是很宝贵的。关键在于要具体问题具体分析,辨证施治。石家庄与北京的"乙脑"虽同处暑季,但前者正值酷暑,久晴无雨,天暑地热,证偏热,属暑温,用白虎汤清热润燥,切中病机,故见奏捷;而后者正值立秋前后雨水较多,天气湿热,证偏湿,属湿温。如果不加辨别,沿用白虎汤,就会湿遏热伏,不仅高热不退,反会加重病情。蒲辅周先生指导采用通阳利湿、芳香化浊之法,则湿去热退,颓势顿即扭转,一场可怕的瘟疫得以迅速遏止。蒲辅周先生曰:"岁在乙未,太阴湿土司天,太阳寒水在泉,暑温偏湿,不得以君火司天,燥金在泉同治也。"诊治急性传染病,必须遵循"必先岁气,毋伐天和""伏其所主,先其所因"。蒲辅周先生总结出"乙脑"治疗八法,选定66方,弥足珍贵。他在85岁高龄,深夜11点半,还应中国人民解放军陆军总医院之邀抢救危重症乙脑患儿,运用温开凉开并用法以开郁闭,使之转危为安,而无后遗症,令人敬佩。

在与瘟神一次次的较量之中,蒲辅周先生出类拔萃,独树一帜,每能见解独特,另辟蹊径,辨证论治准确精巧,配伍用药胆识过人,为同行和后学做出了表率,增强了医疗界运用中医药治疗急性传染病和危重症的信心,指明突出中医特色,发扬辨证论治的重要性。

2. **毋伐天和,无损即养**　蒲辅周先生认为养生保健的真谛,为毋伐天和,无损即养。"夫四时阴阳者,万物之根本","顺之则昌,逆之则亡",人与自然和谐统一,人应顺从四时自然气候变化,起居有常,饮食有节,情志舒畅,人宜适当劳动与运动。心主神明,养心莫贵于寡欲,做人要心胸开阔,尊道而贵德,循天地自然对万物无私奉献之道。而富贵之人,失于修养者,贪嗜膏粱厚味,沉溺享乐情欲,追逐名利权势,好逸多卧少动,以妄为常,损耗精气,故《黄帝内经》云"耗散其真,不知持满,不时御神,务快其心,逆于生乐,起居无节,故半百而衰也",此为对自损伤身的高度概括。中华文化的指导思想为"尊道而贵德",倡"为之于未有""治之于未乱";中医理论首重战略防御,倡"上工治未病",无病先防,治人重于治病,重视人生修养,从慈从善,少私寡欲。

蒲辅周先生又云:"很多人把健康长寿寄托在服补药上,希望依靠药添精补髓,这也不是不可能,然其效果有限。"养生必须明白"药补不如食补""食补不如精补"之理。人的膳食当以素食为主,"膏粱之变,足生大丁",即过食膏粱厚味足以导致很多危重痛苦之病,研究孙真人首倡食疗经验可得真知;精补就是精神乐观、慈善、真诚、平等、和谐。"少私寡欲""尊道而贵德",心安而不惧,形劳而不倦,从而如《黄帝内经》所云"恬淡虚无,真气从之,精神内守,病安从来"。气功讲"调神""调息""调身"三者的和谐统一,内炼精气神,外操筋骨皮,讲动静结合,开合适宜,刚柔相济,而松与静为功法要领,亦是要求顺应阴阳四时,形与神俱,可强健体质,增长智慧。

(四)顾护正气,胃气为本

蒲辅周先生学术思想极重要特色精蕴之处,为遵循"正气为本"与"胃气为本"。疾病之所以发生,正气衰弱是根本原因,"正气存内,邪不可干""邪之所凑,其气必虚",疾病的发展转归,正气的盛衰存亡起着决定性作用。蒲辅周先生同时阐明:凡疾病之发生、发展、转归、康复,莫不与胃气相关。《素问·玉机真藏论》云:"五脏者,皆禀气于胃,胃者,五脏之本也。"这说明脾胃是后天之本。因此,在临床中,祛邪不可损伤胃气,且宜顾护胃气以固本,保胃气是护正第一要义。如仲景六经辨证论治始终贯彻保护胃气的原则。东垣在《脾胃论》中阐明脾胃损伤,元气不足,百病始生,并创甘温除热之补中益气汤。故察病,必先察脾胃强弱;治病,必先顾脾胃盛衰。

中医提倡无病早防,养生修性为要,有病早治防变,尽力顾护正气,勿伤胃气。叶天士创卫气营血证治,他说:热病"救阴不在血,而在津与汗",阐明护胃生津在透邪外出中的重要作用,创益胃汤,并阐述"脾喜刚燥,胃喜柔润,脾宜升则健,胃宜降则和"之理,实补东垣之法所未备。

谈到保胃气,人们往往一下子就考虑到砂、蔻、姜、术;不过湿困中阳,胃气升降受阻,用砂、蔻、姜、术助阳气以强升降之机亦不是不可。但胃阴受损者用之,则反伤胃气,因此时需助津液以保气化,所以用辛温则适得其反。温病后期复津液即是复正气,保胃津即是保胃气。胃津存为脾胃升降正常之基础。两者功能正常,则水谷之气不衰,余邪自然易退,否则往往流连难愈。

蒲辅周先生调治脾胃,升降润燥权宜而施,同时重视怡情志,取法于东垣而着意保胃阴,效法于香岩而不忘振脾气。升降润燥,权宜而施,他临证常用补中益气汤和益胃汤加减,亦常用补益资生丸,既避免参苓白术散之补而壅滞,亦无香砂枳实丸消导香燥之弊。不论是急性病,还是慢性病,均反对伤正败胃之品,特别是慢性病,更要注意胃气,强调临证用药"药量宜轻,宁可再剂,不可重剂,用之欲速则不达,反伤中气"。

蒲辅周先生强调饮食适度,是保胃气的一个重要方面,饮食无节制反伤胃气。如曾治一小儿,经常腹泻,胃纳欠佳,面色不华,反复检查也无结果,求治于先生,初用温中健脾药治疗亦无进展,舌上白腻苔始终不退。于是留心观察,发现患儿饭后总要拿苹果或梨吃,据说饭后吃水果可以帮助消化,由此方知此儿乃过食生冷,中阳受损所致。劝其改饭后吃水果的习惯,七天后果见好转,一个月后与常人无异,其间偶尔进药一剂立见效果。

蒲辅周先生认为很多慢性病,只宜调而不宜治。与其药石杂投,损伤胃气,不如不服药。蒲辅周先生自己就有痰饮宿恙,多年来,他一直不服药,中西药一概不服。唯注意调饮食,适寒温而已,虽然衰弱,但又多延了一些岁月。蒲辅周先生认为希冀吃药来健康长寿,无异于痴人说梦。治病用药无非是借药性之偏,来纠正机体的阴阳之偏。从古至今,未见有吃药长寿不死的。蒲辅周先生提出"药物本为补偏救弊之用,应当中病辄止。须知药物可以治病,也可以致病"。他还倡导食疗,认为食疗往往可收到药物难以达到的效果,希望学生多研究孙真人食疗及养生法。

此外,蒲辅周先生还提到预防六淫、调畅七情亦是保胃气所不可忽略的重要手段。六淫之邪尚可用药物治疗,七情则药物难于见功。七情伤人必见心胸、胁肋满闷,不思饮食,即使是平日胃气很强的人,一旦经受精神刺激,马上就消化锐减,逍遥散调和肝脾也好,保和丸消导也好,都很难收效。此时宜细心体察原因,用言语开导,方为正治。如能设法遂病者之情志,让病人移情易性,病也就易治,不然纵用千般药饵,也是劳而无功。

(五) 体质各异,因人制宜

蒲辅周先生临证非常重视个体差异,他认为无论外感或者内伤,不同的体质,用药也不一样。阳盛之体,感寒易热化;阳不足之体,感温亦寒化。体质因素是发病之内因,因此也就决定了用药的不同,这点非常重要。体质因素跟每个人的年龄、生活环境,乃至遗传因素等都有相关性,重视内因正气,必须善于掌握体质之异,方不失治病求本。如某干部患脑炎,高热昏迷,属温病范畴,用安宫牛黄丸、至宝丹等,热退而昏迷加重。北京诸名医都认为应该坚持使用上述大凉之药,只有蒲辅周先生一人强调要停用凉药,建议用附子汤救治。后来依照蒲辅周先生的治法用药后,患者很快清醒,醒后自云,服蒲辅周先生药时,有全身冰雪融化而消之感。诸医不解其故而求教,蒲辅周先生答曰:"此病人素体阳虚,平素有吃附子、羊肉的习惯,今虽患温病,但过用寒凉,在高热退后肢冷、脉沉、舌已无红绛,病邪已出营血,阳虚又现,所以非附子不能救其逆而回其阳也"。

蒲辅周先生经常给中央领导同志诊病,所以对各位首长的体质非常清楚,如他说周总理属火体,严冬酷寒外出,多穿了丝绵背心后即发生鼻衄,所以不能用麻黄、桂枝、附子之类的温热药品;相反,彭老总系寒体,稍受凉即咳喘肢冷,痰多白稀,常用麻黄、桂枝、附子之类的温热药才见效,而不能用三黄等药物。蒲辅周先生说:"善治病者一人一方,千人千方。如一锁一钥,千锁千钥,务期药证相符,丝丝入扣。如见便秘即通之下之,遇遗精即涩之固之,见热退热,见血止血,执通套之方以治活人者,又岂能应临床无穷之变乎。"

蒲辅周先生认为小儿稚阳未充,稚阴未长。稚阳未充,则肌肤疏薄,卫外之力弱,而易于感邪,易寒易热,易夹食滞;稚阴未长,则脏腑柔嫩,易于传变,易于伤阴,易损中气,易虚易实。所以小儿用药凡是大辛大热、大苦大寒之药,均宜慎用,这是处方用药必须遵守的原则。

小儿妄用苦寒,最易克伐生生之气。"苦寒太过,即同攻下致害",然小儿传变尤速,表邪郁闭,里热随起,甚至三焦大热,毒火炽甚,故凉膈散、双解散、升降散、黄连解毒汤、大黄黄连泻心汤,皆宜及时选用,邪毒去而正自安。但临证一定要在辨证论治的前提下,切不可一见到"炎症"就不辨证地堆砌苦寒之物。而且小儿发烧,还要注意有无伤食积滞,伤食可用四逆散加槟榔、山楂;积滞重者,小承气汤,三棱、莪术亦可施。

老年人是老不是病,又是病。自然衰老,逐渐出现行动不便,思维迟钝,健忘呆滞,耳不聪,目不明,小便不利、失禁难控,大便秘结或溏泻,腰膝疲软,睡眠不香,饮食乏味,易生痰浊,这是五脏功能衰弱的表现。

老年人先天禀赋有异,后天营养不同,工作有顺逆,思想境界有高低,儿孙孝敬照顾有好坏,素来有多病少病,颐养有善差,皆可导致老年人体质有强弱之分,强者年老而无衰弱,尤神采奕奕,精神充沛,面色荣润,思维敏捷,动作轻灵,进入老年,亦少生病,纵然有病,也易调治;弱者未老已衰,精神萎靡,表情淡薄,耳目失聪,素必多病,往往数病缠身,多脏虚损,进入老年,旧病易重,新病易起,调治甚难。诊治老年病,必察体质强弱,患者之情志,境遇之顺逆,先后天之盈损,病作之缓急,邪气之浅深等,斟酌权衡,立法定方,力求达到辨证要准,立法要稳,选方要当,用药要轻的特点。

老年人多虚证,调理脾胃尤为重要。生长壮老已,人的发育、衰老皆与肾关系甚密,肾虚的轻重往往反映衰老程度,五脏之阳气,非肾阳不能发;五脏之阴,非肾阴不能滋;年老往往思维迟钝,动作失敏,健忘呆滞,反映脑供血差,甚则脑萎缩,中医补脑,也必须补肾。治老年之病除要善于补脾肾外,尚要重视调气活血,年老气血不足,心功能衰退,肺气也弱,经脉也不利,影响气血周流;活动减少,也不利于气血流畅;慢性久病多,而久病入络,血瘀气滞。

(六) 兼擅妇儿,独具特点

蒲辅周先生非只精内科,还兼长妇科、儿科。对昔贤"宁医十男子,毋医一妇人;宁医十妇人,毋医一小儿"之说,认为不切实际。似乎妇、儿较内科难,其实只有见证的异同,并无本质的区别。由于妇、儿的生理、病理特性,妇科有经、带、胎、产,儿科有麻、痘、惊、疳等证外,其余疾病常与内科同。他不囿于分科的局限,而是综合具体情况,进行具体分析,根据辨证论治的理论原则,既有区别,又有统一,形成与内科并行不悖,独具特点的妇、儿医疗经验。

1. 妇科 蒲辅周先生对妇科疾病的诊治,颇多独到之处。积累的心得体会主要有三点:

(1) 妇科以调理气血为主:女子二七天癸至,七七天癸绝,乃生理之常。生理失常则月事不以时下,故医家论妇人疾病之治,首重血分,采用寒则温之,热则清之,虚则补之,实则泻之(瘀者行之,滞者通之)等原则,乃治疗的常法。但是,血为气母,气为血帅,气行则血行,气滞则血瘀,气通血和则诸病不起。故治血必须理气。所以,妇科以调理气血为主。

(2) 妇女病以疏肝和脾为重要环节:《黄帝内经》指出,百病皆生于气。尤其妇女在中年时期,由于各种因素,情志怫郁为多,往往肝气郁结,气郁则血滞,而致月经不调、痛经和闭经等症。《黄帝内经》又说,二阳之病发心脾,有不得隐曲,女子不月。这又说明了月经病与脾的关系密切。脾不统血则可引起崩漏,脾湿下注则可导致带下,妊娠脾气不足而食减则胎失所养,产后脾阳不振则影响乳汁分泌等,莫不与脾有关。故疏肝和脾是治疗妇人病的重要环节。

(3) 妇人杂病仍以辨证论治为根本原则:《金匮要略》论妇人病凡三篇,除妊娠、产后外,则以杂病目之。所谓杂病，即其证情比较错综复杂，又与妇科有联系，如中风、伤寒而月经适来，热入血室者，可与小柴胡汤和之，亦可以刺期门，随其实而取之；有与妇科无联系而属内科的，如喉间炙脔之梅核气者，可用半夏厚朴汤调之。证夹虚寒而腹中痛者，可用小建中汤温之。有与外科相似的，如阴中蚀疮烂者，则以狼牙汤外洗之等。诸凡妇人杂病，总离不开辨证论治这一根本原则。

2. 儿科　儿科昔称小方脉，又曰哑科。蒲辅周先生则谓儿科应学居首位，不可目之为小方脉，且婴儿包括儿童不能主诉病苦，或述之不详不确，全赖医者之细心体察，分析病家代诉，方能做到辨证论治精确无误。由于他深明儿科的重要性，加之临床阅历深，见识广，经验丰富，从实践到理论，再从理论到实践，心得良多。

蒲辅周先生特别强调小儿机体特点，本属稚阳稚阴，原非纯阳之体，易虚易实，易寒易热。必须充分运用四诊、八纲的辨证法则，平脉息，察指纹，望面色，审苗窍，听声音，观动作，凡观乎外，可知其内。比如，眉蹙多啼者为腹痛，睡卧不安者为胃不和，大便酸臭者多食伤，爱吃泥土者有虫积，坐卧爱冷定生烦热，伸缩就暖知畏风寒。借先贤识病之法，作自己辨证之据。判断宜准，治疗宜慎，不可苦寒以伤阳，亦勿温燥以灼阴，这就是稚阳稚阴之体不任攻伐的道理。千万勿谓体属纯阳，恣用苦寒滋腻，戕其生机。

小儿另一特点，是天真、单纯、活泼，七情内伤为病者少，发病主要因素，多是六淫外邪或非时疫疠之气。加之小儿肌肤娇嫩，腠理不密，卫外之力不强，一般易感风寒咳嗽；尤其对急性烈性传染病，小儿最易受病。若见小儿精神不振，畏寒发热，就应注意是否属伤寒还是温病，总以透邪解表为第一。若为急性传染病更应如此，因为小儿经络脏腑之气未充，最易传变，即使神昏谵语，热入心包，亦宜透营转气，清热开窍。治疗随病情之变化而变化，则胸中有主，病无遁形。

小儿肠胃脆弱，加之父母溺爱，饮食自倍，故伤食、伤冷之证居多。尝见骤然发热，而无流涕、咳嗽等症，则宜询问饮食情况，有无嗳腐厌食，以区别是伤食发热，还是外感发热，不可混淆。还有低热不退，食欲不振，日见消瘦，面色萎黄，则为伤食成积。最常见的是小儿开始食欲很好，发育胖白可爱，由于不知节制，肠胃渐伤，吸收功能减退，由消化不良，造成营养不良之症。俗云："若要小儿安，常带三分饥与寒。"这是小儿保健的又一特点。

三、代表著作与论文述评

蒲辅周先生学验俱丰，文字功底深厚，但不轻易著书立说，对此十分慎重。他曾慨叹："著书立说，教育后人，孰不知说错了反而害人。"蒲老要求弟子们60岁以前不要轻易著述，医学文章著述，务必要有确切效验，要使人阅读后有所收益。蒲辅周先生忙于诊务及教学，其代表性学术著作主要由其学生整理出版。蒲辅周先生对于"学生整理的每一份材料、每个医案"，"皆要细看三遍，然后亲自修改，对学术认真负责，一丝不苟"。所以，蒲辅周先生及其指导弟子所整理之著述，凝聚了其精深的医学造诣，皆有极高的学术及临床价值。

（一）论文

1.《参加治疗流行性乙型脑炎的一些体会》　此文写于1956年北京地区乙脑流行时期，蒲辅周先生首先在文中回忆既往中西配合治疗疫病的情况，肯定了中西医学殊途同归、

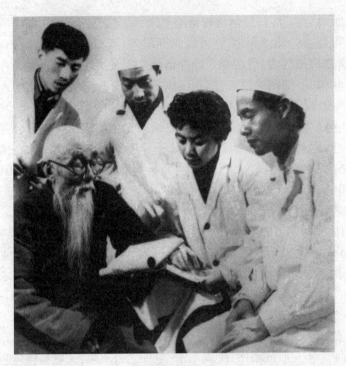

蒲辅周在指导学生

相辅相成。同时他对于既往成功经验冷静看待，认为"石家庄的经验，既然出于温病学，我们就不应不揣其本而齐其末的只在验方、效方上着眼，而是应该从温病学里面来研讨"，并进一步指出温病治疗要坚持辨证论治，三因制宜，一人一方。文章最后列举了蒲辅周先生亲自会诊过的两个乙脑病例，着重指出温病虽然忌汗，而于清解之中，辛开宣透之药仍不可少。此外，蒲辅周先生强调对于神志尚清的患者，强调不轻易给予犀羚脑麝这类香窜的药品，以免引邪内陷。

2.《流行性"乙型"脑炎中医辨证施治的一般规律》 蒲辅周先生认为中医治疗流行性乙型脑炎疗效较好，是正确地按照温病体系，运用了暑温的基本治疗原则。暑温有偏热、偏湿、伏暑、暑风和暑厥的不同。治疗暑温不能一法、一方、一药，中医治疗乙脑也不能一法、一方、一药。人体有强弱，感受有轻重，伏邪有浅深，治法有缓急，用方有大小，必须根据乙型脑炎在发展过程中各种证型、各个阶段的具体情况，以及环境、气候、年龄、体质等加以全面的综合考察选择适当的治疗方法。并由此提出了乙脑治疗八法——辛凉透邪（第一要务）、逐秽通里（紧要环节）、清热解毒（重要关键）、开窍豁痰（应急之法）、镇肝息风、通阳利湿、生津益胃、清燥养阴。

3.《从治疗乙型脑炎的临床实践体会谈中医辨证论治的优越性》《从乙型脑炎的实践体会谈中医辨证论治的优越性》 此二文主要从从乙型脑炎的实践体会谈辨证论治的优越性，文中从辨证论治为中医临床治疗的基本原则谈起，他认为辨证论治是理法方药的一套完整治疗体系。通四诊八纲的方法来分析，归纳和认识病因与症型，定出正确的治疗准则，选择适当的有效方剂，以达到彻底完成治愈疾病的最终目的。反之，忽视辨证论治，而执一方以治一病，守一法以临证，则易为错综复杂之病变所困惑，所以中医当以"胶柱鼓瑟""刻舟求剑"为戒。并列举 6 例确诊为乙脑经治疗转危为安的疑难证来强调辨证论治的重要。此 6 例病案皆为误治生变之案，病情复杂危急，采用救逆之法后无一例死亡、亦无一例有后遗症，充分证明了辨证论治的优越性。

4.《中医治疗"乙型"脑炎的"辨证论治"规律及预防思想》　此文为蒲辅周先生为再次强调乙脑中医辨证论治的重要性所作，从人体和自然气候对乙脑的影响、"辨证论治"的原则在乙型脑炎中之临床运用、中医治疗脑炎禁忌及后遗症的讨论三方面进行了阐释说明。尤其是后遗症讨论方面，认识到饮食与强制退热皆与后遗症有关，实属创见。

5.《答李翼农先生》《答张浩良先生》　《答李翼农先生》为蒲辅周先生同弟子高辉远就六例疑难大证中的苟君《温病误补》案经发表后引发的学术争鸣所做的回答。李翼农所说之案见于高辉远所著《蒲辅周医案》（《中医杂志》1959 年第 9 期）一文，李翼农读后作《读蒲辅周先生医案后提出几点意见》一文，并就苟君案提出三点不同看法，蒲辅周先生一一做了回应。如针对李翼农所认为的用"温病误补"的标题，不若用"温病误治"眉目清醒。蒲辅周先生认为误补要较误治为清醒。因为误治的原因很多，有因误表者，有因误下者，有因误温者，有因误补者，致误的原因不同，所生之变亦不同，若概以"误治"为标题，而不分因何而误，就不能从因证误，从误求法。此后，张浩良先生在阅读《答李翼农先生》一文后发表《关于蒲辅周先生"苟君病案"的我见》一文，亦提出四点建议，《答张浩良先生》正为蒲辅周先生、高辉远为回答张浩良所疑之处所作。文中说理透彻，从文献到临床一一作出回应，认为此案虽存疑虑，强调不应囿于文献典籍之成说，其案中之治法究竟是非，不妨从临床角度去验证。

（二）著作

1.《中医对几种急性传染病的辨证论治》　蒲辅周先生在 1956 年防治流行性乙型脑炎及 1958 年防治重症肺炎等工作中，贡献尤大。本书主要介绍蒲辅周先生在急性传染病治疗方面的理论经验。分别讨论了辨证施治规律在流行性感冒、麻疹、肺炎、流行性乙型脑炎、传染性肝炎等病的防治工作中的运用。

蒲老将流行性乙型脑炎分为偏热、偏湿两种不同类型，并治愈了若干坏证。在重症肺炎方面，他灵活地运用宣透、表里双解、清热救阴、生津固脱等法，还总结出救逆的治法。所有这些，都清楚地说明中医在防治急性传染病方面，有正治、权变、救逆等不同的方法，给学习中医疗法的同志提供了可贵的理论和经验，对于开展急性传染病防治工作，也颇有参考价值。

2.《中医对几种妇女病的治疗法》　历代著作如《黄帝内经》《诸病源候论》《备急千金要方》以及后世《经效产宝》《妇人大全良方》《广嗣纪要》《女科准绳》《达生编》等，对女性的生理、病理、发育过程及经、带、胎、产等常见病和多发病的发病原因与临床症状都做了详尽的描述，创立了许多治法和行之有效的方剂，对中医学妇产科的发展起到了促进作用，对保护妇女的健康建立了极大的功绩。蒲辅周先生选择了几种当时常见普遍而对妇女身心健康影响较大的疾病为重点，从历代著作中，择其精要，参以己意，按照辨证论治的原则，精心编写而成。该书系统介绍了几种妇产科疾病：痛经、妊娠恶阻、流产，附带介绍子宫脱垂及带下治法。正如原书序言所言："发掘整理这些宝贵的文化遗产并加以提高，无疑会提高我国妇产科的治疗水平，为广大妇女的卫生保健做出新的贡献。"

这些宝贵的资料,清晰的辨治思路,有效的方药,灵活的加减,时至今日,仍有极大的临床指导意义。

3.《蒲辅周医案》 20世纪50年代末,原卫生部和中医研究院遵照周总理指示,组织蒲老学生门人,由高辉远同志负责,整理其学术经验,编写期间,蒲辅周先生对每个医案、每篇文章均要细看三遍,然后亲自修改。几经寒暑,《蒲辅周医案》初稿终于编写完成,然正值"文革"前夕,山雨欲来,这部手稿无人过问,竟被扔进废纸堆,幸得其弟子高辉远费尽周折寻回并收藏起来。后经周总理亲自出面过问,批示予以出版。1972年12月,《蒲辅周医案》终于付梓问世。全书根据蒲辅周先生部分门诊和会诊病例进行整理,分为内科、妇科和儿科及其他。由于整理人员跟师时间有限,虽未能记录蒲辅周先生诊疗经验之全貌,如蒲辅周先生所擅治之妇科病并无带下及胎前疾病的治验,但全书记载翔实,能反映蒲辅周先生治病特点,特别是书中的内科部分。

《蒲辅周医案》自1972年由人民卫生出版社首次出版发行后,被奉为中华人民共和国建国后中医医案中的经典典范,被誉为当今的"临证指南医案",这本书的整理出版,开辟了全国老中医医案整理工作的先河,由此带动了全国名老中医医案的整理,引领着老中医经验继承工作的向前推进。

《蒲辅周医案》病案选材严谨而丰富,中医诊断完备,辨证论治规范,处方轻灵平正,用药精审,丝丝入扣,选案始终贯穿蒲辅周先生治病求本、胃气为本等重要思想。无论外感内伤,疾病缓急,皆从容应对,先后有序,布局有则,重视治病治人。理法方药,各臻其妙。

4.《蒲辅周医疗经验》 1971年周总理在全国卫生工作会议上指示:"蒲老是有真才实学的医生,要很好总结他的经验,这是一笔宝贵财富。"中医研究院落实周总理指示,成立了蒲辅周医疗经验继承组,由薛伯寿负责,与其他同门整理编写《蒲辅周医疗经验》一书。1975年秋卫生部召开蒲老经验继承会,会上钱信忠部长指出:"蒲辅周医疗经验继承组是周总理亲自抓老中医继承工作的点,必须努力做好这项工作。"后来得知,敬爱的周总理在病重期间仍惦记蒲老经验继承整理,惦记全国名老中医继承工作。因此,《蒲辅周医疗经验》一书始终是在周总理亲自关怀下完成的,此书出版再次推动了全国名老中医经验的继承整理及出版工作。《蒲辅周医案》《蒲辅周医疗经验》两书,在全国科技大会上受到表彰。

该书第一部,略谈了辨证论治;又对外感时病、乙型脑炎、腺病毒肺炎、麻疹、痢疾的治疗经验进行了总结;也对支气管炎、肾炎、低热、疳积、妇科病的治疗经验进行了整理介绍。第二部分医话,主要是据蒲辅周先生向学生谈论学术、医疗心得的只言片语或手迹,经整理并由他本人审定修改而成。在2018年1月出版的《蒲辅周医学经验集》收录该书时,增加了部分内容:自论"调神"至论食疗,为蒲老之子蒲志孝同志耳聆恭录而成的医话,为较好的补充,从中可受到不少启迪,虽不成系统,然有可贵经验、学术之论。第三部分方药杂谈,主要为蒲辅周先生读书笔记及经验方药,均为确切有效者,有临床实用价值。第四部分医案,主要收录1966年以后有效、有学术指导意义的病案,并整理纳入部分以往所遗漏的好病案,可谓是《蒲辅周医案》的续篇。

5.《蒲辅周温病述义》 蒲辅周先生是1955年底奉中央之命,调来当时卫生部中医研究院。1956年北京地区乙型脑炎流行,瘟疫严重地威胁着人们的生命,虽运用石家庄有关治疗经验,病死率仍极高。蒲辅周先生出类拔萃,独辟蹊径,力挽狂澜,辨证论治,运用自如,挽救了大量患者的生命,显示了其弘深的医术功底。周总理得知这一情况后称赞说,蒲老真了不起,不仅是一位高明中医专家,而且精通辩证法。蒲辅周先生通过屡年对流行性乙型脑炎的救治及研究,积累了丰富经验,做出了杰出贡献;同时救治数百例腺病毒性肺炎、麻疹肺炎,所取得的有关成就,获国家科学技术委员会颁发的科学大会奖。虽已主编《中医对几种急性传染病的辨证论治》一书,然尚难反映出他擅治热病之长。中央领导、卫生部领导、中医同道皆渴望蒲老写一本温病著作,济世救人。他说:"我独创的东西不多,都是以古人的理论为指导,运用前人的经验,都是书本上有的。"据此,由蒲辅周先生讲述,弟子高辉远记录整理,历经数年编写《温病述义》,择伤寒、温病、温疫历代名家之精义而述之,并汲取了新中国成立后各地治疗温热性疾病的成功经验,皆结合蒲辅周先生自己学习心悟、临床所得,后附有其病案。"虽采罗众说,力避盲从","欲不拘一家之矩范,更能灵活取舍,师法古人,运用在我,平正者取之,芜杂者弃之,自成系统,使读者易学易用,以引之由正,力避引人入歧之弊,斯为编著之一片初衷"。蒲辅周先生曾反复讲述、润泽、修改、补充内容,此书是"蒲老有关外感热病的重要著作,亦是学习蒲老擅治热病必读之书",载于1991年人民军医出版社出版,高辉远主编的《医门新录》之中,分为总论、各论、方论三章。2018年1月由薛伯寿、薛燕星编著《蒲辅周医学经验集》,对该书所引诸文献作了全面详细勘误(个别文字亦有校正,其他皆宗原书),将《温病述义》改为《蒲辅周温病述义》。

6.《蒲辅周学术医疗经验继承心悟》 薛伯寿自从1963年上海中医学院毕业后,就被分配到中医研究院广安门医院,当时落实周总理为名老配徒弟的指示,被选拔拜蒲辅周先生为师,跟师深造,直至蒲辅周先生去世,共13年。蒲辅周先生呕心沥血,竭力培养,薛伯寿深得老师赏爱,学有所成,被认为是蒲辅周先生入室弟子。

为了贯彻执行周总理关于继承、发扬、推广蒲辅周先生医疗经验,造福于人民的指示精神,薛伯寿遵循蒲老"自信""自强"遗训,努力继承他的治学精神和医德医风,在蒲老去世后的25个春秋里,带教了众多学生、诊治了大量患者,在理论和实践上对蒲辅周学术医疗经验有了更深刻、全面的继承与领悟,在此基础上,结合自身的临床及思考,有相当的创新和提高,特编写《蒲辅周学术医疗经验继承心悟》,以使学者更易掌握、应用蒲辅周学术医疗经验。

该书第一部分缅怀蒲师,反映了其可贵的治学精神及高尚医德医风;第二部分为蒲辅周先生医学手稿,只加标点,未作其他改动,后附薛伯寿学习的心得按语,亦可为继承心悟;第三部分为薛伯寿对蒲辅周先生学术特点及临床经验的继承心悟,内容涉及"必先岁气,重视节候"……"兼长妇儿,独具特点"等,从九个方面条分缕析,理论结合临床,既总结了老师的成就,又融会了薛伯寿的学习及临床心悟。该书对蒲辅周先生学术医疗经验的学习及应用有重要意义。

7.《蒲辅周医学真传:外感热病传承心悟》 因对于外感热病的精深造诣,对传染病防治的重大贡献,蒲辅周先生被誉为"热病国手",其数十年临床生涯中,经其治疗,"应手而愈者,不可胜数"。蒲老曾说,外感热病是祖国医药学宝库中最为可贵的部分。外感热病一般起病急暴,尤其疫病危害更烈,救死扶伤,外感热病居先,不可延误,治疗适当立竿见影,最易检验医者之学术治疗经验水平。提高中医临床水平的关键在于继承发扬研究外感热病诊治;若无外感热病学术治疗经验,亦很难提高内伤杂病的诊疗水平。故继承发扬祖国医药学遗产,必须高度重视外感热病的继承发扬提高,开拓创新。

蒲辅周先生关门弟子薛伯寿,尊师笃定,淳朴颖悟,跟师十余年,深得蒲氏医学之真传,早在20世纪80年代就曾因继承蒲辅周先生学术医疗经验较全面,临床疗效高,医德医风好,并培育了数百名中医人才,被评为国家级有突出贡献的中医科技专家。如今经过几十年的大量的临床运用、读书、积累、思索,对蒲辅周先生治疗外感热病的经验,有了更深的领悟,不仅得蒲氏真髓,且有心悟发挥。薛伯寿创造性地提出,《伤寒论》实为伤邪论,以寒象征六淫、疫疠肃杀之性,危害之重。伤寒和温病所论之热病,皆含温疫内容,虽寒温有异,但从学术渊源伤伤寒为温病之基础,温病为伤寒之补充。薛伯寿对升降散理解体悟尤深,不但应用于外感病,还广泛应用于内伤杂病,并且向全国同道推广,收到良好效果。

为了贯彻执行周总理关于继承发扬推广蒲辅周先生医疗经验,造福于人民的指示精神,薛伯寿编著《蒲辅周医学真传:外感热病传承心悟》一书,2015年底由人民卫生出版社出版。该书有关于蒲辅周先生外感热病经验的总结,并有薛伯寿对其发挥应用,善用方讲解是薛伯寿继承发挥的结晶之一,临床案例表隐发微,真实生动再现诊治过程及临证思路。薛伯寿始终恪守蒲师教诲,坚持无私奉献,毫无保留托出真实传承心悟,是学习蒲辅周先生外感热病临证的重要参考书。

蒲辅周先生秉承家学,勤求博采,圆机活法,活人无算,为杰出的中医学家,一代宗师,足为后学楷模。中医史学家耿鉴庭先生对蒲老历史性评价中说:"在新中国中医工作中,虽然做出历史性贡献者不止蒲老一人,可是就学术上的全面,品格上的端方,操行上的循良,关系上的团结,他都是无疵可索,无美不备的。所以,末学秉笔直书,赞其为新中国中医界显要历史人物。"其所教授之学生弟子很多都成为了中医界的中流砥柱,使得蒲辅周先生的学术思想得到了很好的传承发扬,幸甚至哉!

参 考 文 献

[1] 薛伯寿,薛燕星.蒲辅周学术医疗经验继承心悟[M].北京:人民卫生出版社,2000.
[2] 薛伯寿.蒲辅周医学真传:外感热病传承心悟[M].北京:人民卫生出版社,2015.
[3] 李兴培.蒲辅周研究[M].新疆:新疆人民出版社,1990.
[4] 中国老教授协会.大师风范:自然科学与技术科学卷[M].北京:高等教育出版社,2014.
[5] 薛伯寿,薛燕星.蒲辅周医学经验集[M].北京:北京科学技术出版社,2018.
[6] 蒲志孝.认真读书、认真实践的一生——回忆先父蒲辅周先生的治学经验[J].山东中医学院学报,1981(3):15-21.
[7] 高辉远.先师蒲辅周的治学精神与医学成就(上)[J].山东中医杂志,1983(1):40-42,28.
[8] 高辉远.先师蒲辅周的治学精神与医学成就(下)[J].山东中医杂志,1983(3):36-40.
[9] 中国中医研究院.蒲辅周医疗经验[M].北京:人民卫生出版社,2005.
[10] 中国中医研究院.蒲辅周医案[M].北京:人民卫生出版社,2005.
[11] 蒲辅周.从乙型脑炎的实践体会谈中医,辨证论治的优越性[J].人民军医,1958(11):806-809.
[12] 徐荣斋.喜读《蒲辅周医案》[J].新中医,1973(3):25-29.
[13] 周铭心.弘扬蒲学惠泽医林——读《蒲辅周研究》[J].山东中医学院学报,1992,16(3):66.
[14] 陈腾飞,刘清泉.《蒲辅周医案》特色研究[J].北京中医药,2014(4):271-273.
[15] 蒲辅周.参加治疗流行性乙型脑炎的一些体会[J].中医杂志,1956(10):506-507.
[16] 蒲辅周,沈仲圭,高辉远.流行性"乙型"脑炎中医辨证施治的一般规律[J].中医杂志,1957(9):464-468.
[17] 蒲辅周.从乙型脑炎的实践体会谈中医,辨证论治的优越性[J].人民军医,1958(11):806-809.

［18］蒲辅周.从治疗乙型脑炎的临床实践体会谈中医辨证论治的优越性［J］.中医杂志,1958(10):693-695.

［19］蒲辅周.中医治疗"乙型"脑炎的"辨证论治"规律及预防思想［J］.中医杂志,1959(5):7-9.

［20］蒲辅周,高辉远.答李翼农先生［J］.中医杂志,1961(1):39-40.

［21］蒲辅周,高辉远.答张浩良先生［J］.中医杂志,1961(4):39-41.

［22］蒲辅周.中医对几种急性传染病的辨证论治［M］.北京:人民卫生出版社,2006.

［23］蒲辅周.中医对几种妇女病的治疗法［M］.北京:科学普及出版社,1965.

［24］高辉远.医门新录［M］.北京:人民军医出版社,1991.

（整理:肖烨　孙良明　薛燕星;审订:薛伯寿）

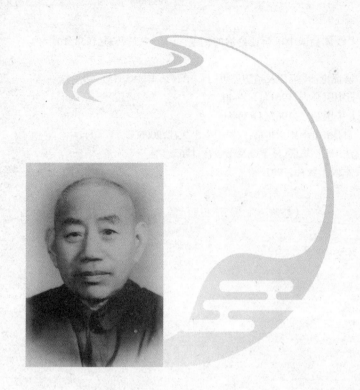

陈邦贤

一、生平传记

陈邦贤先生(1889—1976年),字冶愚,一名也愚,晚年自号红杏老人。祖籍江苏省镇江市。1889年3月10日(农历己丑二月初三日)陈邦贤先生生于江苏省盐城县沙沟镇。陈邦贤先生是著名的医史学家,是我国医学史研究的开拓者,他开创了医学通史研究、专科史、疾病史的研究,开创了我国医学史料学的研究,使得医学史研究在我国逐渐成为一门独立的学科。同时,他也是我国倡导医学史教育的先行者、教育家。

陈邦贤先生自幼聪颖,13岁开始学习中医。1910年,丁福保先生在上海创办新医学研究社,并办《中西医学报》,陈邦贤先生投书拜师。在丁氏的影响下,他开始了医学史研究的生涯。于此同时,他还先后担任江苏省立第五学校的校医、生理卫生教员,江苏省立医政学院(今江苏医科大学前身)卫生教育科、中医特别训练班医学史、疾病史教授、教育部医学教育委员会编辑、中医教育专门委员会专任委员兼秘书、国立编译馆自然组编审。

1954年,陈邦贤先生被调到中央卫生研究院医史研究室,1955年任中医研究院医史研究室副主任。他曾主持编撰西学中和中医学院的《中国医学史》教材(1956年印行);还担任第四届全国政协委员、农工民主党北京市委常委、《中华医学杂志》编委、中华医学会医史学会及北京分会医史学会常务委员、《中医杂志》编委等。此期,他还致力于培养我国的医学史专门人才,为组建我国医学史研究队伍做出了很多努力。另外,在中医研究院筹建和建院之初,陈邦贤先生还亲自到上海物色中医名家,动员名医们赴京建院,为中医研究院的筹备和建立付出了很多努力。

陈邦贤先生一生勤勉,笔耕不辍,其一生编写的著作有三十余种,撰写的论文有百余篇。

1919 年,他正式出版了他的第一部《中国医学史》,这也是我国的第一部医学编年史,是我国医学史上第一部含纳古今的编年大作,是医学史上里程碑式的代表性著作。其后,他还于 1937、1957 两次修订了《中国医学史》,使这部著作日臻完善。除了这三部医学史,他还编纂了《中西育儿粹言》《素灵新义》《医学门径语》《中外医事年表》《医学史纲》《民国史料笔记丛刊》《科学医学发展史》《中国医学人名志》《四种传染病史》《二十六史医学史料汇编》等。

陈邦贤先生是近现代医史学的闯路人。他倾毕生的精力,构建医史学学科的学术框架,搜集古今浩瀚的医史史料,为后人架桥铺路。在医学史学术内容方面,他的建树至今仍有着深刻的影响。陈邦贤先生晚年自号红杏老人,"杏"是杏林、医林,"红"就是坚定于党领导的政治方向,坚持用辩证唯物主义的立场、观点和方法来指导研究工作,他不断鞭策自己,要又红又专,一心跟着共产党走。陈邦贤先生晚年多次提交入党申请书,惜未能最终如愿。1976 年 2 月 5 日,陈邦贤先生因急性肺炎病故,享年 87 岁。

(一)贯中西拜丁师矢志医史

陈邦贤先生幼时家贫,其父槐庭公以教书为业,两姊两弟均因贫夭折。槐庭公为人耿直刻苦,好读书写作,对人诚恳忠实,陈邦贤先生颇受其影响。其母查氏颇能识字读书,性情温和,先生亦颇受影响。陈邦贤先生天资职慧,4 岁开始在父母的教习下识字读书。因其父母亦通英文,他 8 岁开始学英文,还曾跟从王吉人学习英语。他早年学习就异常刻苦,不畏风雨艰辛,还曾涉水至王师家求学。他早年中英文的学习为他日后开阔的视野打下了基础。

陈邦贤先生 13 岁时,其父患搭背疮久治不效,后遇一酱园工人传一秘方治愈。其父便开始留心医药,搜集秘方,稍有收入便研制成药送人,并命他立志习医救人。在父亲的指导下,他开始读他老太外祖李元荣的遗著《知医必辨》。《知医必辨》就成了陈邦贤先生自学启蒙之书。在此之后,陈邦贤先生又阅读了很多中医古籍,到 16 岁时已能为人处方治病。

陈邦贤先生 1905 年进兴化县照阳小学(新式学堂)读书。接触西医则是在 1907 年考入江苏省简易师范之后。师范并非医药院校,但在当时的师范学校中,开设有普通的生理卫生课程。2 年的师范学习,给他打下了最初的西医学基础。

陈邦贤先生师范毕业(1909)之后数年,先后在镇江卫生医院任中医内科医员,扬州江苏省立第五师范学校及省立第八中学任校医、生理卫生教员、舍监等职。此时正值清廷行将覆亡的最后几年,西学在华日盛,华洋之学在很多方面产生冲突,中医学也处中西医激烈碰撞的动荡之时。勤于学习,善于思考的陈邦贤先生面对这样的时局,有很多自己的想法,希望有机会充实自己的医学知识,解除思想上的疑团。也就在这时,他深深受到上海丁福保先生的感召。丁福保先生在 1905 年辞去京师大学堂译学馆的教职后,返回江南,往返于上海、无锡等地,参与创办"中国医学会",编译了许多医学书籍。宣统元年(1909),丁福保先生参加了南京督院举办的医科考试,运用其广博的中西医知识,获得了考试最优等开业证书。旋即又被委派为考察日本医学专员,对当时的日本医学进行了深入的考察,收获甚丰。这次的日本考察在社会引起很大的反响,《申报》大加报道,称此举为"为医界从来未有之盛举,未始非吾国医学改良之起点也"。这样震动全国的事,使陈邦贤先生深受触动。丁福保先生从日本回来后,就译述了《西洋医学史》,目的在告诉人们史学之重要:"盖吾人现有之知识,决非尽得诸自身之经验,其大部分得诸过去几千年之古人……故医学之医史的知识,实为必需之学问。"评述的原则是"离主观的叙述",同时"本诸始终正确之史料"。丁福保先生在对新时代医学学科的构建中,明确提出了医学史的重要性。丁福保先生的这一思想,在后来影响了陈邦贤先生一生。清宣统二年(1910),丁福保先生在上海创办《中西医学报》及中西医研究会,以研究、交流中西医学、振兴中国医学为宗旨。

丁福保先生的学术主张与陈邦贤先生平素所思考不谋而合。当陈邦贤先生得知丁福保先生在沪创办新医学研究社并教授西医学时,即驰函丁福保先生,畅谈了自己的经历与感想。他介绍说:"贤幼时喜习医学……十年来每有暇,咸涉猎医书,兼研究普通生理卫生学。"同时他也披露自己在学习《黄帝内经》《难经》等书时所发现的问题,并"恳祈仿欧美函授例,用通函教授法教授……以中医为体,西医为用,补助旧学之不足"。他的这一建议深合丁福保先生之意。因此,丁福保先生将他的来函刊载在《中西医学报》,并复函商讨函授内容。丁、陈二老共创的函授法从此风行海内医界。1911 年,陈邦贤先生以函授新医学讲习所最优等学员毕业。嗣后丁福保先生又约请他到上海协助其工作,他也借此机会能在上海医校学习,学力随之不断增长,眼界日益开阔。陈邦贤先生文笔甚佳,又异常勤勉,此后经常在《中西医学报》等报刊发表文章。以师从丁福保先生为契机,他开始在医界崭露头角。民国之初,他才 20 来岁,精力充沛,风华正茂。这段时间又得到丁福保先生之助,如虎添翼。他在谋生糊口之余,广交同道,切磋学问,创办医报,撰文著书。在丁福保先生的影响下,他萌生了专攻医史之志,并开始尝试整理和撰写中国的医学史。

(二)克万难纂巨著终成体系

1912 年,陈邦贤先生开始着手写《中国医学史》,于 1914 年即发表了《清之医学》研究论文,并在《中西医学报》连载其《中国医学史》稿,先后持续两年。他还于 1914 年发起成立了中医医学史上第一个医史研究会。又经过几年的磨砺与积累,到 30 岁的时候,他用文言完成了《中国医学史》一书(1919)。据王致谱先生回忆,他曾多次提起第一次出版《中国医学史》的艰难:当时出版界对此感到陌生,并不支持出版。陈邦贤先生当年已育有三子,只有微薄的收入以养家糊口。但是为了医学史事业在中国的启航,他只好东拼西借,凑齐了一百块大洋,自费在上海医学书局刻印。

陈邦贤先生这部《中国医学史》不仅是他自己的第一部医史著作,也是中国第一部医学编年体史专著,"开数千年来专门学者治专门史之新纪元"。他在回忆该第一版问世之后的影响时说:"此书诞生忽忽已十七年,颇引起中外人士的注意。外人如美国杜威博士,日本于朝鲜连山医学研究所、满洲医科大学,以及日本富士川游、市村瓒、内藤虎、廖温仁诸博士,均颇重视此籍。国内外各大学图书馆亦均藏有此书。"

除《中国医学史》之外,陈邦贤先生还把他学习中医经典的心得编为《素灵新义》《医学门径语》《中外医事年表》,先后出版。然而《中国医学史》等书的出版,并没有改善他的生活条件。20 世纪 20~30 年代,中医倍受压迫,更遑论医史学者了。谋生的艰难,家庭的重担,一直压在他的肩上。李经纬先生曾谈到陈邦贤先生这段艰难的岁月:先生在世时,每忆起20 世纪 30 年代前后,父母谢世,生活艰难。又加之夫人故去,抚养众多子女,落于他一人身上。令人钦佩的是先生正是在这样的环境下,一边操持家务,管理教育大大小小的子女,一边在学校任教和兼校医看病,一边还要大量涉猎古今医书文献和报章杂志,一边更要撰写论文专著,或编辑小报期刊,为中国医学史研究的开展做出了出色的贡献。

　　也就在《中国医学史》第一版(1919)与第二版(1936年脱稿)之间的17年间,陈邦贤先生又奋笔写出了《药学史》《疾病史》《卫生行政史》《防疫史》《医事教育史》等若干种。所惜这几种书原稿均不知所之,只有若干与诸书相关的论文还留存于世。他的《中国医学史》二版问世(1937年出版),在国内的影响大大高于第一版。个中原因有内有外。所谓"内",即对二版《中国医学史》本身进行了一些修改。例如改文言为白话,变更篇章,充实内容等,使该书的质量大大提高。至于"外",则和外部环境渐变、该书被收入《中国文化史丛书》有关。20世纪30年代以后,经过全国中医抗争,中医的处境略有改善。该书被商务印书馆纳入《中国文化史丛书》,即将中国医学视为中国文化的一部分,因而提高了该书的地位。二版《中国医学史》在此后的岁月多次重印,已成为我国医学史著作的一个靓丽的品牌。新中国成立后,在历史辩证唯物主义的指导下,陈邦贤先生对《中国医学史》又进行了第三次修订,使这部通史日臻完善。

　　在编写《中国医学史》的过程中,陈邦贤先生意识到史料学的重要性,为了能够方便后人进行医学史的研究,他决定编写《中国医学史料学汇编》。1938年,他随迁入川,先后任国立四川中学卫生组长、重庆师范学校卫生主任,教育部医学教育委员会编辑委员兼中医教育专门委员会主任委员、编译馆编审等职。这段非常时期内,他的医史研究自然要受到影响,但却不曾中断。也就是在这种境况下,他决定开始《二十六史医学史料汇编》浩大工程。他家住处狭小,他就利用茶馆,甚至在防空洞里也坚持读史书,摘录医学史料。他的学生李经纬先生至今还记得他常说的话:"做学问要勤,不怕慢,就怕站。""做学问不怕笨,贵在坚持,勤能补拙。"靠这般精神,这股韧劲,以及他对医史学的痴爱,他不仅积累了大量的二十六史医药史料,而且编纂了《医学史纲要》(1943年西南医学杂志社予以铅印)等书。能在战乱颠沛流离之中不忘收集史料、出版医史新著,在医史这一行里,不知道还有谁能与陈邦贤先生比肩! 抗战胜利后,他返回江苏时,身无长物,唯有他怀里抱着的一大包袱医史书稿。新中国成立后,他对史料汇编的工作一直未停止,直到20世纪50年代末,《二十六史医学史料汇编》才最终完成。随后,他陆续开展了《十三经医学史料汇编》《诸子集成医学史料汇编》等巨大工程。这段时间内他的文著主要是发表在杂志的部分正史中的医学史料,以及少数疾病史的史料,例如可见于本论文集的"有关妇产科的一些史料"(1955)、"神农本草经中关于疾病的史料"(1957)等。经过几十年如一日地搜集、整理、研究、纂写,陈邦贤先生不但完成了对中国医学通史、专科史、疾病史的研究,还完成了大量医学史料汇编的工作,使我国医学史学科渐成体系,为医学史在我国成为一门独立的学科打下了坚实的基础。

(三) 达仁智育英才发扬新学

　　陈邦贤先生认识到医学史研究的重要性,他不但鞠躬尽瘁地亲历亲为,而且为了这门新兴学科得以传承,他还同时致力于培育人才。

　　1934年,陈果夫先生创办江苏省立医政学院,培养卫生行政、教育、中医、西医四个方面的高级人才。陈邦贤先生以其医史业绩,被聘为该学院医学史、疾病史的教授,此时他已过45岁。江苏省立医政学院是一座有特殊风格的高级医学院校,计分四科:一是卫生行政科,收录医学院校的毕业生,相当于今天硕士研究生的规格;二是卫生教育科,收录中学的卫生课教员,多数原是师范毕业生;三是青壮年中医进修班,其课程是以卫生、防疫、隔离、消毒知识为主,旁及西医其他各门知识,毕业后仍然从事中医业务;四是医本科,正规学习西医。该学院虽未专设医史学一科，但该院所有四科均须学习医学史课程，由陈邦贤先生教授。由于四个班的学生来源不同，学业文化水平不同，培养的目标不同，毕业后所从事的专业工作不同，陈邦贤先生为了了解学生们的这些不同需要，走到他们中间去，认真听取他们的意见，然后殚精竭虑，反复修改编写了四种讲义。因为真正做到了因材施教，所以他的这些讲义深受同学们的欢迎。由于该学校以西医为主，为避免青壮年中医班受到歧视，他作为院务委员会的委员，经常为青年中医班的同学转达要求，争取平等对待与专业性的照顾，所以，同学们对他也十分爱戴。青壮年中医进修班的同学学习后而知名者，有嘉善的叶劲秋、重庆的张锡君及扬州的耿鉴庭等。其中耿鉴庭不仅是著名的医家，日后也成为我国著名的医史学者。这些知名人士常常聚集在镇江的牲森园，品茗倾谈，陈邦贤先生每每莅临加以指导。该学院中医进修班的学员叶劲秋、张锡君、耿鉴庭等后来都成为名中医，耿鉴庭更热心于医史研究，这都得益于陈邦贤先生的教育引导。

抗日战争期间，陈邦贤先生被迫停止了医学史教学。1945—1952年，他得以重新兼任国立江苏医学院医学史教授。在这一期间，大学生张慰丰表现出对医学史的兴趣，加上陈邦贤先生向来呼吁国人研究医学史。因此，张慰丰便开始跟随他研究医学史，他也十分乐意传授。1956年，张慰丰于江苏医学院医学系毕业后，学院领导推荐他参加了卫生部中医研究院举办的医学史高级师资进修班，1957年结业。结业后，张慰丰返回南京医学院，成立医史教研室，从此开始了他的医学史教授及研究生涯。他曾主编和参与编写了《医药史话》《中国医学史》《鉴真东渡》《自然科学史纲要》《中国医学百科全书·医学史》《医史学》《中外医学教育史》《新中国医学教育史》等多部医学史著作。

1954年，陈邦贤先生被推荐入京，参与中医研究院（今中国中医科学院）的筹建。次年，他受命担任卫生部中医研究院医史研究室副研究员、副主任。按说在他这个年龄，已经到了该退休的时候。但一门新的学科、一个新的专业研究部门需要陈邦贤先生这样德高望重的学者去做领头人。在医史研究室，他如愿以偿专心专职从事中国医史研究以及培养医史专门人才。

1955年12月19日，卫生部中医研究院正式成立，同时"第一届西医离职学习中医研究班"开班，负责该班医学史教学的老师为陈邦贤先生与李涛。1956年，教育部、卫生部有关人士感觉到医学史很重要，但专业研究人员很少，各个院校没有开设医学史课程的教师，于是指示由中医研究院医史研究室负责，开设医学史高级师资进修班，培养医史学教师，并要求全国各个医学高等院校派人参加高级医史师资进修班的学习。当时，北京医学院医史教研室主任李涛被任医史研究室兼职主任，陈邦贤先生任副主任，具体负责科室工作。全国参加医学史进修班的共有20多位学员，其中有哈尔滨医科大学的姒元翼、南京医科大学的张慰丰、第四军医大学的龚纯、西安医学院的孔淑贞、大连医学院的王有生、华西医科大学的郭成圩等。经过一年的学习，1957年，医学史高级师资进修班的学生结业，大多回到原来的院校组建医史教研室，开设医学史课程，在全国范围内广泛开展医学史教学与研究，实现了陈邦贤先生早年提出的在我国高等医学院校设医学史专科的夙愿。他们是我国自己培养的新一代医史学家，后来成为国内外著名的医史学者，成为我国近现代以来第一支系统地从事医史教研的团队。他们所编著的多种医学史教材，对教学与繁荣我国医史学术都发挥了很大的作用。

卫生部中医研究院"第一届西医离职学习中医研究班"学员于1958年5月结业后，李

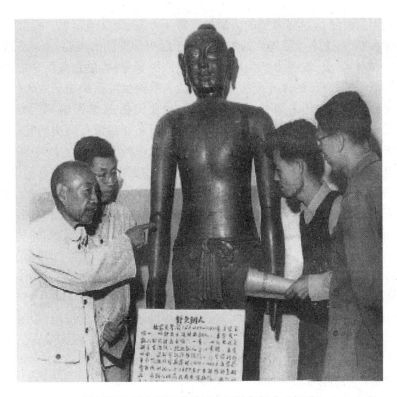

陈邦贤为学生及同事讲述中国针灸铜人之源流

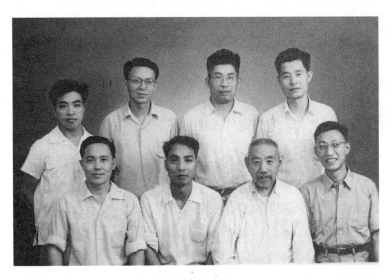

陈邦贤与弟子们

经纬先生、蔡景峰先生分配至中医研究院医史研究室,并正式拜陈邦贤先生为师,一方面协助陈邦贤先生开展医史研究工作,另一方面跟随陈邦贤先生学习医史研究的方法。他们与医史师资进修班的诸位学长,共同成长为中华人民共和国培养的第一批医学史教育专家与研究学者。

蔡景峰先生当时已是颇富名望的医学科普青年专家,他文笔流畅,中西医知识丰富,又有很高的英语水平,颇受陈邦贤先生的垂青。由于医史学发展的需要,他逐步改为专攻魏晋南北朝医学史、内科学史,发展方向为中国少数民族医学史,特别是藏医学史的研究。在陈邦贤先生指导下,经过自己的多年努力,蔡先生成为我国民族医学史研究之佼佼者,在国内外医学史界颇具影响。他还主编了《中国医学通史·现代卷》《藏医史》等,为中国医学史作出了杰出贡献。李经纬,原本专攻西医外科,西学中班结业后留在医史研究室工作,长期从事中国医学史研究,在隋唐医学史、外科学史、疾病史、中外医学交流史、中医学思想史及医史理论研究等方面均有很深的造诣。他主持编撰了《中国医学百科全书·医学史》《中医大辞典》《中医学思想史》及《中国医学通史》等大型医史学专著或工具书等。

李经纬先生、蔡景峰先生等在陈邦贤先生的带领和影响下,秉承了陈邦贤先生的治史方法、严谨的治学态度及仁人风范,并将这种治史方法及态度传给了他们的学生。他们先后培养了医学史硕士、博士、博士后近五十名。作为陈邦贤先生的学生,他们开创了中华人民共和国成立后医史研究新局面,为中国医史学科发展与开拓新的研究领域,作出了开创性的重要贡献。随着其人才队伍的壮大,中医研究院医史研究室也由原来的一个科室成长为一个研究所(中国医史文献研究所),成为我国研究中国医学史的专设机构,在国内与国际有着很好的影响。陈邦贤先生从事教育工作数十年,对青年学子,无不视为家人。无论是在课堂上还是在生活中,与大家在一起他总是和颜悦色,循循善诱,热情至诚,让这些学子们感受到同老师在一起的年年岁岁,永远如同沐浴在春风之中。20世纪30~40年代,有的学生交不起学费,请陈邦贤先生担保,结果有的因拖欠未还,他作为担保人而被扣了工资,他也从不向当事人索要。他一生到底担保了多少学费,扣过多少次工资,连他自己也记不清。他也从未埋怨过谁,好像事情过去就算了。学校开除学生,他总要出面担保,所以人们送他"圣人"的美誉。

陈邦贤先生在主持医史研究室的工作时,他一直以一位长者之心爱护着每一位同仁,并注意发挥他们各自所长。每遇出现矛盾,他都与当事双方促膝谈心,善待化解,从不计较个人恩怨。晚年他写了一部《医林纪事》,记载当代医学人物,其中有的就是与他在学术思想上有分歧的人,他都是以公正的态度肯定其成就。在他的十几本日记中,见不到一句贬抑他人的话。

春华而秋实。陈邦贤先生的一生,是开拓者的一生,也是仁者的一生,智者的一生。他一生孜孜以求之目的,是在祖国中医医学史这块处女地上,勤奋开垦,耕耘播种。几十年来,他用自己洒下的滴滴汗水,浇灌着这块不断肥沃起来的土地,同时也把自己仁、智的种子播撒在学子们的心田里。如今,这方沃土已是花开满园,桃李芬芳。

二、学术思想

(一) 医学史为医学中独立之科学

1. 科学须从科学史入手,当创立独立的医史学科　陈邦贤先生是中国医史学科的创始人。他早年学习中医时,就对中医学悠久的历史有了较深的了解,和当时大多数人一样,陈邦贤先生对中医历史的了解,都只限于"掌故",还未能对医学这门学科的历史发展有系统的认识。但在清末民国时期，随着新文化运动的发展，以及中国学界的"科学化"革命，很多学科，特别是自然科学，都启动了近代化的过程，走上与国际接轨的学科体系的变革，国人开始借鉴西学方法研究中国固有学科，开始参照外国新的史学方法和体例编写的史学著作。例如，柳诒征于1903年留日归国后，将日本人所编《支那通史》修订补充，编成《历代史略》，该书"采篇章体，打破了传统史学的纲鉴体形式"。柳诒征还撰有《中国文化史》，分中国文化为上古、中古、近世三篇。这些史书采用的篇章体裁，自然影响医学史学科。然而，此时我国尚未出现系统研究中国医学史的著作。

1910年，丁福保先生在上海创办新医学研究社，并办《中西医学报》，陈邦贤先生投书拜师，通过函授接受丁氏中西医的指导。当时科学发展史观以及进化论思潮已在我国广泛传播，丁福保先生是我国近代较早的接受西方科学以及学科体系的先行者，他一方面翻译西医著作，旨在吸取西医有用的知识来改良中医，另一方面，他也以西医为鉴，致力于中医学科体系的完善。他认为，在中国，医学史这门学科一直空白，须要中国人自己去填补。他的这个思想深深影响了陈邦贤先生，陈邦贤先生便萌发了填补这个学科空白的想法，他认为"吾国昔时亦有李濂医史、甘伯宗名医传……吾国数千年之医学，岂区区传记遽足以存掌故资考证乎哉。此邦贤之所以发愤编辑中国医学史也"（《中国医学史》第一版自序）。他深刻认识到医史研究的重要性，推崇培根关于欲提倡科学须从科学史入手的卓见，认为"医学之医史知识，实为研究医学者必须之学问"，并指出"医学史为医学中独立之科学"。为此，他一生矢志于我国医学史的研究，为创立医学史这门独立的学科奋斗了终生，且卓有建树。他创立的医学史研究及其成果为民国时期"中医是否科学"的论争，提供了最有力证据；为其后中医科学地位的确立也提供了有力的支持。他自豪地宣称"医史光荣"。

2. 医学史当以研究发展规律为内涵与目的　陈邦贤先生认识到医学史当是新学科体系下的中医先行学科，因此在1912年，也就在他年仅23岁时就立志编写一部中医学发展史，并致力于探索和明确医史学科的内涵与目的。

1914年5月，陈邦贤先生将草拟出的全书大纲"中国医学史目次"发表于《中西医学报》。同年8月，又将写完的《中国医学史第九章——清代之医学》初稿刊登出来。同时，为了集思广益，深入讨论，修改补充初稿，他倡议建立"医史研究会"。"吾国昔时亦有李濂医史……然其体裁，咸秉传记……传记体惟记个人事略，不能记历朝医学之沿革及其进化之理由也。掌籍有阙，贻笑万邦，拥护国体，是在我辈"。戚铭远先生撰文指出："吾国研究医史之组织，当以1914年陈邦贤先生发起之医史研究会为滥觞。该会宗旨，在研究历朝医事之沿革及其所以进化之理由，确定医史唯一之资料，编辑中国医学史"。

陈邦贤先生在《中国医学史·例言》开篇第一句话："本书的目的在宣扬文化，提倡科学，整理国故，复兴民族。"在"绪言"里又称：《中国医学史》"其目的在发皇中国固有之文化"。他认为："研究医学史，要研究过去的医学，是怎样的演变；现在的医学，是怎样才有这样的奇迹；并且可以推想到将来可以有怎样的进化。"这就是研究医学史的目的。只有将这一研究目标装在心里，医学史研究就不会变为书斋里少数人的癖好，也不应该在医学学科中没有地位。因此，他的《中国医学史》，绝不应该视为普通的个人著作，而应该作为医史学科划时代的标志物。该书中对医史学科提出的许多很有深度的问题仍然值得后人不断探索，不断出新。

在第一版《中国医学史》出版后，陈邦贤先生并没有停止对医学史的研究，而是继续不断地补充和锤炼，其后又将《中国医学史》补充修订，出版了第二及第三版。在这个过程中，他不断明晰了中国医学史的内涵与建构，使这个新兴学科的灵魂与骨肉日趋丰满。他三个版次《中国医史学》的构架、内容，甚至某些观点都有所不同。这是因为他的学识也在与时俱进。但是，在中国医学史的内涵理解方面，他的观点基本上是一以贯之。

陈邦贤先生在最早出版的《中国医学史》中，就已经解答"医学史"的定义、既往史、定位、目的、作用、研究方法、中国医史的起源、分期、主要内容等许多属于学科建构的基本问题。在二版《中国医学史》中，这些问题在"例言"与"绪言"中表达得更为清晰明了（以下所引凡不单独标注出处者均见于陈邦贤先生二版《中国医学史》）。

中国传统历来重史。陈邦贤先生说："纪事的书叫做史"。"我们人类是日趋于进化的。史就是研究那人类进化的遗迹"。从这一点出发，他认为，"以史学的方法，研究医学知识进展的过程……叫做医学史，或叫作医史学"。"医学史"就是"医史学"这个提法，他在 1945 年以后有所修正，但对"医学史"的定义则没有太大的变化。

"医学史"应该如何定位？陈邦贤先生推崇的是英国哲学家培根的说法："英国大哲学家培根，他说是提倡科学，非从科学史著手不可。他曾拟定一《自然科学分类史》的书目，凡一百三十种。举凡天地现象、物理、化学、矿物、植物、医药、心理、教育、社会，莫不赅备。欧洲科学的进步，都莫不归功于培根的科学史。"也就是说，陈邦贤先生赞同培根的说法，将医学史归于科学史，从内容来说与一般人文科学的历史有所不同。那么，医学史研究者应该是哪一类的人呢？陈邦贤先生服膺于梁启超的说法："梁任公说：'今日所需之史，当分专门史与普遍史之两途……治专门史者，不惟须有史学的素养，更须有各该专门学的素养。此种事业，与其责望诸史学家，毋宁责望各该专门学者。而凡治各专门学之人，亦须有两种觉悟：其一当思：人类无论何种文明，皆须求根底于历史。治一学而不深观其历史演进之迹，是全然蔑视时间关系，而兹学系统终末由明了。其二，当知今日中国学界已陷于'历史饥饿'之状况，吾侪不容不亟图救济。历史上各部分之真相未明，则全部分之真相亦终不得见。而欲明各部分之真相，非用分功的方法，深入其中不可。此决非一般史学家所能办到，而必有待于各学之专门家，分担责任。此吾对专门史前途之希望也。'"梁启超这段话主张专门史要专门学者，非一般史学家所能胜任。从目前治科技史的人员来说，确实大多都经过所治学科的基本训练。梁启超把专门史看作是历史学的一部分，认为不明了专门史，则全部历史的真相还是看不到。这种观点深得陈邦贤先生赞同。因此，虽然医学史属于自然科学史范围，但它同时又是整个历史学的不可分割的组成部分。

陈邦贤先生在确定医学史内涵与位置时，引用了培根与梁启超的相关论说。但是要论医学史这门崭新的学科的许多问题，就只能凭借自身的理解了。首先，中国古代也有名为《医史》，或记载医学人物的专书。这类书与他的"医学史"有什么区别呢？陈邦贤先生认为："中国关于医史学、医学史，向无专书。唐甘伯宗的《名医传》久经散佚，明朝李濂的《医史》，徐春甫的《古今医统》，清朝所编的《图书集成·医部列传》，都是传记的体裁，不能记述历朝医事的沿革及其进化的理由。"

因此，中国古代的医史人物传记体裁书，其内容和陈邦贤先生建立起来的中国医学史不尽相符。他建立的医学史，至少要包括这三类内容："第一类关于医家的地位的历史，第二类关于医学知识的历史，第三类关于疾病的历史。"而且"在研究这三类的史料，当先研究每一个时代环境的背景和文化的现状"。这样去讲述医学的历史，才能算得上是现代的医学史，而非简单的医史人物传记。

陈邦贤先生认为,研究医学,应该先研究每一时代的背景与文化,他认为:"我们中国是一个有数千年文化的民族国家,历代的学术思想演变得很厉害的。学术思想是人类生活奋斗中所蕴育的灿烂之花。因为人类要满足他们的生存的欲望,便须和四围的环境奋斗。奋斗的结果,便造出人类的文化来。各式各样生活的方式,就是文化的结晶。学术思想,就是文化的精神。所以学术思想总离不了环境的影响,同时又总是归结到人类生活的改进。医学是文化的一部分,当然离不开环境的影响和人类生活的改进。"

陈邦贤先生明确地认为"医学是文化的一部分",医学史就是文化史研究的一部分。他不仅提出了医史研究应该注意时代环境与文化现状,而且在《中国医学史》的"例言""绪言"中进行了高度的概括。例如"例言"中说:"本书关于历代医学的变迁,极为注意。如周时有阴阳风雨晦明之说,汉时有阴阳五行之说,晋时道家之说混入,唐时佛教之说混入,宋时受性理影响,清时注重考古之学,以及科学医的输入,均纤悉详载,俾读者可以知历代医学变迁的因果。"

这些归纳在现代看来似乎司空见惯,但在中国医学史初创之时,陈邦贤先生就能高屋建瓴提出医学变迁的文化背景影响,确属难能可贵。在《中国医学史·绪言》中,这类的论说更为详细,实在可以作为中医思想史的大纲。这些论说高度概括了各历史时期中的思潮对医学产生理论变迁产生巨大的影响。

3. 新兴医学史当以编年史为主体构建 新兴的医学史如何构建?这是陈邦贤先生必须面对的问题。他将对医学史构建的思考与研究都集中体现在了他的三版《中国医学史》中。

在1919年初版《中国医学史》,陈邦贤先生打破了传统人文史学的纲鉴体,采用了篇章体。其分章以中国朝代为纲,分十二章,前十章次第为太古之医学、周秦、两汉、两晋至隋、唐、宋、金元、明、清、民国。最后两章为"中国医事年表""历代太医职官"。各章之中,一般以医政、著名医家、医药之进步、疾病史为序展开。这样的医学专史,确实前无古人。《中国医学史》开创了用编年史体裁撰写中国医学史的新篇章,成为我国历史上第一部摆脱了传记形式的医学史著作。此书所确立的我国医学史编写体例,至今仍被国内外医史学家所遵循沿用。因此,他不但开创了医史学科,更为医史研究的一些方法论开创了道路,无愧为中国医史研究之父。

但陈邦贤先生在十几年后《中国医学史》二版中,将十二章缩减为五篇,依次为上古的医学(周秦以前)、中古的医学(汉代至宋元)、近世的医学(明清)、近代的医学(民国以来)、疾病史。这样的历史分期很明显是受西方历史书的影响。该书将"疾病史"与历史分期并列,从分篇层次来看,没有采用同一标准,确有可商榷之处。当年的陈邦贤先生,本想在一本医学通史书中囊括他想包括的全部内容,因而才会有如此不甚完美的分篇章法。又过了20年,他完成了第三版的《中国医学史》。这一版如第二版一样,篇章设置变化很大,完全抛弃了西洋式的分期法,又回到第一版的中国传统朝代分章法。其中第一章为"原始的医学",第二至第十章则从夏商到清代,第十一章为"太平天国及辛亥革命后的医学",第十二章为"中华人民共和国的医学"。这样的分章,参照了当时标准的社会发展划分法。受当时的政治影响,太平天国被提高到朝代层次,而"民国"一词也不再采用。从陈邦贤先生三个版次的《中国医学史》历史分期来看,他在这个问题上并没有固守一个模式,而是顺应时代潮流,勇于探索、勇于更新。中国医史分期至今仍然是一个值得讨论的问题,他的三种分期尝试,给后人留下了宝贵的经验。

4. 史料学是医学史研究的基础　陈邦贤先生认为医学史研究是以史料学为基础的,他一生都十分重视医学史料学的建设,重视历史资料的收集、整理、分析、鉴别,强调要以史实资料来说明观点。

在第一部《中国医学史》中,他就非常明确地强调了掌握史料在医史研究中的重要性。他认为观点必须建立在丰富而正确的史料之上,切忌空发议论,"吾人医史之研究,须离主观的叙述,本自始终正确之史料,否则往往失历史之事实,而陷于冥想之议论。"如该书第九章清之医学,论述清代医政时,收集大量有关太医院、御药房、刑律、考医、防疫等方面史料,较之日前一些医学史著作有关该方面内容都更为广泛;民国时期之医学,则记述了当时建立的医政设施,对当时传染病的预防、高等文官考试、产婆之取缔、医药卫生法律、红十字会之建立、医科大学和医学专门学校及各校课程设置、中医界人士请愿等内容,特别是中医请愿一节,详细记载了1914年京师医学会代表前往北洋政府教育部总长汪大燮处请求为北京中医学会立案事件,包括前后遭到拒绝之经过,均为后世保存了大量翔实的史料。

在此期间,他曾以创办医史研究会和发起"中西医学课社"活动的形式,集众人之力量,广泛收集医学史资料。从医史研究会会员题名录上看,参加该会的成员有陈邦贤先生的老同事和中西医学会成员,其中不乏医界名流,如上海的余伯陶先生,是神州医药总会会长。陈邦贤先生在《中国医学史》中详细记载了民国初年中医界为兴办教育开展请愿抗争之事,而余先生正是这次请愿活动的组织者,可以想见,余先生作为会员为此节的编写提供了翔实可靠的第一手资料。这也正是陈邦贤先生成立此会之目的,反映了他为搜集医学史资料得到了各方有益的襄助,也反映了他严谨的治史学风。

第二部《中国医学史》中,除在疾病史方面作了详细记述外,有关近现代部分,收录资料较第一部医学史更为丰富充实,且多注明出处,这给后世医史工作者创造了十分有利的条件,从中能汲取许多有参考价值的史料。其中增加的材料以新医学有关内容为主,内容涉及新医学的蓬勃发展、卫生行政的设施,包括卫生行政、防疫(海港检疫、中央防疫处、传染病的预防)、保健(妇婴卫生、学校卫生、劳工卫生、环境卫生)、医药管理等。医学教育内容包括民国初期的医学教育(医科大学、公私立医学校)、高中等医药教育、公共卫生人员的训练、医药卫生考试、解剖尸体的实行、医药团体(中华医学会、中华民国医药学会,其他医药卫生学会)、理化药物及生理的研究、中央国医馆的设立、现代医药杂志等。其中很多内容不见于当前中医学史著作中。因此,这部分内容,保存了大量翔实的史料,对于了解历史时期的医学发展具有重要的参考价值。

陈邦贤先生不仅在自己的论著中非常注重史料的引用,并且为了利于后人的医史研究工作,进行了大量艰苦的史料搜集、分类、研究与汇编工作。他不仅注重从历代各种中医典籍中搜集医史资料,还特别集中精力广泛涉猎经史子集、丛刊笔记各类著述之医药卫生史料摘录、整理等。他在国立编译馆工作期间,即立志下大工夫,从《史记》开始到《清史稿》为主的二十六史中,一部一部从头到尾一字一句地阅读,从中摘录与医药卫生相关的史料。他以常人难以想象的毅力与韧性坚持着这项工作,经过十多年日日夜夜的工作,终于20世纪50年代末,完成了《二十六史医学史料汇编》。在此汇编中,他将数以万计的史料,按医事制度(包括医事组织、医学职官、医学分科、医学教育、医事政令)、医学人物、医学文献(典籍与著作两项)、寿命胎产、养生卫生、解剖史料与脏腑经络、疾病(下分传染病及内、外、妇、儿、五官病等)、病因、诊断与治疗、药品(下分植物药、动物药、矿物药及合成药等)、兽医和兽疫等十大类,予以分类汇编。这一巨大的工程,曾被列入国家《1963—1972年科学技术发展规划·医学科学》中,预备正式出版。不料,这些手稿在60年代被审稿者认为有大量封、资、修内容,必须删节方可考虑出版。院、室领导不得不组织人力对其中的"唯心主义""封建糟粕"进行删除,后又被搁置起来。直到1982年,陈邦贤先生离世6年后,中国中医研究院正式建立中国医史文献研究所并纪念他的百年诞辰,才由他的学生铅印了删节后的文稿成册。陈邦贤先生对中医学史料建设的贡献和成就不仅反映在这项浩大的工程上,而且从20世纪50年代到60年代末,他还开展了《十三经医学史料汇编》及《诸子集成医学史料汇编》的巨大工程,即使在20世纪60~70年代,他也从未停止过为实现他的编选、出版《中国医学史史料汇编》宏愿而工作。陈邦贤先生数十年开创的医学史料学研究,不但为后世医史研究创造了一个广阔的天地,创立了医史研究可靠的方法,也是他留给后人的一份极其宝贵的学术遗产。

(二)疾病史是医学史中的核心专门史

1. **医学史是多领域的系统学科**　陈邦贤先生不但开创中医史研究的独立学科,还注意开拓医史的多领域研究。他曾说:"政治有史,文学有史,各科学有史,医学亦何独不然。东西洋医学昌明之国,莫不有医学史、疾病史、医学经验史、实用史、批判史等"。为此,在撰写第一版《中国医学史》时,他就构建了医史的多层次研究。例如,在论述各朝代的医学史时,他首述"医政"(包括职官、设施、教育等);次述"著名医家";再述"医药之进步",后述"疾病史"等。展露了他对医学史研究中多领域的设想和构建。使我国医史学科从创始之初就具备了多领域、系统化研究的雏形。这部医学通史成稿之后,他开始了对专科专题等专门史的研究与撰写。如:《中国医学人名志》《四种传染病史》《中国饮食史》《中国内科史》《针灸简史》《药学史》《疾病史》《卫生行政史》《防疫史》《医事教育史》等。陈邦贤先生开辟的医学史多领域研究,也是他开创性的研究之一,他的设想与构架也一直为当今医史学界所沿用。

2. **疾病史是核心专门史**　在医学史的多领域专门史的研究中,陈邦贤先生认为疾病史的研究尤为重要,是医学史研究中最为重要的三者之一:"晚近世界研究医学史之问题,可分为三大类,一关于医家地位之历史,一为医学知识之历史,一为疾病之历史"。陈邦贤先生对疾病史的研究是一个开创性的工作。疾病史是研究人类认识疾病的历史过程与规律,内容复杂且难度较大,如常需探讨疾病的病名、病因、病理、病候、诊断、治疗、流行病学,甚至包括病名的演变史、病种的变化、生灭史等。因此,疾病史是我们继承中医、学习古人诊治疾病经验必不可少的研究途径。陈邦贤先生在开始医学史研究之始就认识到了此专门史的重要性,并在此项研究中投入了大量的心血。疾病史在他的《中国医学史》中占有相当重要的位置,不论是一版、二版或三版都有专门篇幅论述疾病史,且在每一版中都有新的增补与提高。

在第一版中,陈邦贤先生在每一时期的最后一节,列出该时期的疾病名称,如周秦时期的疾病有疫疠、中风、伤寒、暑燥火湿、霍乱等17种;西汉时期有疫疠、暑证、湿证等14种;西晋时期有伤寒、火证、中风等计13种;唐代有疫疠、天痘、黄疸等计9种;宋代有霍乱、瘴气、痰饮等计10种;金元时期有疫疠、痎疟等19种,明代有瘟疫、痧疹、喘哮等23种;清代则有传染病、消化器疾病等计 37 种。共计 136 种疾病。在所列疾病之后，以详细的史料陈述各疾病的简史。并论述了历代医家对疾病的认识和演变。陈邦贤先生对疾病史如此系统的整理和研究，是一项开创性的工作，是中医疾病史研究的肇端。

在第二版中，陈邦贤先生纠正了一版中的若干错误，如把脚气病从传染病改为新陈代谢病。他还改变了篇章的布局，不再将疾病史放在每一时期之后，而是另立专篇进行论述。全书共分五篇，分别叙述上古、中古、近世、近代之医学与疾病史。除此之外，陈邦贤先生在二版中对疾病史研究的另一重大改变就是将以中医病证名为纲目改为以西医生理系统与病名为纲目。如，在此篇中分为了传染病史、呼吸器病史、消化器病史、心脏肾脏新陈代谢病史、泌尿器病史及神经系病史 6 章，共分列了 35 种病。其中，传染病史分列了伤寒、斑疹伤寒、霍乱、痢疾、天花、麻疹、水痘、白喉、猩红热、鼠疫、肺痨病、梅毒、麻风、疟疾、黑热病、血吸虫病、姜片虫病、肺吸虫病；呼吸器病史分列了肋膜炎、胸水、喘息；消化器病史分列了胃肠卡他性及胃扩张、鼓胀及腹水、腹膜炎、肠中寄生虫；心脏肾脏新陈代谢病史分列了心脏瓣膜病及胸绞症、肾脏病、糖尿病、脚气；泌尿器病史分列了膀胱病、淋病；神经系病史分列了中风、癫痫、痉病、歇斯底里。这样的分类方法，是受到了当时中西汇通的影响，也是陈邦贤先生在疾病史的研究中开始了中西汇通的尝试。

中西病名对照、汇通在第二版《中国医学史》中，是中西医汇通的亮点之一。中西病名对照是一项至今都非常重要的难题，是中西医交流中的焦点与难点之一，这需要研究者对中西医的深入理解，并进行严格地对比、对应。在此之前，更需要先对中医历史上同病异名或同症异名的甄别、整理，需要对病名进行统一，陈邦贤先生的这项工作无疑是非常有开创价值的。例如，他认为消渴即是现代的糖尿病，他首先汇集了历代对消渴的论述，总结出消渴病的核心主症，然后将之定性为西医的"糖尿病"。陈邦贤先生所涉猎的历代史料非常广博，不但有医籍还有非医的文籍。在对消渴病的论述中，他引述了《金匮方论》《诸病源候论》《千金方》《外台秘要》《古今录验方》等，除了这些医籍，他还引用了《后汉书》《三国志》《魏略》《苏东坡文集》等。

如《金匮方论》"男子消渴，小便反多，以饮一斗，肾气丸主之。"

《古今录验方》："消渴病有三：一渴而饮水多，小便数千，无脂似麸片甜者，皆是消渴病也。二、吃食多，不甚渴，小便少似有油而数者，此是中消，三、渴饮水不能多，但腿肿脚气瘦小，阴萎弱，数小便者，此肾消病也。"

《后汉书》："司马相如有消渴病。"

……

《苏东坡文集》："眉山揭颖臣病消渴，日饮水数斗，饭亦倍常，服消渴药逾年，疾日甚，自度必死；予令延蜀医张肱诊之，笑曰'君几误死'，乃取麝香当门子，以酒濡湿，作十许丸，用棘枸子煎汤吞之，遂愈。问其故？肱曰'食酒食果物过度，积热在脾，所以食多而饮水，水饮既多，溺不得不多，非消非渴也'"依据这些史料，陈邦贤先生认为汉代已知有消渴病了，消渴病以烦渴、多尿、尿味甜为主征，即西医所说的糖尿病。由此可见，陈邦贤先生对中医病名的梳理，及对中西医证候的深刻把握与归纳。又如，认为中风为脑出血，归在神经系病中，认为关格即腹膜炎，传尸即肺结核，大瘕泻即疾病等。但是，在中西病名对照中，他把西医"泰裴士""窒扶斯"等，即由伤寒杆菌所引起的肠伤寒或斑疹伤寒与《伤寒论》中的"伤寒"等同起来，难免有些牵强。这是时代的局限性，当时的民国，有不少医家对"伤寒"都是这样的认识。但瑕不掩玉,他们对中西病名的沟通与对照,功不可没。

在二版《中国医学史》中,陈邦贤先生在疾病史的内容中还增加了西医的内容,如对痢疾,增加了"痢疾的原因,或说外感,或说湿热;新医学输入后,知道痢疾有两种,一种是细菌性的,一种是原虫性的"。对于脚气,增加了"至近代始知因食米缺乏乙种维生素(vitamin B)所致。"对于疟疾的病因,补充到:"疟疾的原因,起初以为是邪魅所致,继以为是外感或瘴气,自从新医学输入以后,始知疟疾是由于原虫所致"。对于麻风,他还介绍了近代治疗研究的进展:"最近卫生实验处曾以一烷困麻黄素溶于大枫子油,作为注射剂,治疗成绩颇好"。

陈邦贤先生的第三版《中国医学史》,是在新中国成立后进行的修订。在修记中,他一方面开始应用辩证唯物主义的方法来研究中国医学史,另一方面,增加了新中国成立以后在防治各种疾病方面的成就,这主要体现在对疾病史篇章的增补。在篇章结构上,与二版一样,陈邦贤先生仍然将疾病史设为独立的一章,与其他以王朝分期的医学篇章并列。在基本延续了二版疾病史内容的基础上,还特别增加了当代防治疾病的成就。如以黑热病为例,第二版,作者在叙述该病流行地区及情况外,只提及"过去"在"淮阴设有黑热病研究队","江苏省政府在涟水县设有黑热病治疗总队"。而第三版在述及该病流行地区之后,特别指出"解放后山东及苏北设有黑热病研究所,颇具成绩",又如书中提及"解放后各地设立结核病防治所,而各地的肺痨疗养院,也日渐增多";"1949年全国解放后,对于麻风的防治,更加重视";对血吸虫,则"大力防治,限期肃清"等。这些不但体现了他重视近史的思想,也体现了对新中国医药工作的赞许。

陈邦贤先生除了在这三版《中国医学史》里浓墨重笔地撰写疾病史,1924年,先生还以"中国脚气病史"为题,应邀参加在日本召开的"远东热带病学会"国际会议,在会上宣读论文,把我国认识脚气病的悠久历史公诸于世,在国际上为我国传统医学扩大了影响。后来,他又将该文发表在1927年1月的《中西医学报》上,1927年2月,又在《中西医学报》发表了"中国历代淋病的流行和梅毒侵入中国的考证",1936年11月,在《医事公论》上发表了"疟疾史",1953年12月,在《医史杂志》上发表了"几种传染病史料特辑"。新中国成立后,先生在培养医学史研究者时,也将疾病史的研究列为了重点。在他的指导下,20世纪50年代末到60年代初,学者们对我国历史上某些病证的认识进行了较为系统的研究和整理,编写出了比较完整的某些疾病史,其中包括麻疹、疟疾、痢疾、传染性肝炎、冠心病及流感等,这在以往疾病史的基础上,又有了一些新的进展。在"文革"前后,他还撰成了疾病史专著《中国疾病史稿》。在此影响下,全国各地也开始出版一些有关疾病史的论文或专著,逐渐在我国形成了医史领域中一个重要的、独立的研究课题。陈邦贤先生对疾病史的研究如同辟荒,开创了疾病史的系统,他成绩卓著,对数以百种的疾病史料进行了科学的分类、鉴别与论述,且创立了对疾病史研究的科学方法,他对后学的启迪与引领作用,不可估量,为后世疾病史的研究创造了良好的条件,奠定了扎实的基础。

(三) 史学研究方法应与时俱进

陈邦贤先生不但在医学史的研究中给我们留下了丰富的遗产,在对医学史的研究方法上,也给我们指引了宝贵的方法。他在其医学史研究的生涯中,始终都怀着一种开放的态度,并不断改革,与时俱进,改革传统史学方法,融会近代实证主义史学、马克思主义史学等。

清末民初,西方的"进化""天演"等思想以及科学史观逐渐为人们所接受,实证主义史学也逐渐浸润着史学界,他们力求历史学成为科学,用自然科学的实证方法来研究历史,注重史料的搜集、鉴别和整理,注重学科发展的内在规律,我国的农学史、数学史、天文史等学科也都在此期相继建立。实证主义的科学史观不仅仅改革了中国传统史学方法,更是中国社会变革的需要,以解决中国的实际问题。事实也证明,近代医史学科的建立,对近代中医的抗争求存起到了重要的学术支持作用。

陈邦贤先生应时代要求,接受了进化论与科学史观,并将之融汇入中医史的研究,开创了新的医史学科,他认为:"中国人应当知人类和社会进化的史迹。研究医学者,更应当知中国医学的变迁及其进化之理由"。而且在其一生的研究中,更注重以史料来说话。他曾指出"吾人医史之研究,须离主观的叙述,本自始终正确之史料,否则往往失历史之事实,而陷于冥想之议论。"(第一版《中国医学史》),因此,先生特别注意蒐集中医典籍中的史料,除了医书之外,他还从经史子集、丛书笔记等所摘录了大量的资料,如十三经、二十六史、诸子百家等,并加以汇编出版,可以说是迄今所见到的材料最丰富的医学史料集。他则从这些丰富的史料中探索医学起源以及中医学的发展规律。

陈邦贤先生对于医史的研究方法也并不是一成不变的。近代,随着马克主义在中国的传播,他对于马克思主义史学也不断地研习与实践。1957年3月,第三版《中国医学史》出版,他在自序中称:"我们研究中国医学史,首先应该站在劳动人民的立场,认识劳动创造了科学,劳动创造了文化,劳动创造了历史。医学是劳动人民所创造的,这是研究医学历史的出发点。"他主张"要用辩证唯物主义的方法来研究"。在此版中,他增加了新中国成立后在防治各种疾病的成就,热情讴歌了劳动人民在推动历史进程中的作用。这些也都体现在他对多种史学方法的融会贯通与不断改进。

三、代表著作与论文述评

陈邦贤先生一生勤勉,笔耕不辍,据目前已有的文献资料及他的弟子张慰丰、李经纬、蔡景峰、王致谱等提供的信息,经过初步统计,其一生编写的著作有32种。目前已正式出版的著作有15种:《中国医学史》三版(1919、1937、1957)、《中西育儿粹言》(1914年)、《素灵新义》(1914)、《医学门径语》(1924)、《中外医事年表》(1926)、《栖霞新志》(1934)、《医学史纲》

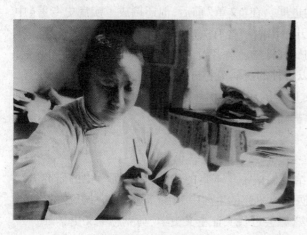

年轻时的陈邦贤在伏案写作

(1943)、《民国史料笔记丛刊》(1947)、《自勉斋随笔》(1947)、《科学医学发展史》(1951)、《中国医学人名志》(1955)、《新本草备要》(1955)《四种传染病史》(1963)。由中国医史文献研究所内部印行的著作1部:《二十六史医学史料汇编》(1982)。

陈邦贤先生还有17种著作未曾出版,如《中国饮食史》《中国医书辑要》《食品本草》《诸子集成医学史料汇编》《十三经医学史料汇编》《先秦汉魏六朝诸子医学史料汇编》《中国医籍志》

《饮食疗法手册》《常用中草药索引》《中国内科史》《针灸简史》《药学史》《疾病史》《卫生行政史》《防疫史》《医事教育史》。这些书稿，有的已在民国时期和"文革"期间遗失，有的已不知所踪，不可考。在先生存世的著作中，三种版本的《中国医学史》是其代表著。下面仅就这三版著作——介绍。

陈邦贤先生的第一版《中国医学史》大约是在1910年间着手编写的，前后历时8载，至1919年完稿，1920年5月由上海医学书局出版。此书约20万字，分12章。第一章"太古之医学"；第二至十章，按周秦、两汉、两晋至隋、唐、宋、金元、明、清、民国，叙述各代医学；第十一章为"中国医事年表"；最后为附录"历代太医院职官"。各代医学撰写层次，首述"医政"（包括职官、设施、教育等）；次述"著名医家"；再述"医药之进步"，后述"疾病史"全书用文言撰写，文字简洁。他在这版医学史中介绍了我国各个时期医学发展的概况，介绍了70多位各个历史时期医学界的代表人物，并以较大的篇幅介绍医学家们的学术思想以及各时代的代表著作。他概括地描述了我国医学学术的演进与流派的更替，为研究中国医学学术史描绘了初步的轮廓。书中义以较大的篇幅介绍了疾病史，也是这版医学史引人注目的特色，为研究我国的疾病史奠定了基础。

该书突破了李濂、甘伯宗等人"成秉传记体，专记个人之事"的旧框架。超越了封建时代文人的医史著作，摆脱了以往史书的记传体裁，该书每章先列医政，重点论述"历朝医事之沿革及其进化之理由"。确立了我国医学史的编写体例。陈邦贤先生此书以断代为纲，围绕各个朝代的历史背景列述其医学成就、医学人物、医学著作等。他在书中首创以西医病名为纲，列述我国古代对各科疾病的认识及其发展过程。先生所创用的编写大纲与方法，为后世医家所效仿。迄今国内各医史学家所编写的中国医学史，基本上仍遵循先生的体例与方法，因此这版医学史在方法论上开创了一条道路，至今仍有指导意义。

陈邦贤先生接受了清末民初的科学观和进化论的思想，并将之运用到医史学中，在第一版《中国医学史》中，他就试图从发展进化的眼光来认识与研究我国的医学史，他开明宗义地提出："凡关于历朝医事之沿革及其进化之理由者，均记录焉"。他在第一节介绍"史前之医学"，他引述了地质史、古生物史与人类史的资料来探讨医药之起源，他在序文中明确地写道："考医学之起源，本以简单之经验为始，至人文进步之后，始具一定之目的与方法，吾人现有之知识，决非尽得诸自身之经验，其大部分皆赖先辈之失败与努力，而渐趋完全之域，绵延至今，遂为吾人之所有也"。他已认识到医学的实践性与继承性。他在编写此书时，也意识到医学的发展与历代政治、组织机构的变迁有密切关系，他把医学的发展与社会背景联系起来共同研究。

陈邦贤先生在此部书中也沿袭了一些中国传统史学的方法。如辨析考证等。例如对张仲景生平的考证，对西方医学传入我国的途径的考证。他认为西医不仅仅是从西方来，而且很重要的一个途径是从日本而来。在此部书中，他开阔了医学史的研究内容，如在讨论清代医政时，涉及太医院、御药房、刑律、考医、防医等诸多部分。在开创新时代医学史研究之初，他就非常重视疾病史。在此部书中，他对疾病史列有专章，记录传染病、呼吸、消化、心脏、神经各系统疾病60余种，均以史料为依据，前人向来无此大量归纳。

在本书中，陈邦贤先生持古疏今密的史学观："古疏今密，古拙今巧，由简单而日趋繁赜。"这与某些复古派"言必称三代"的旨趣是完全不同的，为我们留下了许多翔实的清代以及民国早期的史实。例如本书大量收入的民国建立后的医政设施，对当时传染病预防，高等文官考试、产婆之取缔、医药卫生法律、军医服务、红十字会等均有记录，特别是民国早期中医抗争请愿一节，他详细记载了1914年京师医学会派代表往教育部向汪大燮总长请求为北京中医学会立案事，前后遭到拒绝之经过。又如，他还记述了当时建立的医科大学和医学专门学校的一览表。在各校课程设置方面，本书也记录了江苏公立医学专门学校在1913年，首先开始解剖尸体，以后各公立学校始继之。这些材料，均极可贵。在该书中，他开始编制医史年表，该表自远古神农尝百草，一直记录到1919年。如，记载了1919年政府派张一鹏、伍连德至沪监视焚毁烟土事件，以及该年7月上海、福建、东三省等地发现霍乱、时疫等疫情。陈邦贤先生编制医史年表之举，也是开医学史研究之先河。

陈邦贤先生的第一版《中国医学史》是我国第一部系统的医学通史，为中国医史学这门学科奠立了基础。虽然还不能尽善尽美，但是在清末民初的中国史学革命的大背景下，这部《中国医学史》成为了中国医史学科创立的标志性著作，意义深远而重大。伍连德曾为此书作序时称："淘空前之杰作矣。"戚铭远曾在《中华医学杂志》上撰文，感叹"迄乎晚近，医史研究者始人才辈出，著书行世，允推为医史研究运动之先驱。1920年，丹徒陈邦贤氏最先刊行《中国医学史》一书，详述秦汉以下医官掌故、医药制度，并以著名医家及行世书目、各按时代，鳞次排比，诚为中国第一部比较名实相符之医史专著"。

陈邦贤先生的第二版《中国医学史》，是应商务印书馆编辑"中国文化史丛书"而撰稿的。他在新文化运动的影响下，第二版书改变了第一版书的文言文体，转而改用白话文撰写。书的章节也有很大变化，全书共分五篇，即：一、上古的医学（周秦以前）；二、中古的医学（两汉至金元）；三、近世的医学（明清）；四、现代的医学（民国）；五、疾病史。每篇分若干章，每章分若干节。

此版补充和丰富了更多的医史材料。在内容和资料方面，较第一部医学史又跨进了一大步。第二版医学史仍遵循第一版医学史的基本内容，按医家地位的历史、医学知识的历史与疾病的历史三条线索来整理。特别是当时（南京国民政府时期）发生的事件，材料多注出处。内容涉及新医学的蓬勃发展；卫生行政的设施，包括卫生行政、防疫（海港检疫、中央防疫处、传染病的预防）、保健（妇婴卫生、学校卫生、劳工卫生、环境卫生）；医药管理等。医学教育内容包括民初的医学教育（医科大学、公私立医学校），高中等医药教育，公共卫生人员的训练；医药卫生考试；解剖尸体的实行；医药团体（中华医学会、中华民国医药学会等）；理化药物及生理的研究；中央国医馆的设立；现代医药书报杂志等。但是，陈邦贤先生对这些新增的材料并没有进行历史性地分析和论述，也许是碍于时政，但给后人留下了许多鲜活的史料。

1936年，陈邦贤先生的第二版《中国医学史》被列入《中国文化史丛书》，由商务印书馆出版。这部书出版后，在海外也引起了关注，日本山本成之助将其译为日文，于1940年在东京出版。因为其较高的学术水平和读者的需求，商务印书馆于1954年，经他同意和修订后，再次出版。1984年，上海书店重印《中国文化史丛书》，他的《中国医学史》仍大受欢迎。该书无疑已成为中国科学史上的标杆性著作。

1956年陈邦贤先生完成了第三版《中国医学史》，1957年11月由商务印书馆出版。这部书在前两部书的基础上，对中国医学史又重新进行了分期。该书分14章，第一章为"原始的医学"，第二章至第十章，仍按朝代自夏商至清，分别叙述。第十一章为"太平天国及辛亥革命后的医学"，第十二章为"中华人民共和国的医学"。第十三章为"疾病史"。第十四章为"中国历代医学大事年表"。每章先述政治、经济、文化历史背景；其次举出每一朝代医学进展情况,包括医药制度、教育、人物、成就、学派、中外交流、医学文献等。在分期上,基本按朝代来撰写,又增加了"太平天国及辛亥革命后的医学"和"中华人民共和国的医学"两章。

除了分期的改变,陈邦贤先生在这版书中开始运用马列主义观点来分析历史。他力图用辩证唯物主义与历史唯物主义立场、观点和方法来研究整理中国医学史。他已经意识到医学的发展与整个社会的发展是密切关联的,因此在这版医学史中,他提出:"我们必须以当时的经济生活、政治体制、文化情况对医学发展上加以说明"。"应该站在劳动人民的立场,认识劳动创造了科学,劳动创造了文化,劳动创造了历史,医学是劳动人民所创造的,这是研究医学历史问题的出发点"。"我们要创造一种新的医学,就必须继承发扬中医学。我们研究祖国的医学史,就必须继承已往,指导未来,决不能割断历史"。陈邦贤先生这版医学史,试图从经济、政治、文化、思想等背景来阐述各个时代的医学兴衰与演进,特别是对近百年来中国近代化进程以及西学东渐的历史背景,进行了分析探讨。这是以前两版医学史所未能做到的。

但是,陈邦贤先生在这版书中并没有完全脱离前两版书的治学方法。他继续秉承"古疏今密"的史学观,将当时新中国人民卫生事业的总方针、伟大的爱国卫生运动,以及人民保健、医疗预防事业的发展,医学教育事业,医学科学研究,干部培养等,作了尽可能详细地记录。同时也介绍了当时的中医政策,以及贯彻执行中医政策方面所出现的一些错误,又介绍了当时党中央纠正这些错误所作的一系列指示与决策。时至今日,虽只过去半个多世纪,这些资料随着历史的前进,也益显出它的珍贵价值。另外值得一提的是,陈邦贤先生的三版《中国医学史》都将"疾病史"放在重要的位置,特别是第三版《中国医学史》"传染病史"中,更详细记载了伤寒、霍乱、痢疾、天花、麻疹等18种传染病的史料,内容翔实而丰富,为后人指示了医学史研究的重心。

陈邦贤先生撰写的三部《中国医学史》,用时近半个世纪,他在不断地开拓、发展、提升与扬弃。这三部史开创了中国医学史研究的事业,是近现代中国科技史不可或缺的组成部分。这三部史的演进,也体现了中国医学史研究从开创到发展的可持续性,不但为我国医学史研究事业打下了坚实的基础,也为今后医学史的研究指明了方向。这三部史是中国科技史中的标志性著作。

陈邦贤先生一生撰写的论文有百余篇,这些论文基本上都是以研究医学史和中医学为主要内容,所涉及的领域比他的医学史专著更为广泛,有些论述更为精要。这些都是他的医学史体系中不可或缺的组成部分。在这些论文中,有对医学史学科的论述,如《中国医学史研究法》《医学史的意义和价值》《从医学史中认识中医学的伟大》《中国古代医学上的成就》《清代三百年医学学术之鸟瞰》等;有介绍史料的文章,如《有关妇产科的一些史料》《中国近百年医学卫生教育史料》《中国近百年医学卫生教育史料补遗》《美国侵略者细菌战史料》《四史中医师职业考》《英国伦敦不列颠博物馆馆藏——敦煌卷子中的古代医药方文献》等;有对专科史、疾病史的撰写,如《中国脚气病流行史》《中国历代淋病的流行和梅毒侵入中国的考证》《麻疹名称史》等;有对医家人物与年谱的撰写,如《古代名医淳于意》《张仲景》《鉴真和尚与医药》《李时珍》《巴甫洛夫年谱》《费拉托夫院士传略》等;也有专题性的论述,如《中国医学教育之史的检讨》《教育部中医教育委员会史略》《论历代医学之流派》《中医书异名同书录要》《鸦片史略》等。在这些论文中,陈邦贤先生撰写的《中国脚气病流行史》,还曾于1924年代表中国医学界赴日本出席第六次远东热带病学会国际会议。该篇论文首先考释了中国脚气病病名的变迁历史,列举了从《黄帝内经》至《脚气刍言》(1908 年)的历代 13 条文献,探讨了历史上对脚气病原因的 6 种分析,还介绍了我国 5 种治疗脚气病方法的历史。该篇论文虽然只有 3 000 余字,但史料翔实,文献准确,把两千余年来中国对脚气病的认识与治疗的发展变化介绍得清晰明白。陈邦贤先生在会上宣读了此篇论文。他的此举,不但表现了我国学者作学问的水平,更彰显了中医学的源远流长与丰富多彩,扩大了我国传统医学在国际上的影响。

参 考 文 献

[1]　陈定闳.陈邦贤先生年谱[J].中华医史杂志,2015,45(2):114-120.
[2]　丁福保.西洋医学史[M].北京:东方出版社,2007.
[3]　张镜源.中华中医昆仑第二集[M].北京:中国中医药出版社,2012.
[4]　谭天骥.意园读医书笔记陈邦贤按语[M].上海:上海成德社,1913.
[5]　陈邦贤.中国医学史[M].上海:商务印书馆,1937.
[6]　薛清录.《中国中医古籍总目》[M].上海:上海辞书出版社,2007
[7]　李经纬.中国著名医史学家——陈邦贤[J].中华医史杂志,1986(4):193.
[8]　戚铭远.中国医史研究运动概况[J].中华医学杂志,1945,31(516):1.

（整理:农汉才 郑金生 王致谱;审订:李经纬）

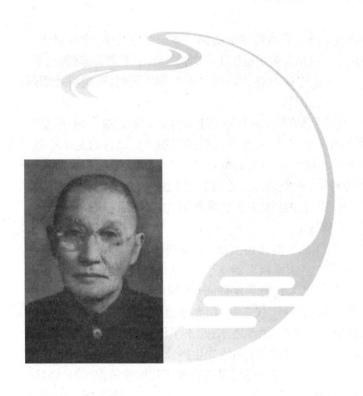

姚和清

一、生平传记

姚和清先生(1889—1972年),字仁航,号承志。浙江宁波人,精于眼科。姚和清先生幼年亡父,母子相依为命。家境清贫,其母亲仍设法令其进私塾读书。及壮,母病亡,痛哭之余,发奋立志学医。于1913年开始在宁波行医,对疑难危疾,刻苦钻研,并经常向宁波内科名医范文甫、洪醉樵、沈仰峰等请教。1933年悬壶上海。

中华人民共和国成立后,响应党的号召,姚和清先生于1956年放弃私人开业,受聘于北京中国中医研究院,后因水土不服,于1959年重返上海,在上海市第六人民医院担任中医眼科主任,兼任华东医院及铁路中心医院眼科顾问,及上海市第二、第三届政协委员,曾被评为医卫一级专家。

(一) 勤学苦练,自学成才

姚和清先生成为一名医生,并没读过什么医科大学,而是自学成才的。他出身贫穷,父亲是个木工,在供他读几年私塾后,在他13岁那年,父亲就去世了。为了养活母亲,他到岱山、舟山等地当学徒,满师后,向亲友们借了一笔钱,在宁波开了一家米店,孰知一年后,邻居失火,把米店烧毁。后靠亲友帮忙,总算又把米店开办起来。

姚和清先生爱母亲,16岁那年,母亲重病,到处求医无效,他想尽办法,却也医不好母病,使他下定了学医的决心,于是他开始向他舅舅邹明辉学医。邹明辉是宁波稍有名气的眼科医生,医术高超。姚和清先生一有空闲就到舅父处学医,可惜他舅父封建思想严重,"传子不传女,传内不传外",关键技术只教自己的儿子,不肯轻易传授给外甥。舅舅不肯教,姚和清先生就立志自学,他到处搜集眼科书籍,在苏州地摊上买到一本眼科手抄本,又在书店里买到两本眼科书,还买了《汤头歌诀》《药性赋》等中医书籍。工作之余,手不离卷,刻苦自学。两年后,他不仅掌握了眼科,而且也掌握了中医辨证论治的基本知识。同时,在眼科外用药方面,也下了不少苦工夫,炼制了很多常用眼药。

姚和清先生米店有个常来买米的盲人潘四海,姚和清先生看他的双目血翳包睛,于是为他精心制作了滚障眼药,每日为他点睛。半个月后,竟奇迹般地复明了。潘四海是个小贩,每天依靠竹竿探路,在宁波大街小巷叫卖盐炒豆。人们惊奇地看到这个为宁波市民所家喻户晓的卖盐炒豆的"瞎子",居然丢掉竹竿,健步如飞。潘四海感激之余,到处宣扬姚和清先生的医术。于是姚和清先生名声大振,患者纷纷来米店找姚和清先生求医,门庭若市,姚和清先生干脆把米店关了,从此弃商专业从医。

姚和清先生是从自学几本眼科书入门的,但通过实践,他发现这是远远不够的。有一个小青年,因眼外伤得了血贯瞳神眼病,在各大医院医治2个月,毫无效验,最后来到他的诊所。他用眼科书上所载的几张药方治疗,也无起色。他翻阅《本草纲目》"万方针线"篇中记载的五灵脂专治血贯瞳神,于是即用该药治疗,仅3剂,积血全退。这使他深刻体会到单凭眼科药方来医治眼科疑难杂症,犹如无根之木,无源之水,起不了作用,只有掌握中医基础理论,通晓各科,特别是内科,方能有所作为。于是,姚和清先生熟读《黄帝内经》《难经》《神农本草经》《伤寒论》《金匮要略》《千金方》《外台秘要》等古籍及历代医学著作,结合临诊,仔细琢磨,灵活运用,对仲景方更是悉心研究,得益匪浅。遇到难题,还亲自陪着病人向宁波内科名医范文甫请教,诊疗水平有了很大提高。

(二) 乐善好施,造福乡里

姚和清先生在生活富裕之后,乐善好施,在家乡姚家浦修桥铺路,植树造林,兴办义务小学,为地方百姓做了不少好事。为使乡间面貌改变,还曾出资并动员在上海开厂的族叔辈为乡间建修祠堂、修桥、铺路、植树、造林等。对贫苦儿童已长大成人的,则介绍其至上海族叔厂里当工人,以求生计。两个嫡堂兄弟因不愿离开家乡,则为他们购置田地若干,并资助财物,要他们勤耕细作,以求温饱。同时,在宁波期间,他捐款给孤儿院、蒙养义务小学,以及积极参加识字与禁烟运动等,只要对儿童及群众有利,他一定尽力而为。乡间父老感恩于他,公推他为村长,他因日常诊务繁忙,遂将乡间诸事委托他人办理。

1956年,姚和清先生去北京旅游,下榻市中心区王府井附近的一家旅社,不知谁透露的消息,附近病人闻风而来,每天房间里都挤满了人,姚和清先生热情为病人诊治,忙不亦乐乎。一天要忙到下午2时才能出游。其中一位老革命战士,在战争年代健康受损害,自称身上像压着一块大石头似的,双目逐渐失明。姚和清先生的药方,仅1剂,他就觉得体上重压轻了70%,眼睛也好多了。姚和清先生原计划旅游10天,最后竟呆了20天,还有好些景点未能驻足。

中国中医研究院知道了姚和清先生在旅社被病家包围的情况,院方立即派人把姚和清先生请到院招待所,并邀请他到北京中国中医研究院工作。中国中医研究院是中医最高研究机构,姚和清先生接受聘请,毅然放弃在上海业务颇盛的私人诊所,奔赴北京。在当时,姚和清先生是上海著名的眼科医师中第一个参加革命工作的,时年67岁。3年后,因水土不服,他重返上海,担任上海市第六人民医院中医眼科主任、华东医院及铁路中心医院眼科顾问,同时还担任上海市第二、第三届政协委员。

1965 年，姚和清先生已 76 岁高龄，六院院方为照顾他的身体，挂号限额。许多病人虽早起也挂不到号，他们向姚和清先生诉苦。姚和清先生非常同情他们，所以就从那一年起，每逢星期天上午在家为他们义务应诊，不收费，甚至还送药，直至"文革"被迫停止。

在六院，对赤贫者，姚和清先生还常常资助药金。他为一个北新泾农民的小女孩施诊送药就达数年之多。小女孩 2 岁时因患胆道蛔虫症在某医院动了手术。术后，医生施了药物，因药物中毒，孩子不仅双目失明，而且手不能捏，足不能走，得了五软症。自 1960 年某医院请姚和清先生给此患儿会诊至患儿出院后，姚和清先生又让她来家里治疗。就这样治疗数年，患儿终于目能视，足能行。在这治疗的数年间，都是姚和清先生指定中药店给药，但药费全由姚和清先生背地里垫付的。这件事姚和清先生从未在家里讲起，直到"文革"后期，这家药店的职工才揭开这个秘密。

（三）开创门派，多有发明

姚和清先生成为宁波名医，病人蜂拥而来，常常忙到下午二时还不能吃中饭。患者不仅限于宁波一地，江浙两省城镇居民极多。许多上海病人再三邀请他到上海行医。

1935 年，姚和清先生到上海行医，他先在牯岑路，后在白克路（即今凤阳路）开设诊所，患者来自全国各地，范围更广，病情更复杂。尤其是中华人民共和国成立以后，有了劳保，一般疾病都到劳保医院就诊，到他的诊所来看病的多是疑难杂症。医院里医不好的，对他来说当然也是棘手的。但他有充实的经验，又善于探索研究，勤于学习思考，常常药到病除，妙手回春。

中华人民共和国成立后，姚和清先

老上海"中国华粹药行"出品的"姚和清眼药水"宣传广告

生为中医眼科的发展而高兴，想把自己所学发挥更大作用，虽然年近古稀，年老体衰，仍于 1956 年放弃业务颇盛的私人诊所，第一个参加革命（指在上海有名的眼科中医中）。"文革"前夕，他抓紧时间，把自己的学术经验予以笔录。他说："中医眼科虽有发展，但不如其他各科，更无法与西医比拟。事实上，中医眼科有很多宝贵遗产值得继承发扬，也有很多空白，需要后人填补。在这方面，我深有体会，我把治病经验笔录下来，希望能起些作用，但一个人的力量菲薄，有必要把大家团结起来，发挥共同的智慧"。"文革"期间，他受到冲击，但还不忘笔录，及至以后体力不支，才停了下来，改为口授，把他一生中认为得意的治验病案告诉他的学生及家人，让学生和家人记录下来。患病期间，他多次教导家人，要珍惜时间，要始终如一地为发展中医眼科作出努力。姚和清先生的一生，始终为中医眼科事业而奋斗，可谓鞠躬尽瘁，死而后已。

姚和清先生为中医眼科的发展终其一生,他作为著名海派中医眼科之一的创始者,自1909年行医至1972年谢世,60多年来,经姚和清先生诊治重见光明者的患者数以万计,姚和清先生在中医眼科方面还有许多独特的心得,并创制了多首经验方、外用方及独特的制药方法,改进了沙眼的治疗方法,创造了用海螵蛸摩擦法治疗沙眼,改良了针拨内障术的手术方法,为眼科发展做出了自己的贡献。其主要门生为徐炳南、姚渭木、孙久香、林汝祥,其女姚芳莲、子姚芳蔚,其孙姚亦伟、姚亦群均在姚和清先生的言传身教下精研眼科,推动中医眼科继续发展。

二、学 术 思 想

(一) 结合整体与局部辨病因

眼科辨证是中医诊治眼病的重要环节。姚和清先生在眼科治疗上颇有创造发明,他认为眼睛与脏腑息息相关,阴阳失调、脏腑偏胜,旁及自然界的变化、人事的变迁、外来影响等均为眼病之因。

姚和清先生十分强调整体观念,认为眼具阴阳,眼由脏腑精气腾结而成,眼内各组织皆与内脏相应,因此须将眼疾视作整体病变的局部反映,临诊时应将眼病症状与全身体征互相参合,从中找出阴阳偏胜及五行生克规律紊乱的因素,然后立法处方,此乃眼科论治之正则。

姚和清先生曾说:眼科五轮学说是提示眼与整体之联系,在很多情况下,能解释眼的生理病理现象,对治疗亦具一定指导作用。但古人用于临床,很多是过分偏重局部体征,过分强调五脏主病,对因脏腑偏胜同时引起的其他证候,绝少考虑,所以对眼病不问症状如何,皆臆断其由脏受病,至于眼病各个症状之相互联系,更缺乏整体认识,从而产生一证一方的片面治疗观点,这是与整体观念相违背的。因此,姚和清先生强调:对待眼病必须全面看问题,要把眼病各个症状及整体所出现的表现结合起来,看其相互关系,从中分别主次,找寻阴阳偏胜与五行生克规律,然后议定方药,才真正符合辨证论治法则。

在整体观念的指导下,姚和清先生重视探求病因病机,注重探求病之根本。从眼局部症状、全身所表现的各种征象两方面结合起来探求病因。当全身症状不明显时,则应详细分析病史,找寻旁证。如天地间自然界的骤然变化,人事的变迁,以及突然发生的体征等都是姚和清先生探求病因病机时常常注意的。然后应用阴阳五行藏象经络与五轮学说等做深入细微分析,达到治病求本的目的。

1936年,有一个姓盛的香港人,由妻子搀着来上海,找到姚和清先生的诊所,姚和清先生看此人眼睛外表与常人无异,而双目失明,属于青盲一类。又看他呵欠连连,神志昏糊,似睡非睡,答非所问。患者的妻子说:"他白天就是这副模样,晚上却来劲了,常常大吵大闹,自言自语,这种情况已经6个月了。眼睛是两个月前瞎的。在香港内科、神经科、眼科都看过,没用。在上海也看过几个医院。""他有没有受过惊吓?"姚和清先生问。姚和清先生认为只有魂魄受惊的人才会得这种日夜颠倒、精神失常的病。而患者妻子不知详情,姚和清先生也就很难下药。第二天病人又来看病,这次由母亲陪着来了。"医生,他受过大惊大吓",患者母亲说:"那是去年年底,我和他一起从上海回香港,半路上,船突然失火,火一直烧到我们房间,几乎把我们烧死,回到香港,他就一场大病,高烧退后,就变成这种模样了。德国医生说这是因为他人太胖,高血压的缘故,血压曾高达220毫米汞柱,医师曾给予放血治疗,血压虽然有所下降,但眼睛就出毛病了……"姚和清先生听了病人母亲说的话,知道其病确由惊吓而起。查出了病因,就能对症下药,姚和清先生开了镇心宁神、温胆养血的药,仅2个月,盛某就神志恢复正常,随后,眼睛也亮了。

还有一位姓陈的患者,双目外表及瞳神也和盛先生一样,与常人无异,患的也是青盲症,但他的病因却与盛先生不同,他是给气出来的。原来他50岁那年丧偶后,娶家里的丫头为妻,遭到子女的强烈反对,从此家庭纠纷不断。终于因为一件琐碎小事,父子双方剧烈争吵,陈先生大发脾气,第二天就伸手不见五指了,请中西医治疗6个月,未见好转,才找到姚和清先生诊所来。姚和清先生看他面无血色,头发稀落,声音低沉,脉搏细弱,舌苔白润,这是阳气大衰之症,暴怒损伤了他的真气,而那些名医开给他的都是石膏、羚羊角、黄芩、川连清凉苦寒之药,使他的阳气更加受到伤害,姚和清先生开给他的是补气养血药,1个月后,双目复明。

姚和清先生医生对同一病因同一病种,用药也不是千篇一律的。他根据每一病人的具体情况作具体分析,用各种不同的药。即使红眼睛,虽因传染而得,他也经过辨证用药。在这方面,他的儿子姚芳蔚、女儿姚芳莲深有体会,他们说跟父亲学医的时候,有一个叫刁姓朋友得了红眼病,滴眼药水不解决问题,他们诊断是风热上扰,处方桑菊饮,请姚和清先生过目,姚和清先生却用生脉散,他们不解,姚和清先生说他舌红脉弱,为气血两虚,并且他过去得过肺病,虽现在已痊愈,而虚象仍旧明显,用药只能凉补,不能凉解,两姐弟心中不服,2天后,他们去探望这位朋友,果然两眼红肿完全消退,这才口服心服。而更使他们佩服的是保住一位姓李的患者的眼睛。这位李先生,得的是青光眼,先是右眼痛了整整1年,德国医生给他动了3次手术,不能止痛。最后德国医生说,唯一的办法是挖去眼睛。李先生无奈,忍痛挖去右眼,孰知1个月后,左眼开始发病,模糊失明剧痛不已,德国医生又要挖去他的左眼,这下李先生不肯了,经人介绍,来看姚和清先生医生。姚和清先生看他年仅40,而十分苍老,大热天还穿着棉袄,面无血色,脉细而迟,乃诊断他阳气大虚,心血不足,开刀多次,重伤其血,就下药补心养血、益火明目之剂,10剂后疼痛消失,半月,脱去棉袄,1个半月,改穿单衣,视力渐渐好转,能自己跑来看病,也能写信看报上大字标题了。

姚和清先生认为人是一个整体,眼睛是整体的一个局部,眼病必然与脏腑的证候息息相关,因此,他非常重视脏腑证候,认为这是治疗根本的大法。凡遇到疑难病人,他总是刨根究底,详细探求病因病机。

(二)辨证细分脏腑寒热虚实

姚和清先生眼科辨证是将望、闻、问、切四诊收集的临床资料,运用八纲、脏腑、病因、五轮等辨证方法进行综合分析,临床也大多先以分析局部症状为主,然后结合全身症情进行辨证。当局部症状不明显或不能获取有效辨证信息时,结合全身症情则显得尤为重要。

姚和清先生眼科辨证中,灵活运用多种辨证方法,除八纲辨证、病因辨证、脏腑辨证、六经辨证、气血津液辨证等基本方法外,还将眼科的特殊辨证方法,即五轮辨证、八廓辨证、内外障辨证、眼常见症辨证等辨证灵活运用到临床中。

《银海精微·五轮八廓总论》谓:"肝属木,曰风轮,在眼为乌睛;心属火,曰血轮,在眼为二眦;脾属土,曰肉轮,在眼为上下胞睑;肺属金,曰气轮,在眼为白仁;肾属水,曰水轮,在眼

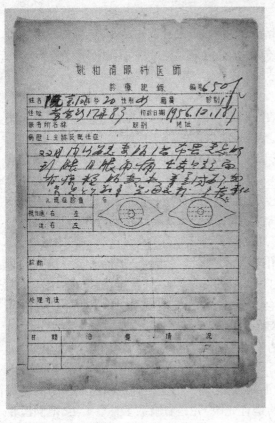

姚和清书写的病历记录

为瞳人。"再如《异授眼科·看眼法》曰："夫天地之五行,配人身之五脏,身之五脏,合目之五经也。"五轮学说将眼局部分为五部分,即胞睑、两眦、白睛、黑睛和瞳神,划分为肉轮、血轮、气轮、风轮与水轮,分别与内在五脏相应,眼的生理、病理与其相对应的五脏相关。姚和清先生在诊治眼病过程中,当眼部局部症状不明显时,则结合人体整体状况、运气天时变化等探求眼病的病因;同时,姚和清先生非常重视眼病局部辨证,他运用中医眼科五轮学说,对每一种眼病都进行详细辨证,同一种眼病,因发病部位的微小差异,病因病机也可能有很大差别,治则治法也随着改变。

金疡玉粒又名玉珠,因病变生在白睛,属肺金,形态圆小隆起,颜色黄白,状如金珠玉粒,同时发病过程与疮疡相似,因为得名。姚和清先生依据玉珠所生的部位来探求病因,玉珠在白睛上方及其附近,多由肺热;若在下方及其附近,则多由肺胃积热引起;前者用泻肺汤,后者则用苇茎汤治疗。玉珠长在两旁或其附近者,多由心火上乘而引起,则用导赤散治疗。

银星玉粒,现在的疱疹性角膜炎属于此类病。可发生在黑睛任何部位,数目不等,有一个,数个,甚至数十个,弥漫一片,亦有群星相聚;连成线条与翳膜,自觉怕光流泪、沙涩而痛。发病过程及其预后,每随病变轻重而有所不同,一般预后较好,但易复发,本病包括银星独见、膜入水轮与聚星障三个类型。银星独见是指黑睛仅生一颗星点,色白微带玉色,状如天空银星,好发于儿童,多由金疡玉粒蔓延而致。临床所见,最多发生在黑睛边缘与中央,星点呈圆形、细小,初起浮嫩,微微隆起,未几,汇合成陷,最后结成瘢、疤。膜入水轮是指白膜从黑睛边缘之任何一方逐渐向中央侵袭,初起仅为一点,色白陷凹如疮,未几,疮口填平,但在其旁又发生凹陷,赤脉相随,逐渐向中央蔓延,从而形成翳膜,此翳色白,微带赤色,如长虹之状,所以又称赤虹贯日。此型亦以小儿居多。聚星障是指黑睛出现较多星点,聚在一起。星点形状,细小圆形,色白,略带黄色,如玉粒之状;亦有少如针峰,非仔细检查,不易见到。星点数目,有数颗,十数颗,甚至密密麻麻,无法数清;星点部位,多数在黑睛中央,有密集,亦有散在分布。此型以青年患者居多,病程长,迁延难愈。姚和清先生指出,本病发病原因,多数由于外感,其中以风热、湿热与邪热熏蒸最为多见。白睛发赤,黑睛银星独见,伴眼胞浮肿,泪多羞明,眼痛头疼,舌淡赤苔微黄,脉浮数为风热上扰;黑睛银星独见,赤脉伴随,状如长虹,伴眼眦角糜烂,怕光流泪,眼闭难张,舌苔黄腻,脉数者,由湿热上窜;黑睛中央银星独见,伴右目暴赤,羞明流泪,目闭难睁,舌赤苔黄,脉数,大便秘结,小便赤涩,则由肝经实热。

姚和清先生指出其病在黑睛,黑睛属肝,肝经实火郁结,热甚,亢阳炎上,可导致黑睛星翳,而且多数在中央部位。当然,星点亦在黑睛中央部位,也不全为肝热,如同样两眼黑睛群星密集,布于当瞳,若伴见视物昏糊,切脉虚软,舌质较淡,面萎,指甲干枯者,则系肝血不足、阴液亏损,治当补肝壮水、乙癸同治。还有一些病人黑睛星点在下方,姚和清先生根据赤脉翳从下上者为阳明病,每以胃热辨证。

姚和清先生在治疗眼睑疾病时多从脾胃入手。肺主皮毛,脾主肌肉,眼睑内应于脾,为肉轮。眼睑的生理病理都与脾胃相关。赤属火,烂属湿,痒属风,痛属热,病在胞睑属脾胃。姚和清先生认为眼睑丹毒主要由于血分热、肌腠虚,风、湿、热邪乘虚客子头面经络所引起。"诸痛疮疡皆属于心",肺主皮毛,脾主肌肉。故病发于心、肺、脾三经。眼睑水肿则主要由于眼睑经络壅滞,气血郁结,致络内水液溢出,潴留于肌肤之间。姚和清先生认为"肿胀如杯"者,多因脾胃积热,邪火上浮,聚于胞睑。"胞虚如球"者,则因外感或内伤引起脾、肺、肾三脏功能失调。姚和清先生认为眼睑疖除目疡是与气血失荣、肌肉不长有关外,其余"针眼""眼丹""包珍珠""目疗"四种皆由内热亢盛而引起。因为"诸痛痒疮,皆属于心",胞睑属脾(胃),所以其病在于心脾两经,由心脾热毒上攻,局部气血壅滞而致。

泪囊属心,姚和清先生治疗泪囊疾病多从心入手。姚和清先生根据"肾主五液,入肝为泪"与"诸寒(寒水指泪液)收引,皆属于肾"的论点,提出泪液的分泌与排泄与肝肾有关,如果肾水不足,不能收摄泪液,就要出现流泪的症状。而当肝之气血不足,不能荣养上液道,则上液道失去致密之性,也会发生流泪。至于下液道不密,更可因于感受风邪而引出其泪。

漏睛疮,常由慢性泪囊炎急性发作所致,因细菌通过泪囊壁侵入周围组织而引起,中医称为"漏睛疮"。慢性泪囊炎则称为"漏睛"。姚和清先生根据本病发于内眦肌肤,而内眦属心,肌肤属脾,认为本病是因心脾两经受邪,或为心经邪热蕴蓄,或为脾经湿热内蕴,复为风邪所袭,风湿热邪侵袭泪堂,蕴积日久,脉络阻滞,泪液潴留,被热所灼,从而形成脓液,并从泪窍溢出。邪热化毒,热毒壅盛,气血结聚,因而形成疮疡而导致急性发作。

沙眼是一种慢性传染性疾病,中医称为"睑生风粟",根据沙眼病变部位及不同症状,分别定名为"粟疮""椒疮""瘢疮"。沙眼的滤泡发生变性,互相融合,形成胶样沙眼时,称为"胞肉胶凝";沙眼性角膜血管翳称为"垂帘障"或"垂帘翳";肉样性血管翳称为"赤膜下垂";全血管翳称为"血翳包睛",沙眼性角膜溃疡称为"星月翳蚀"。姚和清先生认为本病主要由于脾胃积热,复感风热之邪侵入睑间,使局部脉络受阻,气血瘀滞所致。

急性结膜炎俗称"红眼"或"暴发火眼",是一种急性传染性的眼病,主要症状为结膜充血、发红。中医称为"天行赤眼",传染性较差的赤眼称为"暴风客热"。慢性结膜炎主要系急性结膜炎治疗不彻底引起,其症状为眼干涩、磨痛,外表无明显变化,故称"白涩症"。亚急性结膜炎、结膜轻度充血、血管扩张等症状,中医称"赤丝虬脉"。姚和清先生鉴于本病病在白睛,白睛属肺,认为此病是肺经受邪,六淫皆能致病,其中以风与火两者最为常见。总由肺气郁抑,治节失调,气血瘀滞引起。内治用药,主要在于祛除外邪,宣泄肺气,使其恢复治节功能。

疱疹性结膜炎,本病好发于青少年及儿童,主要症状为结膜充血、出现疱疹。中医称为"金疡玉粒"或"金疳"。姚和清先生认为主要由于邪火刑金,肺气抑郁,其中且以肺胃燥热与心火为多见。由因肺热引起,治以清肺散热,方选泻肺汤;肺胃燥热引起,方选千金苇茎汤加知母。由心火亢盛、火旺烁金所致者,方用导赤散以泻心火,导热下行。此外,姚和清先生认为本病局部辨证不可忽视,特别是玉珠的部位对探求病因有一定意义。玉珠在白睛上方及其附近者,多由肺热所致;在下方及其附近者,多由肺胃积热引起。对前者他惯用泻肺汤,后者惯用苇茎汤治疗。至于玉珠在两旁或其附近,则惯用导赤散治疗,这是因为生在白睛两旁的玉珠多由心火上乘而引起。

角膜软化症(神气枯瘁),本病为高度营养缺乏而引起的眼病,好发于儿童,多见于农村。其特征为结角膜干燥,角膜昏白,患者两眼外表毫无神气,所以中医称"神气枯瘁"。其中由于疳积、消化不良引起的则称为"疳眼"。姚和清先生认为,此病的病因病机大多由脾胃虚损,肺气不足,肝血不荣,气血二亏,目失涵养所致。

原发性青光眼,与中医的"五风变内障"相类同。"五风变内障"包括"青风""黑风""绿风""乌风"与"黄风"五种病症。它们之间互相联系,互相传变,而且发病骤急,变化多端而严重,所以有风变之名。"青风内障"为早期病变;"绿风内障"为"青风内障"进一步发展而引起的急性发作阶段,"黄风内障"为"绿风内障"失于治疗,继续发展的后期病变;"黑风内障"与"青风内障"类似,但属于非炎症性的早期病变;"乌风内障"则由"黑风内障"继续发展,或者由"绿风内障"病情缓解后传变而致。对照青光眼的发病情况及分类,则"绿风内障"为急性充血性青光眼,"青风内障"为急性青光眼的先驱症状,"黄风内障"为绝对性青光眼,"乌风内障"为慢性充血性青光眼,而"黑风内障"则为慢性非充血性的青光眼。姚和清先生认为本病主要由于七情内伤,脏腑之气偏胜,气血失调,上乱清道。此或由于正虚,或由于正虚邪乘,邪气稽留,经脉瘀塞,临床以年老体衰、肝肾不足、血虚阴弱之人最易得病,此系水亏木横,虚火妄动,治以壮水涵木。如阴虚阳亢,化火化风,治当平肝息风降火。如果情志不遂,怒气伤肝,肝气上逆,又当疏肝理气。至于脾阳不足,气虚气攻而致的,又当补气升阳。

原发性视网膜脱离,本病好发于老年及近视眼患者。由于老年或近视变性,当眼球受到震动时,网膜破裂,于是变性的玻璃体经过裂孔而流入视网膜下,使网膜与下面组织发生分离。其病多突然发生,视力受到严重影响,有的甚至失明。本病属中医的"暴盲"范畴。至于闪光幻觉的前驱症状,则与中医的"萤星满目""神光自现"相类似。姚和清先生认为本病的发生由于元气衰弱,阴精亏损,气血不能上达以营养网膜所致。网膜全靠气血濡养而发挥功能。阴精亏损,则无法留制阳光,于是孤阳外越,出现闪光幻觉等症状。并由于元气衰弱,不能升运精汁,既可引起玻璃体混浊,又能影响网膜之健康,使网膜逐渐衰退,发生退行变化。此时如果受到外力影响,就容易破裂而发生脱离。

对早期不宜手术的病例,要分清阴虚还是阳虚。阴虚的主以补阴补血,阳虚的主以补阳补气。方中酌佐活血利水之品,以通利血脉,导水下行。阴虚者用四物五子汤加赤芍、丹皮等;阳虚者用四君子汤合四苓散或五苓散加黄芪、丹参等。外伤引起者,可先予除风益损汤,然后再予以上方剂。

玻璃体混浊,本病主要为眼前出现黑影,分生理性与病理性二种。生理性称飞蚊症。病理性则眼前黑影似云雾飘浮,影响视力,故称"云雾移睛",如果黑影数目较少,则称"蝇翅黑花"。姚和清先生认为本病主要是由于邻近组织发生病变引起,多见于葡萄膜炎、视网膜脉络膜炎与高度近视。中医称玻璃体为神膏,神膏乃肾中精气所化。当肝肾受邪,或肝肾气血不足,不能升运精气,则浊气不降,造成局部郁滞,发为本病。

眼内出血好发于视网膜,严重时可引起玻璃体出血。外伤、结核、贫血、高血压、糖尿病等均可引起。中医将眼内出血归纳在"目衄"范畴。目衄可发生在眼睑、球结膜、虹膜及瞳孔以内的组织。眼睑出血称为"振胞瘀痛",球结膜出血称为"色似胭脂",虹膜出血称为"血贯瞳神";瞳神内的组织出血,亦就是眼内出血,在某些情况下也可称为"血贯瞳神",其特征为瞳孔内呈现一片鲜红色,病人自觉眼前红光满目,或漆黑一片;视力突然丧失的眼内出血称为"暴盲"对出血不在眼底后极部,影响视力不严重,或因出血以致视力逐渐模糊,最后导致失明者,则应归属"视瞻昏眇"或"青盲"范畴。姚和清先生认为本病的发生,非由于寒,即由于热。因血得热则淖溢,得寒则凝滞;淖溢则血气俱热,血随气上而妄行,凝滞则血气俱伤,不能循经流注。发病机制,主要有阴虚火旺、肝阳偏亢、阳虚气衰等。

(三) 重视从肝肾同源论治

肝开窍于目而主于肾,肝肾对眼的生理病理影响很大。由于肝、肾关系密切,乙木属肝,癸水属肾,故古有"乙癸同源"之称。姚和清先生对这个理论相当重视,而且广泛应用于临床。姚和清先生说:肝肾之相互关系,主要表现在母子相生,而目为肝之外候,肝属木,肾属水,水能生木属肝,母子相合,则肝肾之气充沛,目受其荫,故而放明。如果母子不合,则无论是子盗母气,或者母令子虚,皆能使肝肾之气不足,不足则精气无法上荣,目失所养,眼病随之而起。《黄帝内经》曰:"肝受血能视。""肝气通于目,肝和则能辨五色。"又云:"五藏六府之精皆上注于目而为之精",而肾藏精,所以目虽为肝窍,而以肾为主,子母相生,肝肾同一治也。

肝肾同源,肝肾同为相火所寄,相火内阴而外阳,其性主动,而具生命活动之能力,但易妄动,妄动则变为邪火而贼人身,及于眼。目之能视唯赖神光,神光源于命门,通于胆,亦火之用事。火衰则目昏,火炎则目焚,肝肾相火对眼之生理病理具有相当重要意义。

从眼内组织构造而言,五轮中风轮属肝,水轮属肾,眼内神膏为胆中渗润精汁,升发于上,积而成者。神水为先天真一之气所化,神光源于命门,通于胆。真血即肝中升运滋目注络之血,真气为目内经络往来生用之气,真精为先后天之气所化之精汁,起于肾,施于胆,而后及于瞳神也。目系与脑相连而厥阴肝脉系之,同时少阴肾脉附督上额交巅络脑,又与肝脉相合,因此,肝肾对眼的各个组织的关系至为密切,所以当肝肾亏损,必然影响以上组织而发生疾病。

临床上因肝肾病变而引起的眼病,为数颇多,诸如青盲、内障、能近怯远、能远怯近、视惑、视歧以及外障等,在很多情况下,都可能与此有关。发生病变的主要因素,在于肝肾精血两亏、阴不上承;阴虚生内热、虚火上炎;真阴不足,龙雷之火上游,以及水不涵木、肝阳偏亢、化风、化火等几个方面。因而治疗用药必须按照不同病因而正确掌握,古人提出的"壮水之主,以制阳光","益火之源,以消阴翳",就是针对这方面的治疗原则,为眼科临床所常用。至于育阴潜阳、养肝息风以及滋肾填精等法,亦可根据不同病情而选用。

如视网膜组织的炎症,一般多是葡萄膜炎症的后果,而且多由周身病引起。由于视网膜与邻近组织紧密连接,因而发生炎症时,多与脉络膜或视神经一并发炎。本病的主要症状是视力减退,视物变形、缩小、放大以及闪光幻常等。中医的"视物不真""视瞻昏眇""视正反斜""视定反动""视直如曲""视瞻有色""视惑"以及"神光自现"等可能是指本病的症候群。因此而失明的,则应归并在"青盲"范畴。

视网膜在中医称为"神光",受脏腑特别是心、肝、肾三脏精气的营养。根据五轮学说,凡瞳神以内的组织皆属于肾,而足厥阴肝经、手少阴心经又通过目系(视神经)而与视网膜建立关联。因此，发病机制与心、肝、肾三经关系最大，诸凡心血不足、肝肾亏损以及阴亏火旺等都可引起本病，而纵恣色欲、忿悖、忧虑、劳倦等则为本病的常见发病原因。

阴虚火旺者，多见于弥漫性或大块渗出性视网膜炎，治以滋阴降火，用凉血清肝汤去银花、连翘，加元参、麦冬、夏枯草、车前子等；肝肾阴虚者，多见于局限性与中心性视网膜脉络膜炎，治以补益肝肾，用六味地黄汤加芜蔚子、赤芍、车前子、牛膝等；肝郁气滞者，多见于中心性与局限性视网膜脉络膜炎，治以疏肝理气、活血行滞，用逍遥散加丹皮、赤芍、红花、车前子等；心血不足者，多见于中心性视网膜脉络膜炎，治以养血补血，用炙甘草汤。

而营养眼球的气血精汁则是来源于脾胃所运化的水谷精微。如若脾胃虚弱不运，精气不能上濡，则易发生营养不良性眼病；气虚则阴火上炎而发生瞳神干缺、暴盲症等，因此，姚和清先生非常重视脾胃的调理，尤其是小儿疳积致眼疾、身体虚弱、老年久病眼疾患者，治疗中往往会配伍使用健脾益气和胃之品顾护后天之本。

角膜软化症（神气枯瘁）内治用方多以补益为主，健脾补肝、益气补血、增加营养为其主要法则。因无母乳哺养，人工喂养不当，致营养不良者，选用五味异功散加杞子、当归以健脾补肝、益气血，眼复受气血营养，以期好转；因过食生冷，脾胃受伤疳积者，治疗以健脾为主，佐以消导之品，并加芜荑一味以杀虫消疳。姚和清先生治疳积病目，初起治以消导，日久而体力较差的，则采取消补兼行的方法，后期并以补脾健运收功。对体力非常衰弱的，虽然在初起，亦以补益为主，否则克伐过甚，正气大伤，对病不利。因泻利日久，津液消耗，气阴两亏，目失所荣而致者，则以五味异功散补脾益气，如舌苔见腻，泄泻时间不长，当以理气化湿为先，待泄泻愈，再继以健脾养肝之剂。

（四）从胎毒治婴儿外眼疾

姚和清先生认为婴儿外眼疾患与胎毒有关，多因婴儿出生时，血露秽汁进入眼内，或为孕妇在平时嗜食辛辣厚味，致使热毒之邪侵入胎儿后引起。如婴幼儿眼弦赤烂、眵泪不禁等，都与胎毒有关。治疗用药以泻火解毒、凉血活血为主，常用四物汤变裁以凉血活血。

姚和清先生曾诊治一例陈姓女婴，6个月大，患儿两眼睑弦红赤湿烂，眵多胶黏。诊为胎风赤烂，由胎热毒邪所致，治以泻火解毒、凉血活血为主。以四物汤变化。处方为：生地9g、赤芍3g、当归3g、川芎1g、生甘草1g、天花粉3g、黄芩2g、生米仁9g，5剂。外治：眼内滴复方三黄眼药水，外搽八宝眼癣软膏，每日3次。

另一眵泪不禁案，马姓女宝，初生甫8日，双目紧闭不开，强启则脓溅出，眼内白睛赤肿，黑睛昏浊，病名眵泪不禁。姚和清先生认为此病由胎毒上攻所致，势重防变，治以解毒活血。以四物汤变化治疗：生地9g、赤芍3g、全当归3g、川芎1g、生甘草1g、天花粉3g、银花5g、连翘3g、紫花地丁5g，2剂。外治：复方三黄眼药水，每隔1小时滴眼1次。滴前用银花、蒲公英合剂洗眼。二诊经治，稠脓减少，目已能张，眼内瘀滞红肿亦退，再予原方加入。

（五）多从风论治外伤眼病

元末明初眼科医家倪维德曰："今为物之所伤，则皮毛肉腠之间，为隙必甚，所伤之际，岂无七情内移，而为卫气衰惫之源，一二各俱，风安不从。"并创制了有名的除风益损汤。姚和清先生在治疗外伤性眼科疾病时传承此思想，从风论治外伤性眼病。

姚和清先生认为外伤导致的胞睑、白睛与黑睛病变，因思为物所伤，组织震荡，内络空疏,风邪必乘隙而入,因而治疗时当除风;伤而组织受损,又须益损;内络破而血溢,积于空窍,瘀而不行,还须佐以祛瘀。因此,治疗以除风益损汤加减。查《本草纲目》记载,谓五灵脂专治血贯瞳神。以该药功能破瘀行血,入肝经最速,目为肝窍,故古人用以治疗血眼。

曾治疗一例眼外伤者,异物伤及黑睛而未穿破,由于异物穿入,力量较大,眼球必然受到震动,风邪乘之而入,治疗当以除风,药用藁本、前胡、防风以祛风逐邪通络,配四物汤养血和血,活血理气。此案因眼部红肿瘀滞较甚,所以加黄芩、三七,凉血清热、活血消瘀,外用护睛膏包眼。该膏由生地、杏仁加大黄汁捣烂而成,功能退红消肿、散瘀通络,处方为:生地24g,赤白芍各9g,当归9g,川芎3g,防风6g,藁本6g,前胡6g,五灵脂3g。初服1剂,眼内瘀血退去一半,又服3剂,积血全退,黑睛复显透明皎洁,目视完全恢复。

除风益损汤不但有补血活血之功,而且祛风通疗风邪,使邪不凝留而神效,现为治疗眼外伤之要方,《证治准绳》对此有精确的论述,曰:"上方以熟地黄补肾水为君,黑睛为肾之子,此虚则补其母也:以当归补血,为目为血所养,今伤则血病,白芍药补血又补气,为血病气亦病也,为臣;川芎治血虚头痛,藁本通血,去头风,为佐,前胡、防风通疗风邪、俾不凝留,为使。"

(六) 精于内治,因人制宜

姚和清先生多次学生告诫说:为医者必须行方智圆、胆大心细。所谓智圆,就是医者必须注意病人的各个方面。譬如禀赋厚薄、年岁老小、身形肥瘦、性情缓急、境遇贵贱、病情新久,以及天时风俗、生活习惯等,要知常知变,能神能明,要因人、因时、因地制宜,才合乎医道。姚和清先生还指出:治病贵在应变。认为治病原则必须掌握,但亦有一定灵活性,需要随机应变,辨证论治。因为眼病病因复杂,症状出现,可随各个阶段有所不同,特别当情志波动、饮食失节、起居违和、天时变化、妇女胎产经带,以及用药不当时,皆可对眼部病变有所影响,所以治疗用药必须注意病证转变,从转变中看其阴阳进退,邪正消长。

在用药上,姚和清先生特别重视个体的特殊性。同一病种、同一病因,由于病人体质强弱、年龄大小、致病因子轻重、感受程度深浅等方面的不同,用药有所不同。同时,对不同季节、不同地区发病,用药也不相同。强调因人、因时、因地制宜,在治疗过程中,根据具体情况具体分析,随着由于种种原因导致病情的变化而采取相应的措施。这是他在治疗方法上原则性与灵活性相结合的运用。

以睑弦赤烂为例,姚和清先生对本病治疗,以清热利湿散风为大法,但会根据所出现的全身与局部症状而有所侧重。一般说来,凡局部溃烂胜于赤为湿甚,重用利湿药;赤胜于烂为热甚,重用清热药;而浮肿、奇痒较重的为风甚,重用散风药;对慢性长期不愈者,每考虑久病耗血,致使血虚生风生燥,在治疗用药上常佐以养血润燥之品,这对老年体弱的患者,尤为必要。老年患者如有阴虚火旺体征者,则多采用滋阴降火法。

眼睑水肿又虚实、外感内伤之分,对于外感风热,风火上炎所致的实性眼睑水肿,治以散风清热、解毒利窍,用散热消毒饮治疗;外感风寒,湿邪闭塞者,治以发汗解表,用越婢加术汤治疗;而内伤所致的眼睑水肿又有虚实之分,脾胃积热,火热上炎所致者,用清胃汤、白虎汤治疗;劳倦伤脾,气弱不敛者,治以健脾益气为主,方用五味异功散、补中益气汤。肾阳虚衰,不能化气者,多见于非炎性的眼睑水肿。脾、肾两虚者,治宜温补脾肾,用附子理中汤加扁豆、陈皮,或再加肉桂;肾阴不足者,治当滋补肾阴,用六味地黄汤加天冬、麦冬、五味子等。

眼睑疖则分阴阳两证。如眼部症状主要为红肿胀硬、灼热疼痛者,属于阳证;局部红肿不显,脓汁清稀,疮口久不收敛者为阴证。阳证用药以凉血清热解毒为主,佐以活血行滞之品。阴证用药以补托为主,酌佐行经活血之品。如肿势漫散,疼痛较甚,兼伴寒热便秘,为热毒壅肿,清浊不分,治以升清降浊,用竹叶泻经汤;如病情严重,疼痛剧烈,身热作呕,烦躁,食减纳少,用仙方活命饮。疮疡初起者,可外用敷贴药物,引热毒外出;脓已成者,可手术切开排脓,并内滴复方三黄眼药水或外用九一丹油膏敷贴,促进愈合。

在流泪症内治用药上,姚和清先生强调辨证,辨别有邪无邪,是虚是实。有邪的,发生骤然,且多伴有头胀、鼻塞等外感症,治以祛风逐邪,用菊花茶调散、白僵蚕散。无邪的,发病缓慢,伴有肝肾不足的症状,补益肝肾佐以祛风,如三子菊花饮、菊睛丸、杞菊地黄汤。姚和清先生对流泪症的治疗,主要是针对上液道分泌亢进的病症,除内治外,还采取外治,自制止泪眼药涂眼,也有一定效果。对由于泪堂与鼻腔通路阻塞而引起的流泪症则认为内治没有作用,可用手法探通,多次探通,有可能使通路外放,泪液排泄通畅,就无泪溢之患。

姚和清先生治疗漏睛疮每以清热解毒为主,如伴有风邪,则佐以祛风;伴有湿邪,佐以除湿。凡伴头痛、舌淡脉浮,为邪风热毒稽留,治当祛风逐邪,用全蝎陈皮合剂;如同时伴有发热恶寒,口干烦渴,便秘溲短,舌赤苔黄燥,脉数,为内热熏蒸,浊气上逆,治宜清热解毒,清升降浊,用竹叶泻经汤。对已形成瘘管者,当佐外治,去腐生新,补漏生肌。对发病日期较长,与病情较重的用之,可促进脓疡早日成熟,成熟后可以手法切开排脓,红肿也就逐步退去。对少数形成眼漏(瘘管)的,创口久不收敛,是因患处腐肉未尽,所以新肉不生,治疗要去除腐肉。姚和清先生惯用灵药做药条,插入疮口深处,烂去腐肉,然后拈上补漏生肌散,可望疮口收敛。对漏睛患者,强调要勤于冲洗泪道,注入复方三黄眼药水,待脓尽,亦主张探通泪道。探通时要求小心,不用暴力,慢慢探通,则有可能使之通畅,脓亦不复产生。

(七) 敢于创新,善于外治

姚和清先生非常重视眼科疾病外治法的运用,在眼睑皮肤等疾病中,很多病情较轻,病程较短,单用外治即可奏效。如两眦赤烂症,单用外治即可治疗,但患者必须保持眼部清洁,勤冲洗,勤涂药。即使病已痊愈,也要继续用药,以防复发。

1. **外用药水、药膏** 姚和清先生根据其临床经验和家传秘方制成了一系列眼科外用方、法,如珠黄散软膏涂治角膜云翳;八宝眼癣软膏涂治睑缘炎;复方三黄眼药水滴治各种急慢性结膜炎、角膜炎;姚和清先生研究出治疗红眼和沙眼的外用药——黄连西瓜霜眼药水,黄连西瓜霜眼药水滴治沙眼、急性或慢性结膜炎,均有卓效。并撰写《黄连西瓜霜对急性结膜炎的疗效观察》一文,该药水已被收编于全国中医院校教材《中医眼科学》。

2. **沙眼摩擦术** 沙眼以外治为主,点药与手术并施,能较快的促使炎症吸收,缩短疗程。外治法主要有局部滴点、摩擦和烙术。海螵蛸摩治沙眼具有机械摩擦、吸附沙眼衣原体、刺激病变与周围组织反应以及提高组织再生能力、发挥浸药液——黄连与海螵蛸的药效等多种效用。优点是不损伤健康组织,无痛苦,无不良反应,操作安全,简便易行,老幼皆宜。在1958年沙眼防治会议中交流,同时又向大会献出治疗沙眼的验方——化铁丹,随即在各地区的沙眼防治中取得良好的效果。

滴眼用黄连西瓜霜滴剂,第一、二期沙眼,可以用海螵蛸摩擦棒磨,在多次应用海螵蛸摩擦术后,可继续施行烙术,这样为缩短沙眼的治疗时间,加速病变的结疤。用海螵蛸棒摩治结合眼药水滴眼,对上海地区在短短几年沙眼患病率下降起到一定作用,实为眼科一大福音。

3. **沙眼烙术**　对于沙眼瘢痕形成,但高低不平或兼有滤泡、乳头,但不严重;或沙眼已经摩擦,尚感粗糙不平。施术时,将小烙铁头部用湿棉花揩过,放在燃烧的酒精灯上,待感觉烙铁柄发热,离开火源,用轻快而灵巧的手法,一次又一次的熨烙沙眼瘢痕的粗糙面。当术者手指感觉烙铁柄没有热的感觉时,可将烙铁再放在酒精灯上燃烧,复照上述方法继续熨烙。每次熨烙时间约1~2分钟。1周后根据病情需要可再行熨烙。

此外,烙治术还可用于霰粒肿肉芽增生,肉芽切除后以及胬肉切除后防止复发者,还可用于眼科手术出血时止血。

4. **针拨白内障**　针拨内障最早见于《外台秘要》《眼科龙木论》,且均论之较详,但最详细记述的,要算《张氏医通》与《目经大成》两书。虽然如此,书中所记载操作中的若干环节还说得不够清楚。对此,姚和清先生做了深刻的研究,最初,他解剖羊眼,之后,从羊眼上进针,待操作熟练后才用于人眼。

针拨白内障疗法适应于成熟的白内障,尤其对老年性的最为切合。白内障有其发展的过程,一般说来,患白内障失明后1年完全成熟。所谓成熟是指水晶体全部混浊,呈一片白色,病人的视力完全失去辨识目标的能力,但是还保持辨别暗与光的投射方向的性能,因为光觉的存在,表示眼底没有大的变化,影响视力的只是白内障而不夹杂其他的病变。

施术时,手术眼严格消毒,局部麻醉。开睑器启开患眼眼睑,术者左手用固定镊子挟住患眼角膜缘9点钟处之球结膜,固定眼球,右手拿金针在角膜缘3点钟外4mm处垂直进针,刺入眼球,深约3mm左右,之后,将针略向上提,并把针柄向面部倾斜,于是针头朝向瞳孔,乃将针体贴住球壁,慢慢向前摆动,在睫状体与晶状体之间前进,到达瞳孔中央。复将针体紧贴晶状体前面,沿晶状体前弧面向下绕过赤道部转入晶状体后面,并将针体贴住晶状体后面,沿晶状体后弧面向上绕过赤道部转入晶状体前面,之后,再按照以上操作方法重复一次,此时,6~12点钟处之晶状体悬韧带大部断离,乃将针头先后放在10~11点钟与7~8点钟处轻轻向下压迫晶状体,使该处之晶状体悬韧带断离,然后再把针放在9点钟处之晶状体前面,并用力向下压迫,把晶状体拨至玻璃体靠近视网膜锯齿缘,轻压1~2分钟,然后出针。去固定镊及开睑器,滴复方三黄眼药水,涂琼液膏,包眼。每日换药,1周后去除纱布。

5. **胬肉割治术**　姚和清先生非常重视割治,胬肉割治术适用于进行性胬肉,或胬肉已遮住瞳孔者。施术时,手术眼严格消毒,局部麻醉,开睑器开睑,助手用固定镊子固定眼球,术者左手用有刺镊子提起胬肉颈部,并用虹膜整复器穿过颈部,之后,再将穿线的弯针沿整复器穿过胬肉,去整复器,于是用二手指握住线之两头,以拉锯方式朝向内眦或外眦(胬肉部位)拉锯,达到根部,以后复向黏附在角膜处的胬肉头部拉锯,使胬肉与下面粘连的角膜分离,并用小刀轻轻刮除在角膜上的残余胬肉,最后把剥离的胬肉在其根部剪去,并用小烙铁火烙与根部相连的结膜组织。手术终了,去固定镊子与开睑器,滴复方三黄眼药水,外涂琼液膏,包眼,每日换药一次,1周后去除纱布。

6. **炼制外用药**　姚和清先生对外治所用药物,无不亲自炼制,绝不允许半点差错。外用药所选原料,不仅要求道地,且要拣选上等佳品。如眼科常用麝香、牛黄、熊胆等药在当年已发现有伪劣品种,姚和清先生根据古书记载,结合个人经验,掌握了鉴别方法。如辨熊胆,取粟粒大,放在水中即旋转如飞如一线直下引散者为真,或将其少许放在有尘埃之水面上,则凝埃豁然散开者为真等。对某些药物药店难以购得,或者掺有杂质无法应用的,如白丁香等,必于每年春天出重金派人到乡间凉亭下找觅。白丁香即麻雀粪,找到了麻雀粪,必须区别是雄麻雀还是雌麻雀下的粪,雄麻雀下的粪是尖头,雌的是圆头,眼科药用所要的是雄麻雀粪尖头上的白色衣,这就是白丁香。所以觅到了雄麻雀粪,还得把尖头上的白色衣取下,这也是一门技巧,姚和清先生对此也做了研究。地力(荸荠)粉、珍珠粉等都是常用的眼药原料,这些原料并不是把药磨成粉,而是通过加工制取。如制地力粉:取地力若干千克,洗净,去皮,用石磨磨成糊状,并放在布袋里,然后倾入放有清水的钵内,用手榨压布袋,榨出原汁,乃将袋内之地力渣倒去,等待若干小时,地力粉即沉于水底,于是倒去清水,将粉晒干研细,备用。甘石在眼科外用药中应用最广,它的煅制方法,古书记载很多,而且各有特色。姚和清先生对此一一做了研究,确认其煅制方法不同,可出现不全相同的性能。指出:煅制甘石,必须拣选质松、色莹白、状如羊脑而能浮在水面的才能应用。煅制方面,无论是采用直接或间接法,火候与时间相当重要,否则所煅的甘石僵硬,就不能应用。对煅过质地疏松的甘石要放在预先制好的药液内,药液的成分、性能与浸泡时间以及以后如何进行水飞等,也是煅制成功或否的另一个关键。在煅制上,姚和清先生特制造了炼石炉,亲自操作,认真观察,通过不断实践而获得丰富经验。在制灵药上,姚和清先生更是细心操作,对水银、火硝、明矾等药的剂量,配制方法,煅炼火候、时间等,都通过摸索从而掌握了。

(八) 博采众方,独创验方

姚和清先生治疗眼病善用成方,认为成方为古人实践经验的总结,相当宝贵。如能善于运用,斟酌加减,可以事半功倍。所用方药,多宗内科。曾谓:"眼病系整体疾病,治病必求其本,必须辨证正确,病因分明。如果原因相同,则内科方可治眼病,眼科方亦可治内科病,何必有内眼之分"。用方则各家学术兼收并蓄,毫无偏见,对仲景方则特别推崇,善用经方。姚和清先生认为:"眼具阴阳水火,而伤寒温病之发生,亦系阴阳水火偏胜,所异者,所犯病变部位不同,出现症状不同而已。"

姚和清先生十分重视古人治疗眼病的经验,无论哪一种疗法,以至单方、验方等,无不笔录,供临床参考。姚和清先生认为很多眼病单靠内治不能完全解决问题,需要使用多种疗法,才有可能药到病除。因此,姚和清先生不独精于内治,亦善于外治、割治;非独精于眼科,亦通晓内科,对一般外科、针灸与气功等,都有独到心得。

姚和清先生不但精于内治,亦精于外用药。他根据家传秘方及本人临床经验,研制了一系列眼科外用方,如珠黄散软膏、黄连西瓜霜眼药水、发背膏等。

1. 三花消毒饮

组成:银花 15g、野菊花 15g、紫花地丁 15g、蒲公英 15g、连翘 12g、白芷 6g。上药水煎,煮沸 20 分钟,取药液约 150ml 升为头煎;再加水煎加上法,为二煎。每日 2 次,分头、二煎服,2 次间隔 3 小时。功效:清热解毒。临床应用:主治偷针眼(麦粒肿)、眼丹(眼睑部皮肤丹毒)。方中银花、野菊花、紫花地丁、连翘皆有清热解毒作用,白芷消肿排脓止痛,连翘、白芷轻清上浮,上达于眼,对于脾胃热毒导致的偷针眼、眼丹等,具有明显的退肿止痛的作用。

2. 三子菊花饮

组成:枸杞子 9g、菟丝子 12g、女贞子 9g、菊花 9g、白芷 6g、川芎 3g,水煎服。具有补益肝肾,祛风止泪之功。主治迎风流泪证。本方枸杞子、女贞子、菟丝子补益肝肾,菊花、白芷、川芎祛风,而川芎、白芷辛香善升,能上行头目,引诸药向上,直达病处,以发挥补肾止泪液的作用。

3. 黄连西瓜霜眼药水

组成:川黄连 5g、西瓜霜 5g、月石 0.2g、硝苯汞 0.004g、蒸馏水 100ml。也可以用硫酸黄连素 0.5g 或盐酸黄连素 0.25g 代之。

先将川黄连放在水内加热煮沸半小时,过滤后加入西瓜霜等药,再加热,待烊后过滤,再加水至 100ml。每日滴眼 3~4 次。具有清热燥湿,退赤消肿之功。主治椒疮(沙眼)、粟疮(急性或慢性结膜炎)、垂帘翳障。方中黄连清热燥湿,泻火解毒,善治目赤火眼;西瓜霜能清热消积、燥湿软坚;月石清热,硝苯汞为防腐剂。本方已载入《简明中医眼科学》。

4. 珠黄散

组成:制甘石 30g、月石 6g、珊瑚 6g、琥珀 6g、东丹 1.5g、朱砂 4.5g、珠粉 1.5g、牛黄 1.5g、冰片 1.5g,上药精制研极细末,逐个混合再研均匀,然后用适量之石蜡油调和成薄糊状,复以等量之白凡士林混合调匀。挑药少许,涂入眼内,每日 3 次。具有清热燥湿,退翳明目之功。主治赤眼、红障白翳、白睛涩痛、翳膜流泪、眼睑赤烂。方中甘石退赤收湿除烂、祛翳明目;月石治痰热,眼目障翳;珊瑚主治宿血、祛目中翳;下琥珀磨翳明目;东丹解热拔毒、祛瘀消翳;朱砂通血脉,明目;珠粉治目肤翳;牛黄清心化热;冰片去目赤肤翳。

5. 发背膏

组成:青娘子 2 只、红娘子 2 只、斑蝥 2 只、月石 30g;前三药皆去头足,用糯米炒之,炒后去糯米,各研极细末,混合,再与月石共研极细末,备用。具有破血攻积,除降退翳之功。主治垂帘厚障、血翳包睛、久年老翳、钉翳。方中青娘子即芫青,红娘子即樗鸡,皆为虫类,有毒,作用与斑蝥类同,功效泄毒攻积,破血堕胎,外用可治目翳,特别对椒疮,粟疮而并发的垂翳障、血翳包睛等有一定作用。临床使用时,取药加芝麻粒大,点于下睑内眦端,闭目 10 分钟,眼逐渐肿胀发痛,当即点以春雪膏(附后)退肿。本药点眼,每日 3 次,点后皆须以春雪膏退之,并随病情轻重,决定用药天数。

本药剧毒,药性猛烈,所以选症必须正确,用药必须得当,可获良效。如应用不小心,每有不良后果。

附:春雪膏:蕤仁霜 30g、冰片 3g,蕤仁去油,研极细如霜末,冰片研细,二药和匀再研。为极细末,装瓶密封备用。

6. 全蝎陈皮合剂

组成:炙全蝎 3g,陈皮 1.5g,共研细末。应用的剂量,成人每日量 1.5g,小儿随年龄的大小而递减。因为单用全蝎可能引起呆胃,所以和以陈皮。至于毒性及副作用,则发生的可能性不大,这是因为用的剂量很轻,用的时间又很短促的缘故。

7. 化铁丹眼药水

组成:雄鸡化骨(脾脏)3 个、乌梅 3 个、杏仁 7 个、川椒(炒)9g、砂仁(炒)3g、风化硝 9g、胆矾 9g、青盐 3g、真铜绿 3g(或古铜钱一枚)、新绣花针 3 支

制法:将以上各药用绢袋包裹,纳磁瓶内,以蒸馏水一斤浸之,将瓶 1∶3 封固,浸 7 日,

以铁化为标指,过滤2次,消毒后应用。用法:每日滴眼3次,因有刺激,须要翻转眼睑直接滴在睑结膜面沙眼病变上。或把原液冲淡4倍后滴眼。

此外,姚和清先生还根据临床需要,改进了一些药方,如鸡肝散专治小儿雀目,方由《原机启微》之决明夜灵散化裁。该方由石决明、夜明砂与羊肝三味组成。姚和清先生以鸡肝代替羊肝,同时在制作上也有改变。通过较多的病例观察,并与用羊肝的比较,认为用鸡肝的效果比用羊肝为好,而且鸡肝的来源方便,食服可口。石决明与夜明砂两味功能清肝明目、散瘀消积,鸡肝补肝,营养价值较高,所以效果明显。

三、代表著作与论文述评

姚和清先生为沪上著名的姚氏眼科创始人。姚和清先生平生酷爱专业,治学严谨,对中医眼科有独特见解并做出了一定的贡献。主要代表著作有:《眼科证治经验》。此外,还撰写了《中医对原发性青光眼的认识与治疗》《球后视神经炎及其萎缩的认识与处理》《针灸治疗白内障的初步介绍》《沙眼中医简易疗法》《中医对角膜软化症的认识》《用全蝎陈皮合剂治疗急性泪囊炎病例报告》等论文多篇。其学术经验曾在《近代中医流派经验选集》《海上医林(中医专辑)》中介绍。他的遗著《眼科证治经验》由其子姚芳蔚整理,于1979年由上海科学技术出版社出版。并在2001年重新整理与编排,再版了《姚和清先生眼科证治经验与医案》。

《眼科证治经验》:1979年由上海科学技术出版社出版。全书载文三十七篇。对四十余种眼科常见疾患的证治进行了阐述。每种眼病,以西医学病名命名,按临床症象、病因病机、辨证施治、局部用药、医案举例等分项加以叙述。书末附内服方剂、外用药方、眼药原料炼制法及手术等。此书是姚和清先生临证经验总结。《眼科证治经验》一书虽然只展示了姚和清先生老先生数十年临证中极少数的验案和病历,但姚和清先生眼科学术思想和临证经验可从中窥见一斑。

姚和清先生在眼科医疗上颇有创见与发明。他在著作中还将自己花毕生心血创制的一系列经验方和外用方以及外治的操作方法如针拨白内障、沙眼摩擦术、沙眼烙术、胬肉割治术等毫无保留地详尽得记载于书中,使后学者获益,省去后学者摸索之苦。姚和清先生研制的治疗红眼与沙眼的外用药——黄连西瓜霜眼药水。经后人等观察,其对急性结膜炎的疗效高达100%,与金霉素及青霉素眼药水比较,疗效基本相同,其抑菌试验略逊于金霉素。黄连西瓜霜眼药水已收编于《中医眼科学》。

《中医对原发性青光眼的认识与治疗》一文详细地介绍了青光眼的中医相似病名、病证,根据青光眼的发病演变过程中的主要症状,其相当于中医古医籍中记载的偏头风、当头风、游风、青风内障、绿风内障、黄风内障等,七情内伤,情绪波动与此病发病关系密切,并详细论述了青光眼的治则治法及治疗方药、针灸取穴等。

《球后视神经炎及其萎缩的认识与处理》一文介绍了球后视神经炎及萎缩的临床症状,根据古医籍文献记载,此病与中医的暴盲相似,本症原因多为七情所伤,并论述了过喜、多怒、伤恐、忧伤、思虑、惊吓所致暴盲的治则治法。

《针灸治疗白内障的初步介绍》一文对金针拨白内障治法的适应证、禁忌证、针术方式、进针部位、操作过程,以及术后处理等都做了详细的论述,论文发表于1955年《中医杂志》

上。针拨白内障术，是在古代"金针拨障术"之基础上，通过历代眼科医家的无数次医疗实践而发展起来的。早在唐代王焘《外台秘要》中就指出对白内障4用金篦决一针之后，豁若开云而见白日"。至清代黄庭镜《目经大成》将金针拨障术"整理归纳成八个步骤（一日审机、二日点睛、三日射复、四日探骊、五日扰海、六日卷帘、七日圆镜、八日完璧），为拨障要精八法，深受后世医家所推崇。姚和清先生于1955年最先报道针拨白内障术，刊登在《中医杂志》上，以后转载在《中医学概论》第一版上，这不仅继承与发展了宝贵的中医眼科遗产，同时对该手术的进一步研究，也起到了极其良好的推动与促进作用。

"金针拨障术"于1959年正式列为中医研究院的研究课题，得以整理、提高。1961年唐由之首先报道以针拨术治疗19例22只眼，均获成功。其中15只眼矫正视力达到1.0~1.5，手术平均时间为7分钟。1965年4月召开的全国针拨白内障小型交流会，初步摸清了针拨术后发生青光眼的主要原因是由于瞳孔玻璃状体疝嵌顿所引起。中医研究院外科研究所眼科研究室《老年性白内障针拨术的临床观察》一文报道治疗195例259只眼，矫正视力0.6以上者占总数的80.62%（其中在1.0~1.5者为62.79%），获得了很好疗效。

《沙眼中医简易疗法》一文中姚和清先生提出用海螵蛸摩治沙眼，效果明显。如与治疗沙眼眼药水联合应用，更能提高疗效。上海市沙眼中心防治所通过观察研究，提出滴眼配合摩治的疗效比单独滴眼的疗效高出20%以上。海螵蛸摩治沙眼具有机械摩擦、吸附沙眼病毒、刺激病变及其周围组织发生反应以提高组织再生能力，发挥浸药液——黄连与海螵蛸的药效等多种效用。它的优点是不损伤健康组织，无痛苦，无不良反应，操作安全，简便易行，老幼皆宜。上海市于1958—1960年间大规模防治沙眼中，大力推行该疗法，使沙眼发病率大幅度下降。同时，姚和清先生在1958年的全国沙眼防治现场会议中向大会献出治疗沙眼的验方——化铁丹，引起了与会代表的热烈反响，随即用于各地区的沙眼防治上而取得了良好效果。

《中医对角膜软化症的认识》一文介绍了角膜软化症的临床表现，此病与中医肝虚雀目相类，本病与全身的营养障碍有关，因此它的治疗必须掌握整体观念，改善病人一般的营养情况，并介绍了鸡肝散的治法。

另外，有些文章如《用全蝎陈皮合剂治疗急性泪囊炎病例报告》等仅见篇名，查不到文章具体内容，故没作介绍。

姚和清先生作为海派姚氏眼科的创始人，精于眼病辨证，他认为眼病之成，全系阴阳失调，脏腑偏胜，治疗必须掌握整体观念。又认为眼之生理、病理与肝肾关系密切，而眼之营养及眼视物辨色功能之发挥，又多与脾胃有关，故很多眼病治疗从肝肾或脾胃辨证以取效。

姚和清先生亦不偏废外治，重视验方、秘方，还亲自炼制用于临床，故所选用之外用方药每多卓效，如退翳之滚障眼药、治沙眼之化铁丹眼药水、黄连西瓜霜眼药水等。其在金针拨内障术治白内障、海螵蛸摩治法治疗沙眼也有所成就，对中医眼科的发展有一定影响。

参 考 文 献

[1] 姚芳蔚,汤抗美.申江医萃——眼科名家姚和清先生学术经验集[M].上海:上海中医药大学出版社,1998.

［2］ 施杞. 上海历代名医方技集成［M］. 上海:学林出版社,1994.

［3］ 上海市宁波经济建设促进协会,上海市宁波同乡联谊会,《宁波人在上海》系列丛书编委会. 战斗在大上海［M］. 上海:东方出版中心,2004.

［4］ 上海市中医文献馆,上海中医药大学医史博物馆. 海派中医学术流派精粹［M］,上海:上海交通大学出版社,2008.

［5］ 上海中医学院. 中医年鉴 1985［M］. 北京:人民卫生出版社,1986.

（整理:卢红蓉;审订:姚亦伟）

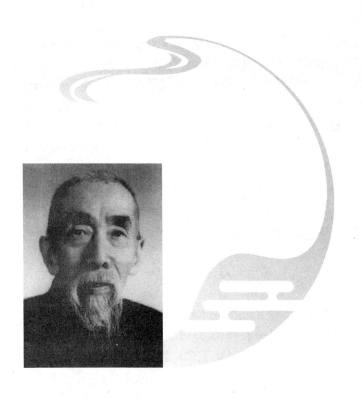

郑守谦

一、名 家 传 记

郑守谦先生(1891—1969 年),字家作。湖南省长沙人。郑守谦先生是 20 世纪著名的中医学家、临床家、教育家。自幼深得家传中医,废除中医家传壁垒,随父亲于湖南省兴办中医学校为近代中医教育事业的发展做出了重要的贡献。曾在湖南、广西等地行医 40 余年。中华人民共和国成立后,历任长沙市联合门诊部主任兼卫生局进修班副主任、长沙市中医学会主席、中医工会主席、湖南省政协委员、长沙市人民代表等职。1955 年底奉调进京,供职于中医研究院(现中国中医科学院),任北京中医研究院西苑医院妇科主任,是西苑医院奠基人之一。1958 年,向中央捐献私存中医秘方。1962 年列席全国政协会议,1965 年任全国政协委员兼医药组委员。

郑氏世家八代行医,在家族儒医的熏陶下,郑守谦先生精研中医药典籍。其对《金匮要略》《伤寒论》等中医经典颇有见地。先生认为,中医治病首重辨别阴阳,用药重在调理气血,处方在纠正偏盛病情。他认为传统中医应与现代医学相结合,将其子郑兆炽送入湘雅医学院学习西医内科,中西合璧各取其长以除病患。先生勤于笔耕,著述颇丰,著有《内科杂病综古》《药性类纂》等书,然其淡泊名利,其著作传世较少,对其著作的研究和发掘更是我们后辈的不可推卸的责任和使命。

(一)继承八代世医精研医术

郑守谦先生 1891 年出生于湖南长沙的书香门第,为近代医家,字家作,号啬园。郑氏世家至今已历十四代,行医八代,三百余年,人才辈出,曾出六位翰林,更以医道闻名于世。

郑氏世家昔日久居于湖南省长沙市东乡(即原来的尊阳乡)金井镇上沙田村。该乡镇居民多系郑族,当地俗称"郑家塅"。郑氏世家世代于当地行医,享有很高的声誉,郑氏世代行医的东乡老屋也是历经磨难,在日本入侵中国时被日本军焚毁,虽又重建,但历遭兵火,如今已然荡然无存。由于时代动荡,百姓疾苦,郑氏世家第十二世祖修诚老先生因目睹灾民颠沛流离苦于无处求医,为拯救更多饱受战火和病痛折磨的百姓,举家迁往长沙市,并创办学校培养更多的中医人才以悬壶济世。修诚先生的儿子郑守谦先生正是在这样的家庭环境中怀着一颗济世救民的心成长起来的。至今已为相传八代的医学世家,既饱读诗书为大儒又扶伤济世为大医,世代信奉"医者,仁术也。",以天下百姓健康安乐为己任,悬壶济世。"郑家"名医辈出。

郑氏家族六世祖郑仁轩(1662年)是郑家的第一代儒医,从此郑氏世家从大儒转为儒医并重,开始研习中医。清朝家传道光康熙年间,郑氏世家尝以医济人,并家传医道。

十世祖郑敦允(郑守谦的曾叔祖)同代人郑乐生专习儿科,术业专攻,以九十岁高龄著《幼科保赤赋》流传于后世。

同是十世祖郑敦谨(郑守谦的曾祖,谥号恪慎),乃清代道光年间进士,官至刑部尚书,原于家中学习中医,亦精于岐黄,为官之余,尝精研神农仲景,以曾为咸丰帝诊病而闻名于朝野,此事记载于《清宫医案》第四十卷,其中只记载其陛诊,据传因陛下病情隐私,而讳记于医案。后咸丰帝钦命同曾国藩一同审理"马文祥刺马"一案(此事详情记载于《清朝史料》卷四和《中国近代史词典》第414页),与曾国藩意见相左,乃称病弃官归故里。回乡后隐居乡野,厌倦官场斗争尔虞我诈,足迹不入城市,以医术治病救人。告诫子孙:"勿事仕途,业医为尚",谕示后代习医,毋事宦途(详见《长沙县志》第704页)。并于还乡后,反复研读中医古籍,曾厘正《金匮要略》古本,传授于郑氏世家后代子孙。其孙郑修诚继承所学又编辑《金匮正读》流传于后世。

家传第十二代人郑沅(郑敦谨之孙,郑守谦之叔父),乃清朝光绪年间,戊戌年探花,著名书法家,篆刻家。其书法为慈禧太后所赏识,墨宝多藏于故宫及颐和园,商务印书馆曾将郑沅的字印为字帖。郑沅稔知医理,曾审批家著,尝为郑氏祖屋书写一对联,内有"鸿蒙启瑞""书带流香"及杏林中语言。

家传至第十二代人郑修诚(1869年出生,郑守谦之父),字业居,自幼耳濡目染家承医学,学成后行医故里,并热心授徒,桃李满湖湘。时处19世纪20年代初,中国在袁世凯和溥仪相继复辟帝制失败后,处于军阀混战的一片混乱局面,各军阀之间纷争不断,百姓生灵涂炭,饱受疾病的困扰,修诚老先生认为仅仅在家乡行医不足以济世,家传医学不能私藏己有,有志于学习中医为百姓解除病痛的有识之士却苦于无处学医,应当以家传医学之精妙倾囊相赠。在晚清以前,中医师带徒(包括师承和家传)成为中医继承和发展的一种重要教育形式。这种教育形式使得中医能够流传下来,同时这种教育模式也存在他的弊端,比如不同师门之间的壁垒,师门家传的绝学不能外传,这些壁垒同样也限制了中医的发展。近代以来,西方医学在我国广泛传播,中医药与中医教育面临着,西洋医学潮流的冲击。不少中医有识之士努力吸取西方医学及其教育学知识,以求与全新的历史条件相适应,为了继承和保存中医学开始兴办中医学校。郑修诚老先生就是其中一员,他离开家乡,1923年在湖南长沙创办明道中医学校,广纳贤士,并将家传医学尽授于医学生,培养了一大批励志治病救人医术精湛的中医人。自任校长并任教,主讲内科及中医经典著作,在上课之余还在长沙成立门诊部出诊造福一方百姓。并创立"刚柔、动静、升降、沉浮"八字医诀,将中医阴阳平衡观念的精髓凝聚在这简练的八个字中,此医坛之正宗,并将自己对伤寒的独特见解加以详细的阐述,编著成《重订伤寒三函》(包括《伤寒易知录》《六经方法表》《伤寒手册》),其他论著包括《精读古典医经方论》等。

修诚之堂兄郑家溉,清末翰林,因精通家传医术,两家过从甚密。曾为《国药体用》《医信掇存》合刊书名题字。日寇入侵湖南时(1944年),因拒绝伪满政府要求其赴"伪满洲国"为臣,纵身投水,因水浅而并未溺死,然之后复死于日军乱刀之下。郑家溉舍生取义,更激起了国人对日军的痛恨。1933年9月19日,中共"新华日报"撰文颂扬其爱国主义精神。1934年12月16日,时任中宣部副部长的徐特立在《解放日报》赞扬他"以一死全了自己民族气节"。中央统战部长李维汉在写给郑家遗属的信中说:"天安门前为之树碑纪念的无数永垂不朽的先烈,有家溉老先生在内。"中华人民共和国成立后,湖南人民广播电台曾以"爱国书法家"故事做过宣传。其遗墨仍有悬于岳阳楼之对联:"湖景依然,谁为长醉吕仙,理乱不闻唯把酒;昔人往矣,安得忧对范相,疮痍满目此登楼。"

家传至第十三代人郑守谦(1891年出生),字家作,为郑氏世医第七代传人,幼年随父学医,郑守谦先生幼年时受家庭影响,秉承家族信奉的"医者,仁术也"的思想,励志救济百姓,为广大病患提供帮助。中医讲求"仁术",孔子和孟子都说:"仁是爱人",医道之"仁"和儒家所讲的"仁"是相通的。郑老正是这样一个书香门第的第十三代传人,从第八代开始精研医术。观古鉴今,"仁"字应该理解为友爱的情谊。即行"革命人道主义"之德,以友爱之心泽惠病患。晋代杨泉在《物理论》中说:"夫医者,非仁爱之士,不可托也。"宋代赵从古说:"吾闻儒知礼义,医知损益……儒与医,岂可分哉。"说明古代强调先通儒理,后通医理。宋代杰出的思想家、政治家、文学家范仲淹有云:"不为良相,便为良医"将"良相"与"良医"相提并论,盖以"相"虽为百官之长,"医"虽为治病之工,然均有济世利物之心也。故历代名医多为儒生兼通医理,即所谓"儒医"。郑氏世家书香门第,郑守谦先生自幼饱读诗书,深受儒家"仁、义、礼、智、信"思想的影响,怀着一颗仁爱之心,以济世救民为己任。

郑守谦先生幼年成长的时期,适逢帝国主义列强侵华,清政府与帝国主义签订了一系列不平等条约,洋务运动失败,中国沦为半封建半殖民地社会。英国要求清政府长江流域等不得让予他国,并请建多条至长江流域的铁路,用交通实际控制了长江流域,中国的百姓惨遭颠沛流离。郑守谦先生正是出生于这个时局动荡的时代,1900年八国联军发动侵华战争,清政府镇压义和团运动,中国内忧外患处于危急存亡之秋。有志之士都在思考应当如何来救中国。随着年龄的增大,郑守

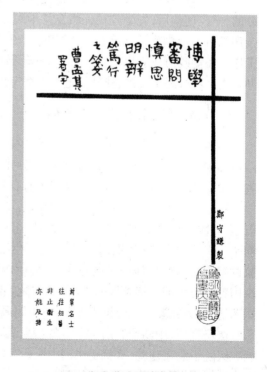

郑守谦独用处方笺

谦先生同样以中华民族之繁荣富强为己任,他刻苦读书,钻研岐黄之术,就家传之医道精髓更是反复推敲,年龄稍长则在诊病方面颇有建树,早年在家悬壶,其诊例延家传"赤贫送诊"之谊。其独用处方笺上有:"博学、审问、慎思、明辨、笃行"之家训,此十个字取自《礼记》。照片后来此笺只传于师承优异者用之,且方笺上有一印:"愿以菩萨心度尽天下厄",以表其"救民之瘼"之心。

(二) 父子合力办学弘扬中医

郑守谦自幼随父亲出诊,闻名于当地。后随父亲迁至湖南长沙,曾任教于长沙孔道大学医学专修班。北洋政府时期,政府崇洋媚外,对于医疗事业和医学教育一概效法西方,颁布《钦定学堂章程》虽将中医列入课程计划,但实则将中医专业排除在医学教育体系之外。北洋政府虽未明令禁止中医学校,但拒中医于法令之外,放任中医教育于消亡,这一处境迫使中医界觉悟,此后才出现了一些颇有成效的中医学校,在湖南郑修诚创办的明道中医学校就是其中的佼佼者。郑守谦先生有幸同修诚先生父子偕同创建明道中医学校并在校任教,教授《中药学》等科目,并著有讲义《药性类纂》,由明道中医学校印刷。学校成立以后中华民国国民政府上台,却变本加厉倒行逆施,禁止兴办中医学校妄图达到消灭中医的目的,国民党政府提议废止中医案,首领禁止设置中医学校,将全国原有的医学校一律改称传习所,1928年南京国民政府改组,1930年,教育部卫生部提案,将原有的国医学校改称学社,请国民党政府核准施行。等等行为,激起了全国中医药界的强烈反对,中医界奋起反抗,为了谋求生存发展而顽强斗争,此时,全国各地创办了不少中医学校。湖南国医专科学校就是在此时创立的。

湖南国医专科学校是由郑守谦先生同其父及甘岳臣、吴汉仙、刘兵仑、易南坡等捐资创办的,学校创建后,先生到校任教支持中医教育事业的发展,并任教务主任,并著讲义《内科杂病综古》,由湖南国医专科学校印刷。1934年先生曾参加湖南省长沙市中医公会及学会工作。汪伪政府成立以后,侵华日军日渐猖狂,大半中国沦陷,1941年湖南国医专科学校停办。先生后行医于长沙、桂林等地。并著有讲稿《脉学辑讲》《古医明鉴》,家传本《医诵篇》。

(三) 奉召进京宏我国医教研

1949年中华人民共和国成立以后,1949年带头成立"求是"联合诊所,并任长沙市联合门诊部主任兼卫生局进修班副主任、长沙市中医学会主席、中医工会主席。1950年任湖南省政协委员及长沙市人民代表,期间著有《气功及养生述要》及《众信方》。

新中国大力发展中医事业。1950年,第一届全国卫生工作会议召开。毛泽东主席为会议题词:团结新老中西医卫生工作人员,组成巩固的统一战线,为开展伟大的人民卫生工作而奋斗。该次会议把团结中西医定为卫生工作的重要方针之一,彻底纠正了旧社会遗留下来的轻视、歧视、排斥中医的思想,发展了中国独特的传统道德体系。1955年12月19日,由国务院卫生部直接领导的"中医研究院"正式成立,周恩来总理为研究院题词:"发展祖国医药遗产,为社会主义建设服务"。下设附属医院、内科研究所、外科研究所、针灸研究所、针刺疗法研究所、中药研究所、医史研究室、编审室和中医研究班。1955年中国第一所中医院西苑医院于北京建院,这就是中国中医研究院的第一所附属医院。西苑医院面向全国,邀请医术高超医德高尚的中医专家来院坐诊。

时年六十四岁的郑守谦先生被聘为北京中医研究院西苑医院妇科主任,并从事教学及科研工作,桃李满天下,是西苑医院奠基人之一。1958 年,向中央捐献私存中医秘方。1962年列席全国政协会议,1965 年任全国政协委员兼医药组委员。生平著述颇丰,然因其淡泊名利,很少付梓。其著作有《医课初基》《方药常规》《四君四物广引》等讲稿,并著有讲义《伤寒六经简表》《伤寒总括》,报告《对附属器盆腔炎的认识和疗法》,分析《痛经的治疗观察》,总结《子宫出血的治疗》《结核性盆腔炎的治疗》,讲稿《痉、湿、暍病脉症第二》《八一方解》,由中国中医研究院西苑医院印刷,行医六十余年,对古典医学、药物及脉学方面都有深入的研究,擅长妇科、内科、儿科的诊疗。著作等身。精通内、妇、儿科。谓实证有积气、积血、积水三种,虚证有阴伤于里,阳耗于表。治疗宜上损从阳,下损从阴,三焦分途,且能灵活运用。又谓药性有刚柔、动静、升降、浮沉之不同,重视用药矫味,刚柔相济。晚年从事妇科临床,调经种子,重视调气畅肝,尤擅治滑胎。对气功养生亦有研究。撰有《内科杂病浅要》《四诊讲义》等教材。不少书刊记载其生平资料,如《中医药大辞典·医师文献分册》《中医年鉴》《长沙名医录》《新中国名人录》《中医人物词典》《郑守谦年谱简编》《当代湖南名人词典》等。

郑守谦先生二十六岁时喜得贵子,取名郑兆炽(1917 年出生),号曦焱,自幼耳濡目染,入蒙学医。当时现代医学传入中国已有近百年,从最初的医学传教会逐渐发展起来,在逐渐得到中国人的认可后,逐步建立了西医学校,当时在中国已经有了较完备的西医学教学体系,虽逢战火纷争,守谦仍将其子兆炽送入长沙湘雅医学院系统学习西方现代医学知识,于1943 年毕业,并任该院附属医院的医生,后任南京中央医院主治医师,内科主任及分院院长。海南医学院客座教授。新中国成立以后,兆炽随父亲在北京中国中医研究院西苑医院西医学中研修班进修中医内科。1950 年后,在中南军区汉口陆军医院内科主任、武汉军区总医院内科主任兼中医科主任、总后勤部卫生部医学科技委员会委员。从事中西医结合研究,曾对"甘草流侵膏"及"北柴胡"的治疗作用深入研究,临床效果显著。退休后仍潜心医籍,已出版《女科综要》及《医案余笺》,如此克绍箕裘,亦是郑氏医氏和百姓之幸。现又在京、沪等地成立"郑氏"中医药自然医学研究中心。从事中医古籍、古方(家传自用医方三千八百余首)的挖掘、研究和整理,开展中医药教学,推动中医药事业走向世界,亦可足"老有所学"之志矣。

二、学 术 思 想

郑氏世家世代儒医。"儒医"是一种历史悠久的社会文化现象。"儒医"的三重境界,即良医、大医、圣医。"良医"注重技,属于知识论,追求的是"真";"大医"注重德,属于道德论,追求的是"善";"圣医"注重道,属于本体论,追求的是"美"。医生原是一种很专门的职业,但在医字之上却加一个'儒'字,称为'儒医',儒者是读书人也。于是读书人不但可以'出将入相',又可以由旁路一钻而做'医'。守谦老人出生于书香门第,耳濡目染,受家训"博学、审问、慎思、明辨、笃行"的影响,将儒家的"仁义礼智信"的思想融入在医学中,欲学做事先学做人,大爱无疆,上善若水,以一颗仁心对待每一名患者,是为良医的前提。

郑守谦先生自幼受家传医学的影响,饱读医学典籍,熟读《黄帝内经》《脉经》《神农本草经》等医学经典著作和《成方切用》《医林改错》等后世医家的学术思想,融合郑氏家传医学的精髓,逐渐形成了自己的学术思想。

（一）家传绝学郑氏医经心法

1. **心法八字**　郑氏医经心传概括为八个字"刚、柔、动、静、升、降、沉、浮"。内容包括：病象、脉义、药理、方剂，经几代人反复思考而定立，万法一宗，为百世不易之道。郑守谦先生现将其公之于众，愿祈共察，以利群生。

医学八字心传对应关系表

刚	柔	动	静	升	降	浮	沉
乾	坤	火	水	春	秋	夏	冬
阳	阴	气	血	表	里	虚	实
燥	润	走	守	散	敛	轻	重
热	凉	急	缓	出	入	清	浊
枯	软	灵	呆	上	下	外	内
强	弱	园	滞	高	低	明	暗
左	右	通	塞	进	退	起	伏
男	妇	壮	老	风	雨	水	石
坚	融	粗	细	植	矿	飞	滞
奇	耦（偶）	变	定	窜	陷	宣	郁

2. **脉学八字**　郑老家传脉学八字为"浮""沉""迟""数""滑""涩""软""硬"。其中"浮"与"沉"相对。"浮"脉代表表证属阳，"沉"脉代表里证属阴，根据浮沉来分辨脉之消长高低，分辨有无力与神。其中"迟"与"数"相对。"迟"脉代表寒证虚证，"数"脉代表热证实证，根据迟数来分辨脉齐与否从而别盛衰。其中"滑"与"涩"相对。通过辨"滑涩"来辨病势盛衰增减，并认脉之皮层滞润。其中"软"与"硬"相对，用于辨气血荣枯，并可鉴脉之松弱燥劲。濡弱气耗知阳微，坚强血充可见阴竭，从脉之软硬来占吉凶。

3. **方药八字**　郑老家传方药八字为"通""缓""化""抑""燥""润""温""凉"。"通"是指：内达中通，宣散风寒，搜里达表，利窍通幽，透关开闭，活络通经，开郁止痛，能使循环建运，邪不内干，始复健康。"缓"是缓急和气，健脾和中，平肝理气，舒筋养血，退热止痛，解毒急救，寒冷急切者从气分治，阳热炽甚者从血分治，有甘缓匀和之功。"化"是化邪归正，开郁行气，活血散瘀，祛痰去壅，导积消坚，生肌蚀腐，败毒杀虫，皆有消导和解，有内消外托之效。"抑"指抑邪止厄，定惊安神，息风平痉，镇冲降逆，静敛收摄。涩漏填空，消炎缓急，收固潜阳，有使水火既济之力。"燥"是指燥湿化浊，凡质干味厚，气烈辛散之药，上扬下渗，中泻旁搜，祛寒祛湿，化腐除恶，对病邪痼结实证，而阴液未伤者宜用，但燥湿药伤阴，血虚津亏者禁用。"润"是指甘寒柔润的药物有润枯濡涸的作用，润药可以凉血滋阴，生津壮水，能灌溉濡泽，有益血热枯涩之患，荣养生化之源，但不宜过用早用，以免滞邪留寇。"温"温药可以益气补火，温经回阳，消除阴寒，破邪归正，使得气血运行回归正常，所谓强壮剂专于扶正培元只用，切忌猛进妄投。"凉"药善于清热降火，消暑降火，止渴除烦，外解阳邪，内消郁燥，去标安内甚佳，然属急则治其标所用，不宜久服多服。

4. **养生三字**　中医养生以阴阳平衡为健康的基本条件，法天之纪、用地之理，顺时之和,对抗一切有害因素,培养促进健康的方法,就是养生的精神实质。人身以精、气、神为三宝,欲存其神,先益其气,欲葆其精,先固其气,故养气保精最为重要,而其要在"食""气"与"心"三者。

食:民以食为天,食以杂为好,多收营养、维生素和微量元素之大成。

气:一切有氧活动,包括体育、歌舞、气功和太极拳、旅游等,能增加氧气吸入,有助于人体新陈代谢,强身益寿之功。

心:心理健康,以德立身,静心养性,劳逸结合,规律生活,持之以恒。

(二)建瓴女科证治特点精髓

女科之病实较男子之病多而杂,更应引起临床医者的重视和研究。

1. **女科治则** 郑守谦先生认为女科治则以调血畅气为要,其次和脾胃,又当养肝血,还益补肾气。

女科疾病,应以调畅气血为主要治法。肾气允盈,大癸得以盈,脾胃健运,水谷精微化而为气血生化之源,肝者将军之官也,条畅气机,气血运行如常。因此,调畅气血主要依赖对肝、脾、肾的调节滋养。妇科用药当注意把握分寸,用清法,不可过于苦泻寒凝,寒凝易伤脾肾;用温法,不易偏于辛燥动火,火大易伤肝劫阴;行瘀当采和化顺利,注重通调,不可过用破血逐瘀。总的治疗原则要通过调理肝脾肾为来调畅气血,养营活络及疏肝培土,或泻木和胃,分别其要,以处理之。养血在冲、任、脾三经,和血是在厥阴、少阳两处经络所辖。正如王肯堂所说:天癸未行,少阳主事;天癸即行,厥阴主事;天癸已断,太阴主事。至于胎产各患,又需注意肝肾主气生化之源。也就是要把重视血分放在首要的位置。

2. **女科用药方法** 妇科以调血畅气为要,其次和脾胃,又当养肝血,还益补肾气。郑守谦先生还注重用药当遵循热者清之,寒者温之,虚者补之,实者泻之,气滞而痛者理之,滑者涩之,痰者燥湿化痰,瘀者破之,陷者举之的原则。热者清之常用黄芩、黄连、知母、黄柏、丹皮之类。寒者温之常用艾叶、附子、干姜、肉桂之类。虚者补之常用人参、黄芪、当归、白术之类。实者泻之常用芒硝、大黄、桃仁、泽泻之类。气滞而痛者理之常用川芎、香附、元胡、青皮之类。滑者涩之常用龙骨、牡蛎、赤石脂、棕榈炭、侧柏叶、乌贼骨之类。痰者燥湿化痰常用茯苓、苍术、贯众、厚朴、陈皮之类。瘀者破之常用红花、茜草、牛膝、五灵脂、乳香、没药之类。陷者举之常用升麻、柴胡、羌活、防风之类。

(1) 调气血:《素问·调经论》强调说:"人之所有者,血与气耳。"气与血是人体内的两大类基本物质,在人体生命活动中占有很重要的地位,如《素问·调经论》说:"人之所有者,血与气耳。"《景岳全书·血证》又说:"人有阴阳,即为血气。阳主气,故气全则神旺;阴主血,故血盛则形强。人生所赖,唯斯而已。"气与血都由人身之精所化,而相对言之,则气属阳,血属阴,具有互根互用的关系。气有推动、激发、固摄等作用,血有营养、滋润等作用。故《难经·二十二难》说:"气主煦之,血主濡之。"气是血液生成和运行的动力,血是气的化生基础和载体,因而有"气为血之帅,血为气之母"的说法。

病在血者,治血为主,必以调气为辅佐。如血寒宜温,血热宜清,血滞宜通,血瘀宜化,血虚宜补。治血的同时应酌情加入理气、行气、补气各药,气血同治,使充盈流动治血得以化生、运行和固摄。

病在气者,治气为先,又必以治血为辅佐。如气逆应降之顺之。气郁应开之行之,其乱应疏解调理,气寒应温运,气热应清泄,气虚气陷应辅助升举;治气同时又应根据兼夹证配伍和血、活血、补血之药,使条达之气得以濡养承载。

以上是调理气血的一般原则。至于失血过多,脉微欲绝或者脱证者,又当急于固气收补,有形止血不能速生,此乃遵从急则治其标之法。另外,遇有虚象,不能一味补益滋养,以防方中药物过于滋腻碍胃,使气血凝滞;遇有郁结实证亦不可一味行气活血,以防行气活血药辛香走窜散而不守而耗气血,最终至气血两伤。临证处方用药应多加小心。

(2) 和脾胃:脾胃五行属土,属于中焦,阳明为冲脉所隶,同为"气血生化之源",共同承担着化生气血的重任,是后天之本。人从出生之后成长,长大以后学习、工作、娱乐等都需要大量的能量,而这些能量都是要通过饮食而来,但是饮食必须要由脾胃共同工作才能正常的转化为气血能量。李中梓在《医宗必读》中说:"一有此身,必资谷气,谷入于胃,洒陈于六腑而气至,和调于五脏而血生,而人资之以为生者也,故曰后天之本在脾。"李东垣在《脾胃论·脾胃盛衰论》中说:"百病皆由脾胃衰而生也。"在女科中脾胃尤其重要,谷气盛实则血海盈满,经候如期,胎产自顺。用药常规总以预先照顾中州,以资坤厚载物的道理。培养化源,有病也易自愈。切忌滋腻及克伐,免伤中气,临床用药不可忽视。

(3) 养肝血:清代著名医学家叶天士提出的"女子以肝为先天"。其华在爪,开窍于目。肝为魂之所处,血之所藏,筋之所宗。五行属木,主动,主生。肝主疏泄,调畅气机,性喜疏泄通调而恶抑郁,能调节情志,促进脾胃运化水谷。肝主筋,又称"罢极之本"。全身筋腱关节的运动功能,须赖肝的精气滋养。又为将军之官,主谋虑。

肝畅气和,则血络流利,血海安宁。若忧郁忿怒而伤气,气行不畅而多扰乱血行,造成气血失调;木郁不达,每化为火,于是阳亢伤阴,对经、带、胎、产均有诸多不利。故在治疗妇科疾病时多重视平肝理气,疏络通瘀。

郁结者,当疏之泄之;上逆者,当抑之平之;阳气偏亢者,当柔之缓之。总之,要使肝气冲和为要。

津血同源,因此养肝从阴,润燥去虚火,因此凉血从润,治血又涉及肾水为多。木失柔润当滋水涵木,滋补肾水以制约上亢之肝阳,是以肝肾双调,八脉兼顾的意思。其中也含有温和活用之法,成分:清补为平剂,滋补为重剂,温补为变剂,使配合适宜。绝无峻补、填涩、呆板、滞气、胶血之理,必须防治阻塞功能,或留邪遗患的弊病。

(4) 补肾气:肾的主要生理功能是:主藏精,主水,主纳气。由于肾藏先天之精,主生殖,为人体生命之本原,故称肾为"先天之本"。肾精化肾气,肾气分阴阳,肾阴与肾阳能资助、促进、协调全身脏腑之阴阳,故肾又称为"五脏阴阳之本"。肾藏精,主蛰,又称为封藏之本。肾在体合骨,生髓,通脑,其华在发,在窍为耳及二阴,在志为恐,在液为唾。足少阴肾经与足太阳膀胱经相互属络于肾与膀胱,相为表里。肾在五行属水,为阴中之阴,与自然界冬气相通应。妇女的奇经八脉和胞宫,均系肝肾,共属先天。必使肾气内充,肝血濡润,冲任通调,才不妨碍经脉、卵巢孕育所需的功能。当酌情投以温养及滋补两法,以纠正其阴阳所偏。对阴阳并损者,应该统筹兼顾。养肝滋肾,就是补益冲任之源;源盛则流自畅通,有病也就容易自愈。

3. 女科重视肝脾,辨证施治

(1) 土木阴分同时致病:郑守谦先生认为土虚木乘的病机,就是乙木横阻而湿陷脾阴的情况,也就是土木的阴分同时致病;所以病在阴分为虚,既是病位在肝脾,治法当以疏木培土。方用逍遥散之类；木盛土衰之时，甘草白术和中补土以生金，金能克木，既能平木；柴胡升阳，和芍药一升一柔，补肝体而助肝用以平肝，达到疏木的目的。其他诸药利湿益土，诸药合用，使肝郁得疏，血虚得养，脾弱得复，气血兼顾，体用并调，肝脾同治，疏逆和中，所以有逍遥散之名。以此方治疗木郁，而诸郁皆愈，是得到疏木培土之功效。

如此分出泄木和土用于实证，疏木培土用于虚证，分辨阴阳，深切体会，调气理血就无难事了。

"肝肾同源"理论源于《黄帝内经》，又称"乙癸同源"。"肝肾同源"是指肝肾的结构和功能虽有差异，但其起源相同，生理病理密切相关，可采用"肾肝同治"的治疗法则。"人始生，先成精，精成而脑髓生"（《灵枢·经脉》），"肾生骨髓，髓生肝"（《素问·阴阳应象大论》）。在先天，肝肾共同起源于生殖之精；在后天，肝肾共同受肾所藏的先后天综合之精的充养。故"肝肾同源"又即肝肾的结构和功能体系通过某些中心环节而密切相关。"肝肾同源于精血"意即肝肾的结构和功能体系通过"精血"这一中心环节而密切相关。因此，从肝肾同病的角度调理肝肾实际是以"精血"为中心。

（2）治法有别：泻木与疏木，培土与和胃。

同是治肝泻木和疏木又有何区别，同是治脾培土与和胃又有何区别，分别应该什么时候运用呢？

五行学说中，肝本属木，又分为甲木和乙木，即甲胆阳在表，乙肝阴在里。脾属土，分为戊己土，戊胃阳在表，己脾阴在里。

（3）土木阳分同是受病：倘甲木因郁生火，胆胃阳气因之躁动，失去正常下降的功能，也就是土木的阳分同是为病；所以病在阳分，为实，即使病在胆胃。治法必须泻木和胃。

方用左金丸（出自《丹溪心法》由黄连、吴茱萸两味药组成）之类。方中重用黄连苦寒泻火为君药，心是肝木之子，实则泻其子，是火不克金，金能治木以平肝；佐以辛热之吴茱萸疏肝解郁，降逆止呕，并制黄连之过于寒凉，入肝引热下行，佐金以制木（因此得名左金丸），两药相合，苦降辛开，一清一温，共奏泄木和胃，行气止痛之效。

张仲景治肝脾同病的要法，在于养血以和肝，运脾以舒气；不予燥湿竭阴之药，更不予苦寒戕伐生气的药。妇科病多涉及肝脏，病从内生，不比新感外邪的表证，故治疗宜着重内和，不当外泄，应予重视。

肝病瘀热积气，都属实证。但肝木夹下焦寒水之气乘于脾胃者，表现为肝失疏泄，脾失健运，胁胀作痛，情志抑郁，腹胀，便溏。似为实证，然实则为脾虚被肝所乘，非温中通阳不可，也就是培土抑木的治法。中焦脾胃升降气机有赖于肝主疏泄来斡旋，疏泄太过，则木旺克土；疏泄不及，则木不疏土。虚中有实，补必兼通。朱丹溪用泄木安土的方法，平调肝胃寒热，以求万全。

营虚木郁，脾胃受戕，治宜建中理脾，还须佐以泄浊之药。如系补阴，又必稍参清泄相火之药。古人所谓益阳和阴，就是这个办法。

大抵血虚引致木横，气血并郁，就会发生蕴热作痛，胃寒则引致土湿，而膀胱的阳气就失化。肝冷可致结瘕，而阻塞胞门。痰凝引起腹板满。血凝脐下，每多成蛊。脉络不通时，必痛连肢节、腰胁、胸、乳、少腹、肛门。心脾忧损导致胸塞气短。肝气夹瘀，必见内热燔灼，抽刺结块等象。血风病者，由于血海上系心胞，发生阳亢神乱；风火上炎，形成上实下虚；病久不复，且涉及奇经八脉，一是虚阳未敛，一则阴液难充。法当养营活血以调经，理气和络以止痛,清热以除烦,散瘀以消块。

郑守谦先生认为在理气活血时,必审阴阳,升阳顾阴,宜分上下;清热去寒时,应别温凉燥润,化瘀安营时,宜辨攻补缓急;这是女科辨证施治的大略。由肝肾而治及脾胃的办法,就是养正而疾自除的道理,也是通补奇经的彻底要法。正如古人所强调的:凡泻厥阴之实,必须兼顾阳明之虚。泄肝和营,化瘀导积,利水杀虫以及缓痛等,都是实证的疗法。补肝肾、镇冲脉、安心脏、健脾胃、摄气固脱、滋阴培元,都是内损的疗法。肝家各病,以清、化、补、养四法为主要。镇静是为阳越的专施法则。而入络搜邪,又是舒筋散瘀的调护方法。凡有瘀血之人,阴分先伤,其气必逆,其热渐高,甚至发为惊厥,肝脉独大,此因积留不散,宜和血行瘀,可兼降气,而不可泄散其本元真气,宜加注意。

4. 妇女经、带、胎产、杂病用药经验

(1)月经病:妇女气血不调,则生经病。故培养生化之源,气旺而血自行,是通调月经的根本办法。经病有不通者,有不调者。不通不调中,有兼疼痛者,有兼发热者,如此可分为四种情况。不调之中,又有超前和推后者;不通之中,又有血枯及血滞者;疼痛之中,又有时常作痛,与经前或经后作痛者;发热之中,又有外感者或者内伤者。是四种情况又当分为八种类型,应当审证论治。但一般用方:虚者可用归脾汤或人参养营汤;实者用四物汤或平胃散;因郁当调气者,用逍遥散或越鞠丸。如此随证加减,临机应变,待用无遗。而温经汤可通用于经闭、崩漏,老少咸宜,以其方刚柔相济寒热并用,阴阳虚实均可治之。但经闭似瘕病之证,宜清降火热之瘀于内,兼行导泄痰浊,舒展气机,能解百厄,以气化则治节自行,升降自然自利;宜予注意者:闭经不宜多用猛蹿之药。

崩漏多因内脏损伤。漏缓崩急,各有寒热不同。治崩宜理气降火,治漏宜养气治火,统一宜补涩兼凉,急则治标,缓则治本。但不可过用寒凉、辛温等药。一般用药如下:热者用:三黄、焦山栀、竹茹炭等合四物汤。寒者用:艾炭、地榆、蒲黄、姜炭等合四物汤;郁兼瘀者用:丹栀逍遥散加蒲黄、川芎、伏龙肝、郁金、黄芪、百草霜等。月经过多者加:赤石脂、补骨脂。

(2)带下病:郑守谦先生认为带下病本多由下元亏损,证属湿浊无疑。总其治法:脾肾亏者从虚治,虚久化热从实治。阳虚气陷者宜补脾疏肝,补中益气汤可用。虚中夹实者、应清利湿热,逍遥散、完带汤、益黄汤均可用之,以清除湿热为度。

(3)胎产病

1)妊娠:怀孕应多讲究营养卫生,研究优生和胎教之法。故妊娠首重养胎,不必专恃药物。凡因病致胎不安者,首调其病,病退则胎安。专因胎气不和而生他病者,则养血为本,去病为辅以安之。大约清热养血,调气和胎,理脾疏郁,以达调匀发育的功能,而选择使用安胎各药:寒者用:紫苏兜、砂仁、白蔻仁等。热者用:条芩、竹茹。虚者用:杜仲、续断、桑寄生。寒滞者用枳壳、厚朴。固胎用:苎麻根、白术、扁豆皮。胎动漏血用:胶艾四物汤加:人参、地榆。或补中益气汤。

但胎前用药的三禁(汗、下、利小便),不可忽略,以免伤津燥血、及损伤胃肾。其他注意事项如下:预防早产及保胎。可服用保产无忧散。临产催生,只宜补气血。可用佛手散或催产万全汤;兼用龟板、贝母、云母石等,另加鲜鸡蛋调食盐少许煎服。气虚甚者应用独参汤。而临产三字诀(睡、慢、忍)是促使自然易产的动力,临产必须注意。

2)堕坠胎:胎动不安常为小产先兆,应根据其原因以安胎。而治胎堕不应用补涩,只养血清燥而血自宁。治难产当少用攻下,只养血滑胎,而转安易育;应护其冲任,切忌阻滞或伤中气,不可忽视。

3) 胎前杂症:胎前染症,总由胎气致之,应各探其源,而救其弊,总不离清热养血,祛邪安胎的治则。但恶阻呕吐,多因痰水积留,治以干姜人参半夏丸等,使温通和胃,是恐胎元无以发育,不使阴胜于阳,故多用温剂。

4) 死胎:死胎不下,用药以兼顾阴气为宜。治法应分为热冷两种途径:因热胎死,多以行血顺气化瘀,胎腐而出。因冷胎死,必使胎温血消,死胎自出。但切不可用巴豆、麝香伤人。

5) 产后:一般说法:产后无有余。故应注意摄生,多方避免七情六淫之害。先以大补气血为主。其余杂病,视其所偏而调之。例如:理气逐瘀:应以祛邪补虚并进。六淫外感:切忌大汗亡阳。饮食所伤:不宜过于消导。产后血晕:除用热醋熏鼻外,可用独参汤、当归补血汤或十全大补汤等。产后失调所致蓐痨(产褥热):忌用生化汤。溽暑时更宜注意。但用梨汁,或甘蔗汁可以收效。新产三病(痉、郁冒、大便难):均兼外感,是产后虚中实证,仍当以实治之。切忌用辛热及升阳药物。

6) 乳病:乳汁为气血所化,故乳汁的多少均与乳妇自身气血有密切的关系。而乳病多主心肝脾胃,心脾郁结,多见乳核、乳癌等症。

7) 血虚乳少:专赖滋补,应大补气血、疏肝散邪、健运脾胃为治;主用猪蹄汤,可加丝瓜络、赤小豆、王不留行等。因气实而闭者,可用涌泉散或行气下乳汤。

8) 乳痈初起:先用表散、疏肝、清胃热为治,或加外治如:蒲公英、马齿苋、瓜蒌、蟹爪等取汁外敷。若脓成或溃者,必用托里排脓,应商外科合治。

(4) 杂病:妇科杂病,基本同于男子,但因女子有经带胎产而倍加复杂。概括其原因为虚损、积冷、结气三者,总因血衰气盛,杂病繁生。治疗应注意攻补兼施,用药宜温阳固摄,扶其元气为主。应注意常见杂病的防治。

1) 不孕:妇女不孕,多因月经不调或气血不足有关。故治疗应以扶脾畅肝、调养冲任为主。有病不孕,先去病根,以调经事。无病不孕,调理气血。血虚者宜养血滋肝,方用四物汤或归脾汤之类。寒冷者酌情加:艾叶、鹿角胶、阿胶、山茱萸、香附子、白薇等药。气滞者以舒畅宣通,方用丹栀逍遥散或柴胡汤之类。热瘀者酌情加以桑枝、益母草、远志、生地、茯苓、石韦、卷柏、牛膝等药。

总之从阳分对心肺脾上中二焦补气,从阴分对肝肾冲任助血为宜。此外应注意男性有无不孕的因素。

2) 阴挺下垂(子宫脱垂):多因中气下陷,气虚不摄;治疗宜补气提升。其因湿热下注者,则应化湿清热。并可外用五倍子煎洗。

3) 脏躁:多因心营虚损,情志失调;一说是子脏血虚,受风化热所致。治宜养心滋液,主用甘麦大枣汤。

4) 咽中炙脔(梅核气):多因七情或外感寒凝痰结所成,有偏寒偏热之别。治宜散寒清热、顺气化痰;可用半夏厚朴汤及噙化丸治之。

5) 癥瘕(积聚):癥瘕积聚疝癖,同为气病及血;皆痰湿、食积、死血所成,癥属有形有质,积留定处;瘕属无形有质,聚散无时。大抵心肝主血,脾肺主气,可于此分治;治癥应破积消瘀;治瘕宜行气和中。两者均宜攻补合用,或先攻后补,衰其大半而止,以免伤元气。总之扶脾胃以养正,积可自除。

6) 盆腔炎:此病与经、带、癥、瘕、胞痹、解㑊等有关。郑守谦先生认为经带与肝、脾、肾有关系。肝、脾的虚实寒热,观证而定。唯肾无实证。以水火不匀的偏颇而衡量之。当无真水溢注及致或满之患而真火反暴迫为自焚之痛也。大抵慢性者咎在脾经常兼痰湿积滞,偏于气分为多,急性患在肝经,有气与血两途而分出肝阳肝阴各别的现象。证偏气分,并及血分;多为虚中夹实之证。治宜清热化瘀、去湿化结、扶正祛邪、随证施治。

7)癌瘤:此症大致属于癥瘕、带下、崩漏的一部分。易见于多产妇女。初期常无明显症状,只觉月经不调,经常白带逐月增多,或有痛经等患,易被忽视。其成因与冲任和肝脾有关;瘀血恶化,积留胞中,故成恶性肿瘤瘤疾。应争取早期诊断和治疗,以化气血、除败毒、消炎肿、培元气为主,亦可用外治坐药辅之。

总之,妇人特有的病,主要是子宫或其附属器官及骨盆腹膜所生的。如月经异常、带下、非时的子宫出血、子宫周围炎、子宫发育不全,以及其他器质性或功能性疾患。在许多病种中,都应归咎于瘀血和水毒两项。对于瘀多的,就有偏向恶液性体质的发展。治疗上大多数应以化血排水毒为主,经常注意预防为主,防治结合的问题。

(三)揣摩本草药性发微抉隐

郑氏家传《本草约言》收录药物350余味,是郑氏家族研学古今中药学专著38种,经家传几代医家的临床经验总结而成。据郑老先父对《本草约言》简序云:"明理达用,融会贯通,务实求真,掌握疗效。"兹摘要如下:

药物归类:

刚动升浮多为阳性药,主走气分,有升阳,发散,祛寒,涌吐等作用。如性属温热,药味辛甘者,如麻黄、桂枝等。

柔静沉降多为阴药,主走血分,有潜阳、清热、降气、渗利、泻下等作用。如性属寒凉,药味酸、苦、咸者,如大黄、芒硝等。

按照药物的质地将药物分类。植物药之花、叶质轻,多为升浮,如菊花;植物之子实质重,皆为沉降,如苏子。植物药之根多升,其叶、稍多降。药之生者升,药之熟者降。咸寒者沉降,盐炙炮制后可滋阴。酒性升浮,酒炙行血。蜜炙增强滋补之功,醋炙促进药物溶解,姜炙能散寒温胃。动物药多性温有阳浮的作用,矿物药多性冷有沉降的作用,植物药介于动物药和矿物药之间,或温或凉,各有其偏性。辛与甘合化阳,酸与甘合化阴,苦与辛合化燥。

郑守谦先生将药性功效进行总结,并编纂方歌于后世流传。如:黄芩泻火燥湿降压,黄连清热燥湿止痢,黄柏泻命火并燥湿,大黄泄热祛瘀通肠,牛黄清热镇痉去痰。让读者对相近药物药性之细微差别一目了然。

(四)建瓴女科证治特点精髓中医当辨明体质以期平衡

尝考中医的目的,不仅在认病归科的治疗,而以改善人的体质为主旨,故医者当以断明病体虚实为要务;而中药能发挥出补偏救弊的转调作用,是有其意外良好的效力。

1. **中医治病首重辨别阴阳** 人体有阴阳二气的生理活动:阴就是水,水能化气,气是物质代表能力;阳就是火,火能化血,血是物质,温液养身。两者互相生化,不可分离,维持人体气血不断生成,使阴阳常处于平衡状态。而人之生病,是由于阴阳失调,造成偏盛偏衰,如阳胜耗阴,则为热,可转化为阴虚阳亢而为虚热,再进一步可为阴阳两虚。阴胜伤阳则为寒,可转化为阳虚阴盛而为虚寒,再进一步也可为阴阳两虚。而在正邪相斗中,邪实而正旺,则现虚寒阴证。而人病阴阳之分,人体之表为阳,实为阳,热为阳;人体之里为阴,虚为阴;治病救人首在辨明阴阳,错辨则可误诊杀人。

2. 用药重在调理气血 《黄帝内经》说:"气主煦之,血主濡之",又认为"气为血帅",即气行则血行,气滞则血滞,因而有"百病皆生于气"的说法。故一般血分病当用血分药治疗,同时注意理气和血,行气逐瘀等法,务必使气分先通,血行顺畅。而病在气分者,治气为先,又需治血为辅。总的一般治疗原则,可用"阳病外制邪,阴病内调体"为重点,即凡从气化为阳分之证,用在表制邪,可投辛散、升降、疏畅、化导及温行、凉泻、镇纳、平补和调各药。凡从血分为阴分之证,则宜内调血损,可投柔润、滋养、甘守、酸收,除益水制火之外,结合脾肾升降,消化本源,全面分析之,而腑病宜通,脏病宜补,治脏必兼理腑,临证应多注意。

3. 处方在纠正偏盛病情 一般疾病都有阴阳偏胜的病情,而医疗目的重在纠正其偏胜情况,使恢复正常生理的阴阳平衡。处方配药,是根据植物、矿物、动物三种中药性味所赋的阴阳寒热燥湿偏胜,来矫正疾病本身的某些阴阳偏胜,达到治疗效果。

附:家传自拟妇科方

(1) 崩应膏:治一切下损子宫出血。

药物:黄芪、当归、生地、白芍、黄芩、地榆、炮姜、大小蓟、百草霜、醋炒香附子、白茅根、桑白皮炭、贯众、乌梅炭、藕节、代赭石,可加仙鹤草。

(2) 通应丸:为一般瘀痛方。

药物:当归、五灵脂、良姜、神曲、百草霜、田三七、大黄。作丸每次服 2.1g,每日服 3 次。

(3) 绛灵丹:通治经闭、经迟、经痛、经块。

药物:十大功劳、鸡血藤、丹参、炒黄芪、合欢皮、柏子仁、红曲米、炒神曲、茜草、仙茅、陈皮、延胡索、良姜、苏梗、山楂炭、蒲黄、远志、香附子、牛膝、柴胡、南星、桔梗、海金沙、田三七、桃仁,研细末,每次冲服 3g,每日服 3 次。

(4) 加味橘皮竹茹汤:治妊娠恶阻。

药物:橘皮、竹茹、麦冬、木瓜、人参、枇杷叶、藿香、柿蒂,可加白芍、扁豆、生地、砂仁。

(5) 子宫肌瘤散:治子宫肌瘤。

药物:生牡蛎、生黄芪、酒当归、昆布草、川牛膝、生蒲黄、醋莪术、赤茯苓、牡丹皮、延胡索、川红花、醋军炭、肉桂心、双甘草。

每日 1 剂,口服 1 个月以上。

按:本散服 3 个月左右才能见效。

(6) 积气通调散

延胡索、香附子、青皮、丹皮、千年健、天仙藤、白芍、川楝子、槐花、当归、苦参、牛膝、神曲、贝母、荔枝核

(7) 积血化瘀汤

紫草、山慈菇、夏枯草、贯众、桃仁、红花、白芍、玄参、生地、贝母、蒲黄、五灵脂、血余炭、当归、桂心、鹿角霜

(五) 一望知病所由重视望诊

守谦老人诊病时,尤重望诊,总结望诊要点如下:

1. 望部位 从气色和形质两方面分别检查。气色不限于头面各部,凡肢体上下盈虚皆

属之;形质不限于肥瘦硬软,凡五官四肢、三焦九窍、皮肉筋骨毛发皆属之。

①发肤爪甲;②头面项脊;③眼耳鼻唇齿舌;④关节四肢;⑤上窍痰涕泪汗,中窍胸腹,下窍粪溺,女子崩带。此五大项,又包括五色、五行、五脏、五官、五方部位。及气血、寒热、虚实、新旧各症言之。

2. **活看法**　看法不拘常例,有分看、有合看、有正看、有侧看、有抚摸、推拨、抓按看法。有常规检查和异常或突出的看法。有病型转变的无定看法,既有静躁、增减、疏密之分;又有平时与急骤看法,和新感与久病的看法;老幼男妇、粗秀劳逸不同的看法,以及七情六淫,和其他时令所犯看法的不同。真病不离气血阴阳,寒热虚实之形,伪病及疫戾另有奇特错乱之色,均须活看细察。

3. **总看法**　总的看法:应以明晦分吉凶,以衰盛分虚实,以冷燥分寒热,以正变分顺逆,以动静分进退。红黄青黑色,宜匀淡不杂,而忌深陷烦凝,或特出一点的浮露及沉滞。白色宜莹净润泽,而有根底,忌淡薄浮露。如不黏皮肉或散若飞雾。色紫定为瘀伤。色淡只要蕴藏有润。又凡起色总宜藏聚,而又深厚活泼,宜匀整不杂,而又安逸有悦颜;宜于抵抗病邪之时,神气不离本色和定位。宜有热便红赤,无热便平顺;有寒及痛便清白。无寒痛即温和;最忌一时数变,及小儿哭叫而色不变之反常危象。

又男子之色,重在眉目印堂,主看督脉。女人之色,重在环唇及下颚和乳头,主察冲任。小儿之色,重在囟门、两鬓、头角及下部役道前后二阴,主重太阳少阴。老年及久病之色,重在门牙、耳根,主查肾气。五脏之色,重在鼻准,土为万物所归,以察后天之强弱。瘦人气盛,未必为旺;肥人气短,不尽为虚。无故色气顿衰者必主重病;有病气色不改者,虽险症易痊;另外神经过敏者,波动比多,此皆常理也。

总之,望诊以神气为重,可用收、散、丰、萎、烦、涩、昏、醒八个字,以参证斟酌之。

(六) 防胜于治提倡气功养生

郑守谦先生认为气功是预防疾病的妙法。他在 12 岁时患肺痨,以致身体衰弱,自此坚持每日练习气功,正气存内邪不可干,遂未用特殊治疗而自愈。他常谓:"肺病损气,而治节不行,百脉不朝,一息失运,一毫不续,则自馁矣,宜善养之。"又曰:"人生以气为本,以息为元,以鼻为宗,以心为根,以肾为蒂,以脑为用,必使呼吸匀静,常在心肾之间,则百脉自调,七情不炽则血气安定,百病潜踪,故不必服药求助也。"

郑守谦先生谈到气功之奥义,认为:"气功的好处是深深吸入空气直入丹田,由鼻呼吸转成腹呼吸,全身气血周匀,把所有病邪逐出,就可推陈致新,转弱为强,而且根深蒂固了。"其中空气指上天之清气,病邪指秽浊之气,根指心,蒂指肾。郑守谦先生气功总诀是"鼻纳口吐,气降为纳,气升为吐,一升一降,合为一大循环,周而复始,气机升降,环形无端,物当之而永寿,人得之而永康,此气功导引之重在坚持修养也。"守谦老人认为养生当从:养气、养神、养形、养精、养年五个方面着手,并当因人制宜,择善而从。

(七) 博采众长注重中西医结合

郑老先生生逢清末民国与新中国交替之动荡年代,随着外国列强入侵,封建王朝统治所导致的长期闭关锁国的状态也被打破了,西方的先进科学技术也随之传入中国。对于西方现代医学,当时的中医界有着不同的看法,有的中医在排斥西方列强的入侵同时一味的排斥西方现代医学,有的认为传统中医缺乏科学性干脆废弃不用。而郑守谦先生认为医家应当博采众长,尽可能多地学习中医及西医中的精华,中医是中国医者几千年的临床经验总结而成,西医又有其独特的先进手段,医者当"衷中参西,亦中亦西,唯入三岔口,功夫未到,只提防歧路亡羊"。体现了中国儒家思想中"恒者行远,思者常新,博观约取,厚积薄发"的思想。并鼓励其子郑兆炽除了研习家传之中医,认真学习现代医学,并送其子入湘雅医学院学习西医内科,后成为南京中央医院大内科主任兼分院院长。

(八)淡泊名利注重医德医风

郑守谦先生常说:"治病要负责,经验是捷诀,精炼出良方,认真求学说。"也将此话奉为自己行医的准则。并提出医戒十条:一戒自满;二戒偏执;三戒饰非;四戒嫉妒;五戒欺诳;六戒好奇;七戒轻妄;八戒贪功;九戒顺俗作解;十戒弃贱畏难。更有诗作《老医十拗》"别人推辞我尽力;虽然病重不辞劳;看病说理不怕长;你不换医我负责;爱的仁义不爱财;不怕蛮请怕好话;嘴里让人心头傲;越老越旺不认输;好书不借君休怪;夸口比赛我不来。"来阐述自己的行医理念。郑守谦先生一生致力于中医临床与教学,认为凡有效之验方均当公之于众而不宜私藏,才能解决苍生之疾苦服务大众。撰文名《秘诀唯心》"秘诀二字,是唯心的话,也是骗人的话,极虚玄空洞荒诞不经的东西,常躲藏在自私自利自骄自满蒙瞒心昧己的窍拗之中,终不自觉其害,这样的人,在他本身就如得到不治之病了。真正有所成就的医家,只以本来面目出现,绝不离开根本实际,而另外说出什么秘诀来。对于一般稍有收获的见解,不仅是专心致志去做功夫,而且愿与同志们大家商讨,共同学习和纠正,透彻真理,脱出范围,要靠大家帮助融合一起,化而裁之,才能推广有用的学业,正所谓既要透明,又要从大众化而共享其成也。"郑守谦先生字如其人,笔锋强劲、婉转圆润、笔法自然,喜赋诗,尚有许多墨宝流传于世,在此摘录两首以供管窥。

微世箴铭
医有道,真可靠,拿法宝,寻窍妙。消毒早,预防好,首虚心,次学饱。
医无济,事可鄙,玉不琢,不成器。会看病,要对证,切人命,望闻问。
讲道理,唯物的,行不行,尽在你。千万变,莫执见,寻缺点,再加勉。
不浮夸,专实践,寒热分,真假辨。对专家,要赞他,广团结,时代化。
博尔约,新旧合,多调查,有收获。为病人,好斟酌,答疑问,人人信。
不居功,图上进,学仲景,尊医圣。近者亲,远者敬,作箴铭,请详听。

行医之辨
医家更有不可不辨者,巧与拙也,熟也疏也,诚与妄也,正与偏也,博与简也,精与粗也,纯一之与杂错也,太过之与不及也。行医同而是非不同,差之毫厘,失以千里,可不慎乎。

三、代表著作与论文述评

郑守谦先生平生著作颇丰,其著作等身,现将其著作列表如下。但因其淡泊名利,很少付梓。后世对其著作疏于整理,宝鉴脂泽尘封,有待我辈挖掘学习。现唯余遗嘱《女科综要》《医案余笺》由其子郑兆炽整理并出版流传于世。

《女科综要》为郑守谦先生遗嘱,由其子郑兆炽整理并于1985年由湖南科技出版社出

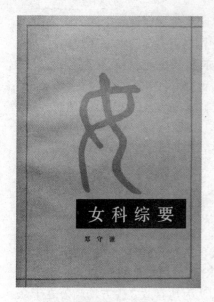

郑守谦编著的《女科综要》

版。本书记录郑守谦先生个人从事女科临证中学习和实践的心得体会,力求简明实用,要言不繁。本书着重女科的临证论治,探讨辨证施治的规律。对女科的钻研必须先熟习中医学的系统理论和基本法则,才能对专科的医论深入理解。郑守谦先生在熟读历代主要女科论著的基础上,结合临床经验,精辟地论述了妇科疾病的病机、治则、方药运用,言简意赅,对新中国女科发展有很大贡献。

《医案余笺》亦为郑守谦先生遗嘱,由其子郑兆炽整理于1991年在台湾启业书局发行出版。书中共记载内外妇儿病案118种疾病之医案,并附经验效方于后,化繁为简,对于各科疾病临床诊治极具指导意义,其书内记载病案短小精悍,毫无臃言缀词,字字珠玑,并涵盖内外妇儿各科常见疾病,医家读者可按图索骥,是中医学者不可多得的临床指导。郑守谦先生提倡中西医结合,在此书中亦体现无疑。正如书中所道"衷中参西,亦中亦西,唯入三岔口,功夫未到,只提防歧路亡羊。"郑守谦先生治学严谨,医德高尚,如书中提到先生的医戒十条"一戒自满;二戒偏执;三戒饰非;四戒嫉妒;五戒欺诳;六戒好奇;七戒轻妄;八戒贪功;九戒顺俗作解;十戒弃贱畏难。"

郑守谦先生一生经历了中国近代漂泊动荡的年代,他以中医代兵戈捍卫苍生幸福,不求自家荣华富贵,但求黎民不致饥寒,当全国中医还处在私传秘授时,他能将家传绝学倾囊相授,推动了近代中医事业的发展。新中国成立以后,郑老先生响应国家号召,离开家乡来到北京,将家传秘方无偿捐献给国家,老当益壮致力于培养新中国的中医新生力量。他一生笔耕不辍著作等身,悬壶济世救死扶伤,对后辈更是不遗余力诲人不倦,其医疗实践活动为中华民族的繁衍昌盛和人类文明做出了巨大的贡献,至今仍是治病防病的瑰宝,其科学实践价值,应引导中医后辈弘扬光大,上列举寥寥,以供启发后人深入研究挖掘。

附　郑守谦先生著作简表

年份	书名	册数	性质	附注
1915—1965	医案余笺	2	手稿	郑守谦著,郑兆炽注
1922—1945	重订伤寒三函 伤寒易知录 六经方法表 伤寒手册	3	讲稿	郑修诚著,郑守谦注
1922	金匮正读	2	讲稿	郑修诚著,郑守谦注
1924	伤寒讲义	4	讲义	郑修诚著,郑守谦注 明道中医学校印
1924	内经金匮方法简编	2	手稿	郑修诚著,郑守谦注
1925—1935	内科杂病综古	3	讲义	郑守谦著 湖南国医专科学校印

年份	书名	册数	性质	附注
1925—1935	药性类纂	1	讲义	郑守谦著 明道中医学校印
1930—1935	国药体用 医信缀存合刊	2	讲义	郑守谦著 湖南国医专科学校印
1931—1950	脉学辑讲	3	讲稿	郑守谦著
1932—1960	医诵篇	1	家传本	郑守谦著
1940	古医明鉴	2	讲稿	郑守谦著
1940—1962	气功及养生述要	1	手稿	郑守谦著
1945—1965	众信方	2	手稿	郑守谦注
1954—1959	医课初基	1	讲稿	郑守谦著
1954—1959	方药常规	1	讲稿	郑守谦著
1954—1959	四君四物广引	2	讲稿	郑守谦著
1958	伤寒六经简表	1	讲义	郑守谦著 中国中医研究院西苑医院印
1958	伤寒总括	1	讲义	郑守谦著 中国中医研究院西苑医院印
1958	对附属器盆腔炎的认识和疗法	1	报告	郑守谦著 中国中医研究院西苑医院印
1958	痛经的治疗观察	1	分析	郑守谦著 中国中医研究院西苑医院印
1958	子宫出血的治疗	1	总结	郑守谦著 中国中医研究院西苑医院印
1958	结核性盆腔炎的治疗	1	总结	郑守谦著 中国中医研究院西苑医院印
1958	痉、湿、暍病脉证第二	1	讲稿	郑守谦著 中国中医研究院西苑医院印
1959	八一方解	1	讲稿	郑守谦著 中国中医研究院西苑医院印
1958	痛经的治疗观察	1	分析	郑守谦著 中国中医研究院西苑医院印
1959—1964	女科综要	1	稿本	郑守谦著,郑兆炽整理 湖南科学技术出版社 1985 年出版
1959—1960	金匮及伤寒讲稿	1	讲稿	郑守谦著
1959—1960	内科讲稿	1	讲稿	郑守谦著
1959—1960	中医临证初阶	1	讲稿	郑守谦著
1959	妇科及五官科疾患	1	讲稿	郑守谦著 载于《昏暗中医医论选粹》第一集

续表

年份	书名	册数	性质	附注
1961	医选杂抄	8	稿本	郑守谦著
1961	医录补遗	1	稿本	郑守谦著
1962	草堂医话	4	稿本	郑守谦著
1962	医话补遗	2	稿本	郑守谦著
1963	本草约言	1	稿本	郑守谦著
1963	金匮内容简表	1	稿本	郑守谦著
1963	简抄必效方	1	稿本	郑守谦著
1963	方便可行录	1	讲稿	郑守谦著
1963	运用经方的常识	1	稿本	郑守谦著
1963	活用方选	2	讲稿	郑守谦著
1964	人体阴阳相互两层周转说	1	稿本	郑守谦著
1964	杂疗新义	2	稿本	郑守谦著
1965	气喘病提要	1	报告	郑守谦著 中国中医研究院西苑医院印
1965	协定处方简便诀	1	稿本	郑守谦著
1967	又一方选	1	稿本	郑守谦著
1967	再又一方选	1	稿本	郑守谦著

（整理：蔡连香　黄欲晓　孙佳琦；审订：蔡连香）

徐季含

一、生平传记

　　徐季含先生(1891—1968年)。又名阆立,男,汉族,湖南省长沙市人,无党派人士。曾在北京、南京、长沙等地私塾读书,15岁开始学医,1914年起应诊行医,悬壶于长沙、上海等地,曾任湖南国医院中医师,因医术精湛,享誉故里。中华人民共和国成立初,任长沙中医学会编委会委员、中华医学会长沙分会中药整理委员会委员、湖南省文史馆馆员。1955年中医研究院建院时调入,为同年中医研究院创办的第一届全国西医学习中医研究班的任课老师之一。曾任中医研究院西苑医院内科主任。著有《金匮要略方论略义》《伤寒论述》《金匮妇人篇三十六病之研究》。徐季含先生擅长内科疾病的诊法,其学术推崇张仲景,于《金匮要略》造诣颇深。善治关节炎、高血压、心脏病等。尤其对脾胃病有较深的造诣,是著名的中医专家。他工作认真,谦虚谨慎,待人诚恳,医德高尚,全心全意为病人服务,曾被选为第三届全国人大代表。

二、学术思想

　　徐季含先生熟读经典,勤求古训,强调望神、望舌,四诊合参,重视临床实践,其临床医疗经验丰富,并独具特色,学术思想主要反映在以下几个方面。

(一)重视调理脾胃

　　脾胃共居中州,互为表里,升降有序,燥湿相济,共同完成水谷的消化、吸收与输布,为

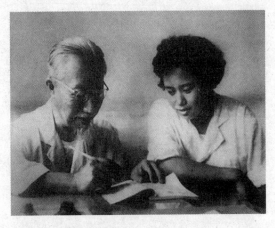

1958 年,徐季含在指导徒弟

气血升化之源,后天之本。徐季含先生在运用这些基本理论的基础上,博采金元医家之长,尊李杲脾胃为后天之本,取丹溪阳有余阴不足的理论,对脾胃病的治疗形成了"扶正理脾,调和气血,养阴益胃"的学术思想。

扶正理脾,扶正气即健脾气,脾气得健,正气充足,脾之运化功能正常,才能为胃行津液,胃气下行浊腐通降,湿邪不留,痰浊不生,达到正气充足病邪不生的目的。若脾气虚弱,湿邪留滞,气机阻塞,痰浊内生,这也是徐氏善从痰辨治的思想基础。

调和气血,重在养血调气,补脾气养津血是调理脾胃的两个方面,在补脾气的基础上重视养血。气之于血,有助血的化生、统摄作用,血之于气,有濡养、推动作用,气血密切配合,不可分离,补气的同时,应重视养血。

养阴益胃,重视滋养胃阴,胃喜阴而恶燥,脾气宜补,胃阴宜养,补气太过,阳气偏盛,阳损及阴,则阴虚燥生,使胃火偏盛,宜用濡润滋养之品,滋润胃阴。

在上述思想指导下,他在益胃汤的基础上加用百合、山药、当归、白芍等,自制益胃膏。该药为膏滋,给年老体弱胃阴不足、久病阴虚或热病伤阴的患者服用,每每奏效。尤其适合形体瘦弱、舌红少苔、纳呆食少、口干欲饮、心下痞闷或胃痛绵绵的重型萎缩性胃炎患者服用。

胃痛是临床常见病症,20 世纪 60 年代前后,溃疡病发病率较高,为观察中药治疗溃疡病、缓解胃痛的疗效,他制成健胃定痛散,对胃痛有良好的缓解作用。据临床观察,急性胃痛半小时内疼痛缓解率 80%。长期服用该散剂有明显的止痛、制酸效果,临床应用三十余年,效果满意。该药是用中药缓解胃痛,尤其是治疗急性胃痛使用较早、疗效好的药物,使用方便、价格低廉,经药理实验,该药有明显的解痉、止痛、制酸效果,是他对中医治疗急性胃痛的重要贡献。

对于脘痛急迫,伴有吞酸,口苦者常用栀连平胃散。胃阳不足常以良附丸或加当归、白芍、延胡索、乌药、煅瓦楞组成的归芍延乌饮以温胃散寒。治疗胃痛时,伴虚烦不寐者常在调理脾胃的基础上加用合欢皮、夜交藤,既可安神亦可安胃。

中国中医研究院名誉院长施奠邦曾 1979 年撰文讨论扶脾阳与养胃阴,深受徐季含先生之影响。这篇文章也体现了施奠邦在徐季含先生的影响下,在论治脾胃病方面的主要学术观点,具体讨论了扶脾阳与养胃阴以及两者之间的关系。

扶脾阳旨在培建中土,包括健脾助运和升益中气两个方面,一来运化,二来升发。此外,温补命门可使少火得壮以上蒸脾土,间接可以扶脾阳。并列举健脾助运的方剂有香砂六君子汤、参苓白术散、理中汤、实脾饮、养中煎、椒术养脾丸等。升益中气的方剂有补中益气汤、调中益气汤、黄芪建中汤、七味白术散、举元煎等。补火生土的方剂有桂附八味丸、四神丸、附子理中丸等。健脾药用山药、云苓、扁豆、薏苡仁、莲肉;温运药用干姜、苍术、木香、草豆蔻;升阳药用升麻、柴胡、葛根、煅防风;益气药用党参、黄芪、白术、炙草;温肾补阳药用附子、肉桂、补骨脂、肉豆蔻。

养胃阴旨在沃焦救焚,主要用甘寒养阴,一来柔润二来清降。此外急下存阴可使釜底抽薪,以间接护养胃阴。甘寒养阴的方剂有叶氏养胃方、吴氏益胃汤、沙参麦冬汤、五汁饮、消渴方等。急下存阴的方剂有大承气汤、小承气汤、调胃承气汤。增水行舟的方剂有增液承气汤、新加黄龙汤、护胃承气汤等。养阴药用石斛、麦冬、沙参、玉竹、百合、生白芍、生地、知母、天花粉、寒水石、梨汁、藕汁、荸荠汁、西瓜汁、甘蔗浆等。

脾与胃在生理功能上关系十分密切,两者是相辅相成的统一体,在治疗上,古今医家也常相提并论,如调理中州,健脾和胃,以及和中、调中、建中、补中、理中、温中等脾胃兼顾的治疗法则。如资生丸,既健脾又开胃,即消食又止泄,是调和脏腑,濡养营卫以补后天之本的有效方剂。在用药上,脾喜甘温刚燥,最恶滋腻;胃喜甘凉柔润,最恶燥劫。治脾多宜升发,以运为健;治胃多宜清降,以通为补。因此,治脾之药不能笼统治胃,治胃之药不能含混治脾。总之,扶脾阳与养胃阴既是相辅相成,但又各自有别。施奠邦列举了当年随徐季含先生在西苑医院所见的三例病例及徐季含先生常用验方如下。

病案1

谷某,男,42岁,干部。主诉:间歇性腹泻十余年,近日加重。病史:十几年前开始,常常腹泻,每遇劳累、受凉、精神紧张及吃纤维较多之食物即发腹泻,一日3~4次,每次发作持续数日,经某医院诊为:过敏性结肠炎。曾用合霉素等西药未效。现症:每隔7~8天腹泻发作,持续2~3天,每天3~4次,便如糊状夹有完谷,便前有时少腹隐疼,肠鸣,纳谷不香,食少,食后胃脘胀闷,口不干,不泛酸,寐难易醒,脉小滑,舌苔根部稍腻。此乃脾虚失运,清气下陷而为飧泄。升清降浊必以扶中为先,宗补中益气汤加减治之。党参12g,黄芪12g,炒白术12g,炙草4.5g,升麻3g,柴胡6g,青陈皮各6g,煨防风6g,焦六曲10g,川芎4.5g。二诊:上药进4剂,食欲增加,纳谷觉香,大便软,腹已不疼,眠仍差,脉舌同前,拟前方加炒秫米(包)24g,法半夏6g,嘱温服14剂。三诊:大便日行一次,有不尽之感,初成形后较溏,偶有腹疼,肠鸣,脉舌同前。此离厕仍有便意,属脾虚有寒,中气下陷,拟扶脾升阳,并以制肝之剂。党参12g,炒白术12g,怀山药15g,升麻3g,柴胡4.5g,甘草3g,焦六曲10g,生姜6g,宣木瓜10g,薤白4.5g,肉豆蔻4.5g,炒白芍15g。7剂,温服。四诊:大便成形,日行一次,食欲好,无肠鸣,脉缓,舌净。基本痊愈,拟丸药调理,以期收功。人参健脾丸40丸,每服2丸,日服2次。

按本例为十余年的脾阳虚之飧泄,用扶脾阳法,始终守补中益气汤治之,方中所用川芎之理,取自尤在径的《金匮翼》中芎劳丸主治濡泄,共服三十余剂而愈。

病案2

楚某,男,32岁,干部。主诉:胃脘不适3年,呕吐4个月。病史:3年前开始,常有胃脘嘈杂不适,饿时更甚,进食稍安,食油腻则胃胀。近4个月,消谷善饥,过饥或受凉即发呕吐,吐出少量黄色酸水,每次发作均需注射止吐针。现症:烧心泛酸,时有嗳气,前天呕吐少量黄色酸水,口干思凉饮,易汗出,头额时痛,大便稍干,小便如常。看之形体较瘦,牙板燥白,舌质略红无苔,口气微臭,脉弦大。脉症合参,此乃阳明有热。阴愈伤则胃愈热,胃失冲和,逆而不降则发呕吐。拟甘寒养胃佐清热降逆之剂,宗叶氏养胃方和白虎汤意。石斛12g,沙参10g,玉竹12g,知母10g,生石膏(打)12g,马尾连3g,代赭石12g,陈皮10g,生谷芽10g,神曲12g,生草6g。二诊:上药进5剂,泛酸、呕吐止,仍口干思饮,消谷善饥,二便调,睡眠安,脉弦舌净。继守原意,前方去神曲、生谷芽、陈皮,加生地15g,生扁豆12g。6剂,隔日服一剂。三诊:自述口干易饥好转,食量正常,呕吐一直未作,二便调,脉缓舌净。仍服上方6剂,隔日服一剂。后拟丸药常服,调理善后。丸药方:生地 30g,石斛 24g,麦冬 20g,玉竹 24g,藿梗 12g,知母 20g,生扁豆 24g,陈皮 12g,生草 12g,生谷芽 20g,清夏曲 20g。上药共研细末,炼蜜为丸,每丸 10g,每服 1 丸,每日 1 次。

按本案为 3 年之久的胃脘不适,用养胃阴法,宗叶氏养胃方加味,服药近 20 剂加丸药 1 料而收功。

病案 3

徐汉,男,39 岁,干部。主诉:3 年来反复呕吐伴有黑便。

病史:患者于 10 年前常有胃痛、生酸,于 3 年前(1956 年 8 月),因十二指肠球部溃疡做胃大部切除术,术后常腹痛。1959 年 1 月发现胃空肠结肠瘘,2 月又做胃空肠结肠瘘切除术及胃十二指肠吻合术。术后仍常胃疼,注射阿托品只能暂时缓解,于同年 3 月住某医院,诊断为:十二指肠球部溃疡术后吻合口溃疡。曾用中西药物治疗未效,于 8 月 19 日转西苑医院。现症:患者卧床不起,胃脘及上腹疼痛,空腹疼甚,得食相安,腹略胀并在食后及夜晚尤重,时有嗳气、恶心,呕吐,口不渴,大便较干色黑,小便如常,因胃胀疼而不得安寐,脉沉细小略数,舌质光嫩而红,略有白苔浮于舌面如雪花。患者素患肝胃失和,几经手术,元气耗伤。腹胀便难,嗳气呕吐,此乃脾胃已失升清降浊之机,胃不和则卧不安矣。然舌红光嫩,胃阴受戕,不耐辛香理气刚燥之剂,先以柔养胃阴,待后天元气自复,宗一贯煎加味:当归 12g,北沙参 12g,甘枸杞 10g,川楝子 10g,天麦冬各 10g,生白芍 12g,野百合 20g,怀山药 12g,紫丹参 10g,甘草 4.5g。以后又在此方基础上加生地、首乌、白蜜、生麦芽。9 月 7 日:上方共服 18 剂。大便之后腹胀依然,食纳不香,脉小滑,舌苔白,舌质已不红,此乃胃阴渐复,脾阳欠振,可以渐次加入扶脾调气之药,更方为:全当归 15g,生地 15g,生白芍 15g,甘枸杞 12g,北沙参 12g,生草 6g,紫丹参 10g,云苓 12g,野于术(土炒)12g,檀香 6g,砂仁 6g。2 剂。9 月 9 日:前方加生芪 10g,又服 4 剂。9 月 13 日:腹胀有减,脉沉小,仍感乏力,将生芪增至 15g 继服。以后病情基本稳定,胃痛发作时服"健胃定痛散"(徐季含验方)每次 6g,不痛时间服"养胃膏"(徐季含验方),每次 15g,每日 2 次,及东北参粉,每日 1 次,每次 1.5g。间断服以上方为主的汤剂。共调理 3 个月余,至同年 12 月 23 日,病情继续好转,胃疼极轻,腹胀消失,大便日行一次为黄色软便,食纳增进,已能户外散步,脉缓小,苔薄白。以后出院疗养。

按本例为多次手术之后脾阳与胃阴俱伤之胃脘久痛,先用养胃阴以后渐次增入扶脾阳诸药,调治半年余而基本痊愈。脾胃两伤而先养胃阴的道理,在于诸药皆先入胃,胃若不受,百病难疗。故需先养胃阴以求胃纳冲和能以受药,其中可稍佐甘平助运之剂,但切忌先投刚燥之品扶脾,或香窜之药理气,以防胃气更伤。

徐季含先生治疗胃脘久痛(其中多数经西医确诊为溃疡病),凡见口干舌红,大便干结者多宗一贯煎加减,注重胃阴,疗效颇佳。据报道,用黄芪建中汤加减治疗虚寒型溃疡病者,也多效果很好。深思其理:一从胃阴,一从脾阳;一偏柔养,一偏温扶,效果皆佳。正说明中医学辨证施治的重要和扶脾阳与养胃阴在临床上的指导意义。

并列徐季含先生验方 2 则:

健胃定痛散:甘草 60g,元胡 45g,鸡内金 45g,乌贼骨 45g,生白芍 45g,香附 30g。共研细末,每服 6~10g。

养胃膏:百合 60g,于术 60g,苡仁 30g,黑豆 30g,云苓 45g,山药 60g,当归 60g,生白芍 45g,忍冬藤 60g,赤小豆 30g,白檀香 15g,制香附 15g,合欢皮 60g,炒麦芽 30g,粉甘草 60g。

上药浓煎 2 次,加白蜜 120g,冰糖(或白糖)250g,合并收膏。

(二) 从痰辨证论治

痰之为病,非常广泛,既有排出体外的有形之痰,也有以痰的特异症状为表现的无形之痰。即广义之痰。痰的产生与肺、脾、肾三脏的关系至为密切。脾为生痰之源,他在注意调理脾胃的思想指导下,审因辨证,善以"痰"立说,尤其对广义痰证,有其独到见解。就望诊而言,若患者面部表情呆板,对外界事物反应淡漠,即认为有痰象。舌苔黏腻重浊,为痰湿之象。从症状体征而言,痰证患者多素体肥胖,或皮肤光亮,目下肿胀如卧蚕,语声重浊,身沉重,头重痛,眩晕、胸闷、呕吐、心悸不寐、皮下结节。男子阴囊潮湿,尿色白浊;女子带下等皆属于痰证。治当温化痰湿,常用方剂二陈汤。他认为二陈汤四味主药功效齐全,既能健脾燥湿去病因,又能温化痰湿祛主病,陈皮之用,在于理气,因为痰之为物,随气升降,气顺则痰消。二陈汤在他用来,得心应手。他对痰的辨治从以下几个方面入手。

痰湿流注经络:主要表现肢体麻木冷痛,身重关节痛,以二陈汤加苍术、薏苡仁、仙灵脾、海桐皮、寻骨风、稀莶草等燥湿温经之品。痰证夹湿热,选用四妙丸。

痰湿留于肌肤:周身皮里可触及大小不等之软包块,无红、肿、热、痛,肌表包块行走不定,用二陈汤加白芥子豁痰散结。

痰湿中阻胃脘:此乃由情志忧郁,或膏粱厚味,湿食互结,积聚胃脘而成。证见胃脘痞闷,嗳气吐涎,或脘腹胀满,嗳腐吞酸,舌苔黏腻,方用二陈汤加枳壳、炒莱菔子、竹茹、炒麦芽、仙人头,理气化痰,消食除满。

痰湿滞脾失运:食少纳呆、脘腹胀满,溲清便溏,宜用二陈汤加平胃散、藿香以燥湿醒脾。若背冷胸闷,口吐涎沫,或饮入易吐,肠鸣辘辘宜用苓桂术甘汤加大剂量冬瓜子以温中化湿。

痰湿下注阴器:临床表现为腰冷膝软,阴囊潮湿,尿色白浊,以二陈汤加萆薢、薏苡仁、仙灵脾、骨碎补、金狗脊以健脾温肾除湿。女子带下加防己、椿根皮。

痰湿之邪恋肺:咳喘胸闷、痰如白沫量多,甚则不能平卧,夹表寒者宜小青龙汤加减,热痰用青气化痰丸,久病气血俱虚宜金水六君煎。

痰气上扰神明:头晕身重,心悸健忘,不寐多梦,宜用半夏秫米汤。有热象者加温胆汤以豁痰安神。

医案:

患者李某,女,47 岁,北京人,1961 年 5 月初诊。主诉:眩晕耳鸣 7 年。经五官科及神经科多次检查,确诊为"梅尼埃病"。近 2 年发作频繁,中西药难以奏效,遂求治于徐老。就诊时患者已卧床月余,症见眩晕欲仆,如坐舟车,动辄呕吐,耳鸣如蝉,胸院痞闷,喜吐痰涎,纳呆便溏,夜寐不安,目周罩青。形体微胖,苔白腻,脉弦滑。徐老曰:"无痰不作眩"。遂立化痰定眩之法以为治。处方:茯苓 15g,姜半夏 12g,陈皮 12g,甘草 9g,钩藤 12g(后下),天麻 9g,泽泻 12g,白术 9g,竹茹 9g。进药 3 剂,可扶行来诊。6 剂毕,眩晕即平。继投茯苓 15g,陈皮 12g,法夏 9g,白术 9g,稽豆衣 12g,一方调理,半月而安。随访年余,眩晕未发。

按:徐季含先生在学术上十分推崇朱丹溪、孙一奎和王隐君,生前曾享有"痰派"之美誉。先生称朱为"治痰高手""治痰专家";称王"开怪病责之于痰的先河";对孙一奎著《赤水玄珠全集》,阐发丹溪倡导的气血痰瘀为患的观点,给予了高度的重视。在此基础上,他认为痰是百病之根;治痰是将疑难杂病化难为易的重要措施;合理选择治痰方药是攻克疑点,取得疗效的关键。本患者恣食膏粱厚味,形体肥胖,目周青晦,频吐痰涎,舌苔白腻,脉弦滑,痰病之征悉具,因痰致眩之因甚明。前医从世俗之见,一味滋补,故病情日渐加重。先生立"二陈汤""泽泻汤"为主方,是专为化痰除饮而设,钩藤、天麻有预防动风、平眩之功;稽豆衣性味甘平归肝经、功能养血平肝,滋阴补肾,补而不腻,无伤脾生痰之弊,是徐老治疗眩晕常用之药。全方补肾、滋阴与杜绝生痰之源配伍得体,定眩平肝靠清轻取胜,七年顽疾乃得速愈。

(三) 杂病诊治特色

20 世纪 60 年代前后,肝病较多,为了解除病人痛苦,治病时他强调改善患者临床症状。胁痛是肝病患者主要症状之一,治疗胁痛时他注意认真分析疼痛部位和疼痛性质,胁痛向后背放射,他认为是气血不通,选用片姜黄,取其行气行血之义;胁痛如针刺状,多用王不留行,因其能入血分,善于涌利血脉,与其他活血药比较,行血而不破血,行而不止,走而不守,治疗胁痛效果好。两胁沉重胀痛多用皂角刺,沉重胀痛乃痰湿阻络,用皂角刺可散结祛痰通络以止胁痛,两胁热痛为肝阴不足,常用玉竹、白芍、白薇等滋阴清肝之品。他认为慢性肝炎是伤肝阴动肝血的疾病,强调治疗肝病应用养肝柔肝法,不宜过用理气药,理气药大多苦燥,用在肝肾阴虚之证,易耗液伤气、伐肝劫阴,乃至加重病情,常选用一贯煎滋补肝肾。治疗轻度黄疸时,在使用清热化湿药的同时,常加入清泄肺热的桑白皮,他认为眼白混浊是肺热之象,桑白皮清泻肺热,有助黄疸消退。肝病伴下肢浮肿者,应辨湿重或气虚,按之如泥者为湿重,自觉肿胀,按之不凹陷者为气虚,处方用药应当有别。治疗慢性腹泻,健脾益气为主,以升清滋脾为辅,升清宜选葛根,再配壳砂行气醒脾。莲子肉、白扁豆、薏苡仁、怀山药以甘淡滋脾、渗湿和中,效果颇佳。

失眠一症,入寐艰难或眠而不酣,甚者整夜不能入睡,他认为失眠症多属虚证、痰证,以阴虚血虚为主,阴虚不能交通心阳,虚阳上扰,烦而不寐。尤以劳心者,操劳过度者属于上述证候者为多。治应宜滋阴补血,安神豁痰,他喜用枕中丹,方中龟板能滋阴益肾,养血补心,以达到交通心肾、养血除烦的目的,菖蒲、远志可豁痰安神,龙骨重镇潜阳,阳入于阴,即可入寐。应用此方,治愈了很多顽固失眠症,为患者解除了病痛。

对于风湿性关节炎的诊疗:

徐季含先生认为,风湿性关节炎常侵袭身体各关节。其中虚者为多。并将之分为五型论治。

单纯虚象(气血俱虚)者,症状表现为:体质瘦弱,面白唇淡,语音低微,自汗,肢体痿软无力,头眩心烦,妇女常见月经不正常,苔净质淡,脉一般是细涩或沉小。以《六科准绳》八珍汤加减。

虚证兼寒重者,痛处固定,关节疼痛固著一处,不呈游走性。或四肢拘急,口鼻气冷,小便清利,大便溏薄,冷汗自出,苔净或薄白而润,舌质嫩,脉现沉迟者为多。以《千金》独活寄生汤、《局方》五积散及《遵生方》五痹汤等加减。

虚证兼湿重者,四肢困顿,重着不举。或头胀如裹,纳谷不思,胸闷腹胀,便溏溲少,苔呈现厚腻,脉现沉滑。以《千金》薏苡仁散及自拟经验方疏风流湿饮(丹皮、茯苓皮、芍药、秦艽、防风、防己、茵陈、威灵仙、白芷、牛膝、行气流湿饮(苍术、防风、羌活、茯苓、薏苡仁、川乌)加减。

虚证化热者,心烦口渴,倦怠无力,或午后潮热,溲黄不利,舌尖及唇现红色,脉细数。以《本事方》当归拈痛散及千金加味二妙散加减。

实证者,得病未久,邪气尚实,正气未伤。临床无他症掺杂,脉弦滑。以经验方通络定痛饮(当归、牛膝、赤芍、桃仁、地龙、延胡索、红花、薏苡仁、威灵仙、没药)及筋缩定痛方(当归、薏苡仁、元参、柴胡、生地)加减。

由于本病多因体质虚弱,血气不充,风寒湿得以侵入,留滞闭塞经脉,气血不通。治疗时先应以活血行气、通筋活络为主,常用当归、生地、芍药、丹参、丹皮等药以活血养血,桑枝、牛膝、鸡血藤、伸筋草等药以通筋活络,再适当给予茯苓、猪苓、薏苡仁等利湿药。其表现为行痹症状(即游走性)明显者,酌量给予祛风之药,如钩藤、白芷、秦艽等。不宜在治疗初期即骤予刚劲猛峻之药,如破血逐瘀的桃仁、红花等,大寒大热的附子、干姜、石膏、知母及辛散太甚之祛风药。嗣后再在辨证施治的原则下,随症加减。

并有医案三例:

例1:刘某,女性,39岁,机关干部,病历号:8940。因游走性关节痛3年余而来本院求治。患者3年来每于着凉及劳累后两膝关节酸痛,但屈伸尚无大碍。1年前因小产而引致症状加剧,并牵连至其他关节呈游走性疼痛,以肩、肘、腕、膝等关节为重,运动时更为明显。发病来尚无关节局部红肿现象。患者既往有经常感冒史。体检:营养较差,头颈胸腹均无异常发现。各关节局部均无红肿现象但有压痛,左肩关节旋转时疼痛,运动障碍。舌无苔,脉象滑而缓。化验检查:血红蛋白94g/L(9.4g/dl),血沉1小时27mm,2小时65mm。西医诊断:①慢性风湿性关节炎;②继发性贫血。血不荣筋,系为行痹,属虚证。治法:活血行气,舒筋通络。处方:丹参9g、当归12g、白术12g、香附4.5g、白芷9g、片姜黄9g、桑枝20g、伸筋草9g、鸡血藤9g。二诊:服上药后症状大减,气候骤变亦未见发作,舌脉同前,拟以前方加减。当归12g、白术12g、生地9g、没药3g、羌活3g、桑枝15g、姜黄6g、灵仙6g、伸筋草6g。三诊:肩、肘、腕、膝等关节均感轻快,屈伸灵活,仅左臂尚有轻微酸感。舌无苔,脉缓滑。予以调理之剂以善其后。处方:香砂六君子丸;桑枝30g,水煎服。

例2:姚某,男性,62岁,干部。因游走性关节疼痛14年而于11月4日来本院门诊治疗。14年前即经常有游走性关节疼痛,尤以各大关节为甚,因寒冷及阴雨而加重。初期关节部曾有红肿及活动不利。近几年来固定于左侧肩、膝、踝等关节。1个月前又开始有关节局部红肿。曾在较大医院经门诊及住院治疗无效来我院。既往病史无特殊发现,仅感经常周身困顿无力。体检:头颈胸腹均无异常发现。左膝关节及踝关节有红肿,局部温度稍高,压痛较著,活动受限,左肩关节有活动障碍,无红肿现象。苔淡黄而腻,脉濡滑。化验检查:血红蛋白130g/L,血沉第1小时25mm,第2小时40mm。西医诊断:慢性风湿性关节炎(急性发作)。乃风湿伤络,气滞血瘀,系历节风病。治法:行气活血,疏通经络,佐以祛风利湿为治。处方:当归15g、赤芍9g、川芎6g、生地15g、泽兰9g、薏苡仁24g、白芷9g、片姜黄9g、灵仙9g、千年健15g、丝瓜络9g、牛膝9g。二诊:服药后各关节痛大减,运动障碍解除,活动灵活,红肿消失。数日来有便溏。苔微腻,脉濡滑。再以前法增益气扶脾之味。丹参9g、白芍12g、党参12g、苍术12g、云苓15g、薏苡仁24g、寻骨风9g、伸筋草9g、牛膝9g、升麻5g、白芷9g、莱菔子9g。后予调理之剂以善其后。

例3:黄某,25岁,男,机关干部。腰背酸痛已5年。自1952年在朝鲜因寒冷及受潮湿即开始有腰背酸痛,严重时不能弯腰,直至1954年经用温泉洗浴后症状稍减。后因行路不慎摔倒,症状又加重,并侵及髋关节,经泥疗等又稍减,今春流感后症状更加重,并牵连膝关节,因各种治疗完全无效而来本院。体检:发育尚好,营养较差,头颈胸腹均正常,脊柱1~5节压痛,左髋关节稍肿,活动受限,行路稍跛,其他关节正常,舌质较红,晨起有黄苔,脉弦滑。

并有筋惕肉瞤现象。化验检查:血沉 1 小时 27mm,2 小时 52mm。西医诊断:慢性风湿性关节炎。风湿入络,郁结而化热,拟用活血舒筋兼清肝热为治,佐以祛风利湿之剂。处方:丹参9g、赤芍 12g、防风 9g、黄柏 4.5g、伸筋草 12g、牛膝 9g、豨莶草 15g、钻地风 12g、千年健 9g、鸡血藤 9g、薏苡仁 15g、木瓜 9g。二、三诊后原方未变,关节疼痛锐减,髋关节活动度亦增大,嘱患者仍续服原方。

(四) 对《金匮要略》妇人三十六病的分类认识

徐季含先生认为,妇人三十六病即《金匮要略》妇人三篇中提及的三十六种病症,有妊娠篇的妊娠口渴不能食、痌病漏下、胎胀腹痛、胞阻、妊娠腹疞痛、妊娠呕吐不止、妊娠小便难、妊娠水气、妊娠使易产及妊娠养胎;产后篇的新产三病(郁冒、痉病、大便难)、产后腹疞痛、产后腹痛烦满、产后瘀血腹痛、产后恶露不尽发热烦躁便闭、产后中风、产后风面赤而喘、乳中虚烦乱呕逆及产后下利;杂病篇的咽中如有炙脔、脏躁、吐涎沫心下痞、腹痛手掌烦热带下、带下经水不利、半产漏下、陷经漏下、血室水血俱结、经水不利下、经闭下白物、腹中血气刺痛、腹中诸疾痛、腹痛、转胞、阴中寒、阴蚀及阴吹等。三十六病,只是约略之辞。这种分类方法比较全面而又能指导妇科临床,徐老意见可为参考。

秦伯未在《金匮要略简释》中解释为:"中医研究院徐季含老中医师曾经和我商榷,认为妇人 36 病即在《金匮要略》妇人病三篇之内。他指出:妊娠篇 11 条,除去末一条见《玉函》为针治外,实为 10 条;产后篇 11 条,除去末 2 条为后人付方外,实为 9 条;杂病篇 23 条,除去前 4 条见《伤寒论》,末 1 条属小儿科和其中总论一条外,实为 17 条,3 篇恰为 36 条,都有证有方。"并附简表如下。

秦老还写到:"徐老提出的当然是初步意见,他还说不敢随便发表,我以为在贯彻百家争鸣方针之下,只要有利于中医文献整理和研究,不是武断片面地早下结论。我们应该欢迎提出讨论,故代为介绍云。"也确实反映了徐季含先生对待医学的严谨之风。

妇人病一览表

	病	方		病	方
1	妊娠口渴,不能食	桂枝汤	11	新产郁冒、痉病、大便难	小柴胡汤、大承气汤
2	癥病漏下	桂枝茯苓丸	12	产后腹疞痛	当归生姜羊肉汤
3	胎胀腹痛	附子汤	13	产后腹痛烦渴	枳实芍药散
4	胞阻下血	胶艾汤	14	产后瘀血腹痛	下瘀血汤
5	妊娠腹疞痛	当归芍药散	15	产后恶露不尽,发热烦躁便闭	大承气汤
6	妊娠呕吐不止	干姜人参半夏汤	16	产后中风	阳旦汤
7	妊娠小便难	当归贝母苦参丸	17	产后风面赤而喘	竹叶汤
8	妊娠水气身肿	葵子茯苓散	18	乳中虚烦乱呕逆	竹皮大丸
9	妊娠使易产	当归散	19	产后下利	白头翁加甘草阿胶汤
10	养胎	白术散		(以上产后篇 9 病)	
	(以上妊娠篇 10 病)		20	咽中如炙脔	半夏厚朴汤

续表

	病	方		病	方
21	脏躁	甘麦大枣汤	30	腹中血气刺痛	红蓝花酒
22	吐涎沫、心下痞	小青龙汤、泻心汤	31	腹中诸疾痛	当归芍药散
23	腹痛手掌烦热、带下	温经汤	32	腹痛	小建中汤
24	带下、经水不利	土瓜根散	33	转胞	肾气丸
25	半产漏下	旋覆花汤	34	阴中寒	蛇床子散
26	陷经漏下	胶姜汤	35	阴中蚀疮烂	狼牙汤
27	血室水血俱结	大黄甘遂汤	36	阴吹	膏发煎
28	经水不利下	抵当汤		（以上杂病篇 17 病）	
29	经闭、下白物	矾石丸			

另附：徐季含先生名方验方

1. **通络定痛饮** 当归、牛膝、赤芍、桃仁、地龙、元胡、红花、薏苡仁、威灵仙、没药。

2. **筋缩定痛方** 当归、薏苡仁、元参、柴胡、生地。

3. **健胃定痛散** 甘草 60g，元胡 45g，鸡内金 45g，乌贼骨 45g，生白芍 45g，香附 30g。共研细末，每服 6~10g。

4. **养胃膏** 百合 60g，于术 60g，薏苡仁 30g，黑豆 30g，云苓 45g，山药 60g，当归 60g，生白芍 45g，忍冬藤 60g，赤小豆 30g，白檀香 15g，制香附 15g，合欢皮 60g，炒麦芽 30g，粉甘草 60g。上药浓煎 2 次，加白蜜 120g，冰糖（或白糖）250g，合并收膏。

三、代表著作与论文述评

有文献称，徐季含先生著有《金匮要略方论略义》《伤寒论述》《金匮妇人篇三十六病之研究》等著作，经查未见。现仅能查到徐老的一篇学术论文，发表于 1958 年第 3 期的《中医杂志》。题为"治疗慢性风湿性关节炎 90 例的经验介绍"。其中对于慢性风湿性关节炎的病因病机、症状进行了简要介绍。并对自 1957 年 1 月到 12 月的 90 例慢性风湿性关节炎患者进行了临床观察。徐老认为，

徐季含撰与他人合作的论文发表在《中医杂志》1958 年第 3 期

绝大多数慢性风湿性关节炎均属虚证。可按中医理论将慢性风湿性关节炎分为 5 型,分别为单纯虚象者、虚证兼寒重者、虚证兼湿重者、虚证化热者以及实证者。并列表如下以说明常用的药物类别。

同时,徐季含先生强调,因为本病患者大都体质虚弱,血气不足。治疗本病,应首先活血行气,通筋活络,常用当归、生地、芍药、丹参、丹皮等药以活血养血。桑枝、牛膝、鸡血藤、伸筋草等药以通筋活络。在适当给予茯苓、猪苓、薏苡仁等利湿药。在某些病例表现行痹症状(即游走性)明显者,酌量给予祛风之药,如钩藤、白芷、秦艽等。不宜在治疗初期即骤给刚劲峻烈之药,如桃仁、红花等破血逐瘀药,附子干姜、石膏知母等大寒大热药及辛散太甚之祛风药。嗣后还是应该在辨证论治的原则下,随症加减。具体用药分类如下:

效能	药味
和血活血药	生地、当归、丹参、丹皮、赤芍、泽泻、桃仁、红花、茜草、紫荆皮
舒筋活络药	威灵仙、片姜黄、牛膝、桑枝、海桐皮、鸡血藤、伸筋草、天仙藤、千年健、地龙、丝瓜络
祛风药	防风、荆芥、羌活、独活、秦艽、白芷、钩藤、钻地风、豨莶草、生蔓荆
利湿药	薏苡仁、木瓜、防己、泽泻、猪苓、茵陈、萆薢、车前子、木通
清热药	知母、黄柏、夏枯草、山栀、桑皮、花粉、黄芩、石膏
补气助阳药	人参、黄芪、白术、茯神、骨碎补、狗脊、菟丝子、附子、干姜、虎骨、杜仲、续断、枸杞、山萸肉、仙灵脾

总之,在这次整理过程中,我们遍查了期刊文献和书籍,有关徐季含先生的文章著作确实少之又少,但从其他医家的著作文献中,能找到他精于临床的各种医案和医论,从他跟其他著名大家的交流中,能感受到其严谨的学风和渊博独到的见解。未来希望能更多的发掘他的事迹和著作,总结他的临床诊疗经验和学说,以飨后学。

参 考 文 献

[1] 中国中医研究院.中国中医研究院人物志:第一辑[M].北京:中医古籍出版社,1995.

[2] 单书健,陈子华.古今名医临证金鉴·痹证卷:下卷[M].北京中国中医药出版社,1999.

[3] 徐季含,殷凤礼,陆天鑫.治疗慢性风湿性关节炎 90 例的经验介绍[J].中医杂志,1958(3):176-178.

[4] 施奠邦,钱英.谈谈扶脾阳与养胃阴[J].新医药学杂志,1979(2):41-44.

[5] 秦伯未,孙其新.谦斋四大经典简释,北京:中国中医药出版社,2015.

[6] 张崇.何谓妇人三十六病?[J].江西中医药,1983(3):61-62.

(整理:杜松;审订:唐旭东)

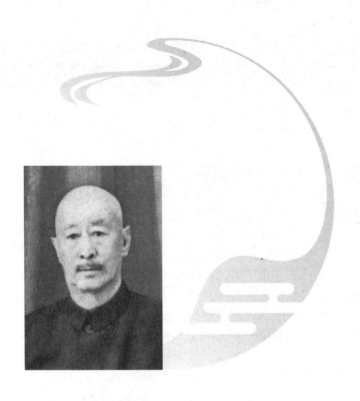

段馥亭

一、生平传记

(一) 名医之路

段馥亭先生(1892—1959年),河南滑县人,1907年随伯父段云卿学医18年,系祖传中医外科,至他已六代。早年来京行医,1922年在京考取中医外科医师资格,从医40余年,为外科北派四大名医之一,曾入《中国名人录》,用药为祖传秘方。20世纪20年代末,他与施今墨、刘润甫等人创办华北中医学院,培养中医人才。段馥亭先生为办校四处奔走,位于北京西四牌楼的校舍都是先生联系租定的。他参加执教,主要教授中医外科学,教学影响深远,学生中涌现了不少名中医。先生1955年入广安门医院,被聘为中医研究院外科研究所中医外科教授,除出专家门诊外,还培养了许多后学者,1959年逝世,享年68岁。继承其术者除段凤舞先生外,还有弟子赵永昌、余桂清、张代钊等。

段馥亭先生一生无子,早年其亲戚家过继给先生一子,即起名段凤舞。段馥亭先生悉心教导,关怀备至,希望段凤舞能继承自己的家业。段凤舞也没有辜负父亲期望,从小天资聪颖、勤奋好学,很快就掌握了先生的精髓。后来段凤舞醉心于肿瘤事业的研究,依然取得令人瞩目的成就。

段馥亭先生住在老北京的西单,是一套不太宽大的三居室,小小的客厅中,书桌、沙发、书柜,略显拥挤;墙上挂有名人字画,其中一幅朱笔钟馗最为精到传神,细看题款,乃大画家张善孖书赠先生的。其子段凤舞回忆说道:"先父与张大千弟兄极为莫逆,彼此钦佩,惺惺相惜,二位张叔父常有赠画。不过已损失了不少。"

段馥亭先生为人谦和,待人热情友善,德行高尚。中华人民共和国成立前夕,先生和众多名医一样开设民间诊所,那时先生与皮肤科泰斗赵炳南老先生交情深厚,共同从事中医皮肤科、外科,后来先生自愿不再专攻皮肤科疾病,而是专心研究中医外科事业,只道是为了让更多的皮肤科病人去找赵炳南老先生看病,不愿争病人、争业务,品德十分高尚。

(二) 严选用药

段馥亭先生在中医外科和家传秘方用药上有极高的造诣。段家祖传的方剂很多,用药很精,选料很严。如给病人治疗骨结核的"骨痨散"药粉,是用多种珍贵药材配制的,有麝香、珍珠等,其中麝香有扑杀结核菌的强大效力。中医认为结核属"阴",治疗较棘手。另外未破口的要比破了口的难治,因为破了口,药力可以直接进入患处达于病灶,比靠皮肤渗入效果要好得多。后来段家这些神效之药,却未能发扬流传。段凤舞曾道出其中的难言之隐,不是段家藏私良药,先生早已把祖传秘方公诸于世,还出了书,但是其药实在太难配制了,有些药材要求很严,如苍耳子这种草科植物哪里都有,但要入药,非要哪个地方哪个节气产的,别的都不行。药味不全又不好找,即使有秘方也没用。由此,段家之药恐难以为继了。让人不禁猜想,这是否为段凤舞舍家传中医外科,到他第七代中断,转而从事肿瘤治疗的原因之一。

(三) 学派争鸣

近现代中医外科学的学术流派分别为正宗派、全生派、心得派。正宗派——明代陈实功,代表作《外科正宗》,其重视脾胃,主张应用外治法和进行外科手术,治法有熏、洗、熨照、湿敷等,并记载手术方法14种,强调无菌观及情绪、环境、护理的重要性。全生派清代王维德代表作《外科证治全生集》,其学术思想主要为"阴虚阳实"论,创立了外科证治中以阴阳为核心的辨证论治法则,对阴疽的治疗提出以"阳和通腠,温补气血"的法则,主张以消为贵,以托为畏,反对滥用刀针,创立治疗阴疽的四大名方。心得派清代高锦庭代表作《疡科心得集》,其学术思想主要为"外疡实从内出论",注重外证与内证的关系,将温病学说引入外科病证治,在治疗上善用治疗温病的犀角地黄汤(犀角现用水牛角代,后同)、紫雪丹、至宝丹治疗疔疮走黄,用三焦辨证揭示外科病因与发展部位的规律。

段馥亭先生精通中医理论,重视临证,力主内外兼治,提倡推陈出新,结合各家学派,充分发挥中西医优势。他擅治外科疑难杂症,结合家学创立了多种外治疗法。他禀性谦虚,工作热情,待人如至亲,并热心带徒,培养了大批中医外科及肿瘤科专家。1960年,中医研究院内外科研究所外科研究小组为段馥亭先生整理出版了《中医外科证治经验》,是中华人民共和国建立初期中医外科学的重要著作之一。

(四) 名师高徒

段馥亭先生常外出出诊,当时的积水潭医院在治疗骨外科疾病很有名气,也时常请先生前去会诊。先生也经常携弟子们去北京偏远的郊区给贫苦人家看病,回来城区已经很晚了,先生就经常请他们吃饭,视如己出,若是遇上逢年过节,也是要请徒弟们来自己家里吃饭聊天。

1955年广安门医院成立后,段馥亭先生正式进入广安门医院行医,先生对徒弟总是倾囊相授,更是愿意让徒弟放手自己干。当时广安门医院给段馥亭先生提供一个诊室,四张桌

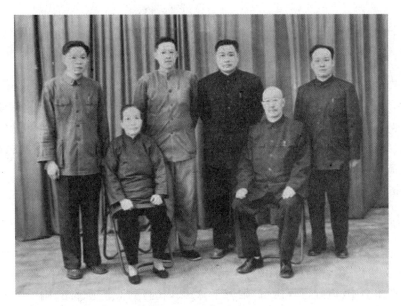

段馥亭夫妇与学生们合影

子,先生总是坐在最里面的座位,其余几个徒弟坐在靠外面的位置,先生坐在旁边指导徒弟看病,有疑难疾病先生还会和大家一起探讨,放手让徒弟自己看病,在实践中快速成长。

在段馥亭先生的一生中,跟随他时间最长,又深得其学术传承的弟子有:段凤舞、赵永昌、余桂清、张代钊、叶仲琨、庄国康等。

段凤舞,为七代中医世家传人、老北京中医外科三大名医段馥亭先生之子,曾任中国中医研究院广安门医院肿瘤科主任。段凤舞出身中医世家,虽未继承先生的家传中医外科绝学,但在长期的治疗肿瘤的医疗实践中,逐渐摸索出一些治癌的规律和有效方法,据称疗效比研究治疗胃癌成绩卓著的日本还要高。

赵永昌,为段氏外科重要传人,1940年从师京华外科名医段馥亭先生。满师后参加北京医生开业考试并名列前茅,遂正式悬壶。1956年参加北京市中医进修班学习,1958年底经先生推荐入中国中医研究院广安门医院,专门从事疮疡外科的医疗与研究工作。先生以擅治阴证痈疽而名噪京华,门徒不少,唯他常随先生出诊,远至津沽,近在京师四城,朝夕相随,耳濡目染,尽得真传。

余桂清、张代钊等人也是段馥亭先生的得意门生,他们共同筹建了中国中医科学院广安门医院肿瘤科,成为了全国中医、中西医结合肿瘤专业的主要创始人之一。在他们的带领下,广安门医院肿瘤科先后完成了十余项国家攻关科研课题,获奖多项,在海内外享有盛名。

段馥亭先生从事教育工作数载,对青年学子,无不视为家人。无论是在课堂上还是在生活中,与大家在一起的他总是和颜悦色,循循善诱,热情至诚,让这些学子们感受到同老师在一起的日子永远如同沐浴在春风之中。先生的弟子在他的带领和影响下,秉承了他的和善、严谨的诊疗态度及仁人风范,并将这种精神传给了他们的学生,形成了一支精严的中医外科、肿瘤科团队,并将其一代一代传承下去。他们先后培养了医学硕士、博士、博士后百余名。作为先生的学生,他们开创了我院中医外科及中医肿瘤科的新局面,为中医学的发展做出了重要贡献。

二、学术思想

段馥亭先生在北京从业外科四十余年，经验和理论都很丰富，平日诊病，必先根据四诊，细心辨证，然后进行治疗。对外用药的选用，先生悉心钻研，在古方的基础上又有所改进，疗效显著。他对骨结核、疮疡、骨髓炎、淋巴结核、慢性溃疡、糖尿病性坏疽、周围血管病、急性或慢性湿疹、牛皮癣、皮肌炎、红斑狼疮及多种乳房疾病确有奇效，并看重中西医结合治疗等方法。先生流传下来的许多治病验方仍在发挥重要作用，其玉红纱条、滚脓丹、化腐生肌丹仍在广安门医院中医外科传承发扬，其诊疗肿瘤的学术思想亦影响深远。

（一）治疗骨痨宜温通散寒、健脾固肾、注重调养

段馥亭先生治疗骨痨经验丰富、效如桴鼓，其治疗方法简便廉验、优越性强。骨痨属于阴证，亦有称为骨疽、龟背、流痰、阴疽等者。先生认为骨痨的发病原因不外三种：①外因：由于寒邪客于经络之中，以致毒气深沉，附着于骨；②内因：由于七情郁结，内干脏腑；③不内外因：由负挑重物、跌仆损伤，或由饮食不节、起居不慎，或由房劳过度所引起。其表现为：①骨痨初期：有时不易察觉，逐渐发生精神萎靡，倦怠，食欲不振，睡眠不安，人渐消瘦；以后患部感觉疼痛，或发生不热、不痛、无头的漫肿，此期脉象或为正常，或为沉细，或为弦细。②骨痨中期：病势逐渐严重，体重日减，气血双亏，出现午后潮热，入睡盗汗。虚邪久留于身，感觉骨痛、腰痛、足痿，甚而腰脊不举、行走艰难。患处疼痛增剧，肌肤良肉下陷萎缩，或发生流注性阴疽漫肿，不红不热，难溃难散；溃后气秽腥臭，脓汁似豆腐花块，极难收口；久病元气日衰，甚至瘫痪，不能起床。此期脉象多现虚、弱、沉、涩、微，若见洪大无根，更属险象。③骨痨末期：患者经细心调养后，病情可逐渐好转，精神日渐恢复，脉趋和缓，肿痛消失，阴疽逐渐平复，脓瘘愈合。亦有诸症虽渐退，但遗有鸡胸、龟背。亦有因病情恶化而终于死亡者。骨痨治法：由于骨痨为毒陷阴分之症，非用阳和通腠之法，不能解其寒凝；阳和一转，则阴分凝结之毒，便能化解。血虚不能化毒者，宜温补排脓；已溃阴血干枯者，宜滋阴温阳。治疗立法在于下列四点：温通散寒，化阴为阳；消肿止痛，散瘀解毒；补气养血，健脾固肾；通经活络，强筋健骨。具体治疗骨痨方法，一般采用内外兼治，辨证用药：①早期宜用温通散寒法，可内服阳和汤加减，患部外敷骨痨散。②中期病变进展，证候复杂，随症给予温通解毒、化瘀、补养、通经壮骨、健脾固肾之剂。一切龟背、流痰、阴疽漫肿，宜用阳和汤与犀黄丸隔日轮服法；痛重者可加服骨痨丸。外治仍以骨痨散为主。寒重者骨痨散内可加肉桂；有瘀血者可加血竭；痛者可加乳没及血竭；肿痛并重者可加倍使用麝香，同时加入血竭、乳没（骨痨散外敷，每周换药一次）。骨痨患者若呈现阴虚肾亏者，可服六味地黄丸加减，亦可服三胶肾气丸加减；并有骨蒸痨热者，可服青蒿鳖甲汤；盗汗可用生黄芪、生龙骨、生牡蛎、浮小麦等药，以敛汗潜阳；食欲不振者，可酌加香砂六君子汤，以调理脾胃。已溃呈气血双亏、伤口脓水清稀、日久难愈者，内服补气养血方剂，如八珍汤、人参养荣丸、十全大补汤、黄芪膏等药，以补气血。外治可用化腐生肌丹、滚脓丹药粉，撒于疮面，或制成药线插入疮瘘内，促其化脓、滚脓、生肌，最后以凤雏膏、八宝珍珠散、玉黄膏生肌收口。由于骨痨，久病卧床不起，上肢或下肢瘫痪，大小便失禁，这类骨痨患者，预后不良。早期可试服健步虎潜丸、琥珀黑龙丹、虎挣散等药，以通经络、壮筋骨。③骨痨末期，应着重于调养，注意饮食起居。若有症状未全消失者，仍可继续

按证用药。

有关骨痨的调理也非常重要。段馥亭先生认为在病变进展期内,宜睡木板床,不宜下地活动。休息、日光、营养都是十分重要。应忌房劳,禁食螃蟹、无鳞鱼。病势减轻后,可逐渐下地活动。切忌乱投药品,恐伤脾胃。骨痨溃后,伤口不易愈合,常流稀脓败浆时,应注意清洁,隔日换药一次,以促进伤口之愈合。现通过以下一例医案试述先生运用骨痨散外敷治疗脊柱骨痨的经验。

马某,男,22岁。1954年因负重过累,逐渐发生腰酸臂痛,体重日减。1955年患肺痨,患者更加消瘦,且有午后潮热,虽经抗结核药品治疗,肺痨有所好转,但腰痛不减。第十一胸椎至第一腰椎有显著压痛,右下腹部可触及一硬块。血沉增速,X线摄片发现第十一胸椎及第二腰椎之间有不同程度的破坏。曾用石膏固定,用各种抗结核药品,而未能控制病势之发展。1955年来广安门医院治疗。证属脊柱骨痨,系寒邪凝于脊柱骨之间。治疗时,纯用骨痨散外敷于第十一胸椎至第二腰椎之间,每周换药一次。经用药2个月后,患者精神、食欲、睡眠等均较前大有改善,腰痛消失,X线摄片骨质破坏处开始有增殖现象。治疗3个月后,即进行轻度活动,半年后,X线摄片修复更行显著。治疗1年余,已告痊愈,能骑自行车不感劳累,现已完全恢复工作。

体会:段馥亭先生治疗骨痨的方法优越性有三:①不用石膏固定,能较早期活动,消除了由于石膏固定所带给病人的痛苦,避免了邻近关节强直,减轻了繁忙的护理工作,使病人精神愉快,症状改善。由于能较早期活动,防止了部分并发症的发生。②治疗方法,经济方便,易于推广。一般采用内外兼治,不动手术,不需特殊设备,只要外敷和内服中药即可。③本疗法还可适用于部分手术疗法的禁忌证,及对抗结核药物有抗药性者,及用于手术后疼痛、肿胀、瘘管等。

中医对骨痨的治疗,不但有理论根据,亦有临床的实践价值。段馥亭先生的弟子在跟随先生的临床学习和工作中,根据先生的经验与治疗的方法,在1958年与252军医院外科共同总结了"中医治疗七十四例骨与关节结核临床疗效初步观察",其中包括脊椎结核54例,关节结核13例,骨结核7例。本组病例绝大部分病程长,并在其他医疗单位经过各种治疗而无显著效果者。根据两年的临床观察,初步体会发现,中医疗法对止痛、消肿、溃疡与瘘管的愈合,以及全身症状的改善,均有不同程度的效果。疗效初步分析为:痊愈19人(占25.6%),显效41人(占55.4%),无效11人(占14.9%),恶化3人(占4%);有效率达81%。

段馥亭先生在北京行医四十余年,曾使用此方治愈了不计其数的骨结核病人,骨痨散对早期的和小关节的骨结核病人更具有满意的疗效。先生认为,肾主骨,骨结核病的治疗应需从肾出发。在补益肾气的基础上同时需要健脾,健益后天之本。其自创的三胶肾气丸(阿胶、龟板胶、鳖甲胶)是治疗骨结核的重要方剂,对骨痨的治疗效果显著。根据先生治疗骨痨的经验,可以体会到中医外科学有着丰富的内容有待我们挖掘,扩大了近代医学对于骨与关节结核治疗与研究的范围。

(二) 治疗疮疡需内外同治、标本分明

在治疗疮疡时,段馥亭先生认为,疮疡虽生于肌肤之外,而其根本则常集于脏腑之中,故治疗外症,内治与外治是同样重要的措施。不论内治或外治,在病因上,要辨别内因、外因、不内外因,针对病因而下药;在证候上,要辨阴阳、虚实、表里、寒热,辨证论治。不过,在外科

辨证上,特别要重视分辨阴证、阳证,其次要审查虚实。至若寒热、表里,当然也不容忽视。此外,尚需鉴别本症、兼症以及有无宿疾。例如同是发热恶寒,便应鉴别是否兼有外感,又如病者体质素虚,虽患阳症,亦多虚象。总之,必须仔细辨证,才不致本末倒置、标本不分。疮疡的发展,一般可分为初起、脓成、已溃、生肌等四个阶段,治疗也应视各不同阶段分别用药。大抵肿疡初起,治疗原则以"消"为主;脓已成以"透"为主;脓已溃以"托"为主;生肌阶段,则慎为调理,即可痊愈。在每一阶段又要分辨阴证、阳证,所谓阴证,包括虚证、寒证在内,阳证包括实证、热证在内。总之,对阴证阳证的治疗原则是:阳证宜"清",阴证宜"温"。①阳证初起,治宜"清消"(清热解毒消肿),常用的清消方剂是仙方活命饮加减;阴证初起,治宜"温消"(温化消肿),常用的温消方剂为阳和汤。②阳证脓成,治宜"清透"(清热解毒透脓),清透的代表方剂为透脓散;阴证脓成,治宜"温透"(温化透脓),仍可用阳和汤加穿透之品,如山甲、皂刺。③疮疡溃后,不论其初为阳证阴证,病者体质均已属虚,故均宜"补托"(补正以托毒),补托的代表方剂为托里排脓汤或托里养荣汤。④生肌长皮阶段,可视情况,酌予八珍汤、十全大补汤调理。

    疮疡内服汤药时须针对病因下药。其因于风寒的,宜用辛温疏透之品,使邪从汗解,如荆防败毒散。其因于风湿的,宜用疏风除湿的方剂:风多于湿者,可用防风通圣散;湿多于风者,可用加味羌活胜湿汤;风湿入络则用独活寄生汤。其因于风痰者,则宜用祛风消痰的方剂,如牛蒡解肌汤。其因于寒湿者,可用阳和汤;因于湿热者,可用除湿胃苓汤。其因于七情郁结而生外疡,治宜清火解郁。一般来说,虚火可用玉女煎加减,实火可用犀角地黄汤,心火可用黄连解毒汤,肝火可用龙胆泻肝汤。视疮疡的发生部位不同,内服药中加入引经药,亦为治疗上常用的方法。如羌活善走项背膀胱经;柴胡、夏枯草善走胆经;桂枝走手;牛膝走足;桔梗走胸;杜仲走腰;蒲公英走乳;菖蒲走耳窍;辛夷走鼻孔等。

    外治法与内治法相同,亦须按八法立方用药。总的说来,不外以热治寒,以寒治热,有风散风,有湿除湿。虽有成方,临床仍宜加减用药。肿疡初起,一般以消散为主。属阳证者可外敷清热解毒之剂,如如意金黄散加减,佐以行气活血之品,如鲜马齿苋、鲜蒲公英捣敷;热毒甚者如红丝疗、丹毒等症,须兼行砭法以去其热毒。属阴证者,可用千捶膏、阳和解凝膏、骨痨散等加减以温散寒邪。肿疡之脓已成者,须及时排脓:或切开、或针刺、或用蟾酥条贴破。初溃者必须去腐提毒:溃疡浅的可用化腐生肌丹药粉,脓腔深的则用化腐生肌丹药线插入。腐肉脓水已净者用八宝珍珠散以收口,久不愈合者用凤雏膏以生肌。阴证溃疡则须用滚脓丹以化阴为阳。此外,"三品一条枪"用以脱漏管;蟾酥条能拔疗根;有湿者用五味去湿散,毒甚者加雄精,痛甚者加乳香、没药,血瘀者加血竭,气滞者加麝香,寒痰凝滞者用川乌、草乌散结回阳,痒者加冰片、轻粉。赤芍、白芷可散滞血;肉桂、干姜可温血活血;三黄(黄连、黄芩、黄柏)清热解毒;苦杏仁杀虫有效。淋洗之法,也常用作治疗疮疡,其未成者可以消散,已成者可以促使化脓。一般均宜热洗,但证属热甚者以凉洗为宜。如绣球风用丝瓜络煎水洗,丹毒用黄柏煎水溻渍,发际疮用蒜瓣煎水洗等,均多为冷用。此外也有用灸法、拔火罐以散风活血、提毒外出者。总之,外科的治疗方法繁多,在应用的时候一定要运用四诊八纲,分清原因,认明经络,辨别阴阳,然后对症下药。

(三)治疗烧伤则中西医结合、固护阴液

    段馥亭先生擅长外科,对多种皮肤病及烧伤的治疗,均有显著的疗效。先生生前曾在院

外对大面积烧伤病例进行过会诊,那些病例都是比较严重的,但在中西医密切结合治疗下,许多患者都得到了满意的治疗效果。中医治疗烧伤的手段很多,疗效也非常令人满意。经验证明,中医疗法对止痛、消肿、抑制感染,以及改善症状等方面,都有一定的优越性。小面积烧伤仅以外治法即可,大面积烧伤必须内外兼治,否则易延误病情。同时,中西医治疗的紧密合作是治疗大面积烧伤的重要保证。此外,大面积烧伤的外用药的选择还必须小心谨慎,一定要使用毒性小,或无毒性的药品,否则极易发生吸收中毒的危险。内服药则又必须本着辨证论治的原则,不可拘泥于一方一药。应当强调,任何阶段的烧伤治疗,绝对禁用汗、吐、下三法,以免伤阴液;否则伤阴过甚,则变证百出,颇难救治。

在治疗上,小面积浅度烧伤,仅用局部治疗即可,大面积烧伤必须内外兼治,中西医结合,收效较佳。在外治上,初期宜防腐止痛,中期宜防腐拔毒,后期宜用生肌活血、收敛等法。总之均宜清凉之剂以去火毒,而忌用辛热之品。烧伤病人初诊时,创面的一般处理非常重要,多以2%黄连水或者5%黄柏水冲洗,直到创面污物洗净为止。关于水疱的处理,通常不予剪破,以防招致感染,若水疱较大者,可用三棱针从水疱根部刺破,排出内容物即可,然后外用其他药膏敷之。内治上,宜在辨证论治的基础上进行治疗。初期以清热解毒为主,中期宜清热解毒佐以养阴之品,后期以调和气血、扶持正气为主。①初期:方剂以黄连解毒汤加减、加味银花甘草汤、犀角地黄汤加减(犀角现以水牛角代)。有高热、神昏、谵语者,应配合内服安宫牛黄丸或局方至宝丹。②中期:以养阴清热解毒为主,常以增液汤加鲜石斛、花粉、双花、栀子、黄连、竹叶等品,必要时配合安宫牛黄丸、至宝丹等。③后期:常以保元汤为主,加绿豆、甘草、金银花等,若一般情况良好者,仅服绿豆甘草汤或绿豆甘草汤加人参、黄芪等代茶频饮。

(四)治疗肿瘤需扶正祛邪,增强免疫

段馥亭先生认为,对癌症采取综合治疗,中医药是不可或缺的。病人手术后再经放、化疗后,用中药可缓解乏力、恶心、厌食等症状;还可一定程度上防止癌症转移复发;不能手术也不宜放、化疗的晚期患者,用中药可调动人体内的抗病能力,抵制癌细胞的扩散,减轻患者痛苦,延长生存期。所据是肿瘤的发生发展,与人体的细胞免疫功能强弱有关,而中医的扶正祛邪,就是扶植体内正气、增强体质,去抗御凶恶的癌细胞,抑制其发展,战而胜之;即古代医书所说"养正积自消","邪去正方安","扶本培正"。对各种癌症,先生针对病人的不同病状和体征,分别以扶正祛邪,或活血化瘀、清热解毒、软坚散结,加以治疗化解。先生擅治的胃癌,就是据明朝名医张景岳说的"噎膈反胃,益当脾肾;舍此二法,别无其他"的论点,采用健脾益肾方法,用山西长治的党参、浙江於潜的白术、河北的女贞子、宁夏的枸杞子等中药,制成"扶正冲剂",效果较好,已在全国几十家大医院中用之治疗胃癌。除胃癌外,被先生治愈或延长生存期的癌症病人很多,还有颈部淋巴结癌、肺癌、肝癌、直肠癌、乳腺癌和甲状腺癌等。

三、代表著作与论文述评

《中医外科证治经验》即根据段馥亭先生讲授的资料整理而成,虽然是临床经验的总结,但又是一本系统的参考书。第一章介绍外科的一般知识,包括外科疾病的分类、病因、诊断

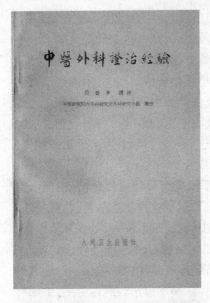

段馥亭编著的《中医外科证治经验》

等方面;以下诸章分别讨论外科常见的各种病证。在叙述中不仅条理清晰,而且也反映了先生的经验,从其所附的医案即可窥其一斑。《中医外科证治经验》整理者又结合西医学知识,提出了自己的体会,可供参考,适合于临床外科医师阅读。

《中医外科证治经验》于1960年人民卫生出版社出版。全书共八章。第一章介绍外科疾病的分类、病因、诊断等基本知识,以后各章分别阐述痈疽、疔疮、疖、杂证、皮肤病、烧伤等外科常见病的证治及验方、附方,并附有临证医案选录。本书根据老先生的讲授资料整理而成,虽然是临床经验的总结,但又是一本系统的参考书。在叙述中不仅条理清晰,而且也反映了先生的经验,从其所附的医案即可窥其一斑。本书中对常见外科疾病有具体的中医认识及西医认识,类比详细,对一些现代治疗方法也有具体的记叙。例如,先生在治疗红丝疔时,以内外兼治,内治以清热解毒,可以口服夺命汤加减,外治可急从红丝近心尽处逐向疔根砭刺放血,以去毒泄热,再用五味去湿散涂于红线上,以退红丝。类比西医认识,红丝疔相当于西医所称的急性淋巴管炎,是由于手足四肢的皮肤受伤后,淋巴管受到细菌(多为链球菌)的感染而成,或者任何其他破溃,如足癣抓破后,细菌和它的毒素也可以从淋巴间隙中被吸收而引起局部休息。一般需要经过5~6天才可以痊愈。但是经过中医治疗,内服夺命汤加减,局部使用砭刺放血,再外撒以五味去湿散,只治疗一次,病人就可痊愈。这些疗效确切,方法简便,经济易行的中医学治疗方法,是值得进一步研究的。

参 考 文 献

[1] 张代钊.骨痨散的临床应用[J].山西医学杂志,1962(3):17-19.
[2] 余桂清,张代钊,叶仲琨.段馥亭医案[J].中医杂志,1959(6):64-65.
[3] 段馥亭.中医外科证治经验[M].北京:人民卫生出版社.2008.

(整理:倪瑶;审订:刘瓦利)

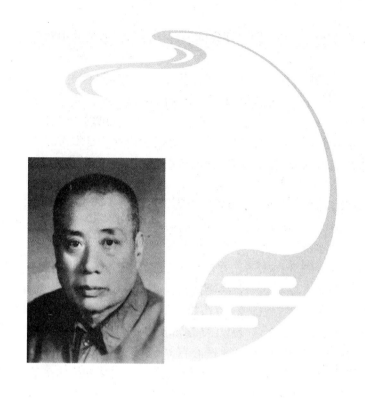

杨树千

一、生平传记

（一）家学深厚，海外寻古籍经典

　　杨树千先生（1893—1971年），亦名先橘。祖籍湖北宜都，幼居武汉。系著名历史地理学家、书法家杨守敬之孙。

　　杨守敬也是一位藏书家。他的藏书量达40万卷，其中宋元精本、孤本2万卷。特别是在日期间，他以个人力，收藏中国流落到日本的古籍10多万册，用船载回国。为妥善保护藏书，在宜都他修建"飞清阁"，在黄冈筑"邻书园"，在武昌筑"观海堂"用于藏书，后来他任民国政府顾问，将藏书运往北京，在他去世前又遗命将书捐给政府，收藏于北海松坡图书馆和北京故宫博物院等机构。

　　清光绪六年，1880年3月，杨守敬第六次会试不中，遂于是年夏天应使日大臣何如璋之招请，作为使馆随员出使日本。当时，日本正值维新之际，提倡新学，摒弃旧学，古典汉籍更是被看作落后的象征而随意抛掷。于是杨守敬得以大量购进许多国内已散佚的善本秘籍。杨守敬还认识了一位名叫森立之的日本医生，森立之同时也是一位藏书家。杨守敬在森立之处看到他所摹写的善本书影数册，爱不释手，森立之见杨守敬如此宝爱，慨然举赠，杨守敬则从中得到启发，补以在日本所访得的宋元秘本的样张后刻版行世，名曰《留真谱》，从而开创了古籍版本学上有划时代意义的书影先河。森立之又送给杨守敬一本《经籍访古志》，此后，杨守敬按目访问，更为便利，仅一年时间，竟购求到三万多卷古书。若干年后，日人觉悟，懊悔非常而无奈何。杨守敬撰有《日本访书志》15卷，是一部知见书录，每书有解题，是近代一部重要的目录学著作,记载了杨守敬在日本期间搜集的多部国内已经佚失的中医学专著。

杨上善《黄帝内经太素》廿三卷又零残一卷(影古抄卷子改摺本)。在李濂《医史》与徐春甫《医统》中,都提到杨上善隋代大业年间中为太医侍御,述《黄帝内经》为《太素》。但《隋志》并无其书,新、旧《唐志》始著"杨上善《黄帝内经太素》三十卷、《黄帝内经明堂类成》十卷"。但此书宋代已佚失。日本藤原佐世《见在书目》有此书,为唐代所传本。日本医官小岛尚质等人在仁和寺书库抄得二十余卷,自后乃有传抄本。此书合《灵枢》《素问》纂为一书,由杨守敬手抄回国。

其他的中医古籍包括:《齐民要术》残本三卷(小岛尚质高山寺影抄本),《黄帝明堂》一卷(卷子本),《千金翼方》三十卷(校元本),《千金方》一卷(日本刊本),《神农本草经》三卷(汉学堂黄奭辑本),《神农本草经》五卷(日本森立之辑本),《经史证类大观本草》三十一卷(元刊本),《本草衍义》二十卷、《目录》一卷(宋刊本),《伤寒论》十卷(影北宋本),《脉经》十卷(宋嘉定何氏本),《脉经》十卷(影抄元刊本),《脉经》十卷(明刊本),萧世基《脉粹》一卷(永正五年抄本),《针灸甲乙经》十二卷,《葛仙翁肘后备急方》八卷,《诸病源候论》五十卷《目录》一卷(影南宋本),《诸病源候论》五十卷《目录》一卷(小岛学古校本),《千金宝要》八卷(明刊本),《外台秘要方》四十卷《目录》一卷(影北宋本),《医心方》三十卷(摸刊古卷子本),《太平圣惠方》一百卷《目录》一卷(旧抄本),《普济本事方》十卷(旧抄本),《新刊续添是斋百一选方》二十卷(元刻本),《杨氏家藏方》二十卷(影宋抄本),《妇人大全良方》二十四卷(旧抄本),《御药院方》十一卷(朝鲜刊本),《医方考》六卷(明刊本),《钱氏小儿药证直诀》三卷(宋本),《婴童百问》十卷。

(二) 师出名门,为中医奔走救亡

1912 年,杨树千先生考入上海中医专门学校,1917 年毕业后,为求深造,遇疑难病患赖以指拨,又拜名医丁甘仁为师,出师后任上海广益中医院医师。

鉴于"西医东渐,中医衰落",1919 年,名医冉雪峰组织成立了湖北省中医公会与中医学会,并于 1923 年创办了湖北中医专门学校。

1925 年杨树千先生由上海返回武汉后,在武昌斗级营开设先生医寓,主攻内科疾患。同时执教于湖北中医专门学校。武汉中医素以走方游医、医寓、坐堂等 3 种行医方式为主。医寓是指医生居家挂牌,坐候病人临诊。据《汉口指南》记载,1920 年仅汉口一地名医寓就达 105 家。当时的著名的医寓还有杨闻川、陆韵琴、罗恕之、杨恭甫、冉雪峰等。抗战时期,各医寓先后撤离武汉。抗战胜利后,1946 年武汉的医寓恢复到 38 家。

1928 年杨树千被选为武昌中医公会执行委员、武昌公安局和汉口公安局中医考试委员。

1929 年 2 月 23—26 日,南京政府召开第一届中央卫生委员会议,围绕着"废止中医"问题,余岩(字云岫)、褚民谊等人先后提出了四项相关议案,并获得了通过。"废止中医案"通过的消息在报端披露后,全国中医界为之震动,中医界并武汉叶开泰药号等共同发起请愿活动,打出:"提倡中医以防文化侵略,提倡中药以防经济侵略"口号,获得全国业界支持,并最终获得政府支持并取缔余岩的议案。杨树千先生被推选为湖北代表,与范筱村、张丹樵、曾少达等人赴南京请愿。为庆祝这次胜利,从 1929 年起,3 月 17 日被定为"中国国医节"。此后,胡汉民、谭延闿等在中央政治会议上提出设立中央国医馆的建议获得通过,国医馆于 1931

年 3 月 17 日宣告成立，并在武汉设立分馆。陈立夫任国医馆理事长，先生先生任湖北国医分馆董事会董事。

1938 年，杨树千先生返宜都继续行医，不久后又回武汉，在满春路挂牌应诊，1945 年抗战结束，先生先生任汉口中医公会执行委员。中华人民共和国成立后，历任武汉市卫生局中医考试委员、中医联合会及卫生工作者协会执行委员、中医药学会副主任、武汉市中医进修学校副校长等职。

（三）由汉入京，为中医培养新人

1955 年当选为武汉市政协常委、江汉区人民委员会委员。12 月 19 日，由国务院卫生部直接领导的"中医研究院"正式成立，杨树千先生调任卫生部中医研究院，并在内外科研究所应诊。

1955 年 12 月 19 日开学，第一届全国西医学习中医研究班共有来自全国的西医学员计84 人。西苑医院院长苏厚润兼研究班的班主任，王慈吾任班主任，曲严敏任教研室主任，祝谌予、杨树千先生任教研室副主任。杨树千先生担任中药学、内科学的教学工作。授课老师还有著名中医秦伯未、陈苏生、陈慎吾、黄坚白、陈邦贤、赵锡武、于道济、蒲辅周、徐季含、时逸人、钱伯煊、郑守谦、祝谌予、刘渡舟、朱仁康、哈玉民、耿鉴庭、余无言、谢仲墨、赵心波、赵金铎等。

1956 年参加中国农工民主党。同年 3 月 4 日，北京中医学会举行宴会招待全国各地来京名中医师。参加宴会的名中医有：长沙郑守谦、徐季含、黄坚白，西安黄竹齐，武汉杨树千，上海陈苏生、唐亮臣，苏州金昭文、钱伯煊、葛云彬，南京时逸人、陈邦贤，扬州耿鉴庭，浙江谢诵穆，杭州章文贵，成都王文鼎、蒲辅周、冉雪峰、杜自明、王泊诚、王伯岳，重庆沈仲圭，江西赵惕蒙。其中不少是全国中医界的耆宿。出席宴会的还有时任中华人民共和国卫生部部长助理郭子化、漆鲁鱼，中医司司长薛和昉，中医顾问章次公、秦伯未，科长严志贤、北京市卫生局顾得副局长，祝兴业科长，王甲午科长等。中华医学会副理事长方石珊，中医研究院院长鲁之俊，副院长田润之，内科研究所所长李振三，外科研究所副所长汪丝益，中药研究所副所长师劲夫，中医研究院附属医院院长苏厚润等及北京中医耆宿施今墨、袁鹤侪、张菊人等都应邀作陪。北京中医学会主任委员赵树屏、副主任委员白啸山、董德懋、哈玉民、于道济及工作委员均出席招待。会上由赵树屏、白啸山致欢迎词。郭子化在谈话中指出这一宴会是有全国中西医空前大团结的意义，鼓励大家要肩负起党和政府交给医务工作者发扬中医学文化遗产这一光荣而伟大的任务，号召中西医共同努力向科学前进，以达到赶上或超过世界医学科学水平。宴会在中西医团结愉快的气氛中进行。

1959 年第二届全国西医学习中医研究班开学，杨树千先生、方药中先生、付东凡先生等任教师。杨树千先生主要讲解杨氏中药学与内科。1962 年结业。

1960 年，在中国中医研究院内外科研究所讲杨氏中药课，同时在内科门诊应诊。1962年，广安门医院成立，杨树千先生转入广安门医院。苏诚练拜先生为师。1964 年秋，北京市第二届高级西医离职学习中医班开学，教师有陈慎吾先生、任应秋先生、秦伯未先生、杨树千先生、关幼波先生等老中医，系统讲解中医及临床。杨树千先生主要讲解杨氏中药学。

杨树千先生 1971 年病故，享年 78 岁。

杨树千先生学术上崇尚时方和温病学派的经验，临床上既规矩于绳墨，又不抱残守缺。

认为病常复杂多变,医勿为症所惑;辨证论治,必以主症主脉,找出症结所在,使之牵一动百,一解百解;因季之冬夏、地之高下、气之燥湿、人之老幼、病之表里、新久各异,法亦随之而异,切不可以一方一药治多变之疾。用药稳健精炼,尤谙《本草》及古今方剂,融时方与经方于一体,化裁加减极为灵活,君、臣、佐、使,配伍明晰,常有事半功倍之效。反对滥用补药,纵使非用不可者,亦主张应遵"滋中微散,则补不呆滞;散中有补,则散不伤阴"的原则。主张大苦大寒、辛温燥烈之药慎用或少用,必用者当分清虚实、寒热而决定孰多孰少。对温热病伤津者,喜用鲜石斛、鲜生地、鲜芦根之属。

二、学 术 思 想

杨树千先生作为奉召建院的名老中医之一,调任中医研究院后,任中医研究班副主任,并承担中药学、内科学的教学工作。此外,先生医术精湛,擅长内科,有丰富的临床经验,造诣精深。

(一)开创杨氏临床中药学

"杨氏临床中药学"是后世医家对杨树千先生老中医学术思想的高度总结。杨树千先生对中药的认识,以临床为基础。他认为:"药物的分类,历代本草各不相同。这是因为某一味药可以具有多种功用;许多药物,又可能具有同一种功用。"在教授中药学时,杨树千先生不拘泥于中药学经典对药物的描述,而是注重药物在临床使用时的特性,药物间的鉴别。提出药物在不同的配伍情况下,其性味归经也有所异,以及多种中药的临床应用特点。现简述杨氏临床中药学对药物的分类与特殊认识。

1. **理血药**　杨树千先生认为,凡能治理血分疾病的药物,称为理血药。其中,益母草行血兼调血,药性平稳,为妇女调经常用之品;茺蔚子为益母草之子,有时与草并用,活血之外有养肝明目之功。泽兰走血分行瘀血,兼走气分治水肿,行血而不伤正气,为调经祛瘀药最平和之品。延胡索及川芎均为血中气药,但延胡索偏走下焦,妇女行经腹痛多用之;川芎偏走上焦,多用于感冒风寒所致之血瘀头痛。蒲黄及五灵脂均行血及行气,生用活血,炒用止血。但蒲黄性较平和,对体虚血证患者最宜,并可外用;五灵脂行血力较大,可去干血。

红花及苏木均轻用活血,重用破血。但苏木属木,善除固定性瘀血;红花属花,专破散在性瘀血。桃仁破血化瘀,性缓而兼有润肠作用;干漆可破久瘀癥块。水蛭、虻虫、䗪虫破血力最大,能破癥块瘀血,化死血。其中虻虫性刚而猛,服后能致暴泻;䗪虫既能祛死血,又能祛瘀血,兼可通利水道,治疗小便不利等症。穿山甲能窜经络,直达病所,痈疽已成,内已化脓或脓难外排,均可应用。但痈疽初起,法当消散,不宜过早应用穿山甲,以免妨碍痈疽消散。

血余炭、百草霜均色黑,黑能胜红,故可止血,但均属治标。血余炭兼能通利水道,用于因血瘀阻塞小便不利者,取其散瘀利窍之功;百草霜兼能消化积滞,杨树千先生认为其色黑,其体轻,黑能胜红,轻能上浮,对上焦血分之疾,用之最宜,尤其是咽喉红肿。棕榈、仙鹤草、花蕊石、白及均性涩而能止血,棕榈性涩,宜失血过多,内无瘀滞及久出血者,年久败棕,入药尤妙,与乱发灰同用更良;仙鹤草用于暴出血,花蕊石止血又能去瘀为血病良药,白及止血补肺,专治肺部出血,因其富有黏液,未成的肿疡,敷之可清热消肿;已溃的痈疽,掺之可收口生肌,用于肺痈臭痰腥秽已尽,或肺痿金破不鸣,肺脏亏损,清补兼施,颇有疗效。白及、刘寄奴多捣烂后敷于伤口之上,止血定痛,去瘀活血,用于实证,外用胜于内服。茜草、地榆均苦寒,能治血热妄行之出血,茜草治吐衄下血,生用可行血;地榆则对下焦出血更佳。三七冲服或外用,为止血去瘀之上品,与刘寄奴同为金疮要药。椿根皮燥湿清热,能治妇女带下崩漏。乌贼骨止血凝血,多外用,皮肤刀伤出血不止,可用乌贼骨末敷于伤口,促进收口。血竭功兼止血、补血、破血,一药而三擅其长。

2. 解表药　杨树千先生认为,麻黄与熟地同用,能散阴分寒结,可治阴疽症瘕等症。桂枝可壮心阳,治心下水饮。桂枝配茯苓,治膀胱蓄水;桂枝配桃仁,治胞室蓄血。荆芥辛而不烈,温而不燥,为微辛微温之品,伤寒、温病属感冒者,无论风寒、风热都可使用。荆芥还能透疹止痒,故现也用于消散疮疡。辛夷性专于向上,能升达清气,凡头目之病,药不能尽达,可用此药为引。细辛祛内外寒邪,与麻黄附子同用,如麻黄附子细辛汤;化肺中之痰,常与五味子同用,如小青龙汤。赤桎柳治麻疹热毒不能出,外用胜于内服。荆芥和薄荷性皆辛温,但薄荷偏治风热疾病,对疏散风热有特效。一般的菊花偏于清邪热平肝,野菊花偏于泄热解毒。蝉蜕第二次所脱之壳较初脱者软且轻,入药更佳。

平素体虚气血不足之人,患外感需要解表时,需适当配合补养药,以扶正祛邪。解表药,重病即止,不能过量使用,过量容易发生大汗亡阳。春夏气候温暖,腠理疏松,汗液易泄,解表药的用量应减少;秋冬气候寒凉,腠理致密,汗液不易排泄,解表药的用量应较春夏较重。用解表药时须仔细辨别,究竟是属于风寒,还是属于风热。风热表证不能用辛温解表药,否则会损耗津液,使病情恶化;风寒表证则又必用辛温解表药,才能发散风寒。

3. 涌吐止吐药　涌吐药应用于痰涎食积或毒物留于胸脘咽喉,病症较急,故涌吐以救急。但吐能败胃伤中,且此类药多有毒性,必须慎用,如非邪实气壮者尤为不宜。藜芦吐风痰,服之令人烦闷呕吐,大损津液,因此除外科用作杀虫敷药外,很少用作内服。食盐经过制炒煎服,再加导引探吐,亦可引起呕吐。

4. 泻下药　杨树千先生认为,脾胃肠道有宿食、燥屎以及其他有害物质,或有热火、实热壅滞,阻塞气机,升降失常而成疾病。轻则消导,重必泻下,使垢滞尽去,而后正气可复。然泻下之剂量须适当为宜,如邪盛而剂轻则邪不解,邪少而剂重则伤元气,所以用药时必须注意。

大黄、巴豆、番泻叶、朴硝皆为攻下重剂,药力极猛,身体健壮,正气仍盛,而里有重症实邪者方可用之。运用此类药品时仍须进一步明确里实之性质属于何种,而选用适宜之药剂。有热、有积用苦寒之大黄,有寒、有积用辛温之巴豆,居上述两者之间的用番泻叶,胃中实热肠有燥屎者用朴硝、芒硝,症轻者用玄明粉。火麻仁、郁李仁、芦荟、蜂蜜等属于缓和润下之剂,利用药物润滑之能力,促使大便排出体外,又不伤及肠道而发生腹泻。运用此类药品时亦须进一步辨明疾病之性质。如系虚人大便燥结者用火麻仁,如系肠中津液不足大便干枯之便秘者则选用郁李仁,如系小儿疳积及老年便秘者则用芦荟,如系津液内竭而大便硬者则用蜜煎导,如系大肠阳虚寒秘则选用石硫磺。

5. 软坚药　杨树千先生将海藻、昆布、硇砂和马钱子四味药归类为软坚药。认为海藻、昆布可软坚散结,而且能清肝胆之火,对于颈间痰核瘰疬等用之有效,如非实证不可轻投。硇砂系金石药,消导力很强,顽固痼疾方可一用。

6. 渗湿逐水药　渗湿药中,茯苓皮、大腹皮等所行之水为皮水,而猪苓、茯苓、车前了、泽泻等所利之水为里水。其中猪苓之作用偏于胃,茯苓偏于脾,车前专行膀胱之水,泽泻利肾水而力较强于通草,防己清经络之湿热,木通泄膀胱之湿热,薏苡仁健脾以利湿,滑石则清热以利湿,石韦专治血淋,海金沙可通五淋而以石淋尤优,冬葵子利水而不伤胎,灯草渗湿之力最差,皆同中有异也。

逐水药虽能使水自大便排出,但其力各异,以甘遂、芫花、大戟为最猛,商陆次之,而牵牛子又次之。牵牛子逐下焦之水,千金子逐腹水,葶苈子逐肺水,大戟泄脏腑之水湿,甘遂泄经隧之水湿,芫花泄窠囊之水饮,盖亦各有所偏,各有所长。

7. **祛风湿药** 杨树千先生在祛风湿之药应用上很有特点。防风性缓,长于祛周身之风,而又兼能助黄芪以补正。羌活性烈,专攻风邪,长于祛局部之风。羌、独二活,古皆不分,实乃一种两类,前者行上焦而理上,直达巅顶,则游风头痛,风湿骨节通可解;后者行下焦而理下,疏导腰膝,下行腿足,故伏风腰足湿痹得治。秦艽亦属祛湿通络之品,偏治下身疼痛,功类独活。白术、苍术皆能燥湿,前者甘温性缓,健脾功大,补多于散;后者苦温性烈,燥湿力足,散多于补。白芷、蔓荆子均能散风定通,前者偏治眉棱骨痛,后者偏治太阳穴痛。白花蛇有宣风湿,去风毒之功。

8. **祛寒药** 杨树千先生认为,本类药多属辛温燥热之品,连服或用之不当,常易灼阴伤津,凡属热证或阴虚内热者,均禁用。

祛寒药用于里寒所致之各证,但应根据症状轻重或有无兼证的不同,以及每味药的作用特点随证选择。例如附子、肉桂、干姜、葫芦巴、益智仁、石钟乳等皆有温肾阳,补命门之火的功效。但其中附子为回阳救逆之要药,用于大汗亡阳、脉沉肢冷等证;肉桂则偏于引火归原,阴盛格阳于上时用之;干姜偏于化脾寒,治脾寒之泄泻;葫芦巴偏于散下焦之寒,主小腹冷痛;益智仁有温涩作用,因肾虚引起的遗精、遗尿或腹泻用之最宜;石钟乳纳肾气之力较强,用于肾虚之咳逆上气。又如高良姜、吴茱萸、胡椒、茴香、丁香、草果、荜澄茄、荜茇等皆有温脾暖胃的作用。但其中高良姜偏于散胃寒,有定胃脘痛之功;吴茱萸治脾胃虚寒之呕吐及厥阴头痛;胡椒偏热,散寒力较短暂;而荜澄茄偏温,散寒力较持久;茴香有大小之分,大茴香多为调味品,小茴香供药用,能温暖下焦之小腹寒湿冷痛;丁香常与柿蒂合用,专治呃逆;草果燥湿祛寒之外,尚能截疟;荜茇温寒定痛,香窜力较大,可治游走性疼痛,如腹痛、牙痛,兼治鼻渊。再如酒、艾叶、薤白、紫石英、姜黄、川乌、草乌等皆有祛逐风寒、调理气血之作用。艾叶入血分,温血祛寒,调经止血,更为灸治不可缺少之药物;草乌善走经络,长于外散风寒,治风寒湿痹;紫石英温下焦血寒,治宫冷不孕,因其质重,故又有平逆镇惊作用;薤白温阳散浊(偏于温胸中之阳,散上逆之浊气),治胸痹胸痛。此外如附子、肉桂、干姜、吴茱萸有碍胎作用,孕妇应慎用或禁用。补骨脂、海狗肾、仙茅、淫羊藿、石硫磺等药也兼有祛寒作用,但其主要效用不在于此。

9. **清热药**

(1)清热降火药:有些清热药同时有燥湿作用,如黄连、黄芩、黄柏、栀子、茵陈等。黄芩清肺热而定实证气喘,黄连清心火治热性呕吐,黄柏清肾火治下焦热,三者均治痢疾。胡黄连清肝热,定急惊;苦参解毒清热,主治痢疾,兼可杀虫;茵陈、栀子主治黄疸;栀子清周身有型之热,治心中懊恼不能寐;龙胆泻肝胆之火,除下焦热。此类药物均味苦性寒,除茵陈外均可用于痈肿疮毒。

有些药物清热且能降火。如石膏能清阳明肌肤壮热;知母清阳明热而止渴;寒水石与石膏功用略同,但寒水石守而不走,石膏走而不守;竹叶清心胸之烦热;大青叶能泻肝胃热毒;青黛内服清肝热而解毒;童便有滋阴降火之功;莲子心具有清心火之功能;牛黄有清火之卓效,且具开窍之功能。

有些药物,能清热生津。天花粉生津之力强于芦根,芦根清热之力胜于天花粉;甘蔗汁生津而宜于虚热;西瓜解暑热,有天生白虎汤之称;梨能清肺胃之火,下痰而润大便。

此外,青蒿、地骨皮能治阴虚之内热;胖大海清热利咽,治咽喉红肿烦痛;夏枯草清火力大于软坚,且能平肝治类中风。

(2) 清热凉血药:清热凉血药治疗因血热妄行而引起的出血症状,如鼻衄、咯血、尿血、便血以及血痢、痘疮、痈肿等证。清热凉血药除鲜藕外,性味多苦寒,故脾胃虚弱、不饥便泻及血分无实热者,不宜使用。

犀角(现用水牛角代)、丹皮、白头翁、大小蓟、侧柏叶、槐花以及鲜藕等均有止吐血、衄血、下血之功,其中以犀角、丹皮之力最大,藕最小。犀角、丹皮、白薇又能治惊痫瘛疭以及神昏谵语。白头翁、秦皮、侧柏叶、槐花皆治痢疾,但前二者治赤痢,后者治白痢。白头翁、秦皮主治较为严重之热痢里急后重。

紫草、犀角、丹皮均有治疗斑疹之功,前者用于预防麻疹或减轻麻疹,后者用于斑疹已出,热毒最盛之期。

(3) 清热解毒药:杨树千先生认为清热即所以解热毒,故将部分寒凉药如银花、连翘、绿豆等亦列入其中,因其甘苦清凉故多用于温热病证。由于热毒所表现之征象或病机不同,故所用诸药,亦因之而异。例如,有用于咽喉肿痛之山豆根、板蓝根、土牛膝、马勃等;有用于诸疮痈肿之蒲公英、紫花地丁、漏芦及万年青。如土茯苓、马鞭草可治梅毒,木槿花能医下痢;败酱草清热消瘀,马齿苋解毒治痢。专力醒酒者有枳椇子、葛花等。

本类药物有很多可用于外科方面,其清热解毒、消散痈肿之力颇为显著。

10. 止咳化痰药　杨树千先生认为,咳嗽、痰、喘乃疾病过程中的临床表现,是病之标而非病之本,但诊病当辨其成因,治病当求其根本,然后随证选药,方能取得预期的效果。

宣肺药味多辛苦,辛者能散能行,苦者能燥能泻,故多有发散和行气的作用,能宣肺行痰。其中杏仁更偏于定喘,桔梗能排出脓痰,射干治咳而疗咽痛。这类药品除宣肺祛痰外,更具有散邪清热之功,故皆为治外感咳嗽之品。概忌虚证,临床应用时宜审考之。

凡因风、热、燥、火诸邪引起之痰涎为热痰,治之以清痰药。如外感内伤而形成之燥痰、肺痿、肺痈、咳嗽、痰腻难出,宜用贝母、枇杷叶、海蛤皮;若热痰而致胃逆呕吐,则宜枇杷叶、竹茹;凡因痰迷心窍而引起的神昏谵语,小儿急惊、抽搐等症,应用胆南星、天竺黄、竹沥、马宝等。更有因痰热引起之瘰疬痰核,则宜用海蛤皮、土贝母、伍以海藻、昆布等,以其软坚散结之故。

半夏味辛平,能燥湿化痰,并能降逆止痰呕;白芥子温肺气而豁痰;荆沥、竹沥化痰下行,治中风舌謇;常山更为消痰截疟之主药。礞石、浮石虽同为治热盛生痰,清热降火之剂,但前者为沉降利痰,去因痰积而致之惊悸喘咳等;后者则主清热,其味咸而能软坚,故能消瘿瘤结核。生铁落亦以重坠而能去痰定坚之剂;皂角则开窍祛痰,而药性猛烈,用之宜慎。

紫菀苦温,偏于治湿咳湿喘;款冬花辛温,偏于治寒咳寒喘;百部可以通治咳嗽,久嗽痨瘵尤为常用;百合润肺敛气,治久病虚损之咳嗽;紫菀、款冬止咳兼能化痰,百部则有杀虫之作用,百合有清心养神之功能,二冬润燥养肺阴,故亦能止咳。喘有因肺、脾、肾引起之不同,如肺热生痰而咳喘则宜蛤粉;若因胃中有痰积滞引起之咳喘,则用莱菔子;因肾虚不能纳气而喘息者,则用五味子以纳肾气而敛肺气;肾虚阳浮者,则可用铅(如黑锡丹);若肺肾两虚而咳喘并有痰血者,可用蛤蚧。更有闹羊花烧烟吸入,能麻醉肺络并止痛定喘。

11. **理气药** 临床上常有由于七情引起的肝气不疏或肝气横逆而致胸胁闷胀或脘腹闷胀,需要疏肝理气解郁时,即可选用香附、木香、青皮之类;若因肺气郁结而致胸胁闷痛,即可选用郁金;若因肝气犯胃而生脘闷呕吐,可肝胃同治,选用砂仁、木香之属;若肝气犯脾而产生胸腹胀满、泄泻等症,可选用陈皮、木香、白蔻仁等。

三种豆蔻虽然性味全同,均能理气,但主治各异:白豆蔻善上行,色白能入肺经气分,开泄上焦气滞,长于止由于肺胃气滞而产生之呕吐;肉豆蔻为调肠胃之药,善涩肠,治中下二焦,长于止便泻;草豆蔻为调胃化浊之药,善辟秽,破瘴疠不正之气,专注中焦。长于截疟疾。

气滞轻者,可选用枸橼,以其能理肺脾之气,兼能化痰;或由肝胃气滞而兼疼痛者,可选用佛手。若因冷气上结,饮食不进,抑郁不疏,可用檀香。因檀香主升,能引胃气上行,梳理胃之气而解郁,亦能治肝胃不和之疼痛。由于肺气不疏,或肝气郁结而产生月经失调,可选用香附。因香附色带黑紫,能直入血分,下达肝肾,妇女多肝气郁结,又多月经血分病,故香附为月经常用药。玫瑰花色紫红,香气极浓,既能调经,更长疏肝理气,亦适用于肝气郁结之月经失调。郁金能行气破瘀止痛,适用于妇女血病诸痛。若因肝气郁结而产生胎动不安,可选用木香以散肝郁。由于寒者,可用砂仁散寒以安胎。

当气滞严重而发展为痞块或癥瘕时,须选用破气药物以除痞消积。若因心下痞结,或因燥屎痞满,可以选用枳实、厚朴以破气消积;青皮亦能破气散食积。当气病波及血分而成积聚癥瘕时,可选用三棱、莪术以行气破血。血瘀可以产生气滞,气滞亦可产生血瘀,两者关系十分密切,但前者以破血为主,而后者以行气为主。

12. **补养药**

(1) 补气药:人身之气本源于脾胃,统属于肺,补脾胃之气是治气虚的根本,补益中气即补全身之气。补气药中亦以补脾胃之气的最多,其中以人参最佳,因其补气之力最强,性又和平,不凉不温,寒热之证皆宜。高丽参补力亦强,但性偏温燥,热证及胃阴虚者不宜。党参亦补中气,唯补气之力不及人参,又有燥性,但价格便宜。黄芪炙用补中益元气,性偏温,生用能固卫气以实表,走而不守,与人参之性微寒守而不走者有别。白术补脾气而善于止泻,山药、白扁豆平补脾胃之气,甘草、大枣调和中气,饴糖建中气,南沙参益肺气,北沙参补脾气,而龙眼肉则补心脾,故补气药虽多,但各有特点,应加以区别。各药补气之力量虽有强弱,用于气虚之程度亦有轻有重,人参大补元气,补气的力量最强,故能治气虚欲脱之证。白扁豆补性平平,每使用于病后初进补药,饴糖补气之力更弱,只用以和胃气。

(2) 补血药:补血药主要用于血虚患者,分补血活血药与养血滋阴药。前者有当归、丹参及鸡血藤,当归乃血家要药,也是血中气药,补血之力大于活血,且性温宜血分偏寒者;丹参则祛瘀胜于补血,性寒宜血分偏温者;鸡血藤能活血通络,直达经络,补经络中之血不足。后者则有阿胶及白及,阿胶养血滋阴,且能润肺止血;白芍则养血又能敛阴,性偏寒,适用于血虚有寒者。

(3) 养阴药:本类药物有养阴清热、滋阴润燥之作用。主要用于肾阴亏损,阴虚火旺,口干咽燥、发热盗汗、久嗽咳血、腰痛脚软、遗精带下诸证。补肾阴的药有熟地、何首乌、枸杞、女贞子、玄参等。熟地大补肾阴,补力大但滋腻性重;何首乌功用与熟地略同,然温而不燥,补而不腻为其特点;女贞子补力较小,枸杞子补阴力较女贞子大,能滋阴涵木;玄参主要作用为滋阴降火;杜仲、牛膝、菟丝子补肝肾强筋骨,杜仲常与牛膝同用,牛膝性趋下,引药下行,在腰膝酸痛,下肢痿软时常用。补肝肾而偏于固涩作用的药物有山茱萸、黄精、覆盆子、桑螵蛸等,其作用主要为补肾、涩精、固脱。石斛、麦冬、天冬、生地均能养阴、生津、清热。石斛养胃阴,生津力大;天冬养肺而清热;麦冬养肺阴、胃阴,生津力比天冬大,但清热力不如天冬;生地滋阴凉血而退虚热。鳖甲、龟板均为滋阴潜阳之药,滋肾阴而潜浮阳。两者养阴力以龟板为大,鳖甲次之。鳖甲能养阴清热且能软坚;龟板则主要为补阴。

(4) 助阳药:壮阳药中肉苁蓉、海狗肾及鹿茸补力较峻,助阳以治阳痿不举,精冷无子之功甚大。肉苁蓉补阳兼养阴,为补肾极佳品;海狗肾性大热,为补肾强阳之峻剂;鹿茸以血肉之品亦为峻补要药,而药性较慢,能巩固肾气,更能治腰痛畏寒之久病。此外,仙茅及淫羊藿能壮肾阳,只可暂用于性欲不振者,淫羊藿性猛而不纯,临床史为少用,唯对顽固性之寒湿痹有良效。温肾药能温下焦虚寒,治腰膝酸痛,脚软无力,小腹冷痛,如巴戟天、羊肉。巴戟天温内寒且有发散作用,用于因外寒引起者;羊肉则为冬天阳虚病人之温补品。尚有补骨脂及胡桃,更能摄纳肾气而定肾气上逆之虚喘。补肾健骨药有虎骨(现以狗骨代)及骨碎补,因肾主骨,故该二药补肾又能健骨。前者能追风定痛,健骨强筋;后者能温通肾阳,补骨折损伤。

13. **芳香开窍药**　诸邪阻塞心窍而引起之神志昏迷,如中风、痰厥、热病等属实证者,均可用芳香开窍药。常用药物有麝香、苏合香、石菖蒲、冰片等,但虚证禁用。

除石菖蒲入汤剂外,麝香、苏合香、冰片均入丸剂。此外,麝香、冰片尚可用于消肿止痛。

14. **安神镇惊药**

(1) 安神定志药:最常用者为酸枣仁、远志、茯神、丹砂。按作用性质而论,酸枣仁、柏子仁、丹砂均能补心血,安神,治虚烦不眠。酸枣仁兼治虚汗烦渴,因恐引邪入内,故丹砂运用不宜过早,临床必待邪入营血分后才服用。远志治心肾不交之失眠;茯神治胃不和之失眠及忧虑所致之惊悸;琥珀治心燥不安之失眠;珍珠治心火上炎心肝亏损之虚烦不眠;磁石纳肾气、平冲气,治虚火上炎之耳鸣耳聋,能平喘镇惊。但重镇药能伤气,故不宜久服。

(2) 镇惊息风药:主要用于惊风抽搐,喎僻不遂等证。其中白僵蚕、钩藤用于轻度抽风或将要发生抽风之际,全蝎、蜈蚣均有毒,无实邪者禁用,孕妇亦禁用。羚羊角与蚯蚓用于高热引起之抽风;石决明潜肝阳,息肝风,并治骨蒸痨热,且能明目;天麻能息风定痛,治内伤头痛。

15. **固涩药**　敛汗方面,常用浮小麦、龙骨、牡蛎等。浮小麦为一般性之敛汗药,龙骨、牡蛎则在偏于阳虚时使用,阴虚盗汗可用山茱肉。在涩精、安神、镇惊方面,煅龙骨、煅牡蛎均有良效,且两者常共同使用。但牡蛎除收涩固脱之外,以其咸寒兼可软坚破积,而龙骨则在益阴之中能潜狂飙之浮阳,牡蛎在益阴之中却能摄下陷之沉阴。此外,诃子、赤石脂、禹余粮为涩肠止泻方面常用药。诃子常用于一般性泄泻;泄泻无度则宜用赤石脂、禹余粮。石榴皮、乌梅虽均有固涩作用,但临床上多用于杀虫。

本类药物必须用于虚证而无实邪者,否则病邪因固涩作用而停留体内,每易引起不良后果。但汗出太甚或泄泻太过,将有亡阳虚脱之势时,则不论邪去与否均应首先考虑使用本类药物,进行急救。

16. 外用药 外用药多烈性剧毒药品,对疥癣、痈疽、癞等症皆有疗效,但各药之特点又有不同。如砒石、斑蝥等毒力甚剧,腐蚀力最强。外证属实者,可用水银、蜂房;燥湿可用蛇床子、明矾、绿矾、炉甘石等。硼砂、炉甘石、硇砂为眼科常用药,能治目翳、胬肉等眼疾。更如斑蝥、硇砂、硼砂、绿矾等均有消破积聚之功。

本类药物的杀虫作用,皆指皮肤病而言。由于药性猛烈,忌用于肠胃寄生虫,其毒性较大者如斑蝥、砒石、水银等,一旦中毒,即能危及生命,孕妇更有烂胎堕胎之弊。

(二)注重肝病辨证,临证善治肝病

杨树千先生认为肝为将军之官,体阴而用阳,性喜疏泄,恶抑郁,藏血,主筋,开窍于目,两胁为肝之分野。其经循于外生殖器,并于冲任相连。其病变主要表现在疏泄失常,血不归经,筋脉不利。其病有阴阳寒热之分,气血虚实之别,且有虚实夹杂,本虚标实。杨树千先生认为肝阳、肝气常有余,肝阴、肝血常不足,为肝病之特点。如肝气郁结,气郁化火,耗血伤阴,久之则阴血耗损,阳升无制,而致肝风内动。

1. 肝郁 因情志不遂,七情内伤,肝失调达,气郁于内而引起。证见沉默寡言,愁眉不展,胸闷痞满,纳谷不香。妇女可有月经不调,痛经,经期乳胀等症,苔薄或无苔,脉沉弦。治拟疏肝开郁,理气畅中。方以四逆散和越鞠丸主之。

四逆散是调和肝脾的祖方,后世疏肝诸方多从他衍化而来。杨树千先生对于本方的应用有独到的见解和丰富的临床经验。他常用本方随证加减治疗多种肝病,取得良好疗效。方中柴胡与枳实同用,可升清降浊,疏肝理气;芍药与甘草同用,可缓急舒挛,和中止痛,柔肝健脾。柴胡主升,枳实主降,芍药主收,甘草主和,四药相配,有升降通用之妙用。方剂的结构精密而和谐,再配以其他药物,就成为治疗多种疾病的有效方剂。

2. 肝气 多因忧虑过度,肝郁日久,肝气横逆,气节于内所致。证见胸胁胀痛,嗳气则舒,呕吐吞酸,饥不欲食,头晕目弦,苔微腻,脉弦细。治以疏肝理气,健脾和中。方以逍遥散或疏肝丸主之。

3. 肝热(包括肝火) 因热邪充斥于里,或贪食辛辣等刺激品引起。证见烦热易怒,夜寐不安,或头昏颧红,目赤干痛,苔微黄脉弦数。治拟清肝泄热。方以丹栀逍遥丸加减主之。如热盛而见目赤耳聋,心烦口苦,面红易怒,小便赤涩,苔黄,脉弦数,则为肝热化火。治拟清肝泻火。可投龙胆泻肝汤加磁石、牛膝、白蒺藜等。

4. 肝阳 ①由于肝血不足者:病系肝血亏少,肝失濡养,肝火上扰清窍。证见头痛时轻时重,或头目眩晕,视物畏光,四肢麻木,舌质淡红无苔,脉弦细而浮。治拟柔肝潜阳。方用四逆散和归芍熟地丸(当归、白芍、生地、山萸肉、茯苓、丹皮、泽泻、山药)加生石决明、珍珠母治之。②由于肾水不足者:病系劳伤房事,水不涵木,肝阳上亢。证见视物模糊,耳鸣目眩,头晕而痛,腰膝酸软,头重脚轻,舌红而干,脉弦细数,或左尺无力。治拟滋阴潜阳。以杞菊地黄丸、青蛾丸加灵磁石、牛膝。

5. 肝风 ①外感风邪,引动内风:证见起病迅速,突然头晕目眩,筋惕肉瞤,四肢抽搐,角弓反张,甚则两目上视,人事不知,苔薄黄,舌震颤,或歪斜,脉浮数而弦。治拟祛风凉肝。方用羌活散(羌活、天麻、川芎、枣仁、蔓荆子、白附子、羚羊角、乌蛇肉、桂心、麝香、牛膝、当归、柏子仁、苡仁、蝉衣)主之。②邪热内炽,热极生风:症状同上。舌红降苔薄黄,脉洪大弦

数（多见于高血压脑病）。治拟清热息风。以镇肝熄风汤、天麻钩藤饮合凉膈散加减。③肝热素盛，风从内生：症状同上。苔深黄，脉弦数有力。治拟泻肝定风，以泻青丸加全蝎、钩藤、磁石。④水亏木旺，虚风内生：症状同上。舌绛红苔黄，脉沉细而数。治拟滋水涵木（滋肾养肝）。以大、小定风珠为主。

四种肝风之鉴别：①外感者，则因感邪引起，发病急；②邪热者，多由壮热不退而引起，发病亦较急；③肝热者，必有素体阴虚，内热素旺之征；④水亏者，系久病耗阴，失于滋补，发病慢。

6. **肝厥**　①气厥：病系肝气闭塞于内。证见突然昏厥不省人事，目合肢冷，牙关紧闭，或时厥时止，或目开不语，但不抽搐，亦无角弓反张，脉沉细无力。（根据临床，此时牙关紧闭，舌诊难以看清）。治以疏肝顺气。以四逆散和苏合香丸加减。②热厥：病系肝热冲犯于上，热深厥深。症状同上。脉弦数有力。治拟清热清肝。方用安宫牛黄丸、抗热牛黄散合四逆散加减。③痰厥：病系痰阻肺胃，上扰清窍。症状同上，舌难伸出，或苔白厚腻，脉沉滑。治拟涤痰开窍。方用至宝丹合导痰汤加减。④寒厥：病系寒浊由下而上攻清窍。症状同上。治拟温肾散寒。方用四逆散加肉桂、吴茱萸。

四种肝厥之鉴别：①气厥：有精神刺激史，嗳气不舒；②热厥：高热，便秘而四肢逆冷不超过腕、踝；③痰厥：痰浊涌盛，喉中痰声辘辘；④寒厥：自利清谷，四肢冷至肘、膝。

7. **肝寒**　病系下焦有寒，浊阴不化，气血凝滞，筋脉收引。证见少腹胀痛而发凉，喜热喜按，疝气冷痛引及腹部，或小腿牵痛，或呕吐清涎，或奔豚，或痛经，月经不调，不孕症等，苔白润而滑，脉沉迟而紧。治拟温肝散寒。方用吴茱萸汤合金铃子散加葫芦巴、乌药、小茴香。

①肝寒中亦包括少腹部之癥瘕痞块，属于虚中夹实，如鳖甲煎丸之证治。凡阴部、少腹部之疾病，可从肝经、肝寒方面来考虑，如疝气等。此外，肠梗阻亦有肝寒者，可用茴香橘核丸加附子、肉桂、元胡、乌药、葫芦巴、吴茱萸、桃仁等；如黏连性肠梗阻，可用四逆汤合大承气汤加肉桂、桃仁等，此乃"温通"之意。②不孕症亦有肝寒者，可用四逆汤加肉桂、小茴香、乌药、川楝子等，还可加香附、郁金、薄荷、代代花等解郁疏肝药。

8. **肝虚**　系因久病内伤，营血亏虚，或大出血后，肝失所藏，或素体阴血不足。证见面色苍白，头昏眼花，耳鸣，失眠，盗汗，口干咽燥，五心烦热，两胁隐痛，四肢麻木，筋挛拘急，或爪甲枯干，或手不能握，足不能走，或经血稀少而色淡，舌红而无苔，脉弦细而弱。治拟补养肝血。方用一贯煎、四物汤、当归补血汤合用。

①肝血虚者，血不养胎，而引起流产者，宜补养肝血。可用补中益气汤加阿胶、杜仲、川断、艾叶等。②肝血虚而致崩漏不止者，可用胶艾四物汤加藕节炭、花蕊石。

9. **肝实**　系因肝病日久，肝气不舒，气滞血瘀，凝结成块，形成肝积，病名"肥气"。证见胸胁胀满疼痛，胁下可出现痞块，推之不移，触之不散，有压痛而质硬如石，或脐部青筋暴露，舌尖红或青晦有薄苔，脉强劲有力，或沉弦而细。治疗：①泻实体壮者，宜散结消坚，方用肥气丸（归尾、苍术、青皮、硝石、三棱、莪术）加减之。②邪实正虚者，宜肥气丸加参、芪，或用鳖甲煎丸。③虚甚者，宜八珍汤合肥气丸加减。

10. **肝病犯胃**　系因肝气横逆犯胃，或肝火冲胃，胃失和降。证见胁胀脘痛，食少饱闷、呕吐酸水，反胃嗳气，苔薄黄，脉弦。治拟疏肝和胃。方用逍遥散合平胃散加减。

11. **肝病克脾**　系因肝木乘脾，侮其所胜，肝旺脾虚，脾运失司，证见胁痛腹胀，食后痞闷,四肢乏力,大便溏薄,苔白腻或黄腻,脉弦细或沉细而弱。治拟健脾疏肝,和胃理气。方用四逆散合香砂六君子汤加减。或用舒肝利胆膏(广安门医院方:柴胡、当归、赤芍、木香、枳壳、公英、青皮、陈皮、香附、川朴、郁金、玉米须、山栀、茵陈)。

12. **肝胃湿热** 系因肝胃不和,湿热内蕴,气郁不舒,或肝热与胃热互结。证见胁痛脘闷,渴不多饮,身热头重,小便短黄,或身目发黄,色泽鲜明,纳呆,苔黄腻,脉弦细而数。治拟清利湿热,调和肝脾。方用茵陈蒿汤、栀子柏皮汤合四逆散或龙胆泻肝汤加减。

按:杨树千先生对急性肝炎、肝大者,常用大青叶、板蓝根、蚤休、丹参、赤芍、川芎等药,以清热解毒,活血化瘀,有助于肝功的恢复及肝大的回缩;对慢性或迁延性肝炎,则以健脾益气,和胃利湿为主。方用香砂六君子汤、参苓白术散合四逆散加减之。因肝病日久,伤及脾胃,故用药不宜过于苦寒。

13. **肝脾寒湿** 系因脾阳式微,寒湿内生,肝木乘虚而克脾土。证见胁腹冷痛,四肢逆冷,形寒便溏,胃脘痞闷,面色晦暗,神疲乏力,纳呆,苔润而白腻或灰黑,脉弦迟而沉。治拟温化寒湿,调和肝脾。方用理中汤合茵陈五苓散加减。

14. **肝火刑肺** 系因木火亢盛,反刑肺金。(肝火亢盛,上炎于肺)证见头痛眩晕,胸满胁痛,目赤多眵,咳嗽气短,痰少咯之不畅,甚则喘促而痰中带血,或咯血鲜红,舌质红苔薄黄,脉弦数或弦细数。治拟泻肝清肺。方用龙胆泻肝汤合泻白散加减。

15. **肝病及肾** 始由肝病发生,继则延及于肾(子病及母)。证见初起由胁痛,多怒等肝病症状,继则腰膝酸痛,步履艰难,动则气短,静卧则渐止,面色晦暗,舌干红绛,脉弦而细,尺部无力。(肝、肾功能均不正常,多见于肝肾综合征)治拟柔肝滋肾。方用一贯煎、四物汤合杞菊地黄丸加减。

(三) 善用四逆散和解表里,疏肝理脾

四逆散以四肢厥逆为主证,故方以"四逆"为名。杨树千先生认为,胁痛也是应用四逆散的重要指征,应用此方为主治疗急、慢性肝炎、肝炎后遗症、肋间神经痛、溃疡病、梅核气、咯血、呕血、痢疾、慢性肠炎、咳喘、眩晕、消化不良及肝郁气滞等症,都能取得较好的效果。与小柴胡汤偏于外感,逍遥散偏于内伤方面不同,四逆散是居于两者之间皆可用之。

杨树千先生对四逆散中的药物也有独特见解。其认为柴胡是胃肠病的要药,能除挛止痛,去胃肠结气积聚,对胃肠及肝胆疾患所出现的胁腹疼痛,均可使用。不拘泥于柴胡劫阴之说,认为任何药物使用弊病的产生,都与辨证错误、配伍不当或剂量过大有关。

杨树千先生根据患者体质不同而用药,对体实者用软柴胡,对体虚者用性甘微寒,有清热凉血作用的银柴胡。先生认为,枳实性烈而速,破气力强,能散结化积;枳壳性和而缓,理气为用,宽中消满。其在临证中体实者用枳实,体虚者用枳壳为宜。生甘草气味平和,有清火解毒作用,常用于实证及外感热病患者;炙甘草偏于温补,有温里益气作用,多用于虚寒之证。芍药能泻肝之急,平抑肝阳,甘草能缓肝之急,二药相伍有酸甘定痛之功。

四逆散的应用较广,但因其变证多端,必须灵活运用,随症加减,以便取得预期的效果。现将先生应用四逆散加减法简述如下:

①胁痛:加广郁金、金铃子、元胡;②胃脘痛:加甘松、梭罗子;③腹胀:加大腹皮、广木香、青陈皮、苏梗;④腹鸣:加车前草、茯苓;⑤胸闷:加瓜蒌皮、川郁金、桔梗;⑥嘈杂吞酸嗳

气:加瓦楞子、川连、苏梗、竹茹,去甘草;⑦痰多苔腻:加半夏、陈皮、杏仁,竹茹;⑧呃逆:加刀豆子、旋覆花、代赭石、公丁香;⑨纳呆:加焦三仙、内金、砂仁;⑩耳鸣:加磁石、枸杞子、潼蒺藜;⑪头晕头痛:加蔓荆子、藁本、薄荷、茺蔚子、杭菊花;⑫吐血:加黑山栀、丹皮、花蕊石、白及;⑬咳喘:加炙麻黄、白果、旋覆花、苏子;⑭神情抑郁:加合欢皮、厚朴花、代代花、薄荷、佛手。

四逆散有和解表里,疏肝理脾的作用。对肝胃不和,肝郁气滞,表里不和所致的病证皆可应用。方中柴胡与枳实同用,可升清降浊,疏肝理气;芍药与甘草同用,可缓急舒挛,和中止痛,柔肝健脾。柴胡主升,枳实主降,芍药主收,甘草主和,四药相配,有升降通调之妙用。方剂结构严密而谐和,再配以其他药物,可使本方成为治疗多种疾病的方剂。

肝阴内亏所致的胁痛,四逆散与滋补肝肾之阴的药物同用为佳。

(四) 善用温胆汤清降积热,化痰宁神

温胆汤载于唐代孙思邈《备急千金方》:"治大病后虚烦不得眠,此胆寒故也,宜服温胆汤。"当代所用之温胆汤药味与剂量则来自于陈无择的《三因极一病证方论》,适用于痰热内扰所致的惊悸不寐,心烦满闷,恶心呕吐,心悸气短,胸闷胸痛,头晕、头痛,以及梅核气、癫、狂、痫等。

杨树千先生认为温胆汤药性平和,有清降积热,化痰宁神之妙用,临床上可广泛应用于痰热或痰湿所致各证。他认为应用本方的主症是:苔腻、恶心、呕吐、痰多、胸闷及久治无效之精神情志疾患。他用此方加减治疗某些精神分裂症、神经官能症、癫痫、神经性呕吐、脂肪肝、慢性胃炎、单纯性肥胖、冠心病、头痛、咳喘及梅尼埃病等,均取得了较好的效果。

胆为中正之官,喜宁谧而恶烦扰,喜柔和而恶壅郁。病后或久病而宿有痰浊未消,胸膈余热未尽,必伤少阳和气。胆与肝、胃、心、脑关系密切,凡头痛、失眠、心悸胸闷、眩晕、恶心、精神失常等,皆由胆经首先受病,继则转化而来,通过治胆可使疾病获愈。

痰病范围很广,种类亦多。凡外感及内伤等病,引起肺、脾、胃、肾等脏腑功能失调,使津液不能化生输布和排泄,或受火热煎灼均可成痰而致病。杨树千先生认为,痰证属热者多,属寒者少。痰虽为阴凝之邪,但郁久常可化热。痰证多为实证,或有因虚致实、虚中夹实及本虚标实者,绝无虚证。故凡有腻苔者,皆忌投滋补养益之品,而主张化痰为先,分步调治。

温胆汤为治痰病之主方,方中以二陈治一切痰浊,竹茹清热和胃;枳实行气降浊,六味相济相须,温凉配伍得宜,使痰浊得化,胆气自清。本方药性平和,可通治虚、实、寒、热、表、里等证,临床应用可根据具体病情加减化裁。①恶心呕吐:去甘草,加砂仁、佩兰;②腹胀:去甘草,加广木香、大腹皮、青陈皮、苏梗;③口腻:加藿香、佩兰;④痰热盛:加天竺黄、胆星、黄芩;⑤惊悸:加柏子仁、磁石、珍珠母;⑥失眠:加枣仁、五味子、夜交藤;⑦胸闷抑郁:加郁金、菖蒲、薄荷、瓜蒌皮、合欢花;⑧心烦:加尾连、莲心;⑨躁狂及各种幻觉:加磁石、紫贝齿、生龙牡、五味子、浮小麦、大枣;⑩头晕、目眩:加葛根、白蒺藜、丹参、天麻;⑪便秘:加生大黄、全瓜蒌;⑫耳鸣:加枸杞子、磁石、潼沙苑;头痛:加蔓荆子、藁本、茺蔚子、杭菊花、薄荷;⑬梅核气:加柴胡、苏子、桔梗。

案1 晕厥(癔症)

夏某,女,36岁。头晕、心悸,经常突然晕倒,人事不清,迄已6年。西医诊断为癔症。

长期服用中、西药,疗效不显,已休病假3个月余。近半月发作频繁,病情加剧,神志欠清,闭目呻吟,口吐白沫,四肢抽动。近半月自诉头晕、头痛、胸闷气短、胆怯心悸,失眠,腰酸腿软,不能久坐,大便干燥,小便浑浊。苔白腻,脉弦滑。证属痰热内阻,郁久化热,风痰交阻,扰乱神明。治拟清热化痰,方以温胆汤加味:半夏10g,茯苓12g,陈皮9g,枳实9g,竹茹6g,生甘草6g,煅龙骨15g,煅牡蛎15g,钩藤10g,白僵蚕9g。服上药4剂后,自觉诸症均减,精神亦爽,唯夜眠欠安。原方去白僵蚕、钩藤,加五味子6g,远志9g,共服药20剂,诸症悉除,一般情况良好,恢复全日工作。

案2　狂证(精神分裂症)

洪某,男,37岁。头痛,狂躁不安,常有幻觉、幻听现象,多疑、善惊、眩晕,失眠,胸闷气短,心前区时有疼痛。西医诊断为精神分裂症。长期服用冬眠灵、奋乃静、安定等,病情无明显改善,而来本院就诊。脉细,苔白腻,证属痰湿内阻蒙蔽清窍。治拟请化痰湿,佐以安神开窍,方用温胆汤加味:姜半夏10g,茯神12g,陈皮9g,枳实9g,竹茹6g,甘草6g,枣仁10g,菖蒲6g,磁石30g,远志9g。服上方5剂后,头晕头痛减轻,余症无变化。原方去菖蒲,加夜交藤15g。服5剂后,诸症又减,继服原方15剂,狂证未再发作。

案3　呕吐(神经性呕吐)

陈某,男,54岁。自幼患恶心呕吐,反复发作40余年。西医诊断为神经性呕吐。屡服中、西药,效果不佳。近1个月病情加剧,恶心呕吐,每日发作,不能进食,食后即吐,伴有头晕、乏力、胃脘部不适,服止吐药无效,苔白腻,脉弦滑,证属痰浊中阻,胃失和降,治拟化痰和胃、理气降逆。方用温胆汤加味:姜半夏10g,茯苓12g,陈皮9g,枳实9g,竹茹6g,生姜3片,大枣4枚,佩兰10g,生麦芽12g。服药3剂后,恶心、呕吐基本消失,唯头晕、乏力、腹胀、嗳气,再以原方加大腹皮6g,葛根9g,服药5剂,恶心、呕吐全止,余症基本消除。后改用香砂六君子丸调理而愈。

案4　胃脘痛(慢性胃炎)

宋某,女,26岁。胃脘部疼痛,纳呆,腹胀,腹鸣,嗳气,伴有失眠,头晕乏力,心悸,胸闷气短2年余,西医诊断为慢性胃炎,服药疗效欠佳。苔薄白腻,脉弦滑。证属痰湿交阻,脾胃不和。治拟化痰利湿,健脾和胃。方用温胆汤加味:半夏10g,茯苓12g,陈皮9g,枳壳9g,竹茹6g,生姜3g,大枣5枚,炒白术10g,甘松12g,煨木香6g,焦三仙20g。服药5剂后,诸症均减轻,唯仍腹胀,再以原方加厚朴6g。服药10剂后,诸症基本消失,夜寐亦安。

三、代表著作与论文述评

(一)代表著作

1960年,中医研究院出版了由杨树千先生审核校订的《中药学简编》一书,这本书的前身是中医研究院西学中班的中药学课程教材《中药学讲义》。《中药学简编》分上下册,上编为总论,叙述了中药发展概况及有关中药的一般只是与使用方法,是中药的基础理论部分;下编为各论,分18章,收载近400种常用中药。本书便于读者掌握药物的性能和应用,代表了先生在临床中药学的学术思想。此外,苏诚炼先生著有《杨树千老大夫医学经验简介》,但目前已绝版。

（二）论文述评

　　杨树千先生一生致力于中医临证与教学，但可检索到的公开发表的学术论文较少，1957—1965年间，先生发表了论文4篇，有对西医学习中医研究班的教学体会，有名中医丁甘仁先生治疗喉症的经验总结，有单纯性肥胖病的治验，也有对方剂君臣佐使的独到看法。

　　其他见之于学术论文中的杨树千先生的学术思想由其学生苏诚炼先生总结发表。先生对肝病的辨证论治有独到的见解，认为其病变主要表现在疏泄失常、血不归经、筋脉不利。苏诚炼先生对杨树千先生应用温胆汤、四逆汤的临证经验与对肝病的辨证论治进行了总结。

　　杨树千先生在中医研究院工作时，主要负责中药的教学工作，在《西医学习中医研究班的几点教学体会》一文中，先生提出西学中首先应当端正学习态度，认识到西学中是发扬中医学的关键问题。在教材方面，先生认为不必拘泥于经典，可选用切合实际的后世著作为课本。教学方面，教学老师应有专人，在教学中贯彻四诊八纲法则，见习前应当学习医案分析。先生还在文中建议，把时贤医案方剂及古人经验良方，删繁求简，分门别类，编成中医临床手册，使学员常携参考。对以后的西医学习中医工作，具有很重要的指导意义。

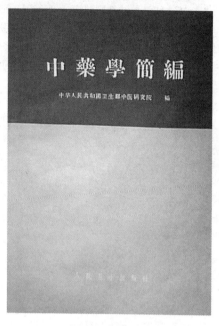

杨树千审订的《中药学简编》

　　《介绍丁甘仁先生治疗喉症经验》一文可见杨树千先生治学态度的严谨。先生先从病因、症状、治则治法以及常用方药等方面详细介绍了红喉、乳蛾、白喉、喉痧四种喉症。后列举了四个病例，并加按语。指出红痧以出齐为佳，有汗则生，辛凉透表之药宜早用，滋阴恋邪之品忌早投。总结了名中医丁甘仁在喉症的临诊中，特别重视舌苔和舌质，从舌苔和舌质看邪正的盛衰，病情的转变，一望而知。在用药方面，苦寒药和养阴药用之宜慎，邪热未化火不可早用苦寒，邪热未完全深入血分和阴分，不可早用养阴，用之不当，都能引邪内陷，发生他变。是对丁甘仁治疗喉症的详细总结。

　　在《对李杲和吴茭山君臣佐使的使用比重有一点不同的意见》一文中，杨树千先生对方剂中君臣佐使的使用比重与用量应根据病情为标准，宜轻则轻，宜重则重。以麻黄汤、桂枝汤、大青龙汤、小青龙汤、越婢汤、麻杏石甘汤等经方为例，指出君臣佐使组成的重要性不一定在用量的轻重。

参 考 文 献

［1］　高学敏.中药学［M］.北京：中国中医药出版社，2002.
［2］　苏诚炼，林兰.杨树千老中医应用四逆散的临床经验［J］.辽宁中医杂志，1983（2）：15-17.

[3] 苏诚炼,林兰.老中医杨树千应用温胆汤的临床经验[J].上海中医药杂志,1983(12):12-13.

[4] 苏诚炼.杨树千老中医对肝病的辨证论治[J].辽宁中医杂志,1982(9):24-26.

[5] 杨树千.单纯性肥胖病一例治验[J].中医杂志,1965(1):23,25.

[6] 杨树千,祝谌予.西医学习中医研究班的几点教学体会[J].中医杂志,1957(7):379-380.

[7] 杨树千.介绍丁甘仁先生治疗喉症经验[J].中医杂志,1961(6):4-8.

[8] 杨树千.对李杲和吴茭山君臣佐使的使用比重有一点不同的意见[J].中医杂志,1962(2):33.

[9] 中华人民共和国卫生部中医研究院.中药学简编[M].北京:人民卫生出版社,1960.

（整理:秦义;审订:翁维良）

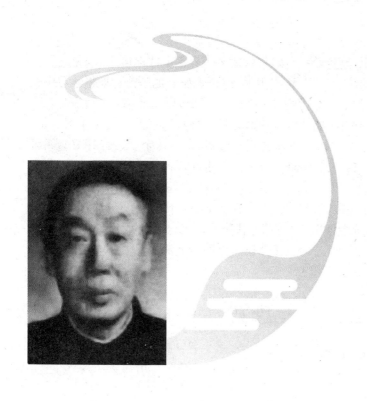

金昭文

一、生平传记

金昭文先生(1893—1965年),汉族,祖籍安徽歙县,生于苏州。金氏儿科第四代传人,金氏儿科是苏州阊门西街著名世医,在苏城几乎妇孺皆知。

曾祖金孝文,金氏儿科创始人,在清同治初(1862年)因避战乱从安徽徽州迁居苏州,在阊门西街悬壶开业,树起了金氏痧痘幼科的牌子。祖父金耀文(1852—1902年),传承医业,诊务繁忙,名噪姑苏,是江苏晚清名医之一,与名医曹沧洲为莫逆之交。当时西街一带开业的医生比较集中,但门诊量最大者当属金氏儿科。金氏诊所患者踵接,车马络绎,街巷常常为之填塞。父亲金浩文(1874—1919年),克传家业。

金氏第四代,即金昭文、金绍文,是最有成就的一代。金昭文先生14岁即随侍其祖父耀文公案头习医,翌年冬,耀文见背,继随其父金浩文侍诊。17岁开业于阊门西街。金昭文先生聪慧好学,有祖父之风,用药轻淡,有时1角几分钱的药,就能药到病除,深受病家欢迎,中华人民共和国成立后被推选为江苏省第二届人民代表。

1955年西中市联合诊所成立,金昭文先生主持儿科诊务。同年11月,因北京筹建中国中医研究院,征召全国各地名医。先生与妇科名医钱伯煊、伤科名医葛云彬奉调进京。先生被聘为中医研究院中医药研究委员会委员,兼任附属西苑医院儿科主任,还被邀请登上天安门观礼台参加国庆观礼。1957年罹患疾病,调回苏州。1958年任苏州市中医医院儿科负责人,曾是江苏省二、三届人民代表。1965年病逝。

金昭文先生为一代儿科名医,学术上具典型的吴门温病学派特色,针对小儿起病迅捷、禀赋稚嫩的特点,用药轻清,药味精炼,价廉效著。当时苏州人有"城外程文卿(程文卿是名医黄一峰的老师),城内金昭文"的赞誉。

金昭文先生擅治小儿急慢惊风、麻疹、百日咳、慢性泄泻等。创造性地运用"玉枢丹",故有"金玉枢"之称。曾撰写《麻疹的防治》《儿科实用手册》等著作。他还曾特地将学习中医儿科必须熟读的"痘疹金镜录""便蒙捷法"等主要歌赋进行注解,以便徒弟容易理解。

金昭文先生弟绍文(1913—1993 年),祖传四代中医儿科。1927 年随胞兄先生学习 3 年,1931 在家开业行医。业务鼎盛,由个体诊所发展成联合诊所,最后几个联诊合并成金阊区人民医院,任副院长。金绍文先生 1977 年被命名为首批江苏省名老中医,1980 年调入苏州市中医医院任中医儿科主任医师。先生幼子金士喜(平江区人民医院主治中医师)、金绍文次子金士璋(原苏州市第四人民医院中医科主任、主任医师)、第六代传人金传湘(金昭文先生长孙,苏州市中医医院中医儿科副主任医师)及第七代传人金星(金传湘之女,毕业于浙江中医药大学)至今仍在中医园地辛勤耕耘,为弘扬金氏名世医增光添彩。其中金士璋、费国瑾夫妇均是第二批江苏省名中医,医术高超。

二、学 术 思 想

金昭文先生善治小儿麻、痘、惊、疳类疾病。

(一) 四诊合参,望诊为首

儿科,俗名哑科。小儿患病,痛痒饥饱不能自言,即使年龄大一些的儿童,虽讲出自己不舒服的地方,但在特殊情况下虚虚实实,真假莫辨。医者理应在临床上详细研究,做出正确辨证,诊断从而立法,处方,以免贻误病机。

四诊中,"望诊"在儿科中占首要地位。先辈著书立论也强调了这一点。望神、望色、望三关(手指)、望二便等,再结合问闻两诊,就可理解病之所因。如伤风感冒,用辛温解表还是用辛凉解表呢? 在小儿方面,只能以辨证为主了。因为病儿不能自诉形寒怕冷、头痛发热等,那就只能观其状,察其情,看其咽,辨其舌,来论病治疗。

小儿看病,除了中医四诊外,还需要加上"推理"。如何推理? 把患儿所有的症状、主诉(包括在望问闻切的领域中一切所得),合理地推开来想一想,是否附合病情及其病因病理的联系。譬如说,有些家长代诉,孩子 6 岁,近半月饮食不佳,要求判断是什么病? 希望服药,开开胃口,能多吃粥饭。医者先以望诊鉴别儿童面色、精神形态、手指指纹、二便情况是否异常。如小儿大便虽便畅,每日一行,但量多酸臭,如此推理,小儿饮食不佳,非脾胃虚弱,而是进食零食,影响了脾胃,此时治疗便迎刃而解,嘱停止零食,不需吃药,小儿便自肯吃粥饭。

(二) 急惊风宜凉泄,慢惊风合温补

惊风病,也是儿科中的一种常见病。急惊风多属实热有积,慢惊风多属虚寒脾泄。但惊风病不论急惊或慢惊,一定有八个症状:搐(臂肘抽搐抖动样)、搦(十指开合如握空状)、掣(是肩胛手臂摇动,时时不停)、颤(是手、足、头或身体的颤动)、反(是角弓反张、颈项强直)、引(是手象挽弓之样)、窜(是两目上视或直视,似怒貌状)、视(是一目斜视或左或右或成斗视),病儿如有三个以上症状出现者,才可以称为惊风。但其他病证,象客忤、中恶、天钩等也可见上面一两个症状。

本病大致分为急、慢二类：凡起病迅速，形证有余，属阳、属热、属实的统称为急惊；病久中虚，形证不足，属阴、属寒、属虚，亦有属于半阴半阳的统称为慢惊。若吐泻日久，或过服寒凉，以致脾肾衰败，元气极虚，纯阴无阳之质，则称之谓慢脾风。

1. 急惊风　由于小儿生机蓬勃，在阳生阴长过程中，往往相对感到气有余而血不足，每易心肝火盛，睡中易惊风，或外为风邪郁闭，或内为食积壅滞，以致气不宣通，蕴而化火。火动风生则筋脉挛急，风煽则火更炽而识乱神迷。另一方面风火相煽，炼液成痰，痰热壅闭清窍，外窜经络则为痉，内侵膻中则为厥。此外，大惊卒恐，也是本病一个原因。《小儿药证直诀》指示"热痰客于心胃，因闻声非常，则动而惊搐矣。"临证之际，务必详审。

急惊风多为迅速发病，壮热惊惕，直视或窜视，颈项强直，角弓反张，四肢抽搐，啼哭无泪。金昭文先生认为急惊风由于成因不同，临床上出现证候亦有所区别，必须随证施治，方可得心应手，药到病除。

临证上大致可分为惊、风、痰、热四证。惊证：神识不清，惊慌厥冷；风证：牙关紧闭、口噤不开，手足抽搐，角弓反张，两目窜视；痰证：气急痰壅，喉间辘辘如曳锯声；热证：神昏谵妄，面红唇赤，渴喜冷饮，舌绛苔黄或干焦，脉洪数。以上惊、风、痰、热四证，很难截然划分，往往相互并见，但各有偏盛偏衰，用药时应互相兼顾。如惊证，可用至宝丹；风证，可用钩藤饮、镇惊泻青汤；痰证，可用竹沥、猴枣、清热化痰汤；热证，可用紫雪丹，万氏牛黄清心丸，大便秘结可用凉膈散等。

曾诊治一樊姓女童，3岁，发热3日，呕吐频频，头部摇动，两目直视，大便2日未行，舌红苔黄垢，脉弦滑数。病属风邪郁闭于外，痰滞壅积于内，风痰相搏发为惊厥，治以息风涤痰。给予桑叶三钱、黑山栀二钱、石决明两钱、钩勾（后下）一钱、天麻一钱、僵蚕三钱、天花粉二钱、知母二钱、全蝎一只、蜈蚣一条，二剂。二诊：药后汗出热退，呕吐较前为减，咳嗽痰多，头部仍有摇动，大便艰行，小溲尚利。仍虑惊变，再宗原意出入，佐以润肠涤痰之品。调整用药：桑叶三钱、紫苑一钱、薄荷（后下）一钱、牛蒡二钱、莱菔子二钱、桔梗一钱、全瓜蒌二钱，二剂。三诊：头摇已止，呕吐亦减，大便尚不畅，风邪虽去而痰浊未清，再以凉膈加减之。桑叶三钱、枇杷叶（去毛包）二钱、黑山栀二钱、赤芍二钱、连翘壳（去心）二钱、瓜蒌仁二钱、生军（后下）一钱、元明粉一钱、莱菔子二钱，二剂。

本例以风痰为主，先以息风镇痉为主，使风邪得去，然而内蕴痰滞未清，转而用涤痰，通便之法，使腑通而病解。

2. 慢惊风　慢惊风多由禀体虚弱，或吐泻日久，或久病大病之后，或因急惊风治疗不当，过服寒凉峻厉之剂，致脾胃受伤，土弱水旺，邪盛正虚，而呈现惊风症状，因来势缓慢，正气怯弱，算为慢惊风。本证多属虚寒，亦有虚中夹热，《保赤新编》称之谓"夹热慢惊"。

慢惊风主要表现为面色㿠白，睡则露睛，抽搐无力，时作时止；或昏睡瘛疭，头目摇动，或吐或泻，痰鸣微喘，或微热肢冷，或无热痉厥，脉来弱而无力。慢惊风则多面唇青暗，鼻口气冷，昏睡，目合或口开手撒，或肢冷额汗等，元阴元阳衰竭之象更为难治，慢惊风治疗原则以标本兼顾，应以扶元固本，培补脾胃为主，佐以平肝息风。

主方以缓肝理脾汤或逐寒荡惊汤加减治之。元虚者加人参；抽搐者加全蝎，蜈蚣；痰重者加胆星；食滞者合楂曲；夹热夹痰者，合清心涤痰汤，神迷者亦可合苏合香丸。

3. 病例介绍　曾治一朱姓女童，3岁。1月2日初诊，病经二旬余，面色㿠白，神志欠清，烦躁懊侬，两目无神，直视，四肢不温。时时抽搐，便泻青溏，舌淡苔白滑，脉沉细无力。此乃脾肾虚弱,木旺生风,已成慢惊风症,勉拟温阳补土,平肝息风,恐难图功。黄附块一钱、炮姜一钱、五味子一钱、桂枝一钱、太子参三钱、白贝齿一钱、钩勾一钱、全蝎一只、蜈蚣一条、僵蚕三钱、小儿回春丹(化服)五粒、六味地黄丸(包)四钱,一剂。

二诊:药后神情渐清、烦躁较减、抽风得止,两目尚带直视,四肢清冷。尚在险途,未可忽视。

制附子一钱、炮姜一钱、五味子一钱、桂枝五分、熟地二钱、僵蚕二钱、猪牙皂一钱、制南星一钱、决明五钱、钩勾一钱、石菖蒲一钱,二剂。

三诊:昨日又烦躁,汗泄较多,大便溏黑,小溲不多,舌薄白,脉细弦。正虚邪恶,阴阳两衰,拟以扶阳益脾,敛阴息降。制附片一钱、麦冬二钱、制僵蚕二钱、谷芽二钱、甜冬术二钱、钩勾一钱、怀山药二钱、山萸肉一钱、五味子一钱、石决明五钱、朱茯神二钱、朱灯心五分,一剂。

四诊:药后烦躁得安,自汗已敛,病虽转机,尚未可恃,续以阴阳并调。制附片五分、麦冬二钱、炮姜一钱、原生地二钱、天花粉二钱、知母二钱、山萸肉一钱、五味子一钱、僵蚕二钱、石决明五钱、谷芽二钱,三剂。

五诊:病情已解,胃气渐振,舌红苔少,脉象细小。邪去而正尚未复,再以扶正固本,调理善后。党参二钱、太子参二钱、丹参二钱、熟地二钱、当归二钱、杞子二钱、甘菊三钱、萸肉一钱、生草一钱、丹皮二钱、山药二钱,五剂。

本例患儿乃禀体虚弱,脾肾两虚,久病之后,陷入慢惊。故先以附、桂温补脾肾之阳,佐以全蝎、蜈蚣息风祛风,俟脾阳恢复,虚风潜息,即用甘温滋补之药调养之。若初诊即骤用甘温滋补,则甘能助湿满中,反致壅滞脾胃,使脾土更弱,而肝木更旺,引邪入室为不可救药矣。

(三) 宣毒发表为先,治护并重治麻疹

麻疹,俗称疹子,为儿科四大证候之一,麻疹病因古代多认为是胎毒,后逐渐认识到时气病毒。金昭文先生认为麻疹的施治,有两个关键:一是透疹;二是皮疹色泽的辨识。

麻疹的治疗首先要宣肺透达,使疹毒从毛窍外泄,体温逐渐下降,并发症也少。麻疹初期,症见发热、鼻塞、清涕、咳嗽、目红、流泪、哭声带有沙哑,与有伤风感冒相似,宜用辛凉透表法,方如《医宗金鉴》宣毒发表汤加减,以疏风透疹。如兼见恶寒无汗肢冷、舌苔白腻、脉浮紧等症,则兼感寒邪,当治以辛温透表法,可于上方加入发散风寒之品,或用三拗汤加味。如麻疹难透、面部不显,佐升麻透疹解毒。倘属气血亏虚之质,无力透发麻疹者可用补气透邪法,方如补中益气汤加减。

麻疹既出,必须重视麻疹色泽情况,以推断证候的顺逆,便于掌握治疗。正常麻疹颗粒分明,高出皮肤,色泽红活,无其他合并症。如皮疹稀疏,透发不齐,色泽淡白,伴有面白唇绀,形倦神怠,舌淡苔白,脉象微弱,为气血不足,宜用补中益气汤加红花等扶正祛邪,使气血调和,疹毒易泄。如疹密,宜用清热解毒凉血之剂,如银花、连翘、生地、丹皮、赤芍、紫草、大青叶之属。若疹色紫黑,形成斑块,舌质干绛起刺,为邪毒内陷营血,宜犀角地黄汤合增液汤加减救治。

麻疹的发热和发疹,是必然的病理过程,乃正邪相争、驱邪外出的结果。此时必须因势利导、助疹透达,使邪毒外泄,则体温自能下降,故一般不主张退热。在疹前高热阶段,如用抗生素,配合退热药物降温,往往影响麻疹透发,甚至疹毒内陷。

　　此外,金昭文先生还非常注重麻疹小儿的护理,并撰文详细介绍了麻疹患儿的护理要点。

　　注意病室环境室内空气要流通。门窗不可全部紧闭,侧边的门、窗要略为打开。病床不可靠近窗边,更不可面对窗户或放在时常开出开进的阴边,以免病孩直接受风,最好挂上窗帘,避免强烈的阳光刺激和阻止窗隙进风。夜间灯光不可太强,室内温度和湿度亦要适当,可以因陋就简,用铜盆、脚炉、瓦盆等,把烧旺的煤球 5~6 个(或烧红的木炭),放在盆中,安置室内,上面架上水壶或水盆,任其煮沸,使空气湿润。如果气候温暖而干燥,可以在室内悬空挂些湿布,时常更换,亦能使空气湿润。或因天气严寒而致麻疹不能外达的闭麻症,可以用水蒸法,取芫荽二两、小红枣十个,放入水壶或面盆内,加水煮沸,利用芳香药的水蒸气,助发麻疹。外用软毛巾浸入此药水内,绞干揩擦头面和两手(禁止擦身),促使麻疹从速透达。6小时左右将药更换一次(因为多煮了,药的芳香性散失而失去效力)。火盆亦不宜常置室内,2~3 小时内必须移出一次,以防炭晕引起窒息。不要在病室内开油锅煎炒食物,避免油烟引起病孩咳呛。室内要保持安静,不可高声淡笑叫喊,最好也使外边音响与室内隔绝,以免影响病孩静养。病床上被褥要铺平,枕头不可太低,以便服药喂水。病孩衣服要拉直拉平,尿布要缚得松些,带子不可太紧,使便于更换,衣服袖子要长,使病孩两手能藏于衣袖中,被子盖到胸前,不要蒙头,两臂让他放在被外,避免因孩子时常翻身转动,受被窝风而影响麻疹透发。

　　保持病孩清洁。麻疹病孩往往出现目封多眵,鼻孔干燥,伴有枯块浊物,要时常用温开水轻轻拭去。有时因鼻孔内的结块浊物阻塞而引起呼吸困难,只要除去鼻中浊物,呼吸就会顺利,但要注意与肺炎的呼吸困难甄别。口腔咽喉要不时检查,时常揩拭。更换尿布时,如果病孩正在酣睡或出汗,最好能暂时避免,以防闭汗而使麻疹缩隐。但还要考虑到病孩的习惯,有的孩子尿布一湿就要烦躁,如发现病孩臀部东扭西扭有不舒适的样子,即当给予更换。更换时先把尿布烘暖,两手轻轻从被窝横侧面伸进去,把湿尿布轻轻抽出来,再把烘暖的尿布轻轻伸进去衬好,动作要轻要快,不要把被窝打开。

　　按时喂药喂水、喂食物。服药必须按照规定时间,每次量不要过多,以防呕吐,药液也必须考虑到温度适宜,不可过凉过热。喂水次数要看病孩的需求而定。食物种类应以易于消化者为主,不要吃油炸的或油腻大的食物,要向家属善意解释,不要给病孩吃应该忌食的食物。在喂药、喂水、喂食物之前,应先做好准备工作,用条毛巾对折起来,中间夹一块塑料布,围在病孩颈项下面,防止弄脏衣服。

　　护理人员必须体会病孩的心理,观察他的动态,如嘴巴尖起要喝水,嘴巴一张一合要吃奶或食物,身子扭动要大小便等。应当耐心辨别,不要惹恼他而引起大哭大闹。

　　出汗的护理。麻疹出汗是一个重要环节,大家都是熟悉的,所以有"汗里来,汗里回"的说法。但出汗也不能过多,要了解是多是少,并不困难,只要用食指和中指在病孩的颈项和手肘部摸摸,觉得肌肤滋润,轻度微汗,就合乎麻疹发展的规律。如果出现大汗淋漓,手足发凉,可能是亡阳虚脱,需要急救。如果因气候炎热出汗太多,可将被窝轻轻推下些,或更换薄一些的被子。总之护理人具应当随机应变,灵活运用。

　　用具的消毒。碗匙、揩拭用具、尿布等物必须严格清洗消毒,护理人员的手指,因为经常与病孩接触,亦应保持清洁。

(四) 分三期治疳积, 消运兼施调脾胃

疳积是小儿时期, 尤其是 1~5 岁儿童的一种常见病症, 指由于喂养不当, 或由多种疾病的影响, 使脾胃受损而导致全身虚弱、消瘦面黄、发枯等慢性病症。疳证与麻疹、惊风、天花并称为儿科四大病症。

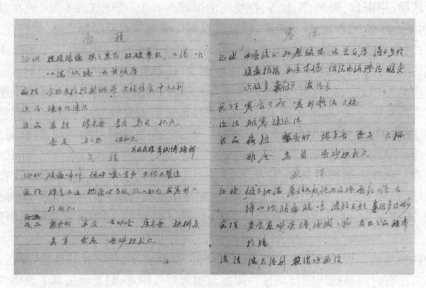

金昭文手稿

金昭文先生根据疳积的病理变化、发展、转归分析, 认为该病有初、中、晚阶段性变化, 分为疳气、疳积、疳痨三个阶段。

疳气: 病之初期, 病情较轻, 主要为脾失健运所致, 表现为面色较萎黄, 色泽少华, 形体比一般正常儿略为消瘦, 毛发稀疏, 多数患儿厌食或者食欲不振, 精神欠佳, 易发脾气, 睡眠不宁, 大便或溏或秘, 苔薄白或微腻, 舌质、脉象一般无特殊。治疗以和为主, 以资生健脾丸。

疳积: 病之中期, 病情有所发展, 病机为脾气损伤, 夹有积滞, 虚实夹杂。以脾虚而积滞内停, 壅滞气机, 阻滞肠胃的临床证候, 表现为: 形体明显消瘦, 肚腹膨胀, 甚则青筋暴露, 面色萎黄无华, 毛发稀疏, 色黄结穗; 精神不振, 懒言少语, 或躁扰不宁, 或困倦嗜睡; 或揉眉挖鼻, 咬指磨牙等异常动作; 食欲不振, 或不知饥饱, 喜吃泥土, 泻下多酸臭, 小便短少而黄; 指纹紫红或微青, 舌淡嫩或偏红, 脉弦细, 苔黄白相兼, 一般多见腻苔, 乃疳证中较重的证候。治疗在于消运兼施, 治以疳积散以消积理脾。

疳痨: 晚期症情较为复杂, 变化较多, 易出现兼症。病机为脾气亏虚, 气血不足。金昭文先生所指的疳痨, 则为脾胃衰败、津液枯竭的病理变化出现形体、毛发等干枯、干瘪的特征, 表现为: 极度消瘦, 呈老人貌, 皮肤干瘪起皱, 大肉已脱, 呈皮包骨头样; 大便稀溏或便秘, 时有低热, 精神萎靡, 毛发干枯, 腹凹如舟, 杏不思食, 啼哭无力无泪, 口唇干燥。严重者出现紫斑, 舌淡嫩或红, 苔光或花剥, 脉沉细无力。其治疗以补为主, 治以 "钱乙调中丸加减"。金昭文先生还喜用干蟾皮 10g 配伍白术、党参等健脾益胃之品, 研为细末, 让小儿吞服治疗疳痨。

（五）望肛周判寒热，调脾安中以止泻

泄泻，也是儿童的一种极普通的常见病，好发于夏秋两季，其病因不外乎内伤乳食、生冷，外感风寒湿热，以及脾运失司等。产生不同的症状，因而有不同的名称和说法。金氏儿科对小儿泄泻积累了丰富的临证经验，更有独到的见解，金昭文先生辨证首重望诊，以察神态、舌苔、肛门和大便性状作为诊断的主要依据。

小儿热泻多表现为发热，面色红赤，舌红苔黄或白而腻，大便急迫呈黄色，或水样，带有黏液，气秽热臭，小便色黄赤短涩。若苔薄者则湿热较轻，厚则湿热较重。肛门见肿胀色红，皱褶变粗，如色红紫、皱褶粗而肿硬者，为湿热较重之象。

小儿寒泻多见恶寒，面色灰白，精神萎软，舌苔白或薄白腻，脘腹软膨；肛门皱褶潮黏；便下青色或淡黄、淡绿色，带有泡沫，其气微腥，小便清长。

小儿伤食泻可见烦躁，嗳气口臭，鼻准带红，腹部膨隆疼痛，手心热，舌苔白腻或白糙；肛门周围淡红；大便色淡黄，夹有不消化食物（或乳块），味酸臭。

小儿脾虚泻见面色㿠白或萎黄，神疲肢倦，或四肢略浮，腹胀而软，舌淡胖边有齿印，舌苔薄白；肛门稍肿不红，有下坠感；大便溏薄，带有食物残渣或乳片。

此外，若尿如米泔者多为脾胃气虚，皮肤干枯，面色灰滞，精神倦怠，舌红少津，肛门皱褶松弛下坠，腹部凹陷，腹壁松弛，大便日行 3~5 次，状如鸭粪者，则示津液大伤，面色㿠白无华，精神极度倦怠，额出冷汗，四肢厥冷，舌淡苔白，腹凹如舟，弹性消失，脱肛不收，便如稀水而不臭或淡绿色夹有残渣者，则为阳气不足、脾胃虚寒之证。

对于寒湿泄泻夹热者，治宜温运中阳和清肠化湿并举。清解而不碍湿，祛湿而不留热。常用苏梗、干姜与苏、连相伍，大腹皮、木香、吴萸同马齿苋、地锦草、地榆互配。

对于泄泻夹滞者，治宜疏畅气机，运脾利湿，疏运结合。常用木香、大腹皮、香橼皮合薏苡仁、车前子、泽泻，并酌加麦芽、楂曲等消导之品。

对于暴泻或久泄或过用苦寒、温燥之品致津液受伤者。治宜清肠滋液，清滋相济。以少量之芩、连配用足量之石斛、麦冬、山药，俾肠热清而液生，泄泻可止。

在小儿泄泻治疗中，金昭文先生认为泄泻之本在于脾，而小儿之脾又常不足，所以治疗小儿泄泻，调理脾胃为第一要务。小儿泄泻之因虽多，然每夹食滞则一，古谚："小儿病，食上起。"因此，治疗泄泻时，喜用白术、茯苓、扁豆衣、陈皮、木香等品，即使非脾虚之泻，亦常加入两三味以扶脾，且病情有一分好转，便追加一份扶脾药，认为脾运则泄泻可止，中安则正气易复。

此外，金昭文先生认为小儿不知饥饱，且脾常不足，多夹食滞，故食滞中州，不仅表现在伤食泄泻中，也表现在寒湿、湿热泄泻中，即便是虚泻，也有夹食的可能，因此，治疗时，常寓消导于诸种治法之中，其常用的消导药有山楂、神曲、谷芽、麦芽、莱菔子；成方可选用保赤丸、保和丸或保安丸。

小儿脾常不足，患泄泻后，易虚易实，若稍有不慎，往往清气下陷，滑脱不固。若见泻下清彻，或夹残渣，臭味不明显，肛门皱褶下坠不收等症。金昭文先生往往用一二味收涩药，如诃子皮、石榴皮等于处方中，每可收到逆流挽舟之效。

此外，小儿泄泻还有一种比较特殊的情况，湿疹与泄泻交替发作，幼儿头面奶癣干涸后辄发腹泻，次多质黏色青，腹胀纳减，舌苔白腻，病虽缠绵，而精神如常，称为"湿疹泻"。其

治法主要抓住一"湿"字。临床常用"金氏白术朴榆汤"（白术、川朴、地榆炭、木香、米仁、大腹皮、马齿苋、车前子、麦芽)治之。湿热明显者加淡芩、川连，奶癣作痒者加白鲜皮、地肤子、蝉衣。方中马齿苋味酸性寒，既能清热解毒、收敛止泻，又可治疗湿疹，故治本型泄泻为必用之药。

(六) 组方严谨，用药清轻

吴中地区是温病学说的发祥地。吴中地处东南卑湿之地，是瘟疫、温热病（即传染病）的屡发地区。在温病学说形成以前，瘟疫、温热病统属于伤寒，一般医家都遵从张仲景《伤寒论》六经传变的论证方法，进行辨证论治。但温病的病因、发病、传变过程和治疗原则不同于伤寒，故运用治伤寒的方法来治疗瘟疫、温病疗效不佳，形势迫使医家们找寻一种新的治疗方法。因而一批吴中名医，在大量的临床实践基础上，创立了温病学说。

明初王履（昆山人）持"温病不得混称伤寒"见解成为该学说的奠基人。明末清初吴又可（吴县人）认识到瘟疫流行是"天地间别有一种异气（戾气）所感"而成为该学说的先驱者。清乾隆年间，叶天士（吴县人）著《温热论》揭示了不同于《伤寒论》的"卫、气、营、血"辨证纲领，完善了温病病因、症状、证机、治法等内容，成为一门自成体系的学说，处方用药注重实效，具有"轻、清、灵、巧"的特色，被公认为温病学派的创始人。金昭文先生学术上具有典型的吴门温病学派特点，针对小儿起病迅捷、禀赋稚嫩的特点，用药轻清，药味精练，价廉效著。

药味少而精、有的放矢是金昭文先生的又一特点，所以处方用药，一般以 6~9 味的多，每一味药都有的放矢。他认为小儿脏气清灵，随拨随应，只要辨证准确，用药精当，稍加用药，即可除病。而且药味少，可免于因量大患儿不易服进。金昭文先生所开处方，方小量轻，其味又非大苦大辛，易被患儿接受，且疗效显著。

(七) 攻补兼施，注重顾护脾胃

金昭文先生认为人的生理功能正常运动来源于气血，而气血的盛衰直接与人体的正气—抗病抵抗力有关。小儿脏腑薄弱，为稚阴稚阳之体，其气血尚不充盛，依赖脾胃运化而生长发育。脾胃为后天之本，小儿处于生长发育时期，五脏六腑皆有赖于脾胃之滋润濡养，在病中更须依赖中气旺盛，抵御邪气，以图康复。因此，在临床中，金昭文先生时时注意保护小儿脾胃。

小儿有易虚易实的病理特点。反复发作的疾病，如易感冒或慢性支气管炎患者，大多是正气不足，治疗时，如单纯祛邪，而正虚不能胜邪，病难趋愈，因此，治疗中常伍以健脾益气之品，攻补兼施，采用扶正祛邪立法，往往会取得较好疗效。如小儿咳嗽反复发作，日久不愈，时轻时重，治疗时除了使用清热解毒、宣肺化痰止咳外，同时用黄芪、当归补益气血，茯苓、白术健脾益气，使久咳不愈者获效。其他如感冒、哮喘、肾病、遗尿、贫血等病，金昭文先生均采用扶正祛邪法，并喜用黄芪、当归、茯苓、白术等扶正之品。黄芪乃补气之首药，性微温，而无大温大热之嫌，为小儿所宜。当归为补气之首药，白术、茯苓为健脾之主药。

(八) 善用玉枢丹

金昭文先生在治疗儿科急症时善用玉枢丹，有"金玉枢"之美称。玉枢丹又名紫金锭，具有解热毒、祛痰浊、通关窍、醒神志之功。应用范围甚广；具有体积小、见效快、服法简便等优点,故不失为治疗内儿科急症的急救上品。主要适用于湿热痰浊、寒湿热毒、暑湿秽浊所致的病症,或兼夹有上述因素,证见身热恶寒,头痛昏蒙,咽喉肿痛溃烂,吐泻呕哕,痰鸣喘咳,面色青白等,特别是伴有小同程度的意识障碍、窍闭肢厥者,皆可配合使用。舌象以润而不燥,苔厚腻或浊腻为主要指征;反之,舌质和苔无论何色,若干燥无津或舌干无苔,则不能用。纯因暑热、温热、燥热而不兼湿浊、秽浊、痰浊、湿毒者,亦不可用之。孕妇忌服。阴虚、亡阳厥脱之候禁用。此外,因本品性猛峻烈,为有毒之品,不可过量及久服,但见邪毒渐衰,神志转清,便应考虑停用,或配合他法审慎用之。至于用量,一般锭剂成人每次 3g,婴幼儿每次 0.6g,必要时可用至 1g。散剂因不含赋形剂,用量减半。锭剂须磨用或捣碎后用。宜以温开水调匀先服;或用药汁调服;不宜用大量药汁冲服,以免药末流失;或用鼻饲亦可。玉枢丹常用于小儿疾病有以下情况者:

（1）湿热兼夹秽浊、食滞,困阻中焦,致泄泻呕吐者。

（2）湿温或风温、温热夹湿,以及其他湿热病证兼夹秽浊、痰浊,致痰浊蒙蔽清窍者。

（3）暑湿秽浊内侵心包,蒙蔽清窍,肝风煽动者。

（4）湿热疫毒入侵,致喉部红肿腐烂,或颈部漫肿,甚则神识不清者,内服、外敷均宜。

三、代表著作与论文述评

金昭文先生为中华人民共和国建国前后闻名遐迩的一代名医,曾撰写《麻疹的防治》《儿科实用手册》等著作及《麻疹的护理》等论文。现仅见《麻疹的护理》一文。在此文中详尽了介绍了注意病室环境室内空气要流通,保持空气湿润,保持病孩清洁,按时喂药喂水、喂食物,护理人员必须体会病孩的心理,出汗的护理以及用具的消毒等麻疹的护理要点,充分体现了正确的护理在麻疹治疗中的作用以及对麻疹患儿病情发展、预后的重要性。

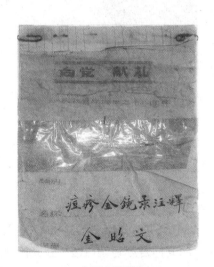

金昭文手稿

参 考 文 献

［1］　陈仁寿.江苏中医历史与流派传承［M］.上海:上海科学技术出版社,2014.

［2］　俞志高.吴中名医录［M］.南京:江苏科学技术出版社,1993.

［3］　江苏省中医管理局.医海拾贝——江苏当代老中医经验选［M］,南京:江苏科学技术出版社,1992.

［4］　吴宜澂,李嘉,董松林,等.金绍文老中医治疗小儿泄泻经验［J］.江苏中医杂志,1983(4):9-10.

［5］　陈仁寿.江苏中医历史与流派传承［M］,上海:上海科学技术出版社,2014.

（整理:卢红蓉;审订:金士喜 金传湘）

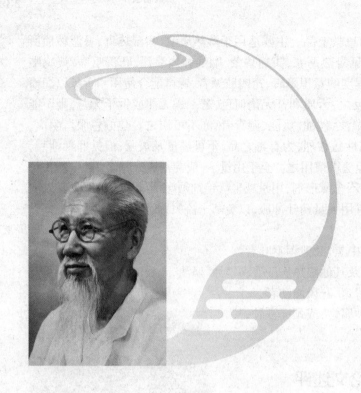

唐亮臣

一、生平传记

（一）名家简介

唐亮臣先生（1893—1965 年），江苏南汇人，从小继家业习中医，后在汉中南洋药房当学徒，并向舒厚存学西医。除家传眼科外，兼习内、外、妇、儿各科。初随其父襄诊，后独立行医40 余年，于中医临床方面颇有建树。曾任职于上海国医学院、新中国医学院，为神州医学会、中医协会、国医公会执行委员。中华人民共和国建国初，任上海市公费医疗第五门诊部内科医师兼眼科主任，上海第一医学院眼耳鼻咽喉科医院中医顾问，后于 1955 年受卫生部中医研究院聘请赴京任职，赴京后先后历任西苑医院、广安门医院眼科主任，同时唐亮臣先生还兼任中华医学会眼科学会副主任委员，《中医眼科杂志》副总编辑，《眼科全书》编委等职务。

唐亮臣先生承袭家学，继业中医，成名于民国年间的上海。当时一些中国学者从海外学习西医回国，他们大都具有中国传统文化或中医学家族背景，虽从业西医，但认为中医方药确有实效，近代中西汇通的思想在他们思想上有深刻烙印。上海作为西方文化输入的桥头堡，中医眼科于斯深受中西汇通思想的影响，而这也是唐亮臣先生虽一生笃信中医，但是并不排斥西方医学的渊源。

（二）博览群书，衷中参西

唐亮臣先生素常酷爱读书，把读书当作唯一的休闲，于临终之际病榻之上仍旧手不释卷。在沪上行医时并不囿于门户偏见，虚心接受其他学科的优秀经验，广交良师益友，与当地名医相互交流切磋医技文采,其中尤与沈复来心九先生交情甚笃,时常相聚,诗文往来,不亦乐乎。后应聘赴京,因精深的眼科造诣闻名京城,得协和眼科毕华德教授青睐,受邀任《眼科全书》编委,本欲建筑眼科大厦之基,惜乎时值"文化大革命",仅于1965年出版第一卷,出刊12卷的计划也遭横夭,悲哉。

唐亮臣先生虽中医传家,但并不因循守旧故步自封,积极吸纳西医诊疗技术的优点,不断完善自己的学识,对西医有精深的研习,临诊时虽不用西药,常要求患者准备好西医眼科的各项检查结果,如果患者没有进行西医眼科检查,唐亮臣先生总会要求其先做好检查再来就诊。唐亮臣先生虽生于旧时代,但是懂得用新思想武装自己,对中医眼科所面临的新问题,总是以满腔热情虚心探索,同时,他认为中医在这方面应积累经验,丰富和发展辨证论治的内容。提倡中医大夫应积极与西医眼科合作,这对沟通中西医关系,促进中西医交流,增强中西医工作者的团结,起到积极作用。

(三) 辨证论治,融会贯通

唐亮臣先生对中医眼科理论深有研究,他不仅是中医眼科大家,而且在内外妇儿各科均有所建树,故在诊治眼科疾患时,多以全身辨证为基础,强调人体是一个统一的有机整体,人的眼睛属于人体的一部分,眼睛的任何变化都是因为人身体脏腑、经络等功能失调所导致。正如《审视瑶函》中言:"目之有轮,各应于脏,脏有所病,必现于轮。"因此,眼科疾患虽看似是局部病症,然中医讲辨证论治,必结合全身,不可偏废。唐亮臣先生诊病不仅是辨证,在辨证的基础上也不忽略辨病,根据多年的临床经验总结出十余首眼科特效方剂。唐亮臣先生认为人身之气血为养目之源,他推崇目专窍于肝而主于肾之说,肝肾为目之二主,其精气充旺,则视物光明;精气衰败,则视物昏渺,甚则不明。精气聚敛,则瞳神展缩灵活。精气耗损,则瞳散大。因此内障眼病,如视物昏花,视瞻昏渺,瞳神散大,青盲,雀目等,多与气血、肝肾有关,故临诊中常以理气血,补肝肾为主。

唐亮臣先生尤其重视经络与针灸治疗,认为针灸学是中医学宝库中灿烂明珠之一,具有简便验灵之特点,在眼病的诊治中自古有"经络不明,盲子夜行"之告诫。人体十四经脉,三百六十五络,经纬于全身,外布于体表,内贯于脏腑,连于脑,聚于目。要诊治眼病,必须掌握眼与经络的相关联系,脏腑所生精、气、血、津液,通过经络脉道,上输于目窍,以濡养眼目。在临证中重视选用针灸治法,以疏利经脉,宣导气血,调和阴阳,以骥扶正达邪,治疗中往往可收针到病除,立竿见影之功。

唐亮臣先生对树枝状角膜炎、玻璃体出血、视神经炎、视神经萎缩、视网膜色素变性等疑难眼病进行了系统的临床观察和研究,并总结了辨证论治规律。

唐亮臣先生发挥对内外妇儿等科兼晓的广博知识,融汇于世传眼科及临床多年的实践经验,掌握了慢性眼病的一些内在规律,从气血肝肾入手,制订了眼科常用的十几种中成药配方,如培元建生丸、宁神养心丸、益气聪明丸、加味滋阴地黄丸、养阴和营丸、固本七子丸、四物六子丸等,时至今日这些成方仍旧在临床上发挥着巨大的作用。

(四) 治学严谨,认真负责

唐亮臣先生对待患者极其严谨认真,如临床施行针术,对求诊的患者无不行针以促进病愈者,即使在门诊工作如此繁忙的情况下,他还坚持亲自为每个患者扎针,常常是看完一批患者,就端起托盘为其辨证施针。据跟诊者亲述,非是在门诊跟诊日久相熟,对其临床态度认可者,他甚至都不让参与起针,更遑论施针,能够被唐亮臣先生选中对患者施针者每每以此为傲,他对患者的认真负责的态度由此可见一斑。此外,唐亮臣先生临床尤其重视病例书写,每每问诊要仔仔细细的把患者所苦,因何所苦,完完整整地记录下来,以备日后随诊对于病程发展一目了然,也因唐亮臣先生诊疗一位患者耗时甚多,门诊工作往往要延迟至中午1~2 点钟才能下班,在中午未进水米时,门诊护士常为他烫一杯牛奶聊以充饥。跟随唐亮臣先生门下进修的大夫刚开始时常在私底下抱怨,但是跟诊日久也为其严谨认真的态度所感染,在心中树其为楷模,对他愈生崇敬之意。

唐亮臣先生不仅在临床工作中认真负责,在生活中也是如此。他的门诊时间都是在上午,有时候下午还会去门诊转转,观察到诊室大门合不拢,他特意取来量尺墨笔,量画一番之后取来木工工具直接下手整修。

(五) 心系患者,高风亮节

唐亮臣先生强调情志变化对于人的影响甚大,认为多数眼病常由情而生,由情而变,对眼病患者的情绪变化尤为重视。他诊治眼病的时候一定会问明患者所苦、所思、所忧、所怒,而后进行耐心的劝说和开导,解除其因,而后当针则针,该药则药,他认为七情调和无太过不及,可使脏腑之气冲和,病瘥人安。更加难能可贵的是,他把自己总结的劝人调畅情志、节制欲望的小故事油印在草纸上,每当有人来诊就发给一张任其阅读学习,通过此种形式对患者进行劝导,使其明了情变之害。唐亮臣先生编纂的各种小故事跟人的七情变化相关,通过向患者讲授小故事的形式抒发患者抑郁的情绪,使杂念不生,苛疾不长,可惜的是由于年代久远,纸质粗糙,油印的宣传页未能流传至今,甚为遗憾。在面对女性患者时,他时常劝解不能胡思乱想,过度无节就容易得病,同时也不能因为随随便便一件小事就着急上火,有些病如视神经炎之类的发生,跟性情急躁不安息息相关。患者若是就诊时情志抑郁,他会竭力对其进行疏导,不论时间长短,定要为患者破除心中郁垒,解其陈烦方肯罢休。唐亮臣先生时常把治病先治人挂在嘴边,认为只有患者的情绪得到安抚,用药行针方能效若桴鼓,这与他认为诸病皆有情作祟的观点有关。

(六) 因材施教,教学相长

唐亮臣先生在教学中对其所学者言传身教,诲之不倦,经常教导跟诊的学生,要充分利用中、西医各自优势为自己的诊疗服务。跟随他学习的除中医专业学生外,还有众多西医学生。唐亮臣先生对于带教工作非常重视,认为临床带教是把医学生培养成临床大夫的纽带,他对随诊学习的进修大夫要求甚严,只要有时间便常以问题磨砺之。也因于此,还有进修大夫慑于他的严格不敢随意亲近笑谈。特别是在晚年,中央领导同志指示给中医研究院老大夫配带我国中医学院培养的新型中医师为徒弟,做好学习继承工作,唐亮臣先生欣然领命。1963 年 9 月来自全国中医院校的近 30 名毕业生,有幸成为第一批新型学子,从师于唐亮臣先生继承其经验。中央领导对中医药事业的又一次关心与重视,令他感到中医事业后继有人,而倍加兴奋,工作中处处注意传授自己的临床经验和特长,循循善诱,因才施教,做出了许多成绩。他不仅医技高明,疗效显著,而且十分重视医德教育,在门诊、会诊、出诊工作中,一贯保持认真负责,任劳任怨,热情周到,和蔼可亲的态度,从不计较工作时间,对个别经济

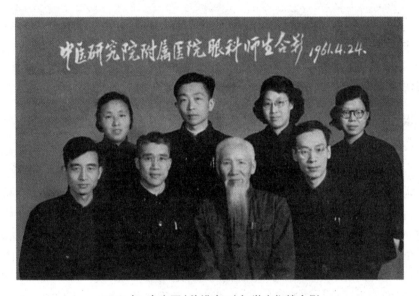

困难者,甚至以资相助。并常常嘱咐青年医师,要体贴患者长期患病的痛苦,耐心解释,消除患者疑虑,树立战胜疾病的信心,这种对患者的高度同情心和责任感,深受患者的爱戴,这些林林总总,也一直铭记在跟随他脚步,走上临床的那些学生们的心中。

(七) 传道授业,影响深远

刘孝书于 1955 年参加卫生部举办的全国第一届西医学习中医研究班,1958 年分配到中国中医研究院西苑医院眼科,后到广安门医院眼科工作,从师于唐亮臣先生多年。刘孝书受唐亮臣先生学术思想的影响深远,擅长运用中医、西医与中西医结合的理论及方法,诊治眼科各种急病、疑难症,特别对治疗眼底病有自己独到之处和较高的造诣。其老年性白内障针拨套出术研究获国家科技进步二等奖,颈性视力障碍手法治疗研究及中西区结合治疗视网膜色素变性研究均获国家中医药管理局科技进步二等奖。刘孝书负责并主持眼科外用及内服六种药的二期临床验证,其中不之唐亮臣先生经验方化裁而来的药品,已通过新药鉴定并应用于临床。

1961 年,唐亮臣(前排右 2)与学生们的合影

高健生自1963年于上海中医学院毕业后分配至中国中医研究院广安门医院眼科工作,师从唐亮臣先生学习。高健生深受唐亮臣先生"脏有所病,必现于轮"思想的影响,认为诊疗必四诊合参,用药也多侧重全身辨证。在唐亮臣先生诊疗思路的指导下,结合多年临证经验,总结出益气升阳举陷与益精升阴敛聚两大治疗法则:气虚可以进一步导致阳虚,他扩展益气升阳中"益气"为补脾阳、温肾阳,有补火生土之意,常选用附子、肉桂、仙灵脾等,尤其是善散阴寒,温中止痛,暖脾止泻之干姜、川椒的应用,集温阳、通阳、引阳于一身;当阴血不足,精气耗散之时,瞳神散大,神光不能敛聚而欲散之际,不仅要"益精升阴",而且要敛聚阴精,收敛欲散之神光。在诊断及治疗上,也深受唐亮臣先生影响,倡导中西医结合,不可偏废,尤其在明确诊断时需结合西医检查,对治疗前后的西医客观检查很是重视。在选方用药上,继承并发展唐亮臣先生的十几首眼科经验方,取得很好的疗效,为患者减轻了痛

苦,带来了光明。

庄曾渊 1963 年毕业于上海中医学院,毕业后到中国中医研究院广安门医院眼科工作,拜唐亮臣先生为师。其学术思想的形成深受唐亮臣先生的影响,尤其推崇唐亮臣先生"目之有轮,各应于脏;脏有所病,必现于轮"之说。因唐亮臣先生内、外、妇、儿兼修,中医基础坚实,故对于门下学生的要求也是严格,要求学生不仅要懂得眼科还要余下各门虽不必精,但要通,这种高标准严要求无疑有利于中医眼科临床疗效的提高。虽仅跟师 1 年余,但这对庄曾渊重视基础理论,建立中医整体观、恒动观,乃至于制定原发性视网膜色素变性、老年性黄斑变性、白塞综合征、前部葡萄膜炎、白点综合征、周围性麻痹性斜视、视疲劳和视频终端综合征中西医结合治疗方案,借鉴他科经验论治眼病,不断开阔眼科临证思路有着深远的影响。庄曾渊主持和参加多项国家级科研项目的研究,其中"血虚证视功能和视网膜血循环的研究"获中国中医研究院科学技术进步三等奖;"补肾益气养血中药抗感光细胞凋亡及治疗视网膜色素变性的研究"获中西医结合学会科学技术进步三等奖;"中西医结合治疗视网膜色素变性的研究",获国家中医管理局中医药科技进步三等奖。

二、学术思想

唐亮臣先生一生勤奋好学,博览医书,集各家之长,具有中医内、外、妇、儿等科的基础,而尤精于眼科,并善于融汇于中医眼科理论和临床治疗之中,宗前人之法,而不泥于古人之方。

(一)眼科的论治必须以全身辨证为基础

唐亮臣先生对中医眼科的学术观点是强调眼病的论治必须以全身辨证为基础。认为人体是一个统一的有机整体,人的眼睛是隶属于人体的一部分。极力推崇"目之有轮,各应于脏,脏有所病,必现于轮"之说。认为眼病与全身表现的症状不能分隔,一定要求整体辨证论治。眼睛的任何病变,都是因于人体脏腑、经络、气血等功能的失调所致。另外还强调眼科医师需要有坚实的中医内科知识作为基础,由于眼病有内外之别,人有长幼、男女之异,天有四时之变,因而尚需兼晓内、外、妇、儿等科基本知识,如斯方可在临证中应变于因人、因时、因地等复杂多变的情况。

而且疾病的发生发展往往错综复杂,病情也有轻重缓急,患者患病时的身体状况也有所不同。因此,在治疗上对患者及病情进行仔细诊察和分析至关重要,如急则治其标,缓则治其本,或尽快缓解主要症状,或辨证论治调整气血阴阳以改善全身状态。因此,要善于抓住主证,制订合理的治疗方案。在《中医对于沙眼的诊断和治疗方法》一文中提到的除风清脾饮、归芍红花散、退热饮就是唐亮臣先生根据患者全身症状的不同进行辨证所选用的不同方药,故虽同为沙眼,选方用药却有所不同。而对于视神经萎缩,病情错综复杂,唐亮臣先生大多从气虚、血亏、肾阴亏、肾阳亏、脾阳虚、肝旺等几个方面辨证施治,而非皆以补气养血为法。

(二)治内障眼病,以调畅七情为先

唐亮臣先生治内障眼病,以调畅七情为先。认为眼病有外障和内障之分。外障者常因六淫所感,目病暴赤肿痛,眵泪湿烂等症,其势虽急,易治。内障者多为七情所致,目暗昏涩,其势虽缓,难治。七情太过或不及,可以引起体内阴阳失调,脏腑功能紊乱,经络阻滞,气血不和等,皆为内障眼病直接或间接的原因,并影响到病势与病程的发展与转归过程。因此,唐亮臣先生诊治眼病,必先问明患者所苦、所思、所忧、所怒,进行耐心劝说开导,解除其因,而后当针则针,该药则药,或针药并用。认为七情调和,无太过不及,可使五脏之气充和,六腑之气调畅,气无郁滞之因,血无疑滞之弊,腠理固密,精气充旺,阴平阳秘,则眼目有疾可治,无疾可防,否则虽施针药,亦往往无功。

因此,唐亮臣先生在诊治过程中,除运用针药治疗优势外,还重视七情变化在眼病发生、发展及转归中不容忽视的作用,并常以临床中因暴怒及过度忧思而患病的教训,告诫我们要重视对患者的心理疏导,详细解释病情,宣传预防眼病知识,对促进眼病的康复起到针药难以起到的作用。

(三) 以理气血、补肝肾为治障大法

唐亮臣先生以理气血,补肝肾为治障大法。认为人身之气血为养目之源,目位至高,结构精微,经络相联,脉道幽深,气血往来出入于眼。故能察山川之大,毫芒之细,悉云霄之高,尽泉沙之深。气充则神旺,血盛则形强,气血调畅,目可不病,少有亏滞,则生目病。唐亮臣先生推崇目专窍于肝,而主于肾之说,肝肾为目之二主,其精气充旺,则视物光明,精气衰败,则视物昏渺,甚则不明。精气聚敛,则瞳神展缩灵活。精气耗损,则瞳散大。因此内障眼病,如视物昏花,视瞻昏渺,瞳神散大,青盲,雀目等,多与气血、肝肾有关,故临诊中常以理气血,补肝肾为主。他在《视神经萎缩 130 例的疗效观察》一文中提到:古文中早有"气虚者目不明""上气不足,目为之腹""目者肝之窍""肝藏血""水轮者内应乎肾"等记载。说明元气不足时可出现视物昏花;目以肝肾为本,目为肝肾外候,当肾水不足,肝木失涵,则肝火升遂致五星缭乱,视物眽眽;而肾阳不藏时,则视而黑花茫茫。又中医认为肝胆同源,胆亦能涵养瞳神,胆汁不足,也可发生目昏。古圣《黄帝内经》已有定法,而三焦独重肝肾二络者,此目之配法,盖目专窍于肝而主于肾,故有二络之专主也。而在治疗方面,对于滋补肝肾,古人有"东方肝木,非虚勿补,补肾即所以补肝;北方肾水,无实勿泻,泻肝即所以泻肾"的记载。因此唐亮臣先生认为,由于肝胆同治,肝肾也是同治,故在视神经萎缩的治疗上应从整体出发,以滋肾、平肝、补气养血为原则。选方用药则需结合患者四诊辨证施治。

(四) 久病者处方用药主张平和

唐亮臣先生对久病者处方用药主张平和。认为眼病久患者,症情复杂,处方用药不易。如益气则易气壅不运;补阴则碍胃难散;补阳则助火上炎;寒凉则易凝滞不行,久服则易伤脾败胃。因此,强调处方用药,不可偏废。例如在补益剂中,宜选加枳壳、青皮、陈皮、香附等,助其宣流气血;滋腻剂中选加砂仁、木香等助其运化;补阳剂中选加黄芩、地骨皮等,防其虚火炎升;寒凉剂中酌加白豆蔻、附子、肉桂等,缓其凉遏之弊;服药日久者,稍加神曲、稻芽、麦芽等,助其消导和中;有便结者加全瓜蒌、黑芝麻等,滋润下导,保持腑气通畅,导火邪下行。所以唐亮臣先生对慢性眼患者,常以大方见效,不知其故者,被误以其"杂",静而思之,则君臣佐使,逆从反正,条理明晰。

唐亮臣先生在临床中共创立了十多首眼科经验方,眼科一号方是其中最具代表性的一首方剂,一号方也称培元建生丸,此方以益气养血、滋补肝肾为主,主要用于治疗糖尿病视网膜病变、青光眼、视神经萎缩、玻璃体混浊、晶状体混浊等由于气血失调、肝肾不足所导致的

眼病。气虚则无力敷布水谷精微以充养脏腑,则目中真气虚少,不能运行输送精血,血虚不能上荣于目,目失濡养则可发生晶珠混浊、云雾移睛等病证;当肝血不足,肾阴亏虚,则阴精不能上濡头目,可出现头晕目眩、眼干不适等症状,发生视瞻昏渺、圆翳内障、高风内障等。方中以党参、黄芪、白芍、当归、龙眼等药益气补血,生熟地、杜仲、旱莲草等滋补肝肾,方中辅以制香附、神曲等宽胸理气之品,避免一味蛮补。养阴和营汤即眼科四号方,此方能养阴凉血止血,且能祛瘀生新,主要用于各种眼底出血,方中以生地黄、沙参养阴生津,丹参、白芍等养血和血,并以荆芥炭、侧柏炭、蒲黄炭、地榆炭、藕节炭等炭制药凉血止血,再加入黄芩、金银花等清热解毒药,根据脉证,方中药味可加减。如血热较重,脉数舌红者,黄芩、金银花加量,出血新鲜者可改成炭(黄芩炭、金银花炭),并可加白茅根,脉细、失眠者可加党参、炒枣仁或合欢皮,血压高者可加生龙骨、生牡蛎。此外,唐亮臣先生还创立了宁神养心丸、益气聪明丸、加味滋阴地黄丸、固本七子丸、四物六子丸等十几首经验方,这些方剂至今仍在临床中发挥着巨大的功用。(根据广安门医院眼科刘孝书主任所提供跟师笔记整理)

(五)重视经络与针灸治疗

唐亮臣先生重视经络与针灸治疗。要诊治眼病,必须掌握眼与经络的相关联系,脏腑所生精、气、血、津液,通过经络脉道,上输于目窍,以濡养眼目。经络功能异常,如郁滞不畅,或阻塞不通,在眼病的发生、发展中都起着重要的影响。唐亮臣先生在治疗中常针药并用,主张口服药物再配以穴位针灸。药物往往是通过脾胃运化,以气血的形式输布,进而调整阴阳平衡和改善脏腑功能;针灸则是通过刺激穴位,激发经气对人体的气血阴阳、脏腑功能进行调节。两者虽有治疗形式的差异,但都是以阴阳五行、卫气营血、脏腑经络等理论为基础,从而达到共同的治疗目的。唐亮臣先生在临证中重视选用针灸治法,以疏利经脉,宣导气血,调和阴阳,以冀达到扶正祛邪的目的,治疗中往往可收针到病除,立竿见影之功。如电光性眼炎之红赤疼痛,羞明流泪等。对眼肌麻痹的一些疾病,有较好疗效。即使是内障眼病,针后亦有双目清爽,视物清晰之感。如今许多中医眼科医生只重视口服药而忽视针灸,或者只是局部取穴,往往疗效有所欠缺,这一点值得临床医生深思。

(六)重视西医微观辨证

唐亮臣先生在发挥中医眼科特长的同时,努力促进中西医眼科工作者之间的团结。积极主张采用现代科学仪器的检查方法,参考检查之征象及实验室化验之结果,作为眼病辨证论治的重要参考内容,并列为判断临床疗效的标准之一。例如眼科用检眼镜检查眼底,应将眼底有无出血、渗出、水肿;视神经有无炎症、萎缩;中央动静脉有无阻塞等内容作为局部辨证的重要参考。积极倡导中医眼科医师与西医眼科合作,并带好西学中眼科医师,这对沟通中西医关系,促进中西医交流,增强中西医工作者的团结,起到了良好作用。

(七)临证经验举隅

1. 视神经萎缩　视神经萎缩在西医学领域里被认为是一种不易收效的眼病。临床特征是进行性视力减退,有视野与视神经乳头退色的改变。目前对它还没有特效的疗法,所以不少患者中途放弃了治疗,结果每每导致失明。中医对本病的诊断与西医学不同,是在它不同的病期或针对其某一症状立了不同的病名。如初期视力损害轻微的,称之为"视瞻昏渺";

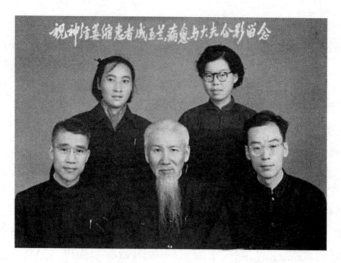

视神经萎缩患者病愈后与唐亮臣(前中)合影

及至后期视力损害严重,甚至失明的,别称为"青盲";当患者感到面前有若黑物遮挡,即出现中心暗点时,别称为"视瞻有色"。与西医学两相比较,除去视神经乳头时退色,因限于条件,中医学未能发现外,其他的症状是基本相符的。

中医书籍中有关本病的记载很多,如《黄帝内经》说:"气虚者目不明。"又说:"上气不足,目为之腹。"可见只有在清阳上升,浊阴下降的正常情况下,才能保持良好视力。因此视物昏花是元气不足时,表现于眼的主要症状。又如"目得血而能视""血有虚损则目花头晕"等记载,说明眼和全身一样;必须有血液的充分灌溉,才能推持其正常的生理功能。如"目者肝之窍""肝藏血""水轮者内应乎肾"等记载,都说明目以肝肾为本,目为肝肾外候。当肾水不足,肝木失涵,则肝火升动,遂致五星缭乱,视物眊眊;而肾阳不藏时,则视而黑花茫茫。又中医认为肝胆同源,胆亦能涵养瞳神,胆汁不足,也可发生目昏。

在上述理论的指导下,从整体出发,以滋肾、平肝、补气养血为治疗本病的原则。因为肝胆同治,肝肾也是同治,因此胆的治疗从肝从肾,没有另为靛药。按气分病,不外气虚、气滞。本病以气虚为主,但气滞亦不尽然无关,临床上就需分别对待。气虚者需补气,以四君子汤为主。气滞又有气郁、气滞、气逆之不同。气郁需调气兼以疏肝,气滞需破气兼以止痛,气逆需降气兼以平肝,随症选药加于主方之中。

血亏需补之养之,方以四物汤为主。由于气虚则血少,气滞则血瘀,又血化于气,血随气行,故和血必赖调气,养血又需补气,是故四物汤中必具川芎,而四君四物又常并用。此外,由于气血不足,每与忧思伤脾有关,肝肾亏损,必致虚烦不眠。又常需兼及宁心安神以及健脾和中的药物。临床上我们常取用归脾汤、天王补心丹、柏子养心丸等。

关于滋肾补肝方面,古人有"东方肝木,非虚勿补,补肾即所以补肝;北方肾水,无实勿泻,泻肝即所以泻肾"的记载。因此在临床上,以补肾为主,取其水火配济之意。方以明目地黄汤为主。在肾阴亏损兼见肾阳不足者,即所谓命门火衰,就需温补,我们选用参茸卫生丸、右归饮等。

以上虽为选方用药的概括情况,实际上患者的病情往往是错综复杂的。同为虚证,有偏此偏彼之不同,或主症虽同,而兼症又各有异。同时在治疗过程中,随时又有变证,所以用药必须灵活,切不可拘泥,固持成见。但本病虽然症状繁复,综合起来,又不外气虚、血亏、肾阴亏、肾阳亏、脾阳虚、肝旺等几个主型,临证时又不可惑于兼征,主次不分,心无定见,而致用药有失中肯。

同时还必须注意患者的其他方面,如合理安排饮食,节制情欲,避免劳伤,保持乐观情绪等。此外,尚宜并用针刺,作为辅助疗法。

2. 沙眼　沙眼为中医学古典医籍中之椒疮、粟疮,生于眼之上下睑内,湿热壅积,致令睑内渐生颗粒细疮,沙涩摩擦于眼睛面上,俗称沙眼,亦名内沙眼。方是时,我国人民患者甚多,不问老幼都能患之,因沙眼引起并发症而坏眼者亦属不少。沙眼有轻有重,所以各个沙眼患者的感觉也有不同,有的毫无感觉,有的可能稍有一些沙粒摩擦感觉,有时发痒,有些眼眵,眼皮沉重等不舒服,不舒服的感觉初起都是轻微的,是以初得沙眼的人往往不知道自己有沙眼,而不注意,时日稍久,觉有刺痛与肿胀、眼眵多,翻睑视之,则见细小颗粒,或圆或椭圆,或黄或白,半透明水疱,上睑为多,下睑比较稀少,或状如杨梅。湿热之轻者,发有黄白色细软颗粒者为粟疮,湿热之盛者,其形色嫣红而坚硬者为椒疮。患者泪多赤肿,沙粒摩擦难当,或痛或痒,不便开张,甚者累累连片,疙瘩高低不平,黑睛面上生星生翳起障,若有头目胀痛,是必夹风而有变症,是以有风热为重,湿热为轻之说。以沙眼之发展情况来看,有的进展很快,有的进展极慢,更有的在很长期间无显著变化。从临床所见到的各个患者,其症状也有很大的区别,有的不久就引起并发症,有的很快就到达痊愈期。就沙眼治疗效果来说,患有同样程度的不同患者,或同一患者的两个眼,用同样的方法治疗,而所得到的效果也不一定是同样的,有的治愈很快,有的则很慢。以上是眼科工作者们所常见的事。由此即可证明不能把此病当是一个有规律性的因素,是以不能以其全部过程一成不变的观点来理解它,须根据沙眼病变情况的不同,来进行分析,予以治疗。

治法:以去净颗粒与消除积聚的瘀积疙瘩硬块,使睑内恢复原状,不贻内急为上。然颗粒瘀积去之易而除根难,根净而复原状则更难,根未净,病必再发,睑内未复原,患终未除。古法用针刺、刀割,或用龙聚草、灯心草等物来擦,及时用之,确有相当疗效。这些方法,在临床上觉用针刺、刀镰操作不便,患者觉有痛苦见之而生畏,至于用龙须草、灯心草等物,则不是太柔软、便是太粗糙,摩擦沙眼太软起不了作用,太粗糙则刺激性很大。现今为了改进以上的缺点,改用海螵蛸制成的摩擦棒,以黄连汁煮过,来利用它的粗糙面摩擦沙眼,操作简便,效果很好,摩擦时患者又不觉痛苦,于使用中且具以下优点:海螵蛸所制的摩擦棒的质地是相当疏松的,软硬适度,加之运用灵便,轻重适宜,因而摩擦所形成的瘢痕是比较均匀细致的,施术时患者精神上不会受到过分激动或恐惧等不良情况。

洗眼剂:唐亮臣先生日常对于治疗沙眼最多用的,沙眼之轻者(粟疮),用冬桑叶、野菊花、白朴硝,以上三味各三钱,纱布包,用清水十二两,煎滚20分钟,去渣滤清,装入玻璃瓶中、洗眼时,倒入洗眼杯内,浴眼时间3~10分钟,每日洗3~5次。初洗时或病势盛时,洗眼的时间应少些,热势渐退,洗眼的时间渐渐加长。初洗时可能有些刺激,但与病无害处,且在短时间内即能消失。

眼之重者(椒疮),用冬桑叶、野菊花、蒲公英、白朴硝、西月石,以上五味各三钱,沙布包煎,用清水十二两,煎开20分钟,去渣滤清,装入玻璃瓶中,洗眼的方法同上。如黑睛起有白星白翳者,加入白蒺藜六钱同煎,用法同上。

内服剂:如于不发肿时且无内热者,可不用内服药。内热重者如大便艰结或不能每日去者,小便短少黄赤,须加内服药以去其火。

忌口:唐亮臣先生诊病尤重饮食宜忌,凡是动风动血之物莫吃,尤其是热性急症,其用意在于使胃肠清净,不生内热,以免助长病势,则于治疗效果较易。素菜:如葱、韭、大蒜、姜、辣椒、茴香、香椿;荤菜:鱼、虾、蟹、鸡、猪、牛、羊肉及油腻面食等(面食是指南方人平时不食面者而言要忌的,北方人平时以面为主食者不在此例)。但是不一定说是发热食物不能吃,如在热天,脾胃湿热壅积,大便很少而不通畅,小便短少色黄赤者,生冷食物必须禁忌,如冰棍、冰汽水、生盐豆腐、食后都有可能使内热上冲,于4~5小时之内,就会发生睑肿眵多。似服寒性凉药,亦要温的入口,以免刺激脾胃而致湿热上冲。

3. 改进西瓜霜配制方法 唐亮臣先生认为过去西瓜霜的制法有些缺点,在应用过程中,经过摸索加以改进,方法如下:在夏天配制,取材方便而质量高。其法取西瓜皮十斤,切碎,榨,去瓜皮渣,取净汁。用白朴硝二斤化于瓜皮汁水之中,滤清后,放入冰箱之内,两三天,使朴硝重行结成晶体,将面上未结晶之水倒去。取竹筛子一只,白布两大块。将白布用不同的方式铺于筛上,筛下用一瓷缸承受。将所结晶之白朴硝放于筛内白布上,将布的四角折转,上面再覆白布两块,周围上下密封,不使尘土吹入,放于透风不见太阳之处,候其自行将水分散失,即成风化了的、雪白毫无尘土混入的西瓜霜,质量纯洁。用上述方法配制成的西瓜霜,用于眼药内有消云翳、消除硬块瘀积、退红肿热毒,为消除沙眼之主要药物,亦为喉科之主要药物。

三、代表著作与论文述评

唐亮臣先生曾被聘为中华眼科杂志副总编辑,《眼科全书》编委等职。先生遗留论著,现可查阅者为数不多,其中具代表性的论文有《中医对于沙眼的诊断和治疗方法》和《视神经萎缩130例的疗效观察》两篇。

《中医对于沙眼的诊断和治疗方法》是1958年唐亮臣先生发表在《黑龙江医刊》第1期上的学术论文。20世纪50年代以前,沙眼曾在我国广泛流行,作为一种感染性及传染性疾病,在一些边远农村地区沙眼患病率甚至高达80%~90%。在这篇文章中,唐亮臣先生对沙眼的病名、病因病机、发病进程的中医认识做了详细的阐释,并从中医汤剂内服、洗剂外治、饮食禁忌等方面进行论述中医治法,提出"以去净颗粒与消除积聚的瘀积疙瘩硬块,使睑内恢复原状,不贻内急为上",改进利用黄连汁煮过的海螵蛸摩擦棒摩擦沙眼外治,操作简便高效。针对外洗治疗,唐亮臣先生常用冬桑叶、野菊花、白朴硝药物外洗治疗沙眼轻者(粟疮),常用冬桑叶、野菊花、蒲公英、白朴硝、西月石药物外洗沙眼重者(椒疮),对现代治疗有借鉴意义。唐亮臣先生针对患者内热重者如大便艰结或不能每日排出者,辨证口服内服药,并在患病期间强调饮食禁忌。

1962年,唐亮臣先生在《中医杂志》发表学术论文《视神经萎缩130例的疗效观察》,文中从临床观察、鉴别诊断、病因、治则等方面探讨了视神经萎缩的中医治疗。视神经萎缩在西医学领域里被认为是疑难性眼底病,临床以进行性视力减退、视野缩窄为其主要特征,临床治疗无特效疗法,现代现代治疗不易收效,患者常在中途放弃治疗,结果每每导致失明。唐亮臣先生通过针药并治临床观察结果,视力提高及病情停止者占总数89.36%,年龄小的视力损害轻微的疗效较好,早期治疗非常重要。唐亮臣先生认为视神经萎缩与视瞻昏渺、视瞻有色及青盲相当,多因肝肾亏虚、气血不足所致,治疗应以滋补肝肾、调补气血为主,辨证论治,注重七情因素。

从唐亮臣先生的学术论文中,可以窥见唐亮臣先生的学术经验和用药特点。治疗外障眼病,强调外用治疗的适用性、饮食禁忌的重要性及分期精细化治疗的必要性;治内障眼病,须以调畅七情为先,以理气血,补肝肾为治疗大法,全身辨证结合眼局部贯穿始终,这对后世现代中医眼科的发展的完善起着深远的影响。

唐亮臣先生一生虽经时局动荡,难改医者风骨,反而磨砺出对于中医眼科的独到见解。"宗前人之法,而不泥于古人之方"是对他学术成就的高度概括。在临床治疗上,针药兼施,对眼病及其他许多慢性病的处理,都有独到的经验。在技术上精益求精,积极落实西医学习中医的临床教学工作,并引导中医向西医学习,主动搞好中西医团结,为早期的中西医结合工作贡献了力量。他为中医眼科学术传承奠定了坚实的基础,他的弟子们现在也已经成为柱石支撑起中医眼科这座大厦。他的名字可能无人知晓,他的功绩将永世留存。

参 考 文 献

[1] 中国中医研究院五十年历程[M].北京:中医古籍出版社,2005.

[2] 高健生.眼科名老中医唐亮臣学术思想探讨——纪念唐亮臣老师逝世40周年[J].中国中医眼科杂志,2005,5(15):96-97.

[3] 和中浚,汪剑.民国年间中医眼科学术发展历史研究[J].中国中医眼科杂志,2013,23(4):283-286.

[4] 唐亮臣.中医对于沙眼的诊断和治疗方法[J].黑龙江医刊,1958(1):27-28.

[5] 唐亮臣.视神经萎缩130例的疗效观察[J].中医杂志,1962(3):13-16.

[6] 韩彬,吴忠朝,陈仲杰.论针药并用在中医临床中的核心价值[J].中医杂志,2013,54(14):1179-1182.

(整理:张丽霞　张晓旭;审订:高建生)

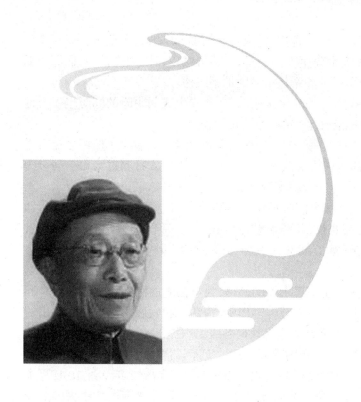

王文鼎

一、生平传记

王文鼎先生（1894—1979年），汉族，四川江津县（今属重庆）金紫乡人。著名中医专家。少时家境清贫，只能勉力就读。其父王秉之为清末秀才，作塾师兼中医，以学识渊博医术精湛饮誉乡里。王文鼎先生耳濡目染，在医学方面受益匪浅。

1919年王文鼎先生就读于江津中学，因带头组织学生反对袁世凯称帝，被江津旧制中学勒令退学，并通告全省学校，谓其"不悌不孝，而好犯上者，不堪教也"。

王文鼎先生后去德感刘丹五家任家庭教师。当时他的国文老师张鹿秋（曾留学日本，跟随孙中山参加同盟会）也因讨袁被解职。先生当时和张鹿秋老师商榷，为维持生计，张老师建议他学医。于是，先生投拜到当时名医郑先生门下为徒，郑先生第一次讲课，就反复申言：欲为良医，当从《黄帝内经》《难经》学起，方有根底。否则专持一二方书，即使为医，亦为走方郎中而已。先生本当尊师教诲，循序渐进，打下坚实根基。怎奈由于文史水平有限，对秦汉文章难以理解，读而未能明，明而未能别，别而未能新，因而十分苦恼。何况他学医是为急切谋求生活，便向郑老师请求赐教看病之法。郑老师失望之余，只好把他介绍给颜闻修老师，好在颜老师因材施教，让他读些应用方书，诸如《珍珠囊药性赋》《汤头歌诀》《神农本草经》及《医学三字经》等，引其入门。但颜师亦谓："这些浅近之书只可敷于应用，未可深入堂奥。涉浅水者得鱼虾，涉深水者得海鳖，理固然也"，其后，先生身背药囊，步入医林。

王文鼎先生1920年开始在川军中任营军医，1924年春，流寓武汉行医期间，他目睹了帝国主义侵略的种种罪行，深感北洋军阀的腐败无能，开始接触《新青年》《向导》等宣传马列主义的刊物，萌发参加革命的想法。

于是在 1926 年 10 月,王文鼎先生经秦青川、钟克容介绍加入中国共产党。

1929 年在遂宁兵变失败后,王文鼎先生返回成都,一面继续以行医为掩护,一面深入旧军队和地方国民党上层人物中,利用各种关系从事党的地下工作。

1949 年 12 月成都解放前夕,在白色恐怖屠杀中,王文鼎先生成功脱险的同时也安全地保护了川康特委地下党组织,为成都的和平解放做出了重大贡献。

中华人民共和国成立后,他在四川省委工作,历任川西行署及四川省人民监察委员会委员、成都卫生工作者协会副主任、四川省人民代表大会代表,1956 年 6 月当选为第一届全国人大代表等。并在第一届全国人大会上代表中医界发言。

1955 年卫生部中医研究院成立,从全国各地调入一部分著名老中医参加工作,先生即来京参加工作。历任学术秘书处副处长,西苑医院副院长,卫生部医学科学委员会委员,中央高级干部保健医生等职。曾任第五届全国政协常委、卫生部顾问、中华医学会理事等职。

革命的生涯,斗争的风雨,铸就了他刚直不阿的性格,为贯彻党的医药卫生工作方针和中医政策,进行了不懈的努力;在中央高干保健等工作中,为继承和发展中医做出了杰出的贡献。为了中医药卫生事业的发展,王文鼎先生多次向各级组织提出改进中医工作意见,曾亲聆过毛泽东同志对中医的指示"中医是我国重大的医学宝库,需要我们继承和发扬"。当时曾出现过一股反对中医的势力,针对这种思潮,先生奋笔直书,于 1962 年 7 月 10 日写了一份《关于发展中医事业的意见书》呈送党中央,供中央研究参考,并得到了党中央的高度重视。有一天在临近午饭前,周恩来总理亲自打来电话约见王文鼎先生和蒲老(蒲辅周),王文鼎先生见到总理后,精神上受到莫大的鼓舞。他觉得在医药卫生界两条路线斗争的严峻时刻,总理还亲自到颐和园来接见蒲老和他,就是对他工作最大的支持了。1977 年 6 月 20 日,王文鼎先生又上书党中央《对中医之几点意见》,就如何研究整理中医学发表了自己的意见,其建议为中医学的继承和发展具有重要的意义。

1979 年 4 月,王文鼎先生因病于北京逝世。

邓小平、李先念、聂荣臻、宋任穷、康克清等党和国家领导人送了花圈。王文鼎先生的骨灰被安放在八宝山革命公墓。

二、学 术 思 想

(一) 诊疗重整体,品脉分动静

在五十余年的医疗实践中,王文鼎先生逐步形成了自己的学术思想,在理论上多有建树,尤其在辨证论治方面,提出许多真知灼见。

他将防治疾病概括为四十七个字:

预防疾病:时其起居,节其饮食,调其情志,适其劳逸;

诊断疾病:人、病、证(三结合,以人为主),整体观念,全面分析,辨证沦治;

治疗疾病:治疗之要,贵在调整,自力更生,更为要紧。

王文鼎先生辨证上的特点是整体观念,全面分析。在辨证步骤上,他认为诊病必须先别内伤、外感或不内外因。在确定病因以后,再区分阴阳,何者偏盛,何者偏衰。阴阳盛衰的表现就是机体内部统一性和机体与周围环境的统一性发生变化的总反映。所以临床医生必须善于掌握疾病发展过程中阴阳变化的情况,及时做出正确的判断。进而确定病在哪一脏腑和经络,同时也必须考虑到脏腑与脏腑之间、脏腑与经络之间的相互关系,使辨证更加全面、具体和准确。

于临床方面,王文鼎先生注重调整阴阳,维护正气,以防御疾病,并强调临床需辨证论治,全面分析,认为应注重诊脉,静以观其象,动以察其体。善治癫狂、痹症及其他疑难症。他强调诊病必须四诊合参,对脉诊的应用尤有独特的见解,指出诊脉必须"静以观其象,动以察其体"。在明确六部脉和脏腑相应、各有所属的基础上,要以医生的三指动静结合来观察病人的脉象和脉体的变化。静是指医生必须屏息敛神,置三指于寸、关、尺三部,分轻、中、重三种力量来观察脉搏的频率、血流冲击量的大小,如迟、数、滑、涩、洪、微等,动是指医生三指按寸、关、尺三部,分轻、中、重三种不等的力量,往来揉动病人的脉管以观察其体态和张力,如长、短、弦、芤、紧、缓等。简言之,就是以医生的"静"来候病人的脉象,以医生的"动"来候病人的脉体。实践证明,这种动静结合、体象并察的切脉法,对深入了解疾病、区分阴阳、确定脏腑以及选方用药等方面,都具有很大的实际参考价值。

(二)临症多奇思,妙手疗沉疴

王文鼎先生常谓用药如用兵,医家当谙熟药性,切合病机,照顾全面。所以他对生药和炮制亦很熟悉,如谓黄连有九种用法:心火生黄连,肝胆实火苦胆炒黄连,肝虚火醋制黄连,上焦火用酒炒,中焦火用姜汁炒,下焦火用盐炒,肝胆郁火吴茱萸炒,脾虚生火黄土炒,足见其精细。

王文鼎先生一生以全心全意为人民服务的思想和高超的医术治愈了许多疑难病症,因而赢得人们的称赞。1975年治一刘姓患者,西医诊断为肺脓肿,久治未愈,怀疑肺部有占位性病变,动员手术切除。王文鼎先生诊后谓肺部化脓性病

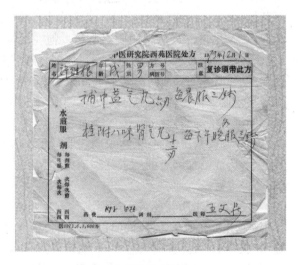

王文鼎处方手迹

变有肺痈、肺疽之别,"痈有火毒之滞,疽有寒痰之凝"。该患者发病开始为半阴半阳证,迁延日久,气血虚衰,阴寒凝结,毒邪深伏,瘀血内滞,是为肺疽。治疗先用益气活血化瘀,佐以止血解毒,服25剂。改补气养肺活血止血法,又服15剂,瘀散血止,肺虚阴寒之象毕露,投以通滞温补开腠的阳和汤加味50余剂。患者服药之后拍片、化验检查正常,自觉症状基本消失,王文鼎先生又以健脾益气之品调理月余而病痊愈。

又如患者崔某,女,17岁,北京房山县社员,右足背肿物7个月,破溃翻花1个半月,被诊为右足滑膜肉瘤,建议小腿中下段截肢,并谓术后也只能多活1年半左右,患者家属不同意手术,于1973年9月27日至王文鼎先生处医治。面对这样的病人,先生说:"帮助劳动人民解决难处,责无旁贷,我一定全面考虑治疗,尽一切努力保全她的身体。既然医院确诊是

瘤,我们要相信西医的科学性,但我们也要从中医治疗毒瘤、石疽、瘿瘤等方面来寻求有效方药"。通过辨证,他诊为石疽,乃阳虚阴毒内陷,气滞血瘀所致。治用温阳补虚以扶正,拔毒消坚、行气化瘀以祛邪。常服阳和汤、犀黄丸,外用鲜商陆根约30g,捣绒加少许食盐,涂敷翻花疽面,一日一换。至1975年9月24日二诊,服阳和汤140剂,犀黄丸三料,外用商陆根15斤左右,疽面愈合,效不更方,以收全功。继服阳和汤,因犀黄丸难配齐,改用小金丹。后因未坚持服药,又受外伤而复发。又服阳和汤120余剂,外敷鲜商陆根及外贴阳和解凝膏20张。经3年治疗,滑膜肉瘤基本痊愈,透视拍片及化验正常。为杜绝复发,先生处方善后,嘱间日服阳和汤40剂,间日服小金丹26袋,每日1袋,外贴阳和解凝膏30张。治疗始终以扶正为主,兼以外治祛邪解毒为辅,标本兼顾,攻补兼施,扶正而不助邪,攻邪而不伤正,耐心调治,终收全功。

中医治病的原理,王文鼎先生认为就是通过调控来纠正机体阴阳的偏盛偏衰。他在1963年治过一例小儿重症水肿病,患儿住院用中西药治疗不愈,大量胸水腹水合并肺炎,病势危急。先生指出该患儿最先用寒凉药太过,中期温化药又应用过多,未能脾肾两顾,补则过补,消则过消,寒则过寒,温则过温,致使虚实、阴阳不能平衡,因而治疗无效。鉴于小儿病势危笃,只能消补同施,清温并用以调整阴阳,又以其阴阳两虚而致失调,温阳则伤阴,滋阴则损阳,不胜重药,只宜清淡之剂平调,煎服鲜茅根、生鸡内金,配合食疗和葱熨,停用其他中西药物,服二十余剂后明显好转,又酌加清补肺肾之品,治疗四个月,病愈出院。先生以轻剂起此沉疴,足见深得调整阴阳之真谛。他在治疗上还强调"自力更生",重视和维护人体的正气,认为用药是为了扶助与加强机体的自然功能以战胜病理的损害与变化,达到阴阳协调恢复健康的目的,反对过分强调药物及一些支持疗法的作用。先生治疗再生障碍性贫血,反对轻易输血。认为输血、特别是大量输血,有时非但无益,反而对机体"自力更生"有碍。曾治疗四例再生障碍性贫血,未经输血的三例,平均治疗十个月,痊愈出院,经一年随访未见异常。另一例曾数次输血,未达预期效果。证之临床过分依赖药物作用,致使机体调节能力日趋低下,造成治疗困难的例子并不少见。先生其"自力更生"的指导思想是有深远临床意义的,值得重视。

王文鼎先生用药还善于运用多种方法调整阴阳,恢复正气。如在前述小儿重症水肿治疗中,除用茅根鸡金汤外,同时以薏米、神曲、大黄米、赤小豆、猪肝等熬粥,每次饭前服小半碗,共服4~16天。又用大葱500g纵切,黄酒60g,炒热裹纱布袋内,在腹部按顺时针方向自右下至左下外熨,每日1~2次,每次熨1~3小时,连用36天。又用一味香薷代茶饮,连用23天,以俏面项浮游之水气。后期以橘红、厚朴、白茅根煎水送服鸡内金粉,以薏苡仁、大黄米、赤小豆、江米、扁豆、鸡内金、山药研粉加糖做成糕点,当点心吃,并久服六味地黄丸,脾肾两补,先后天兼顾,以善其后,足见先生治疗手段灵活多样。

王文鼎先生对一些验方、秘方也很重视,认为只要用辨证的方法去分析,用对了,确实很有疗效。他介绍治鹤膝风方,由生黄芪240g,远志,石斛、怀牛膝各120g,双花30g五味组成,要保证药物的质量和剂量达到标准。用十碗水先将前四味煎熬至两碗水时,加入双花,再煎成一大碗。临睡空腹一次服下。全身大汗,听其自止。用毛巾把汗擦干,揉搓全身。常可一剂见效,两三剂即治愈。先生就是这样从各方面把中医学矿藏,一块块地加以挖掘、收集、整理,使之服务于人民。

王文鼎先生注重调整阴阳,维护正气,以防御疾病,并强调临床需辨证论治,全面分析,认为应注重诊脉,静以观其象,动以察其体。善治癫狂、痹证及其他疑难症。先生几十年来以"挖山不止"的精神刻苦钻研中国医药学,虽耄耋之年,仍鸡声灯影,孜孜以求。先生对经方应用常多彻悟其理,自出机杼。其学生忆1977年某次随先生查房,陈女咳嗽7个月,并发哮喘3个月不愈,前医迭进小青龙汤不效,转请先生会诊。先生曰:"此由外感风寒袭肺而致。患者恶风咳喘,汗出夜间尤甚,多泡沫及稀痰,苔薄滑,此为寒饮。"仍疏小青龙汤(麻黄根30g,桂枝9g,白芍18g,甘草6g,炮姜、五味子、细辛各6g,半夏12g)。药尽3剂,喘息竟平。何以前用未效,而今效如此,可见先生对于经方的领悟深刻。

王文鼎先生对中医药的探索,不仅从书本中钻研,并且善于从别人的医疗经验中不断汲取有益的养料。如治某患者肢体奇痒症,用五黄汤(黄连、黄芩、黄柏、大黄、栀子)加犀角、苍术、苦参、蜈蚣、全蝎、僵蚕、服汤药前先服紫雪丹2g,1剂痒止,3剂结痂治愈,立方之意,遵"诸痛痒疮,皆属于心也"。先生说他这一手是从成都外科名医黄祖成那里学来的。黄祖成疗效很高,其方十之八九为三黄汤、黄连解毒汤、栀子金花汤,多为苦寒,还加苦参、胆草。询之云病机十九条言火者即五条,刘河间亦谓气有余便是火。黄氏处方一般甘草与三黄相等,取苦甘化阴,不伤脾胃。这些经验,足资借鉴。

(三) 用药循古法,变化依辨证

王文鼎先生对经方应用常多彻悟医理,自出杼机。曾精辟论述《伤寒论》小青龙汤:"方中姜、辛、味三药一般当等量用之,注意适当调节升降开合;方中麻黄的运用亦有分寸,初病表实用麻黄,次用麻黄绒,后期喘而汗出用麻黄根,剂量可加重30g;初期桂枝、白芍宜等量,病久渐虚须白芍倍桂枝,仿建中,意在收敛。"其对经方研究之精深,可见一斑。

王文鼎先生选方用药注意法度,加减化裁活泼圆通。他常说"不知规矩,不能成方圆;随便凑药,不能叫开方"。一般处方,他用药不多,少则二三味,多则十几味,绝不随意开大方贵药。用药剂量,取决于阴阳盛衰程度和邪正力量的对比,佐使药轻投,如橘红用量不到1g;主要药物重用,如石膏清热,桑枝通络,黄芪固表,防己利水等,常用30g左右。曾治一尿崩症,至病情基本好转,附片用量竟超过10kg,而治鹤膝风方,生黄芪用量每次达240g。对于用方,他提倡要能"攻"能"守",一般用攻邪药或治疗急症多效即更方,而用补益药或治疗慢性病常常效不更方。如治一例石瘕(滑膜肉瘤),先后服阳和汤二百八十余剂。因阳和汤名为阳和,实以滋阴为主,阴阳兼顾,故可久服。先生用药之灵活,组方之严谨,诚可谓胆大心细,智圆行方。

王文鼎先生还对《千金方》《外台》《串雅外编》《景岳全书》《衷中参西录》等书所载有效方剂常应用裕如,他如医史笔记、野史单方亦多收录,从而扩大了用药思路。对癫狂症的治疗,或用《千金方》温胆汤治其胆虚痰热;或用《丹溪心法附余》礞石滚痰丸治疗痰浊内壅或痰火夹风所致者。或用《医林改错》的癫狂梦醒汤,化瘀开窍,活血醒神。他还根据《难经》"重阳者狂"的论点自拟狂症方(白砒石3g,绿豆300粒去皮同打匀,栀子49枚打面,雌黄、雄黄各3g打面,急性子9g打面,上药合匀贮于瓶内,服时取2g,加牛黄、冰片各0.1g,调适量白糖和面粉烙成饼服下),服后必大吐大泻,以攻而下之,引而越之,以清泄痰火。在此基础上,先生进一步摸索其治疗规律。若阳证治不好,就转入癫,成半阴半阳、半虚半实之证,属痰气纠结,迷阻心窍,治当疏化痰气。轻者以小柴胡汤,柴胡疏肝饮以开其郁,一般以温胆汤为基本方随证加减,屡获显效。或予丸剂(人参、茯神、生熟枣仁、乳香、琥珀、远志、菖蒲、辰砂、川连、龙齿,炼蜜为丸,早晚服,合欢皮或薄荷煎汤送下)。痫症之发,气郁夹痰是其标,心脾虚损是其本,始发当以理气化痰为主,后期则着重调补心脾,归脾汤、补心丹等是常用的善后方。若痫症处理不好,就转化为呆症,即属虚证、阴证,是为邪正俱衰,当益气壮阳以治其本,可于治痫症丸药方内加入肉桂、附子之类治疗。他认为治精神病不宜服抑制药,要因势利导。其证由阳转阴为逆,由阴转阳为顺。对痫症、呆症治疗不可操之过急,顺其宜而逐步治之。辨证极细,用药层次分明,堪为师法。

(四) 继承求发展,中西须合参

王文鼎先生历来认为中医的研究发展和展开中西医结合工作,都必须首先搞好继承,不但要继承治疗经验和有效方药,更重要的是要系统学习,全面掌握中医理论,才能谈得上整体提高。进行中医研究,必须在辩证唯物主义思想的指导下,利用现代科学成果,按照中医的理法方药全面进行,反对废除理论、研究经验或废除中医、研究中药的倾向和做法。他认为可以通过中医临床观察,全面进行总结,既要肯定中医的疗效,又要找出中医的治疗规律,然后再来探索理论。研究中医必须始终坚持和突出中医的特点,不能简单地以西医的观点和方法指导中医研究工作,不能因为中西医理论体系的不同而用西医观点否定中医理论。如果抛弃中医的病理、病因、诊断、症状等,完全用西医的一套来代替,不但达不到发扬中医学的目的,必然会对中医学遗产造成莫大的损害。

他强调,中医的基础理论,诸如脏腑经络,阴阳气血,证候与人体内在的环境的联系,以及药物的联系特别是复方的作用机制等,都是重要的研究课题。必须将中医和中药的研究在理论上、实际上统一起来,进行整体的而又有联系的分工的研究,才能在发扬中医学遗产上有所贡献。重温先生的这些见解,至今仍感意义深长。

他还指出进行中医研究工作,我们必须在唯物主义思想指导下,利用现代科学的成果,既要研究中医的理论,又要研究中医的经验,使其结合起来不能有任何方面的偏废。研究中医的同时,还必须和中药研究密切结合起来,在医药方面也不允许有任何方面的偏废几千年来的中医和中药,从不曾分离过:几千年的理论和经验,也不曾分离过。如果废除理论、研究经验,或者废除中医、研究中药,我们是坚决反对的。必须把中医和中药的研究在理论上、实际上统一结合起来,进行整体的而又有联系的分工的研究,才能在发扬中医学遗产上有所贡献,有所建树。否则脱离中医的理论指导而孤立地去研究中医治疗经验,势必南辕北辙,越研究越糊涂,结果中医的宝贵理论和丰富经验,不但将会导致丧失,而且吸收下来的所谓不要理论指导的疗效,必然也不可能有很多收获。

三、代表著作与论文述评

王文鼎先生一生行医,疗疾无数。精研岐黄,多有心得。数十年来积累了大量的临证心得、行医笔记,后人察之,多有灵妙渊深至论。但今天评价先生对中医事业和中医学术的贡献,却更体现在他对中医发展的见解与推动之功。他早在 20 世纪 50 年代就历任担任了西苑医院学术秘书处副处长,西苑医院副院长,卫生部医学科学委员会委员,中央高级干部保健医生等职。他的医德医术得到了毛泽东主席、周恩来总理等老一辈党和国家领导人的认可和称赞。先生律己甚严,从未因个人私事而求助于高层,却对中医发展意见时有进言。尤其是他发表的《对于开展中医研究工作的商讨》和《对研究整理中医学的一点意见》中对于现代应该怎样进行中医研究,中医的整理以及中医的发展提出了自己的建议,并且于当代情况下先生极力维护中医事业,使中医药发展免受到不良的影响,对于西医他认为要和中医一起发展,做到中西医结合等。这些思想在当代社会依然具有重要的指导意义。

1957 年王文鼎先生撰写《对于开展中医研究工作的商讨》刊登于《中医杂志》(1957 年第 4 期),文章主要对龙伯坚先生所发表的"中医研究工作中的几个问题"文章中所存在的问题进行了讨论。先生认为中医学经过了数千年的发展,积累了丰富的内容,不但在疾病的治疗上有着实际的作用,而且在科学研究上也有着重大的价值。

其一,王文鼎先生对于中医研究应该研究什么中表明:"必须认识中医是有理论的,而且中医的理论和其他理论一样,是在实践基础上总结出来的,反过来又是指导实践的。中医的文献中有精华,也有糟粕,而中医理论中的精华却是谁也否定不了的。我们不能因为中西医的理论体系不同,竟用西医的观点来否定中医的理论,中医的阴阳、五行学说被很多人讥笑认为是不科学的,但是如果我们能从这里获得在生理、病理上对立统一的看问题的方法,和从外界环境和人体内部寻找其相互联系,相互制约的关系,从而能全面的决定治疗方针,整体地进行治疗方法,这不是完全合乎辩证唯物主义的原理、原则吗? 如能加以科学论证,在现代医学中不是就可以丰富了它的理论吗? 通过近两年来中医进医院后治疗疾病的事实证明,中医之所以能够在许多疾病治疗取得很高的疗效,正是由于根据中医的'阴阳、表里、寒热、虚实'的理论在指导治疗实践——'虚者实之,实者虚之,热者寒之,寒者热之',证明中医治疗疾病是有规律可寻的。"

其二,文章对谁来研究中医做出了论述,指出在中医研究工作上必须是中西医长期合作,西医固然有特殊的光荣责任,而中医亦比作艰苦的努力,只有经过中西医长期共同努力才能逐步完成对中医学遗产的整理、研究和提高的工作,创造出我国的新医学。

其三,对于怎样研究中医指出研究中医应该分为两个步骤进行,首先是通过中西医临床合作和观察全面地进行总结,既要肯定中医的疗效,又要寻出中医的治疗规律,然后在辩证唯物主义思想指导下,利用现代科学的成果,再来探索理论。文章中还指出西医专家愿意参加中医研究工作,他们表示十分的赞同和欢迎,但是西医专家要进行中医研究工作,必须首先学习中医,将中医"学到手、拿到手",然后,才能谈到研究。还须明确认识中西医是两种不同的理论体系,有着不同的对待问题的观点和处理问题的方法,即使进行肯定疗效,如果不抛弃中医的病理、病因、诊断、症状等,而完全用西医的一套来代替,就只能叫做"中医跟着西医屁股后面跑"或"西医牵着中医鼻子走"这种做法不但达不到发扬中医学的目的,必然会对中医学遗产造成莫大的损害。

其四,是对于中医研究的领导问题。王文鼎先生指出改进中医研究院的决定环节,在于加强党的集体领导,认真贯彻党的方针政策。要保证在党的领导下,使中西医有学术、有经验、有领导能力的人员都能参加领导,仔细研究党对中医研究工作的方针政策,结合日常工作认真加以贯彻,中医研究院的局面才能打开,从而也才能在中医研究工作上起了带头作用。他认为应着重使中医的治疗规律和治疗效果密切结合起来一同去总结,因此,内科、外科、针灸研究机构的单独存在仍是必要的,必须广泛地进行治疗,在治疗的基础上认真总结,克服目前既未很好进行治疗,又未进行研究的局面。为了解决西医学习中医和医学院校增加中医课程的教材，以及为了从理论到实践来研究中医的治疗规律，还要增设中医理论研究所的必要，医史研究只可附设在理论研究机构内，成立专室，它不能代替了中医理论的研究。还指出中药研究机构亦有存在的必要，指出当时中药研究工作主要关键不是"药理方面"而是必须首先解决当时迫切需要解决的问题，如鉴别品种、标准规格、研究旧有制药和炮制方法，提高药材产量，以解决广大人民用药的要求。尤其是结合临床，应根据中医复方处方，研究中医用药规律，以促进中医的治疗效果。对于西医和中医的学习方面指出开展中医研究工作只要明确了方向、方针和道路，尽可以从长计议，不能操之过急，不能企图简单地以西医观点和方法来领导中医研究工作，必须在可能的条件下利用现代科学成果，将现代物理学、化学、生物学、气象学、原子学等学理统通结合研究，才能逐步解决了中医研究问题，否则单独利用西医学理来研究中医是解决不了问题的。

王文鼎先生所发表的这篇文章在当时"百花齐放，百家争鸣"的环境下指出了中医具有其理论性，有显著的治疗性，并且对于中西医两种体系的不同要有不同的认识，不能狭隘地用西医观点看待中医或者是用中医观点看待西医，这都是不可取、不科学的。同时要进行中药的研究，中医和中药不能分离，只有结合起来研究才能有所建树。还指出对于医学古籍我们要"取其精华，去其糟粕"，要在辩证唯物主义思想指导下，利用现代科学的成果，再来探索理论等，先生的这些思想对现代中医中药的发展也具有重要的指导意义。

1977年《对研究整理中医学的一点意见》刊登于《新医药学杂志》（1977年第9期），王文鼎先生对研究整理中医学提出了自己的意见，先生指出首先应该系统学习全面掌握整理提高，文章中引用毛主席的教导"中国医药学是一个伟大的宝库，应当努力发掘，加以提高"创立新医药学，就得继承中医，用现代科学方法去整理中医、发扬中医。卫生部党组织1958年9月向中央的报告，提出了12个字，即"系统学习、全面掌握、整理提高"先生认为应当遵循这一方针。

王文鼎先生指出第一要位的是系统学习，全面拿握，也就是要下大功夫，努力学习。中医书籍浩如烟海，中医药的经验丰富多彩，一定要下功夫努力钻研才能掌握。中医理论有它自己的独特体系，辨证方法处方用药是一个整体，企图以学习一方，便可以治一种病是不对的，这是形而上学。中医学是从实践中总结出来的，因而它基本上是以朴素的辩证法来认识事物，认识疾病的。中医不是以局部的、片面的、静止的观点来治病。中医有整体观，有两点论。例如：将人体概括为阴阳、气血，辨证有虚实、寒热、表里；治疗有去病攻邪、扶正培本；药性有寒、热、温、凉。这些都是一个事物的两方面，矛盾的统一体。中医治病很注意整体，很注重"人""病""证"三者之间的辩证关系。病指病邪，侵入人体，人是受害者。但人是有生命的，有活跃的抗病能力，病邪侵入人体，立即引起人体的一系列的反应，表现出各种各样的症状以及舌苔、脉象的变化。这些临床上的表现，构成了中医所称的"证候"。简言之，"证"是病邪和人体相互作用的表现。某些情况或在某一阶段上病邪较为猖獗，而在某些情况或某一阶段，病邪虽然不盛，但正气受损，因之临床证候表现是多种多样，治疗的对策也就必须因人因时而定。一般而言，人体对于病邪，主动抗击是占首位的，不少情况下一些疾病不必治疗用药，可以自然痊愈，就是这个道理。即使病邪比较炽盛，身体总是在以各种方式反击它，但反击的力量则可能较大也可能较小。中医治疗着眼点，一定要看到"人"，明确治疗的目的是为了治人，所以一定要发挥或帮助人体的抗病能力。以肿瘤为例，肿瘤作为病邪，侵犯人体，损伤性是很大的。但作为人体的自然防病能力或称之为正气，总是在限制它，包围它，从而消灭它。治疗肿瘤就应当因势利导，加强人体的抗瘤能力并帮助人体去消灭肿瘤。几千年来，历代著名医家对中医各有所发挥，各有其独到之处，而且由于中医历来为广大群众所需要，各地自然条件不一，社会情况也有差异，各个医生的实践并不完全相同，所形成的经验也就不一样。至于散在民间的偏方验方、土法草药，更是极其广泛丰富。因此，必须有足够的力量，充分的时间来学习，来发掘。祖国医药学是伟大宝库，精华是主流，但也有不少糟粕，如果不掌握好中医，又怎能辨别它们的好坏呢？

第二则是要古为今用，洋为中用，推陈出新。中西医结合工作，一定要遵照毛主席的教导"古为今用，洋为中用，推陈出新"。中医药学已经几千年了，我们现在来继承、整理、发扬，正是为我们的革命事业服务。同时敬爱的周总理也指示我们"发扬祖国医药遗产，为社会主义建设服务"，给我们指明了任务和方向。中医药学是伟大的宝库，这是主要的、基本的，但不能说可以一成不变地用于现时代，它有糟粕，它有和现代的社会主义革命事业的形势不相适应的部分。我们应当将中医学加以整理，通过中西医结合，创立我国统一的新医药学。中西医结合，关键在于西医学习中医，要在唯物辩证法指导之下，用现代科学方法来研究、整理中医。党中央指出，这是一件大事，不可等闲视之。西医同志受过现代科学教育，掌握现代的医疗技术，能够而且应当担负起中西医结合的重担，一定要做到"洋为中用"，吸取外国的有益的经验，为我国服务，走我国自己医学发展的道路。中国医药学由于几千年的实践，所形成的理论体系是独特的，理法方药是一个有机的互相联系的整体。由于历史条件的限制，在对待疾病的观察和分析上，不可避免地有不正确的地方。中西医结合是要运用现代科学来整理和发扬，要从中医的理法方药全面进行。分析提纯某一种中草药，固然能够从一个方面来研究，但是不够的。中医药学的特点是辨证论治，这就是因人因地因时，条件同与不同，分别对待，灵活运用多种多样方式方法，有同病同治，异病异治，也有同病异治，异病同治。人类是最高等动物，病邪侵入人体，引起的生理病理变化，特别心理的变化是极其复杂的，这也是以内因为主导，内外因相互作用的变化，治疗用药，经病人服用，也有相应的变化。"证"是客观存在的，它反映了人的病情，从症状、神色、舌、脉等各方面表现出来。同一个病，可有不同的证，同一证可以是不同的病，即使同一病人，在不同阶段，证候也会有所变化，将西医的某一个病与中医的某证等同，或者将某一个病分成几个类型，不一定妥当。由于历史条件的限制，中医的证候与机体内在的病理生理变化联系，阐明是不够的，有待进一步探索。中医对于药物的应用，特点是根据中医理论在辨证的基础上处方用药，随证加减。当前关于中药的研究，已做了许多工作，但基本上是从单味药物进行分析提纯。如何从复方的作用，特别是对于复方疗效的机制进行研究，应当加强。

王文鼎先生对研究整理中医学的意见至今对于医学的学习仍有重要的参考价值，关于中医的学习应该全面系统，要学会中西医结合，要在唯物辩证法指导之下，用现代科学方法来研究、整理中医。并且要多读书，多实践，不断的继承与发扬，这样才能将中医学与现代发展相适应。

王文鼎先生生前讲得最多就是"中医政策"和"中医事业"在党的关怀重视下正在日益发展，他的医学思想至今仍有指导价值。他治好的许多病人正在精力充沛地为祖国建设辛勤工作。他的一些独特治疗经验，正在收集、整理和学习，先生为中医学的继承与发展做出了积极的贡献也为祖国人民的健康做出了贡献。

参 考 文 献

［1］　王文鼎.对研究整理祖国医学的一点意见［J］.新医药学杂志,1977(9):9-10.

［2］　王文鼎,谢仁敷,张家礼,等.肺痈(肺脓肿)、石疽(滑膜肉瘤)的治验［J］.新医药学杂志,1977(5):36-39.

［3］　王文鼎.对于开展中医研究工作的商讨［J］.中医杂志,1957(4):175-177.

（整理:王梅　魏伟莉;审订:曾宪沪）

王易门

一、生平传记

　　王易门先生（1884—1968年），又名王丕，河北深泽县人，最初为法律专业，20岁后改学中医，苦读经典，从师实践。26岁开始在家乡行医，颇得患者好评。37岁迁京行医，以儿、内、妇科为主。1953年11月，在京参加华北中医实验所，1954年10月调到中医研究院（现中国中医科学院）。1959年中医研究院成立院务委员会，王易门先生为中医研究院院务委员会委员。同年，任中医研究院内外科研究所儿科主任。1960年5月参加中央卫生部先进工作者会议并获奖状。1968年11月含冤去世。1978年9月16日院党委决定："推倒一切不实之词，为王易门同志平反昭雪，恢复名誉。"

二、学术思想

（一）擅长儿科，重视防护

　　王易门先生中医功底深厚，在儿科、内科、妇科中，尤以小儿科最专。其用药处方轻灵，疗效突出，擅治的儿科疾病有小儿疳积、扁桃体炎、小儿麻疹、小儿夜啼等，特别是对麻疹的治疗有丰富经验，充分体现了重视防护的学术思想。

　　1. 重视小儿麻疹的预防　王易门先生提出了小儿麻疹的简易预防法：用鲜白菜根（就是大白菜的土疙瘩）一个，洗净切片，绿豆一小酒杯，加凉水一茶碗，煮开两三分钟（注意不要久熬），只喝汤，加点白糖更好（糖不要多），这是一个孩子的量。可以天天喝，或隔日喝一次。

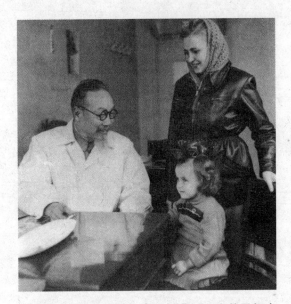

1957年,3岁的苏联女童身患肾结石,由其母领来找王易门先生诊治

白菜性清淡,根带萝蔔(萝卜)气味,能清胃助化。绿豆清凉,清肺与大肠热,内热得清,外邪就不易侵入。

王易门先生强调,小儿要节制零食,不乱吃零食,不要吃不容易消化的东西。吃饭也不要过饱,保持消化力的正常,不生内热,可以少生疾病。注意避风寒,春季易得感冒,要避免小儿着凉受风,穿脱衣服更宜慎重。少带孩子串门,特别是不要去患麻疹孩子的家去串门。

2. 重视发疹期的治疗和护理 王易门先生认为麻疹发出时的必有症状,如发热、咳嗽、嚏、泪等等全是正症。这时治疗要义在维持疾病的正常发展,而不使它节外生枝。唯一正确观点是要疹从内走外,而不让它复归于内。只要辅导它出好,就可以如期痊愈。如果没有兼杂重症,只要用些平淡的,清内达外的药品略施帮助,就可以收到效果。具体处方如下:鲜芦根(即苇子横白根)一尺(剪碎),山川柳(用尖梢,是中药铺的普通药)二钱,加凉水两大饭碗,煮开三五分钟,连渣留在锅内,微温当水喝。疹子见点喝起,每天煮一料,直到疹子透齐为止。芦根性清凉,清肺通气;山川柳味淡达表,使疹外出。上方是让疹子出好的验方,是顺势利导的治疗方法。

麻疹的护理是非常重要的。要保护维持病的正常发展,不使它转变恶化。疹一见点,是邪已达表,既已透达,就决不可让它吹风着凉,吹风着凉就有回没的危险,轻者亦可发生波折,多有后遗症。故必待回净才可少少见风。衣被当令温和,过暖过冷全不相宜。清洁应当保持,洗浴必待健康恢复之后。食物以素淡、少量为宜,不可任意多吃,荤腻硬物最所当忌。就连生冷酸甜也以不吃少吃为是。疹已出齐,烧热已退,正在回没的时期,小儿多有食欲亢进,此时必要加强控制,不得已只可多加一两顿,绝对不可让他太饱,吃太饱每致反复作热,容易发生后遗症。

3. 重视麻疹变症治疗 结合自己的经验,王易门先生介绍了如下几个有效的方法:

(1) 温通救肺汤:所谓温不是温热,而是温和不偏凉不偏热。所谓通不是泻剂,而是清淡以调顺肺胃之气。取法"清、和",平妥有效。他用这一自拟的温通救肺汤,曾治疗患者尹某因疹期受风,高热肺炎而喘呛气闭,病情得到了迎刃而解。后来用这个方子加减,救治许多患儿,效果较好。温通救肺汤的处方是:枇杷叶、旋覆花、白前、紫菀、阿胶各一钱,薄荷、荷叶、桔梗、杏仁泥、甜葶苈各五分,鲜芦根二寸,鲜梨四分之一个(洗净削取薄皮,不要肉),加水一茶杯(勿多加水),细火煎沸五分钟(勿久煎),分三次温服,四小时一次。

(2) 提毒法:蓖麻子(即大麻子,皮带红色肥大者佳)三粒,剥去壳,加凉开水两滴,研成糊状。以小短针挑刺前、后心离中行椎节两旁外开五七分许处。自第一肋下至第六肋下,各挑一针,破皮为度,不要深刺。再取萝卜叶(干鲜均可)洗净开水烫,拧干为小球,乘热蘸麻浆顺针眼轻擦,令皮肤微红。半日起胀,一日起脓疱如水痘状,疹毒可从此而出。

（3）催疹外出刺法：麻疹见点，时时增多，两三天出齐才是顺症。见点而不痛快发出，往往变生重症，共主因是表邪固闭，只轻轻点刺风池、风府、肺俞，即可顺利外发。

（4）麻疹兼白喉、咽肿，其原因是内热壅盛，是危险急症。刺少商、商阳出血，即可缓解，兼见喘呛，刺尺泽出血可以立效。

（二）重视望诊切诊，重视脾胃学说

儿科俗称"哑科"。四诊之中，王易门先生对望诊与切诊尤为重视。望而得之是诊断最高境界。望诊首当察患者"神"与"色"，次要重视望舌质、舌苔以判断脏腑虚实和病邪深浅、胃气存亡。他在儿科查体时，善观面色与指纹。察指纹是《灵枢经》诊鱼际络脉法的延伸，对三岁以下小儿具有较为重要的诊断价值。在切诊之中，他体察脉象的同时，对"腹诊"尤为重视，几乎所有儿科病例均要腹诊。他认为由于封建礼教观念的束缚，腹诊在医界呈退化趋势，但在儿科必须详查，具有重要的诊断价值。他说日本汉医界腹诊盛行，并且分为两大派别："难经派"腹诊由针灸医师开创，"伤寒派"腹诊则是由《伤寒论》和《金匮要略》的诸腹证总结发挥而来。在日本保存的我国宋代宝顶石窟雕刻"张仲景腹诊图"照片，就是最好的说明。

王易门先生理论功底深厚，曾在中医研究院举办的中医理论系统讲座中讲授《医学心悟》及《笔花医镜》等。但他重视理论联系实际，以《黄帝内经》理论为指导思想，密切结合临床实践，故在临床研究中有着丰富的经验。在各家学说中，他特别重视脾胃学说，善于运用补益和调理的方法，并能结合病人体质、四时季节气候特点，灵活变化加减用药。王易门先生攻读著作多采用由浅入深、由流到源的方法，因此基本上属于时方派，但在理论上又多采取以"经"解"经"的方法来阐明中医学术，因而在北京的中医界享有较高威望。

（三）精通经络，针药并用

正如上文中王易门先生对小儿麻疹变症的治疗运用针药两套方法，他在治疗多种疾病时也常常是针药并用的。王易门先生针术有不少独到之处，经多年的观察、摸索、思考、体验，总结了不少经验穴位和治疗方法。比如，他说自己自 1931 年开始学习针灸，在初期治颜面神经麻痹很费时间而且效力不准。后来遇一位崔姓老年患者，向他介绍了自己因患此病，经一个世传专治此症的一位先生，针了两次一个月就痊愈了的事情。于是王易门先生便问他取的是什么穴位。崔姓患者说："我不懂，但就膝盖处针了两针，留针时间很长，其他面部的穴位记不清，只是在起针后让我出一身透汗，严密地避上几天风，慢慢就好了。"王易门先生说得到这不完整的材料后，自己虽然对于治法效能还是不得要领。但是，得到了两点很重要的启示：

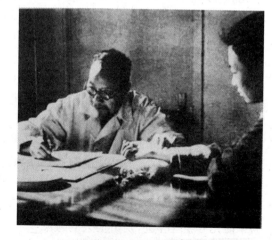

王易门为患者诊疗

①行针时间很久,是"寒则留之"的方法。②是发汗避风,是使风从汗解;风寒解了,经络就可以通和了。但是行针要取哪个穴呢? 先生围着膝盖想,循着有关颜面的阳明经想,初步决定了足三里穴。于是就按这样取穴试验,发现很有效力。但是还是有半数的人不能好,或者好不彻底。后来又想到还有手阳明经,它不舒畅就还不能得到完全通和。想到上巨虚穴是手阳明的合穴,以后就连上巨虚同时并取。但是用巨刺法(患侧),或缪刺法(健侧)仍然有一少半人还不能好,又试做两侧取穴。反复摸索出经验后,用自己的方法来治,差不多是一次或者两次就好了。

据说,王易门先生早年曾写《经穴考》一书,初稿一直保留未付印。1931年他的摄影本《正统铜人插针照片十二幅》现仍珍藏于中国中医科学院图书馆。他甚为欣赏近代针灸学家李文宪所著《针灸精粹》一书,并推崇其学术主张,认为该书针灸用穴仅百余,却辑《黄帝内经》《难经》《针灸大成》之精粹之处,并附有今古医案及个人经验,为当今学习针灸、研究针灸之捷径。先生精心校勘了《灵枢经》一书,并在《灵枢经》校勘序中表示,《灵枢经》虽是我国医学最早的著作,对于人的病理生理及治疗原则做了具体的合乎实际的分析和说明,义理周备,方法精确,但其文词古奥,书中错讹较多,而且前古无注解,所以学者常苦其难通,实为学习这部经典的一大困难。他认为,《灵枢经》的校勘工作,只是整理这本巨著的第一步,《灵枢经》中存在的重复点甚多,必须系统地加以整理,才能更便于学习研究,更有利于中国传统医学的发展。在校勘版本的选择方面,他以明代赵府居敬堂刻本为据本,又慎重选择了元代古林书堂刻本、明代正统道藏写本、清代图书集成刻本和清代金陵刻本,逐字对照,反复比较,详细订正。校订之后,难通之点仍有不少,故根据个人学识见解,大胆地运用"读书随正"的方法再进行校订,使全文基本上消灭了难通大点。

三、代表著作与论文述评

王易门先生对中医经典有深入研究,临床水平卓越,但留下的著作和论文不多,除精心校勘过《灵枢经》外,发表的论文主要有《谈谈麻疹的防治经验》《胆系感染治验》《介绍针治颜面神经麻痹的一点经验》等。在《谈谈麻疹的防治经验》中,先生介绍了自己40年来对小儿麻疹防治及护理的看法和方法,提出了小儿麻疹的简易预防法、发疹期的治疗和护理原则、麻疹变症的针药治疗方法等,并特别强调:"希望不要看做是一成不变的东西,总要因时、因地,结合具体证情和天气变化,加以灵活运用。药方更要对具体病情斟酌:燥盛加润药;热盛加清药;食盛加消导药。用针也要随经变穴,总不要死板应用。方法是死的,人是活的,医病更要灵活运用。"充分体现了灵活变通的诊疗风格。在《介绍针治颜面神经麻痹的一点经验》中,先生记述了颜面神经麻痹的症状、病因等,以及自己针治颜面神经麻痹的经验,包括如何行针、治疗注意事项、禁忌等等,还介绍了三例治验的病例,展现了深厚的针灸功底。《胆系感染治验》是由张慧剑整理发表的经王易门先生治疗的1例胆系感染的验案,治疗中王易门始终抓住健脾益气、升清助阳这一原则,扶补后天生生之气,使数年羸弱病体得以康复。认为培养正气、甘温除大热之治法,能明显地增强人体免疫功能而起到消除感染的作用。这些著作与学术论文仅能体现出王易门高超医术的点滴部分,由于种种原因,其学术思想及经验未能充分整理存世,是个很大的遗憾。

参 考 文 献

［1］ 王志勇,张伯礼,王炼.群英汇聚——中国中医科学院人物志［M］.北京:科学出版社,2015.

［2］ 王易门.谈谈麻疹的防治经验［J］.中医杂志,1966,1(16):23-24.

［3］ 王易门,张慧剑.胆系感染治验［J］.四川中医,1988(7):23.

［4］ 王易门.介绍针治颜面神经麻痹的一点经验［J］.中医杂志,1954,3(9):25.

（整理:李志更;审订:胡镜清）

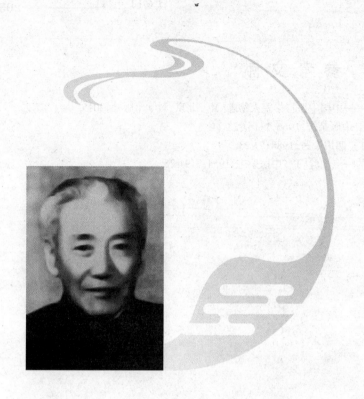

于道济

一、生平传记

于道济先生（1895—1976 年），中国共产党党员，著名中医学家，中医妇科专家，奉召筹备建立中医研究院（即今中国中医科学院）中医专家，辽宁沈阳人。于道济先生一生致力于中医学教育与临证，对培养后继人才忧心忡忡，曾与秦伯未、任应秋、陈慎吾、李重人等四位老中医给国务院写信阐述关于对中医发展、中医教育的见解，引起中央的重视，并在全国范围内讨论，这就是中医学史上有名的"五老上书"。曾任"九三学社"中央委员，北京中医学会副主席、理事长，中华医学会理事、北京分会副会长，北京市第二届、第三届、第四届、第五届人民代表大会代表。先生 1967 年病休，1976 年去世。

（一）自幼学医，师出名门

于道济先生自幼学习中医。1927 年在沈阳最大慈善团体、光绪年间创办的同善堂学习。1931 年到北京个人开业，并传授中医知识，共办培训班 4 期，拜徐右丞为师，侍诊深造，因受名师指导，医技进步很快，疗效大增，受到患者赞许，名声大噪。先生在中华人民共和国成立前曾任北京国医公会副会长。1947 年 3 月 23 日至 7 月 27 日，为"北京中医学社"漫长的筹备期，前期组织者们共召开十次筹备会议，先生参加了历次筹备会议，拥有科学方法研究并整理中国医药的信念，在争取学会成立及最后加入"世界科学社"的过程中，交流中医药学术的活动一直在进行，扩大了北京中医在社会上的影响，促进了北京中医药的发展。1949 年 2 月在施今墨创建的华北国医学院担任教务长。1950 年 4 月，任北京联合医院诊所专门委员会主任委员；同年任北京中医学会（中华中医药学会的前身）副主席，协办北京中医进修学校,任教导主任。先生 1954—1956 年调任中医研究院筹备处门诊部业务主任并承担院属编审室主任等职,定为医疗技术一等三级。1955 年 12 月,为全国第一届西医离职学习中医研究班授课。1956 年 3 月,与余无言共同主持中医研究院编审室;同年 9 月,调北京中医学院任副教务长。1956—1957 年,参加全国高等中医院校教材(第 1 版)的编写和审订工作。1958 年参与筹建北京中医学院附属东直门医院,任首任院长兼妇科主任。

(二) 教书育人,精于临床

于道济先生一生致力于中医学教育,对培养后继人才忧心忡忡。1962 年 7 月 16 日,针对高等中医药教育初期出现的西化偏差,秦伯未(时年 62 岁)、于道济(时年 68 岁)、陈慎吾(时年 63 岁)、任应秋(时年 49 岁)、李重人(时年 53 岁)五位先生心急如焚,担忧中医传承偏离航道,以强烈的责任感和主人翁意识联名向卫生部党组递交了包括培养目标、教学方法、课程设置、基本功训练等内容在内的《对修订中医学院教学计划的几点意见》,呼吁中医教育要坚持中医主体,中医学院要培养高级中医师,应当强化中医和传统文化教育,史称"五老上书"。这一事件在当时的教育界和学界引起了重大反响和热烈讨论,可悲的是此事不仅没有给中医教育带来任何改进,反而让五位先生在"文革"中遭受残酷迫害和打击,更可悲的是迫害和打击他们的人,正是他们培养教育出来的学生。

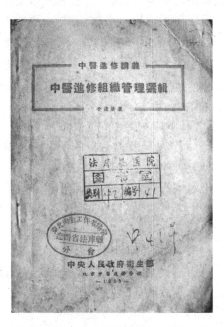

于道济 1952 年出版的著作《中医进修组织管理选辑》

于道济先生毕生致力于中医教育和中医临床实践,精于诊治妇科疾病,对妇女月经不调、痛经、不孕症、习惯性流产等疾病有独特的疗效。先生师古而不泥古,熟谙中医经典,倡导中西医结合,治疗上根据四诊八纲,用药上强调辨证论治,提倡"三分病用五分药"。先生认为妇科"癥、瘕、疝、癖、疝、瘀血、血蛊等症"的主要病因,多与妇女经产有关,因妇女以血为用,故其体多虚,正气虚损;而后邪气凑之,又受制于人(封建时代),故其气多郁,气郁则津易凝而血易滞,易成癥瘕等病。先生治疗上重视经行和新产之际,内伤七情之郁结时,注意化积理气,兼以逐瘀。先生认为病程初起正气尚强,邪气尚浅,宜用攻法;中期邪气渐深,正气较弱,宜攻补兼施;末期病久,邪气侵凌,正气衰退,宜补正为主。先生治疗妇科疾病常用方剂有大硝石丸、桃仁煎、大七气汤、开郁正气散、增味四物散、青附金丹、五香丸加煎剂、导药方、阿魏膏等等。

二、学术思想

(一) 重基础,通哲学

于道济先生对中医基本理论具有独到的认识,曾在《中兽医学专题资料及研究报告》中谈及对中医理论的认识。包括以下几个方面：

1. 阴阳五行是中医的理论基础　于道济先生认为，《黄帝内经》《难经》《伤寒论》《金匮要略》等书包括了中医理论体系的主导思想，其中关于阴阳五行的学说和辨证施治的法则，形成了统一的指导学术和临床诊疗的核心内容。

中医的阴阳学说，于道济先生认为是作为表示事物矛盾对立统一的法则而提出的。例如《素问·阴阳应象大论》说："阴阳者，天地之道也，万物之纲纪，变化之父母，生杀之本始，神明之府也，治病必求于本。"这里所指的阴阳，实际上就是原始的矛盾对立统一的法则，体现以阴阳来表示事物的对立，事物对立则起矛盾而生变化，像中医术语中的补、泻、刚、柔、表、里、寒、热、虚、实、盛、衰、邪、正、损、盈、三阴、三阳等，都是以阴阳为据加以推演的。

中医认为人体的变化也是由于内部矛盾的发展，人的生命现象是整个自然界的一部分，是一种物质的特殊运动形式，所以《素问·宝命全形论》说："人生有形，不离阴阳"。把人体看做是一个统一的、不可分割的、具有内在矛盾对立统一的有机体，把人体的生长和发育过程，看做是生物体本身不断的自行产生并自行解决矛盾的运动过程，是中医对人体的基本认识，而这一认识就是以阴阳学说加以概括的。中医认为，如果机体内部环境调和，就能够充分应付外界生活条件的变化。所谓机体内部环境调和，用中医术语来说就是"阴阳持平"，至于疾病的演变过程则认为是生物体的内在矛盾，因激化而成为对抗形式的运动过程，在中医术语上就叫做"阴阳偏盛"。例如《素问·生气通天论》说："阴平阳秘，精神乃治；阴阳离决，精气乃绝。"就是以机体平衡为理论根据的。又如《素问·六微旨大论》说："亢则害，承乃制。制则生化，外列盛衰；害则败乱，乃生大病。"《素问·阴阳应象大论》说："阴胜则阳病，阳胜则阴病，阴胜则寒，阳胜则热。"也都是说机体的生长和发育，或在生命过程中患病而死去，与机体本身的平衡与内在矛盾有关。先生认为中国古代医学已经认识到，如果能够维持机体正常的对立态，人就健康；如果不能维持机体正常的对立平衡状态，人就会生病，这实际上就构成了机体平衡论的观点。

中国古代医学认为，疾病的发生，有它外在的条件，也有它内在的根据。外在的条件，可以看做是种种病因的刺激；内在的根据，可以看做是生物体对生活环境的潜在适应力。中医叫前者为外因，后者为内因，外因又叫做诱因，内因又叫做素因。于道济先生认为，生物体和生活环境的统一，是生物体适应能力的一种表现，中国古代医学非常重视人体对于生活环境的适应情况。先生认为如果人体能够预先做准备以适应自然界气候条件的变化，并有一定的生活规律，可以使人体的健康获得保障。如《素问·四气调神大论》说："阴阳四时者，万物之终始也，死生之本也，逆之则灾害生，从之则苛疾不起。"《素问·上古天真论》说："食饮有节，起居有常，不妄作劳。""虚邪贼风，避之有时，恬惔虚无，真气从之，精神内守，病安从来？"就是指此而言。可以想见，机体与外界生活环境的矛盾，应使其趋于统一。

于道济先生认为，五行学说和印度、希腊的四大说，即地、水、火、风相似，而意义更广，五行的金、木、水、火、土是古代人根据日常生活实践中最常接触的五种物质形态归纳出来的。五行的金、木、水、火、土代表着自然界的五大元素，五行的意义着重在说明宇宙中，万事万物是由分析与化合的作用演进而成。中国古代医学中的五行，又称为五运，所谓"行"和"运"都有变化和运动的意义。五行的相生相克与四时相配合，及其在医学上和五脏、五体、五窍、五荣、五充、五志、五声、五色的配合，更具体地丰富和发展了中医的理论基础。在《黄帝内经》中常将五行与四时共论，即所谓五行配四时，实际五行与四时的配合可以理解为它说明物质运动的客观性，由空间和时间决定。五行的相生在于说明物质运动的生长和发展；五行的相克，在于说明物质运动的破坏与扬弃（其相生者，当为矛盾对立统一的象征；其相克者，当为矛盾对抗形式的象征）；五行相互而起生克，有相互联系和相互制约之意。五行学说，指出五脏之间，有相互影响、相互关联、及相互制约的意义，如心的病变，可以影响到肺，而致发生喘息，肾病变，也会影响到心等。这些表面上看起来空虚的东西，实际上有它合理的内容。由此可知，应该用现代观点和科学的成就来解释古代的认识，是一件重要的工作。

五行学说指出，脏器不仅是在形态学上的一个单位，而且还是一个功能单位。例如深入研究中国古代医学著作，就可以发现五行学说中的"金"除了代表肺以外，还代表呼吸系统及皮肤的功能；"水"除了代表肾以外，还包括了排泄系统和生殖系统的功能；"木"除了代表肝以外，还指神经系统的运动功能（并包括了消化系统的部分功能和机体的营养状态）；"火"是代表心和循环系统的功能；"土"是代表脾（包括胰和肠胃）和消化系统的功能。这样中国古代医学就把脏腑与功能的关系，各脏腑之间的制约，看成一个有内在联系的不可分割的有机体。五体、五窍、五荣、五充等，也说明在生理和病理方面，可以有多方面和各部器官相互间有一定的影响。例如中医认为如果肺发生病变，就会影响到皮肤，增加皮肤的负担；肝发生病变，就会影响到视力等。五志与五脏的关系，又说明心理现象与生理现象，是相互联系的，并且说明不同的情绪对于生理的影响也不同，而且情绪也同脏腑一样，有其相互联系和相互制约的方面。如《素问·阴阳应象大论》说"心在志为喜""肝在志为怒"。又说："脾……在志为思，思伤脾，怒胜思。"就是这样的例子。现代的医学科学业已证明，人类心理活动，是由于人类的分析器官受到外界刺激引起的大脑皮质的兴奋和抑制作用，并且心理活动和呼吸、消化、循环各个系统有内在的联系，这就证明了我国古代医学的学术思想包含了很正确和很进步的内容。

总体来看，于道济先生认为中国古代医学是以阴阳、五行学说为基础的，阴阳与五行的学说在本质上是唯物的。医学方面的阴阳五行与解释社会历史，如某些人妄论吉凶祸福、宣传宿命论，以及神秘主义阴阳五行学派，有原则上的区别。中国古代医学的理论基础，是朴素的唯物主义，同时也具有辩证法的思想。毛泽东同志说："辩证法的宇宙观，不论在中国，在欧洲，在古代就产生了。"这在中国古代医学的理论方面得到了充分的证实。

中医的理论基础奠定了中医对人体的认识方法，中医讨论疾病的变化和治疗法则等，往往牵涉很广的范围。要把周围的环境和条件及内在矛盾的变化，在思想上结合起来，因此在病理方面，就注意到气候、饮食及精神等多方面的因素，在治疗方面经常注意到以全身疗法和综合疗法来解决某些局部问题，这就说明中医的学术是从整体观点出发的。认识到机体的内在矛盾，以及脏腑间有相互制约的关系，同时在治疗上，又从整体出发来考虑问题，就必须根据不同的病情和病人的个别体质强弱的差异来提出不同的治疗方案。"辨证施治"是中医在临床治疗上的根本法则，是与中医理论基础有密切联系的。临床方面的有效措施，基本上是符合上述观点要求的。先生认为根据疾病具体症候群和组成症候群的症状特点，来解决患者的治疗问题，是中医要经常关心的。因为每一组症候群，每一个症状，都有其发病机制，可以采用上述方法，就使得治疗完全能够符合于个体的特点和发病机制。显然，这种治疗对于每一个个体都不是完全相同的，因为它照顾到了每一个人的特点，是"个体特殊化"的，中医术语叫"随证治之"，是一种进步的治疗方案。

2. **明辨病因，倡导三因** 于道济先生重视三因学说在中医学中的应用。中医习惯上称内伤为内因,有七情之伤、饮食之伤及劳伤等;外感之邪为外因;金刃虫兽等所伤为不内外因,总名为三因。

七情就是喜、怒、忧、思、悲、恐、惊,属于高级神经的活动范围。七情之伤是指疾病的起因,系由于精神上受到刺激所致。如《灵枢·百病始生》说:"喜怒不节则伤脏。"《素问·阴阳应象大论》说:"暴怒伤阴,暴喜伤阳。"都是说精神上受到重大的刺激可以致病(心理活动对于生理方面的影响)。饮食之伤,系指疾病的起因是由于饮食的不调。如《素问·痹论》说:"饮食自倍,肠胃乃伤。"就是指此而言。

劳伤是指疾病的起因,系由于过度劳累及过度消耗体力所致。如《素问·宣明五气》说:"久视伤血,久卧伤气,久坐伤肉,久立伤骨,久行伤筋。"即是指劳伤而言。

外感的病因,有六淫之气及毒气的侵袭等。所谓六淫之气,是指自然界不正常的气候变化,有风、寒、暑、湿、燥、火各方面。风的意义有二,其一是指疾病的病因。如《素问·风论》说:"风者善行而数变,腠理开则洒然寒,闭则热而闷,其寒也则衰食饮,其热也则消肌肉。""故风者,百病之长也,至其变化,乃为他病也。"其二是指疾病的神经症状而言,如小儿痉挛谓之惊风,脑出血的神经症状谓之卒中风等。寒的意义,在病因上系指身体因受寒冷之刺激,以致生病而言,与代表人体功能衰减的寒字意义不同。如《素问·热论》说:"人之伤于寒也,则为病热。"此处所说的伤于寒,就是病热的原因。暑的意义,含有热字的意味。如《素问·阴阳应象大论》说:"寒暑伤形。"《素问·刺志论》说:"气盛身寒,得之伤寒。气虚身热,得之伤暑。"已经寓有热的意义。在夏季,由于炎热的日光照射,使气温升高,因而人体由于热度过高,以致发生疾病,或者由于气候热度过高,以致体力受到消耗,使健康水平降低,因而感染疾病。例如日射病及夏季流行的热性病等,其病因中医均以暑字概括之,以表明在治疗上应该注意当时的气候条件对人体的影响。湿的意义,系指由于空气中的湿度过高,以致人体发生疾病。如《素问·至真要大论》说:"诸湿肿满,皆属于脾。"《素问·阴阳应象大论》说:"湿胜则濡泻。"就是指骨节肿痛,皮肤湿疹,或者人体由于消化功能障碍所致的慢性腹泻等,都是因湿所致,其病因均以湿字概括之。燥的意义,是指由于气候干燥过甚,或人体水分蒸发过多,以致引起人体因水分不足及各种分泌液减少所致的疾病病因而言(对于因营养不良及内分泌失调而致的萎黄、憔悴病态,亦概括在内)。《素问·阴阳应象大论》说:"燥胜则干。"即系此意。火的意义,系指凡人体由于热度过高而产生疾病症状者而言,例如目赤、咽痛、小便赤热、大便燥结,或人体某些局部的急性炎症反应等,其病因均可以火字概括之(火有虚实之分,治法应有区别)。《素问·至真要大论》说:"诸热瞀瘛,皆属于火……诸禁鼓栗,如丧神守,皆属于火……诸逆冲上,皆属于火……诸躁狂越,皆属于火……诸病胕肿,疼酸惊骇,皆属于火。"这里所说的火,其意义更为广泛(包括了神经系统的症状)。

毒气系指急性流行性传染病的病原体等微生物而言,与化学中的所谓毒气(如一氧化碳、氯气等),其意义不同。由于古代的医者不能直接观察到细菌或者病毒等病原体,但从临床现象上,已经知道在空气中一定存在着某些物质能致病,遂以疫病或毒气名之。如《素问(遗篇)·刺法论》说:"五疫之至,皆相染易,无问大小,病状相似。"就是说的病原体所致传染病的现象。

金刃虫兽所伤等,是指器械性刺激所致的疾病,或由于寄生虫所致的疾病,与受到野兽侵略所致之疾病而言。

综上所述,于道济先生认为中国古代医学所说的病因,属于外感者,多系由于自然界因素的刺激;属于内伤者,多系由于社会性因素之刺激;金刃虫兽之伤,即可附属于社会性因素之下(与当时的社会生活制度等有关),总之不外乎生活条件的变异和机体内部矛盾的演变而已。先生在报告中还提到病因学说在许多方面已经和近代病理学的致病因素学说相接近,今后有待进一步的整理和提高。

(二)融汇四诊,重视诊断

中国古代医学诊断疾病的方法,是用视觉、听觉及触觉和询问等各种方式,并根据医学知识和辨别病人的病情,以决定治疗方针的一种方法。有关疾病诊断,中医习惯上叫做四诊,就是望诊、闻诊、问诊和切诊。由于中医把人体看做是一个完整的、统一的、不可分割的有机体,所以于道济先生在诊断上特别重视诊法的变化,这是因为中医的特点在于"辨证施药"。并且先生在长期的临床经验中,对于一定类型的"症候群"已经有了比较固定的治疗方法和方药。

中国古代医学,在几千年的临床经验中,已经认识到任何类型的"证"(症候群)都有它一定的生理和病理的演变根据。"证"是一种具有矛盾性质的生理功能和病因的对抗演变形式。中医认为任何类型的"证"都反映着它本身所根据的生理和病理活动,即生理功能和病因矛盾演变的一定趋势。因此正确掌握住辨识症候群的类型,和认识症候群中的主要症状(即了解不同性质的矛盾,及其主要矛盾之点,和次要矛盾之点),以决定治疗的方针,就成为中医诊断学中的主要内容,此种诊断方法,可称为辨"证"诊断法。所以采取辨证诊断的理由,是基于中医的理论体系,和对于疾病的认识。

中国古代医学认为疾病本身的发展和演变,有两种可能性,一方面是人体的适应本能,为求适应本身生活条件的改变,为求消灭病因的刺激,而且有积极意义的,有保护和治疗性的反应过程。另一方面是人体的适应本能不能适应本身生活条件的改变,不能消灭病因的刺激,因而使生命逐渐趋于死亡的反应过程。

在临床上出现的症候群,就是人体的疾病在演变和发展过程中,内在活动的外现证候,是人体生理和病理活动趋势的外在指示。换句话说,症候群是依据人体的生理和病理活动的变化而变化的,所以认识和掌握"证的类型"及其主要的症状,就能够了解病势的趋向,而作为拟定治疗方法的根据。所谓"证"就是以四诊方法获得的对于患者全身症状的综合认识。中医的诊断方法主要是着重在对人体全身变化的认识,而不是只单纯地追求病灶。根据临床观察的结果,中国古代医学把证的类型分为阴阳、虚实、表里、寒热并作为纲领。这些名词的成立,是根据与事物的矛盾法则,其含义如下所述。①阴阳的意义:阴阳可以代表矛盾的普遍性。中医认为生物体的功能属于亢进者或兴奋者为阳,属于衰减或阻抑者为阴;体力实者为阳,体力虚者为阴;病在表者为阳,病在里者为阴;病之热者为阳,病之寒者为阴。总之阴阳的意义是代表矛盾对立的两方面。②虚实的意义:总体来说,虚实的意义在于说明人体的体质强弱与病情盛衰的关系。凡是实,多指病势亢进和机体反应能力增强的情况而言;虚多指体质消耗过甚和机体反应能力衰减的情形而言。③表里的意义:总体来说,不外乎以抽象的名词,概括地相对地说明病症的部位,以作为划分症候群类型的根据而已。④寒热的意义:寒热是划分疾病在临床证候性质的纲领,凡是临床病理现象,表现出人体生活功能衰退者,即称之为寒;反之,若人体生活功能表现出亢奋者,即称之为热。

证的类型是通过四诊获得的,综合四诊所得,加以分析,就能对患者病情作出"证的类型"。证的类型,其鉴别点如下(一般性的):①表证:脉浮,舌苔薄白,发热多为稽留热型,恶寒,多兼有头痛,时有鼻塞。②里证:脉沉,舌苔黄黑,发热多为潮热型,恶热,多兼有腹痛,时时口燥。③虚证:体质弱,病期久,脉虚而无力,语声轻迟,气短,腹胀时减,又复如故,多有汗(但应注意因津液不足的无汗)。④实证:体质素强,病系新病,脉实而有力,语声重而高,气粗壮,腹胀而不减,多无汗(但也有因内热过高而自汗者,应注意)。⑤寒证:神情安静,额面多苍白,脉迟(或兼有沉细),舌苔多滑润,口不渴,吸热饮食,小便清长而不觉热,大便多溏泄或完谷不化,体温多低于正常温度,身恶寒而喜多衣,手足厥冷。⑥热证:神情,烦躁不安,额面多潮红,脉数(或兼有浮洪),舌苔多黄厚而燥,口渴能多饮水,并喜冷饮,小便短赤而热,大便多燥结,或溏泄而有恶臭,体温高,恶热而揭露衣被,手足厥热。表里寒热虚实各证的相互错综变化使症候群的类型可有 16 种:表寒证、表热证、表虚证、表实证、里寒证、里热证、里虚证、里实证、表里俱热证、表里俱寒证、表里俱实证、表里俱虚证、表寒里热证、表热里寒证、表虚里实证、表实里虚证。

(三) 按证施治,治病求本

在中医治疗原则方面,于道济先生提出预防先于治疗,重点须注意防患于未然。如《素问·四气调神大论》说:"是故圣人不治已病治未病""夫病已成而后药之,譬犹渴而穿井,斗而铸锥,不亦晚乎"。即系此意。主张疾病应于早期治疗以免使症情发展。如《素问·阴阳应象大论》说:"善治者,治皮毛,其次治肌肤。"即此意。主张用整体的治疗方法,就是主张调整和支援人体正常生理功能、消灭和根除人体异常生理状态和病因,这样的措施,就等于尽量增强人体本身的自然疗能,使之有可能抵抗疾病。如《素问·至真要大论》说:"谨察阴阳所在而调之,以平为期。"《素问·热论》说:"视其虚实,调其逆从,可使必已矣。"都是此意。主张用综合疗法,从多方面进行治疗,如改变生活制度、改变饮食、改变生活环境、药物治疗、针灸治疗、精神治疗等,都配合起来,以求达到预期效果,治疗应当完全适合于个体情况,并且应该根据病人病情的改变,而调整处置方法。这些原则,与中医的理论基础和诊断方法、辨证治疗等方案是一致的。中医临床治疗的一般性规律,就是"按证施治",如"辨证用药"(就是辨证施治)。

于道济先生认为"按证施治"和"辨证用药"的方法是中医在长期临床实践中归纳出来的,属于法则性的支配并用以治疗的一种方法。从长期的临床观察和治疗上,中医认识到虽然各种疾病的病因不同,病灶互异,但是如果在某一时期症状上出现了相同"证"的时候,就表明了不同的疾病。在发展过程中,在此阶段生理和病理演变的趋势,是相同的,因此可以使用同一的疗法,反之虽然有的疾病,其病因与病灶相同,但是由于其临床上出现的症状互异,说明其体内生理和病理的变化趋势各自有异,因而治疗也就不同。

辨证施治的方法,在临床上的应用,是属于一般性的,而不是特殊性的,在治疗方面的根据,主要是在于对疾病症状的总和,即症候群的辨识上,对于在不同类型的"证"中,某些个别单独相同的症状,则没有固定的治疗方法。中医虽然重视证候的变化,但是在治疗的目的方面,却不是直接去消灭疾病的症状,而是在于解决人体的生理功能和病因的矛盾斗争形式,使之统一(即辅助正常的人体生理功能而去消灭病因),从而治愈疾病,间接使症状趋于消失,除了少数的疾患,有时根据病情的需要,采取对症治疗的方法外,一般的情况,都是根据"辨证施治"原则的。此外,中医在治疗上,根据病情的先后缓急(即主要的方面和次要的方面),有它一定的治疗程序。如《素问·标本病传论》说:"知标本者,万举万当,不知标本,是谓妄行。"所谓标本,就是指病情的先后缓急而言。"急则治其标,缓则治其本"是反映治疗先后的规律,也就是要了解和找出病情中主要矛盾和次要矛盾,并且应着重于先解决当时的主要矛盾,以求逐步地、全面而彻底地治愈疾病。

作为治疗手段,而使用于临床方面者,中国古代医学有汗、和、下、消、吐、清、温、补八法。

汗法就是用发汗的方法作为治疗的手段,临床上常用于表证的发热无汗者。汗法的禁忌如下:①病不在表者不可汗;②脉微弱者不可汗;③亡津液者(脱水者)不可汗。根据发症之不同,汗法也有可以灵活运用的部分,如阳虚者用补中发汗法,阴虚者用养阴发汗法,夹热者用清凉发汗法,夹寒者用温经发汗法,伤食者则用清导发汗法。

和法含有中和人体内毒素和气血、阴阳、脏腑失调的意味。根据病情的不同,和法有消而和者,有补而和者,有燥而和者,有润而和者,有兼表而和者,有兼攻而和者。

下法主要就是导泻,在于清除肠内之积屎等,以求消除体内毒素之刺激。《素问·阴阳应象大论》说:"其下者,引而竭之。"即指此而言。临床上,下法多用于里实证,其禁忌如下:①病不在里者不可下;②病在胃而有上逆趋势者不可下;③诸虚者不可下。下法也根据病情的不同,而有变异,如润法(譬如用润便药等)、缓泻法和峻泻法及先补后下法、先下后补法、攻补并用法等。

消法为治积聚癥瘕的方法,中医认为脏腑筋骨肌肉之间,本无此物,而忽有之必当消散乃得其平。消法有初、中、末三法。早期因所积未坚宜先消而后和,中期当以消补并用,末期则补多而消少。

吐法就是催吐。《素问·阴阳应象大论》说:"其高者,因而越之。"就是指此而言。临床上由于有痰食、痈脓在胸脘部而有向上冲逆时可用此法。吐法的禁忌如下:①心力衰竭及体弱者不可用;②病在表不可吐。吐法目前应用得比较少,因此不为一般人所注意。

清法相当于解热法,临床上常用于热证。属于实热者则用解热药,属于虚热者则用滋阴药。

温法指兴奋机体的各部功能而言,临床上常用于寒证,例如急性的心力衰竭等。

补法相当于现代的强壮疗法,临床常用于虚证。根据病情的差异,补法亦不同,一般情况补法常与温法并用,并且特别重视在健脾开胃方面。

汗、和、下、消、吐、清、温、补八法的运用,是与辨证施治的原则统一的。八法的综合运用,使中医临床治疗能够完全适合于病情的需要。

强调中国古代医学的理论基础,对于病因的认识,以及诊断和治疗方法等,都有其合理的内容,其中并且有许多是现代医学所没有的。因此重视研究和发觉中医学遗产,是可以理解的。中国古代医学的理论基础,虽然是一种朴素的唯物主义,并且具有辩证法的因素,但由于古代的唯物主义哲学和辩证法思想,还不够完善,同时由于自然科学还不够发展,因此就使得中国古代医学难以进一步发展。毫无疑问,以现代的辩证唯物主义哲学作为整理和研究中国古代医学的思想基础,以现代自然科学的成就作为整理和研究中国古代医学的方法和手段,使中国古代医学中的合理内容与近代医学有些内容合而为一,铸成新中国具有民族风俗、生活习惯和地理条件、用药特点的新医学,这将是一条正确的途径。

(四) 理其气,调其经

于道济先生常说,妇女以血为本,月经病以血为主。然血乃气之配,血和气有着密切关系,气率血行。如气行则血行,气滞则血滞,气顺则血顺,气逆则血逆,气热则血热妄行,气寒则血寒而凝。总之,气的寒、热、升、降、畅、滞,都可影响月经而致不调。临床上常见气逆则倒经,气滞则痛经,气脱则崩漏,气寒则闭经等等。所以"调经必先理其气"。常用的理气法不外乎血脱者益其气,血涌者降其气,血滞者行其气,血病者破其气,血热者清其气,血寒者温其气等等,各随其所宜而调之。因此,调经而不理气,非其治也。在血滞、血脱方面,先生的经验是:血滞者,四物汤中的当归、川芎重用,或加香附、元胡、青皮、木香、瓜蒌皮等,使气行而血自不滞;血脱者,以圣愈汤内的党参、黄芪,八珍汤内的四君子,当归补血汤内的黄芪而益其气,使其"阳生阴长"。

(五) 精研血病见解独特

1. 癥、瘕、痃、癖、疝、瘀血、血蛊的概述　于道济先生在《我对于癥、瘕、痃、癖、疝、瘀血、血蛊等症的认识》一文中提到,在妇科学的著作里很显著的记载着一系列癥、瘕、痃、癖、疝、瘀血、血蛊等症,就是表示着这些症是妇女的一种病的形态,应该属于积病之类,但是与内科的五积病,是迥然不同的(肝之肥气、心之伏梁、脾之痞气、肺之息贲、肾之奔豚),这种五积病是男女都可能发生的,列在内科学范畴。妇科所说的"积",如子宫肿胀病,其中有些可发展成良性瘤,它的部位、形态、大小、硬度、子宫伸展的方向和影响周围的组织,都是不同的。因此妇科学的记载,按照此病的实质情况,区分为癥、瘕、痃、癖、疝、瘀血、血蛊等症,是很简明扼要的,这是妇科专有的病。

于道济先生根据《医宗金鉴》所述"牢固不移,有定处者,为癥;推之移动,忽聚忽散者,为瘕。故曰,癥者征也,言有形可征也;瘕者假也,言假物以成形也",按癥、瘕的意义,说明子宫肿胀以后,发展成瘤,硬度分紧张和弛缓,癥代表紧张者,瘕代表弛缓者;凡是子宫肿胀后,发展成瘤,诊察它的软硬度,都是以癥瘕二字概括之。根据《医宗金鉴》所说"妇人脐之两旁,有筋突起,疼痛,大者如臂,小者如指,状类弓弦者,名曰痃;癖在两肋之间,有时疼痛者,名曰癖;若在少腹牵连腰胁疼痛,而高者谓之疝",按痃、癖、疝的意义,说明子宫肿胀后,发展成瘤的情况、部位的高低、疼痛的轻重、影响周围组织等现象。痃是子宫瘤向上发展,部位在脐之两旁,压迫左右邻近组织,酿成巨大的肿瘤(大者如臂,小者如指),疼痛情况是比较重的。癖是子宫瘤向上发展更高一些,部位在两肋之间,而隐蔽于两肋之下,腹腔容积较大,它的压迫疼痛的程度,都是比较轻的。

疝:妇科所说的疝,往往是子宫瘤向上发展困难,部位在少腹而高起,上升困难,疼痛较重,甚则牵连腰胁疼痛。《医宗金鉴》说:"瘀血者,未成坚块也,蓄之既久,必成血蛊矣。"瘀血是指子宫肿胀后,形成瘤状,含有瘀血;血蛊是指其中含有成块的瘀血。以上是说明癥、瘕、痃、癖、疝、瘀血、血蛊等症,多属子宫肿胀后,形成瘤状的各种不同形态。

《医宗金鉴》说:"《巢氏病源》载七癥八瘕,但有八瘕病名,而无七癥的病形。其他方书,亦概不见;大抵以癥为气病,而瘕为血病也。夫病皆起于气,必气聚而后血凝,不必拘泥于黄、青、燥、血、脂、狐、蛇、鳖等名。"于道济先生认为《医宗金鉴》指出不必拘泥于黄、青、燥、血、脂、狐、蛇、鳖等名目,其意思是指按照癥、瘕、痃、癖、瘀血、血蛊等症,辨认其形态,已经概括殆尽,不必过于拘泥,这就简要地指出了认症的方法。此病的形成,《医宗金鉴》指出是由于气聚而后血凝形成的,应根据这种机制进行辨证论治。此外,子宫肿胀,形成瘤块,或有压迫肠胃、大便、小便的症状出现。

2. 癥、瘕、疝、癖、疝、瘀血、血蛊的病因　关于这些病的载述,于道济先生认为当是先见于《黄帝内经》,经过历代医家结合临床经验,更有许多增益;对于这种病的成因,一般主张是妇女经产,皆以血为用,故其体多虚,正气虚损,而后邪气凑之,又受制于人(封建时代),故其气多郁,气郁则津易凝而血易滞,这是妇女癥瘕等病的主要原因。按此病的原因,特别着重在于经行和新产之际,内伤七情之郁结,现由于气积,而后导致子宫肿胀,逐渐发展形成瘤状或各种不同的形态,所以在治疗上,要注意到化积理气,兼以逐瘀。

3. 癥、瘕、疝、癖、疝、瘀血、血蛊证治　子宫肿胀后,形成瘤状,而有癥、瘕、癖、疝、瘀血、血蛊等的区分。但在治疗上,需根据四诊八纲认清病人的体质,以及病势的缓急,从整体出发,而分别论治。治疗的大法主要当以化积、行气、逐瘀为原则,有时可以彼此互用。总是或多或少,投一些化积软坚的药物,要求达到化积、消积的目的。但是气血虚者,当先补益气血,气血充足,则积自消,即罗谦甫说的"养正积自除"。若不消散,方可议攻,但除之不以渐,则有颠覆之害。且新病久病,处理又有不同,初起正气尚强,邪气尚浅,宜用攻法;渐久而邪气渐深,正气渐弱,宜攻补兼施。若病根经久,邪气侵凌,正气衰退,宜补正为主。此外,攻积亦当渐进,太急则伤正气,正伤则难以运化,而邪势反固,当攻之前,先与补剂数日以培本,既攻之后,再予补剂以扶正,待积去大半,然后纯与甘温调养,使脾胃健运,则残破之余积,不攻自消。总之,治法必须考虑体质的强弱,病症的深浅。这种肿胀,是属于良性的,根据辨证论治的方法,自易变化,而能逐渐消灭。

4. 癥、瘕、疝、癖、疝、瘀血、血蛊附方

(1) 大硝石丸

主治:化积软坚。

药物组成:硝石三两,大黄四两,人参三两,甘草二两。

制法:以上四味为末,以三年苦酒三升,置铜石器中,先用大黄微火熬之,微沸常搅不息,至七分,内余药,复熬成膏,至可丸,即丸如桐子大小,每服 10~20 丸,米饮下,三日一服,饭前服,妇人服之,或下如鸡肝,或如米汁、赤黑等物,后忌冷风。

按:此方的意义,是具有化积软坚的功能,也是攻补并用的方剂,对于子宫肿胀初起时期,正气尚强者,可以用之,用量由一丸逐渐增至二十丸,以下恶物为度,能够治病,不令人困。

(2) 桃仁煎

主治:破瘀化积。

药物组成:桃仁三两,大黄一两,虻虫(炒黑)五钱,朴硝(另研)一两。

制法:上四味,以醇醋二升半倾注银石器中,慢火煎取一升五合,下大黄、虻虫、桃仁,不住手搅,煎至可丸,下朴硝搅匀出之,丸如梧桐子大。

服法:前一日不用晚饭,五更初用温酒吞下五丸,日午下如赤豆汁,或如鸡肝、虾、蟆之状,未下再服。如鲜血来即止,续以调补气血之药补之。

按:此方的意义,是具有破瘀化积的作用,适用于疝证有瘀血者。此方治病确切,然而猛烈,用大黄能荡热积,虻虫去血滞,桃仁破瘀结,朴硝软坚积,均属峻药,故不适用于衰弱

病人。

（3）大七气汤

主治：气郁绞痛，而兼寒者。

药物组成：京三棱、蓬莪术、青皮、香附、陈皮、藿香叶、益智仁、白桔梗、肉桂各一两五钱，甘草（炙）七钱半。

服法：以上㕮咀，每服五钱，水二盏，煎至一盏，食前温服。

按：此方意义，是疏气郁，兼祛寒凝疼痛，略有磨积的功用。

（4）开郁正气散

主治：气郁而兼痞痛。

药物组成：白术、陈皮、青皮、香附、山楂、海粉、桔梗、茯苓、砂仁、元胡、炒神曲、炙甘草。以上诸药各等分，锉为末，每服一两，生姜三片，水煎服。

按：此方的意义，是治气郁而兼痞痛的，既患子宫肿胀，又影响了肠胃，以致形成食痞，而气不升降，宜开郁理痞之剂治之。

（5）增味四物散

主治：补血化积。

药物组成：当归、川芎、芍药、熟地、三棱、黄芪、肉桂、干漆（炒烟尽）各等分，磨为细末，每服五钱，水煎服。

按：此方适用于血虚证候，邪气较深，正气已弱，不堪峻剂攻伐，以攻补两用的方法治之。

（6）青附金丹

主治：补虚化积。

药物组成：青皮四两（切，用硝石五钱，水浸），香附四两（捶碎，童便浸），郁金二两（敲碎，用生矾五钱，化水浸），丹参二两（姜汁浸）。

服法：以上四味研细面，醋粘丸，麻子大晒干，洒上阿胶水，摇令泽，再用以下诸药，人参二两，当归两，川芎二两，白术二两，茯苓二两，制半夏二两，陈皮五钱，炙草五钱。上八味，研细面，以米饮泛出光泽，制成水丸，晒干，每服三钱，每日三服，开白水送下。

按：该方重在补虚化积，因虚弱人患此病，不可轻施攻下，用此为缓消之计。

（7）五香丸加煎剂

主治：疏气化积行瘀，补虚。

药物组成：五灵脂一斤，香附一斤（去毛，水浸一日），黑白牵牛各取头末二两。

服法：上四味，于未研之先，一半微火炒熟，一半生用，磨研细末研匀，醋粘丸，如莱菔子大，每服一钱至二钱，临卧姜汤送下，明早再服，虚人或以六君子加归芎作煎剂，送服亦可。

按：该方意义是疏气化积、行瘀补虚，用五香丸，以化气积血瘀，服用六君子汤加归、芎以扶助正气，也是攻补兼施之剂。

（8）见睍丹

主治：化积祛瘀，而兼寒者。

药物组成：炮附子四钱，鬼箭羽三钱，紫石英三钱，泽泻二钱，肉桂二钱，玄胡索二钱，木香二钱，血竭四钱（令研），水蛭二钱，槟榔二钱，桃仁三十个（另研），三棱五钱，大黄五钱。

服法：上为细末，用酒糊为丸，如桐子大，每服三十丸，醋汤或温酒下，食前服。

按：该方意义，是化积祛瘀而兼以治寒的。

(9) 导药方(子宫内坐药)

主治:寒凝血结。

药物组成:川椒二两,皂角二两,细辛二两五钱。

服法:上三味为末,以三角囊大如指者,长二寸,盛药纳入阴道中,但三角囊外,结扎一细线(都需消毒的)。

按:该方意义,是治寒凝血结,药皆辛热,必确诊为寒阻血凝者,方可用之。

(10) 阿魏膏

主治:化积消瘀。

药物组成:羌活五钱,独活五钱,元参五钱,官桂五钱,穿山甲五钱,生地黄五钱,红花五钱,大黄五钱,天麻五钱,白芷五钱,槐柳桃枝三钱,木鳖子十枚(去壳),乱发一团(如鸡子大)。

服法:上用香油二斤四两,煎黑去渣,入发煎,化,仍去渣、徐下黄丹煎,软硬得中,入芒硝、阿魏、苏合香、乳香、没药各五钱,麝香三钱调匀,即成膏,摊贴患处。凡贴膏药,先用朴硝随患处铺平半指厚,以指盖之,用热熨斗熨良久,如消耗,再加熨至二时许,方贴膏药。

按:该方化积消瘀,是外用的良药,同时再用辨证的方法,加上内服的方药,内外夹攻,子宫肿胀病,可以逐渐消失。

三、代表著作与论文述评

于道济先生毕生致力于中医教育和中医临床实践。目前正式出版的代表著作有《伤寒论讲义》《中医诊断学》《中医进修组织管理选辑》《中兽医学专题资料及研究报告(第二集)》等,代表文章包括《我对于癥、瘕、疝、癖、疝、瘀血、血蛊等症的认识》《四物汤的应用及其加减变化》《谈谈妊娠恶阻》等。其他记录先生相关生平事迹和学术思想的书籍与文章,包括《对修订中医学院教学计划的几点意见》《医门真传》《京城国医谱(第1卷)》《百年北京中医》《名老中医临证经验撷英——东直门医院建院五十周年专辑》《中国中医研究院人物志(第1辑)》《北京卫生志》《北京中医学院三十年论文选(1956—1986)》《群英汇聚——中国中医科学院人物志》《名医真传——四十四位京城名医"口传心授"金记录》等。

于道济先生作为我国有名的中医妇科专家,不仅对妇科病有丰富的临床经验,而且在妇科理论方面,尤其是四物汤的应用方面颇有独到见解。先生提出《济阴纲目》将四物汤作为"调经通用方",认为妇女以血为本,以肝为先天,四物汤能养血补肝。如地黄能壮水滋阴,白芍能敛血益阴,二药均能补肝阴,又能清肝热。血虚者又多滞,故合归、芍之辛甘温以行血中之气,也能补肝养血。所以四物汤能补肝脏的阴阳,活肝脏的气血,疏肝脏的郁滞。可谓虚者补,滞者通,热者清,为补肝、疏肝、清肝之方剂。因此凡属于肝血虚、肝血滞、肝血热而致的月经失调,四物汤皆可治之。

于道济先生临床应用四物汤以熟地常为10g,血热者易生地,归身用10g,大便不实用土炒;白芍6g,若泻后腹痛用酒炒,失血则用醋妙;川芎用5g,血逆者用童便浸。四物汤药共研为细末,用清水煎,临睡时热服,服后食勿过饱。当前大家根据地黄有生熟之分,芍药有赤白之别,当归有归身、归尾之用,川芎有行气、活血之能,在临床上又可分成生熟四物汤,偏于凉血、活血者用生四物汤(生地黄、赤芍药、当归尾、川芎),偏于养血、补血者用熟四物汤(熟地黄、炒白芍、当归身、川芎)。就四味药的性味来说,先生认为,四味药虽都是肝经血分药,由于性味不同,其功能有异。当归、川芎是血分药中的辛甘温,以化肝阳;地黄、芍药是血分药中的酸苦寒,以化肝阴。阳能化气,阴能补血,阳主疏通,阴主收摄,所以四物汤具有生、长、收、藏之用。若当归、川芎之剂量胜于地黄、芍药,则阳胜于阴,阴从阳而疏通;反之则阴胜于阳,阳从阴而收摄。因此,四物汤的配伍,是互为君臣,根据辨证而决定。若主收摄,则地、芍为君臣,归、芎为佐使;若主疏通,则归、芎为君臣,地、芍为佐使。

对于妇科中常见的癥、瘕、痃、癖、疝、瘀血、血蛊等常见症,于道济先生也有独到见解。先生在《我对于癥、瘕、痃、癖、疝、瘀血、血蛊等症的认识》一文中曾提到,在讲授妇科课程时,遇到积聚病的癥、瘕、痃、癖、疝、瘀血、血蛊等症时,曾细心地加以研究,提出几个问题:这种积聚病,是积聚在何处,和内科的五积有什么不同? 为什么单独列在妇科学的范畴,究竟这是妇女一种什么积聚病? 先生通过进一步研讨这些问题,最后形成了初步的认识。先生认为这种积聚病是妇女子宫肿胀病,发展成瘤,它的形态有癥、瘕、痃、癖、疝、瘀血、血蛊等区分,这是妇科专有的疾病,和内科的五积病男女都可以发生是迥然不同的,所以把它列在妇科学的范畴,不属于内科学的领域。先生认为,历代医家都把这种病称之为积聚,并说明这种病的原因,皆由于行经、产后不慎而促成的,其影响部位在子宫,因而出现各种不同形态的积聚病,据此病的实际情况,结合临床经验,遂区分为癥、瘕、痃、癖、疝、瘀血、血蛊等。先生对这些病症有详细独到的见解,为妇科疾病的治疗提供了参考依据,指导了临床医师的临证思路。

于道济先生不仅是一位理论大家,更是临床实践大师,是中医宝库中不可多得的人才,把毕生经历都奉献给了医学事业,术业俱精,医德高尚,为我院建设及中医药发展,作出了不可磨灭的贡献。

参 考 文 献

[1] 谢阳谷. 百年北京中医[M]. 北京:化学工业出版社,2007.

[2] 索延昌. 京城国医谱:第1卷[M]. 北京:中国医药科技出版社,2000.

[3] 黄斌,胡晓峰. 四十年代北平中国医药学会的创立始末(一)[J]. 北京中医药,1991(5):48-49.

[4] 王永炎. 名老中医临证经验撷英——东直门医院建院五十周年专辑[M]. 北京:中医古籍出版社,2008.

[5] 中国畜牧兽医学会中兽医小组. 中兽医学专题资料及研究报告:第二集[M]. 北京:农业出版社,1959.

[6] 于道济. 我对于癥、瘕、痃、癖、疝、瘀血、血蛊等症的认识[J]. 北京中医学院学报,1960(1-3):233-237.

[7] 于道济. 四物汤的应用及其加减变化[J]. 北京中医学院学报,1959(创刊号):32-35.

(整理:代金刚;审订:余瀛鳌)

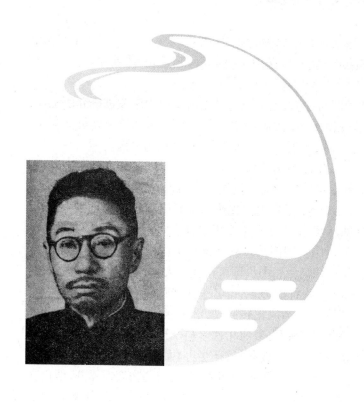

时逸人

一、生平传记

时逸人先生（1896—1966年），字益人，祖籍江苏无锡，1896年出生于江苏仪征。著名中医教育家、理论家、临床家、改革家，中医药科学化的倡导人之一。

时逸人先生自幼天资聪颖，读书过目能诵，且悟性甚佳，年甫11岁便毕读四书五经，打下良好的国学基础。时逸人先生的父亲时宝鼎，字调梅，是前清秀才，平时喜读医书，常为人诊病，好用成方，但仅作为一种业余爱好。先生受家庭熏陶，耳濡目染，逐渐对中医产生了浓厚兴趣。邻家的孩子玩耍，他却自学古典医籍，刻苦钻研，敏于独立思考，熟读《黄帝内经》《伤寒论》《神农本草经》等经典医著，常随父亲为病人诊病。

1912年，时逸人先生拜当地名医汪允恭为师，先后数年，尽得其术。1916年先生20岁，时值列强横行，军阀混战，民不聊生，其家乡一带瘟疫流行。为解除民众疾苦，先生遂出师就业，悬壶济世，在仪征十二圩、镇江等地独立挂牌行医。先生兼通内、外、妇、儿各科，尤精于温病疫症的辨证治疗，临床疗效颇佳，许多顽疾、急症、重症，皆随手奏效，求治者接踵而至，医名渐噪。

随着医疗实践不断深入，又目睹当时西学东渐，国民政府卫生当局奉行推崇西医、排斥中医的政策，时逸人先生忧心忡忡，夜不能寐，遂立志教育后学，发扬中医。1919年，23岁的先生只身来到上海，和同道挚友创办了江左国医传习所，同时兼任上海中医专门学校（1931年改名"上海中医学院"）及上海中国医学院教授，专授古今疫症及温病的诊治，还担任《上海卫生报》编辑。先生以发扬古义、融会新知为宗旨，开始了教书育人、传承中医、创新立说的漫漫生涯。

在上海期间,时逸人先生每于诊余承担中医教育工作,并撰写医学论文,在《绍兴医药卫生报》《余姚卫生公报》《三三医报》《南京医药卫生报》等医刊发表,培养并造就出了许多中医高级人才。

1929年,为了进一步普及弘扬中医,时逸人先生应聘赴山西太原中医改进研究所工作,任该所常务理事及川至医学专科学校教授、山西国医馆馆长、太原市医师检定委员会会长、卫生署中医委员会常委,主编《山西医学杂志》,又干了近十年,被公认为名医。

1930年初,时逸人先生提议仿照一年多前南京成立中央国术馆(馆长为原西北军将领张之江)之例,在当时国民政府的首都南京成立中央国医馆。他与当时正在太原挂牌行医的北平名医施今墨磋商,施老极表赞同,表示事不宜迟。先生当即赴南京与张简斋、张栋梁等同行协商。很快大家取得了一致意见,后经张简斋和施今墨老分别向陈立夫、焦易堂和当时的国民政府主席谭延闿提出在南京开设中央国医馆。获批准后于次年八月成立,管址设在今鸡鸣寺下三皇庙(又名三皇阁)边,并召开第一届中央国医馆代表大会,推选焦易堂任馆长。张简斋与谢利恒、时逸人、施今墨、陈训斋、张栋梁等17位名医任首届常务理事。

1937年,抗日战争爆发后,时逸人先生曾举家辗转武汉、重庆、昆明等地行医,后返回上海,在租界又与名医施今墨、张赞臣、俞慎初等创办复兴中医专科学校,并兼任上海中医专科学校、上海中国医学院、上海新中国医学院教授、教务长,还主办《复兴中医》杂志。在这一段时间,先生以从事中医教育为主,兼理诊务。日军占领租界,学校与刊物被迫停办,他仍在南京、太原等地开业行医,专注临床,治人无数。抗日战争胜利后,时逸人先生任南京中央国医馆主任秘书,后为代理馆长,创办首都中医院及附设中国医学专修科,并亲自在江苏中医学校高级师资培训班任教,培养学生理论密切联系临床实践的理念和技能。

1949年,中华人民共和国成立后,时逸人先生继续在中国医学专修科任教,而后中国医学专修科并入南京市中医进修学校,后又改名为江苏省中医学校(现南京中医药大学)。先生一直在该校任教师。并兼任江苏省中医提高进修班教师。受校方重托,先生前后举办了数期中医高级师资班,许多学员日后成为国内著名的中医学家。

1954年,时逸人先生已届花甲之年,犹念念不忘振兴中医之宿志,与当时的诸多同道联名向卫生部提出"为迎接祖国社会主义文化建设,必须加强中医工作"的建议。卫生部复文,对时逸人先生等人的建议给予充分的肯定并采纳。1955年,卫生部直属中医研究院(现中国中医科学院)

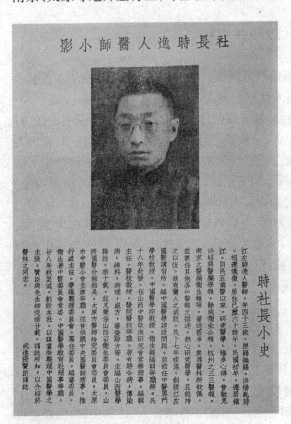

《复兴中医》杂志上的时逸人介绍

在北京成立。先生被调至北京担任中医研究院附属西苑医院内科主任,后又调至中医研究院学术秘书处工作。1961 年,先生积极响应党和政府的号召,支援边疆建设,主动到宁夏回族自治区银川第一人民医院任中医科主任,并被选为宁夏医药卫生协会副会长,继续他的中医教育、临床诊疗和研究事业。1965 年因病回京休养,1966 年 6 月在南京病故,终年 70 岁。

时逸人先生乐于笔耕,长于编撰,是我国著名中医理论家,一生勤奋读书,潜心研究和著述,且自立门派,是当代著述最多的中医学家之一,其理论使后学受益匪浅。主要著作有《中国时令病学》(1930 年出版)、《中国急性传染病学》《中国妇科病学》(1931 年出版)、《温病全书》(1933 年出版)、《时氏内经学》《时氏麻痘学》(1941 年出版)、《中国内科病学》《中国儿科学》(1951 年出版)、《时氏处方学》《时氏诊断学》《中国传染病学》(1952 年出版)、《中国药物学》《时氏生理学》《时氏病理学》(1953 年出版)、《中医伤寒与温病》(1956 年出版)、《实用中医内科诊治手册》(1963 年出版),总计 16 部,煌煌数百万字,1956 年结集成《时氏医书丛刊》出版。所有著作都是密切结合数十年临床实践,具有突出的实用价值;简章眉目清晰,各科大概已备,文字通俗,行销甚远。原书由上海千顷堂书局出版,1949 年前即多次印刷,行销全国,并流传于东南亚各国,为继承发扬中医药遗产作出了重要贡献。

时逸人先生常说,为医者要有“仁术”之心。所谓“仁术”,实际上有两层含义:“仁”,是指医生要有高尚的医德医风,对病人要充满同情与关爱;“术”,是指医生要具备高超的诊疗技术,确能够解除病人的痛苦。二者相辅相成,缺一不可。时逸人先生把“仁术”落实到看病上,提出“三心”:临证要专心,认证要细心,治疗要精心。

山西医学院(现山西医科大学)附属第一医院中医科老中医姬乾园回忆时逸人先生诊治他孩子的情景:“余子年十二三岁时,因游泳中暑热夹湿,高热神昏。余初以清热利湿药,高热不退,疹点隐隐,连服数剂,病情不解。遂延请时逸人诊断,认为暑热夹湿,用甘露消毒丹加减,并合神犀丹(犀角现已代用),药后汗出神清,脉静身凉而愈。回春妙术,以逾常人。时逸人学识渊博,临证处方严慎,常告诫后辈临证要专心,认证要细心,治疗要精心,万勿孟浪从事而遗留过患,增加病人的痛苦。”

姬乾园还回忆:“余与时逸人相识于 1944 年,缔交往来甚密,有疑难问题,多请益于时逸人,深受教益。时逸人为人正直、端方、平易、善良,对贫苦病人往往不收诊金。诊余之暇,每多约我谈论经典奥理,深入浅出,使人容易了解。对临证治疗,多在古方、时方基础上加减,另立新方,用于温热、时疫,见效尤捷。”

时逸人先生强调在辨证上必审问其所始病,反对切脉便夸夸其谈,自认医理深奥,草草诊过,便书处方。他说:“病人自觉症状,非他人所能知,必据患者所陈述,如患者之爱恶苦药,即病情虚实寒热之征也;所爱所药,必其所不足,所苦,必其所有余……在望闻探求所得之外,必须参加病人所言,较为真切。若谓切脉一端,可包括一切,不但事实之所必无,抑理之所未有也。”只有认真探求,方能辨证准确,施治无误。

时逸人先生是一位医德高尚、医风纯正的临床家。他对来诊者不分贫富贱贵,皆一视同仁;凡邀请出诊者,无不随请随到。先生经常告诫弟子:“医家当视人疾为己病,不可疏忽。”在运用某些特种药物时,必先亲尝而后使用。往年,有一家贫寒、患病多年的男子,年已十九,尚未成熟。先生主动为其治病,分文不取,还出钱为其代购中药。经过精心治疗,历时月余,这个病人终于恢复了健康。民间传有油浸白果(银杏)治疗肺结核的验方,先生就亲自走访病人,亲手配制,亲口尝试,经过实践证实此方确有疗效,无毒副作用,然后他才用于临床。其临证存心及用方严谨的态度,于此可见一斑。先生"视人疾为己病,视病人如亲人"的例子不胜枚举。他廉洁行医的美德在多年后仍被人们所传颂。

时逸人先生为治病救人、中医教育和学术研究努力一生,奋斗一生。他学到老做到老,继承不忘创新。先生热爱自己的祖国,为了解民情国情,尽管体弱多病,饱经战乱流离,还遍历国内各省,考察各方风土气候及用药之差异;对古今中外之医书,无不详加研究,所谓读万卷书,行万里路。先生平日自奉俭朴,治学却精益求精。先生晚年患高血压及肾功能不全,虽顽疾在身,仍孜孜矻矻,勤奋诚笃,真正实践了唐代大医家孙思邈的座右铭:"青衿之岁,高尚兹典,白首之年,未尝释卷。"

时逸人先生从事中医工作50余年,将毕生精力贡献给了中医诊疗、学术研究,尤其是中医教育事业。他一生坚持身体力行,真正实现了为事业而"鞠躬尽瘁,死而后已"的人生抱负。

二、学 术 思 想

(一) 捐弃学派成见,主张寒温统一

时逸人先生于大量临床实践基础上勇于探索,在外感热病辨治规律的探讨方面,将伤寒与温病中非传染性病证进行了整合,提出了"时令病学"的新命题。主要观点是:第一,伤寒与温病系属同一性质的病证,主张把两者统一起来,于矛盾中求统一,又将两者的症状、治法分别说明,于统一中求差异。这样不仅可以息伤寒与温病之争,又可化古方、今方门户之见。第二,伤寒与温病初起不同,必须分别施治。第三,伤寒与温病,宜用六经辨证法。第四,对新感与伏邪的意见,认为新感与伏邪,自是四时六气所同具,正不必以伤寒温病限之。先生在治疗伤寒、温病的过程中,汇集诸家之长,以提高临床疗效为目的,故在临床应用上或化裁古方,或创立新方,以确切有效者载入之,以传之于后世。如书中记载的菖蒲郁金汤,在临床上屡试屡效,在其以后所著《中国传染病学》《时氏处方学》《温病全书》《中医伤寒与温病》等著作均加以收载,已成为近世广泛流行使用而确切有效的方剂。

在其所著《中医伤寒与温病》一书中,他指出:"古代医家遵奉《伤寒论》方法,可以包括各种急性热病的治法,为此思想所蒙蔽,阻碍了应有的进步道路。在实际上,113方也万难包括一切传染性疾病的治疗。"时逸人先生认为,《伤寒论》中的治法及方药是远远不适应今日治病所需的,必须加以发展。对明、清以来崛起的温病学中"疫气""卫气营血""三焦"的学说,他认为是在《伤寒论》"六淫""六经"基础上的重大发展,应该给予肯定和重视,但两者是源与流的关系,是法古与创新的关系,有其内在的联系和相互补充的作用,不能有所厚非。先生的这一论述,对多年来"经方派"与"时方派"之间的争论作了公正的评说,曾受到近代名医张山雷的赞誉。当时南京国医传习所教务主任、著名中医理论家郭受天也极为推崇先生的《中医伤寒与温病》一书,认为是明代吴又可《温疫论》的再提高、再发展。

古代医哲所创的伤寒及温病学说,是中医对急性热病临床诊疗的经验总结,从临床实践上升到理论,可以说是认识过程的一大飞跃。尤其可贵的是,这种理论回过来又指导了临床实践,直接提高了临床的治疗效果。但是有些研究伤寒温病者,常常将伤寒与温病对立起来,形成了经方与时方之争,这样反而妨碍了临床实践水平的提高。

　　时逸人先生主张伤寒与温病应当统一起来加以研究,因其受病来源、发病过程大抵相同;但不同意"伤寒就是温病,温病就是伤寒"之说,认为两者之间,仍有详细辨别之必要。1928年,先生在上海任教时,专授古今疫症,后结合临床实践经验,于1930年出版了《中国时令病学》,认真研究了《黄帝内经》和张仲景的《伤寒论》以来,特别是明清《温病学派》的诸家学术思想和经验,创立了时令病学的新命题和时氏时令病学体系,熔伤寒、温病于一炉,成为其学术发展的里程碑。当时海内名家刘蔚楚、周小农等为之作序,均认为该书"发前人之所未发""独具慧眼,卓尔不群""纠正古人之错误,指导后学之迷津,是诚医林之南针也"。

　　时令病,乃感受四时六气之异常而为病之证,亦即四时外感病证之总称,包括春温、风温、暑温、伏暑、湿温、秋燥、冬温、伤寒等病在内。昔日医家对伤寒、温病的争论焦点在于:伤寒学派承认有温病,但是认为完全可以包括在伤寒的范围,完全可以用六经辨证来概括温病;温病学派则认为温病与伤寒在病因、传入途径、辨证、治法上完全不同,绝对不能混称。前者根据《黄帝内经》的"热病皆伤寒之类",以及《难经》的"伤寒有五"之说,而陆九芝更直接,称"在太阳为伤寒,在阳明为温热",认为阳明病就是温病,其对后世温病学说的发展是采取否定态度的。后者则由于历史的发展,逐渐形成了比较完整的温病学说。至叶天士之时,乃蔚为大观,内容更加充实了。先生则认为:"伤寒与温病要统一起来,应当于矛盾中求统一;再则将伤寒与温病的症状、治法不同之点分别说明,于统一中解决矛盾。不是将伤寒与温病对立,而是将伤寒与温病混合以便利研究。"这样就可以平息许多医家的伤寒、温病之争,亦可化古方、今方两派的门户之见。

　　新的理念为他开拓了眼界,也回报了他辛勤的探索。1943年的一天,几位壮汉用担架抬着一位年轻女子急匆匆来到时逸人先生的诊所。病人吕某,23岁,女性,高热1天,神昏嗜睡,不时强直反张,两目上视,四肢痉挛抽搐,身热鼻干。西医诊断为流行性脑脊髓膜炎。先生以病之证候为标准,沉着冷静地细切脉象弦数,结合病症,即拟清热息风、清营开窍法。处方:金银花9g,栀子4.5g,连翘9g,黄芩4.5g,菊花9g,钩藤12g,僵蚕9g,白芍12g,羚羊角1.5g,石菖蒲6g,葛根9g,石膏15g。另用紫雪丹1.5g,日2次冲服,口服1剂。第2天,病人神志略清,痉挛发作见减,病情明显缓解。但仍有身热并头痛。先生将原方羚羊角加至3g,再加犀角(现已代用)1g,增强清热息风之功。服1剂。另服玉枢丹3g,日3次。第3天,大见成效,病人神志已较清醒,身热头痛均减,痉挛发作已止,继服原方1剂。第4天,病人神志完全清醒,身体尚有微热,口舌干燥,因热甚伤阴,改以甘寒养阴善后,兼清余热。处方:金银花9g,淡竹叶4.5g,生地黄9g,天冬4.5g,麦冬4.5g,生石膏9g,天花粉6g,建曲9g,沙参9g,白芍9g,炙甘草4.5g。

　　时逸人先生认为:《金匮要略》痉湿暍篇中有痉证,是外感后邪阻经络而强急不和所致,以发热无汗,反恶寒者,名曰刚痉;发热汗出而不恶寒者,名曰柔痉。根据恶寒之有无,大致亦可将外感分为风寒与风温两类。温病发痉则认为是热极生风,一般多见于风温、春温,由于痉挛抽搐的同时,尚有神昏谵语,往往归入"逆传心包"的范围。实际上痉证以强直反张、痉挛抽搐为主,似应从逆传心包中单独分出为妥。在儿科则属急惊风。

　　这个病人患流行性脑脊髓膜炎,在中医属外感后起病急,不时强直反张,身热鼻干,应属温病发痉,经用清热息风及清营开窍之剂,神志及痉挛均见减轻。二诊加强清热息风,并服玉枢丹解毒避秽,使症状迅速得到控制,最后以甘寒养阴善后而愈。时逸人先生曾告知其子时振声:玉枢丹在流行性脑脊髓膜炎早期用之有效,机制不明,尤其配合犀羚(犀角现已代用),往往功力倍增,值得临床注意。可见先生十分注意积累、总结临床经验。

为了弥补《中国时令病学》之不足,时逸人先生 1933 年又撰写了《中国急性传染病学》。而后,他又认真总结了自己 20 余年的临床经验,于 1953 年出版了《中医伤寒与温病》。先生收集整理了古代已经从伤寒、温病中独立出现的一些急性热病,采取中西医结合的研究方法,主张"每一种疾病以西医所载为主,其病因、病理、诊断、治法等项以中医为主,如是汇通研究,不但读书与临证之界限可铲除,即使中西医之门户亦可不必拘执矣"。将时令病与急性传染病合观,在开创研究中医热病学方面成效卓著。

时逸人先生以前曾主张伤寒、温病与传染病须分别施治,大概是受吴又可的影响。吴又可对伤寒与瘟疫的区分,认为是:"伤寒不传染,瘟疫能传染;伤寒自毛窍而入,瘟疫自口鼻而入;伤寒感而即发,瘟疫感久而后发;伤寒汗解在先,瘟疫汗解在后;伤寒初起以发表为主,瘟疫初起以疏利为主,凡此种种不同。其所同者,为伤寒瘟疫皆传于胃,故用承气汤导邪而出,要知伤寒瘟疫,始异而终同也。"先生经大量临床实践后认识到,时令病与传染病同属急性热病,吴又可所说的伤寒与瘟疫的种种不同点,只在受病轻重、体质强弱、流行或散发等方面有所区分而已。先生认为,温病学说是在伤寒的基础上发展起来的,这提示他对急性热病中的某些个性规律也有了更深入的认识。不能认为有了共性就不需要个性,也不能认为只要个性就可以不再要共性了,其实两者是相辅相成的;不能认为有了温病及瘟疫学说,就可以取消伤寒学说的宝贵经验;同样只奉行伤寒学说,否定后世温病及瘟疫学说的成就也是不对的。这样就取消了门户之见,取长补短,只要是在临床上确切有效的各种方剂,都可以为我所用,以提高中医在急性热病方面的治疗效果。

在治疗上,时逸人先生认为:"伤寒以辛温发散为主,温病以辛凉发散为主,暑温以清暑宣达为主,伏暑以清透伏热为主,秋燥以润燥宣肺化痰为主,冬温以利咽通便为主。滋阴生津之方法为温病所必需,但须斟酌病情适宜用之可也。"临证之际,对各种疾病的治疗灵活加减运用成方,师古而不泥古。对危急病人的诊治,认为变化顷刻,故审病辨证必须深入分析。对慢性疾病,多强调脾胃为后天之本,如有肾阴虚损服滋腻过久碍及脾胃者,认为务必先调脾胃,后再补肾缓图。

春天三月,有一患者董某,43 岁,女性,病见往来寒热,无汗耳聋,胸闷胁痛,口干作苦,不思饮食,舌苔黄腻。先生诊断为春温伏邪湿热蕴结证,予以蒿芩清胆汤加减,以清透气分伏热。方药:青蒿 9g,枳壳 3g,陈皮 6g,炒建曲 9g,防风 6g,郁金 6g,法半夏 6g,茯苓 9g,黄芩 6g,淡竹茹 6g,葱白 6g。2 剂。二诊,病人服上方后翕翕汗出,寒热往来已止,舌苔黄腻已退大半,唯仍然有胸闷不舒。原方去青蒿、防风、葱白,加全瓜蒌 12g、薤白 9g、桔梗 4.5g 以宽胸化痰。再服 2 剂。药后病人胸闷消失,饮食增加而愈。

本案病势重急,如果病因病机辨析不清,处方遣药不准确,病情会急转直下。时逸人先生详析治疗春温伏邪的理法方药:蒿芩清胆汤用于气分伏热,以青蒿清气透达,领温热伏邪外出;黄芩苦寒,以清气分热结;枳壳、陈皮、竹茹、法半夏降胃逆、化痰浊;茯苓利湿以清热。内蕴之伏热既清,则心烦发热口渴之症自愈,气机通畅,自无胸痞脘闷作呕之症,为和解化痰利湿之剂。如病人热甚者,可加入金银花、栀子、淡竹叶、连翘等以清郁热。本例用蒿芩清胆汤加减,因无汗而佐用辛散之防风、葱白;因胸闷胁痛而加入疏肝理气之郁金,再加桔梗与枳壳,一升一降,以除胸中气结;瓜蒌、薤白宽胸化痰,建曲以助消化,故能使春温伏邪之蕴热清透,气机条达,痰浊得化,温热得利,而获痊愈。

由于时逸人先生对"伤寒""温病"的研究有素,见解精辟,在时病治疗中不拘一格,娴熟地运用"辨证辨病相结合"的方法,因而疗效显著,成为一位高明的医学家。更多关于先生治疗热病的经验,可见其子时振声整理的《时逸人老中医治疗热病经验》《时逸人治疗急性热病经验三则》《著名老中医时逸人治疗急性热病的经验》等文章。

1956年,时逸人先生为了"寒温统一论",将《中国时令病学》改编为《中医伤寒与温病》。他认为,第一,以六经辨证为纲,将伤寒与温病融合讨论,主张伤寒与温病系属同一性质之病证,唯有单属外感风寒及兼有伏热之不同,无门户之争。第二,初中期之病情传变,不出三阳经范围,末期间有三阴经之症状,伤寒、温病莫不如是。第三,温病系外感病症兼有伏热者,如发现肺系病状则为肺系温病,发现胃系病状则为胃系温病。简而言之,初期多发现肺系病状,如果失治或误治,便会出现胃系病状,是肺、胃之争,在病机上仅属先后之分。第四,古人皆认为伤寒为新感,温病多伏邪,或疑温病有伏邪,又有新感,实际上新感、伏邪两项,为四时六气所同具,不必以伤寒、温病局限之。以上四点,在探讨急性热病的发病与临证上具有积极的意义。

总之,关于伤寒与温病的辨证,时逸人先生认为,伤寒与温病同为外感病,其发病之症状,亦大略相同,六经辨证中的三阳经病证属卫外功能之变化,三阴经病证属脏腑功能之变化。凡新感病症,不出三阳经范围,是温病亦可用六经辨证。营卫运行自然之常态,即为太阳经之实际,故太阳经即统辖营卫之运行。卫气营血辨证作为深浅界限之别,伤寒、温病、新感、伏邪各症,均可适用,而非伤寒必用六经辨证,温热只用卫气营血辨证。

(二)中西融汇一炉,倡导科学道路

时逸人先生对古训守其意而变其法,在中医界有较高的威望,也是较早的中西医结合的倡导者。他在"勤求古训,博采众方"的同时,积极融会现代医学的理论,对"中西汇通""衷中参西"作了进一步的探索和尝试。

时逸人先生尊重科学,维护国医,反对中医界中因循守旧、竞相守秘的思想,认为这是妨碍中医发展的原因之一。他在担任中央国医馆学术整理委员会及编审委员会专任委员时,曾大声疾呼整理中医学术。他认为:"当时摧残中医者,动辄以不合科学之口吻,妄加毁诋中医,废止中医;而中医秘守者,不以医术为济民之事,反将医术据为私有,为传家之秘宝,以致中医学术日渐式微,似此因循坐误,与复兴中医之途径相去甚远矣。"并提出:"中医是中国人民之中医,凡吾国人于国医精华,应努力研究,国产药物亟待努力阐发,此则关乎国计民生,诚非浅鲜,应改良国药,抵制外货,公开秘术,阐扬国学,尤须通力合作,并保复兴中医之途径,则前程之希望远大,不独民众受益,亦吾医界之光也。"

时逸人先生在山西中医改进研究会工作期间,大量收集民间验方,并组织专门机构,审查并剔除了其中许多荒诞不经或不科学的治疗方法,并审查出版验方多集,广为推行,以求中医理论与实践能够得到进一步发扬。

在整理中医学术的具体方法上,时逸人先生一向"以整理医学为主张,以汇通中西为壮志,以融贯古方今方、俾切合实用为唯一目的",认为不仅要"勤求古训,博采众方",还要"发皇古义,融汇新知,有所创新,有所前进",只有这样,才能继承和发扬中医药学遗产。

1941年3月刊行的《复兴中医》杂志,载有时逸人先生所写以"中西医学之改进"为题的文章,意旨极佳。文章指出:"盖学术犹一海之水也,非个人之腹所能尽其量,故当以公言,而不当以私言。中医学说,以医为主。医生以自夸渊博为能,上古以卦文支配一切,故医药理论,每多引用易象;中古好谈哲学,故医学理论富含哲学意味;近古文学,崇尚典丽,于是医药理论竟以文学相标榜,因其中文学之毒甚深,故以医学之观念亦重。此中医学说在经过上愈改而愈形紊乱也。故对中医理论实有整理研究之必要……欲挽回其弊者,唯有融会中西医药之学术,而另造第三者之特殊医学,方足以应付时势之需要。"并呼吁同道:"唯兹整体重大,学派纷纭,非少数人之力所能胜任,望吾全体同志,通力合作,以完成之。"

时逸人先生的这番言论,实为当今中西医并重、中西医结合事业之先锋。在临床研究上,先生主张:"病名以西医所载为主,庶可得悉正确的病型,其原因、病理、诊断、治法等项则以中医为主,如是汇通研究,不但与临证之界限铲除,即中西医之门户亦可不必拘执矣。"先生撰述的临床医著,均是采用此种体例,可使初学者在西医病名的明确诊断下,采用中医的辨证论治方法,分辨其病因病机及诊治方法。先生所创导的这一方法,目前已被越来越多的中医研究者沿用。

理论的创新带来了临床疗效。一天,时逸人先生被邀请到一病家出诊。病人杨某,男,39岁,高热不退,有汗,已经4天,胸部隐隐有斑疹未透,口干不思食,舌赤苔黄厚,脉数无力。先生紧紧抓住主症,敏锐地发现病人正处在瘟邪内蕴有外出之机,但正气鼓动无力,拟透斑解毒汤加减:金银花9g,黄芩4.5g,桑叶9g,大青叶6g,牛蒡子4.5g,僵蚕6g,西河柳1.5g,牡丹皮4.5g,连翘9g,沙参9g,建曲9g,陈皮4.5g。服2剂。第3天,病人热稍退,仍有汗出,口干,斑疹未透,神烦脉数,大便2天未解。于原方加入神犀丹(犀角现已代用)6g(包煎),再服2剂。第5天,病人斑疹已透,但仍有身热烦躁,大便秘结。改用河间双解散加减:金银花9g,连翘9g,黄芩4.5g,淡竹叶6g,山栀子9g,牡丹皮4.5g,天花粉12g,酒大黄6g,芒硝4.5g(冲),茅芦根各9g。另服神犀丹6g,温开水送下。再服2剂。第7天,病人服药后大便下,体温恢复正常,斑疹已回,口干,改用养阴生津和胃之剂。方药:沙参15g,生地黄9g,天花粉12g,麦冬9g,陈皮4.5g,建曲9g,茯苓9g。再服2剂。服药后口干消失,纳食增加,大便通畅而愈。

时逸人先生在谈起这个斑疹伤寒的病案时指出,斑疹伤寒是西医的急性传染病,预后不良,当时的死亡率为15%~30%。中医病名疫疹,为急性热病的一种,历来是危急重症,病势急速,凶险笃重,如不及时救治将危及生命。斑疹伤寒要注意出疹之顺序、疹之颜色,并结合脉象、舌象来辨别其顺逆。如急性热病初起,恶寒后即但热不寒,皮肤肌肉有紧迫感,因邪热壅滞于皮肤之下血络之中,必然发疹,三五日后察看胸腹背部,有圆形之赤色小点隐于皮下,即是出疹之据,以胸闷解、手足心见齐为已经透达之铁证。疹色,古人以红色为顺,紫险,黑逆。其红色而活,荣而润,或淡而润,皆疹色之佳象;若淡而不荣,或娇而艳,较深红更恶;色紫赤,较艳红者毒火更甚;色青紫如浮萍之背,多见于胸背,乃内热极重之候。在疹未出之前,脉多沉数而躁,或沉而滞涩,此气血郁遏,未能透达之象;疹既发现,脉多洪数;疹透达后,脉即和平。疹在将出之际,多有神昏、谵妄等现象;疹出透后,则神识转清;如果疹透而神识仍未清爽者,则为逆候。发斑则属热毒入血、热迫血溢肌肤所致。

时逸人先生还认为,凡胸腹、四肢斑疹,续发于时令病诸温证之经过中,多因热毒不解之故。当汗不汗,则邪热壅滞于皮下,宜透斑解毒汤(连翘、薄荷、牛蒡子、蝉蜕、淡豆豉、葱白、大青叶、桑叶,以野菰根、鲜西河柳煎汤代水煎药);当下不下,里滞停积,宜加减双解散(黄芩、枳壳、芒硝、连翘、酒大黄、栀子、薄荷、牛蒡子、桔梗、淡竹叶、人中黄);如瘟疫侵袭、毒凝气滞,发为内斑,其证似燥非燥,耳热面赤,目赤口干,手足指冷,或作寒噤,心烦气急,不欲见火,恶闻人声,甚则昏不知人,其脉短滑,舌苔黄浊,中见黑点,舌心苔黑,尖边俱红,治宜清热解毒,用解毒化斑汤(金银花、连翘、僵蚕、酒黄芩、紫花地丁、赤芍、牡丹皮、紫草、山楂、人中黄,另送服解毒万病丹)

时逸人先生在制方组方用药上也充分体现了创新精神。他以古代名方为基础从临床实践出发研究了一批新方,可谓处方有法,师古而不泥古。清代著名医学家徐灵胎云:"方之与药,组织必须严密,分视之药必合于病情,合观之方必本于古法。"说明处方须有法度。先生主张方之所贵,不在古方与今方之分,只要在临床上确切有效的方剂,皆为我所用。此项主张,为后来愈来愈多的学者所接受。时逸人根据临床实践的需要,将先贤成方予以加减灵活运用,唯在适合病情,治疗上确有效能。在其所著《时氏处方学》中,他着重方与方之比较,以类而分,再辅以药物之研究,以其方与药之能,互相勘考察,以求实效。如分析祛痰之剂,可有清热、安神、泻肺、清肺、宣肺、补气、养血、宽胸、镇惊、镇痉、滋阴、顺气、通便、涌吐、解毒、泻水、和解诸化痰法,各选适当方剂,备临床灵活选用。方剂有本于原文者,亦有加减应用者。

如菖蒲郁金汤是时逸人先生制定的有名方剂,为加减俞根初方所创制方,属清开痰热之剂。原方最初载于1930年《中国时令病学》中的伏邪风温证,以后转载于《中国传染病学》中的肠热症、《温病全书》和1949年后全国中医院校统编教材《温病学》。处方:鲜石菖蒲、郁金、栀子、连翘、淡竹叶、牡丹皮、木通(或用通草)、灯心草、玉枢丹、生姜汁。加减法:痰涎壅盛去木通,加金银花、滑石、菊花、牛蒡子。其中,以栀子、连翘、淡竹叶清泄湿中之蕴热,石菖蒲、郁金化湿豁痰、开窍醒神,牡丹皮凉血护阴,姜汁、玉枢丹辟秽化浊开窍,木通(或通草)、灯心草导湿热下行,合而为清化开闭之剂,使内陷之热邪痰结一举而清肃之。适用于治疗湿温病痰热蒙蔽心包,如西医所称流行性乙型脑炎、伤寒、重症肝炎、肺源性心脏病、严重肺部感染、急性传染病有身热不退,神识昏蒙,妄言,妄见,心烦,躁扰,舌苔黄泥,脉象滑数等症。服此方后,如患者神识狂乱不安,胸闷气急,壮热烦渴,此内陷之热邪,欲达而未达,因病重药轻之故,可再加牛黄、犀角(现已代用)、羚羊角之类。凡痰热蒙蔽清窍,用后均可见神清症减。该方成为近世广泛流行使用而确切有效的方剂。日后,其子时振声运用此方救治慢性肾衰竭合并肺部重度感染的患者,取得良好效果。

如新订方荆防解表汤,被江苏中医学校编写的《温病学新编》所采用,适宜于春温之表寒重者。荆防辛温解表之作用虽逊于麻桂,但为江南医家所习用。

又如增减旋覆代赭石汤,为清凉降逆之剂。湖南怀化地区第二人民医院彭述宪将其应用于肝火夹湿上壅清窍、暴怒伤肝风火上扰、肝火偏盛上扰心神、肝火犯胃气逆作呕、肝旺湿阻气窒膨胀、肝火横逆湿热内蕴诸证,并附病例8则,均获较好疗效。可见时逸人先生对杂病治疗的制方选方十分精当。

融会中西、走创新之路,是中医学术研究与时俱进、不断向现代化发展的必然趋势。而时逸人先生早年所提出的"化中化西"这一宏大设想,是对中医发展很有意义的探索,闪耀着夺目的光芒。

(三) 理论联系实际,注重临床疗效

时逸人先生不仅坚持改革创新,在中医理论上有突出建树,而且还是一位注重临床积累、坚持疗效第一的临床家。他高超的理论素养,主要得益于大量的临床实践,堪称临床医

学的勇敢探索者。

中国传统中医药学之所以能够发展到尽头，除了它博大的文化内涵与深邃的哲学思想外，其独特的治疗思想及显著的临床疗效是其生命力历久不衰的主要原因。时逸人先生在一生的行医生涯中，特别重视临床实践，视临床疗效为中医学的"生命"。如他与同代名医何廉臣商讨编订中医讲义时提到："要使学习者得正轨之遵循，业医者得充分之援助……侧重证治之经验。"（《三三医报》27：3，1924）此后，他也曾反复提到"整理中医学术，应当从实用之处着手""中医要生存，必须提高治病效果"。

时逸人先生指出，中医学虽有正统的理、法、方、药，但有许多宝贵的经验仍然广泛散落于民间。要想提高中医疗效，就必须重视实践经验，使散落在民间的宝贵经验集中起来，并通过临床验证。他说："中医实践经验，埋藏民间，年湮代远，失传很多……我国医生众多，非祖传即师授，对于临床各科，均有实际经验，如对某一病或某一证，常有特别家传秘法，虽诸医束手，亦能药到病除，历验不爽……苟能集中一处加以试验，特效者褒奖之，无用者废弃之，必有惊人之收获。"

时逸人先生主张将个人的经验，通过验证，凡有临床疗效者，加以肯定，如此实事求是地研究中医临床经验，必将有助于中医学术的快速发展。先生在总结个人经验时亦充分体现出以临床实用为目的之特点。他编著的《中国药物学》一书注重临床实用，反复强调配伍应用，获得同道好评。先生对中药的性味、作用、疗效，进行了认真的研究和实验，分别给予科学的论治，特别是对某些中药的炮制加工，提出了具有突破性的意见。如麻黄定喘，他主张生用，不必"炒"黑，等等。这些见解都是前所未有的，而且实践证明是正确的。晚年先生根据自己的临床实践，撰著《实用中医内科诊疗手册》，对各种内科常见疾病的证治，分本症与兼症，便于临床辨证论治，有较高的实用价值。

在临床实践中，时逸人先生将中西医病症分别类比归纳，用中西医两种术语描述症状，用中医理论阐释病机，用西医理论解释病理，中西医双重诊断，再根据不同疾病，或专以中药治疗，或以中药为主，辅以西药，或中西药并重，注重实效，强调结合，形成了近现代中西医临床各科结合的雏形。

在疾病的诊断上，时逸人先生积极倡导四诊合参，尤其重视查舌辨脉；在治疗用药上，崇尚辨证施治，师古而不泥古。

时逸人先生自身体弱多病，常在自身患病或家人患病后，特别注意通过亲身的实践，不断地总结经验。如对虚人外感、外感夹湿、外感夹食等，他在《复兴中医》杂志中写道："庚辰之秋，农历九月廿二日，余病寒热无汗，头痛胸闷，苔色白腻，大便不畅，饮食减少，用防风、荆芥、桂枝、陈皮、半夏、赤苓、建曲等辛温药，服后微得汗，表邪仍未宣畅。大便已三四日未解，矢气甚多，胁痛腹胀，不思饮食，舌苔仍腻，乃用藿香、佩兰、陈皮、半夏、赤苓、建曲、浙贝母、延胡索、枳实、厚朴等芳化疏滞之剂，服后大便未解，病况如昔，更添腰痛鼓肠、怔忡不寐。廿五日张赞臣兄来访，并代处方：'风邪夹湿积互阻，恶寒发热不畅，胸闷气滞，苔腻而厚，大便秘，拟疏邪宣化。淡豆豉、藿梗、紫苏梗、防风、枳实、郁金、陈皮、砂壳、茯苓、茯神、采云曲、莱菔子、蒌皮、蒌仁等。'方药配合甚佳，病情亦合，其方未服者，余因此病起源尚未明了，姑待一二日后，再拟治法。因失眠之故，发现卧时靠近门窗，虽用汗剂，但汗出不透，恐是夜间又受其寒所致，乃易卧处，厚其被盖，另用防风、金银花、青蒿等煎服，夜得汗甚多，衣被尽湿，并外用甘油栓以润肠通便，大便通畅，病乃霍然。"

　　时逸人先生进一步分析:"是种小病,本无记载之必要,余因有数种意见,附述于此病之后,故记之以备参考:表里两解之方,前人方剂如桂枝加大黄汤、厚朴七物汤、大柴胡汤、河间防风通圣散等,余自服每不见效,反症状加重,因体虚不任表里两解之故。肠中有积滞,宜以下解,唯外有表邪未解者,必须表邪解后,即恶寒已罢,方可通其大便,表里两解之法,体气强健者,尚堪一试。表邪未解,疏滞通下之剂可致鼓肠,余之主张急以停用疏泄,不但硝黄不宜,即槟榔、枳实等亦不可妄用,外用蜜煎导或猪胆汁灌肠均佳。"

　　时逸人先生认为:"感冒夹湿食滞者,在有表证下,仍以宣散表邪为主。乙卯之秋,小儿振声病身热无汗,微咳脉躁,苔白而厚,因多食又复感冒所致。用防风、桂枝、陈皮、法半夏、桔梗、金银花、前胡、赤芩、建曲、葱白,服后热退,但出汗不多,脉搏尚躁。次日午后又发热胃痛,用原方去桂枝加黄芩、高良姜,未出汗,热亦未退。夜间热甚,脉数鼻衄,口渴舌光赤,苔白厚,胃痛。用防风、荆芥、青蒿、金银花、淡豆豉、葱白、牡丹皮、酒黄芩、陈皮、半夏、高良姜、赤茯苓、建曲、芦根等,服后得汗甚多。次旦热已退净,唯胃部仍痛,又过一日胃痛方愈。由此可知,感冒病须先以汗解,汗出不多,汗出不透,汗后仍尤汗,皆须发汗,必俟饮汤饮水后皆津津微汗,方为表气疏泄。"

　　时逸人先生曾自我总结:"余常患感冒,对感冒病有相当之认识。在家乡患感冒时,每用荆芥、防风、陈皮、葱白、建曲、生姜、紫苏叶等,即可见效。在晋省时,因气候干燥,如服前方,即有热不退、烦躁、口渴失眠等症。丙寅冬际,在汉口时,该处地方较为潮湿,因患感冒,服上方后上吐下泻,胸闷脘满不舒,乃用桂枝、防风、陈皮、半夏、豆蔻、紫苏叶、薏苡仁、茯苓、建曲等方效。同属感冒,一宜清热生津,一宜温中燥湿,气候风土不同,用药之分别如此。"

　　"四川省气候特别潮湿,感冒药中且有需用生附子,以温中燥湿,亦用药方法之异者。又关于感冒病初起之时,有谓发汗药中,须加陈皮、半夏以和胃者,有谓此药性燥,与汗解之法不宜者,但以余之所验,如口黏苔腻,用之恰宜;倘津液不足之人,口干舌燥,则不必用之矣。"

　　从最常见的感冒诊断、遣方、用药方面,时逸人先生不愧是《黄帝内经》"三因论"的模范实践者。此外,先生对其他许多病证都是这样认识并施治的。

　　时逸人先生作为著名的中医临床家,对内科难治性杂病的诊治也有杰出的建树。他认为,内科杂病多属慢性疾患,尤其难治性杂病,亦虚亦实,虚中夹实,其表现为脏腑阴阳偏盛,或见气血失调。补虚与祛邪不同,补虚本无近功,服后虚能受补,病情不增,即属有效。因此,不能急于求功,久病多虚,应该燮理阴阳气血来调治,在"慢"上下功夫。

　　时逸人先生曾治疗一位再生障碍性贫血患者,历时6个月余,获得比较满意的疗效。夏某,17岁,男性,高中学生,因头晕眼花、心慌气短1年余住院。入院时面色无华,神倦力乏,全身恶热,口干思饮,常有鼻血不止,大便干燥,小便黄少,脉搏120次/min。面色苍白蜡黄,全身皮肤亦出现苍白,指甲白而无光泽,鼻腔覆盖血痂。血红蛋白2.3g/dl,红细胞计数$0.93×10^{12}$/L,血小板计数$15×10^9$/L,西医骨髓穿刺证实为再生障碍性贫血。其父母及亲属焦急万分,几乎整日以泪洗面。

　　时逸人先生诊察脉证,制定了周密的治疗方案:初以清肃肺热、养血止血为治。药用:桑白皮、黄芩炭、栀子炭、白茅根、白及、北沙参、当归身、生杭白芍、玉竹、阿胶、藕节、川牛膝。此方加减,服药月余,病孩鼻血停止,身已不恶热,但仍为阴盛内热。继治以养阴清热,佐以止血和胃。药用:生地黄、熟地黄、生龟甲、知母、黄柏、阿胶、党参、陈皮、建曲、丹参、白芍、血余炭、藕节、侧柏叶。此方又服月余,病孩面色转红,但仍头晕疲乏,心慌气短,内热症状基本消除。再治以补益气血,佐以和中健胃。药用:党参、白术、茯苓、炙甘草、当归身、白芍、生地黄、熟地黄、鸡血藤、丹参、柏子仁、龙眼肉、生龟甲、阿胶、枸杞子、麦冬、陈皮、建曲。又服月余,病孩头晕气短明显减轻,轻微活动已不感疲乏,但脉搏无力,面色带青,苔变白滑。而后,先生仔细分析了前一阶段治疗用药情况,认为偏于补阴,以致阳气式微,乃于上方酌加温肾补阳之品。药用:淡附片、党参、白术、茯苓、炙甘草、生地黄、熟地黄、白芍、鸡血藤、龙眼肉、丹参、生龟甲、枸杞子、木香、青皮。继服数剂后,虚寒征象消失,阳气鼓动,继用八珍汤、归脾汤、人参养荣汤加减而收工。血红蛋白增至 9.8g/dl,骨髓穿刺复查红细胞系统增生,骨髓象好转出院。

时逸人先生认为,本例最初本虚标热,不用人参者恐其助热,不用生地黄者恐其碍胃。肺热已清,出血已止,则以养阴为主,用丹溪大补阴丸法,壮水之主以制阳光;内热基本消除后,乃培补气血,以八珍汤为主加减;以后又出现阳微现象,而致阴阳偏盛,乃加扶阳之品,使阴阳协调;最后以气血双补收工。此类病证,开始治疗时,滋润碍胃之品宜忌用,以免壅滞而影响脾胃,脾胃生气受碍,则虚损难以恢复。久病及肾,肾阴不足,如服滋腻过久碍及脾胃,此时务必先调理脾胃,以后再图补肾。本例在治疗过程中,曾两度合并感染发热,经用金银花、连翘、栀子、牡丹皮等清热解毒之品获效;曾合并眼底出血,经用活血止血之品,如侧柏叶、栀子炭、阿胶、地榆、茜草、桃仁、红花、藕节等,出血逐渐吸收。

病孩及其父母亲身经历 6 个月漫长的治疗过程,承受了由焦虑、期待、欣喜、疑惑到信任、由衷感激的变化。自信并精准辨证和用药,驾驭慢性复杂病变,使之日渐好转凸显了先生临床大师的功力。

《复兴中医》杂志 1942 年第 2 期登载了时逸人先生救治一患者噤口痢虚证呕吐不止的垂危病人的精彩医案。1938 年夏天,先生旅居重庆时,有汪浩然医师的亲戚患痢疾已经数月,多位中医治疗均无效,转荐先生。患者男性,年已 60 余岁,痢经 3 个月余,饮食不下,呕吐不止。痢乃赤白相兼,里急后重,脉沉细如丝,似有似无,病势已至最危之候。先生用和中健胃止痢之法,药用北沙参、白芍、陈仓米、灶心土、砂仁壳、木香、乌梅、罂粟壳、半夏、陈皮等,但因患者极度虚弱,拒药,随服随吐,眼见阴竭阳亡。时逸人辗转思考,筹得一法:用建莲子、山药、薏苡仁、陈仓米、山楂、谷芽等,炒焦研末,每用少许,打糊如膏状,食之。调养一二月后,方能稍进稀粥,再用治痢之法,痢亦渐止。过一二月后,焦易堂痢下不止,张简斋问治于先生,时逸人乃将本方告之。经用此法,泻下旋止。

时逸人先生博览群书,特别推崇金元四大家之一李东垣调理脾胃、人以谷气为本的学术思想。他经常对学生讲治慢性病要时时照顾脾胃。本例久痢兼呕吐不止,脾胃大虚,宜养胃和胃。遵李东垣"胃中虚热,谷气久虚而为呕吐者,但得五谷之阴以和之,则呕吐自止,不必用药"。先生正是牢牢把握病机,以脾胃为本,另辟蹊径,只用健脾养胃和胃之品,并且巧以食疗,"每用少许,打糊如膏状,食之",取得意想不到的疗效。

时逸人先生不仅在治疗外感热病和内科杂病上有丰富的临床经验,而且在治疗妇科疾病上也有独到的见解。古代医家有言:"宁医十男子,莫医一妇人。"是指妇女有经、带、胎、产等特殊情况,病症多端而复杂,且调理施治亦与男子有别,故如是云云。另外,妇科病症在辨证上亦有其特殊性,如四诊中的问诊,由于妇女经、带、胎、产之病,隐曲七情之患,常常不肯直言,故必须耐心细致地询问而求因。除须重视经带之色味辨寒热虚实外,尚须注意辨孕脉。身有病而无邪脉,身无病而有病脉,最为切当。如经停之后,病吐逆而寸脉不浮,关脉不弦者,为有孕,病恶寒而人迎不盛,病恶食而气口不盛,亦为有孕,此为身有病而无邪脉也。经停之后,脉虽动摇而心不悸,脉虽滑数而身不发热,亦为有孕,此为身无病而有病脉也。先生既具有严谨的治学精神,开放的学术思想及丰富的治疗杂病的临床经验,又强调辨证宜四诊合参,强调临床实践,无门户之见,对各种疾病的治疗灵活加减运用古方,师古而不泥古,故能取得显著的疗效。

三、代表著作与论文述评

时逸人先生的著作有《时氏生理学》《时氏病理学》《时氏诊断学》《时氏处方学》《中国药物学》《中国内科病学》《中国妇科病学》《中国儿科病学》《中国传染病学》《温病全书》《中医伤寒与温病》《时氏内经学》《中国时令病学》等达 10 余种之多。撰写论文从 CNKI 查到 1957 年连载于《福建中医药杂志》的《金匮妇科篇(续)——妇人产后病脉症篇》《金匮妇科篇(续)——(丙)妇人杂病脉症篇》,以及发表于《上海中医药杂志》1964 年第 1 期的《中医中药治疗再生障碍性贫血 1 例》。

《中国时令病学》是寒温统一论的代表性著作。时逸人先生在大量临床实践基础上,将伤寒与温病中非传染性病证进行了整合,提出了"时令病学"的新命题。主要观点包括四方面:第一,伤寒与温病系属同一性质的病证,主张把两者统一起来,于矛盾中求统一,又将两者的症状、治法分别说明,于统一中求差异。这样不仅可以息伤寒与温病之争,又可化古方、今方门户之见。第二,伤寒与温病初起不同,必须分别施治。第三,伤寒与温病,宜用六经辨证法。第四,对新感与伏邪的意见,认为新感与伏邪,自是四时六气所同具,正不必以伤寒温病限之。时逸人先生在治疗伤寒、温病的过程中,汇集诸家之长,以提高临床疗效为目的,故在临床应用上或化裁古方,或创立新方,以确切有效者载入之,以传之于后世。如书中记载的菖蒲郁金汤,在临床上屡试屡效,在其以后所著《中国传染病学》《时氏处方学》《温病全书》《中医伤寒与温病》等著作中均加以收载,已成为近世广泛流行使用而确切有效的方剂。

《中医伤寒与温病》是时逸人先生晚年所著,在《中国时令病学》的基础上,进一步指出:"古代医家遵奉《伤寒论》方法,可以包括各种急性热病的治法,为此思想所蒙蔽,阻碍了应有的进步道路。在实际上,113 方也万难包括一切传染性疾病的治疗。"时逸人先生认为,《伤寒论》中的治法及方药是远远不适应今日治病所需的,必须加以发展。对明、清以来崛起的温病学中"疫气""卫气营血""三焦"的学说,他认为是在《伤寒论》"六淫""六经"基础上的重大发展,应该给予肯定和重视,但两者是源与流的关系,是法古与创新的关系,有其内在的联系和相互补充的作用,不能有所厚非。先生的这一论述,对多年来"经方派"与"时方派"之间的争论作了公正的评说,曾受到近代名医张山雷的赞誉。当时南京国医传习所教务主任、

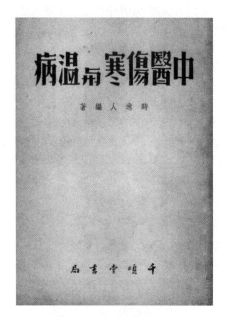

时逸人的著作《中医伤寒与温病》

著名中医理论家郭受天也极为推崇先生的《中医伤寒与温病》一书,认为是明代吴又可《温疫论》的再提高、再发展。

《中国妇科病学》是近代一部影响力较大的妇产科著作。该书以中医学说为主,同时也引入了西医学的概念来阐述妇科疾病。如从中西医结合角度阐释诸如女性妊娠期生理、病理及病因等问题;运用西医解剖学知识来阐述女性生殖系统的解剖等。书中对于妇科各疾病的论治,在分证阐述病因、病理、诊断要点后,详细列出治法及处方,同时附有时逸人先生的临证经验及见解。如关于"鬼胎"的阐述,"即西医之葡萄胎,宜手术除去为妥,古法虽有下鬼胎之方法,恐不足恃。"《中国妇科病学》于1931年出版,1955年又曾修订再版,颇受欢迎。时逸人先生毕生对妇科病证致力研究,1958年曾注释《金匮要略》妇科篇,并系统总结《金匮要略》中关于妇科病的方名、主治病证及要点,同时比较了不同病名的主要症状、治法及处方的差异。先生认为,妇人疾病以调经为主要,《金匮要略》关于妇人病共有三篇,包括妊娠、产后以及杂病。其中,《金匮要略·妇人杂病脉证并治》中方药可归纳为热入血室类、杂病类、经带病类、腹中病类、转胞类、阴部病类等6大类。此外,先生在其发表的《金匮妇科篇(续)——妇人产后病脉症篇》一文中指出,产后病症要点,大部分是恶露不下、出血过多、血晕、产褥热、破伤风、气喘、腹痛等,《金匮要略》尚不完全,须参考后世医书,加以补充整理,方能符合继承中医学遗产,就原有基础,加以发扬和提高的方针。

《中医儿科病学》详细叙述了"惊""疳""麻""痘"等小儿主要病证,主张辨证四诊合参,尤其重视以指纹判定病因、病机、病势及预后等。纹色不露其病轻,露者病重,暴露者尤重。纹色灵活者病清浅;不灵活者病重。纹色较明显者,病在表;纹色沉滞者,病在里。纹淡红属寒,深红属热,紫色更热,黑者属瘀,若三关纯黑推按之而不动者,不治。

参 考 文 献

[1] 张镜源.中华中医昆仑·时逸人卷[M].北京:中国中医药出版社,2012.
[2] 时振声.时逸人[J].中国医药学报,1989,4(8):71.
[3] 姬乾园.先贤名老中医时逸人的学术思想札记[J].山西中医,1987,3(1):28-30.
[4] 刘小兵.著名中医学家时逸人著作钩沉[J].江西中医药大学学报,2010,22(2):34-39.
[5] 时振声.时逸人老中医治疗妇科病证的经验[J].辽宁中医杂志,1982(9):19-21.
[6] 时逸人,时振声.中医中药治疗再生障碍性贫血1例[J].上海中医药杂志,1964(1):40.
[7] 时振声.时逸人治疗急性热病经验三则[J].吉林中医药,1983(1):33-34.
[8] 时振声.著名老中医时逸人治疗急性热病的经验[J].上海中医药杂志,1981(11):8-10.
[9] 王希敏,熊俊.时逸人医学思想转变浅析[J].中医文献杂志,2016,34(5):58-60.

(整理:李楠 都占陶;审订:聂莉芳)

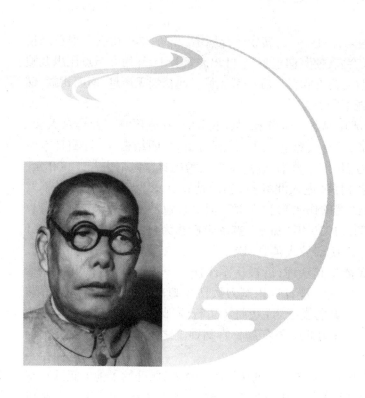

郑毓琳

一、生平传记

郑毓琳先生（1896—1967 年），字玉林，号怀璧，1896 年 10 月 15 日出生于河北省安国县北娄村，中医世家，"郑氏针法"第三代传人。当时正值清末民初之际，兵荒马乱、民不聊生，乡里许多人患病后缺医少药，十分痛苦，其父郑老勋便安排郑毓琳专心学医。先生自 10 岁起，便随其叔祖郑云祥观摩、学习岐黄之术。郑云祥是当地有名的私塾先生和针灸名家，在其引领下，郑毓琳系统学习了儒家经典，并诵读了《黄帝内经》《难经》《针灸甲乙经》等经典医著。郑毓琳 14 岁随父亲郑老勋、叔父郑老望学习针灸；16 岁拜其舅父、安国名医曹顺德为师再学针灸两年；18 岁又拜博野县南白沙村针灸、气功大师霍老顺为师，尽得其传；22 岁起出师行医后，开始在河北省安国、博野、蠡县、肃宁、深县、安平等县及京郊一带游方行医。他恪守祖训，不问贫贱，不计报酬，不论天黑路远，患家有求必应。

郑毓琳因其精湛的医术及清正的品格，行医不久其名即传遍家乡一带，并传扬京华。随着他治愈的病人越来越多，声名鹊起，晚清贵族们也纷纷前来找他求医。如翰林太傅蒋式芬的爱女芝哥患痫疾，当时诸名医皆束手无策，病情日益严重，蒋托人找到郑毓琳，经郑诊治，一针见效，半年调治而痊愈；蒋患多年的肩周炎也被先生用针治愈。为感谢治病之情，蒋式芬让其女拜郑毓琳为干爹，又赠亲笔书画中堂一幅"慈善高师法巨天，神术秘诀中指点，精微奥妙常来转，针尖云病似仙丹"，并亲为传名。

1919 年春，安国一带麻疹流行，许多患儿因服药困难，死亡无数，令当地诸多名医棘手。郑毓琳运用针灸、点穴等方法大显身手，所诊患儿无一死亡，以致门庭若市，郑先生也因此 7 个昼夜未能合眼。其中患儿郑某，女，3 岁，患麻疹 3 日，高热惊厥不止，呼吸窘迫，面色青紫，喉中痰声辘辘,经他医误治疹毒内陷,命悬一线,转求于郑毓琳。郑毓琳疾用右手拇食二指掐住患儿双侧人迎穴,中指点压天突穴,使其向上憋气,吐出恶痰若干,复用食指点压患儿膻中穴,惊厥立止,面转红润,麻疹复出,患儿得救。在一旁观诊者起初悄无声息,面面相觑,继而掌声雷动。郑氏内功针法之神奇不胫而走。

1937年七七事变后,吕正操部在河北一带驻扎,某团郭团长在安国县召开群众大会,宣传中国共产党的抗日救国主张,号召大家有钱出钱,有力出力,团结奋斗、打倒日本帝国主义。郑毓琳听后,积极响应号召,带头募捐,先后多次共为抗日军队捐大洋1 000元、战马18匹。当年秋天,日寇下乡扫荡,进入北娄村,当时他正在家为患者治病,来不及躲避,被日本鬼子当嫌疑人员用铁锹砍伤头部和面部。面对日寇的侵略暴行,他支持长子"福永"积极参加抗日救国活动。1939年"福永"被乡亲们选为村经济主任,在区抗日政府训练3个月后回村工作。白天侦察敌人消息,晚上父子二人为八路军伤病员治病。1942年"福永"被叛徒出卖,日寇欲将其活埋,后被伪军小队长李焕文(系中国共产党地下工作者)救出。直到1943年,"福永"被日寇用刺刀戳伤双脚,又被李焕文保出,乔装打扮送到北平治伤,父子二人遂于"聚福成纸店"边打工边行医,此时"福永"为逃追捕改名"魁山"。后经老板推介,3月21日为北平警察局长官刘钟汉之子诊治疯狂症,并因治好此人而落户北平。

1943年10月,郑氏父子通过华北中医考铨处的中医师资格考试,开始了他们正式在京从医的历程。中华人民共和国成立后,他们的诊所位于西单旧刑部街奉天会馆内,门前是单行车道,因疗效卓著求诊者众多,所以交通经常堵塞,交警无法处理,只好请求会馆领导把奉天会馆大院作为郑氏针灸门诊的停车场。

1952年,郑魁山受卫生部派遣赴山西给抗美援朝归来的志愿军疗伤。少了爱子协助的郑毓琳更是忙得不可开交。有不少领导闻名陆续前往就诊,但先生原则性很强,不管就诊者职务高低,与平民同等对待,一律按就诊先后顺序依次治疗,颇得佳誉。

1954年初,华北中医实验所成立后,时任所长的李振三(李鼎铭之子)便盛情邀请郑氏父子出任主任之职,领导针灸研究。同年10月,华北中医实验所合并于卫生部中医研究院(后改称中国中医研究院,现为中国中医科学院),郑毓琳担任针灸研究所第三研究室主任,主要负责担纲中国传统针灸针法的研究及郑氏家传手法的整理及传教,每天下午还要到政务院医务室应诊,负责中央首长及外宾的医疗工作,从此他开始了发挥技术专长,由民间医生到国家针灸专家,集临床、研究、带徒于一身的辉煌时期。

因郑毓琳主持的针灸研究所第三研究室经常接待外国学者、专家参观访问,接待国际友人的治疗,所以在中华人民共和国成立初期还承担了一部分国际交流的工作。1954年年底,阿尔巴尼亚议长马尔克访华,毛泽东主席亲自接见,并把同来的要学习中国传统文化的两名学生安排到中医研究院参观学习。他们对中国针灸产生了极其浓厚的兴趣,每人让郑毓琳给扎了一下合谷穴,要亲身体会中国针灸的神奇。

1958年夏,印度一位领导人患类风湿关节炎多年,手不能握,腿不能伸直,卧床多年,多方治疗无效来中国求治。卫生部批示由郑毓琳、郑魁山父子主治,经过仔细诊断精心施治,1个月后病情好转,患者能够下地行走,半年以后症状消除,康复回国。对此,患者非常感谢,称郑毓琳为"神针",临回国前,特邀郑氏父子及护理人员合影留念,并赠送印度唱机一部和唱片多张以示感谢。同时还把自己的保健医生留下,跟随郑氏父子学习"神针"。国家卫生

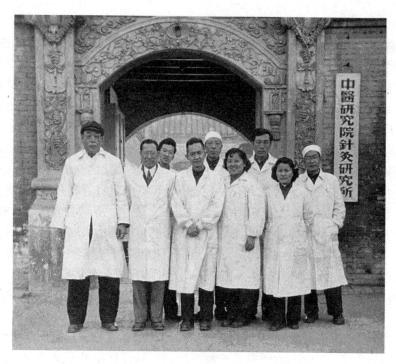

1957 年郑毓琳（左一）与针灸所部分大夫在所门前合影

部也对此进行了表扬。这位领导回国后，又派遣两名印度留学生来中国跟随郑氏父子学习针灸，后都成为印度针灸专家。此后，郑氏父子还带出 3 个国家的 5 名留学生，为推广中国的针灸技术起了积极作用。自 1956 年，经政务院及卫生部批准，在中医研究院又先后成立了苏联、印度、越南、朝鲜等国针灸专家班，由郑毓琳父子等任主讲。

郑毓琳父子还与北京协和医院合作，在运用中医辨证论治的基础上，运用"热补法""凉泻法""喜鹊登梅""二龙戏珠"等绝技治好了 91 例视网膜出血患者及 24 例视神经萎缩患者，有效率达 90.2%。关于治疗眼疾的重要学术论文《针刺治疗 41 例视网膜出血的初步观察》《针刺治疗 91 例视网膜出血的实验观察》《针刺治疗 24 例视神经萎缩的初步观察》《针刺治疗眼病的法则和穴位》《针刺治疗 118 例青年复发性视网膜玻璃体出血的总结汇编》等，获卫生部 1958 年科技成果奖。协和医院罗忠贤说："用针刺热补法，使患者眼内发热，通络化瘀生新，既安全可靠又节省费用，比西医的发热疗效高，应当肯定。"在西医手术尚无良策的 20 世纪 50 年代，郑毓琳运用针灸手法治疗重大眼疾的成就，直至今日仍是中华第一人。他再次让世人领略了中国针灸的奥妙和神奇。

经络学说是中医学最重要的基础理论，更是针灸科研与临床实践的理论依据。现代医学因找不到经络的解剖实质，就妄言经络学说是"伪科学"并抨击之。20 世纪 50 年代，以郑毓琳、承淡安、郑魁山等权威专家为首倡的"经络实质研究"蓬勃兴起，郑魁山任组长，与北京协和医院等 10 家医院协作。他们的早期研究，不仅开创了中国针灸"经络实质"研究的先河，更为 20 世纪 70 年代后期针灸学者的后续研究奠定了基础，指明了方向。

郑毓琳在既往 50 余年中，针灸绝技在子女中他只传授长子郑魁山一人，外人更是无从说起。在毛主席的部署和周总理的亲自关怀下，先生彻底改变了"传儿不传女，传长不传幼"

的保守思想。在卫生部中医研究院这个大舞台上,他付出了百倍的热情,在中医研究院开办了全国针灸高级师资进修班,经过严格的政审,先后有李志明、王德深、孟昭敏、曲祖贻、尚古愚、孟昭威、吴希靖、杨润平、魏明丰、金仁琪、王岱、张缙、裴廷辅等10余人投在郑氏门下,学习针灸针法绝技。这些弟子后来都成为我国针灸界的中流砥柱,为中华人民共和国成立后的针灸临床、教学、科研和中医学院建设等作出了重要贡献。1958年夏,卫生部在中华医学会礼堂举办了中医针灸培训班,郑毓琳父子负责主讲针灸学。1959年初,又应邀到北京大学、北京中医学院、亚非疗养院讲授针灸学。

郑毓琳作为一名杰出的针灸大师,十分注重中华传统文化的修养,诊余不忘研经读典。他常教诲学生说:"针灸是中华传统文化的一部分,不要把它们割裂开来,要整体系统地学习,这样才能悟会之,才能掌握之。"在理论教学的同时,先生主张医者要苦练针技,绝不允许拿患者的生命做实验。他指导学生练针时要求最多的是练指力,认为这是一种内功与针体的完美结合——"势若擒龙,力如伏虎",意气相随,刚柔并济。其意在于以医者之真气补患家元气之不足或调整失调之气机以达平衡态。他还把自己几十年的临床经验毫无保留地传授给了学生们,例如他在教授"穿胛热"手法时,每天讲解演练竟达10余次,他还给每个学生扎1次,让大家真正体会这种热感传递中的奇妙。

郑毓琳对徒弟在医术上认真教,在医德上严要求。如他在长子郑魁山的出师仪式上,当众送给儿子一个马灯、一把雨伞,语重心长地嘱咐他:"马灯是夜里走路用的,雨伞是下雨下雪用的,出师以后,不论夜晚多黑,风雪雨多大,只要有病人求医,不论穷富贵贱,路途多远,都要出诊看病……"他对徒弟都是按这种规矩要求的。

在"十年动乱"中,郑毓琳先生被批斗,还让他清理锅炉里的灰垢。先生却乐观地说:"当年太上老君把孙悟空装进炼丹炉,竟成火眼金睛,后终成佛。我也准备接受考验!"孰料,72岁老人难耐折磨,于1967年与世长辞。

郑毓琳的学术特点、医疗专长已被收入1987年天津科学技术出版社出版的《当代中国针灸临证精要》和1988年上海辞书出版社出版的《中医人物辞典》中,人民卫生出版社《针法大成》一书将其作为重要针家推出,称之为"新中国针灸事业的奠基者",《中国中医研究院人物志》一书载有其传记。

郑毓琳的中医学术主要来自于家传,即直接传承自其父亲郑老勋、叔祖郑云祥,是郑氏针灸第三代传人。先生家传弟子为其长子郑魁山及儿媳孟昭敏,以及郑福臣、孟昭汉;所带徒弟主要有王德深、尚古愚、孟昭威、吴希靖、杨润平、魏明峰、金仁琪、王岱、张缙、裴廷辅。先生诸弟子中,多数成为著名针灸专家,成就非凡,长子郑魁山更是被誉为"西北针王",将"郑氏针灸"发扬光大,享誉全国乃至世界。郑魁山所带弟子与学生众多,桃李满天下,包括家传、徒弟、研究生、学生4类,其中,著名针灸专家黄龙祥研究员及其夫人黄幼民教授分别为郑魁山学生及徒弟。

二、学 术 思 想

(一)"郑氏针法"是传承发展的独特针灸技法

郑毓琳之所以门庭若市,艺惊幽燕,关键在于他将中国传统针刺手法与家传手法相融合,并结合内功而创立的独具特色和独到疗效的"郑氏针法"。

"郑氏针法"源于《内》《难》,脱胎于"元、明",其独创的"热补法""凉泻法"虽未见载于《黄帝内经》中,但与《素问·针解》中所载的"针下热""针下寒"一脉相承,其操作手法又具化了《难经·七十八难》中"推而内之""动而伸之"之法。

"元、明"时期为我国针刺手法研究的全盛时期,各针灸大家百花齐放,对针刺中"补、泻"手法的理论和操作各有发挥。郑毓琳在《针灸大成》所载"烧山火""透天凉"手法的基础上,取其精髓,与其子郑魁山教授一起化繁就简,创立了"热补法""凉泻法"。同时,先生又根据《针灸大成》中"赤凤迎源""青龙摆尾""苍龟探穴""白虎摇头""龙虎交战"等按动物形象描述的补泻手法,结合临床,不断揣摩,不断实践,总结出了8种临床针刺补泻手法,即二龙戏珠、喜鹊登梅、老驴拉磨、金钩钓鱼、白蛇吐信、怪蟒翻身、金鸡啄米、鼠爪刺法,被称为"针刺八法"。

郑毓琳在临床实践中,尤其注重热凉补泻手法,并将自己研究出的临证针刺八法灵活运用,施针时重用左手,以左手与右手互相配合,认为得气和气至病所是提高针刺疗效的关键。他提倡针刺与气功相结合,主张临证取穴,穴少而精,治疗中风半身不遂、胃脘痛、哮喘、崩漏、小儿积滞等疑难杂证疗效满意,针治眼病尤有独到之处。

1."烧山火""透天凉" "烧山火""透天凉"古有记载,但现今会者寥寥无几。郑毓琳在继承家学的基础上,根据古籍记载悉心研究,与其子郑魁山教授总结出两种手法的具体操作方法,并由郑魁山教授记载于《郑氏针灸全集》中。

烧山火(补法),是采用三进一退、一进三飞、提插、九六、呼吸、迎随、开合等法中的补法组成的,以产生热感为目的。《金针赋》中说:"烧山火,治顽麻冷痹,先浅后深,用九阳而三进三退,慢提紧按。"《针灸大成·三衢杨氏补泻》说:"烧山火,能除寒,三进一退热涌涌……"指出按本法操作,可以产生热感,治疗寒证。

操作方法:令患者自然地鼻吸口呼,随其呼气,用单指押手法将针进至天部,右手拇指向前连续飞3次或9次,以催其气至(如针下沉紧,则轻提1~2分或轻微回转以解除滞针),即将针插至人部,操作方法与天部相同;然后即将针急插至地部,仍按天部的方法操作。飞毕,候到针下气至沉紧时,用针尖拉着有感应的部位,在1分上下的范围内急(重)插慢(轻)提3次,促其产生热感(如有热感则用推法守气,促其热感放散传导,如无热感则将针退至天部,另行操作)。手法用毕,随其吸气缓慢将针拔出,急扪针穴。此法如在天部或人部操作时,已见到患者皮肤发热或出汗或自觉针穴附近甚至全身有热感时,即不必继续操作。手法熟练时,不利于呼吸和九数操作也能产生热感。留针与否应根据病情而定。

适应证:中风脱证,瘫痪麻痹,风湿痹证,肢冷便溏,阳痿偏坠,腹痛腰酸等一切虚寒证。有时以发汗解表之目的,用于外感风寒。临床应用本法,针风池、合谷,可以发汗解表,治疗外感风寒;针梁丘、膝眼、足三里,可以温散寒湿,治疗风寒湿引起的膝关节炎等都有明显效果。

透天凉(泻法),是采用一进三退、三飞一退、提插、九六、呼吸、迎随、开合等法中的泻法组成的,以产生凉感为目的。《金针赋》中说:"透天凉,治肌热骨蒸,先深后浅,用六阴而三出三入,紧提慢按。"《针灸大成·三衢杨氏补泻》说:"透天凉,能除热,三退一进冷冰冰……"指出按本法操作,可以产生凉感,治疗热证。

操作方法:令患者自然地鼻呼口吸,随其吸气用舒张押手法,不捻不转缓慢将针进至地部(俗名偷针刺法),右手拇指向后连续捻6次,候到针下气至沉紧时,然后将针急提至人部,再由人部向地部有感应的部位,连续慢(轻)插急(重)提6次。促其产生凉感(如有凉感则用刮法守气,促其凉感放散传导,如发生滞针,则摇动针体或用指摄法以解除滞针),然后将针急提至天部,再由天部向人部有感应的部位连续慢插急提6次,使凉感放散传导(如地、人、天三部均无感应则另行操作)。手法用毕,随其呼气急速将针拔出,不按针穴。此法操作时,不利用呼吸和六数操作也能产生凉感,留针与否应根据病情而定。

适应证:中风闭证,暑热高烧,谵语,癫狂,鼻衄,龈肿,身热便干等一切实热证。有时以清热解表之目的,用于外感风热。临床应用本法,针水道、中极、复溜可以泻热利尿,治疗膀胱实热的小便不通;针大椎、肺俞、合谷可以清热解表,治疗外感风热引起的发热等都有明显效果。

2. 热补凉泻手法　郑毓琳领悟《素问·针解》"刺实须其虚者,留针阴气隆至,乃去针也;刺虚须其实者,阳气隆至,针下热乃去针也"之旨,认为针治之要,是辨清虚实,分别施以补泻之法,无犯"虚虚实实"之戒。从实践中,先生总结出简化的热补凉泻手法。

(1)热补手法:左手食指紧按穴,右手持针速刺或捻转刺入穴,先浅后深,慢提紧按,务令气至,在酸胀感觉基础上,持针下插1~2分,然后拇指向前捻转3~5次或9次,就有热胀感觉,若无,依前法再做2~3次,多数患者就能出现热胀感觉,出针后揉按穴位。如针刺过程中,患者感觉迟钝,可令患者以鼻吸气,口呼气5~6次,另外也可配用震刮术,拇指向下刮针柄1分钟,以达取热目的。本法适用于脏腑经络的虚、寒证。

(2)凉泻手法:左手食指紧按穴,右手持针速刺或捻转刺入,先深后浅,紧提慢按,务令气至,在麻胀感觉基础上,将针向上提1~2分,然后拇指向后捻转2~3次或6次,就有凉麻感觉,若无,依前法再做2~3次,多数患者就能出现凉麻感,出针后不揉按穴。如遇到感觉迟钝的患者,可令其口吸气,鼻呼气5~6次,同时亦可配用震刮术,拇指向上刮针柄1分钟。本法适用于脏腑经络的实证、热证。

3. 针刺八法

(1)二龙戏珠:系指施针时操作手法似耍龙灯时二龙戏珠一样的动作,故名二龙戏珠。操作方法:施针时使针刺感觉分两条线传导,包围眼珠为目的。如针刺太阳穴时,左手食指紧按穴,右手持针速针或捻转进入穴,针到一定深度,得气后,针尖先向上眼睑的方向提插或捻转,使热胀或凉胀的感觉传到上眼睑,至目内眦处,再使针尖向下眼睑的方向提插或捻转,使热胀或凉胀感觉传到下眼睑,至目内眦处,包围起眼珠。此法用于针太阳穴治疗一切眼病。虚证用热补法,实证用凉泻法。

(2)喜鹊登梅:系指施针时操作手法似喜鹊在梅树枝上歌舞、头尾上下活动一样的动作,故名喜鹊登梅。操作方法:施针时用推垫的手法。如针攒竹穴,右手食指紧按穴,右手持针速刺或捻转进入穴,得气后,右手拇指持针柄,中指推垫针体,使针柄、针体和针尖上下摆动,补法摆动9次,泻法摆动6次,似喜鹊登梅歌舞,使热胀或凉胀感觉接连不断地传入眼内。此法治疗眼病针攒竹、鱼腰、丝竹空穴等;针耳门穴治疗耳鸣、耳聋;针下关穴治疗牙痛等。虚证用热补法,实证用凉泻法。

(3)老驴拉磨:系指施针时操作手法似老驴拉磨一样的动作,故名老驴拉磨。操作方法:施针时用推盘手法(与古法盘针术相似)。如针头维穴时,左手食指紧按穴,右手持针速刺或捻转进入穴,得气后,将针提到皮下,似推磨一样推转针体,可连续推转几次。热补法推转9

次,推转的角度小;凉泻法推转6次,推转的角度大。此法针头维穴治疗头痛,针期门穴治疗肝气郁滞,针章门穴治疗痞块。虚证用热补法,实证用凉泻法。

(4) 金钩钓鱼:系指施针的操作方法似游鱼吞饵,与鱼钩上提的动作一样,故名金钩钓鱼。操作方法:施针时行小提抖术。如针膻中穴,得气后,右手拇、食、中三指持针柄向前捻转多些,即得滞针现象,此似游鱼上钩吃食一样;右手持针柄,提着滞针的肌肤微微拉抖几次。补法连拉9次,泻法连拉6次。此法针阳白、颊车、太阳治疗口眼㖞斜,针膻中、中庭治疗肝郁气滞、胸痹。

(5) 白蛇吐信:系指施针时操作手法似白蛇吐信一样,用两枚针齐刺入穴位中,故名白蛇吐信。操作方法:施针时用2枚针齐刺。如针曲池穴时,左手食指紧按定。右手持2枚针速齐刺捻转进入穴,得气后,行提插术,似白蛇吐信一伸一缩。2枚针同时上下提插。补法行慢提紧插9次,泻法行紧提慢插6次。此法治疗中风半身不遂、痹证、四肢麻木等,针肩髃、曲池、阳陵泉、足三里、三阴交、大椎、脾俞、肾俞、关元等穴。虚证用补法,实证用泻法。

(6) 怪蟒翻身:系指施针时操作手法似怪蟒翻身回头的动作,故名怪蟒翻身。操作方法:施针时行搬转术的操作方法。如针肝俞穴时,左手食指紧按穴,右手持针速针或捻转进入穴,先令气至,有了麻、胀等感觉时,右手拇、中、食三指持针柄,由下向上搬转针柄,使针体呈半圈形角度,由左向右捻转,似怪蟒回头翻身样,行凉泻手法。此法针肝俞、胃俞治疗肝胃不和。

(7) 金鸡啄米:系指施针时的操作手法似小鸡啄米样动作,故名金鸡啄米。操作方法:施针时行小提插术。如针曲池穴时,左手食指紧按穴,右手持针速刺或捻转进入穴,为了催经气速至,行小提插术,寻找感觉,似小鸡啄米样,鸡头上下动作。此法针曲池、合谷、足三里、阳陵泉治疗小儿麻痹;针中脘、关元、气海治疗小儿遗尿症。

(8) 鼠爪刺法:系指施针术后,皮肤表面留下似小鼠爪印的痕迹,故名鼠爪刺法。操作方法:施针时用5枚、3枚或7枚普通毫针,长1寸或1寸5分。将针柄缠在一起或术者右手拇、中、食指持拿5枚或7枚针进行点刺,或直接刺在肌肤的穴位上,或刺在病灶部位,刺后皮肤表面留下5个或7个针印,似小鼠爪印一样。此法常用于治疗小儿疾病,如食积、乳积和疳积等,针大椎、肝俞、脾俞、胃俞、中脘、足三里、三阴交等穴。

(二) 针刺与气功相结合

郑毓琳认为,气功的关键是调心守神,以增强真气,而针刺之要如《素问·宝命全形论》所言:"深浅在志,远近若一,如临深渊,手如握虎,神无营于众物。"练功者意守于机体某一部位,引丹田之气聚于此处,以刺激、调动机体内在的抗病功能,调整阴阳。气功师发放外气治病,亦是以医者之气补病者之气的不足或调整其紊乱之气,使失调的机体趋于平衡而祛病强身,针刺作用于腧穴上,通过经络的调节功能(经气),调节脏腑经络的阴阳平衡而防病治病。郑毓琳根据《素问·宝命全形论》中"针有悬布天下者五,黔首共余食,莫知之也。一曰治神,二曰知养身,三曰知毒药为真,四曰制砭石小大,五曰知腑脏血气之诊"认识到针灸对医者"意气"和"指力"都有特殊的要求。

郑毓琳非常重视气功和针术的结合,认为练气功是针灸师的一项基本功,强调练三关(肩、肘、腕),以利气的通门,临证多年悟出针刺手法的要领是意气相随,刚柔相济。他在临床

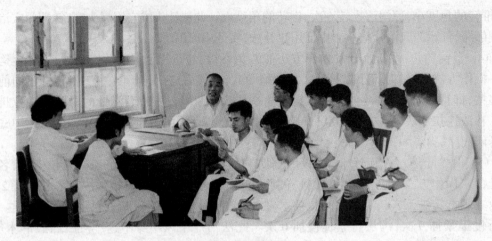

郑毓琳临床带教

施针时,调心守神,以意提丹田之气从胸到肩、肘、腕,经医者手指由针体到病人体内,是医者的内气,通过发放外气,而发挥针刺与气功的双重作用,最大限度地调动起病人机体的自稳调节功能,因而取效迅宏。

(三) 双手配合取穴针刺

郑毓琳在长期针灸实践中,十分注重针刺各个环节,尤其善用左手,针前必用左手拇指或食指揣穴、点穴。《难经·七十八难》中曾有言:"知为针者信其左,不知为针者信其右,当刺之时,必先以左手压按所针之处。"据此,郑毓琳先生认为左手揣穴——在针前以手指在穴位处行揣、按、循、摸,找出具有指感的准确穴位叫做揣穴,可以揣摸肌肉的厚薄,孔隙的大小,指感的位置,分拨妨碍进针的肌腱、血管等,以确定进针的方向和深度,并可以催发经气,而后进针令气至病所。针刺时双手配合,右手针刺,左手候气,随时感觉针下冲动,候气至,及时应用手法;左手关闭,一旦触到针下冲动,则按住穴位下方,右手持针向上推进,使气至病所,及时守气,持续针感。这是一些复式手法成功和有效的关键,更是无痛进针的玄机。

(四) 提倡取穴精而少

从郑毓琳发表的论文和医案中可以看出,郑氏针法取穴精而少,这与明代医家李梴的观点是不谋而合的。李梴《医学入门》中曾云:"针刺率一针为妙,多则三五针,再多可耻。"

以1959年发表的《郑毓琳医案》为例,患者马某,因坐骨神经痛求诊,郑毓琳先生辨证为风寒流注足太阳膀胱经,因气血滞结而不通所致,拟以驱除风寒、活血止痛之法治之。遂取肝俞(双)、脊中、上髎(双)、秩边(左)共6个穴位,用烧山火手法使腰背部热、出微汗。针至3次时腰、背痛减轻,身体亦感灵活,唯左腿之麻木未减,蹲坐仍感困难。再以补肾固本和舒筋活络之法治之。取肾俞(双)、关元俞(双)、环跳(左)共5个穴位。仍用烧山火手法,针至7次时,上列症状基本消失。为了巩固疗效,又轮换使用上列2个取穴,共针27次,即恢复工作,后未再复发。

又有患者钟某,因急性扁桃体炎就诊,微发热恶寒,左侧扁桃体显著肿大红赤,并有多数散在白点,辨证为肺经积热,受风凝结而成,以泄热生津法治之。取少商(左),速刺出血;合谷(右),用提插泻法(即慢慢将针插入,找到麻胀感觉,急提慢插2~4次),使麻或胀的感觉到手指。翳风(左),用提插泻法(手法同合谷)使麻或胀的感觉至颊部或口腔内(上列穴位不留针)。针后20分钟,患者即感疼痛有所减轻。3次即愈。

(五)注重对"子午流注""灵龟八法"的运用

郑毓琳认为,"子午流注"与"灵龟八法"是治疗和攻克疑难重症的钥匙,是应对突发不明疾病的法宝,即使在"文革"时,老人家依然坚持以"阴四针""阳四针"的称谓应用于病人,疗效惊人。

"子午流注"是古人根据人体气血流注脏腑经络的日、时开穴规律,配合天干、地支、阴阳、五行、五输穴联合组成的一种逐日按时开穴治病的方法。《素问·八正神明论》说:"凡刺之法,必候日月星辰四时八正之气,气定乃刺之。""先知日之寒温,月之虚盛,以候气之浮沉,而调之于身。"

据《郑氏针灸全集》所载,运用"子午流注"中的"纳子法"治疗胆结石子时发作有特效。1937年11月3日(甲午日),患者刘某,男,53岁,农民,患胆结石症已1年,每日夜里子时胁肋痛,过时即逐渐缓解,次日时辰一到肋痛又作。于当日子时针阳辅、丘墟用泻法,留针1小时,针后疼痛减轻;第2日子时针阳辅、足临泣用泻法,留针1小时后疼痛消失;第3天患者述,今晨腹痛2~3小时,大便后发现便内有5~6块小石头,便后腹部疼痛消失。又按上述方法针治1次,胁痛再未复发。

又有运用"纳甲法"治疗胃脘痛急性发作的记载:1937年7月8日(丙申时)20时(戊戌时),患者郑某,男,48岁,农民,患胃脘痛已12年,经常发作,有时呕吐,当天上午呕吐带血,下午大量吐血。即针内庭、足三里用平补平泻法,留针30分钟,吐血停止;第2天是丁酉日,又在戊申时针解溪、足三里,用平补平泻法,留针30分钟,胃痛和吐血就止住了。

"灵龟八法"亦称"奇经纳卦法",是古人根据《洛书·九宫图》和《灵枢·九宫八风》的方位和八风对人体的侵害,配合奇经八脉的8个穴位,按日时开穴治病的方法。

郑氏还有将"灵龟八法"用于腓骨骨折正骨针刺麻醉的记载:1937年2月21日(己卯日)戊辰时,宋某,女,51岁,农民,右腿腓骨骨折,卧床已3天。患者一亲属是骨科医生,准备给她接骨,怕病人不能忍受正骨、接骨时的疼痛,请郑氏协助,用针刺镇痛,当时按"灵龟八法",先针左足临泣、右外关,用平补平泻法,留针至5分钟,患者好像睡着了,当即让骨科医生手术,又留针1个多小时,正骨、接骨、打上小夹板,手术完毕后拔出针,唤醒患者,患者茫然不知已经手术完成。

时至今日,在中国"子午流注"与"灵龟八法"两种绝学仅存郑氏及单氏(单玉堂)两家。

(六)重得气与气至病所

郑毓琳认为针灸能否达到应有的效果,关键在于得气;得气与否,可判断患者的基本情况,并关系着是否进一步施行手法,在针灸过程中有着非常重要的意义。气至病所是得气的最高表现,可以使针下之气到达病变部位,从而调整阴阳平衡,获得更好的临床疗效。因此,先生通过不断的研究与实践,在热补凉泻手法中,讲究"补针补到针下沉紧,泻针泻到针下松滑",使产生的凉热感传导至病变部位,在用风池治疗目疾时讲究针感必须传到眼部,治疗脑病针感必须上传头部、下传肩背,这都体现了气至病所的思想。气至病所在"二龙戏珠"中更加体现,通过调整针刺角度、深度达到气至病所。因此,郑毓琳一直认为得气和气至病所是提高针刺疗效的关键。

郑毓琳可以说是"郑氏针法"的奠基人,他将叔祖郑云祥、父亲郑老勋、叔父郑老望与针灸名家霍老顺的针灸技术继承了下来,并在不断的实践中,将之发扬光大,最终,在郑毓琳、郑魁山父子两代人的努力下,"郑氏针法"形成了一套完整的以"汗、吐、下、和、温、清、消、补"八法为理论指导的,以传统针刺手法为临床操作技能的完整的针灸体系。

三、代表著作与论文述评

郑毓琳先生一生以针道、针术治病救人为己任,忙于临证,疏于笔耕,未亲笔形成自己的专著;撰写有《针刺热凉补泻手法治疗胃脘痛 50 例报告》《针刺治疗 41 例视网膜出血的初步观察》《针刺治疗 91 例视网膜出血的实验观察》《针灸治愈急性类中风的验案》《针灸治愈畸形性脊椎炎一例验案》等论文。其学术思想和医案又见于《郑毓琳医案》《郑毓琳常用的八种针刺手法》《针灸治疗颜面神经麻痹 38 例疗效报告》《54 例高血压临床辨证分型针刺疗效报告》《针刺治疗失眠 30 例》《针刺治疗 24 例视神经萎缩的初步观察》《针刺治疗眼病的法则和穴位》《针灸治疗青年复发性视网膜玻璃体出血 122 例总结报告》等论文中。

郑毓琳发表在《中医杂志》1957 年第 6 期上的论文首页

《针刺治疗 41 例视网膜出血的初步观察》发表于 1957 年,针刺治疗了由各医院介绍来的视网膜出血患者 41 例。郑毓琳认为,"视网膜出血"在中医学文献上没有病名,其有关类症的记载、病因、治疗方法则见于一些中医眼科书中。如《银海精微·血灌瞳人》认为:"血灌瞳人者,因毒血灌入金井瞳人水内也……此症有三:肝症,血热,日积月累,灌入瞳人,血凝入水,此关乎肝肾二经病也,此血难退;撞破之血鲜而热灌,虽甚、退之亦速,又有开金针失手拨着黄白;亦有瘀血灌入瞳人,举此三症治之类同。"又有其他典籍如《审视瑶函》《诸病源候论》《针灸大成》等有散在记载。郑毓琳根据古代和现代的治疗经验,在治疗中采取"清头明目""破瘀活血""调肝安神""补肾强身"和按照经络虚实、采取"虚则补之""实则泻之"的整体与对症相结合的治疗原则。清头明目和破瘀活血取大椎、风池、颅息、角孙,用"烧山火"手法,不留针;太阳、阳白、四白留针 20~30 分钟;脑空、鱼腰、攒竹,不留针,3 个配穴轮换使用。内睛明,用"压针缓进"手法,留针 10 分钟左右,再慢慢将针提出。每一疗程(半月)针 1~2 次。调肝安神和补肾强身取膏肓、肝俞、肾俞,用"烧山火"手法,不留针,在身体衰弱和血小板计数降低时使用;合谷、三阴交、光明,留针 20~30 分钟,在头痛头晕、失眠时配合使用;中脘、气海、天枢、足三里,在消化不良时配合使用。疗程:每 2 周为 1 个疗程,(针 12 次)休息 1 周,然后再继续治疗。本文观察了 41 例视网膜出血患者,其中:痊愈者 12 例,显效者 6 例,进步者 19 例,无效者 4 例,有效率约 90.2%。按上述情况看来,针灸对此病是有良好效果的。郑毓琳认为,针治的疗效,建立在视网膜的出血停止,玻璃体混浊消失或减少的基础上,而使视力得到增加乃至恢复。针治对视网膜出血,较已经形成增殖性视网膜炎的疗效为佳。如乳头和黄斑部发生病变,长期失明者,则收效困难。

《针刺治疗 91 例视网膜出血的实验观察》发表于《中医杂志》1958 年 11 期,治疗方法同之前发表的《针刺治疗 41 例视网膜出血的初步观察》。文中观察了 91 例视网膜出血患者,患眼 143 只,痊愈 29 人(眼 38 只),显效 20 人(眼 29 只),进步 33 人(眼 63 只),无效 9 人(眼 13 只)。针治对视网膜出血与增殖性视网膜炎的有效率达 90.1%(眼 91%)。按病期与疗效关系看,针治对视网膜出血的有效率占全病历的 93.1%(眼 94.02%),增殖性视网膜炎的有效率占 78.95%(眼 77%)。

《针刺热凉补泻手法治疗胃脘痛 50 例报告》发表于 1964 年 4 月,文中所述用热补凉泻手法,在门诊治疗胃脘痛 50 例,其中 48 例收到不同程度效果。在治疗中多数病人单用针刺治疗,个别病人合并中西药、按摩、理疗、气功疗法治疗。12 次为 1 个疗程,疗程完休息 7~15 天,休息后酌情再决定第二疗程的治疗。取穴按辨证施治和随症加减取穴,如肝气犯胃型,用先泻后补手法,针中脘、梁门、期门、内关、足三里、太冲或肝俞、脾俞、胃俞。虚寒型,用热补手法针中脘、天枢、气海、内关、足三里、三阴交或脾俞、胃俞。血瘀型,用凉泻手法或先泻后补手法针中脘、章门、梁门、内关、足三里、三阴交或膈俞、脾俞、胃俞并随症加减取穴。50 例经针刺后,有 48 例收到不同程度的效果,有效率 96%,其中治愈 21 人,显效 11 人,进步 16 人,无效 2 人。郑毓琳认为,胃脘痛是一个症状诊断,包括西医学肠胃病中的很多疾病,在 50 例病例中,有明确诊断的胃溃疡 12 例,十二指肠溃疡 17 例,胃神经症 6 例,慢性胃炎 5 例,胃下垂 2 例。在当时的医疗条件下,这些慢性肠胃病运用针灸治疗能取得比较满意的效果。

郑毓琳所发表的论文,基本以针灸治疗重大疾病、疑难疾病为主,在当时产生较大的影响力,不仅引起西医对针灸的好奇与学习,也转变了重大疑难疾病既往常规方法治疗的方向。郑毓琳与其子郑魁山,在中国针灸传统针法研究上的成果是国内外针灸界公认和敬仰的,1996 年 8 月 18 日,"国际郑氏传统针法学术研讨会暨郑毓琳诞辰 10 周年纪念会"在中国甘肃兰州隆重召开。当时,中国工程院院士、中国中医研究院程莘农教授题词"针法鸣世";中国中医研究院副院长、第二届世界针联主席王雪苔教授题词"箕裘世绍郑家针,工巧堪追泉石心。准若弓开矢中的,效如桴落鼓出音。毓翁绝技惊幽燕,魁老医名噪杏林。几代真传成集锦,千年奥秘此中寻。"

参 考 文 献

［1］ 郑俊江,郑俊朋,郑俊武.纪念郑毓琳先生诞辰 100 周年［J］.甘肃中医学院学报,1996(8):7-8.

［2］ 柏水生.风雨同舟［M］.兰州:兰州大学出版社,1998.

［3］ 田大哲,刘骏驰,赵娟,等.民族脊梁针法慈航——记新中国针灸事业的奠基者郑毓琳先生［J］.中国针灸,2007,27(7):545-548.

［4］ 陈佑邦,邓良月.当代中国针灸临证精要［M］.天津:天津科学技术出版社,1987.

［5］ 盛雪燕,韩雅迪,邢家铭,等.郑毓琳老先生针灸学术思想概述［J］.上海针灸杂志,2015,34(8):711-713.

［6］ 郑魁山.郑氏针灸全集［M］.北京:人民卫生出版社,2000.

（整理:郑嘉月　郑嘉太　刘兵;审订:黄龙祥）

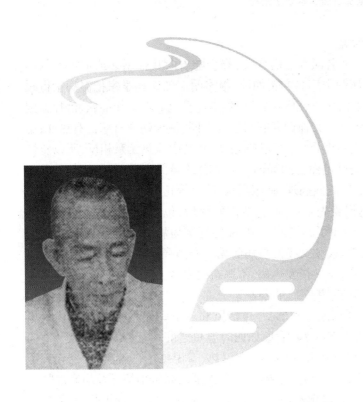

赵惕蒙

一、生平传记

赵惕蒙先生(1896—1958 年),江西省新建县人,精温病,著有《中医医经浅义》《脉学大纲讲义》二书。20 世纪 20 年代初期,钻研中医学经典著作,并从事行医;30 年代初受聘为江西中医专门学校的《脉学》教授,执教时写有《伤寒论浅注》及《金匮要略讲义》等手稿。抗战时期,在吉安、泰和一带行医。抗战胜利后回南昌开诊,并与名医姚国美创办佑民义诊所。1952 年参加政府工作,先后在江西省、市公费医疗门诊部,省中医院担任医疗工作。1954 年调北京中医研究院工作,带教西学中班高级西医学习中医,并担任中央机关的保健医疗。1955 年 3 月《江西中医药》专门刊文《模范中医——赵惕蒙》,介绍其先进事迹。1958 年病逝于北京,享年 62 岁。赵惕蒙先生医德高尚,虚心好学,对温病学说有高深的造诣,行医 40 年,每诊必备医案,治学态度严谨。

二、学术思想

(一) 辨伤寒与温病

伤寒、温病病名在中医典籍中,大约有 2 700 年的历史。如《黄帝内经》:"今夫热病者,皆伤寒之类也""人之伤于寒也,则为病热""冬伤于寒,春必温病""凡病伤寒而成温者,先夏至日者为病温,后夏至日者为病暑"。《难经》:"伤寒有五:有中风,有伤寒,有湿温,有热病,有温病。"《伤寒论》:"太阳病或已发热,或未发热,必恶寒体痛、呕逆、脉阴阳俱紧者,名曰伤寒""太阳病发热而渴,不恶寒者为温病"。

赵惕蒙先生认为,无论任何一个名词术语的含义,都会随着时代而增多或减少它的内容,甚或改变它的实质。伤寒、温病两个病名亦正如此,很多明清的医药学家把温病抬得很高,以为应与广义伤寒相对应,认为伤寒与温病在病原、感染途径、病理、临床症状、治疗原则各方面都截然不同。而且清代有些学者又强调温病与温疫不同,认为伤寒有寒证有热证;温热则纯是热证,绝无寒证;至瘟疫则有温疫、亦有寒疫,正与温热病纯热无寒相反,所以急性热病到了清代已成伤寒、温病、瘟疫鼎足而三的局面。但从总的情况来看,基本上仍是温热派与伤寒派之争。先生从病原、感染途经、病理、临床症状、治疗等角度,阐发了两者。

1. **确定伤寒与温病概念**　赵惕蒙先生认为,伤寒即发热病,包括多数急性发热病。随着季节的不同,古人对急性发热病给予了不同的名称,如先夏至为病温,后夏至为病暑。伤寒有广狭二义:广义指一切急性发热病;狭义指发热病而见恶寒体痛脉紧者。温病亦有广狭两义:广义急性发热病指见于春季者;狭义指发热病,不恶寒而渴者。就广义来说,温病是伤寒的一部分;就狭义来说,温病是和伤寒相对应的。

2. **病原**　赵惕蒙先生认为伤寒病原是寒邪,并包括风邪。温病分两种,一种是伏气温病,病原如寒邪伏久化热;另一种是外感温病,病原如四时温热之邪。至于温疫则为另外的一种异气。吴鞠通《温病条辨》云:"温病者,有风温、有温热、有温疫、有温毒、有暑温、有湿温、有秋燥、有冬温、有温疟。"除了温疫、温毒、温疟三者主要是依据传染情况及临床症状而命名外,其他都从所感时气着眼。他自己解释说:"风温者,初春阳气始开,厥阴行令,风挟温也;那个温热者,春末夏初,阳气弛张,温盛为热也……暑温者,正夏之时,暑病之偏于热者也;湿温者,长夏初秋,湿中生热,即暑病之偏于湿者也;秋燥者,秋金燥烈之气也;冬温者,冬应寒而反温,阳不潜藏,民病温也。"温热派对温病病原,主要仍在六气中兜圈子,这些环境内的变化,诚然对疾病的发生有着一定影响,但环境内的刺激包括理化性、生物性和社会性三种,只有吴又可氏提出的"异气"可能揭露了生物性刺激。

3. **感染途径**　赵惕蒙先生认为伤寒由肌表毛窍入,温病由口鼻入。吴又可《温疫论》云:"时疫之邪,自口鼻而入。"病毒进入机体的不同组织或部位,与疾病发生的机转确有密切关系。巴甫洛夫学派以破伤风为例,证实了这一点。过去有一种传统的观点,认为破伤风杆菌侵入体内进行繁殖并排出毒素,毒素有沿神经干传播的能力而到达脊髓,直接作用于前角细胞,使其兴奋性增高,于是出现破伤风的临床症状。但经实验,如果把破伤风毒素(注入四肢肌肉便引起破伤风症状的剂量)直接注入静脉或脊髓中不能引起破伤风,必需将剂量加大到8~10倍才可发生。另外一个实验,以最小致死量的破伤风毒素注射到家兔耳朵的肌肉中,感染后即发病,但如果把同等剂量的毒素注射到耳的同一区域的皮下则不发生疾病。这种病毒侵入路线和发病情况密切相关的说法,在一定程度上可据以理解温热派强调伤寒由毛窍入,温病由口鼻入的意义,但更客观一些说,温热派这种论点,主要是想说明温热病首先见手太阴病症的病理。

4. **病理**　赵惕蒙先生认为伤寒,寒为阴邪,易从阴位陷入(身半以下为阴),故先受于足经,病邪由下而上;寒为阴邪,阴盛伤阳,必恶寒甚,其身热者阳郁之故。

温病,温为阳邪,易从阳位陷入(身半以上为阳),故先受于手经,病邪由上而下;温为阳邪,阳盛伤阴,热变最速。温热派所创先手先足,由上而下,伤阳伤阴的病理,主要为治疗法则建立依据,不宜执着。

5. 临床症状 赵惕蒙先生认为伤寒、温病不同点有五,五点之中必有一二确据,方可于温病门求治。

(1) 病气:伤寒无病气,间有作病气者,必待数日后转入阳明经之时;温热病一开始即有病气触入。

(2) 面色:伤寒面色多绷结而光洁;温热病面色多松缓、垢晦,或如油腻,或如烟熏,望之可憎。

(3) 舌苔:伤寒在表多无苔,或有薄滑白苔、传入里方由白而黄、转燥而黑;温热病一开始即有白苔,且厚而不滑、或色兼淡黄、或粗如积粉、传入胃经则兼二三色、或白苔而燥,又有至黑不燥者则以兼湿之故。

(4) 神情:伤寒病人神识清楚,至传入胃经,始偶见神昏谵语;温热病初起,便令人神情异常,大概烦躁居多、或扰乱惊悸,及问其所苦则不自知,即间有神清而能自主者,亦多梦寝不安,闭目若有所见。

(5) 脉搏:伤寒一二日脉多浮或兼紧兼缓兼洪,传里始不见浮脉,然至数清楚;温热一二日脉多沉、迫自里出表,脉始不沉而数,或兼弦、或兼大、然总不浮,至数模糊不清,初起脉或沉迟,或数而无力,勿认作阴证虚证。

吴鞠通《温病条辨》谓温病"头痛恶风寒、身热自汗",与《伤寒论》中风系寒证最足相混,但于脉动数不缓不紧,证有或渴或咳,尺肤热、午后热甚辨之。

根据以上所引,可知明清医学家所称的"伤寒"为急性发热病中的轻症,可能即指伤风感冒而言;"温病""时疫"乃急性发热病中的重症,可能指急性传染病如肠伤寒、流行性感冒、肺炎等而言。

6. 传经 赵惕蒙先生引述戴天章所述,辨其传经之异。温热传经,与风寒不同。风寒从表入里,故必从太阳而阳明、而少阳、而入胃。若温热则邪从中道,而或表或里,唯视人何经之强弱为传变。故伏邪之发,有先表后里者,有先里后表者,有但里不表者,有表而再表者,有里而再里者,有表里偏胜者,有表里分传者,有表里分传而再分传者,有表里三焦齐发者,此为九传。医必先明九传之理由,而后能治伏邪。试言其要。风寒从表入里,必待渐次闭郁而传变,故在表时不必兼见里证,入里后不必复见表证。温热本从里出表,故见表证时,未有不兼见一二里证者,亦未有不兼见一二半表半里证者。且温热属蒸气,表而里,里而表,原是不常,有里证下之而其邪不尽,仍可出表者;有谵妄昏沉之后,病愈数日,复见头痛发热,复从汗解者。此所谓表而再表,风寒必无是也。更有下症全具,用下药后,里气通而表亦达,头痛发热,得汗而解,胸闷心烦,暂从疹斑而解,移时复见舌黑心闷,腹痛谵妄,仍待大下而后愈者,此所谓里而再里,风寒必无是也。若夫表里分传、三焦齐发之症,风寒十无一二,温热十有六七,但据传经之专、杂为辨。初起专见一经症者属风寒,初起杂见二三经症者属温热,日久而渐传者属风寒,一日骤传一二经或二三经者属温热。则虽病有变态,而风寒不混于温热,温热不混于风寒,施治自无误矣。

关于伤寒的传经,历代注家争论不一,有主一日太阳,二日阳明,以次相传,六经传尽,当汗出而解。七日不解为之再经,二七日不解,为之过经,过经不解,则为坏病者,亦有主张变症不一,不皆始于太阳,或首尾只在一经,或只传一二经而止,不必尽传诸经者;有主张伤寒传足不传手者,亦有主张一脉衍和,百脉皆病,风寒中人,先入荣卫,昼夜循环无所不到,不间断于手经者,亦有足经冤热而传入手经者。就一般情况来说,急性发热病经过次第大致相同，亦有大致相同的通候，即经潜伏期，而前驱期、发病期、持续期、病愈期等，在前驱期时，一般有全身违和、倦怠、食欲不振等自觉症状；发病期有一般中毒症状如恶寒、发热、头痛、身痛等，持续期通常为热型稽留或弛张或间歇，或并发脑神经症状等；无论伤寒的"六经"或温热的"三焦"，基本上都是这种次第的另一说明，由于人类神经型的不同，病毒的不同和感染时各种条件的不同，这种次第或症状是会有很大差别的，但总的说来，单纯性疾病或轻症变化比较小，若重症有合并症或本质虚弱者变化较多，是可以肯定的。

总之，赵惕蒙先生认为温病家所强调的病原病理，事实上为温病治疗法则所设的喻词，不宜拘执作为定论，如温热派于急性发热病初期常用辛凉轻剂，于各期中常用营养疗法，因此有温热病常阳邪、最善伤阴等说法，其实急性发热病变化很大，在经过中亦有虚证阴证者，不可拘执一端，恣用清凉滋填。

温热派认识急性发热病，确较以前有进步。如《温病条辨·上焦篇》十一条所云"太阴温病……吐粉红血水者，死不治；血从上溢，脉七八至以上，面反黑者，死不治"，可能为急性肺炎吐铁锈痰、发绀的见症；四十三条所云"头痛恶寒，身重疼痛……面色淡黄，胸闷不饥，午后身热，状若阴虚，病难速已"的湿温，可能为肠伤寒脾脏肿大，发弛张热的见症；其营养疗法、待期疗法在临床上也很实用，过去有很多人攻击温热派谓其一无可取，未免有所偏见。

赵惕蒙先生认为就科学概念来说伤寒和温病，都是急性发热病的概括名词，病原病理事实上没有什么不同，不必强为区分，但就中医辨证用药的特点来说，二者之间还有区分必要。

（二）分寒热虚实治疗月经异常

赵惕蒙先生临证分寒热虚实四型治疗月经异常。

如痛经，寒型痛经，经前经后均痛、喜按，兼腹痛呕吐等症，脉沉迟无力、舌润无苔。法为温经散寒，用大、小温经汤，加乌药、荆芥、益母草。热型痛经，经色黑、头痛，脉细数、舌红。法为清热凉血，用丹栀逍遥散加生地、黄柏等。虚型痛经，多在经后痛、喜按，多兼头晕，脉缓或弦细、舌润无苔或舌红。法为调补气血，用当归补血汤、乌鸡白凤丸等。实型痛经，多在经前痛、拒按、腹胀、血量少，脉缓或沉涩、黄白苔。法为解郁逐瘀，用越鞠丸加元胡、泽兰。

如月经不调，认为其主要症状是经期不准，血色不正，及血量或多或少等。寒型的临床表现为血色淡，量少，腹痛喜按，脉迟弱，舌润无苔。热型的临床表现为经期多提前，血色紫、黑，或有瘀块，量少，腹痛拒按，脉象细数，舌红、或有黄苔。虚型的临床表现为经期多退后，亦有提前及或前或后者，血色红、血量或多或少，多兼头晕、失眠梦多，脉弱、或沉、微、细数。实型的临床表现为血色紫黑，或有瘀块，多兼腹痛拒按，脉沉或弦，舌润无苔。本病分型与治疗和痛经相同，即寒者热之，热者清之，虚者补之，实者泻之。本病补气养血较多，如当归补血汤、人参归脾汤等。

（三）分六证治痢

赵惕蒙先生对古人治疗痢疾进行考证指出，痢疾为夏秋之多发病，古代医家均以湿热为其主因。痢疾古称滞下，病在肠间，六腑以通为补，多用"通因通用"之法，唯虚人应随时顾其虚、防其脱，用清、用消、用和等法，正为虚人设。治痢偏热，以《伤寒论》黄芩汤为主；治噤口痢，以《伤寒论》半夏泻心汤为主；治久痢便脓血以至圣丹为主；治痢下纯血以白头翁汤、鸡子黄连阿胶汤为主。

赵惕蒙先生提出分表、里、寒、热、虚、实六证治疗痢疾。

表证,兼表现恶风,畏寒,舌润无苔,脉浮缓。若见寒热头痛者,用仓廪汤(羌活、独活、柴胡、前胡、防风、荆芥、薄荷、枳壳、桔梗、茯苓、甘草、川芎、党参、陈仓米),必三症方可用。除见寒热头痛之外,兼见伤暑心烦口渴症状时用香薷饮(香薷、厚朴、白扁豆、甘草)。

里证,兼现胸腹饱满,脉弦。伤于饮食者,用保和丸(神曲、山楂、茯苓、法半夏、连翘、莱菔子、陈皮、麦芽);湿盛热郁者,用平胃散合香连丸(苍术、厚朴、陈皮、甘草、黄连、木香)。

虚证,阳虚则精神不振,脉沉细弱;阴虚则热甚,困倦,脉细数。阳虚之人痢疾,用黄芪建中汤加苦参;痢久伤阴,口渴烦热,下脓血者,用鸡子黄连汤;痢疾伤津,胃阴不足者,用益胃汤(沙参、麦冬、冰糖、生地、玉竹);日久噤口痢,阳虚无热者,用《温病条辨》之肉苁蓉汤(肉苁蓉、附子、党参、干姜炭、当归、白芍)。

实证,兼现胃热实痛,脉实有力,舌苔垢腻。常用验方木香槟榔丸(木香、槟榔、青皮、陈皮、枳实、黄柏、黄连、三棱、莪术、大黄、黑牵牛、香附、芒硝)推荡实积。里急后重痢疾用洁古白芍汤(当归、白芍、木香、槟榔、黄连、甘草、黄芩、大黄、桂枝)。

寒证,兼现口淡不渴,脉缓弱,舌上无苔等外候,用附子理中汤(甘草、党参、白术、黑姜、附子)。此非治痢正法,乃治误下、过服寒凉之坏症。

热证,兼现壮热,或舌苔黄腻垢浊,或舌色绛紫,口苦咽干,渴饮消水,脉滑数。赵惕蒙先生首选黄芩汤(黄芩、甘草、芍药),认为此为治痢之祖方。噤口痢用半夏泻心汤;热痢下脓血用白头翁汤加甘草、阿胶;赤白痢用香连丸。

(四) 甘露消毒丹治肝病

赵惕蒙先生以甘露消毒丹治疗肝病,并改变剂型制成甘露消毒丹合剂应用于临床获得疗效。以《金匮要略》的猪膏发煎治疗萎黄兼见少腹急满,或黄疸久病,大便仍秘结者。功能为润燥通便,消瘀除黄。本方所治是由于胃肠燥结而引起的萎黄、黄疸,故方中猪膏滑燥通便,促进胃肠功能的恢复,配伍乱发散结消瘀,使结聚之邪随便排除,则萎黄、黄疸自退。

三、代表著作与论文述评

赵惕蒙先生著有《中医医经浅义》《脉学大纲讲义》二书,惜已遗失,均未查到。发表学术论文 3 篇,在 1954 年 9 月到 1955 年 1 月期间,分别是《治痢简介》《伤寒与温病》《月经异常病例报告》。在《治痢简介》中强调病在肠间,六腑以通为补,治疗多用"通因通用"之法",对体质虚弱的人应随时顾其虚。对有治痢功效的名方,做了逐一分析,对药物组成、功效、症状等均有阐述,为中医治疗痢疾

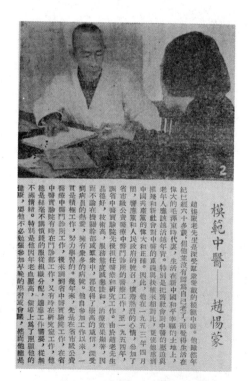

《江西中医药》1955 年第 3 期以"模范中医——赵惕蒙"为题报道了赵惕蒙的事迹

较为全面的总结与概括。《伤寒与温病》一文中对伤寒与温病相关概念、病原、感染途径、病理、临床症状、传经均有透彻的解读与分析。《月经异常病例报告》将痛经与月经不调分为寒、热、虚、实四型,明确了每型的主症与兼症,以及常规用方剂,为中医临床辨证切中要的,提供了简便可靠的治疗依据。

参 考 文 献

[1]　赵惕蒙.月经异常病例报告[J].江西中医药,1955(1):50-53.
[2]　赵惕蒙.伤寒与温病[J].江西中医药,1954(10):27-32.
[3]　张惕蒙.治痢简介[J].江西中医药,1954(9):19-22.
[4]　周标.江西省卫生志[M].合肥:黄山书社,1997.
[5]　杨卓寅.江西杏林人物[M].南昌:江西省卫生厅,1988.
[6]　江西省卫生厅中医处.江西省当代中医名人志[M].南昌:江西省卫生厅,1989.

(整理:贾海骅;审订:胡镜清)

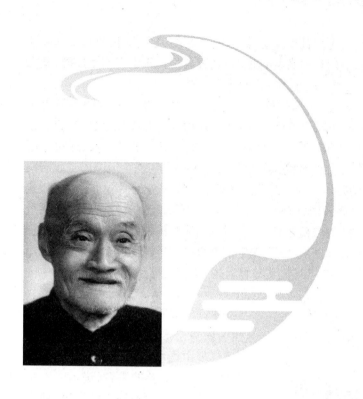

钱伯煊

一、生平传记

钱伯煊先生(1896—1986年),男,江苏省苏州市人,吴门医派众多名医之一,被誉为"中医当代妇科八大家"之首。苏州历史上有"吴中""吴下""三吴"之称,早在春秋战国时期,苏州就是吴国的都城,是江南著名的大都会。丰富的吴文化底蕴,为吴中医学的形成提供了丰厚的文化积淀。苏州历代名医辈出,从周代至今,有记录的名医千余家,其学术成就独树一帜,形成了颇具特色的吴门医派。吴中医家以儒医、御医、世医居多,有较深的文字功底和编撰能力,善于著述、总结前人经验及个人行医心得。"吴中多名医,吴医多著述,温病学说倡自吴医"是吴门医派的三大特点,是吴医的精华所在,也是"吴中医学甲天下"的由来。

钱伯煊先生出身中医世家,祖上三代名医,并谨遵"医为仁术,求精为德"的祖训。其父钱益荪擅长中医外科,在当地颇有名气。先生从小受家庭影响,耳濡目染,酷爱中医。6岁起寄读于清末状元淇钧家塾中,寒窗10年,饱读经史。读书期间自行诵读《黄帝内经》《神农本草经》《伤寒论》等医药著作,奠定了扎实的中医基础。16岁拜阊门内御医曹沧洲之子、江南名医曹融甫为师,曹氏内、外、妇科皆精,尤长于外科。先生伺诊之余,边潜心揣摩,领会师意;边穷研《金匮要略》《难经》等中医经典著作,如是四年,尽得师学。20岁又随父左右,继承家学。1916年,钱益荪为了嗣子先生开业行医,倾其一生积蓄,从一位姓陆的业主手中买下悬桥巷一宅,也就是现在的先生故居——悬桥巷23号。22岁的先生即在父亲的支持下,于悬桥巷家宅竖起了中医内外科的招牌,独自开业行医。先生有深厚的中医基础,经名师指点和家传中医的传承,此时医术已经非常精湛,再加上他从医严肃认真,待人和蔼,服务周到,深得病家信赖。对于贫穷患者,先生甚至免费诊治,赠送药物,直至病情痊愈。随着疗效的提高,老百姓良好口碑的传颂,上门求治者与日俱增,宾客盈门。先生三四十岁时,就已成为蜚声江南的吴中名医。当时追随学习的门徒有 20 余人。

钱伯煊先生不仅潜心钻研中医技艺和理论,同时也心系整个中医事业的发展。20 世纪 30 年代,先生与同道 20 余人建立"国医联合诊所",并发放"送诊卷",开展社会慈善活动,曾被苏州国际专科学校聘为讲师。1929 年,国民党政府召开了中央卫生委员会议,通过了所谓"废止旧医案"。后因全国中医药界群情激愤,通电反对,才未得以实现。但国民党政府消灭中医之心不死,仍不准中医设医院、办学校。此后中医事业的发展处处受限。1948 年,先生不顾个人安危,毅然联合黄一峰、葛云彬、李畴人、奚凤霖、祝怀冰等中医名人,共建"同舟社",互勉互助,取长补短,用显著的疗效取信于社会,以对抗消灭中医的政策,为祖国这一宝贵遗产得以延续而努力。中华人民共和国成立后,先生依靠自己的影响力,继续积极参与各项社会活动,推动中医事业的发展。1953 年,他又与葛云彬、李畴人等积极筹办苏州市中医院,后因经费不足而终止。

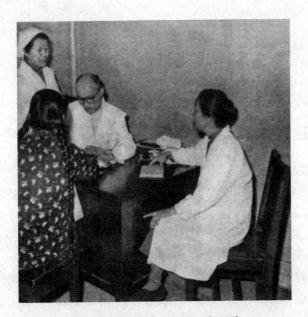

1959 年,钱伯煊与林巧稚一起门诊

1955 年,年届花甲的钱伯煊先生以苏州名医身份奉召入京,进入中国中医研究院(现中国中医科学院)工作,医疗事业跃上了一个新的平台,进入了一个更加广阔的空间。他任中医研究院研究员、妇科组副组长(组长蒲辅周)、西苑医院妇科主任,积极投身于医疗、科研、教学、著述等工作中。先生在苏州行医时以外科、内科为主,但进入中国中医研究院后从事妇科诊疗工作,依靠其深厚的中医功底和几十年的临床经验,在妇产科领域独树一帜。他撰写了《女科证治》《女科方萃》等当时影响力巨大的妇科著作,在学术期刊上发表了《崩漏的辨证与治疗》《妇科治验三则》等学术论文。先生还拥有巨大的魄力,勇挑重担,敢在妇产科急危重症的治疗上与西医比较。20 世纪 50 年代末,曾与协和医院、309 医院等单位协作,进行妊娠中毒症的临床研究,104 例患者中西医治疗有效率达 79.8%,由于疗效卓著,深受西医妇产科专家们的尊重。当时全国妇产科名家,西医当属协和医院林巧稚,中医就是西苑医院先生。而且两位著名的妇产科名医彼此非常钦佩,每周都抽半天时间,专门向对方学习、会诊,以取长补短,在业界传为一段佳话。

钱伯煊先生也注重与现代科学相互借鉴。他与中国科学院计算机所合作,在弟子们的协助下完成了"电子计算机模拟钱伯煊妇科诊疗经验"项目,荣获中医研究院科研成果三等奖。除了医疗、科研,先生也非常重视教学工作。他将毕生所学,倾囊相授,毫无保留地传授给西苑医院妇科所有的年轻医师,他们当中的许多人都成为了现代著名的妇科名家,如西苑医院妇科的刘熙政主任医师、沈明秀主任医师、刘作贞主任医师和北京中医药大学的牛建昭教授等等。

1958年2月7日,卫生部发出《关于继承老年中医学术经验的紧急通知》,中医研究院带头组织实施师带徒计划,蔡莲香、林育樵、李佩环等三人拜钱伯煊为师。1978年中国中医研究院第一届中医专业硕士研究生招生,先生招收魏子孝、周铭心、邢洪君三名硕士研究生。这些徒弟和研究生是先生学术思想和临床经验的实践者和传承者,他们从学习继承中获益,并逐渐成长为中医事业新一代的中流砥柱。

魏子孝:男,汉族,1945— ,西苑医院主任医师,教授,博士生导师,第四批全国老中医药专家学术经验继承工作指导老师,传承博士后合作导师,首都国医名师,享受国务院特殊津贴专家。历任西苑医院门诊内科、内分泌肾病科、内分泌科主任,是内分泌科创始人,学术带头人。培养硕士研究生、博士研究生、传承博士后、师带徒等学术传承人近20人。

周铭心:男,汉族,1948— ,主任医师,教授,博士生导师,传承博士后合作导师。享受国务院政府特殊津贴专家,第六批全国老中医药专家学术经验继承工作指导老师,新疆维吾尔自治区中医民族医名医。曾任新疆医科大学副校长兼中医学院院长。

蔡莲香:女,汉族,1937— ,主任医师,教授,博士研究生导师,传承博士后合作导师,首都国医名师,享受国务院特殊津贴专家。1983—1993年为西苑医院妇科副主任、主任。现任中国中医科学院研究员、中医专业学位评定委员、西苑医院专家委员会委员、研究生部客座教授。

林育樵:女,主任医师,硕士研究生导师。擅治子宫内膜异位症、不孕症、闭经、痛经、妇科炎症、月经病、更年期综合征等妇科疑难杂症。

邢洪君:男,汉族,主任医师。曾于黑龙江省医院中西医科工作。其硕士毕业论文为《调理脾胃法在妇科的应用——钱伯煊老师临床经验》。曾撰写过《钱伯煊老中医治疗产后乳汁自溢一例介绍》《钱伯煊老中医治疗不孕症二例》《钱伯煊老中医对几种产后病的治疗经验》等多篇总结先生经验的文章。

钱伯煊先生育有9个子女,但从事中医事业者不多,其中两个儿子钱厚安、钱孟方从事中医相关工作,孙子钱永褆(钱孟方之子)曾任苏州市中医院原总务科长。外孙女谈勇毕业于南京中医学院(现南京中医药大学),受其影响走上中医妇科事业,并跟随先生学习多年,目前是江苏省中医院生殖医学科主任,主任医师、教授、博士研究生导师。

传承谱系:

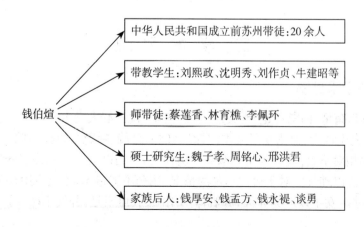

　　鉴于钱伯煊先生在妇科领域的突出贡献,业内把他与王渭川、朱小南、韩百灵、哈荔田、罗元恺、刘奉五、何子淮并称为"中医当代妇科八大家",并列为首位。他们是20世纪七八十年代活跃于中医学界的一代名流,集医、教、研于一体,代表了当代中医妇科学所达到的学术水平。他们学识渊博,熟读医经,倡"师古而不泥古"良好学风,学术思想纷呈,精于临床,救治病人无数,声名卓著。他们勤于笔耕,著述立说,师承授受,承前启后,毫无保留,使中医妇科学发扬光大。

　　中医研究院的成立,使全国各地中医名家汇聚北京,济济一堂,对中医事业的发展起到了巨大的推动作用。这些中医大师不仅专业能力突出,同时也精通国学,许多人在书法、诗词、京剧等方面造诣很深。钱伯煊先生就在诗词方面很有研究。何时希既是名医,又是非常有名的京剧小生名票。他撰写出版《妊娠识要》一书时邀请好友先生为其作序。先生题诗一首,表达了两人真挚的友情:

(一)

十年杯酒说轮囷,曾喜它乡作比邻;
君昔鬒青今首白,余嗟老病念鲈尊。

(二)

劫里雁书曾不断,难中相见更情亲;
常愿再为十日饮,吐将胸臆话前尘。

(三)

同科共事忆当年,早羡君家世泽绵;
秘籍珍藏勤校辑,多君妊娠又增编。

(四)

书成早睹承嘉惠,每读新书意倍真;
继晷焚膏知瘁况,愿君自爱古稀身。

　　钱伯煊先生为中医事业鞠躬尽瘁,直到86岁高龄才离岗退休。退休后回到苏州悬桥巷老屋颐养天年,1986年去世,享年90岁。1998年11月24日,苏州悬桥巷23号——先生故居被公布为苏州市文物保护单位。近年苏州市政府出资对其进行了修缮。

　　钱伯煊先生作为一代中医名家,也承担了许多的社会职务和职责。他曾任中国农工民主党中央常委,积极参与国家政治协商工作,并先后担任苏州市平江区人民代表及人民委员会委员、北京市政协委员、第三届全国人民代表大会代表、第五届全国政协委员。

二、学术思想

(一) 独特学术见解

　　1. 女子气常有余,血常不足 《灵枢·五音五味》说:"妇人之生,有余于气,不足于血,以其数脱血也。"先生认为,血为女子之本,月经、妊娠、分娩、哺乳都以血为用。女子阴血易于耗损,故其阴血相对不足,气分则相对偏盛。病在气者,当以治气为主,佐以理血;病在血者,当以治血为主,佐以理气。对于血常不足的情况,用药不能过偏,不能过用耗散之品,用量也要严格掌握分寸。女子以肝为先天,肝脏体阴用阳,肝血不足,肝气不调,易气滞气郁,也表现出了气血之间相互依存的辩证关系。女子诸病,重视疏肝,通调气机,佐以养肝柔肝,使肝血得养,血海蓄溢有常。

2. 调理月经,注重心、脾、肝、肾及冲、任二脉　月经的来源主要由于心、脾、肝、肾四经。因心主血,脾统血,肝藏血,肾藏精,若四经功能协调,则月经按期而至,是为正常。冲、任通盛是月经正常的重要先决条件,只有在正经气血充盈而后,奇经得其有余气血之灌注,方能有奇经的通盛而言。同时亦不能忽视肝、肾与冲、任的关系,肝若藏血充盈,则血海能满而下溢,肾藏精以施化,与任脉相系,肾强则任脉亦强,若肝、肾精血充沛,则冲、任二脉得滋,月经也能按期而至。故调治月经病,多立意于调治经脉。根据"妇人先病而后致经不调者,当先治其病,先经不调而后致病者,当先调其经"的原则,辨证治疗。先生在《女科方萃》中将常用方剂按照温经、清经、调经、通经、益经、摄经六种治法进行归类。温经代表方剂有温经汤、艾附暖宫丸、吴茱萸汤等;清经代表方剂有犀角地黄汤、芩连四物汤、玉女煎等;调经代表方剂有逍遥散、抑气异香四神散、加味乌药汤等;通经代表方剂有桃红四物汤、血府逐瘀汤、当归散等;益经代表方剂有当归补血汤、八珍汤、人参养荣汤等;摄经代表方剂有归脾汤、固本止崩汤、参附汤等。全面总结了月经不调的治疗方法和方药。先生处方用药平和,配方严谨,选药精当,善于利用药物配伍作用,助其利而制其弊。

典型病案:李某,女,21岁,未婚。

初诊:1976年2月18日。去年6月开始经闭,同年11、12两月,注射黄体酮后能来潮,但量不多,今年1月18日及23日,阴道偶见出血,色黑。现头晕胸闷,情志急躁,带多便干,舌苔前半薄腻、根黄垢、边尖刺,脉象细迟。病因血虚气滞,冲任失调。治以养血理气,活血调经。

处方:当归12g　　赤白芍各9g　　川芎6g　　制香附6g
　　　郁金6g　　　桃仁9g　　　　茺蔚子12g　泽兰12g
　　　鸡血藤15g　　生牛膝9g
水煎服6剂。

二诊:2月26日,月经尚未来潮,腰腿酸痛,两胁胀痛,食后尤甚,胸闷气短,情绪烦躁,大便干结,舌苔薄白、质红有刺。脉左细,右细弦。治以养血活血,调气通经。

处方:当归12g　　赤芍9g　　　川芎6g　　郁金6g
　　　桃仁12g　　　红花3g　　　莪术6g　　制香附6g
　　　木香6g　　　　鸡血藤15g
水煎服6剂。

三诊:3月11日,服上药后,月经于3月3日来潮,3天净,量少色红,心慌胸闷,下腹作胀,腰腿酸痛,舌苔薄腻、边尖刺,脉象细迟。治以养血宁心,疏肝益肾。

处方:地黄12g　　当归9g　　　白芍9g　　川芎3g
　　　远志6g　　　制香附6g　　郁金6g　　橘皮6g
　　　丹参9g　　　桑寄生15g
水煎服6剂。

小结:此例属于月经先后无定期,主要病因为血虚气滞,冲任失调所致,故治法以养血理气,活血调经。复诊时月经仍闭,故调气活血之药加重,使其气调血行,于三诊月经自然来潮。

（二）学术特点

1. 重舌诊,明辨标本虚实 先生常谓:"病证错综复杂,象现之于外,藏隐之在内,标之与本,孰主孰次,求之于舌必真。"察舌要点是:

(1) 部位:如见舌边尖红刺,且有溲短赤少寐者,用降心火、清肺热、利小便之法;若见舌苔中黄垢属中焦有滞,滋腻之药有碍胃气;舌根黄腻属滞在下焦,若值经后期需养阴血,用生地、玉竹等,勿碍于胃。

(2) 性质:主要指舌苔垢腻。如一崩漏中气下陷例,用补中益气汤为主,加阿胶养阴止血,河车粉温补气血,修复冲任二脉,余恐其舌苔黄腻,病不受药,其曰"患者胃纳尚健,舌苔虽腻而不垢,则养阴之品可酌加";又如舌苔白腻中垢,虽有肾阴不足之症,若夹痰滞,用药"只宜清补而不宜滋腻。"

(3) 颜色:色泽反映寒热。如痛经昏厥证,虽见口干便结等症,若舌苔薄白,辨属虚寒相搏,宜用肉桂、细辛、琥珀等药。如需用黄芩,若诊其舌苔白,常以黄芩炭易之以减其苦寒之性。

2. 急危重症善用散剂 钱伯煊先生擅长治疗妇产科急危重症,使用中药散剂是一大特色。他创制的羚角琥珀散、桂香琥珀散等验方,在急重症、疑难病的治疗方面疗效突出。选择使用散剂的原因有四方面:

(1) 芳香药物其气辛窜,直通经络孔窍,若入药久煮,则伤其通经通窍之性,故先生在用某些芳香药物时常研末冲服。

(2) 某些贵重药物如羚羊角、鹿茸、鹿胎、麝香等如入汤剂煎煮,恐需量大而造成浪费,故用小量研粉另冲,则量小而力专。

(3) 每味中药的有效成分都有一种特定的溶媒,如大戟、芫花、甘遂的有效成分易于被酸性物质分解,有的药物易被乙醇溶解,有的是脂溶性、水溶性、酸溶性、碱溶性,各不相同。钱伯煊先生探索到妇科的许多常用药直接冲服更易被胃肠吸收,这对中药的临床运用方法提供了很多有益的借鉴。

(4) 有些病情较为紧急,如果汤剂煎服,恐耗时延误病情。

（三）临床诊疗思路

1. 治疗崩漏,先立虚、瘀、热三纲,次以气、血、阴、阳分辨诸虚 先生认为,崩漏的辨证,首先按虚、瘀、热,虚实要辨证准确。虚证分清气虚、阳虚、血虚与阴虚;实证区分血热、郁热及血瘀之不同。虚则补之,实则夺之。

(1) 气虚崩漏:气虚是指中气虚弱。症状见气短、畏寒、自汗、四肢肿胀、纳减、便溏、月经量多。望诊见面白微浮,舌质淡,苔薄白腻,边有齿痕;切诊脉细软。治法以补气健脾,用四君子汤以补益中气。如胃纳呆钝,加橘皮、半夏,以和胃气;如大便溏薄,腹中胀气,加木香、砂仁,以行气和中;如腹胀较甚,加香附;如有呕吐,加藿香;用香附取其疏理气滞,用藿香取其祛秽和中;如气虚甚,可加黄芪,以大补元气;如崩漏不止,正气将脱,急用独参汤,以补气固脱;若中气虚而下陷,方用补中益气汤。

(2) 阳虚崩漏:阳虚是指脾肾阳虚。症状有畏寒肢冷,大便溏泻,腰背酸痛,月经淋漓,量时多时少,血色稀淡等。舌质淡;脉浮软,右部更甚。治疗以温阳滋肾,方用右归饮。

（3）血虚崩漏：指肝脏血少。血虚的原因，大多由于产多乳众，消耗营血，或因平素善怒多郁，郁怒则伤肝，肝伤则血不能藏，火郁则营血被灼，以上情况都能酿为血虚。症状有头痛头晕，目眩目涩，月经淋漓不断，血色淡红等。望诊见面色苍白、头发干枯、舌质淡红有刺；切诊脉细濡弦；治疗以养血滋肝。方用四物汤。如虚甚，可用当归补血汤，以补气生血；如兼有虚寒用胶艾汤，以补血温经；如有热象，用芩连四物汤，以养血之中，佐以清热。

（4）阴虚崩漏：指肾脏真阴虚。阴虚的原因，大都由于频频流产，或用脑过度，皆能使肾阴受损。症状有头晕耳鸣，内热咽干，手足心灼热，腰部酸痛，小便夜频，月经暴下量多，血色深红等。望诊见火升面赤，发无光泽，舌苔花剥，舌有红刺；切诊脉虚细，或细软数。治疗以滋补肾阴为主，方用左归饮，或用六味地黄汤合三甲煎，以补益肝肾。如兼有虚阳上亢，再加生龙骨以潜亢阳；如兼肝阴虚，可加枸杞子、菊花，以补肝阴；如相火盛，可加黄柏、知母，以泻相火；如津液不足，可加麦冬、五味子以益气生津。

（5）血热崩漏：指营血有热。血热的原因，大多由于火邪入营，营热如沸，血海不宁，故血妄行。症状有烦热，鼻衄齿血，渴喜冷饮，大便燥结，小便短赤，月经量多如崩，经色紫黑等。望诊见面有红点，舌苔深黄，质绛有刺，唇部燥裂；切诊脉象洪数。治疗当分清内因和外因，内则清化胃热，外则以泻火凉血。

（6）郁热崩漏：指肝经郁热。郁热的原因，大多由于平素多愁善怒，肝气不舒，郁而化热，扰动血海，血海失守，故血内溢。症状有头痛胸闷，腹部胀痛，胀甚于痛，胁肋胀痛，心烦恶热，口苦而渴，月经量少淋漓，色深红而凝块等。望诊见面呈忧愁，舌苔黄，质红有刺；切诊脉象弦数或细涩；治疗首先辨别肝气与肝火，孰重孰轻，如偏于气盛者，治当重于调气以开郁，气调则火亦平；如偏于火盛者，治当重于泻火以解郁，火降则气亦调，方用丹栀逍遥散，以疏肝清热。

（7）血瘀崩漏：指经血凝结而为瘀。血瘀的原因不一，有因负重劳伤，气与血并而为瘀；或经行感受风寒，血流不畅；或经行饮冷而凝阻；或经多固涩太早，均能血滞而为瘀。症状有下腹疼痛拒按，月经淋漓不爽，血色紫黑有块，下多则快等。望诊见舌边质紫，或尖有瘀点；切诊脉象沉实；治疗根据原因不同，治法各异。由于经行负重劳伤，轻者以化瘀为主，重者以逐瘀为主，方用四物汤合失笑散。如经行感受风寒，血流不畅而致瘀，治法当祛风散寒以行瘀，用桂枝汤合芎归汤，养血祛邪；如经行饮冷，血凝而成瘀，治法以温中而化瘀，用良附丸合芎归汤，养血行气温中；如经行早涩，血滞为瘀，治法以祛瘀生新，用备金散。这是对一般瘀积的治法，但还必须考虑到瘀积的轻重和体质强弱，然后分别对待，作出恰当的治疗。身体壮实而积瘀重者，应用逐瘀破瘀治法，药力可以稍峻；如体质虚弱而瘀积重者，当顾及其本，否则瘀虽去而正已伤，于身体有损，应用扶正化瘀治法，如身体弱而瘀积轻，可采用祛瘀生新之法，这样才不至于犯虚虚实实之戒。

2. 不孕症以调经为先，六法分治　钱伯煊先生认为调理月经是治疗不孕症的关键之一。月经不调大体上有先期、后期、先后不定期、量多、量少等几种情况。月经量多或经行先期以气虚、血热者为多见；月经量少或经行后期以气滞、瘀积、寒凝者为多见，但三者往往互相影响，故兼见者多；先后不定期以气血不足、冲任不调者较多。

（1）肾虚证：其病因系肾脏精血虚少，胞宫失养，致使不能摄精受孕。临床症状多表现为头晕耳鸣，腰背酸痛，小便频数，月经不调，舌苔薄白，脉象沉细而弱。治疗以强肾补精，选毓麟珠加减。处方：熟地、当归、白芍、菟丝子、杜仲、覆盆子、苏蓉、鹿角霜、五味子、甘草。

(2) 血虚证:其病因多由于肝藏血少,冲任失养,遂致胞宫虚弱,未能摄精受孕。临床表现为面色苍黄,头晕目眩,心悸少寐,月经量少,舌质淡,脉象细软。治疗以养血滋肝,方选《傅青主女科》养精种玉汤加味。处方:熟地、当归、山萸肉、阿胶、枸杞子、五味子。

(3) 寒凝证:其病因多由于行经期间,当风受寒,风寒客于胞宫,以致宫寒不孕。临床多见下腹寒冷,有时作痛,腰部觉冷,月经延期,舌苔薄白,脉象沉紧。治疗以温经散寒,方选艾附暖宫丸加减。处方:艾叶、制香附、当归、熟地、赤芍、川芎、肉桂、吴萸、细辛。

(4) 气滞证:其病因多由于肝郁气滞,失其疏泄之常,气血失调,冲任不能相资,因而难以摄精受孕。临床症状为少腹胀痛,有时气坠,胸痞胁痛,月经不调,舌苔淡黄,脉象弦涩。治疗以疏肝调气,方选逍遥散加减。

(5) 痰湿证:其病因在于妇女形体肥胖,痰湿素重,阻塞胞宫,以致未能受精怀孕。临床表现为平时痰多,神倦嗜卧,带下绵绵,月经量少,舌苔白腻,脉象沉滑。治疗以化痰祛湿之法,方选《景岳全书》启宫丸加减。

(6) 瘀积证:病因在于瘀阻胞宫,下焦气化不得通畅,致使难以摄精受孕。临床表现为下腹作痛拒按,月经量少,色紫黑有块,舌尖有瘀点,脉象沉迟。治疗为行气化瘀,方选琥珀散加减。

3. 保胎三法——保胎、养胎、安胎

(1) 保胎:钱伯煊先生认为妇女平素体弱,或新病初愈,气血未复,冲任损伤,或屡次流产,胎元不固,往往发生堕胎或小产。临床上多见患者面色㿠白,畏寒头晕,气短神倦,腰腿酸痛,舌苔薄白质淡,脉象细软。治疗以补气血,强冲任,固胎元之法。方选十圣散(十全大补汤减茯苓、肉桂,加续断、砂仁)加减。若口渴便秘,原方去党参、黄芪、砂仁,加北沙参、麦冬、知母;若恶心欲吐,原方去黄芪、地黄、甘草,加橘皮、竹茹、扁豆;若腹痛,原方去黄芪、地黄,加苏梗、木香。

(2) 养胎:钱伯煊先生认为由于妇女平素气血不足,怀孕之后,胎元缺乏母血营养,以致胎儿不长,或生长缓慢。其病因大都是由于脾胃不健,无以生化气血,又因肾阴素虚,以致任脉失养,影响胎元生长。临床常见有面色苍黄,神倦纳少,腰酸腿痛,大便溏薄,舌苔薄腻,边有齿痕,脉象沉软微滑。治疗当以健脾补肾之法,方选四君子汤合千金保孕丸加减。处方:党参、白术、茯苓、山药、橘皮、川断、杜仲、熟地、砂仁、桑寄生。

(3) 安胎:钱伯煊先生认为妇女妊娠四五个月后,往往由于暴怒伤肝,或房劳伤肾,或胎中伏火等原因,都能影响胎元,以致发生胎动不安,引起流产或早产,故用安胎之法进行治疗。

1) 暴怒伤肝:多由于恼怒伤肝,阳气亢逆,扰动胎元,致胎动不宁。临床表现为火升面赤,头痛头晕,心烦易怒,胎动不安,舌苔黄而有刺,脉象弦滑。治法当以平肝、清热、安胎为主,方选芩连四物汤加减。平肝泻火为主,养阴安胎为辅。

2) 房劳伤肾:多由于肾阴受损,胎系于肾。临床常见面色苍黄,头晕耳鸣,腰酸腿软,胎动频作,舌苔中剥,脉象细软微滑。治法当以滋阴、补肾、安胎。方选千金保孕丸合安胎饮加味。

3) 胎中伏火:多系肠胃积热,影响胞胎,遂致动荡不安。其临床多表现为面色微红,烦热口渴,便秘溲赤,胎动剧烈,舌苔深黄,质红有刺,脉象滑数。治法当以养阴、清热、安胎。方选安胎凉膈饮加减。以清热安胎为主,佐以养阴。

4. 子痫　作为产科的急危重症,子痫的治疗无论中医还是西医难度都很大。钱伯煊先生认为本病是由于阴虚阳亢,肝风内动,痰热交炽,蒙蔽清窍而大发作。治以镇肝息风,清心豁痰,泻火开窍,其中镇肝清心是大法,同时配合使用先生独创急救中药散剂。中西医结合,与西医妇科专家联合会诊,大大提高了抢救成功率。

(1) 先兆子痫:于妊娠八九月时期,孕妇头晕头痛,恶心,血压较高。主要由于母血供给胎儿,而肝藏血功能受到影响,肝阴血不足,肝阳上亢而导致内风暗动。故当平肝息风,清热宁心。钱伯煊先生常用羚角琥珀散3g,一日分2次冲服,配合汤剂天麻钩藤汤治疗。若心火较旺,见到舌苔黄腻,脉弦滑,头晕目眩,口渴心烦,即用羚角琥珀散3g,配合钱伯煊先生自创平肝散6g,每日各2次冲服;若血压居高不下,也可将羚角琥珀散加量为1日6g,分4次冲服;若失眠心烦较显著,又有鼻衄等血热征象,先生常用此方加羚羊角粉1.2g冲服。往往可取得控制先兆子痫的明显疗效。

(2) 子痫发作:妊娠后期,或分娩期间,孕妇突然剧烈头痛,眩晕恶心,或突发昏迷,两目上吊,四肢抽搐,牙关紧闭,少时苏醒,但移时又复作,若不急治,有关母子二人性命。钱伯煊先生认为此时多因肝血充胎,藏血不足,肝阴血伤,肝阳上亢,阳旺生火,风火交炽,侵犯心神,故使心神失聪。宜清心降火,平肝息风。以羚角琥珀散12g,分4次一昼夜服下。若昏迷者,加羚羊角粉3g,至宝丹、安宫牛黄丸等研末送下,如小便不利、水肿者,配合琥珀末3g冲服,继以羚角钩藤饮、天麻钩藤饮、镇肝熄风汤等汤剂调理,往往取得满意疗效。

(3) 产间子痫/产后子痫:若孕妇素有妊娠高血压、水肿等妊娠综合征,产前治疗不力,导致产程中或婴儿娩出后,突然出现昏迷昏睡,四肢浮肿,筋脉抽搐,脉弦滑数,口唇干燥,情况较为紧急,钱伯煊先生常以羚角琥珀散3g,分2次用胃管鼻饲送下,并配合至宝丹、安宫牛黄丸等急速冲服。待患者苏醒后,可配合羚角钩藤汤及豁痰清心之汤药治疗。若见到因产间出血较多,常以本方配合滋阴养血清热之汤方取效。

典型医案:在301医院治一妇,妊娠7个月时开始浮肿,8个月以后水肿加重,头痛频频,今已孕36周,晨起头痛剧烈,骤然昏迷、抽搐、目吊、吐涎,日间发作3次,来院时血压170/100mmHg,神志半清醒,即注射吗啡1支服羚角琥珀散3g,神渐清,可答应,血压140/110mmHg。述口干喜饮、大便干燥、尿少、全身浮肿,苔黄腻微垢,脉左弦滑、右细弦。即拟钩藤汤加减:钩藤9g,桔梗6g,玄参9g,桑寄生12g,茯苓皮12g,桑白皮12g,猪苓9g,泽泻9g,石菖蒲6g,陈胆星3g,葛根6g,薏仁12g,1剂,并羚角琥珀散3g,每6小时一服。翌日,神志清醒,未再抽搐,仍头晕、嗜睡,血压170/120mmHg,肢肿、尿赤、便干,脉左弦数、右弦滑数。前方增息风豁痰之品,另以羚羊角3g(镑片,另煎)用水500ml,煎至100ml,分2次服;琥珀末3g,分2次服。经治血压虽仍偏高,然神志清楚、未再抽搐,即行引产,安然分娩,产后继之以养血平肝、健脾和中之法,10余剂后,浮肿全消,血压稳定,平安出院。

5. 妊娠诸症

(1) 妊娠恶阻:钱伯煊先生认为肝胃不和是其主要的病机,在临床上最为多见。因冲为血海,起于胞宫,肝为藏血之脏,肝脏与冲脉关系非常密切,胞宫受妊最易引起冲脉之气挟肝气上逆而致胃气不降,脾胃虚弱者更易发生恶阻,而至怀妊三月以后,胚已成胎,冲脉之气注重于养胎,因而冲逆之气得减,此时孕吐渐愈。治疗恶阻在用药上要注意患者胃逆不纳的特点,故药味要少,选药应取清、轻之品,厚腻之味则非所宜。先生喜用橘皮竹茹汤、半夏秫米汤。对孕妇用半夏的问题有很大争论,根据他的经验,若孕妇体健,且没有习惯性流产史,制半夏用至6~10g没有什么妨碍,而且止呕效果很好。若孕妇的体质情况不宜用半夏,可重用生姜代替。治疗恶阻,常用散剂,比汤剂易于受药,因而疗效也好。

(2) 子肿:一般发生在妊娠5个月以后,是由于脾虚气滞,水湿停积所致。根据《医宗金鉴》的记载,子肿分为子气、子肿、子满3类。健脾、理气、化湿是主要治法。若孕妇小便多,则不可更用利水药,否则伤及肾脏会影响胎儿,一般只以健脾化湿为法,常用《全生指迷》白术散,即五皮饮去桑白皮,而加白术(或再加干姜,若兼有热象则干姜不用)。小便少的患者,可以用利水药,但不能通利太过,常选用茯苓皮、泽泻等,以轻剂利水。子满厉害者可用《医宗金鉴》茯苓导水汤。气虚者用《金匮要略》防己黄芪汤。

6. 子宫肌瘤　钱伯煊先生认为此病以气阴两虚,或阴虚血热,或气滞血瘀3种类型比较常见,治疗方法首先根据病人身体的强弱、病程的长短、病情的轻重、月经的多少,通过辨证,然后立法用药。

(1) 气阴两虚:病因多由于长期月经量多,造成气阴渐伤,气虚则不能摄血,阴虚则浮阳上越。临床多表现为面浮肢肿,头晕目眩,心慌气短,烦热自汗,腰腿酸软,月经先期量多,或淋漓不断,舌苔中剥边刺,脉象细弱。治疗以补气养阴软坚之法。方选生脉散加味。处方:党参12g,麦冬9g,五味子6g,生地15g,白芍9g,生龙骨15g,生牡蛎15g,玉竹12g,昆布12g。

(2) 阴虚血热:病因多系阴虚阳盛,血分积热,以致血热妄行。临床多表现为火升面赤,头痛头晕,目花耳鸣,心烦失眠,月经量多色深,舌苔薄黄,质红有刺,脉见细弦之象。治疗养阴清热软坚之法。方选三甲复脉汤加味。处方:生牡蛎、生鳖甲、生龟甲、生地、白芍、丹皮、麦冬、贯众、夏枯草。钱伯煊先生指出此证系阴虚血热,故用养阴清热软坚之法

(3) 气滞血瘀:病因多系情志怫逆、肝郁气滞,血行不能流畅,积而为瘀,瘀血内阻,新血不能归经。临床表现为胸闷胁痛,下腹胀痛,月经量少,色紫有块,甚至淋漓不断,舌边质紫,脉象沉弦。治疗当以行气活血化瘀之法。方选旋覆花汤合失笑散加减。

钱伯煊先生指出,以上三证,如出血量多,都可加用三七根或三七粉冲服,若兼有腹痛,可改用云南白药3g,分3次调服。先生根据几十年临床经验总结出在治疗子宫肌瘤过程中,视其病情,又分为3个阶段进行治疗。

第一阶段:在每次月经净后3周左右,主要控制月经,勿使其先期或量多,以健脾补肾为主。其基本方为:党参12g,白术9g,茯苓12g,山药12g,熟地12g,白芍9g,生牡蛎15g,阿胶12g。若阴虚有热,加墨旱莲12g、女贞子12g;若偏于阳虚,加鹿角霜12g、菟丝子12g;若有赤白带下,加贯众15g、椿根皮15g;若腰痛剧烈,加狗脊12g、桑寄生15g;若有腹痛,偏于寒者,加艾叶3g、姜炭6g;而偏于热者,加川楝子9g、木香6g。

第二阶段:在行经期间,如月经量多,下腹不痛,或隐隐微痛,治疗方法当以补气养血为主,兼固冲任。基本方为:太子参12g,黄芪12g,熟地12g,白芍9g,艾炭3g,阿胶12g,玉竹12g。如出血量多,血色深红,兼有头晕耳鸣,目眩心悸,烦热自汗等,其治疗方法当以育阴潜阳为主,佐以清热凉血。其基本方为:大生地15g,北沙参12g,天冬6g,麦冬9g,生龙骨15g,生牡蛎15g,莲肉12g,地榆12g,侧柏叶12g。若月经血量不多而淋漓不断,偏于热者,加槐花炭9g、丹皮炭9g;若偏于寒者,则加百草霜9g、伏龙肝15g;若身体较弱,并无偏寒偏热现象,改用血余炭9g、陈棕炭9g;若腹痛血色紫黑者,加蒲黄炭6g、五灵脂12g。

第三阶段:在月经净后,主要是缩小软化子宫肌瘤,治疗方法当以养阴软坚为主。其基

本方为:生牡蛎 15g,生鳖甲 15g,生龟甲 15g,昆布 12g,海藻 12g,贯众 12g,土贝母 15g,夏枯草 12g。若面浮肢肿,加党参 12g、茯苓 12g;若大便溏薄,原方去昆布、海藻,加白术 9g、山药 12g;若头晕目眩,加制首乌 12g、枸杞子 12g;若心慌心悸,加麦门冬 9g、五味子 6g;若心烦失眠,加枣仁 12g、莲肉 12g;若自汗盗汗,加生龙骨 15g、浮小麦 15g;若胸闷痰多,加旋覆花 6g、橘皮 6g;若胃纳欠佳,加扁豆 9g、炒谷芽 15g;若口渴思饮,加北沙参 12g、川石斛 12g;若消化不良,加木香 6g、炙鸡内金 9g;若下腹隐痛,加制香附 6g、苏梗 6g;若白带量多,加沙苑子 9g、芡实 12g;若腰痛腿酸,加川断 12g、桑寄生 15g;若四肢抽搐或麻木,加木瓜 9g;若血虚肠燥,加柏子仁 15g、瓜蒌仁 12g;若肠热便秘,加天花粉 12g、知母 9g;若小便频数,加覆盆子 9g、山药 12g;若小便热少,加泽泻 9g、车前子 12g。

7. 围绝经期综合征　本病即《黄帝内经》所谓"任脉虚""太冲脉衰""天癸竭",由于肾气渐衰、冲任两脉功能减退,出现脏腑功能失调,阴阳不得相对平衡的一系列证候,如阴虚阳亢、血虚肝旺、肝脾不和、心肾不交等证。阴虚阳亢者选用杞菊地黄丸,以补阴为主,使阴气渐复,虚阳得以潜藏;血虚肝旺者给予一贯煎加减,以养血滋阴,使肝阴得滋,则阳气自能下降,不致亢逆而为患;肝脾不和型以逍遥散加减,疏肝健脾;心肾不交者用生脉饮加减,可加磁石重镇益肾,制首乌滋养肝肾,莲肉交补心肾,地黄补心肾、除烦热,柏子仁补心脾、益肝肾,远志宣散郁、通心肾。

(四) 用药特点

1. 洞悉药性,运用灵活　钱伯煊先生临证组方,平正和缓,谙熟药性,佐使精当。

(1) 配伍:如昆布不仅能软坚,且能泻热,常配贯众解毒,以治崩漏带下。白薇性苦咸而寒,阳明冲任之药,泻血热主治血厥又能平肝,钱伯煊先生常用治血热而患高血压者甚效。北秫米,益阴利肺与大肠,故常用治恶阻。牛膝用治妊娠水肿,活血行水以降血压,且无损胎之弊。

(2) 相须,配成对药:他常用丹参、益母草治瘀积之轻证;用莪术、三棱瘀积之重证,气滞生瘀重用莪术,瘀阻气滞多用三棱。产后关节痛喜用羌活祛风湿于上,五加皮利水湿于下。保胎治疗见气滞证用苏梗、木香,防其化燥,配麦冬以润之;热性痛经一般以香附与黄连或黄芩同用,清热而不致生瘀,理气止痛又无化燥之嫌。常用白芍配川芎,既抑其辛温升浮之性,又助养阴柔肝。

(3) 重视炮制煎法:在炮制上,同一种药物因炮制法之不同,功效各殊。如灯心轻通利水,黛染者清心肝,朱砂拌赤又宁心安神。治习惯性流产钱伯煊先生喜用千金保孕丸,方中杜仲常用寄生代之,因杜仲炒成炭已无白胶汁,失其补肾之效。他注重煎法,如用钩藤清心热、平肝风,定要注明后下。

(4) 药量恰当:钱伯煊先生处方平正,只要起到药效,主张用药"精""少"。如补中益气汤中升麻、柴胡各用 3g,他认为若药物分量不当,适遇行经时,易致阳亢现象,可加黄芩以制之。此外,对妊娠有气滞、气坠者,可轻用升麻。

(5) 用药宜忌:钱伯煊先生用药时还注意到病程、时间及体质诸因素。如妊娠期禁用石类重坠之品,产后不宜芳香之剂,以免耗伤气阴;经前忌用苦寒之味以免凝滞经血等等。

(6) 时季因素:如病在夏秋之交,方中喜加扁豆或扁豆衣,健脾和胃,清暑化湿,冬令进补,每合温润类药,以流通血脉,焕发生机。

(7) 体质因素：临证须视病者体质之强弱，如体虚经闭，则用柏子仁丸。钱伯煊先生强调治病服药必须脾胃健运，方能产生药效。每用麦冬、地黄、玄参、山茱萸、阿胶等药时，总不忘配木香、麦芽、谷麦芽、橘皮等，使无碍胃气之弊。

2. 善用单味药研粉

(1) 紫河车粉：9~30g，用于先天不足，气精两虚，冲任失调导致的崩漏、闭经、不孕等症。

(2) 三七粉：9~18g，用于瘀血阻络，肝气郁滞导致的月经不调、经行腹痛腹胀等症。

(3) 琥珀沉香末：肉桂末 0.9~1.8g，琥珀末 1.5~3.0g，沉香末 0.9~1.8g。具有温阳通经，助膀胱气化，利小便通淋治水之效果。用于治疗产后癃闭、妇人经行小便不利无热象者常有奇效。

(4) 伽南香末：0.6~1.8g，选用沉香木近根部含油量足、质地重的部分研粉。具有温阳通经，助膀胱气化，补下元不足，利水通经的作用。唯药性较沉香粉缓和平稳，又可固精止遗泄。

(5) 吴茱萸末：1.2~3g，以陈吴茱萸焙干研粉。具有温胃散寒，止痛理气，燥湿宽中之效。用于治疗肝气犯胃导致的胃脘胀痛，呕恶泛酸等疾。钱伯煊先生常与肉桂末 0.6g 配合冲服，治疗妇人产后、半产漏下后，脾胃不和的胃胀胃痛等症。

(6) 羚羊角粉：1.2g。具镇惊安神，清热解毒，清心凉肝之功效。以其治疗子痫证，是钱伯煊先生效方羚角琥珀散之主药。

(7) 细辛粉：1.5~3g。具有辛温散寒，止痛通络之效。以治疗气滞血瘀，寒凝血涩所导致的月经不调、经行腹痛症。常与肉桂末 3g、琥珀末 6g 配伍冲服。

(8) 琥珀粉：1.5~3g。具有活血祛瘀，通淋利尿，镇惊安神之功。用于女性瘀血阻滞导致的月经不调，其性甘平不凉，常用之与肉桂末、沉香末配合使用。钱伯煊先生体会琥珀利尿之力不及车前子、猪苓之类，却兼入血分，故治血淋比车前子等好用。琥珀活血祛瘀之力不及三棱、莪术等品，却又具有定神安心之功力，对于出血较多或闭经既久对妇女造成很大心理压力有很好疗效。琥珀镇惊安神之功不及灵磁石、代赭石等，却兼入血分，用于妇科诸证比灵磁石等为优，且无重坠下滑之虞，对于妇人之疾可谓一举三善。

(9) 沉香粉：0.9~1.8g。具有温脾暖肾，降气纳气之功。用于治疗肾虚咳喘，阳虚胃脘疼痛，皆有良效。钱伯煊先生常以之治疗冲任虚寒导致的月经不调、腹痛腹胀、小便不利等症。

(10) 珍珠粉：1.2~1.5g。具有镇惊安神，清火解毒，养阴软坚，生肌排毒之功效。钱伯煊先生常以之治疗妊娠综合征，妇女脏躁、失眠等症，具有显著效果。

（五）学术成就与贡献

1. 著书立说　主要著作有《女科证治》《女科方萃》《钱伯煊妇科医案》，还参与编著《妇科常用中药》《妇科常用方剂》《脉诊浅说》等书籍。学术期刊上发表论文 10 余篇，如《治崩漏》(1959 年第 1-6 期《中华妇产科杂志》)、《妇科治验三则》(1977 年第 6 期《新医药学杂志》)、《崩漏的辨证与治疗》(1984 年第 10 期《中医杂志》)、《类中风案》(1984 年第 2 期《江苏中医杂志》)。

2. 科研成就

(1) 20 世纪 50 年代末，钱伯煊先生与协和、309 医院等协作，进行了产科危重症的临床研究——妊娠中毒症的临床研究。1959 年 3 月至 1960 年 2 月期间治疗妊娠中毒症 104 例，有效率达 79.8%，其中先兆子痫和子痫共 13 例，除 1 例无效外，其余卓见成效。

(2) 中医研究院西苑医院与中国科学院计算所合作，完成了"电子计算机模拟钱伯煊妇科诊疗经验"项目,荣获中医研究院科研成果三等奖。

3. 自创验方

（1）桂香琥珀散

功能：温经通脉。

主治：妇人痛经,产后癃闭等症。

组成：肉桂 1.8g,沉香 1.8g,琥珀 3g。上药共为细末,合匀,温开水调服。

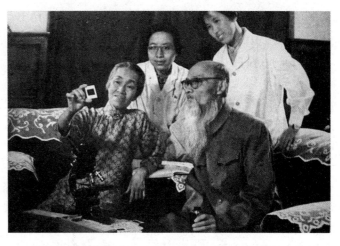

钱伯煊与林巧稚讨论妇科临床疑难杂症

方解：本方以肉桂补命门之火,益阳消阴,温通血脉;沉香调气降气,温暖肾脏;琥珀宁心安神,行水化瘀。三味同用,药简而力峻,共奏温经通脉之效。

（2）羚角琥珀散

功能：镇肝定痉,息风宁心。

主治：子痫,证属心肝风热者,妊娠后期,或分娩期间,猝然头痛剧烈,耳鸣眩晕,吊睛抽搐,牙关紧闭,遂致昏迷,少顷平复,继后复作。

组成：羚羊角、琥珀、天竺黄、天麻、蝉蜕、地龙。

服法：上药等份,共研细末和匀,每服 1.5~3g,每日 1~4 次,或发作时急用。

方解：方中羚羊角为清肝要药,酸苦性寒,平肝泻火,主痉、痫、狂越,凡肝热急症,必用本品,故以之为主药;琥珀甘平,入心肝血分,安神镇惊,散瘀利水;天麻平肝息风,疗眩晕、痉挛最善;地龙咸寒,清热止痉,通络利尿;天竺黄甘寒,清心热而豁痰开窍,泻肝火而去风定惊;蝉蜕凉散风热,平肝息风。全方六味,皆指心、肝而发,皆疗痉、痫为用。

（3）平肝散

功能：平肝泻火。

主治：先兆子痫,或轻型子痫属肝阳上亢者。

组成：黄芩 9g,夏枯草 9g,炒牛膝 9g,白薇 9g,当归 9g,菊花 9g。

服法：水煎服。或共为细末,每服 6~9g,每日三服。

方解：本方以黄芩、夏枯草清泻肝火;以白薇、当归滋阴养血以缓肝脏刚燥之性;以菊花滋阴养肝,疏散风热;本方证下虚上实,故用牛膝下行阴血,以补肝肾。全方重主清泻肝火。

（4）益红片

功能：调经化瘀。

组成：益母草 240g,牛膝 90g,茜草 60g,泽兰 120g,红花 60g,川芎 60g。

服法：上药共为末,制成片剂,每次服 10 片,每日早晚各服 1 次。

（5）妇科七号片

功能：疏肝健脾,清化湿热。

组成：柴胡、黄芩、败酱草、川楝子、赤芍、橘皮、生苡仁各等分。

服法：上药共为末，制成片剂，每日 2 次，每次 10 片。

(6) 619 丸方

功能：补益肝肾。

组成：生熟地、阿胶珠、乌贼骨、桑螵蛸、沙参、川断、桑寄生、墨旱莲、白芍、覆盆子、卷柏、女贞子、白薇各等分。

服法：上药共为末，炼蜜为丸，丸重 9g。

(7) 620 丸方

功能：温阳散寒，理气化瘀。

组成：当归 150g，白芍 120g，柴胡 30g，益母草 12g，楂炭 120g，羌活 24g，桂枝 30g，橘皮 90g，官桂皮 240g，川芎 30g，五灵脂 60g，蒲黄 30g，天仙藤 90g，延胡索 90g，小茴香 15g，香附 45g，高良姜 15g，南星 15g。

服法：上药研末，炼蜜为丸。每丸重 9g，早晚各服 1 丸。

三、代表著作与论文述评

钱伯煊先生撰写的主要著作有《女科证治》《女科方萃》，以及学生、年轻医师集体整理，先生审核的《钱伯煊妇科医案》。通过 CNKI、万方等电子数据库能检索到的发表的文章有《妇科治验三则》《崩漏的辨证与治疗》《类中风案》3 篇。

（一）代表著作

1.《女科证治》　本书分为月经病、带下病、胎前病、临产病、产后病、妇科杂病 6 章，每一章细分具体疾病，共包括妇科常见病症 54 种。简明扼要地论述其病因、症状、治法、方剂、方解等内容，并于每病症后加了"按语"，表述了钱伯煊先生从事妇产科临床实践的经验和体会。

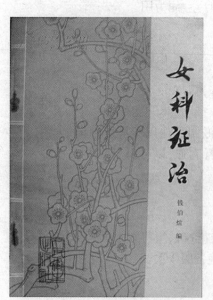

钱伯煊著作《女科证治》

第一章，月经病。钱伯煊先生认为，月经的来源主要在于心脾和冲任，但是在肝肾方面亦有重要的相互关系。因女子属阴，以血为本，故有女子以肝为先天之称，肝又为藏血之脏，若藏血充盈，则血海能满而下溢，肾藏精以施化，与任脉相系，肾强则任脉亦强，若肝、肾精血充沛，则冲、任二脉得滋，月经也能按期而至。因此月经的来源，虽则由于心、脾两经和冲、任二脉，但亦不能忽视肝、肾与冲、任的关系，所以治疗月经病，必须明了心、脾、肝、肾与冲、任几方面的相互作用和影响。

第二章，带下病。钱伯煊先生认为，白带的原因，有虚实两类，在虚证方面，有脾虚、肾虚，在实证方面，有湿热、痰湿；赤白带是赤带白带相并而下，如热甚于湿，则赤多于白，如湿甚于热，则白多于赤。可分阴虚湿热、肝热脾湿两类，前者属虚，后者属实；黄带由脾胃湿热下注所成；白崩为白带之严重者，量多如冲，状如米泔,此证属虚。由于思虑伤脾,劳碌伤肾,脾肾两伤,累及奇经,以致任脉不固,带下似崩。

第三章,胎前病。钱伯煊先生认为,保胎应补气血、强冲任、固胎元,方选十圣散加减;养胎重点在于补益母体气血,补气健脾,养阴补肾,常选用四君子汤合千金保孕丸加减;安胎需辨证是暴怒伤肝、或房劳伤肾、或胎中伏火等原因;妊娠期间出现的各种病症,妊娠恶阻、妊娠水肿、妊娠呃逆、妊娠咳嗽等等,除辨证虚实,同时妊娠期间用药要谨慎,流产或习惯性流产史者,慎用或不用半夏;利水药物选用茯苓皮、大腹皮、姜皮等,虽是行水,既不伤肾,又不碍胎;对于妊娠期急危重症,子痫、先兆子痫,钱伯煊先生有丰富的经验,擅长汤剂联合丸、散治疗,如羚羊角粉、麝香、牛黄清心丸等。

第四章,临产病。钱伯煊先生指出,除手术外,气血两虚或气滞瘀阻难产,可配合中药治疗;胎衣不下病因,一为气虚血滞,一为寒凝瘀阻。

第五章,产后病。钱伯煊先生指出,生产时失血过多,产后发热;血虚导致肝失所养,肝风内动;气虚血脱,或阴虚阳搏,导致产后血崩;瘀血停留,则导致恶露不断。治疗时养血调气,活血化瘀。

第六章,妇科杂病。涉及不孕、绝经期症候群、子宫肌瘤等疾病,不孕分肾虚、血虚、寒凝、气滞、痰阻、瘀积等辨证;绝经期症候群,主要病因在于肾虚,阴阳失衡导致一系列症状,包括阴虚阳亢、血虚肝旺、心肾不交等。

2.《女科方萃》 钱伯煊先生潜心方、药研究数十年,善用古方而不拘泥于古方,方药运用以轻灵、稳健,屡收显效而著称。本书选编古今妇科常用方剂200余首,均经先生临床实践,不但深有体会,且常赋古方以新义、新用。本书前三编病症局限,法详于病,故以法分目;后三编病种繁杂,且每编治法规律性不强,故以病分目。包括月经病类、带下病类、不孕病类、妊娠诸病类、产后诸病类、妇科杂病类六大类,可为妇科临床索方之参考。内容详于临床应用,而略于原方考据。所选方剂涵盖了上下几千年以来中医典籍的名方,也包括了西苑医院妇科的经验方,如通神丸、益红膏,更列举了先生自己拟定的方剂,如桂香琥珀散、羚羊琥珀散。每方下设功效、主治、方药、方药解及应用参考各项,或备附注。其中方药解与应用参考是本书阐述重点。全书内容详尽,利于读者查阅、应用,是学习中医妇科不可多得的工具书。

3.《钱伯煊妇科医案》 本书收集了钱伯煊先生自1956年调入西苑医院以后,与院外协作会诊的妇产科疑难重症,以及在我院妇科病房和门诊治疗中,临床效果显著,有一定参考价值的部分病例。先生治疗妇科疾病,重视调补肝、脾、肾,认为妇女经、带、胎、产均与肝、脾、肾三脏有密切关系。在治疗实践中,采取调脾胃、补肝肾之法,多获显效。尤其对保胎和不孕症的治疗,效果更著。所有医案是取自临床记载较完整的第一手资料,在尊重钱伯煊先生原意的基础上加以整理,并经先生亲自审阅和修改而定稿。内容包括了月经病、妊娠病、产后病、妇科杂病4个部分,通过一个个真实的病例展示了先生对妇科常见病种的诊疗思路、临床经验和用药特点。

(二) 学术论文

1.《妇科治验三则》 文章从闭经、崩漏和癥积(子宫肌瘤)3个病案入手,分别分析了钱伯煊先生对于这3种妇科常见疾病的诊治思路和经验。

闭经病案患者症见心烦、神疲、纳差,辨证心营亏虚,心阳上亢,冲任失调。治法以养血宁心,活血调经。拟方当归、生地、丹皮、丹参、桃仁、泽兰、茺蔚子、牛膝、鸡血藤。复诊时,根据症状及舌脉,分别给予益气补血、养阴清热、和中调经治疗,经近 3 个月调治,月经恢复正常。

崩漏医案主要是由于气血两虚,冲任不固,气虚不能摄血,血不归经导致。治疗予圣愈汤加减,重补气血,兼固冲任,再用三七末止血,使气血渐复,达到治愈目的。

子宫肌瘤医案,患者子宫肌瘤大如孕 10 周,伴随症状有月经量多,时间延长,腰背酸痛,大便偏稀等。虽然肌瘤是痰气郁结形成,但患者月经量大,不能采用攻消之法,而采用健脾补肾以治本、理气软坚以治标的治法,经半年治疗,肌瘤全部消失。

2.《崩漏的辨证与治疗》 钱伯煊先生总结个人经验,对崩漏的病因病机、辨证分型、治法方药进行了系统的阐述。他将崩漏按虚实分类,虚证崩漏包括气虚、阳虚、血虚、阴虚 4 个证型;实证崩漏包括血热、郁热、血瘀 3 个证型。对于治法,气虚崩漏治以补气健脾,以四君子汤为主,如中气虚而下陷,方用补中益气汤。气虚甚,可加黄芪,以大补元气。如崩漏不止,正气将脱,急用独参汤,以补气固脱。如阳气将亡,急用参附汤。如心脾两虚,方用归脾汤,以补益心脾;阳虚崩漏,用右归饮,以温阳滋肾,兼顾其精经;血虚崩漏,用四物汤以养血。如虚甚,可用当归补血汤,以补气生血;阴虚崩漏,用左归饮,以滋阴补肾,或用六味地黄汤合三甲煎,以补益肝肾;血热崩漏,如胃火盛,用玉女煎泻火以清胃。如营热炽,病势急迫,用犀角地黄汤泻火以凉营。如三焦热甚,方用黄连解毒汤,苦寒以清热;郁热崩漏,用丹栀逍遥散,以疏肝清热;瘀血崩漏,负重努伤,用四物汤合失笑散,以养血化瘀。如偏于气滞,用延胡索散,以行气化瘀。如经行感受风寒,而致瘀积,用桂枝汤合芍归汤,以养血祛邪。如经行饮冷而成瘀,用良附丸合芍归汤,以养血行气温中。

参 考 文 献

[1] 魏子孝.医德并著的名医钱伯煊先生[J].北京中医杂志,1988(3):9-11.

[2] 李珂,张玉珍.对中医当代妇科八大家的认识[J].国际医药卫生导报,2005,11(22):79-83.

[3] 高春媛,陶广正.中医当代妇科八大家[M].北京:中医古籍出版社,2001.

[4] 何时希.妊娠识要[M].上海:学林出版社,1985.

[5] 钱伯煊.女科证治[M].北京:人民卫生出版社,1979.

[6] 中医研究院西苑医院.钱伯煊妇科医案[M].北京:人民卫生出版社,1980.

[7] 谈勇.钱伯煊老中医妇科临证经验举隅[J].辽宁中医杂志,1985(8):8-10.

[8] 钱伯煊.崩漏的辨证与治疗[J].中医杂志,1984(10):8-11.

[9] 钱伯煊.女科方萃[M].北京:人民卫生出版社,1986.

[10] 钱伯煊.妇科治验三则[J].新医药学杂志,1977(6):31-33.

(整理:邹本良 魏子孝;审订:钱永褆)

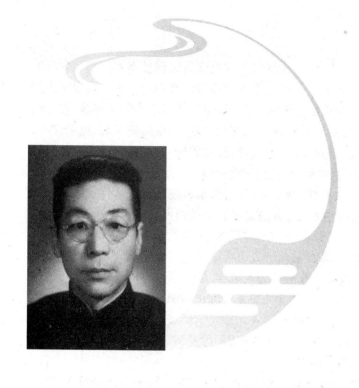

陈慎吾

一、生 平 传 记

（一）名家简介

陈慎吾先生（1897—1972年），名祖望，号慎吾，福建省闽侯县人，著名中医教育家、临床家和伤寒学家，中国农工民主党党员。

陈慎吾先生幼承庭训，学习国学，青年考入北京大学攻读经济学，后因庸医误治，多位亲人离世，弃学从医，自学中医经典。1936师从河南儒医朱壶山，深研仲景学说并临床实习。1936年与名医胡希恕共同创办"国医著者联合诊所"，边行医，边授徒。1938年经朱壶山推荐，受萧龙友、孔伯华之邀，开始在北平国医学院讲授《伤寒论》。1940年因日伪政府多方阻挠，学院被迫停办，遂回家乡行医授徒。1948年创办北平中医研究所，任主任，1949年该所更名为北京中医研究所。1950年参加卫生部中央卫生研究院中医研究所工作，1952年入华北中医实验所，重点研究肝病预防及治疗。1955年中医研究院（现中国中医科学院）成立，华北中医实验所并入该研究院内科研究所。

1956年，经北京市人民政府批准公共卫生局备案，北京中医研究所更名为私立汇通讲习所，陈慎吾先生任所长。该讲习所是当时北京市唯一一所经政府批准的私立中医学校。同年，调入刚成立的北京中医学院（现北京中医药大学），任首任伤寒教研室主任，同时继续担任讲习所所长之职。1958年，将汇通中医讲习所移交北京中医进修学校。该讲习所共培养学生1 000余名，遍布全国各地。

(二) 治学之路

1. 家学深厚,幼承庭训　1897 年,陈慎吾先生出生在福建省闽侯县书香门第,名祖望,字慎吾。闽侯县地处闵江下游东侧,直属省会福州管辖,誉称为"八闽之首系",自南宋朱熹弃官于福建武夷山等设馆讲学以后,福建儒生大多崇尚"朱学",并奉之为正宗儒学,延至清末。闽侯读书风气甚浓,晚清时期,闽侯陈姓同族出了两位鸿儒,一位是陈宝璐,晚清进士,入翰林院任职 3 年,散官后回闽侯设"鳌峰书院",自任院长兼教授(教习)终身;另一位是陈宝琛,陈祖望的伯父,与朱益藩同为爱新觉罗·溥仪的宫廷师傅。

陈祖望幼承庭训,入私塾启蒙。大约在 1912 年,陈宝琛奉请任已退位末代皇帝溥仪的师傅。14 岁时的陈祖望遵父命随陈宝琛返京,由伯父定下读书内容,自学经史,辅以诗文,并练习写作。此时清朝已被推翻,陈宝琛忙于宫廷善后事务,无暇顾及祖望学业,便与其妹——北京同仁堂族长乐铎夫人商议,将两家孩子集中在家设立塾馆。陈宝琛决定聘请颇有名气的门头沟闫姓儒生担任塾馆教师。陈祖望聪明儒雅,勤学不倦,尊敬师长,学习成绩十分优秀,深受老师和长辈赞扬。后入中学,勤学文史及数理化知识,顺利毕业。

2. 济世活人,躬身岐黄　1916 年夏,陈祖望考入北京大学经济系。青年陈祖望在北京大学受新文化运动思潮影响,深怀"科学救国""工业救国"等爱国、富国、强国的愿景,期望用知识为国家服务,迅速改变中国的落后面貌。

在其努力求学之时,有多位亲戚因庸医误治而相继离世。悲痛之后,他沉思许久,终立志学医,济世活人。虽有亲朋好友多次劝阻,他还是在大学三年级时,毅然以肄业学历离开北京大学,回家中研读经典,拜师学医。

自古以来,医托于儒,儒生若科举无果或痛惜黎民百姓沉疴,便弃举专研岐黄之术,或著医书,以经世之才、仁义道德之心为百姓治病,良医之术,已近于道。陈祖望以其扎实浓厚的国学基础,融会中医四部经典及诸家著作,并潜心研读本草诸著,辨识药物,掌握药证,熟记药性,结合《伤寒论》的方药,将医理与药理结合,深得《伤寒论》真谛。他说:"《伤寒论》中的方药,验之临床,无不有效,仲景治方调剂,规律严谨,一药之差或分量之变,则方名不同,治疗也因之而异。用药如用兵,如交友,知其性而善用,方能得心应手,运用自如。"

陈祖望研读唐宗海所著《中西汇通医书五种》,赞赏其中西汇通思想,认为此是一条可探索的中医改革之路。在家研读中医典籍长达十年之久,在这期间,他结婚生子,整理心得。

1930 年,陈祖望投拜河南儒医朱壶山为师,深造医理,学习临床,探讨中西汇通思想。朱壶山是晚清"中西汇通派"早期代表人物唐宗海的入室弟子,深得恩师真传,尤其精于《黄帝内经》和《伤寒论》,在医界以鉴证明察、经验老到、医理渊博、方剂精当而闻名。

陈祖望谦虚精神的学习态度深受朱壶山喜爱。他白日随朱壶山出诊,侍候身旁,聆听朱师辨证论病,记录方剂;晚间朱师为他讲解当天的病案及处方要则。月余后,朱师即让他为病人四诊,辨证论病,写下处方,随后朱师对处方讲解得失,或肯定或改正。闲暇时,师徒两人清茶一壶,畅谈医理、医道、医术及汇通思想,兴致浓烈之时,两人开怀大笑,颇有相见恨晚之意。久而久之,朱壶山对陈祖望刮目相看,执朋友之礼相待,倾囊相授。陈祖望后来说,随朱师学习是他踏入行医之路的起点。1932 年,朱壶山受聘任教于施今墨创办的华北国医学院,主授《伤寒论》。1938 年,陈祖望以陈慎吾先生之名,受朱老推荐受聘于孔伯华创办的北平国医学院,讲授《伤寒论》,传道授业,培养人才。

(三) 从医经历

1. **悬壶行医,讲课授徒** 随朱壶山实习临证结束后,陈祖望在姑父乐铎支持下躬身岐黄,悬壶行医。他毅然以号为名,称"陈慎吾"。"慎吾"二字蕴含哲理,"慎"字去除偏旁,即为"真",再把偏旁加之"吾",即为"悟",合之即为"真悟"。

明代吕坤言:"悟者,吾心也。能见吾心,便是真悟。"清代顾仪卿言:"凡读古人书,应胸中有识见,引申触类,融会贯通,当悟于书之外,勿泥于书之中,方为善读人。"以号为名是件平常事,却可见陈慎吾先生行医之时已立下做良医、以仁术济世之志。

1936年,陈慎吾先生与名医胡希恕合作成立国医著者联合诊所,于北平西城灵境胡同,一边应诊一边著述,同时授徒。他主授《伤寒论》,不囿于《黄帝内经》,并旁征博引古今诸家学说,甚至广引日本汉方医家观点来释《伤寒论》,讲授中不时引用现代医学术语。这种既不离经又中西医汇通之授课方

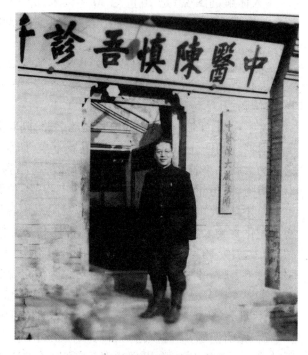

陈慎吾在自家诊所门前

式,以及他温文尔雅、快慢有速之文人气质,深得学生喜爱及赞扬。陈慎吾先生之名在京城传扬开来,登门求学的学生亦络绎不绝。

1938年,萧龙友、孔伯华合作创办的北平国医学院,因创办之初遴聘的一些名家名医,如周福堂、韩纪元、李卓如、任广毅、宗馨吾、曹养舟、殷佩之,韩一齐等,大多因年事已高或其他原因纷纷离职,急需真才实学且名气较高的中年医师填补空值。自从1929年三一七事件后,国内中医界革新的呼声日益高涨,亲临这件事的孔伯华院长也把富有改革精神列为新聘教授的条件。为此,经朱壶山推荐,孔伯华看中年富力强、学识渊博、声誉鹊起的教授中宗馨吾留任续职,主讲《金匮要略》,陈慎吾先生主讲《伤寒论》,周介人主讲《黄帝内经》,安干卿主讲《难经》,赵树屏主讲《医史》,张菊人主讲《温病学》,孟庆三主讲《药物学》,焦会元主讲施救针灸,孔伯华之弟孔仲华主讲《古典文学》和中医常用术语等。

此前《伤寒论》为中医界公认名宿周福堂、韩纪元、李卓如、任广毅所授,均是"以古释古""以经析经",陈慎吾先生另辟蹊径,一边以各家学说释《伤寒论》,一边开始攻读现代医学基础课《人体解剖学》及日本汉方医学,努力寻求一条研究《伤寒论》的新路。

2. **绘解剖图,汇通中西** 从陈慎吾先生亲自绘制的《人体解剖图说》(1938年8月)留存的底稿来看,其内容有两大部分,即图和文字。插图共25幅,手绘彩色图,比例合理,既包括血液循环器、消化器、呼吸器、排泄器、男性生殖器、女性生殖器、人体骨骼、躯干静脉和动脉等大系统图,又包括心、肝、胆、脾、肺、肾、胃、肠(大肠、小肠)、口、咽、食管、膀胱、睾丸、子

宫等器官分图。文字部分约万余字,内容有 3 类:①各脏器结构、功能的文字说明;②不能以图示意的人体部分,如腺、脉等改用文字描述其功能;③身体组成成分及食物中的营养素,列表说明或文字叙述。

《人体解剖图说》是 20 世纪 30 年代末,陈慎吾先生为教学的需要,学习西医学所记录的笔记。那个年代,一位中医理论家自学人体解剖知识,并写绘下大量图文笔记,实属难能可贵。

以消化器官为例,陈慎吾先生所作文字笔记如下文。

消化器官简图:口腔、咽喉、呼吸器、食管、胃、肝、胆囊、十二指肠、胰、空肠、横结肠、回肠、降结肠、升结肠、盲肠、直肠、阑尾。

文字说明:①肠:肠乃食物废料离体之路,同时亦为滋养人体之部,故肠属于滋养器亦属于排泄器。肠壁分为四层:黏液层、黏膜下层、肌层、浆液层。功用为消化食物及新陈代谢。肠分为大肠和小肠。大肠包括阑尾、升降横三结肠和直肠,长约五尺,宽二寸半。小肠包括十二指肠、空肠、回肠,长二十尺,宽二寸。②胃:位置位于腹上部,膈之下,形如弯瓶,长约十至十一寸,最大端向腹之左,宽约六至八寸,平均容量最多可盛五量磅……胃的功用,可以贮盛及消化食物。胃壁有四层:黏液层(分泌胃液),黏液下层,肌层,浆液层。③消化腺:口为涎,胃为胃液,肠为肠液,胰为胰腺及副液(即胆汁)。涎腺通于口,胃液通于胃,肠腺通于肠,胰腺通于小肠,肝腺通于小肠。舌齿与腺为消化管之附件。

上述文字只是消化器官部分内容,已可知陈慎吾先生学习之认真,笔记之精细,治学之严谨,因此,《人体解剖图说》是一本极有文献价值的宝贵历史资料。

3. **深研伤寒,借鉴汉方** 自从张仲景《伤寒论》传入日本、朝鲜后,日本对仲景学说的研究绵延千余年而不辍,出现过吉益东洞的《方证相对说》、丹波元简的《伤寒论述议》、汤本求真的《临证应用汉方医学》、矢数道明的《汉方辨证治疗学》、松本一男的《日本汉方腹诊丛书》等名著。汉方医深受日本人民信赖,从德川时代起,汉方医得到较快发展。

陈慎吾先生认为,日本汉方医学源于仲景学说,但日本社会民主气氛出现较早,汉方医学为了自身生存,不断革新,对仲景学说常有新的阐述,对经方常有新的验证,应借鉴学习。在《伤寒论讲义》中可窥见陈慎吾先生虚心借鉴日本汉医名家观点的良苦用心。

讲义"凡例"中设"征引"条件。陈慎吾先生说:"古今注家其说有据,其理可凭,以之印证经旨而与近代基础医学之理不相抵触者,辄征引之,并注明出处(书名或人名)。"他列出"征引"三条件:其说有据,其理可凭,不与近代基础医学之理相抵触。这第三条原则则是其他注家不曾注意到的,即便关注了也可能因知识欠缺不将其列为"征引"条件,由此可见陈慎吾先生所著《伤寒论讲义》之特色。主要是旁参成无己的《注解伤寒论》,吴谦等的《医宗金鉴》,钱天来的《伤寒溯源集》及程知、柯琴等的著作。按"征引"三条件,选取注释文字。陈慎吾先生之子陈大启说:"先父遗作《伤寒论讲义》是多年来讲授《伤寒论》之资料汇集。该书承袭前贤之学说,摄取近现代研究《伤寒论》各学派之观点,旁参日本汉方医家之体悟,重伤寒而不否定温热学派。"因此说,陈慎吾先生之《伤寒论讲义》是集知识、方法、风格于一体的、具有个人特色的专著。

4. **辗转办学,广植杏林** 1938 年,陈慎吾先生在北平国医学院任教时,北京已经沦为日本军占领区。北平国医学院和华北国医学院同时陷入办学经费短缺困境。日伪政权借机对孔伯华软硬兼施,妄图从经费上逼迫北平国医学院为其效劳。他们多次放言日本人可以出资解燃眉之急,学院可以继续办学但必须由日本人管理,孔伯华坚决不与日本人合作,而被迫三迁校址,学院越办越小,经费也越来越困难。1944 年,北平国医学院办至第十一期时,日伪政府公然要挟孔伯华交出医学院,由北平伪政府接管。孔伯华大义凛然,回答说:"余以兢营十五年之学业,不欲委之外人。"他毅然停办学院,忍痛解散名校,显示了崇高气节及坚贞不屈的大无畏气概。陈慎吾先生目睹此状,与同事们积极支持孔院长,宁可自降薪酬,同时在孔院长遭到恐吓时,给予精神慰藉。学院停办后,他一边临诊行医,一边收徒代课,几位暂无工作去处的学员同时应他之邀,协助办起医馆。后来因学生人数日增,医馆改为分班授课。先生主讲《伤寒论》《金匮要略》,并带学生临床实习。

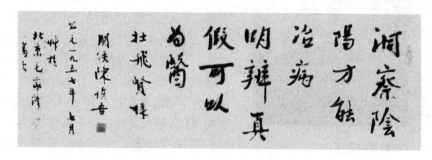

陈慎吾题词

1948 年陈慎吾先生在原有教学模式的基础上创办"北平中医研究所",自任主任。他延续孔伯华办学思想及培养目标继续培养中医医师,柴嵩岩等中医名家皆为北京中医研究所毕业学生中的佼佼者。1950 年,北京公共卫生局中医师资格考试,北平中医研究所学生 30人参加,其中 23 人取得行医资格,至 1953 年,该所学生已达 150 余人。

中华人民共和国成立后,政府非常重视中医药事业,制定了一系列有关保护和发展中医药事业的政策。1952 年,北京成立华北中医实验所,为了加强研究力量,他和李振三、赵锡武、岳美中等名医被聘到实验所,组成肝病研究和防治小组。岳美中曾对他的学生讲到此段合作经历时说:"一个人师承学习的机会和时间是有限的,而在与共事的同道中,学术精湛、经验丰富者不乏其人,随时都可听取,所谓'三人行必有我师焉'。"

1955 年,卫生部成立中医研究院,这是中医界史无前例的伟大创举。全国中医同仁心情振奋,纷纷致电庆贺,陈慎吾先生等原华北中医实验所人员随所并入中医研究院内科研究所。先生在内科研究所继续他的柴胡剂加减治疗肝病研究,工作顺利。1955 年 4 月,原北京中医研究所校友会成立,他作为创办者、老主任,以贵宾身份应邀参加会议。从 1948 年开始创办招生至 1955 年已有数百名学生从该所毕业,这次校友会上,先生书赠条幅,写道"团结起来,为发扬中医学宝藏,保护人民健康而努力"。校友会气氛热烈,发言中充满对母校、对老主任的感激和怀念。这次校友会使萦绕他心头多年、始终挥之不去的一个想法又重新浮现:创办一所中医学校。1956 年,先生与北京市公共卫生局领导谈了办学想法,一拍即合,领导当即鼓励和支持他筹办。

陈慎吾先生把校名定为"汇通中医讲习所",自任所长。此为当时唯一经当地政府批准的私立中医学校。汇通中医讲习所将原北京中医研究所第十一班改为该所第一班,同时把1956 年招收的新生编为第二班。陈慎吾先生亲自讲授《伤寒论》《金匮要略》。敦聘余无

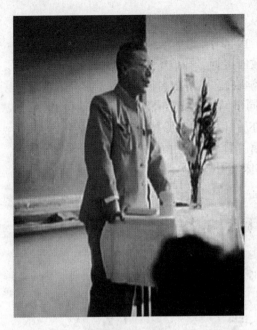

陈慎吾在授课

言、于道济、耿鉴庭、谢海洲、赵绍琴、马继兴、许公岩、马秉乾等专家担任各科教学。为了让学生博采众家之长,邀请施今墨、李振三、陈邦贤、王伯岳、卢英华、岳美中、王乐亭、赵心波、谢汇东等名家来校开设讲座,内容涉及内外妇儿、诊断、方剂、药物、针灸、按摩,同时开设生理解剖课程。

陈慎吾先生对中医教育始终怀着炽热的感情,把教育视为一种神圣职业。1956 年,北京、上海、南京、成都、广州建立中医学院,标志着我国公办中医高等教育迎来了快速发展时期,同时也标志着传统的师徒相承、私授秘方及无统一教材、教学计划、培养目标的历史由此终结。这一年,陈慎吾先生被调到刚成立的北京中医学院,任伤寒教研室主任。1958 年,他将汇通中医讲习所交给北京市卫生局管理,此后与北京市中医进修学校合并。他体悟到复兴和发展中医事业需依靠举国之力和中医界集体团结,这是一条快速发展之路。

从 1956 年至 1958 年,汇通中医讲习所共培养中等中医人才 1 000 余人,遍布全国各地。历史虽短,而其功德和业绩将载入中医史册。

二、学 术 思 想

(一) 伤寒之精神,在于条文之间

1. 重视条文连贯性与前后勘误,悟出新见　陈慎吾先生认真研读《黄帝内经》《伤寒论》《金匮要略》《温病条辨》这四部必读之经典,但下功夫最多的是前两部,尤其是《伤寒论》。他后来对学生讲起学习《伤寒论》的时候说:"初学阶段必须通读、精读、熟读,以至背诵记忆,将全书精神基本掌握;下过这样一番功夫后,再用归纳、分析、比较的方法,进一步掌握要领。学习桂枝汤,依'太阳篇'原文 1、2、12、13、15、16、25、42、45、53、54、95 等条顺序归纳,不难认识到桂枝汤的应用:调和营卫,解肌,就能调和气血,理脾,可以治疗内科和妇科杂病。这样就可以清楚地看出条文的连贯性。"

陈慎吾先生认为,《伤寒论》之精神,在于理解条文与条文之间存在的辨证论治精神。他十分重视条文之间的前后对勘,通过纵横联系,同中求异,从而得出每个病证、每张方子的特点。陈慎吾先生指出,"《伤寒论》是一篇文章,前后有阶段性、连贯性,是有机的结合。条文之安排皆有意义,条文前后可以自释其意。在未经证误之前,仍当依照原有条文排列次序进行研究为是。若断章取义,则有失经旨,割裂篡改。"

陈慎吾先生读前贤名家对《伤寒论》的注释,最推崇金代成无己的《注解伤寒论》。他认为成无己对《伤寒论》原著始终怀着敬畏态度,以经释论,以论证经,释经不离道,明理不失规。成无己的注释风格,后来影响着他早期讲授《伤寒论》的教学风格,即"以《黄帝内经》释《伤寒论》"。解读《伤寒论》时,在自己长年之临床经验之基础上,积极进行条文前后对勘,又悟出几种新见。如连贯理解96~109之条文,从而得出"新瘀血证似少阳"之新见,再如注目《伤寒论》中,抵当汤证之条文分散于太阳篇及阳明篇之事实,从而得出此记载形式具有"久瘀血似阳明"之义,又如利用27条解释38条之后半部分,而得出38条后半部分之证为桂枝二越婢一汤证等,皆为颇有临床实用价值之新见。

2. **学习《伤寒论》,要掌握其中之"法"** 陈慎吾先生讲课时再三强调,学习《伤寒论》每一条文后,应该体会其中之"法"。学完《伤寒论》后,所有条文中之"法"应该能在临床上应用。他在自编《伤寒论讲义》序中,亦提示此观点:《伤寒论》是中医基础医学,同时又是临床应用医学,包括各种急性热病及其变化的治疗法则,而以《伤寒论》命名者,盖因伤寒传变最快,变证最多,治疗最难,善后调理等法比一般疾病较为完备,故举以为例,以概其余。

关于"法"的理解,陈慎吾先生尤其重视不带方剂之条文或条文中含有与前条重复方剂的条文。他认为,带方剂的条文主要是掌握该方剂及其适应证的,然此种条文主要是为了掌握"法"而设的。先生对于16条(上)的基本认识,是与现在的一般认识相同,认为此条之"法"是治疗坏病之法则,亦是治疗所有疾病的法则。在此基础上,陈慎吾先生于自编《伤寒论讲义》手稿中,将此条之"法"再分为3个大法。

第1个大法是:治病凭脉证不凭日数。如病在3日内其邪应在表之类的认识法,是不可凭的,必须观其脉证,应由脉证中测知所犯何种错误。在手稿中,先生按原文中的4种误治,提示较为多见的几种错误,以供学生参考:第1类有汗多亡阳者;第2类有躁渴谵语者、下多虚烦者、结胸者;第3类有吐后内烦者,腹胀满者;第4类有加温针后吐者、惊狂者。

第2个大法是:凭脉证之中,侧重其证。先生解释,原文言"随证治之"而未言随诊断须脉证遍察而处方,可以随证施治。

第3个大法是:凡正气不足之人,虽有表病,不应解表。先生认为,16条之上半部分,先经过各种误治后形成坏病的情况后,言"桂枝不中与之也"有两种含义:一种是坏病表证已除而有里证者,当然不能用桂枝汤为主治;另一种是表证虽未除而气血已虚者,虽不见里证,不当与桂枝汤解表,其中后者即第3个大法。

(二)重视切诊,体悟具体手法

陈慎吾先生重视"切诊"主要包括"腹诊"与"脉诊"。见《伤寒论》原文可知,当时普遍并用此2种诊法,然而后来由于封建社会中,保守思想不赞成其直接接触身体部分等原因而不太盛行。其中"脉诊",虽其内容缩小(由原来之诊人迎、寸口、趺阳部脉为主之方法变成诊寸关尺脉为主之方法),然一直保持其重要性,现在仍为中医主要诊病方法之一。而"腹诊"因进行其诊法操作时,必须暴露腹部且直接用手触摸,故后来不太盛行。陈慎吾先生诊病时,尤其是辨别类似证时,颇重视"腹诊"。他继承中日两国历代研究腹诊之成就,再结合自己之体会,在讲课时积极提示具体操作法、鉴别要点及注意点等,如结胸证与痞证之鉴别、结胸证与寒热错杂痞证之鉴别、白虎汤证与五苓散证之鉴别、胃中干与五苓散证之鉴别、热入血室证之诊断等。同时,陈慎吾先生颇重视"脉诊"。他在讲课时,先仔细解释脉诊之具体操作法及注意点,每一种脉象之体会及其病理意义等。

1. **重视腹诊** 中医腹诊历史悠久,早在《黄帝内经》《难经》中已有腹诊证治形成的雏形,其始可溯源至甲骨文、《五十二病方》《左传》《史记》等。而《伤寒论》及《金匮要略》中亦提示腹诊临床运用之许多具体方法。陈慎吾先生在临证时,沿其经义颇重视腹诊以鉴别一些病证。

(1) 结胸证与痞证:陈慎吾先生认为,腹诊为此两证之重要鉴别法之一。按条文理解,则结胸证是"心下痛,按之石硬",痞证是"心下痞,按之濡"。在此基础上,先生还结合其他特点而总结两证之腹诊内容,即结胸证是"心下部膨满且硬,有自觉疼痛且可连及上下各部",痞证是"心下部膨满而不硬,无自觉疼痛"。

(2) 结胸证与寒热错杂痞证:陈慎吾先生强调鉴别此两证时最重要的方法是腹诊。结胸证是实证,故进行腹诊时,其心下部位表现出"按之痛",而寒热错杂痞证的特点是"喜按",该证有时可以出现类似疼痛之感觉,然其主要的感觉始终是按之舒服。

(3) 白虎汤证与五苓散证:陈慎吾先生言,白虎汤证之腹部是热的,而五苓散证之腹部是凉的,他认为,鉴别此两证时,腹诊为最可靠的方法。他强调,用手察局部温度时,必须察腹部,若摸头部两者皆可有蒸热,虽有五苓散证之热不如白虎汤证高之区别,但不如察腹部可靠。

(4) 胃中干与五苓散证:陈慎吾先生言,五苓散证为心下痞,胃中有停水之证,故进行腹诊时,必有振水声,而胃中干无振水声。

(5) 热入血室证:陈慎吾先生认为,143 条热入血室证之主要病机为表热内陷于血室,肝藏蓄血不行,故其腹诊可见自左肋骨弓下,过同侧腹直肌至下腹部,呈满而挛急之状。

2. 重视脉诊

(1) 如何摸脉:陈慎吾先生认为,为正确诊出各种病脉,提前须知正常人之脉象如何,若不知正常脉的状况,则无法认识何为浮脉,何为沉脉,从而主张需常摸自己之脉。他认为,临证诊脉时,除了脉之部位外,尚需看脉之形状。因为手指尖是最灵敏的,故诊脉时先将手指尖立起来,其后将手前后左右上下反复活动,切勿将手一按不动。同时强调按脉时其力量不可过大,需轻松。如此摸脉方可诊出脉之微妙变化及其正确位置。

(2) 解释具体脉象:陈慎吾先生认为,3 条所谓"脉阴阳俱紧"为寸关尺三部皆紧之义。"紧"是与"缓"相对而言的,即"缓"表示脉管较松,犹如摸橡皮管;"紧"表示脉管硬,犹如摸铅笔。其次,先生解释"阴阳"尚有广而全面之义。他认为,伤寒一旦出现寸关尺三部皆紧之脉,则无论浮取还是沉取,皆呈紧象,故未言"寸关尺俱紧"而言"脉阴阳俱紧"。94 条所谓"脉阴阳俱停"为浮取沉取脉搏俱不清晰似停止之意,并非真停,此为邪气已衰而未尽,正气尚弱不能祛邪之象。174 条言"脉浮虚而涩",先生认为,其中之"浮虚"为浮中见虚,即等于"浮弱"或"浮缓"等脉象,俱表示"风";"涩"为有物阻碍之义,此与 48 条之"脉涩"同意,皆表示有湿,"脉浮虚而涩"为风湿相搏之象。

(3) 主张"饮病无定脉":《伤寒论》38 条、39 条,皆为大青龙汤证,然此两条所提示之脉象不一。38 条言"太阳中风,脉浮紧";39 条言"伤寒脉浮缓"。陈慎吾先生认为,在此存在一个问题,《伤寒论》虽于 1 条、2 条、3 条等条文中,对各种病证给予伤寒、中风、太阳病等名称,然并非指 1 种病证唯有 1 种脉象。同为伤寒,或同为中风,因人有异,所现之脉象亦有异,而 38 条、39 条,即为此例。他认为,39 条为有水饮的人受寒之情况,故与 38 条同为大青龙汤证,其脉象往往不见"浮紧"。其次,39 条虽言"脉浮缓",然在临证时,该证之脉可缓可滑,尚可表现出别的脉象。总之,有湿之病证或有水饮之病证,可以根据其具体症状进行辨证,其脉象是有变化的,即认为"饮病无定脉"。小青龙汤证亦为有水饮之病证,而提示小青龙汤证之两条条文(40条、41条),皆未言脉象,此亦证明"饮病无定脉"。

(三) 独特的方证理解

陈慎吾先生运用经方之法,持较明显的"方证相对"之态度。所谓"方证相对"为运用经方时,重视"符合主证"之态度。正确认识条文所提示的脉证为正确进行辨证论治之前提。先生在讲课时言"每一条的主要证状要注意""每一个病的主要脉证要注意""要是不谈脉证,只谈病理,那是不成的""《伤寒论》是辨证论治的书,你证不出来,怎么辨呢",从而提示运用经方时认识条文所提示的"脉证"之重要性。先生强调,认识条文时,尤其要辨61条与69条之"烦躁"之异,及"恶寒"中"大恶寒"与"微恶寒"之异等呈类似症状之证;62条新加汤证时言,该证为太阳病兼有阴血虚之证,然运用新加汤时不可只从病机判断,必须备条文所提示"身疼痛,脉沉迟"之证。此种在病机分析的基础上,更重视符合条文脉证之见解,明确提示他运用经方时重视"方证相对"的态度。

此外,《伤寒论》中存在症状不全之条文,陈慎吾先生通过几种方法,对此种条文补充症状,以便于学者理解。如解释半夏泻心汤证时,他采取借用之方法,149条中半夏泻心汤证之记载少,只有呕、发热、心下痞等症,因半夏泻心汤与生姜泻心汤之组成相近,故认识半夏泻心汤证时,可以参考生姜泻心汤之脉证。再如61条干姜附子汤证之条文中亦脉证记载得少,只提"昼日烦躁不得眠,夜而安静"与"脉沉微",故先生采取于反面找之方法,此与历代诸家之解释方法相同。又如先生解释29条芍药甘草汤证时,因为条文中记载不足,故基本不用"方证相对"之法,而按照其病机提示用法,即归纳为血不养筋引起的拘挛及疼痛之证,用本方最好。可知先生运用经方时,确实重视"方证相对"之法,强调"符合主证"而用,然并非不谈病机,而且在明确认识病机的基础上,再重视与主证符合。若固执条文之主证,反而不易实用,按照自己的经验,随时改变理解方法,或补充脉证。先生进行加减时,颇重视药征,他在自编《伤寒论讲义》手稿中言,药征为使用本药之标准,而在书中共记载72味药之药征。18世纪日本之汉方医学家吉益东洞著有《药征》。吉益东洞在《药征》中,通过分析仲景原文而得出54味药之运用指征。先生重视药征之态度基本与吉益东洞一致。

(1) 桂枝汤证:陈慎吾先生论桂枝汤之作用机理时,首先从荣卫谈起,在明确荣卫之含意与荣气卫气之含意及两者之关系后开始论具体作用。

荣气、卫气的"气"为"阳"之义,即指人体之功能,此与"胃气强"之"胃气"指胃的功能相同。因此,荣气究竟是血还是气,此种问题是不成立的。他解释,所谓"荣气"为"荣的功能"即"在表血的功能";所谓"卫气"为"卫的功能"即"在表气的功能"。荣气与卫气之间有互相调和的关系。荣在血管中,卫在血管外,然两者是互相调节的,血虽在血管中,然其功能可以发挥到外表以维持在外之气,若血的功能不能发挥到外表,则在表之气失其支持而散,亦消失其功能。桂枝汤是通过透达使表不虚之方剂,其中"透达"是手段,"使表不虚"是目的。表之所以虚是正气达不到,若正气能够达到,则其表不虚。桂枝汤可以使正气能够透达于表,此为桂枝汤最基本的作用机理。

在桂枝汤的基础上,根据具体情况,再进行加减,可以治疗许多妇科病。因桂枝汤的作用有扶正的一面,亦有祛邪的一面,故桂枝汤用于不同的病证,其最后起的作用方向亦不同。

如桂枝汤用于53条自汗证时,它是通过发小汗以恢复荣之功能的;用于54条发热自汗证时,它是利用止汗的能力,恢复卫之功能的;用于95条太阳中风证时,是祛除风邪以恢复荣卫之协调的。

(2) 桂麻合方证:陈慎吾先生认为,23条之桂枝麻黄各半汤证属太阳病,然此为与伤寒、中风有区别的非典型的太阳病。23条提示,该证既未传阳明,又未传少阳;原得之太阳病既未好转,又未恶化。该证之邪尚在表,而此"表"包括"皮表"与"肌表",即其邪不但在皮表,而且亦在肌表,故其治疗不可单用桂枝汤,亦不可单用麻黄汤,而应用两方之合方。该证之"面色反有热色"有两重含义,一是阳气在表重,此为麻黄汤证之成分,二是上冲,此为桂枝汤证之成分,从此亦可知该证须用桂麻合方。该证为"太阳病,得之八九日"之证,而且见"不可更发汗,更下,更吐"其中"更"字提示已经经过汗、吐、下等各种治法,故应考虑已有正虚之一面。其次,该证呈"身痒",因此该证之治疗以小发汗为宜而不可大汗。先生言"我们要小发汗时,一定要见皮肤痒,因为汗要出而不得出的时候,常常见身痒",从而提出适用小汗法之标准。病人"面色反有热色"而不可使大汗法,必须以小汗之法,将在表之邪渐渐吹尽,方可治愈。

(3) 桂枝去桂加茯苓白术汤证:《伤寒论》28条言"无汗""小便不利",陈慎吾先生解释,"无汗"则水不外泄,"小便不利"则水不下行,可知该证为水的问题。其次,从部位看,"头项强痛"为上部,"翕翕发热"为热发于外部,"心下满"为内部,"小便不利"为下部,可知该证具备"上、下、内、外"之问题。同时,该证之"头项强痛,翕翕发热,无汗"可以认为有表证。本证与小青龙汤证,同为表不解里有水之证。小青龙汤证为表不解心下原有停水,本证为表未解且有内陷之水。治疗上,小青龙汤证之水解其外则水自去,本证内陷之水表里双解不能尽去,须利小便。因此,本证之治疗,用桂枝汤之法解外,再加茯苓白术以利小便为宜。

关于28条,历代争论不一,争论点之一为表证之有无。如上所述,陈慎吾认为本证有表证。争论点之二为本方之组成,去桂枝还是去芍药的问题,他在讲课时及在自编《伤寒论讲义》手稿中皆采取"去芍药"之态度。他主张"去芍药"主要有4个理由:一是有表证时,不该去桂枝。二是他认为28条为表证经过误治后,其表未解之情况,在此种情况下,用桂枝汤的机会多,然必须进行加减。参考21条"胸满"时用桂枝汤去芍药,本证"心下满"时用桂枝汤亦应该去芍药。三是认为主方不该去主药。四是该证有"小便不利","治水病很多方都有桂枝",故认为本方去芍药效果好。

(4) 小青龙汤证:小青龙汤证为里有水外有表证之病证。陈慎吾先生认为,其中表证不甚重要,主要为里有水而见咳嗽之证,即属于寒饮射肺之咳嗽证或喘证。小青龙汤用于无表证之水饮病时,仍可使用原方。他言"因为水饮要发散,需要有一个道路,一利尿,一发汗,水饮分消,很快就好"。关于细辛的用量,现在的《中药学》中有所谓"细辛不过钱"之说,即认为细辛之用量不可超过3g。他认为,细辛发散力强,然具备良好的引邪能力,可使内脏之邪发散于外。先生用小青龙汤时,细辛的常用量为6~9g,同时提示两个注意点:一是内脏无邪时,不可用细辛,否则使内脏之气血发散于外;二是左手寸脉弱时,此为心气虚,须慎用细辛,以防耗散心气。

(5) 五苓散证(消渴与水逆证):五苓散证为里有停水外有表证之病证。因里有停水,水气不化,故见口渴与小便不利,此2个症状为五苓散证之主证。陈慎吾先生认为,五苓散证中的表证可有可无,并非重要,若有表证以有汗者为多。五苓散证可以有发热,而此热可有2种原因,一是表证之发热,一是水证发热,即因停水部位之气血少,其余部位之气血相对增多而引起的热,其特点为停水部位不发热且发凉,其余部位发热。

他认为五苓散证为"肾的毛病",其水在胃,其病在肾,即肾火蒸水化气之功能失常而引起的停水之证,故方中用泽泻、猪苓2味入肾之药。"水逆证"为消渴之甚,即五苓散证发展到最后形成的病证。因五苓散证之水停在胃,水不行津不布,口津不泌故见消渴,渴欲饮水,胃已蓄水不能后纳,故见"水入则吐"之证。

(6)栀子豉汤证:陈慎吾先生认为,栀子豉汤证为汗吐下后津液受损,余热未净引起的病证,其本质为郁火,其主证有心烦,心中懊憹,胸中窒,心中结痛,失眠。《伤寒论》在76条与77条中,提示栀子豉汤证的2种不同的情况。76条为因汗吐下虚其津液,余热未净,一时头部充血,心液不足所致的病证,病位在上,故其主证除有心烦,心中懊憹(即烦之甚者)外,同时尚有头部充血引起的不得眠;77条为津液受损,余热未净,热壅于胸,壅塞不通所致的病证,病位不在上部而在胸膈之上,故其主证除有烦热外,尚有热郁胸膈引起的胸中窒。此两种情况,部位虽殊,然病因及基本病机相同,故皆可用栀子豉汤治疗。

(7)柴胡桂枝干姜汤证:陈慎吾先生曾用一句话,将柴胡桂枝干姜汤证总括为"少阳证有阴证机转之人用之",即认为本方主治小柴胡汤证而有脾阳虚及心阳虚,阳虚不能化气导致水湿内停之人。因此他强调,本方治饮甚效,故将诸证从水饮解释,认为《伤寒论》147条之"胸胁满微结""小便不利""渴"皆属水饮之证,"不呕"提示水饮在胸胁而不在胃。其余"但头汗出"为邪气上壅之候,"往来寒热""心烦""胸胁满微结"等属柴胡证。总之,该证为少阳证兼内有寒饮之病证,故以干姜温散寒饮,以牡蛎及瓜蒌根逐水饮。

(8)(桂枝附子汤)去桂加白术汤证:去桂加白术汤证为在桂枝附子汤证的基础上"大便硬,小便自利者",陈慎吾先生认为,此为"表湿未去,里湿已去"之证。方后注所谓"其人如冒状"亦表示该证皮表有湿。他解释本方不用桂枝有3个理由,一是表湿虽然未去,然风邪已去,不必再发汗;二是认为"大便硬"为"里湿已去"之标志,即表示水在体内的循行照常,不必再损伤水分;三是认为《伤寒论》174条及175条之病证与心脏有密切关系。汗为心液,发汗过多必伤心阳,故慎用桂枝。该证非风湿,而且是脾不转输,水不运行,表湿未去,里湿已去之证,故加白术以助水液在体内之运行。

(9)炙甘草汤证:陈慎吾先生认为,该证之核心问题是发汗过多、伤心液及心阳引起的心气极度之衰弱。本方命名为"炙甘草汤"可知本方之主要药为炙甘草,其目的为治疗心气极度之衰弱。《伤寒论》76条"若少气者,栀子甘草豉汤主之"亦证明,张仲景用甘草的目的为助气。

炙甘草汤证之辨证,他特别重视177条所提示的两个脉证,言"本方治疗心力衰弱有效,治疗心力衰竭也有效,但不一定很有把握"。而用本方时"一定要见心动悸,脉结代,若不见脉证吃此方,那就不效"。此外,他强调本证之"脉结代"与促脉应该明确鉴别。因炙甘草汤证为"心动悸,脉结代",即心悸中间有停止之脉。许多水证亦可有心悸中间有停止之促脉,如苓桂术甘汤证,除头眩、胸闷、心下逆满外,可有心悸、脉促。炙甘草汤组成,以桂枝甘草汤为主,而桂枝甘草汤亦可有类似苓桂术甘汤证的胸闷、眩晕、气上冲等症。他主张辨炙甘草汤证时,应该正确诊出其结代之脉象,并主要从两个方面辨别结代脉与促脉:一是两者皆为中间有停止之脉,然促脉为数中一止,结代脉为迟中一止;二是促脉为有力之脉,结代脉为无力之脉。总之,促脉属实脉,结代脉属虚脉。

陈慎吾先生认为,"生津液"是在"保胃"的前提下实现的,而此"保胃"即指"生胃的津液"。"人参是生胃的津液最好的药",此与白虎加人参汤用人参之义相同。

(10) 阳明篇,治黄三方:陈慎吾先生认为,《伤寒论》阳明篇 260 条茵陈蒿汤、261 条栀子柏皮汤、262 条麻黄连轺赤小豆汤,所谓"治黄三方"有汗下清三法之异。伤寒身黄发热,若无汗之表证重者,宜用麻黄连轺赤小豆汤汗之;若有里实证重者,宜用茵陈蒿汤下之;若外无可汗之表证,内无可下之里证,唯宜用栀子柏皮汤以清热。

(11) 当归四逆汤证:《伤寒论》351 条言"手足厥寒,脉细欲绝者,当归四逆汤主之"。陈慎吾先生认为,"寒"字是与"冷"字相对而言的,即"寒"字多表示外来之邪,而"冷"字多表示内发之邪。因此"手足厥寒"与"四肢厥冷"不同,"冷"为属内之词,而该条之"手足厥寒"为寒乃外来之义,同时表示厥寒较厥逆为轻。"脉细欲绝"为血不充之证。因此,该证为素体气虚,胸膈有宿饮停滞之人,外邪侵入,心胸正气为之所抑之证。

陈慎吾先生认为,当归四逆汤有两方面的作用:一是养血活血。该证之"手足厥寒,脉细欲绝"非阳虚所致,是心气不足、血流不畅所致,故养血活血,其阳自回。二是去心胸寒邪导水下行。352 条言"若其人内有久寒者,宜当归四逆加吴茱萸生姜汤"。"久寒"为下焦虚寒,疝毒宿饮之类,集于胃口,抑塞阳气之证,故其方再加吴茱萸、生姜,以扶胃阳。该条虽未言证,可有吞酸、冲逆、干呕吐涎沫,或腹痛吐利等。本方亦可治妇人冷积血滞,经血短少等。

三、代表著作与论文述评

陈慎吾先生著作有《陈慎吾经方要义与伤寒心要》《陈慎吾伤寒方证药证指要》,论文未查见。关于先生的学术论文有 3 篇,分别为《中医教育家——陈慎吾》《陈慎吾老师对柴胡剂的运用》和《陈慎吾教授学术思想整理研究》。

(一) 论著

1.《陈慎吾经方要义与伤寒心要》《陈慎吾经方要义与伤寒心要》原为陈慎吾先生为其学生讲述《伤寒论》之讲义,分两部分,于 2010 年经人民军医出版社出版。第一部分为经方要义(分为经方证治第一表和经方证治第二表),用两个表解高度概括了伤寒病的理论与临床应用精髓;第二部分为伤寒心法要诀九讲,从九个方面系统阐述了伤寒病的各种证候、症状及治疗要义,以及各种方药的组成与应用。《陈慎吾经方要义与伤寒心要》内容丰富,理论透彻,深入浅出,既适合于中医初学者学习参考,也适合于临床中医师及研究人员阅读、研究。

2.《陈慎吾伤寒方证药证指要》《陈慎吾伤寒方证药证指要》为陈慎吾先生研究经方临床的总结,由其子陈大启整理,于 2011 年由人民军医出版社出版。《陈慎吾伤寒方证药证指要》主要部分是先生为北京私立汇通中医讲习所学生研究伤寒所著讲义。书中对《伤寒论》的阐释,以"方证""药证"为线索,结合作者的临床心得,条分缕析地论述,方便读者学习和运用。《陈慎吾伤寒方证药证指要》所附先生的弟子们跟师学习心得和临床实践经验,方便读者对照实例学习,加深对于伤寒方证、药证的理解。《陈慎吾伤寒方证药证指要》适合中医临床工作者、中医教育工作者、中医爱好者阅读参考。

另有出版论著《陈慎吾伤寒论讲义》《陈慎吾金匮要略讲义》，是经陈慎吾的儿子陈大启及其门生整理出版的。

（二）学术论文

经知网、万方、维普等网站搜索，共检索到期刊两篇：《中医教育家——陈慎吾》和《陈慎吾老师对柴胡剂的运用》，均为陈大启所著；学位论文一篇：《陈慎吾教授学术思想整理研究》，由小金井信宏经陈大启指导整理。3篇学术论文经陈慎吾先生之孙陈生主任核实，内容完整，思路清晰，可信度极高。

1.《中医教育家——陈慎吾》 《中医教育家——陈慎吾》由陈大启所著，讲述陈慎吾先生师承学习经历，致力于中医事业，培养中医药人才。文中称，陈慎吾先生精于《黄帝内经》又擅用经方，1938年由朱壶山推荐，受聘于北平国医学院，讲授《黄帝内经》与《伤寒论》。至1948年，终于创办了"私立北平中医研究所"。中华人民共和国成立后，党和人民政府制定了符合人民利益的中医政策，先生深受鼓舞，参加中央卫生研究院中医研究所的工作，同时腾住房，筹资金，编教材，扩大北京中医研究所的招生，其学生以30~50人为一班，分级授课。他亲自讲授仲景学说及《黄帝内经》《难经》。因工作任务繁忙，常废寝忘食。1956年，为了进一步扩大中医教育，培养中医人才，在党和政府的大力支持下，完善了教学设备，增设了课程内容；并经北京市人民政府正式批准成立"私立北京汇通中医讲习所"，亲任所长，全市招生，考试合格者入学，学制三年半。

陈慎吾先生调北京中医学院（现北京中医药大学）伤寒教研组任教的10余年中，是他致力于中医教育事业的鼎盛时期。在这期间，先生虽年逾花甲，但意气风发，老当益壮，将几十年的治学心得，传授给学生，为中医教育事业的发展，作出了巨大贡献。

2.《陈慎吾老师对柴胡剂的运用》 《陈慎吾老师对柴胡剂的运用》由陈大启所著，讲述陈慎吾先生临床擅用经方，尤其对小柴胡汤临床运用有独到之处。除少阳病外，尚有内、外、妇、儿各科杂病，每用必效。

小柴胡汤治疗外感热病，只要见到少阳病的主证、主脉皆可使用。如高热不退，可加生石膏、金银花、板蓝根等清热泻火解毒之品。大柴胡汤、柴胡加芒硝汤为小柴胡汤证兼里有热者设；柴胡桂枝汤为一调气血、和营卫之方；柴胡桂枝干姜汤治小柴胡汤证而兼阳虚水湿内停之人；柴胡加龙骨牡蛎救逆汤治阳热发狂证。此书对研究伤寒者学习和解少阳经典方小柴胡汤有很大的指导作用。

3.《陈慎吾教授学术思想整理研究》 《陈慎吾教授学术思想整理研究》由日本人小金井信宏所著，基于三大资料：陈慎吾先生于1961年，在北京中医学院（现北京中医药大学）讲《伤寒论》课太阳篇部分时的录音磁带，共24盒（陈大启家藏品）；先生在其学生们的协助下写成的《伤寒论讲义》辛卯重订版手稿（陈大启家藏品）；散见于其他书籍中的有关记载。从"作为伤寒学家""作为临床家""作为中医教育家"三个侧面，整理研究先生的学术思想，并总结先生对中医学（主要是对伤寒学、仲景学说）的贡献等。

综上所述，3篇学术论文《中医教育家——陈慎吾》《陈慎吾老师对柴胡剂的运用》和《陈慎吾教授学术思想整理研究》从陈慎吾先生的生平、学术思想、重点方剂运用和教育事业贡献等方面描述；而其所著《陈慎吾经方要义与伤寒心要》《陈慎吾伤寒方证药证指要》描述其个人对《伤寒论》的理解与运用,对后世有很大的研究价值。

参 考 文 献

[1]　吴石忠．中华中医昆仑·陈慎吾卷[M].北京:中国中医药出版社,2011.
[2]　小金井信宏．陈慎吾教授学术思想整理研究[D].北京:北京中医药大学,2002.

(整理:高雅 徐雯洁 徐世杰;审订人:陈生)

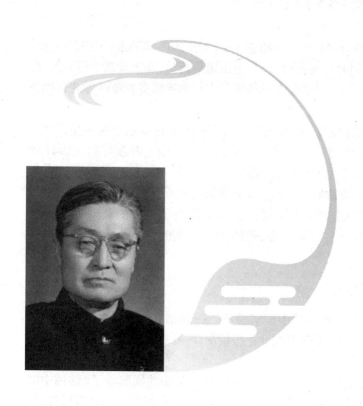

李振三

一、生 平 传 记

李振三先生（1898—1958 年），字子纲，陕西省米脂县人，为著名爱国民主人士李鼎铭长子。李振三先生自幼对中医耳濡目染，在为其父当司药的过程中，刻苦钻研中医中药，治好了不少老百姓的病。1937 年抗日战争爆发以后，他满怀救国大志，于 1937 年 12 月奔赴晋西南一带的抗日前线，经其弟介绍，到山西临汾学生游击队工作。1938 年 2 月初，李振三先生被调往决死纵队第六区专署工作（是共产党的外围组织），又奉命组织第六区兵工修理厂并担任厂长。1942 年 1 月先生到达延安后由其弟陪同拜见了毛主席等党的领导，不久，被安排在延安兵工厂（当时也叫农具厂）任副厂长。中华人民共和国成立后，1950 年先生调任西北行政委员会工业部统计处当科长。1954 年 10 月，中医研究院筹备处正式成立，先生任门诊部主任。1956 年，在毛主席党中央的关怀下，北京正式成立了中国中医研究院（当时叫北京中医研究院，现中国中医科学院），由先生任内科研究所所长。同年他被选为北京市人民代表大会代表。尽管日常工作非常繁忙，先生还是要经常抽时间遍访老中医，和他们探讨医技。同时先生的医术远近闻名，全国各地不少人慕名前来就医，上至领导下至百姓，还有国际友人。他总是有求必应，全心全意治病救人。先生还先后担任"国家五级医师""中华医学会委员""中医学术交流委员会委员"等职。1958 年 3 月 20 日病逝于北京协和医院。

（一）承父学效身革命事业

李振三先生自幼聪明好学，其父李鼎铭对他很是喜爱，精心培育，严格要求，幼年就读于李鼎铭创办的临水寺完小直至毕业,1911 年到绥德中学学习至 1916 年毕业。1922 年他受父命在桃花峁村试办中医研究所,同时开荒种植药材,上山采集药材,加工研制中药丸剂,配制汤头。李鼎铭坐堂行医,他开方配药,父子经常到偏僻的农村和疾病多发地区为老百姓看病,深受当地群众的爱戴和称赞。

1927—1937 年,他抛家别口出外闯荡,先后在西安、甘肃、内蒙古等地以医为生。1937 年底参加革命工作后,在担任兵工修理厂厂长等职之余仍坚持为职工群众看病。1941 年回到延安。在延安期间,他先后担任兵工厂厂长、难民工厂厂长、毛纺厂厂长等职。在繁忙的工作中,从未放松过对中医学的钻研,工余时间免费为百姓看病,有求必应。在解放区,他们父子在发展中医中药和开创"中西医结合"工作中作出了很大的贡献。1945 年 8 月,李鼎铭在延安办起了中医训练班,设立生理、药性、汤头、诊断等课程,他常去帮助代课、讲授。

(二)为发展振兴中医鞠躬尽瘁

1952 年李振三先生从西安调至北京筹建中医实验所。一到北京,他即展开筹备工作,到处奔走忙碌,向王震、习仲勋、朱良才、丁玲等领导汇报情况,呼吁重视中医,提倡中西医结合,并和他们成了很好的朋友。

1953 年为了引起卫生界对中医应有的重视,他与名中医岳美中共同起草了《整理中医学的初步草案》《中国医学概述》和《关于中国医学的历史》等发展中医事业的万言报告,评述了中医药学的历史和特点,提出了加强卫生部中医领导机构、成立各种中医医院、建立中医考核制度等建议,并上呈国务院。

1953 年 1 月,他受命在西直门东观音寺一院内试成立中医实验所。当时的方针是"团结中西医",任务是"团结组织联络广大中医,收集、整理、研究中医验方,交流经验"。上午门诊,下午主要研究中医理论与实验的结合或组织会诊。1954 年 6 月华北中医实验所正式成立,他担任所长。

1954 年 9 月 29 日,他在北京中医进修学校出席了"中医研究院筹备处关于编制预算讨论会",讨论中医院的编制等。1954 年 10 月中医研究院筹备处正式成立,他任门诊部主任。筹备期间,他走访老中医,经常和施今墨、王易门、陈慎吾、岳美中、赵锡武等中医名家探讨医技,并从实际出发,关心和解决院内工作人员的具体困难,了解情况,解决问题,节约开支,协调各方人员的关系,配合党的统战方针。

为筹建中医研究院的新门诊大楼,他呕心沥血,举家搬到荒无人烟的工地上,日夜奔波。由于刚刚解放,百废待兴,建筑材料非常匮乏,他就亲自通过各种关系筹集基建材料,许多建筑材料都是由他直接去找周总理解决的。

1955 年 12 月 19 日中医研究院成立,他担任内科研究所副所长。除了本职工作外,他还奔忙于各大医院会诊,还要到许多病人家中诊病、随访,与国际友人交流经验。他的医术和工作得到了同行的肯定,受到了领导的表扬,先后被评为国家五级医师,当选为北京市人民代表、中华医学会委员、中医学术交流委员会委员等。

他从不知疲倦和爱惜自己,终因长年积劳成疾,于 1958 年 3 月 20 日在北京病逝,享年 60 岁。他的一生为发扬中医学事业而奔波,他的生命闪耀着绚丽的光彩。

二、学 术 思 想

据记载,李振三先生曾将自己治疗肝病特别是肝硬化、高血压、妇科病等治疗经验汇集成文,如《常山的性能临床应用》《高血压病临证初步观察报告》《关于门脉性肝硬化的治疗报告》《中医学治疗急性肝炎和胆管性肝硬变的试验观察》等等。他认为,中医学虽然没有"肝硬变"名词,但早在两千年以前,就对肝硬变(肝硬化)的症状有较详细的记述。根据不同的症状,把它分别列入积聚、癥瘕、血痹、虫症、单腹胀、臌胀、黄疸等门类。对本病的记载,如《灵枢·水胀》:"腹胀身皆大,大与肤胀等也,色苍黄,腹筋起,此其候也。"又《素问·标本病传论》:"肝病,头目眩,胁支满……"又如近代记载有:"血痣初起,其形如痣,渐大如豆……此由肝经怒火郁血凝集而成。血膨之症,胁满小腹胀,满身有血丝缕,烦躁漱水,小便赤,大便黑,腹上青筋是也。"(唐容川1884年)。这段记载应是指肝硬化时出现的蜘蛛痣和皮下出血点、腹壁浅静脉怒张,以及腹水和小便少等症状。

李振三先生重点指出了有关中医治疗肝硬化过程中的护理工作和患者在生活环境方面应注意的一些问题。

1. **注重保护性医疗** 中国古代医学即注重保护性医疗。《素问·汤液醪醴论》云:"精神不进,志意不治,故病不可愈。今精坏神去,荣卫不可复收,何者? 嗜欲无穷,而忧患不止,精气弛坏,荣泣卫除,故神去之而病不愈也。"中医学一贯注重整体观念,不但在发病机制上注意到人体神经系统高级部位的作用,而且在治疗过程中,也特别注意高级神经活动与疾病的转归关系,明确指出,人类在与疾病斗争过程中,其胜败先决条件,裁决于高级神经活动状态。因此,20世纪50年代,全国各地贯彻苏联的保护性医疗制度,加速疾病的恢复过程。

李振三先生强调在实际工作中,首先必须建立起中西医护人员的共同信赖,医护人员必须掌握患者的生活、思想、对疾病的认识及病人所遇到的一切困难,并帮助适当解决,使其解除顾虑,达到安心修养。医护的一言、一词、一举、一动,都应仔细考虑到对患者恢复过程中所起的作用。同时给病人以舒适、愉快和安静的环境。

2. **提倡中医的食饵疗法** 中医虽因过去历史条件所限,没有现代营养成分等说法,但有"肝病……宜食甘,如粳米、牛肉、枣、葵皆甘"(《素问·脏气法时论》),又说"针药莫制者调以甘药"等。从此段记载,可知祖国古代学者,两千年来,不但对肝病,而且对一切疾病的食饵疗法,都很重视,并有很明确的记载,虽然那时所记的"肝病……宜食甘"等,从其中的成分来研究,主要为糖类和蛋白质,所以目前中医在治疗肝硬化的实际工作中,根据祖先的记载结合现代科学,采用少盐、低脂肪、高蛋白质、高糖、多维生素、高热量的食饵疗法。

3. **药物治疗** 药物的种类颇多,这里只将常用的汤头简单提一下,重点介绍服用中药的主要注意事项。治疗肝硬化的汤头20余种,主要有"柴胡桂枝汤""桂枝茯苓丸""化坚丸""木香丸"等。其服药方法,丸药较为简单,只要用汤药或白水送下即可。服汤药较为麻烦,其主要关键在于煎药,如煎药不适当,此药即不能发挥应有作用。一般的一剂汤药用400ml水,先煎至沸腾30分钟后,把药液滤出(最好煎成120ml),再加入300ml水再煎成120ml,用小筛或纱布滤过后,将2次所煎之240ml药液混合一起,使其有效成分均匀备服,每次服120ml。服药时间,不论汤药或丸药,一般系早晚饭后30分钟各服1次。每次服药时,必须将已制成的药液,稍加温后再服。

三、代表著作与论文述评

目前通过中国知网只能检索到《中医对肝硬变的治疗和护理工作的初步体会》一文。文章简单介绍了中医学治疗肝硬变的依据、治疗效果和古代医学已注意到的保护性医疗，包括病人所需要的优美环境和食饵疗法等；并依据中医古典文献上的记载，加以分析并提出了作者的初步看法。

此外，1953 年，著名中医岳美中起草了一份关于中医发展问题的意见书，经与李振三先生共同磋商、补充修改后，提供给了中共中央、政务院作为参考。此事是由于1951 年卫生部相继发布了《中医师暂行条例》等限制中医执业和改造中医的文件，从而使中医学面临着不能正常传承和发展的危险。该意见书回顾了中医学发展的悠久历史，阐述了中医学的特点和价值，提出了设立各级中医行政管理机构、建立中医研究院、创办中医学院等宝贵的具体建议，代表了中医界的心声，反映了中医学自身发展的客观规律。让我们感受到当年在中医事业兴衰存废的关键时刻，中医界有识之士的历史责任感和担当精神；感受到前辈中医学家的深厚学养与谋深虑远的睿识卓见；感受到在数千年历史发展的长河中，中医药学佐护着中华民族生存繁衍，虽历经磨难，仍百折不挠、生生不息、继承发展的巨大内在力量。

李振三等人发表在《中医杂志》1956 年第 5 期中的论文

参 考 文 献

[1] 王志勇,张伯礼,王炼.群英汇聚——中国中医科学院人物志[M].北京:科学出版社,2015.
[2] 李振三,王占玺.中医对肝硬变的治疗和护理工作的初步体会[J].护理杂志,1956(5):209-210.
[3] 李雅清,岳沛芬.岳美中先生起草的一份中医工作建言[J].中华医史杂志,2015,45(6):338-343.

(整理:李志更;审订:胡镜清)

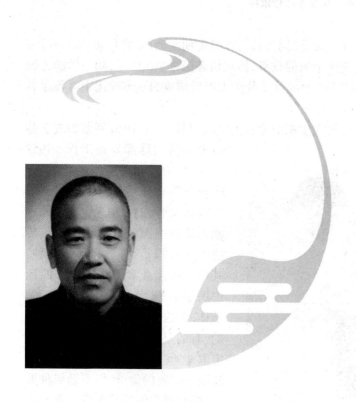

葛云彬

一、生平传记

葛云彬先生(1899—1960年),江苏省江阴人。中医骨伤科专家。曾在苏州行医。中华人民共和国成立后,历任苏州中医诊所正骨科主任,卫生部中医研究院西苑医院骨科主任、主任医师。中国农工民主党党员。先生治疗骨伤,手法独特。在治疗关节脱臼中,总结出一套轻松灵活的闭合复位手法,对骨髓炎、骨结核治疗亦有丰富的临床经验。葛氏正骨在近现代骨伤学科的发展中起到了积极的推动作用。

葛云彬先生幼年父亲早亡,家境贫寒,仅攻读私塾2年。14岁拜江苏省常熟伤科名医韦鸿海为师学医。韦氏伤科乃是清末及民国初年苏南地区著名的伤科流派,其特点是不仅擅长伤科手法和内外用药治伤,并精通技击武术。先生随师从业5年,由于勤奋好学,深受业师青睐,倾囊相授。满师后即独立开业行医。先后在江苏金坛、武进等地行业,后至上海、江苏常州及苏州等地设立诊所。由于医术精湛,治疗骨伤科疾患常手到病除,有"立竿见影"之功效,故所到之处均深受群众欢迎。

1930年,葛云彬先生定居在苏州市开业行医。他为人慷慨、豪爽,又广于结交,对医疗技术潜心钻研,精益求精,名声大噪。中华人民共和国成立前夕,他不仅成为苏州市一流名医,在全国中医骨伤科同道中亦负有盛名。在民国政府蓄意取缔中医,企图扼杀中医事业,中医备受歧视之际,他曾联合苏州中医界名流与同道,共同发起创建"苏州中医同业公会",其宗旨是在中国共产党的领导下,联合中医界全体成员为发扬中医、振兴中医而奋斗。"中医公会"成立后,曾兴办过"中医师进修学习班""中医学员学习班"等。事实证明,当时"中医公会"所培育的人才现均已成为苏州市中医界的中坚力量。与此同时,他还和当时苏州名老中医钱伯煊、李畴人、奚凤霖等 10 人结成"同舟社",每月定期集会,互勉互助,取长补短,用显著的疗效取信于社会,以对抗消灭中医的政策,相互切磋探讨中医学术,相互勉励为振兴中医事业而努力奋斗。当年"同舟社"的成员及其传人以后均成为江苏现代中医各派名流,共同为医学这一宝贵遗产得以延续而努力。

中华人民共和国成立以后,葛云彬先生响应党和人民政府号召,于 1950 年参加成立苏州市中医门诊部筹备工作。1952 年,改名为苏州市中医医院时,先生任该院首任伤科主任。苏州市中医医院骨伤科的底蕴就始源于此。苏州中医教育历史悠久。传统方式有祖传、自学和师承三种,其中从师授业者最为普遍。四期中医学徒班,特别是第一、二班的学徒,有的是举行过正式拜师仪式的,有的是经单位招收的学徒,指定其老师,还有的是市卫生局委托统一招收的学员,但不管何种形式,都有固定的师承关系。葛云彬先生作为当时的苏州名医,有学徒随诊,学徒班实施"分散带徒,集中

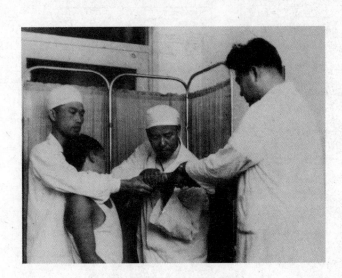

葛云彬(右二)在治病带教

学习"的教学方式,学员大部分时间都在老师案边或随诊抄方或动手学艺,心领神会,终身不忘,各有特色。在他们身上师承气息非常浓郁,鲜有人半途改行,就是担任了行政工作,但也从未脱离中医临床。

1955 年,因工作需要,葛云彬先生奉调进京,到中国中医研究院(现中国中医科学院)工作,任中国中医研究院西苑医院骨伤科主任、外科副主任等职。1959 年因工作成绩卓著被邀请出席"全国群英会"。1960 年因病于北京去世。享年 61 岁。

二、学 术 思 想

(一) 独创关节内骨折治疗方法

葛云彬先生在中医骨伤科学术方面,主要是从事疑难的骨折和关节脱位的研究。长达几千年历史的中医,直至中华人民共和国成立前,骨伤科传统治疗骨折与关节脱位,主要是依靠"手摸心会",凭医生的临床经验来进行临床诊断和治疗。此时西医治疗骨折与脱位已采用 X 线和麻醉配合手术等治疗方法。葛云彬先生早在 20 世纪 30 年代便与西医学界同道相处甚密,共同切磋医术,使他领悟到如能将先进的医疗设备与技巧和中医的传统医术特长相结合,取长补短,将对中医骨伤科技术水平的提高更有所裨益。于是,他在 20 世纪 40 年代初期,专门购置了全套 X 线设备,并聘请西医麻醉师结合临床悉心研究各种疑难骨折和脱位的治疗方法。通过大量的临床实践和研究,他逐渐创出了一整套治疗关节内骨折的独特

治疗手法和外固定器材。

据当时跟随葛云彬先生学习中医治疗骨折的北医附属三院外科骨科组总结记载了先生应用中医治疗骨折方法的神奇疗效。先生对于3例股骨骨折病人进行了治疗，对股骨骨折进行了手法整复，并对于斜形或螺旋形骨折整复后固定而不再发生移位现象。而这两个点是当时的医疗水平下西医也难以解决的难题。其中，第1例成年病人患股骨干中1/3粉碎骨折，已1周之久。葛云彬先生未用麻醉即将骨折整复。第2例病人是儿童患股骨干中1/3螺旋骨折，已2周，是在全身麻醉下进行复位，复位后用中医方法固定，未再发生纵行移位。第3例病人患股骨干中上1/3交界部粉碎骨折，已3天。在局麻下进行复位，复位达80%以上，但在固定过程中又发生前后方向横行移位，骨折面仍接触，但对线良好。这3个病例很可以说明股骨干骨折是能用手法复位的，而且螺旋骨折整复后用中医方法固定并不会发生横行移位。这种神奇的疗效给当时的西医团队很大的触动。

葛云彬先生的正骨方法有四，即"推、拿、拉、伸"。其中"拉"是突然用力牵拉，也就是说在持续牵引（即"伸"）的过程中突然用力牵拉，这样很容易将骨折断端牵开加以整复。这一种方法在西医的手法复位过程中是没有的，恐怕这也就是西医用手法整复有时失败的关键因素之一。在整复骨折时，正筋也是中医治疗方法中很独特的一面，西医治疗骨折从未注意到这一点。根据葛云彬先生的观察，正筋是十分重要的。不但能使肌肉的位置改正，或者也有使每个肌肉解除痉挛的作用，这样既能使整复更加容易而且也可消除骨折愈合后的并发症。中医的正骨方法确有独到的地方，也很有科学性。

此外，中医的固定方法也是很科学的，在治疗股骨干骨折中，必要时也应用牵引。葛云彬先生治疗股骨干骨折中，已进行皮肤牵引时即利用皮肤牵引，皮肤牵引失效时可用布带圈套在大腿下部进行牵引。这种牵引方法不在医院中亦可采用。

用中医方法固定骨折所用的器材既很简单又很容易得到，用过之后仍可应用，其中包括棉花、布带（布绷带）、硬粗板（马粪纸）和木板。这种固定方法不但可以免除应用石膏固定时患者的不适感和以后所发生的关节强硬，而且其固定作用也比石膏好。在固定的过程中，骨折部肿胀消退时，可以将系带收紧使固定物不变松动，这一点在应用石膏治疗时是做不到的。

中医治疗骨折所用的接骨膏具有肯定的疗效。骨折部外敷接骨膏后，肿胀很快即消退，在敷用1周之内即完全消退，这也是在用西医方法治疗中所未见到的。骨折部的疼痛和压痛消失得也比较早。如果按照一般教科书上所讲的，骨折部无疼痛和压痛并且无皮肤浮肿即为临床愈合指标，那么中医治疗骨折的治愈时间肯定是大大缩短了。

除了局部使用的药物外，还口服"接骨丹"。这类接骨药物已在动物身上做过两批实验，证明对骨折愈合很有用处，至少可以加固骨折愈合的强度，因而缩短了骨折愈合所需的时间。

葛氏、楚氏伤科对四肢骨折则以手法复位，"小夹板"固定，既可动静结合又可及时观察病情，此法享誉省内乃至全国。而对于关节内骨折，他的研究重点放在对肘关节内各种骨折的研究，因为肘关节内骨折是人体各种关节内骨折最复杂而又最难治疗的骨折。他通过大量临床实践和研究，提出治疗肘关节内骨折的理论依据是"凡骨折片有脱出来的路，就有回去的路"，这是采用中医手法闭合治疗各种关节内骨折和脱位的一条最根本的指导思想。通过观察和研究，他创出了一条中医手法治疗各种关节内骨折和脱位的新路子。1972年中国中医研究院广安门医院参加"全国科技大会成果展览会"所展出的"中医手法治疗肘关节内五种骨折"成果就是运用葛云彬先生所创造的治疗方法而获得的。1982年中国中医研究院广安门医院所获"纸板加后垫治疗腕舟骨骨折"的部级重大科技成果奖，以及1981年卫生部发布"治疗肱骨外髁翻转骨折经验总结"的全国中医药重大科技成果奖，也是运用他所独创的用马粪纸夹板加压垫治疗骨折的方法所获得的。先生在创建中医手法闭合治疗各种关节内骨折的研究方面是功绩卓著的，有力地推动了我国中医骨伤科事业的发展。

（二）创用陈旧性关节脱位治疗方法

同时，他对陈旧性关节脱位也创出了一套治疗方法。所有这些成就很为当时西医学界同道所赏识。在治疗骨关节陈旧性脱位的研究方面，先生认为治疗陈旧性关节脱位的首要问题是"解脱"，也就是在治疗陈旧性脱位一开始首先运用"解脱"手法，将脱出在关节囊外之骨的周围粘连组织必须彻底解除，使之完全松动，然后再运用复位手法使脱位之骨"归位"。他积多年临床实践经验创建了一整套治疗全身各大关节陈旧性脱位的治疗方法。其中，以肩关节脱位最为代表性。在当时，不论中西医骨科在临床上处理陈旧性脱臼，尚未有妥善的方法，一般认为凡脱臼超过两三周后，主张进行切开手术整复。因为陈旧性肩关节脱位主要由于久而未动之关节及脱出之肱骨头的周围筋膜已形成粘连，以致气血凝滞，血不养筋，筋络缩短，肌肉萎缩，关节强硬，而丧失活动功能，故施行手术整复比较复杂。即使勉强进行复位，亦极易发全骨折或神经血管有严重的损伤。先生运用梯上拔伸法及结合热敷和整骨八法，来整理陈旧性肩关节脱位不需开刀手术复位，打破了陈旧的常规和观点，是一个相当宝贵的经验。

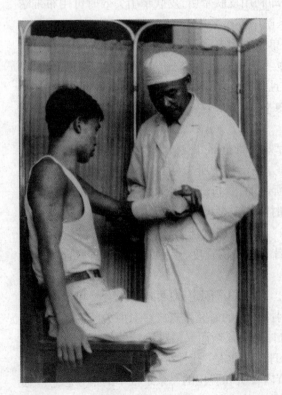

葛云彬在为患者治疗

整复肩关节脱位之目的，是在于将脱出之肱骨头送回肩胛骨之关节盂内，因肩胛骨关节盂甚为浅平，故整复时困难不大。但如果受伤时未能获得及时治疗，或虽经试行复位，又因技术经验之限制，则容易形成陈旧性肩关节脱位。20世纪50年代中期，葛云彬等采用梯上拔伸法整复肩关节脱位。该法主要是以架梯横档作杠杆，通过拔伸、提托按压、旋转等手法进行复位。对新鲜肩关节脱位多数一次复位成功，亦用于整复1~2个月内的陈旧性肩关节脱位。1957年，"全国第一届医药卫生成果博览会"上所展出的"上复位法治疗肩关节陈旧性脱位"的成果，就是他在研究治疗陈旧性关节脱位方面的成就之一。葛云彬先生1958年在河北省中医整骨技术交流大会上，用该法当场成功整复1例3个月以上的陈旧性肩关节脱位，受到中西医界普遍赞誉，并在1958年的《健康报》上登载报道。

葛云彬先生所创制的梯上拔伸法具体方法如下：

医者一人、助手二人、木梯一座。首先用热毛巾、热敷患肩10余次，并做"按摩"手法，然后医者以手握住其患臂实行旋转活动，做内收、外展、高举、前屈、后伸之动作，活动范围由小到大，不使患者有明显疼痛，并时时安慰患者，不使患者精神紧张，直至脱出之肱骨头微有活动，然后将备妥之木梯斜靠在墙上，在较患者微高之梯凳上（置一棉垫，以绷带包扎好，但梯凳要圆形的），只能使患者两足尖着地，梯下放一小凳，患者立于小凳上，将患侧腋窝跨置于用垫包扎好的梯凳上，使患臂下垂。用一助手双手压住其患侧之肩胛骨处，并扶其躯干；另一助手双手紧紧握住其患手之前臂，拔伸患臂向下，做旋转活动（内收及外展）；医者掌握其患臂，两手拇指按住患侧肩峰处，两手四指合抱插入患侧腋窝处，钩托脱出之肱骨头，向关节盂内送入。医者和两助手必须配合得当，同时用力，但必须缓慢，不可急躁或用暴力，须持续拔伸，不可放松，否则很易发生肱骨近端骨折，最后听得响声，即已复位。然后托住患臂，使患者离梯，但必须将患者之肘关节紧贴于胸前，手置对肩，以防发生再脱，并以三角巾和绷带固定。

详细来说，《现代中医骨伤科流派菁华》所载葛氏肩关节脱位复位手法分为肩关节下脱、前脱以及后脱等。具体如下：

（1）下脱的复位手法：用梯一座（与椅背靠法有异曲同工之妙，在基层仍有很大的适用空间），令患者将患肢腋窝置于棉花包裹的横档上面，一助手立于患者背后，抱住患者上身以固定之，另一助手立于患者前方，双手拿住患臂用力向下牵引，医者双手拇指置于患肢腋下，用手按肱骨头隆起部位，即可听到复位之声。后令患者离梯后，医生迅速用一手握住患者前臂，一手扶住肩部做内收、内旋运动，并将患侧手背尽量超过健侧颈部，使肘关节与体部成正中线。

（2）前脱的复位法：前面相同，医生双手拇指用力压迫前方隆起部位，使肱骨头向后下方，即可听到复位之声，令患者离梯子之后，将上臂复旋，并将上肢轻度内收，使上肢与体侧平行。

（3）后脱的复位法：前面相同，医生双手拇指用力压迫隆起部位，使肱骨头向前下方，即可听到复位之声，令患者离梯子之后，将患者慢慢做轻度内收。以上复位均须绑扎固定，一般多使患肢肘关节弯曲约70°进行固定。

应用的注意事项如下：

（1）整复之前的"按摩"手法运用至关重要。其主要目的是分开筋膜之粘连，并逐渐延长缩短之筋络，以达到气血畅通，肌肉松弛，能使脱出之肱骨头松动，关节活动幅度增大，这种手法早在中医学典籍上有记载，对治疗陈旧性肩关节脱位，是起了相当重要的作用。

（2）整复过程中的耐心和说服力至关重要。由于整复陈旧性肩关节脱位比较困难，故在整复时必须要经过周密的考虑，要以高度的耐心和说服力取得病患和医师的合作，否则在整复过程中因情绪急躁，很可能发生肱骨头骨折，或筋膜、肌肉的严重损伤，不能达到整复目的，反而使病情严重恶化。

（三）重视中药治疗骨伤科疾病

葛云彬先生不仅在手法研究方面有所成就，而且在运用中药治疗骨伤科疾患方面亦有很深研究。他在运用药物治疗方面特别重视对中药炮制的研究和剂型改革。例如对"雪上一支蒿"的炮制方法,将用几种不同方法所炮制成的药物通过动物实验观察其毒理作用,积累了有益的经验。他数十年间共创40余种治疗骨伤科疾患的经验方。其中著名的"一支蒿丸""大七厘散""整骨紫金丹"等均为临床有效良方。

葛云彬先生常用内治法如下:

损伤紫金丹:川断1.0kg,当归10kg,煎成膏滋8kg,加入广木香4.5kg、川乌2.5kg、三七2kg、元寸15g研成细粉,调至发生粘性为止,待干后,做成丸药。成人每次服4.5~9.6g,每日9~30g。儿童减半,妊娠及月经期间禁用。

肩关节习惯性脱臼方:当归9g,川断9g,杜仲6g,黄芪30g,钩藤9g,忍冬9g,川芎6g,五加皮9g,川羌9g,蒸首乌12g,甘草1.5g。水煎服,5~7剂。

外用止痛消肿膏:主治:肿胀疼痛。功能止痛消肿,去瘀生新,通经活络。成分:白芷、细辛、独活、羌活、山茱萸、五加皮、甘松、大小茴、陈皮各30g,大黄180g。制法及用法:以上各药共研细末,用凡士林调和,摆纱布上外敷。

接骨紫金丹(《伤科补要》):主治:一切骨碎损断,服之能续。成分:地龙一两,龙骨二两,麝香五分,自然铜三两,川乌一两(姜制),滑石四两(水飞醋炒),地鳖虫二两,赤石脂二两(醋炒),乳香一两五钱,没药一两五钱,鹿角霜二两。制法:各为极细末,用鹿角膏烊化,捣和为丸,如弹子大,朱砂为衣。服法:用开水或黄酒送服。用量:每服一钱,日服两次,儿童减半。

三、代表著作与论文述评

1.《肩关节脱臼的复位手法》 本篇论文发表于1958年《江苏中医》第1期。其中以图文并茂的格式,介绍了几种不同的肩关节脱位的临床表现及手术疗法,具体包括肩关节前脱位、后脱位和下脱位3种脱位的症状和整复手法。并对整复后的中药内服方法、主治、方药组成、用量用法等有明确介绍。已在本文学术思想部分有相关介绍,此处不再赘述。

2.《脊椎骨折的治疗法》 本篇论文发表于1959年《中医杂志》第5期。其中亦配有图片,介绍了脊椎骨折的急症处理方法。主要内容如下:

(1)脊椎骨折病人的搬运方法介绍:葛云彬先生强调,正确的搬运方法应该是使病人俯卧在担架上,病人的两手背接触于自己的前额部。从外表上看起来,病人的背部和臀部比较隆起,而腰部比较下沉;在解剖上前纵韧带成为制止带,由于前纵韧带紧张,压迫骨折可归于减退。

(2)介绍脊椎骨折的常见类型:①压缩性骨折;②粉碎性骨折;③骨折兼脱位。

(3)介绍整复脊椎骨折的手法

1)使患者俯卧。

2)一助手立于床头,两手置于患者腋窝下做反牵引。

3)另有两助手各握住患者小腿部用力牵引。

4)医生用双手大拇指,或用手掌根按

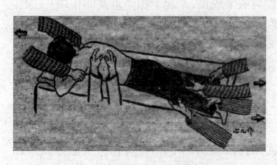

脊椎骨折正骨手法图

捺伤骨隆起之部,使之平整复位。

(4) 整复后固定方法

1) 保持原有牵引位置,外敷止痛消肿膏于患部。

2) 患处附以适量棉花。

3) 用卷布围绕腰背部二三重。

4) 将预先剪好的硬纸夹垫好棉花后,敷于患部,用卷布围绕而做固定。

(5) 内服药物以帮助骨折恢复:嘱患者卧床休养,内服接骨紫金丹,以续筋接骨、去瘀生新、通经活络、强壮定痛。如病人下肢瘫痪者,内服神效治痿汤,以止痛、活血、利尿、通便,恢复下肢功能。

1960 年葛云彬先生作古,周总理亲自指示把骨灰安葬于八宝山革命公墓。2001 年,他曾被中华医学会骨科分会主任委员邱贵兴教授誉为对新中国骨科事业发展壮大及为骨科人才培养作出突出贡献的 13 位骨科大师之一(与其齐名的另外 12 位分别是方先之、陶甫、孟继懋、陈景云、屠开元等)。先生毕生对骨伤科事业的发展做出了重大贡献,他对事业的刻苦钻研和严格要求的治学精神是值得后人学习的,他在骨伤学科中的贡献将永被后人铭记。

参 考 文 献

[1] 中国中医研究院.中国中医研究院人物志:第一辑[M].北京:中医古籍出版社,1995.

[2] 丁继华.现代中医骨伤科流派菁华[M].北京:中国医药科技出版社,1990.

[3] 张宽.燕京地区骨伤手法流派传承及学术思想的研究[D].北京:中国中医科学院,2012.

[4] 葛云彬,周玲英,钱福元.脊椎骨折的治疗法[J].中医杂志,1959(5):58-59,71.

[5] 葛云彬,周玲英,钱福元.肩关节脱臼的复位手法[J].江苏中医,1958(1):37-38.

[6] 顾尧森,葛淑芬.用梯上拔伸法整复陈旧性肩关节脱臼介绍[J].江苏中医,1962(6):23-24.

[7] 学习中医治疗骨折的初步总结[J].北京医学院学报,1959(1):176-177.

(整理:杜松;审订:孙树椿)

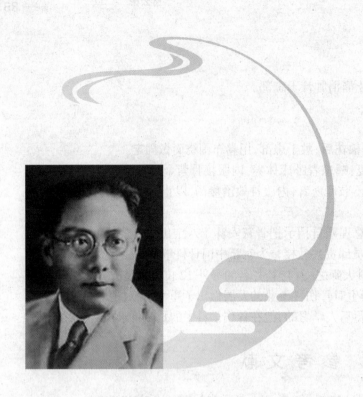

龙伯坚

一、生平传记

龙伯坚先生(1899—1983年),湖南攸县人,现代著名中医学家,为中国中医科学院(原中国中医研究院)建院奠基人之一,在奠定中国中医科学院图书馆馆藏,发起编纂《中医图书联合目录》,开展中医古籍书志研究、《黄帝内经》集注研究等方面作出了卓越贡献。

(一) 名门之后,医事救国

龙伯坚先生,名毓莹,字伯坚,后以字行,1899年12月出生于湖南长沙。祖父龙湛霖,号芝生,是清同治元年(1862)进士,授翰林院编修,典试福建、云南,督学江西、江苏,前后担任礼部、刑部侍郎(那时的中央政府只有吏、刑、礼、兵、户、工六部,侍郎相当于副部长),主张变科举、设学堂、习科学,倡导维新。告归后,任明德学堂总理,对黄兴的革命活动,力予维护。他的父亲龙绂瑞,号黄溪,曾任四川提法使,辞官后和他的堂伯龙璋以及胡元倓、谭延闿等创办明德、正经二学堂和湖南民立女校,该校成为国人首创的湖南第一女学堂,后又回攸县改东山书院为南云学堂(1903年),实开当地现代教育之先声。当明德堂教员黄兴领导华兴会革命事发而被清兵搜捕的时候,他慨然将黄兴留住侍郎府——西园密室,并多方掩护。

龙伯坚先生幼年从家庭教师习古文,继修英语、数学等学科。1916年入湘雅医学专门学校预科。越二年,转入该校本科。1911年在五四运动影响下,先生积极参加爱国学生运动,担任湘雅《学生救国报》主编。后该刊改名为《新湖南周刊》,龙伯坚先生继任主编。当时,毛泽东主编省学联的《湘江评论》,在毛泽东的倡议下成立了湖南学生周报联合会,龙伯坚先生被公推为总干事。二人成为了为追求真理而共同奋斗的笔墨之交、少年知己。后省学联被湘督张敬尧查封,《湘江评论》亦被查封,先生与编委张维、李振翩乃共邀毛泽东合办《新湖南》周刊。自此后,《新湖南》取代《湘江评论》,成为宣传马克思主义,宣传民主与进步,抨击时政的重要喉舌,在全国颇具影响。

1923年龙伯坚先生毕业于湘雅医学专门学校,随即被湘军总司令谭延闿任为总司令部军医处长。不久,相继担任长沙仁术医院医师、湖南肺病疗养院院长,并著有《免疫学原理》《肺病疗养谈》,分别由商务印书馆、中华书局出版。1929年龙伯坚先生任南京国民政府卫生署秘书、简任卫生署技正。1931年由卫生署选派留美,入美国哈佛大学公共卫生学院。1933年获医学硕士学位,归国任湖南省卫生处处长等职。1934年由卫生署派任湖南省卫生实验处处长,主持湘省公共卫生事业。在任期间,龙伯坚先生在全省各市、县建立卫生院,共70余所,造福了家乡人民。

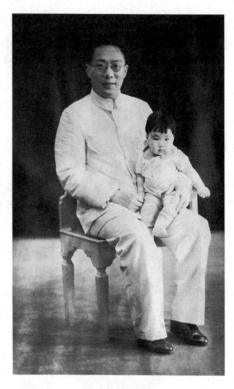

抗战前夕,龙伯坚抱着幼时的龙永宁留影

1937年龙伯坚先生调任重庆国民政府卫生署保健处处长。翌年,加入国民党。1939年赴天水,任西北行营卫生专员。当时毛泽东在陕北,闻先生任职西北行营,欣然写信给他,并填词一首相赠,先生珍视之,惜在战乱中丢失。1941年龙伯坚先生因病辞去专员职,养病于贵阳父亲在贵阳的花溪寓所。病稍愈,日寇南侵,为避战乱举家迁湖南攸县老家,闲居数载。先生家世代书香,藏书颇丰,乃以读书和整理古籍自娱,尤对我国医学古籍产生浓厚兴趣。在此期间,先生产生了中医学史研究的志愿,并着手收存史料,积累藏书。

1945年抗战胜利,湖南省政府再委任龙伯坚先生以卫生处处长职务,相继在全省各行政专署所在地创办省立医院共12所,在省会长沙还建立省立中医院1所,颇有政绩。

湖南和平解放前夕,龙伯坚先生积极投入民主进步运动,并与中共地下党组织取得联系。1949年初,因中共地下党活动据点湖南孤儿院不宜再作为秘密活动据点,中共地下党员曹治阳、省工委负责人周礼相继避居龙伯坚先生家——上麻园岭湖南肺痨医院内。人们均以龙氏父子于中国新、旧民主主义革命中先后"复壁藏宾",传为佳话。此后,先生多方加以掩护,为周礼安排了卫生处视察员的职务名义,以利其工作。其后,又陆续安排了中共地下党员数名在省政府卫生处、省立医院等部门工作,并为他们租了两处房屋居住。1949年4月,在中共地下党领导下,由先生发起并邀请医学界著名人士凌敏猷、王肇勋、单传烈等人组织时事学习小组。每周在龙伯坚的寓所进行一次学习座谈,由曹治阳主持,学习毛泽东著作和中共的有关文件,座谈解放战争和湖南和平民主运动形势。参加时事学习小组的成员,都在自己的活动范围内,为长沙的学生运动、民主进步运动和迎解工作起了推动促进作用。

1949年5月间,龙伯坚先生与湘雅医学院院长凌敏猷,按照中共湖南省工委的指示,将一批药品器械派员送往湖南人民解放总队湘中第一支队,并动员陈祜鑫、沈维廉两位医生参加游击队。先生还多次为中共地下党提供活动经费和纸张等物资。7月，龙伯坚先生按照省工委的指示，将卫生处仓库中价值1 000多万银元的药品和医疗器械，转移至湘雅医院地下室，以防白崇禧部队撤离湖南时掠走。不料，此事为卫生处一三青团分子告密，长沙警备司令部稽查处长毛健钧派特务将先生逮捕。龙伯坚先生被捕后，中共湖南省工委积极进行营救，通过唐生明、文于一及龙伯坚先生的好友凌敏猷等多方奔走，8月初，长沙警备司令陈明仁下令，将先生无罪开释。

湖南和平解放后，龙伯坚先生受命担任湖南临时政府卫生处处长。1950年湖南省人民政府成立，任省人民政府委员。翌年，调任中南卫生部教材编辑委员会主任。随后，受任中南区抗美援朝医疗大队大队长，带领医疗大队赴东北，救护治疗志愿军伤病员。

龙伯坚先生中年以前的丰富阅历和传奇经历，给他日后从事中医研究工作培养了顽强的毅力。而他的同乡老友毛泽东主席，也给予了他支持和鼓舞。他被毛泽东主席称为"三个半朋友"之一。毛泽东主席好讲三个半，如说中国有三个半历史学家，三个半军事家，他有三个半朋友。三个半历史学家都知道，是陈垣、陈寅恪、郭沫若与范文澜。三个半军事家有几种说法。三个半朋友是蔡和森、章士钊、周谷城与龙伯坚。毛泽东主席1951年3月14日给他写的信中言道："伯坚先生，去年11月11日大示收到读悉。吾兄参加革命，从事卫生工作，极为欣慰……尚望努力工作，为民服务。"

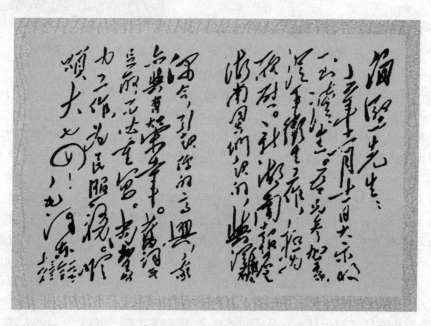

1951年3月14日毛泽东回龙伯坚书信

龙伯坚先生酷爱书本，收藏典籍成了他一生中最大的嗜好。但他更懂得书的宝贵内容以及发挥古籍作用的重要性。为了让更多的人翻阅、借鉴，为繁荣祖国文化做贡献，他多次慷慨地将自己珍藏多年的书籍捐赠给图书馆。仅1952年一次，就将他收存的2万余册图书送给了湖南省图书馆；1980年又送去了三部珍稀古籍，其中有明抄本《玉笥山人词集》（又名《花外集》）、清嘉庆年间精刻本《西禧堂抄钞》和清康熙年间精刻本《西昆酬唱集》（上、下两卷）。

（二）奉调来京，寝馈歧黄

1953 年龙伯坚先生被调任北京中国医药研究所，任所长。这为他创造了开展医史研究的良好条件。1955 年中国医学研究院成立，任中国医史研究室一级研究员，开始一遂他多年的夙愿：从事我国医学圣典《黄帝内经》的研究整理工作。1956 年 7 月，龙伯坚先生在中国科学院自然科学史第一次科学讨论会上，宣读了他的论文——《黄帝内经和它在世界医学史的地位》，由于这一论文的发表，世界上古医学史必须重新改写，在国内外产生重要影响。龙之古文基础深厚，对我国古典医学研究已非一日之功，造诣颇深，在短短一两年内，陆续著有《现存本草书录》《黄帝内经论丛》《针灸甲乙经校证》，以及《黄帝内经素问》现代汉语译稿等著作。

正当龙伯坚先生为弘扬中医学遗产做出不懈努力的时候，1957 年他被错划为右派受到降级处分，政治上受到折辱，1959 年又被下放青海。卫生部部长钱信忠得悉后，连忙联系有关部门，将他留在北京，另行安排。1959 年他调到中国医学研究院医学情报研究所。在此期间他的精神受到了极大摧残，生活上也遇到了种种困难。而他在挫折面前，并没有因此终止手中的工作，将全部精力和时间都投入到《黄帝内经集解》的编著工作中。当写作进入紧张阶段时，他几乎每天要伏案疾书达十多个小时。从浩如烟海的医籍文献中，集历代医家研究《黄帝内经》之大成，他精心考证了 50 多种不同见解，加以分类整理，并将《黄帝内经》断句，译成现代汉语。研究工作之繁重，可想而知。常年的劳累积累导致他患上视神经萎缩。1962 年发生了轻度中风，时年 63 岁。家人都劝他多休息一会，他却说："我的时间已经不多了，不抓紧写不行啊，否则写不完，于心不安！"1964 年初，他的视力开始模糊了。随后不久，最终不幸双目失明。此后，先生仍以顽强的毅力，不忘初心，坚持研究工作，并依赖自己惊人的记忆力，继续进行研究和整理工作。1964 年末，《黄帝内经集解》初稿告竣。鉴于当时出版之艰难，日久唯恐遭遇散佚，先生将书稿寄给远在湖南的儿子龙式昭保管。幸亏此举，经历了"文革"的多次洗劫，堆积如山的原稿、史籍，都已先后化为灰烬，而此 48 卷《黄帝内经集解》却珍藏长沙，得以安然无恙。

龙伯坚先生在研究编写医史资料的工作中，得到了党和政府的深切关怀。毛泽东主席就曾经给他写信、赠词，多次促膝长谈，帮助解决具体困难。

（三）春风化雨，心血铸针

1978 年，党的十一届三中全会后，龙伯坚先生的冤案得以平反，错划右派问题得到彻底改正。1981 年 3 月，胡耀邦同志在沈其震同志送去的报告上亲自作了批示，除了责成有关部门协助为其出版著作外，还将在长沙工作的儿子调来北京，继续帮助核整文稿。《黄帝内经集解》书稿又被送还到北京龙伯坚先生住所。这时，龙伯坚先生已完全失明，由其儿子龙式昭先生代笔继续创作。终于，在 1981 年《黄帝内经素问集解》《黄帝内经灵枢集解》两部巨著全部完成，共 48 卷。1983 年完成《黄帝内经概论》的编著工作，由上海科学技术出版社出版。编著者不仅没有得稿酬，龙式昭还自费交了 3 万元，才算得以出版发行。2004 年，《黄帝内经集解》由天津科学技术出版社出版发行。这是龙伯坚先生父子花费半个世纪发掘中医学遗产，为人类奉献的一项伟大文明成果。2004 年 5 月，龙式昭将《黄帝内经集解》作为向其母校湘雅医学院 90 华诞的献礼，捐赠给了校史展览馆。

龙伯坚先生自 1956 年开始,花费了一生中 40 多年的心血收集整理、解读诠释《黄帝内经》,进行《黄帝内经集解》的编纂,从事艰苦的写作工作。该书的出版在国内外产生巨大影响,中外医学家均给予极高评价。当这部放射着我国古代灿烂文化光华的中医学史巨著陈列在图书架上时,不仅是我国医学界的一件大喜事,对于世界医史研究者亦有巨大的价值。英国剑桥大学李约瑟博士曾写信给先生:"亲爱的龙伯坚博士:你可以确信,我们对你不是完全不了解,因为我们已采用你的现存成药自然历史的书《现存本草书录》多年了,并得到很大益处。我们也采用了你的很多论文。现在我们非常感谢你送给我们一部《黄帝内经概论》,它对我们图书馆的书架将是有价值的补充。"同时李约瑟博士还表示将"铺红地毯欢迎"他去伦敦讲学。龙曾为该书写自序诗一首:"渠渠厦屋,众力所成;块砖片瓦,分伍无名。年力有限,了此长征;尽我微薄,不负此生。"体现出他为医学事业鞠躬尽瘁、奉献终生的心声。

1983 年 6 月龙伯坚先生在北京逝世,享年 84 岁。先生育有一子一女,其女名龙未央;其子名龙式昭,继承父业,为湖南中医学院(现湖南中医药大学)教授。

二、学术思想

(一) 抢救与保护中医文献,开拓中医古籍目录及书志研究

1. 搜集中医古籍,奠定中医研究院建院藏书基础   龙伯坚先生一生热爱中医学事业,并酷好收藏书籍。他家里所藏经史子集及工具书达 2 万余册,后来悉数捐赠给湖南省图书馆。在土地改革运动期间,他就注意收集医学书籍,仅收集唐生智一家藏书即达 2 000 余册。后因任中南卫生教材编辑委员会主任,常利用到北京开会的机会广搜博采,为编委会搜集到中医古籍 2 000 余册,其中不乏明清善本。1953 年调至北京工作后,经上级批准,将中南卫生教材编辑委员会的藏书运抵北京,归中央卫生研究院图书馆收藏。1954 年底,他又与章新民等同志赴南京、上海、杭州、绍兴、宁波等地访求中医书籍,并结识了中西医界的许多朋友,如丁福保、余岩、范行准、曹炳章等人,他们一见如故,互相切磋,交流学术。最为可贵是,征集到余云岫、丁福保、曹炳章等名家的丰富藏书。如明万历初刊的金陵本《本草纲目》、曹炳章的手稿医书等,进一步丰富了中央卫生研究院图书馆的藏书。这些宝贵的中医古籍资源后来悉数归藏中央卫生研究院图书馆后,为 1955 年筹建中医研究院图书馆奠定了重要基础,为中医药科研提供了资料方面的重要保证,并作出了卓越贡献。

2. 发起中医古籍资源普查与联合目录编纂   龙伯坚先生认为,发展中医必须首先进行中医文献的整理研究,摸清中国现存的中医药古籍的种类和数量。因此,他出任中国医药研究所所长之后,就首先与中央卫生研究院图书馆馆长章新民共同协商,议定了编制《北京大图书馆联合书目》的计划。当时中央卫生研究院图书馆藏书已初具规模,其中还有日伪时期满洲医科大学图书馆藏书和他从中南卫生教材编辑委员会带来的许多藏书,加上北京图书馆、北京大学图书馆等地的中医藏书,均须编目或另行抄卡。这一工作在 1954 年 5 月至 12 月间基本完成。在他和章新民等的筹划之下,《中医图书联合目录》编纂的准备工作在 1955 年全部完成。为中医界第一部中医古籍联合目录编订打下了坚实的基础。

3. 开展中医古籍书志研究   1957 年,龙伯坚先生在编纂《黄帝内经集解》的同时,为查阅史料方便起见,将各类史籍一一依次归类,完成了《现存本草书录》《现存内经书录》《伤

寒论读书志》《中医丛书书录》《中医现存书目》等中医古籍书志目录。从 1958 年起,先生又开展了《针灸甲乙经校正》的工作。此书共分 12 卷,完稿约 100 万字,由《素问》《灵枢》《明堂孔穴针灸治要》三部书校勘厘订而成,是最早的对我国针灸文献予以详细考证注释的文献研究专著。在这部疏解中,既收集了 2 000 余年来各家注释,也阐发了龙伯坚先生本人的见解。可惜此工作在 1957 年 2 月完成后,因政治运动未能出版,原稿亦遭散佚。

以上文献整理和研究,从古籍目录学角度,对于现存本草、内经、伤寒、针灸等专科文献进行了详尽的考证与研究,为其今后开展比较分类集注《黄帝内经》的研究工作,奠定了坚实的基础。

(二)推进中医医学史历史名医精神建设

龙伯坚先生在《黄帝内经概论·前言》中说:"新中国开国以后,我专治中国医学史,颇注重它和世界医学史的比较研究。"在龙伯坚先生出任中央卫生研究院中医药研究所所长之后,首先致力于宣传中医在历史上的丰功伟绩。他与著名医史学家李涛、陈邦贤共同拟定了中国十大名医画像的创作计划,并辗转请得当时北京肖像画家蒋兆和完成这一重任。如今,这十大名医画像收藏于中国中医科学院中国医史博物馆中,是珍贵的馆藏资料和时代的精品。古代著名医家画像的创作与呈现,推进了中医医学史名医精神的建设,不仅使中医历史名人得以为学人纪念和景仰,也为中医在海内外的宣传和交流作出了重要贡献。

(三)开创校勘集注研究《黄帝内经》方法

自 1955 年龙伯坚先生担任中医研究院医学史教授以后,便开始了对《黄帝内经》的专门研究。30 余年中,他以其渊博的学识和后半生的全部精力,纂就了《黄帝内经集解》。他采用清代汉学家、考据家的方法,广泛收集历代医家有关《黄帝内经》论述之文稿,并对浩如烟海的各种中医史料,进行整理、考究,条分缕析,校勘、训诂,集编成册,填补了世界医学史上的这一空白。这部浩大的文献工程——《黄帝内经集解》,共 48 卷,达 300 余万字,其中分《素问集解》和《灵枢集解》各 24 卷。通过收集大量古代文献比较研究经典,创校勘集解研究《黄帝内经》之方法。

1. **综考百家,集善并存** 为了编纂《黄帝内经集解》,龙伯坚先生从浩繁的医林文库中收集了数万卷各类藏书、史料,其中仅用来查找古籍的目录书就有 1 700 余种。这个数字比当时北京图书馆收藏的同类目录书还要多。龙伯坚先生研究了历代医学家对《黄帝内经》的种种注释,并且重点考证了 50 多种不同见解。他对每一种见解,都予以细心校勘,并加上了自己的看法。据说,他为了替《黄帝内经》断句标点,就曾花了整整一年时间。他尽力将难懂的古语译成通俗的现代汉语;有时为弄清一个字的确切含义,曾翻阅几十本工具书刊。在书稿编写过程中,有一位老先生为他毛笔誊抄,有的先后六易其稿,他自己支付的抄稿费就有上万元。

龙伯坚先生认为,中医学是民族的福祉,他立志以研究经典作为回报,光大文化遗产。他的代表作是《黄帝内经集解》和《黄帝内经概论》。《黄帝内经集解》在 1966 年已经完稿并交付出版社,由于受到"文化大革命"的影响而未能出版。直至 20 世纪 80 年代,经学者们的呼吁和国家领导人的支持,才启动出版工作。此编收集材料相当丰富,运用清代汉学家、考据家的方法,集 50 余种《黄帝内经》注家和杂考等著作的注文而成,堪称《黄帝内经》研究之巨著。自序前有沈其震和张孝骞分别写的序。每篇除【集解】之外,有【释题】【提要】【本段提纲】,篇后有【今译】。注疏经典,是理论发展的重要形式之一,龙伯坚先生也把自己的发明创新写入注文,使经典之树常青。他在【集解】中,遍搜古今注家,不没前人之善,同中选好,好中选早。书中尚有很多难得一见的资料,如郑文焯的《医故》等。本书堪称是《黄帝内经》有注以来,辑录资料最丰富、注释诠解最精当的作品。

在选材和疏解方面,龙伯坚先生坚持宋代卫湜在《礼记集说后序》所言"他人著书,唯恐不出于己。予之此编,唯恐不出于人。后有达者,毋袭此编所已言,没前人之善也",以及清代姚振宗《隋书经籍志考证后序》中所言"唯恐不出于人,不得已而始谋诸己"。他在序例中说:"本书是根据这一种精神来着手的。所有前人成说,一一根据原传,详细注明来源,不敢掠美,只在必要的处所作了一些补充的证明或说明。"如此,古今之成绩各宜所归,既不僭越掠美,也不盲目袭旧,体现出先生的严谨学风。

同时,《黄帝内经》由于成书久远,又非一人一时之作,难免词句杂糅,前后不伦,甚则互有抵牾,再加上历代医学家诠释角度的差异,造成疏注文意多所不同。所有这些解释,龙伯坚先生在集善择优之后,又加精审,提出了存而备论的研究思想。他指出:"凡是持之有故、言之成理的,唯恐遗漏精华,本书一律加以采集。这些解释,还反映了不同时代的医学思想发展过程,是医学史的一项重要资料。"

2. 诠释疏义,尤重方法　由他亲撰的【释题】【提要】和【本段提纲】,是他学贯中西的学养和精审能力的体现。他深厚的国学功底,使"今译"做到了严复所说的"信、达、雅"。唯"七篇大论"没作"今译",这也体现了他认真审慎的学风。《集解》后所附的《黄帝内经考》与1980年上海科学技术出版社出版的《黄帝内经概论》,体现出他对《黄帝内经》研究的思想和方法。当代学术界认为,大师的遗产还不仅仅在于某项具体问题的解决,而是为后人提供了范式和方法。龙伯坚先生正是在这点上,为现代中医经典的研究者指出了新的研究范式和方法。他从《黄帝内经》引用的文献,找出许多《黄帝内经》原文的"婆家",指出《黄帝内经》并非第一部古医经。当时马王堆医书尚未发现,是他用现代医学知识,解读了《黄帝内经》中的重大医学成就,以及对生理、解剖的认识,并科学地论述了阴阳五行的起源与其在医学上的应用。

3. 殊经同篇,比条相附　龙伯坚先生的国学功底深厚,曾师事杨树达,在文字学、训诂学方面颇有学识。他通过《针灸甲乙经》《黄帝内经太素》《类经》中有关《黄帝内经》经文的对照、校勘,开展训诂释义相关研究。

龙伯坚先生所著《黄帝内经概论》(上海科学技术出版社1980年版),内有《黄帝内经和有关三书篇目考》一篇。鉴于《素问》《灵枢》与《针灸甲乙经》《黄帝内经太素》《类经》具有源流关系,该篇以前两书与后三书对照,标明《素问》《灵枢》各篇分别在《针灸甲乙经》《黄帝内经太素》《类经》何篇。诚如先生在该篇前言中指出的那样,可为查阅带来极大的方便,并为校勘和解释的工作提供材料上的准备。段逸山评价道:作者的此项工作,筚路蓝缕之酸辛,爬罗剔抉之艰苦,大凡从事文献研究者皆可揣情推知。该成果已成为同行案头必备的工具书,厥功非浅。

4. 释不避难,力臻至善　对《黄帝内经》的研究,两千多年以来,名家辈出,但是正如清末民初湖北武昌医馆馆长萧延平在《黄帝内经太素例言》中所说:"盖中国自科举制兴,凡聪明才智之士,多趋重词章声律之文,即间有卓荦异才,又或肆力于经、史、汉、宋诸学,于医学一门,辄鄙为方伎而不屑为。故自林亿等校正医书后,从事此道者,实不多觏。"龙伯坚先生作为拥有深厚国学底蕴,又是思想开明的留学医学博士,如此精通东西方科学和医学发展史,在搜集丰富的古籍资料后,能够精慎地加以分类和比较,用毕生的精力去专攻一部《黄帝内经》,在医学史上是绝无仅有的。诚如沈其震在《序》中所说:"很难再找到完成这一工作的人了。"历史上,齐梁间全元起、唐代王冰、宋代林亿等,仅完成《素问》,实即半部《黄帝内经》而已;隋代杨上善、明代张介宾,朴学达不到清人水平,更无现代文献学和医学识见。张介宾虽在术数和天文学方面有优胜之处,但也有随文作解、"遇难而默"之处。至于明代马莳和日本丹波氏父子,在《黄帝内经》经文互证和旁证上多所建树,难免失于管窥,从总体水平看,还是远远低于龙伯坚先生。清代张志聪虽然倡导集体注经,在某些经文的诠释上有其独到见解,但是囿于门户,取材、校勘和疏注也难有龙伯坚先生斟酌古今、通评全帙的恢弘气度。现代,治《黄帝内经》之学者,只能在局部有所突破,总体上仍然是难以超越。

尽管如此,龙伯坚先生仍然谦虚地言道:"历代医学家对于《黄帝内经》付出了辛勤劳动,做了许多校勘和解释的工作,只是还没有人把它们汇集起来。本书所做的就是这一种汇集工作。首先是根据前人校勘的成果,将经文校勘固定下来。其次是根据前人训诂的成果将经文解释出来。""虽已尽了很大的努力,还是有许多不满意的地方。好在主要的原始资料都已汇集在集解里面,将来如有对于这一工作有兴趣的同志可以根据原始资料加以重译,以成定本。""由于能力所限,见闻不广,所搜集的资料或者不够完备,又由于水平所限,钻研不深,一定有许多遗漏和错误的地方,希望读者加以指正,以便补充修改。"

(四) 中医研究工作构想

龙伯坚先生在 1957 年 1 月 19 日、25 日《健康报》上,发表了《中医研究工作中的几个问题》一文,论述了西医学习中医和研究中医的方法和步骤问题。

1. 健全组织机构和领导机构　文中引述了华格拉里克《对中医学研究和科学论证方面的见解》:"研究中医,要有健全的组织机构和领导机构。我认为在每个较大的中医研究机构里,作为科学领导的应当是一位高明、具备科学工作经验和科学研究领导经验的领导干部。"

龙伯坚先生引述《对中医学研究和科学论证方面的见解》,只是为了强调中医研究院的领导力量应当加强,而对华格拉里克论述的中医研究方法却没有表态,反而提出了另外一套研究方案。

2. 中医研究工作的内容和步骤　龙伯坚先生指出,中医研究工作大概可以分为三个部分:临床的研究,中药的研究,医学史的研究。

临床研究应当有三个步骤:找线索、肯定疗效和找理论根据来说明治疗机制。医学文献,是有千百年、几千万人的经验总汇,应当特别重视从文献里面找线索,接受祖国文化遗产,应当是有什么就接受什么,所以找线索不应先划定一个范围。肯定疗效是中医研究工作的主要关键,如果疗效肯定了,所有其他问题就迎刃而解了。肯定疗效必须有高度科学性。肯定疗效的工作,是一件中西医分工合作的工作,应由中医担任治疗,西医担任诊断、观察和结论。在肯定疗效的工作中,必须具备起码的六项手续:①正确的诊断;②临床病理及生理观察;③周密的对照;④详尽可靠的记录;⑤比较长期的追踪检查;⑥上百上千足够数目的病例统计。这样作出的结论才具有高度科学性,才能使天下人相信,才经得起实践反复检验。

如果将没有充足科学根据的、片面的、偶然的甚至是错误的事实加以夸大宣传,到了后来,经过进一步研究之后,结果倘若不符,徒然降低中医威信,也减弱研究人员的信心。肯定疗效是整个中医研究工作的一个步骤,它本身就是一件研究工作,应当集合有高度科学水平的第一流西医专家向它进军,只有在高度科学水平的第一流,才能将疗效肯定下来。疗效真正肯定以后,就要找理论根据,说明治疗机制了。

王振瑞、李经纬、陈可冀先生在《中国中西医结合学科史》中指出:"龙伯坚先生提出的具体研究方案具有一定的进步意义。从现代中医的临床经验和历代中医文献记载中寻找可能具有确实疗效的方法和药物,通过符合现代科学要求的研究方法对其疗效予以确切的肯定,再从现代科学的角度阐明其产生疗效的机制,应当说是可以遵循的研究路线。他提出的肯定疗效的'六项手续',即在正确诊断的基础上,进行大样本的仔细观察、周密对照、详尽记录、长期随访及统计学处理等,都表现出比较严谨的科学精神。龙伯坚先生指出,寻找中医药疗效线索,不能像做卫生工作那样局限在流行最广和危害最大的疾病方面,哪怕是无关生死的小病或少见病也不能忽略;并且指出"所谓疗效,应包括各种不同程度疗效在内,药到病除是疗效,帮助缩短治疗过程也是疗效,对症减轻病人痛苦也是疗效"。这些都是继承中医学的正确态度。"

三、代表著作与论文述评

(一) 著作

1.《现存本草书录》 此书目属于内容提要式目录,1957 年由人民卫生出版社出版。全书收载现存本草古籍 278 种,共分神农本草经、综合本草、单味药本草、食物本草、炮制、诗歌便读、杂著 7 章,每章又分若干节。每节之内,各按年代先后排列,分述书名、卷数、作者、版本及刊行年代等项。所录之书,大部分附有说明,简要地介绍各书内容梗概、主要特点,并摘录历代文献中有关记载。此书目开辟了本草古籍分类法,从此目可以看出我国古代本草学发展的概况,以及部分本草书的资料来源和其沿革,是研究中药学的有参考价值的工具书。他除搜集《神农本草经》的各种辑本之外,还有注解、杂著及日本著述本共 24 种,并指出一种辑本还有刊印时间和版本的差异,为本草文献的研究提出了研究思路并构架了基本方法。

2.《黄帝内经概论》 本书属于《黄帝内经》研究论文汇编性质著作,共分 6 篇。第一篇:《黄帝内经》的初步研究,通过对《黄帝内经》书名卷数、著作时代、主要内容、学术成就,以及与《希波克拉底文集》医学思想比较研究,《黄帝内经》在世界医学史上的地位等问题予以考证、研究和评价,提出整理《黄帝内经》的思路和方法;第二篇:《黄帝内经》中的阴阳五行学说,通过概述阴阳五行学说在医学中应用和发展的历程,以及五脏五行说、五运六气五行说,肯定了阴阳五行学说在《黄帝内经》中的巨大进步作用,使得医学脱离了巫术神权的背景,借助于阴阳五行学说构建了理论体系,巩固了实践成果,并加强了理论指导二次实践的信心,促进了中医学科学体系的奠定;第三篇:《黄帝内经》引用古代医书考,通过考察《黄帝内经》引用古代医书,比较和推断公元前 3 世纪我国医学发展概况;第四篇:《黄帝内经》和有关三书篇目考,将《黄帝内经》中的篇目与经文和《黄帝内经太素》《针灸甲乙经》《类经》三书的篇目,采用列表对照的方式进行比较,既可以反映早期《黄帝内经》篇目组织的次序和内容,又可以为校勘整理《黄帝内经》奠定基础;第五篇:重编全元起注本素问卷目,根据宋臣高保衡、林亿校勘王冰本《素问》时写就的"新校正",将其中所列全元起《素问》注本篇次重复其貌,以利于研究王冰本和全元起本篇次之异同,以及王冰编次之成绩;第六篇:《黄帝内经》中的三焦考,综合归纳和整理《黄帝内经》中有关三焦的所有论述,从形态和功能两方面提出了对于三焦的认识。全书既有文献研究,又有理论研究,还提出了《黄帝内经》的整理方法,在世界医学史和科学技术发展史的角度分别给予了《黄帝内经》客观公允的评价。本书论据充分,引证翔实,方法缜密,是现代研究《黄帝内经》的水平较高的著作。

3.《黄帝内经集解》 本书属于《黄帝内经》校勘、注释、集解性质的著作。本书的完成、修订与出版,耗时半个世纪之久。龙伯坚先生认为,《黄帝内经》不仅总结了古代医学的经验,维护了我们民族的健康,也为世界医学的发展奠定了一部分必要的基础。但是由于《黄帝内经》"其文简,其意博,其理奥,其趣深",加之古代中国重文而轻医,导致《黄帝内经》难以阅读和传播,更遑论翻译成其他国家文字流传。对于经过 16 世纪的福斯整理的《希波克拉底文集》,在世界其他国家的广泛传播,并见诸于各国文字的世界医学史论述,相对简单而匮乏。有鉴于此,先生认为,为了发扬中医学遗产,必须将《黄帝内经》译成现代汉语,才能够使现代的青年人有所了解,便利世界各国译成外文,弥补世界医学史上关于中国医学史记载的空白。

另一方面,龙伯坚先生认为,历代医学家对研究整理《黄帝内经》虽然付出了辛勤劳动,做了许多校勘和解释的工作,但是研究成果分散,且研究方法并不统一,急需加以整合和汇集。本书所做的就是这一种汇集工作。通过彻底的整理然后才能着手翻译,整理的工作包括校勘、训诂、标点。首先,根据前人校勘的成果,将经文校勘固定下来,其次是根据前人训诂的成果将经文解释出来。这些在凡例中已有详细说明。其次,在整理方法上,本书除了注重校勘和训诂外,还特别注重运用"同本以互证、别本以建例"的方法,即前后经文的互证和与同时代其他书籍相对比的旁证。(对于本经前后的互证工作,明代的马莳做了不少。对于同时代其他书籍的旁证工作,日本的丹波元简父子做了不少。本书在二者的基础上作了若干补充。)再次,本书训诂的运用,特别注重以经解经,例如人迎、尺肤、五脏脉等,都以前后经文为根据来加以解释,所采用的集解也以合乎这一原则为要。凡是后人以《难经》及王叔和《脉经》为根据的注解,和经文主旨有抵触的,概不采用。最后,本书每篇末附有现代语的译文,为今后《黄帝内经》的翻译奠定了基础。

(二) 论文

1.《黄帝内经》的光辉成就

龙伯坚 . 黄帝内经的光辉成就(上)[J]. 中国医学科学院学报,1980,2(4):268-271.

龙伯坚 . 黄帝内经的光辉成就(下)[J]. 中国医学科学院学报,1981,3(1):44-47,22.

龙伯坚先生认为,《黄帝内经》是中国医学现存的最早、最完备的一部经典文献,与西方医学始祖——希波克拉底的文集的著作时代差不多相同,其内容的丰富却胜过《希波克拉底文集》。《黄帝内经》在当时世界医学上是领先的,不仅总结了我国古代医学的丰富经验,而且为世界医学奠定了基础。但是,对这样一部重要的古代医学文献现在各国出版的世界医史书籍中却没有详细的介绍。这是因为我们对祖国的文化宝藏发掘不够。应当认真研究它,把它介绍给世界医史学界。现在各国出版的世界医史书籍对《希波克拉底文集》的介绍都很详细,是因为在 16 世纪时经过了福斯的整理,我们应该做福斯这样的工作,使各国医史专家对本书内容有个较为详细的了解,并在世界医学史上占据它应有的位地,以填补世界医学史上的空白。因此,本文立足于世界医学史,重视从医学发展的角度,分为自发的唯物观点、自发的辩证观点、生理学上的伟大发现、诊断学上的伟大发明、对疾病的认识、鉴别诊断、预防的思想和方法等 7 个方面,引据和汇集《黄帝内经》原文,阐述《黄帝内经》的伟大成就。

2.《黄帝内经集解》序例

龙伯坚.《黄帝内经集解》序例[J].湖南医学院学报,1982,7(1):3-9.

本文亦见于《黄帝内经集解》卷首,内容包括前言、序和凡例 3 篇。

前言和序主要述及编撰动机、编撰方法和编撰步骤。编撰采用校勘、句读、训诂、集解、评按的方法,分为汇集各家成果、校勘订定经文、训诂疏解经文 3 个步骤。

凡例中指出:本书所用底本,所采辑的历代注解校录的主要书目,原文改、补、删示例,采用旁校各善本和书籍目录,对于历代各家注解的采用原则,补入全元起注条的说明,《黄帝内经太素》《针灸甲乙经》《类经》三书的篇目附注说明,释题和提要的说明,经文现代译文的说明,《素问·六节藏象论》第一段和《天元纪大论》以下七篇大论未做今译的说明,《素问遗篇》删略的说明。

此文对于《黄帝内经集解》的撰著方法、体例、步骤,以及预期的目标给予了充分的说明,有助于了解作者的研究思路与方法。

参 考 文 献

[1] 申畅,陈方平,霍桐山,等.中国目录学家辞典[M].郑州:河南人民出版社,1988.
[2] 龙伯坚.黄帝内经概论[M].上海:上海科学技术出版社,1980.
[3] 段逸山.《素问》《太素》正文对照考正[J].中医文献杂志,2005(3):3-5.
[4] 王振瑞,李经纬,陈可冀.中国中西医结合学科史[M].北京:中国科学技术出版社,2010.

(整理:李鸿涛;审订:孟庆云)

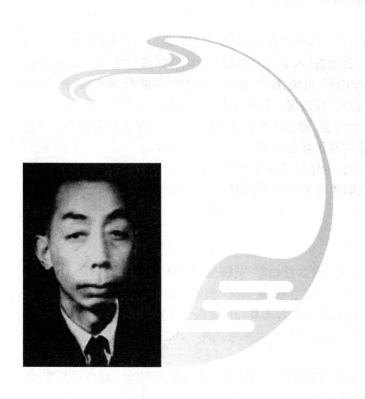

余无言

一、生平传记

余无言先生(1900—1963年),男,汉族,江苏阜宁县人。近代著名中医学家,中医教育开拓者和奠基人之一。从事中医工作40余年,在中西医学汇通、仲景学说研究和教学,以及中医外感热病和外科病临床方面颇有建树。1956年,先生应聘赴京,先后在卫生部(现国家卫生健康委员会)、中医研究院(现中国中医科学院)、北京中医学院(现北京中医药大学)任职。在中医研究院主持编审工作,参与9种教材的编写与审订。在学术上主张"中医科学化,西医中国化"。尝谓"医分中西,系以国界限之。其实医为仁术,不应有所谓中西医之分,宜取长补短,熔冶一炉,以为人民司命"。临诊善用经方、时方,辨证明确,辨病精审,论治颇有胆识,处方融汇古今中外,向为同道和患者所称道。著有《伤寒论新义》《金匮要略新义》《实用混合外科学讲义》《湿温伤寒病篇》《斑疹伤寒病篇》《翼经经验录》共6种。生平长期从事中医教育,以改进中医为夙志,为中医界培养了大批后继人才,是近代中西医汇通和中医教育的先驱者之一。

(一)家学渊源,幼承庭训

余无言先生原名余愚,字择明,或则民,别署不平,1900年11月20日出生于江苏阜宁县益林镇。由于出生地靠近射阳湖,故在业医后,常署名为"射水余无言"。

余无言先生出身于世医家庭,祖父是19世纪中后期的当地名医,讳子靓,字赞襄,精于岐黄而通儒。清代咸丰、同治年间,苏北多次疫病流行,经子靓公施治获痊者甚多,尤精于伤寒、温病及内科。父亲余奉仙,医学受教于家传,业医60年,医名鼎盛。壮年从戎,曾游幕大江南北,曾掌湘军董军门宝泉幕府有年,佐治戎机,颇有声誉。40岁后,复归乡里业医,求治者众,在周围地区有很高的名望。其遗著《医方经验汇编》,以内科医案为主,其中论治之疫病尤多,包括瘟疫、疫疟、疫疹、寒疫痧霍、疫斑、疫黄、疫痢、虾蟆疫、鸬鹚疫、羊毛疫、螯刺瘟、葡萄疫、瓜瓤疫、天泡疫、疙瘩瘟、鼠疫、燥疫等。每病均有精要之阐论,并附医案,堪称是近代的"治疫大家"。由于奉仙公学验俱富,邻县及外省求治者亦众。光绪后期在社会上享有"晚清苏北三大名医"之一(另二位为兴化赵海仙、淮安张子平)的美名。

余无言先生幼年习读儒学经史,少年时父亲亲授医学典籍,精读《黄帝内经》《难经》《伤寒杂病论》等经典,并泛阅历代临床医学名著,同时随父临证抄方数年。加之个人钻研进取,于是术业大进,日臻成熟。

(二)悬壶沪上,医教相长

1918年余无言先生开始独立悬壶应诊,以伤寒、杂病及中医外科为专科。1920年鉴于当时的"西学东渐"在沿海城市已逐步形成主流,受当时"衷中参西"的影响,先生主动去上海习读部分西医课程,先后受教于内科俞凤宾博士及外科德医维多富尔,主要学习西医内科和外科。在此期间,先生开始对中西医的融会贯通深感兴趣。1923年返里后继续应诊,并在益林镇主办益林小学,自任校长。

1927年至1929年冬,余无言先生应聘担任旧国民政府顾祝同军部第二师任军医官,转战皖、豫、鄂、赣诸省,主治以外伤科病证居多。

1929年冬,余无言先生辞去军职,去上海业医定居。在上海期间,先生受聘于上海"中国医学院",为外科学教授,后与同行挚友张赞臣合办《世界医报》,并合作共组联合诊所。1930年,应上海中国医学院院长包识生之请,担任该院外科学教授。1932年,由中央国医馆焦易堂馆长聘请,担任该馆名誉理事。1934年,中央国医馆复增聘先生为该馆编审委员会委员,负责起草《外科病名表式》以颁布全国中医界采用,获得好评。是年,余无言先生还编写、出版了《实用混合外科学总论》和《实用混合外科学各论》。1936年,先生应章太炎先生之请,担任苏州国医学校外科主任,并先后应聘为上海中国医学院、新中国医学院教授,主讲《伤寒论》《金匮要略》《中医外科学》等课程。

1937年,余无言先生与张赞臣先生共同主办上海中医专科学校,特聘谢观先生担任名誉校长,陈无咎任校长,丁福保、张伯熙(张赞臣之父)先生等为副校长,先生任教务长、张赞臣任总务长。学校学制为三年制,在五年中,共培养了三届毕业生。在五年办校过程中,先生除主管校务外,主讲《伤寒论》《金匮要略》等课程。他兢兢业业,一丝不苟,从不迟到、早退,虽大雨滂沱,身衣淋湿,亦阔步上台讲课,受到同学们的爱戴和敬仰,为中医界培养了大批人才。由于受到国民政府的种种限制与影响,该校于1942年停办。期间,1938年,先生又受聘于中华职业学校之中国医学专修馆担任讲席。1939年,先生所撰著的《伤寒论新义》在中华书局出版。

1943—1946年,余无言先生先后编写、出版了《湿温伤寒病篇》《斑疹伤寒病篇》("湿温伤寒"指西医的肠伤寒,"斑疹伤寒"亦为西医病名)。这两部著作可谓是温病学中西医学术汇通性的编著。1947年,先生创办上海大同疗养院,自任院长,请丁福保先生担任名誉院长,开办不足2年,后因经费不足而停办。

余无言先生学贯中西,传承和发扬中医而又以改进中医为夙志,在当时撰写了不少学术论文阐发己见。临证尤为钦佩"南北二张"(指张锡纯、张山雷),亦颇膺服丁甘仁。余无言先生在诊疗、教学工作之余,亦抽暇为医学报刊撰写医事评论、临床报道、医学小说等,又曾为捍卫中医的合法权益奋笔疾书,特别是针对余云岫等消灭中医的学术主张予以驳斥、论辩。此外,先生擅长诗词,尤喜即兴赋诗,曾自印《愚盦诗草》八小册赠予诗友、同行和学生们。他对诸子及历代史籍颇多涉猎,生平好读孔、孟所撰儒家经典及《庄子》《左传》《史记》《汉书》《资治通鉴》等文、史名著,可谓医文双馨。

(三) 经时并举,衷中参西

余无言先生在上海业医,经治疑难重病和伤寒、温病殊多,并长于中医多科病证,而对伤寒、温病、内科杂病尤为专擅。所用方治,虽不拘经方、时方,但由于父亲奉仙公为他打下的学术基础是以仲景论著为主,故临床诊病多用经方。他对上海的时医诊治热病,动辄以豆豉、豆卷等药施治,至为不满。他说:"……中国医学之骨干及精髓端在医经。"他尤为推崇张仲景论著,指出《伤寒论》和《金匮要略》中的主方"均有颠扑不破之价值,药味少而配合齐,分量重而效力专。认症用药,大法俱在,为后世模范,盖其处方精纯,不似后世时方之芜杂,对症用药有立竿见影之功,深合科学原理与原则。"(见《金匮要略新义·自序》)在他的诊所诊室内,有一个木制的大书柜,在书柜的正面自书一副对联,上联是"好古不求秦汉后",下联是"知医当在和缓间"。先生用仲景经方中之石膏、大黄,在辨证确切的情况下,用量相当大而效验卓著,甚至有"起死回生"的多个案例。上海名医姜春华深知先生临证方治,他在《余无言先生小传》中,称先生"其用石膏,最多者为半斤,其用大黄,最多者为一两。以其善用此二药,因以'石膏大黄先生'呼之云"。故又被誉为国内著名的"经方派"医家。至于内科杂病,对水臌(肝硬化腹水)、头风、百合病、奔豚、痉病、肝痈、肠痈等病,均有显著的治疗效果。

余无言先生在上海生活的时期是其一生学术临床日臻成熟的重要时期,曾深受谢观、陈无咎、丁福保等前辈之教益,而在学术临床方面,又十分推崇"南北二张"。生平治医主张"中医科学化,西医中国化"。他说:"医分中西,系以国界限之。其实医为仁术,不应有所谓中西之分,宜取长补短,熔治一炉,以为人民司命,久而久之,使其学说……成为世界医学。"为创造"无所谓中医西医………皆大时代之大医"而努力(《传染病新论》总序)。在其一生的言行和著作中,始终贯穿这一主张,故有将之列为"汇通派"医家者。比如,先生诊治肠伤寒,打破了西医诊治的学术观点。西医认为肠伤寒不可用泻药,而先生通过大量临床实践指出"若早下之,则内热、内湿有去路……"再者,先生在多年临证中,对天津张锡纯"衷中参西"的治医思路十分膺服。

由上可见,余无言先生可称得上是民国时期的"经方派"名家,也是"汇通派"的成员之一。

(四) 医文酬和,亦师亦友

余无言先生生平治医,以家学奠基,行医后则主张博采古今名家学术经验,尤其是生平相当敬慕当时的前辈诸医家,如张锡纯、张山雷、丁甘仁、丁福保、谢观、陈无咎等耆宿,并向之请益;在同辈医家、道友中,他和叶橘泉、陆渊雷、陈邦贤、秦伯未、章次公、程门雪、石筱山、时逸人、张赞臣、严苍山、刘民叔、陈慎吾等名家亦经常进行学术交流或诗词唱和。

他欣赏陆游"功夫在诗外"的素养。他自己就是一位"功夫在医外"的医家。生平喜吟咏,早年作诗,得先父奉仙公指点。奉仙公尤为欣赏郑板桥"虚心竹有低头叶,傲骨梅无仰面花"的名句,这也是他一生做人的写照,素为同行和后辈所称道。余无言先生幼年时熟读唐诗、宋词,对唐代大诗人元稹、白居易的诗风十分仰慕,即所谓"诗体效元和"(先生于 1947 年除夕《自题小影》诗句),对清代著名诗人袁枚所主张的性灵说亦颇赞同,并喜读明末清初侯方域《壮悔堂文集》,即所谓"文章师壮悔"(同上)。他在中华人民共和国成立后曾编印《愚庵诗草》多册,与之唱酬的诗友不下数十人,其中,著名中医学家秦伯未先生亦为其诗友之一。秦伯未在和诗中曾有:"若把诗人相比拟,君(指余无言)如杜牧我(秦师自况)微之。"从上述情况和所引秦伯未的两句诗,可以看到先生在中年以前亦喜读唐代杜牧(牧之)的诗文,中年以后则更喜爱元稹(微之)、白居易的诗风,而与秦伯未先生有同好焉。

(五)应聘进京,奉献事业

1949 年 5 月,上海获得解放,中医药界从此得到了真正的"解放"。余无言先生诊务较前更为繁忙。在学术上,他更多地和上海同辈名医陆渊雷、秦伯未、章次公、程门雪、张赞臣、章巨膺、严苍山等切磋、研究,为上海市的中医工作发展向卫生部门提出诸多建议,以促使改进中医药工作的顺利开展。

中华人民共和国成立后,党的中医政策深入人心,给了余无言先生在事业上进取的极大鼓舞。1952 年,先生在多年仲景学说的教学、研究经验基础上,在繁重的诊务和教学负担下,参阅了大量文献、结合临床编著完成了《伤寒论新义》的姊妹篇——《金匮要略新义》(图表注释),由新医书局出版。书的封面及其扉页,分别由其同道、诗友秦伯未、严苍山题写书名,学术特色仍以"图表注释"为主。先生针对世传《金匮要略》原文,在理顺经文之错乱、伪文之芜杂方面下了一番功夫。每论一证,多以西说为参证。全书仍以"发皇古义,融会新知"为其著述思路与方法,出版后亦曾多次重印。由于《伤寒论新义》与《金匮要略新义》的先后刊行,先生成为 20 世纪仲景学术的主要研究者之一,并被认为是上海市研究仲景学说的"三大家"之一(另两家是曹颖甫和陆渊雷)。是年冬,先生应邀出席华东及上海市中医代表会议,并向大会秘书处提出改进中医的提案多条,受到大会的重视。

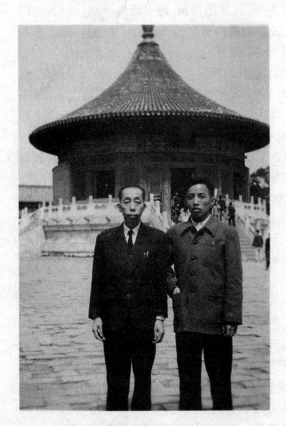

余无言、余瀛鳌父子

1954 年以来,余无言先生陆续带徒讲授医经及内、外科,积极参加上海中医界各项学术活动,并经常去西医医院会诊。是年秋,卫生部中医研究院筹备处派出陈邦贤、徐瑞杰到上海延请名医赴京工作,曾亲临诊所、住处洽谈,先生答以稍缓时日,考虑进京工作。同年 10 月 5 日,华东及上海市召开中医代表会议,讨论卫生部所拟订开展中医工作的种种方案,先生作为中医学会和内科学会的特约代表应邀出席大会。先生尝自慰曰:"中医学术得到政府之重视,可以安如磐石。昔日者,参加中医教育,整编中医书籍,今在政府之重视中医下,其区区苦心,为不虚矣。"(见《金匮要略新义·新序》)此次会议以发掘、整理祖国医药遗产、推进医学教育和纠正过去工作中的偏差作为讨论重点。在会议过程中,先生除作口头即席发言外,并向大会和秘书处专写提案四则,对中央制定的中医政策极为支持。

1956 年春,应卫生部和中医研究院之请,余无言先生放弃了在上海医界的斐然声誉和丰厚的诊疗收入,当然还有克服了南北方气候条件和生活习惯的巨大差异,为了国家中医药事业的发展和进步,毅然决然地由上海来京工作。中医研究院首任院长鲁之俊,请他与于道济共同主持编审室,室内另有陈苏生、谢仲墨、耿鉴庭等,他们参与"九种教材"的编写与审订,先生还应聘担任全国首届西医学习中医研究班的教学工作,为学员讲授《金匮要略》等。

由于在上海的 20 年,余无言先生的医事活动以临床与教学为主,受教的学生数以千计,招带的生徒亦不下数十人之多,于是先生开始将过去诊疗获验的若干病证案例予以追记、整理。他在中华人民共和国成立以前已将其父奉仙公遗著——《医方经验汇编》整理刊行(中华书局出版),自己也拟出一本医案著作,定名为《翼经经验录》,书名含义是以个人的临床经验以羽翼仲圣之经典名著。1957 年,《医方经验汇编》与《翼经经验录》刊印合订本(此余氏父子经验集未公开发行),先生将其分赠有关人员。

1958 年,余无言先生又调任北京中医学院任教,并参加北京中医学院"十大经典医著"的编纂设计。同时担任部分高干的诊疗工作。

1963 年 9 月 7 日,因工作劳累,保健不慎,突患脑出血,抢救无效而病故。

余无言先生业医 45 年,在中医临床、教学和学术研究方面,均有较大的贡献。尤其是他对于中医教育倾注了大量心血,受教的学生遍布全国。生徒中如何任、颜德馨、薛盟、曹向平、袁正刚、裴慎、庞泮池、董平、张鸿祥、巫君玉、田淑霄等,均为当代具有广泛影响的名医,其子余庆鳌、余瀛鳌和其女余竹君、余蕙君亦传其业。

(六) 诠古汇今,另辟新知

余无言先生在治医数十年中,论著颇多。早年业医时,他曾提出"中医科学化,西医中国化"。而他的中医学术临床,早年受父亲奉仙公的严格要求,对仲景学说尤为精熟。在他的多种论著中,最具代表性的著作为《伤寒论新义》(1940 年由中华书局刊行)和《金匮要略新义》(1952 年由中医书局刊行),二书均突出"图表注释",对仲景原文精义,多所阐发。今以《伤寒论新义》为例,余无言先生在该书自序中说,他编写此书"方法有四。一曰以经注经,即举仲景原文纵横驰策,以相呼应也;二曰以精注经,即采诸家学说,择其精英以相发明也;三曰以新注经,即引西医之新说……以资汇通也;四曰以心注经,即以个人之心得及诊疗之经验,以资参考也",反映了该书注释仲景原论的主要学术特色

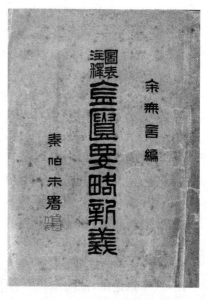

余无言著作《金匮要略新义》

及其思路与方法。

《伤寒论新义》的问世，受到当时中医界的重视，先后再版9次之多；近些年，台北市亿珉文化事业集团还刊行了此书的精装本，反映了该书在两岸的学术影响。而早在初版时，当时中医界的前辈学术名家丁福保、谢观、陈无咎等就曾热心为此书撰序推荐，认为是对古籍整理、采用新法的积极贡献。据他们回忆，中华人民共和国成立之前，上海市针对仲景学术作系统整理、研究的，主要有三大家，均有《伤寒论》和《金匮要略》的编注，他们是曹颖甫、陆渊雷和余无言。

余无言先生还有多种其他论著，如具有"衷中参西"观点的《实用混合外科学总论》《实用混合外科学各论》《湿温伤寒病篇》《斑疹伤寒病篇》等书刊行于世。晚年他将生平重要治案整理、编纂为《翼经经验录》，又曾与奉仙公的《医方经验汇编》合为一书印行。应该说此合编本，基本上反映了他们比较重要的学术经验。

二、学 术 思 想

（一）改进与创新中医学，择善而从

近代中国，列强入侵，国运衰殇，传统医学亦经历着前所未有的洗礼。西学东渐，与中国传统医学发生了碰撞与交融。一些鄙薄狂妄的民族虚无主义者，逢迎献媚，鼓吹所谓"科学"的号角，致使摧残与迫害中医的反动思潮此起彼伏。为了挽救中华民族这份宝贵的医药文化遗产，中医界学人进行了长期的顽强抗争，从宣传呼吁到联名请愿，从撰文申斥到著书宏道，从函授课徒到兴医建校，奔走呼告，力挽狂澜，古老的中医学也从中获得了学术创新与发展的新生。

在那个特殊的历史年代中，余无言先生是一位杰出的、富有创新精神的近代中医。正值壮年的他，在捍卫中医地位，提振中医发展士气，兴办中医教育，探索中西医结合的道路上，挺身卫道，奋笔疾呼，在当时中医界产生了广泛影响。他在《回顾与瞻前向毕业同学赠言》中强调："学术无有国界，大道天下可行，我们应当放开眼光，抱医学大同广义，世界进化，人类愈繁，疾病亦因以演进。汉代张仲景一部《伤寒杂病论》，亦是集汉以前众人之长，以及搜罗当时公卿大夫士人的验方，所发越婢汤一方，后人谓是越婢之所传，仲景之所记，仲景是当涅阳人，身为长沙守，越在东陲，在当时算是外国，设使仲景亦如现时之中医，故步自封，自以为是，鄙弃外国的医方及学说，不加采取，又何能成其《伤寒杂病论》著作之伟大。所以我们要本着仲景的精神，弃中国医学之短，取泰西医学之长，才是我们的出路。"

因此，余无言先生毕生主张并践行"中医科学化，西医中国化"。他认为："医分中西，系以国界限之。其实医为仁术，不应有所谓中西之分，宜取长补短，熔冶一炉，以为人民司命，久而久之，使其学说……成为世界医学。"（《伤寒论新义·序》）他的改进与创新中医思想体现在以下几个方面：

1. **改进中西医教育之思考**　在中国医学院开学之日，余无言先生曾告该校诸同学曰："今日之中医地位，危险殊甚。若不急图改进，可立而待亡。若中医亡于我辈办学及教学者之手中，殊不足责。盖皆脑筋简单，无科学知识之辈，若不幸亡于诸同学之手中，则诸同学之

责大矣。"(《无言之言》,中国医药,1938年第1期)

他在《论中西医学书》和《与阮其煜、杨志一两先生论中西医学书》两文章中,站在维护民族自信自强和发扬中医学精粹的高度,充分分析了中医之优点、中医之劣点、改造中医之初步,以及西医之优点、西医之劣点、西医改良中医之责任。抛开门户之见,择善而从,并提出了建设性意见和展望,在当时来说,都是十分先进的思想。他说:"东西各国,环伺吾侧,近年以来,其文化的侵略主义,已甚显著。即医学一道,又何莫非侵略主义乎。不然,一以西医为依归,而置中医于不顾者,是犹认贼作父,而手刃其亲也。宁不为世所胜笑哉。"而其中不单是中医界的责任,对于西医界亦有参与与支持改良中医之责。

余无言先生认为,中医改进与创新之出路和希望首先在于中医教育,人才后继,才能薪火相传。其次,年轻人可以在精通国学的基础上接受大量新学,为创造中西医并重的新医学打下牢固的基础,因此,他非常重视中医院校教育。他强调:"来办一个改进的中医学校。第一是要树立中医的本位医学,要把中药识证的特长,治疗的成绩,发扬到全世界上去。第二要将科学医的长处采得来,补助我们中医的不逮。并非用夷变夏,乃是折长补短,也就是所谓改进。换句话说,改进中医,正所以保存中医,因为不求改进,是万万不能生存在这新时代的。"同时,对于学习中医的学子,他鼓励道:"在此思想动荡不一的时候,我所盼望于同学的,要放大头脑,放远目光,无论中西兼收并蓄,毋为自己的主观所狭小,而信崇去取之间,须在自己。"[余无言先生医学演讲录.中国医药月刊,1941,1(8-9)]

尽管充满了改进中医的决心和勇气,每因各方面的条件影响,中医教育改革之路充满了荆棘。余无言先生曾言:"刻下我校成立已经两年,许多学子知道我们有改革的决心,而且比较有计划,负责任,相率来归,我们怎好辜负他们呢?"于是重振精神,坚持向前。在谈到中医教育科学化的具体问题时,他以为有四个难点尚须解决:

(1)中西贯通之师资匮乏:余无言先生指出:"大概中医教育在民国廿八年以前还是自道自听的教育,只知守旧,不知改革。"那时余无言先生曾以教员资格建议于当局,请其加授生理、解剖、病理、细菌等科,无论做何种事业,当本总理遗训,要迎头赶上去。当局不但不听,反说是余先生要风头,后来教育部将中医专科学校课目表颁布出来,大家才一致响应。可是言之匪艰,行之维难,半由于人事未尽,半由于师资甚难,所以如此。要解决这个难题,须由政府提倡,将中医学校毕业生送西医校学习,使之成为改进中医的生力军。

(2)教员意见统一难:余无言提出中医学校应多用青年教员,因为他们都有改进中医思想;假以时日,从理论和临床方面加以提高,方可肩负培养中医后备人才的重任。

(3)学生程度之提高难:主要是招生难,高初中毕业生多投考他校,而学生程度参差,势必影响学习效果。

(4)学校经费征集难:当时情况下,中医前途未卜,造成有钱者不肯办学,办学者都是无钱之辈。尽管办学中遇到前面举的种种难处,可是余无言并没有气馁。他说:"每个事业的成功都是从艰难中缔造出来的,我们已经克服了种种困艰,渐由荆棘丛中趋向平坦的大道了。愿有志改革中医的青年们,都来联合起来,同我们站在同一的战线上,准备占领那前面最高的山峰。"[余无言.改进中医途中之荆棘.国医导报,1941,3(4)]

在《回顾与瞻前向毕业同学赠言》一文中,余无言先生对同学们说:"将来各同学,用其崭新之脑筋,来改造中医一下,将本位的医学树立起来,光大起来,如旭日东升,照遍大千世界,那才是我们的成功呢! 诸位同学,大家集中力量,共同奋斗到底。"(回顾与瞻前向毕业同学赠言. 复兴中医,1940 年第 3 期)

2. 汇通中西医理论之实践　1931 年 9 月 9 日,上海姜春华先生在给余无言先生作的传记中言道:"今之识时务者,莫不曰改进中医为当前之一大急务也,然而言之匪艰,行之维艰,问以如何改进,则又期期艾艾而不能道其所以然。"由于余无言先生的学医经历是先学中,后学西,因此对于中说西说能够兼明而多所折衷,尤其是借鉴西学,以期提升和改进中医学术。余无言先生师承丁仲祜(福保)之志,"以求中医学术合于科学原理及原则",并提出"综上述之情势观之,中医非改造不为功。改造之初步,当由改良书籍为第一急务。书籍既已改良,使学者读之,不致囿于古人不根之谬说。"(论中西医学书. 医界春秋,1927 年第 14 期)

有鉴于斯,余无言先生决定从整编医籍入手,"初以《混合外科学》问世⋯⋯复思中国医学之骨干及精髓,端在医经。仲景《伤寒(论)》及《金匮》,其主方均有颠扑不破之价值,药味少而配合奇,分量重而效力专,认证用药,大法俱备,为世模范。盖其处方精纯,不似后世时方之芜杂。对症用药,有立竿见影之功,深合于科学之原理与原则。"(《金匮要略新义·自序》)再者,他在 20 世纪 30 年代就主张医学的"大自然说",认为中医之哲学、西医之科学,皆得其一体,均可纳入于大自然,曾撰《大自然医学论》。

同时,他对中西医理论的融会贯通亦颇注重,曾于《医界春秋》《广济医刊》《世界医报》《中国医药》等多种刊物发表论著,体裁、内容不拘,从学术论著到随笔、评论,思想论战、医学小说等,阐述其中西医学的认识和建议。从 20 世纪 30 年代开始,余无言先生先后出版了《实用混合外科学总论》《实用混合外科学各论》《伤寒论新义》《金匮要略新义》《湿温伤寒病篇》《斑疹伤寒病篇》《翼经经验录》。在上述著作中,又当以《实用混合外科学总论》《伤寒论新义》《金匮要略新义》为其汇通中西医理论实践之代表作。

3. 推进中西医结合之设想

(1) 中西医并重,他山之石可以攻玉:余无言先生力主中西医并重的思想。他在整编《实用混合外科学讲义·导言》中曾言:"考察泰西医学进步之原因,端在科学。其在往昔尚精气及灵气时代,其梦梦正与中国医学同,今彼以科学实验之精神,使医学一跃而登峰造极,吾人亦不能不低首下心,借作他山之助也⋯⋯即采取最新泰西外科之学术,作一借镜,为改造中医外科之模范,去中医外科之空谈,存中医外科之实验,为驱入科学医学之轨道,使中西医学合而为一,成为混合医学,开世界医学之先导。"

(2) 舍短取长,择善而从,趋重实验:余无言先生十分赞赏《医界春秋》登载杨志一之言。杨志一言道:"中医以深闭固拒闻,西医以党同伐异著,而本刊则负改造中医,沟通西医之使命,而产生者也。以深闭固拒之中医,而言改造,以党同伐异之西医,而言沟通,似缘木求鱼,势有所不能也。"于是,先生感慨道:"知《春秋》亦非偏于中医之宣传品也。不偏于西医,不偏于中医,舍短取长,择善而从,其心其志,实获我心。此愚所以引两先生而为愚之良师益友也。"反映出他的改进中西医结合之思想重点在于"舍短取长,择善而从"。于是,先生提出:"处处趋重于实验,自有真理可凭,自可与科学的西医,不谋而合矣。"

(3) 团结内部,求同存异,以待明理:余无言先生在中西医学实践和认识论中的矛盾和辩论持有先进的观点。他认为,一切科学必然有其背后的科学道理,必然有"征于大自然之境者",在真正未明之前,姑可存而不论,留待将来。在《君子之争》一文中言道:"近者张赞臣同志,与岳阳吴汉仙先生,亦有君子之争,综观两方面发表原稿,大体在六气及细菌之争,均各有独到之理由。吴先生志在尊经,意谓仅言六气之说,为万古不易之论。赞臣先生成在改革,意谓细菌学说,为各国学者所公认,中医不应守旧,宜采纳新知。于是知吴先生主张,求医学要在纵的里面,由古而今,若废除六气,即为不尊经;赞臣先生主张,求医学要在横的里面,由中而西,是采纳西医新知,不是投降西医。因此反复辩驳,洋洋千言,此争亦在事理之得明,亦君子之争也。然以余观之,此可以争,可以不争。以大势言,当此之时,中医应团结内部,抗御西医之侵略,不能再有裂痕,与西医以消灭中医机会;以大体言,六气及细菌之争,已各述明理由,其是非留待第三者之评判。余尝以为中西医学,同是不完全的医学,惟能征于大自然之境者,乃为完全之医学。即如六气细菌,皆有可信有不可信。同一时令,吾人同在气交之中,有病有不病,究之受病者,抑六气中人为病耶,抑吾人体弱而来六气耶,认为六气能致人病,则人人皆应致病,认为体弱病来,则病原不在六气,此说也,不等细菌之学说来,吾中医界已早有怀疑者矣,至于细菌之难征信。与六气同,泰西医家,亦有两派,一谓细菌能致人病,先有菌而后有病, 谓病成乃生细菌,先有病而后生菌,即以治疗上观之,梅毒淋毒,菌病也,有以一针六〇六及黄色素,而立即霍然,永不复发者,有继续注射十数针,或数十针,而仍不愈者,同一细菌,何以六〇六及黄色素,有能杀之,有不能杀之,何哉?是细菌之说,可信而不可信也;杀菌之药,可恃而不可恃也。故吾认为真正之医理,仍在未明之时期,不必据之以为断,且不必据之以为争。吾人宜就医学之所知,悉心体会,如治水然,因势利导,以不背大自然之原理与原则为准,信六气也可,不信六气也亦可,信细菌也可,不信细菌也亦可。吾恐千百年后,如真正之医理明,六气细菌,均将为吾人所不齿矣。吾敢以至诚,请两先生且息君子之争。"[君子之争.医界春秋,1935(106)]

(二)临证治法灵活选取,不废绳墨

1. 善用清下,兼明各法 余无言先生善用大黄、石膏,治温热善用清热与攻下二法,并能根据病证,灵活运用汗、清、和、温、补各法,值得借鉴。先生所著《翼经经验录》中载 55 个病案、103 首处方,其病案中用石膏、大黄或二者并用者占 3/5 以上。处方中用石膏、大黄治疗温热病者共计 24 首,治疗危急重症者亦有 20 首,如治湿温肠出血证用白虎汤加苄连地丹方,热病夹食重证用白虎合增液承气汤加苏子霜方,秋温外热中寒证用白虎合泻心加滑石木通方、附子泻心汤加葛根干姜方,寒结腹痛证用大承气汤加桂枝蒌霜焦楂姜夏方,麻疹热厥险证用泻心承气合增液汤加味方,痘疮实热险证用犀羚泻火汤方,肝痈用牡丹汤合龙胆泻肝汤加减方。

在余无言先生使用石膏的 35 首处方中,其剂量为 120~180g,最常用剂量为 60g 和 90g。大剂量使用石膏多集中于治疗湿温证,间有治疗阳明经热证、秋温及春温证、妇人产后热证、妇人惊恐痉病证、儿童头风重证以及痘疮实热险证。处方多以白虎汤、白虎人参汤、承气汤加减化裁,或以白虎、承气合剂处方,间有以泻心汤、竹叶石膏汤加减处方者。余无言先生对石膏、大黄的药性与运用时机娴熟于心,能充分掌握相应剂量并随证化裁,而且使用超大剂量于许多危急重证之治疗。

余无言先生擅长运用清热与攻下二法,但仍根据具体病证灵活运用各种疗法,如治疗伤寒运用麻黄汤、桂枝麻黄各半汤、大青龙汤等汗法;少阳证运用小柴胡汤之和解法;伤风汗多

阳虚证用桂枝加附子汤,阳虚恶寒证用甘草干姜汤、桂枝加附子汤合肉桂干姜汤方等温法;急性善饥证用十全大补汤去肉桂加黄精方,阴挺用补中益气汤,久疟用首乌故纸汤,百合病用百合地黄汤之补益法;痘疮虚寒险证用温阳益气汤之温补内托法。

2. 寒温补泻,因人制宜 　余无言先生通过大量临床体会到,当诊治疾病过程中,经常须根据辨证中之四诊八纲和患者的体质情况,以确立药用之法则与规范。寒证用温剂,热证用寒凉之品,"虚则补之,实则泻之",几乎为临床医师所共识。但其中应十分重视患者的体质现状。如忽视于此,难以在施治中获得满意的疗效,往往可能产生"施治不效"或"过犹不及",甚至产生不良的副作用或加重病情之弊。由此不难体会,中医诊疗中辨证思维和因人制宜的圆机活法,也是衡量医者诊治水平高低的一杆标尺;也体现了先生辨证圆融,因人制宜的基本观念。

(三) 方药择用融古汇今,善于权变

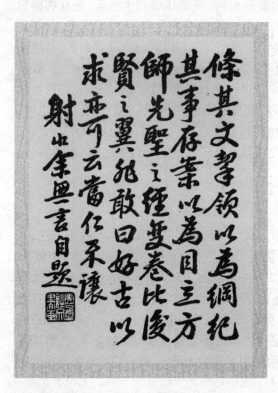

余无言墨迹

回顾余无言先生在数十年的医事活动中,虽以研究仲景学说和从事中医教育事业为主,但其实际工作又以临证诊疗为主。先生临证数十年,以长于经方、善于变创闻名。生平经治伤寒、温病、内科杂病及外科病症尤多。他于伤寒、内科杂病之证治,根据不同症情,用方大致有五个原则:即按仲景原著用经方;以经方加减;以经方合并用之;参以己意化裁,但保存经方之风貌;以单方形式,有经方遗意。他是一位理论造诣较深,又能密切联系临床实践的医家。其生平治案,多选仲景《伤寒论》中方剂,在上海以善用经方著称。

1. 经方审用 　恽铁樵的高足章巨膺尝称余无言先生"一贯重视旧经验,汲取新知识⋯⋯富有创新的精神"(见《金匮要略新义·章序》)。这种创新的精神,除贯穿于著书立说中的"研讨新知识,创造新理论"外,于临床治病,亦善于根据具体病情,创制新方。湖北胡秉钧在看到先生医案著作《翼经经验录》后,总结出此书中所列述医案的"治疗处方,多遵仲景大法",赞赏先生"断证之明确,用药之胆识,有非常人所能及"者。

余无言先生擅长运用经方、时方化裁治疗温热病,如他用麻黄汤加葛根、藿香治疗夏月伤寒;用自订豁痰承气汤治疗春温痰火内结、腑实发狂;用大黄黄连泻心汤合三仁汤治疗湿温化燥、内闭心包之神昏证。如用白虎人参汤加芩连地丹方治疗湿温肠出血证,用清凉承气汤方、清凉承气汤加苏子霜方治疗湿温夹食重证,用大承气加青皮莱菔子方治疗秋温昏谵腹满证,用白虎承气合增液方治疗秋温恶候迭见证。体现了其治疗外感热病善于以经方时方

化裁,灵活变通的思想。

2. 古方精用 此外,余无言先生治疗杂病又善于撷取历代名家名方的治疗经验,如他以傅氏决流汤(《傅青主男科》:黑丑、制甘遂、上肉桂、车前子)加川桂枝,增量与之,治疗水臌。并配合健脾益气方药,每每收到较好疗效。外科病症常用疔毒丸[卢成琰方:巴豆(去皮膜)、明雄黄、生大黄各三钱。上药各研细末,再共研极细,加飞罗面醋糊为丸如梧子大]治疗疔疮及疔毒走黄,轻者每服6~7丸,重者可10丸左右,白开水送服。俟泻下3~5次,再以冷粥汤一小碗,服后多能止泻。此方经治患者甚众,实有良效。

又如治肝痈,余无言先生以大黄牡丹皮汤合龙胆泻肝汤加减,收效甚宏。又治肠痈及肠痈化脓,他主要是受杨栗山《伤寒温疫条辨》"肠痈秘方"(先用红藤一两,酒二碗,煎一碗服之,服后痛必渐止为效)的启示,自拟红藤丹皮大黄汤:红藤一两,粉丹皮、锦纹大黄各五钱,桃仁泥四钱,元明粉四钱(分冲),瓜蒌仁四钱,京赤芍三钱,加酒一杯煎服。或以此方加减治疗肠痈化脓病症,一般在服药1~2剂后减大黄,另加地丁、金银花等味。余无言先生认为,制方之要在于讲求实效,能熔古方、今方于一炉,其方药加减既有法度,又能体现其通权达变、照顾全面的特色。此外,对小儿麻、痘亦有独到经验。

3. 名方活用 余无言先生的弟子河北中医学院田淑霄曾经总结过这样一段文字:我师余无言,以擅长外科而著名。在校期间,我表妹右手第1掌骨患骨髓炎,1年前曾开刀引流,而后愈合。近3个月来,右手大鱼际处漫肿、疼痛、皮色未变。右手拇指功能障碍,活动受限。经西医多方治疗无效。我带她请余老师诊治。余老师看完病后对我说:"此证为疽。脓肿深伏,因气血不足,无力托毒邪外出,故长年不愈。治疗应扶正祛邪。移深居浅,使毒邪由里达外,肉亦由内向外生长,使肉长平,方能彻底治愈。此脓肿居深,而口闭合,如同闭门留寇,后患无穷。如你遇此证,切记要扶正祛邪,移深居浅,以八珍汤化裁即可。"老师当即开了八珍汤加升麻、忍冬藤、穿山甲等。并告我:"5剂药后脓便排出。"5剂药后,果然大鱼际处有一破口流脓,痛减。又进5剂而愈,右拇指功能逐渐恢复正常,多年未再复发。真是其效如神。余至今记忆犹新。老师谆谆指教,铭记心中。余在临床每遇此类病证,都遵老师指教,均见卓效。

此案例体现了余无言先生能够明辨疾病证候,将经典名方据证活用的临证风格。

4. 弃方从法 早年,余无言先生开业于阜宁时,有东北乡王某者,年且六十有奇,患水肿证,时当七月,抬来城中求治,入北门,即询之道途中人曰:"城中医生,善于内科者为谁。"人咸告之曰:"有余某者,中西医家也,盍试之。"病家即抬来求治。余无言先生察其症状,为之咋舌。患者腰以下肿势最盛,两腿如象足,两脚如冬瓜,阴囊如悬瓠。胸部以上则较轻,两手及头面均肿,腿皮肿如胡桃。凡肿处,均明如玻璃,弹之即可立破,扪之冷如冰,呼吸短促,喘声如哮,舌苔白滑,黏膜均呈白色,脉按之而不可得,小便甚短少,且阴茎完全缩入囊内,视之几如葫芦上一小孔耳。询其既往症,则谓"五月间,曾途行遭大雨,后即发肿,且不思食,先由两足肿起,渐次向上,而膝、而股、而会阴、而腹、而腰、而胸、而上肢、而头面,迁延多医,服药均无效,以迄于今,不食且十余日矣。先生其有良法否?"余先生以患者年高症重,有难色。病者再四乞为治疗。余无言先生乃告之曰:"危险殊甚,中医用利水健脾诸剂,既不见效,再施类似治法,亦难见功。西药有发汗剂,名匹罗卡品(Pilocarpin)者,姑试之,效则吉矣。盖余恐患者多日不食,用此猛烈之发汗剂,恐其随汗而脱也。然病者命在朝夕,与其坐而待毙,不如含药而亡。"取得病家同意后,余无言先生乃为之注射匹罗卡品1ml。无何,大汗淋漓,由头至足,无处无汗,拭之黏指,腥臭触鼻。约一句钟,汗出如洗,床下闻有滴答声。至是喘声渐微,患者似减轻苦楚,唯疲惫异常,呼之只微声应耳,无何,索便桶,小便亦大利,患者大快。再察其全身肿势,消去一半,旋即改以中医治水肿名方——实脾饮(严用和《济生方》)与服。过五日,已能扶杖行动。余又以匹罗卡品注射 0.5ml,复又出汗,唯不若前两次之多耳。余以其病既退,不能再用猛烈之发汗剂。即以实脾饮为主方,再加重利水之品,十帖而康健如初。

由此案可以看出,余无言先生是所谓辨证精准、圆机活法者。此案可贵之处有二:一弃方从法,弃中医利水健脾诸方,采用汗法利水;二改弦易辙,改用西药峻汗之法,有异曲同工之妙。由是观之,方不在多,也不在中西之分,而贵在明用,切合临床方能提高疗效。

5. 医方验案选介　余瀛鳌老师曾根据余无言先生晚年所著《翼经经验录》选辑出其自拟新方八首,并作按语。为反映先生精湛而圆融的学术思想引述于下:

(1) 一解四清汤

主治:温热病高热、停食、神昏发厥。

方药:锦纹军 8g,炒枳壳 9g,生石膏(先煎)30g,葛根、连翘、金银花各 9g,杭菊花 6g,生黄芩、生山栀、滑石(包)各 9g,鲜竹叶 40 片。水煎服。

案例:彭某,女,18 岁。1955 年初秋,因酷热难当,纳凉冒风,身觉不适,次又贪食黏粽,脘次否塞饱闷,继则恶寒发热,迄午后热势尤甚;后转但热不寒,头痛肢疼,心烦内热,口渴,夜热更炽(40℃以上),复增烦躁,以致发厥,神昏不语。曾肌内注射青霉素、口服消炎药,未见效应。先父诊视患者胸部,已隐现红疹。治以清、下并用,分司祛邪,遂予一解四清汤。依法煎服后一时许,身有微汗;又 2 小时许,大便连泻 2 次,肤汗益著。午后服第 2 煎,大便续解 2 次,热退已接近正常。又依前方酌为加减,再服 1 剂而安。

评按:一解四清汤是经方与时方的巧妙结合应用。方以军、枳下气通腑;膏、葛清经腑,银、翘清上焦,栀、芩清膈间,滑石清膀胱,故方名"一解四清"。全方配伍精契,药用专擅,融汗、下二法于一方。与疏风解表、清热泻下之防风通圣散(《宣明论方》)各具特色,立方遣药,寓"巧"于规矩之中。此方余无言先生早年即运用于乡里,病重者,2 天须煎服 3 剂,祛邪去病,药效迅捷。

(2) 豁痰承气汤

主治:春温痰火发狂。

方药:锦纹军、元明粉各 15g,炒枳实 12g,生石膏(先煎)90g,全瓜蒌 18g,川黄连 5g,葛根、连翘、胆南星各 12g,石菖蒲 9g,鲜芦根 1 支。水煎服。

案例:胡某,男,45 岁。春三月患生热病,至第 5 日发斑疹,邪热入于营血,疹色紫黑,肌肤炙手,唇焦齿垢,舌苔燥黄。初则谵语神糊,继则发狂乱走,如见鬼神,作叩拜顶礼之状;骂詈殴人,溺黄,腑行六日未解,其脉为沉数有力。治以豁痰承气汤。服药后大便连下 2 次,如胶似漆;肤有微汗,神情转静,狂态大减。后以此方加减获痊。

评按:豁痰承气汤证,是仲景承气法的变化运用,其主治之重点在于"热""狂"等症;方药的针对性突出"痰""火"二字。余无言先生创用此方,系以承气汤去厚朴、易全瓜蒌,加生石膏、葛根、黄连、连翘、胆南星、石菖蒲,以芦根为引。疏方之用意在于避用温燥之厚朴,易瓜蒌以陷胸膈之痰;加石膏以退热清斑;葛根清阳明,黄连、连翘清心凉膈,南星、菖蒲豁痰开窍;竹叶既有引经作用,复有清心除烦之效。须予注意的是,用此方控制病势、便解热衰后,方药增损应注意减用承气诸品药量,加入太子参、北沙参、生地、石斛等养正益阴生津之品以善其后。

（3）阿魏香槟丸

主治:慢性腹痛,痛无定处,经年不愈;大便时硬时溏,或若酱色。

方药:真阿魏24g,广木香、花槟榔各12g。

先将阿魏切成小粒(约如小豆大),放微火上烘干,研碎;次将槟榔、木香研成细末,共置大乳钵中,再研成极细末,分装二号胶囊,共约150~160粒。每天分早晚2次服;或早中晚3次服。每服1粒,开水送下。

案例:顾某,男,28岁。1947年秋,忽患腹痛、水泻,继经治疗而转溏,腹痛由重转轻,痛处不定,月余不愈。某医迭投理气、通腑、温补之剂,均罔效;后又多次易医,经年余而未见著效。大便时溏时结,或泻酱色黏便。西医检查谓:不能排除慢性腹膜炎或慢性阑尾炎,提出"剖腹探查"。患者及其家属均不同意,求余无言先生与诊。据上述病史、症状辨析,判定此系肠道污浊腻滞所致。投以阿魏香槟丸,一日2次,每服1粒。数日后腹痛减,时行浊气。恶臭异常,大便亦爽;连服旬日,腹痛亦除。停药3日后,痛又微作,谅系根株未尽。又连服此丸20余日,久病竟获痊可。

评按:阿魏香槟丸主治之证,多因饮食不调,肠道污浊气滞所致。君以阿魏,辛温治心腹冷痛,以臭攻毒,并擅消积、清利肠道。《本草纲目》载昔贤曾用此药配合木香、黄连以治痢取效者。此方则以阿魏合木香、槟榔,其所以用香、槟,意在消滞行气。全方药只3味,治类验方之"出奇制胜",取精效宏。

（4）首乌故纸汤

主治:久疟,羸瘦,脾肾两虚,寒热发无定时。

方药:制首乌18g,破故纸12g,大熟地、熟附片各9g,炮姜炭6g,山萸肉9g,云茯苓、土炒白术各12g,姜、枣为引。水煎服。

案例:翁某,男,50余岁。初患感冒,继转疟疾,五易其医,顽滞不愈。寒热发无定时,骨瘦如柴,腹凹如舟,呼吸亦较微弱,白睛发青,肤干脱皮;舌色绛而不泽,且根部、中部均现黑色。据其症、舌,肾虚阴亏可知。为疏首乌故纸汤,令服2剂再诊。追服药后,2日内只发作1次,症势轻缓,饮食渐佳,唯便燥甚,未得畅解,因于方中加淡苁蓉、全当归各9g,去熟附,加上肉桂2.4g。连服4剂,便爽食进,久疟亦不再发。后以补中益气汤扶正健中以巩固效验,增强体质。

评按:久疟患者,首乌为上选之品。明代张介宾"何人饮"即以首乌为君。孙一奎《赤水玄珠》治阴虚久疟,热多寒少则以"何首乌丸"补而截之。此方亦遵古法,君以制首乌养阴而补截疟邪;由于患者肾阴虚兼及于阳,故佐补骨脂、附片、熟地、萸肉以温肾益阴,术、苓、炮姜炭以健脾温中。全方突出截疟,兼益肾、脾之虚。病期近20个月之久疟,10余日竟获痊愈。

（5）清肝凉血散风汤

主治:重证头风,肝风血热,发则头痛目眩。

方药:夏枯草9g,丹皮12g,生地24g,生黄芩12g,生石膏(先煎)60g,葛根15g,川羌活9g,甘菊花12g,冬桑叶12g,蝉衣6g。水煎服。

案例：阴某，男，24岁。先有外感，诸证缓解后，独头痛不痉，时减时剧。中西医久治无效，病延至百日左右，请余无言先生诊视。主诉头痛痛如钻刺，间歇时较轻，稍有精神刺激，即易触发；甚则痛引颈项、下连及背，眩晕食减，便燥溺黄。证属头风，以肝风血热为著，法当选用羚羊角为君，唯患者限于经济条件，遂以清肝凉血散风汤与治。服后稍见效，后于原方加藁本、白芷；前后服4剂，头痛又有所轻减。余无言先生询知患者大便燥结如前，又加锦纹军5g以导热下行，腑行果爽，头痛减半，唯两侧太阳穴部仍觉聂聂作痛。因于原方去大黄、羌活、藁本，加白蒺藜、春柴胡各9g，龙胆草6g。令其连服3剂，头痛止而诸证愈。后以此方去龙胆、柴胡，加益气之品以巩固疗效。

评按：此例头风为全头痛，据临床辨证，治当祛散风邪、清泄肝热为主，兼清肺胃之热。故以夏枯草、丹皮、生地清肝热，养肝肾之阴；黄芩、石膏清肺胃热邪；葛根升阳，治头项引痛；羌活、菊花、桑叶、蝉衣散风止痛。其后加减方中用生锦纹者，以患者大便欠爽，用之以导热下行，此属"上病下取"治法，在临床实际应用方面是较为常用的。

（6）硝黄蒌葛汤

主治：儿童食积痉病。

方药：生大黄9g，元明粉（分冲）12g，炒枳壳9g，全瓜蒌12g，葛根、生黄芩各9g，焦楂肉12g，莱菔子9g，鲜竹叶30片。水煎服。

案例：蒋童，8岁。体质素壮，端午节后1日发热头痛，其父（中医师）投以解表退热之剂，数服不效。日晡高热，头痛神糊，时或烦躁不宁；后突发急惊，症见角弓反张，项背均强，戴眼，手足拘挛，牙关紧急，欲呕不出，口角流涎。延余无言先生往诊，询知其于端午日食黏粽、鱼肉、杂品颇多。因蒋童素健啖，家长未予禁限。结合辨证，诊为食积于中，腑气不通；不通则闭，酿生内热、热盛上冲致痉。遂取法《金匮》痉湿暍病篇中之承气治阳明痉病治法，疏方硝黄蒌葛汤令其速服。初灌之时，吐出痰涎颇多，兼夹少量不消化食物；稍停再予缓缓灌服，服药后2小时即解大便，如胶酱状，痉象顿减。隔半小时，又解1次，神识清醒，痉象已除，热势大减。后以上方减量，加和胃清热之品，两剂而安。

评按：硝黄蒌葛汤系大承气汤之加减方，针对患儿阳明热痉之燥、实、痞、满病证。方用生大黄、元明粉、枳壳、瓜蒌以通腑泄热；黄芩、竹叶、葛根以清热生津；焦楂肉合莱菔子兼有清化痰涎之功。此方虽以通腑、清热为主，但峻下而不失于保阴津，承气而兼能护胃气。制方配伍，体现了余无言先生善用经方化裁的临证特色。

（7）清肝养血汤

主治：产后漏血不止。

方药：丹皮12g，春柴胡、夏枯草各9g，干地黄15g，赤芍、当归身、丹参、广郁金、佛手柑各9g，水煎服。

案例：惠某，女，35岁。患妇于产后40日左右恶露净而漏血不止。询及其于数月前曾殇其3岁之次子，中心郁结，肝郁不舒。为拟清肝养血汤，令连服3剂。服后漏血明显减少，再服2剂告痊。

评按：此方方名已明示制方之旨。此谓"清肝"，实寓舒肝解郁之意；所谓"养血"，亦兼活血、止血之功。鉴于主治者重视溯因辨证，立方遣药不拘成法，并取得速效，方治颇堪借鉴。按八法分析，清肝养血汤清、补并用，兼现和法。对肝热血虚的经漏、痛经、不孕症等妇科病证，以及内科之慢性肝炎、轻度脑血栓等病，均可以此方加减论治。

(8) 红藤丹皮大黄汤

主治:肠痈化脓证。症见右下腹痛,甚则局部肿突如拳,便秘溺赤。

方药:红藤30g,丹皮15g,大黄15g,桃仁泥12g,元明粉(分冲)12g,瓜蒌仁12g,京赤芍9g,加酒1杯煎服。

案例:曹某,男,32岁。1943年4月间忽患肠痈,右下腹疼痛肿胀,右足蜷曲难以直伸。患者乃船户平民,限于经济未入院手术,求余无言先生施治。诊视时除前述诸症外,并有寒热,便秘5日,小溲赤涩;舌根腻,其脉沉紧而微迟。此为肠痈化脓,遂令红藤丹皮大黄汤如法煎服。迨头煎服后不到4小时,腹中肠鸣,其后大解1次,先之以燥矢,继之以溏粪与脓血夹杂而下;腹痛大减,右足较能伸展。续服二煎,又大便2次,均为脓血夹杂之粪便;是夜得以安眠,醒后右下腹只隐隐作痛。次日乃将大黄、桃仁等药减量,去元明粉,加紫花地丁、银花藤各18g。连服2剂,脓水渐少,并嘱以薏仁红枣粥时时服之。1周后,脓血已极淡,大便亦转正常,小溲渐清。后服调理方而愈。

评按:治肠痈以红藤为第一主药,在我国早期外科专著似未见载述。余无言先生初闻于某君,后阅清代杨栗山《伤寒温疫条辨》,其中第四卷有"肠痈秘方",主治"肠痈生于小肚角,微肿而小腹阴痛不止者……先用红藤一两,酒二碗,午前二服,醉卧之,午后用紫花地丁一两,酒二碗,煎一碗服之。服后痛必渐止为效"。红藤丹皮大黄汤实际上是"肠痈秘方"合《医宗金鉴》"丹皮大黄汤"的加减方,意在促使肠痈内消内溃、脓血痈毒下泄。以酒煎服,有强化活血消瘀祛邪之功。1964年冬,余瀛鳌老师去河南省许昌县参加"社教"运动时,兼为村民治病,曾先后治2例急性阑尾炎患者,均以此方治愈。由此可见,肠痈是否化脓,都不影响该方的临床应用。

(四) 湿温治疗参古创新,唯重实效

1. 湿温病治法　余无言先生通过归纳薛生白、吴鞠通二家之言,结合他多年临床所见,总结湿温病之主证为:始恶寒,后但热不寒,头痛,身重而疼,舌白或润黄,面色淡黄,汗出,胸中痞闷,不食不饥,口渴不欲饮,午后身热,状若阴虚,脉弦细而濡。中医于湿温之治疗,约分为二门。其一,其学说以湿温为病原,故以解热利湿为主,此为其原因疗法。其二,因湿温之变证多端,险候百出,即因其变证险候而治之,此为其对证疗法。湿温原发证治法:

(1) 解热利湿法:湿温为湿、温两邪合并为患。温即是热,故薛生白之《湿温病篇》(又名《湿热病篇》),其治疗即以解热祛湿为首务。湿温病邪之势均而重者,则药剂亦均重之;其势均而轻者,则药剂亦均轻之。热邪盛于湿邪者,则解热之药多,而祛湿之药少;湿邪盛于热邪者,则祛湿之药多,而解热之药少。然解热祛湿之方法,又各不同,兹分别述之。

1) 当初期病尚在表,应用微汗之法者,则微汗之,使热从体表缓缓而解,则湿为体内不洁之水分,亦得随汗而外泄。若热仍不退,或退之未尽,可仍用前法,务使热退而后已。若热已退,或退去七八分,则湿邪势孤,易于扑灭矣。

2) 湿既势孤,顿失同盟,因即清利其三焦水道,使邪汇至肾脏,输入膀胱,由小便而外出。若体气较实,或大便数日未解,或解时艰涩不爽者,并可微利。

3) 至病邪深入,热势稽留,湿滞肠中,胸闷特甚,切不可任邪气盘踞。里证已成,不可再用表药,只宜用清热及利湿之合剂,使湿从肾与膀胱外出,则热亦随之而下行,湿热并去,病

可自痊。

4) 运用上法时,另有一关键不可不知,即决定"利湿清热"之方,可再问其大便之如何?脘腹之膨否?如大便已数日未解,或虽解而艰涩,脘腹膨满而不柔和,则于方中再加轻泻大便之品,则肠中湿热亦将缓缓下行。盖二便分利,则湿热之邪,行将失其根据地而无立足之所,愈易追剿消灭矣。设大便每一二日一解,解时亦爽,则轻泻剂可不加,此专从里解、清利之方法及用药之分合也。

(2) 扶持脾胃法:湿温之病邪,虽重在小肠,其病根仍然在胃。如胃司消化,脾能为辅,二便畅利,则必然不病湿温。今既病矣,若只解热利湿,而不健胃益脾,则药力之贷款,仍无补于生理之虚乏。则须一面贷款,一面扶持脾胃之生理功能,使之自力更生,功能渐趋恢复。故湿温经治获效后,即应加药以扶持其脾胃。

(3) 参用芳香法:湿温病既为热腐湿浊之邪,且病室内又多秽恶之病气,则必须以芳香逐秽之品以化之。盖芳香之品,能化浊秽之气,故不论表剂、里剂,处方均宜酌加芳香药一二味于内,虽无绝对治湿温之功能,然在辅助疗法上,未始无百分之五之小助焉。除内服药酌加者外,亦可于病室内,燃枷楠香一二支,或少焚白芷、木香、佩兰、苍术等品,以辟秽恶之气。

2. 湿温病方治　湿温相当于西医所说的"肠伤寒",中医施治以排泄清解为主。前人的经验方颇多,余无言先生在诊疗中也创用了湿温新方,经常选用以下诸方施治。

(1) 甘露消毒丹(叶香岩方):又名普济解毒丹。王孟英谓此系治湿温时疫之主方,能治发热倦怠,胸闷腹胀,肢酸咽肿,斑疹身黄,颐肿口渴,溺赤便秘,吐泻疟痢,淋浊疮疡。凡暑湿时疫之邪在气分,舌苔淡白、或厚腻、或干黄者,均较有效。

方药组成及用法:飞滑石十五两,绵茵陈十一两,淡黄芩十两,石菖蒲六两,川贝母、木通各五两,藿香、射干、连翘、薄荷、白豆蔻各四两。

各药晒燥,生研为末。每服三钱,开水冲服,一日二次。或以神曲糊丸,如弹子大,开水化服亦可。

王孟英曰:每年春分以后,天乃渐温;芒种以后,地乃渐湿。温湿蒸腾,更加烈日之暑,烁石流金,人在气交之中,口鼻吸受其气,留而不去,乃成湿温疫疠之病。初起尚在气分时,悉以此丹治之,立效。

(2) 三仁汤(《温病条辨》方):治头痛恶寒,舌白不渴,脉弦细而濡,面色淡黄,胸闷不饥,午后高热,证若阴虚。

方药组成及用法:杏仁三钱,飞滑石六钱,白通草二钱,白蔻仁二钱,厚朴二钱,生薏苡仁六钱,半夏五钱,竹叶二钱,甘澜水八碗。

上药以甘澜水八碗,煎取三碗,每服一碗,一日三次。

此方为吴鞠通治疗湿温之首选方,以湿温不能过汗,故以轻清为治。病轻者,每可治愈;病重者,力有不及。吴锡璜《中西温热串解》谓此方与湿温初起不甚相合,虑其服之燥渴,此言亦非确论。若果知燥渴,则里湿已祛,而热独盛矣,再单治其热可耳。此方名曰三仁,而实以滑石为主药,使湿从小便而出,亦可稍得微汗,故诸家多用之。唯厚朴一味,究嫌欠妥,吴氏虑其燥渴,或在此点。余无言先生认为,若以治痞、理气、宽中、祛湿之目的,去厚朴而易以瓜蒌皮,则得之矣。

(3) 湿温初起方(吴锡璜《中西温热串解》古欢室方):治证同前。

方药组成及用法:淡豆豉三钱,佩兰叶二钱,飞滑石四钱,苍术皮一钱,茯苓皮三钱,陈皮二钱,藿香叶二钱,连翘三钱,银花三钱,通草一钱,甘草八分,竹叶二钱。(如恶寒无汗者,加杏仁)

以上三方,皆轻清之剂。然立方以甘露消毒丹为第一,且研成末服,能容留肠中较久。三仁汤次之,此方更次之,存之备参考耳。

(4)解温逐湿汤(余无言经验方):治湿温初起之重者。

生麻黄(先煎)二钱至三钱,生石膏二两至三两,粉葛根三钱至四钱,净连翘三钱至四钱,制半夏三钱至四钱,生山栀、六一散各二钱至四钱,薏苡仁、茯苓皮各四钱至五钱。

此方服后,必能取得"埶埶微似汗出"。在身体已有微汗约二三小时后,再连服二煎,务使微汗至四五小时以上,则表热必可随汗而解。若初起一二日间,恶寒甚者,仍可加入桂枝一二钱。无恶寒者则不加。

(5)清温化湿汤(余无言先生经验方):前方服后,表热已微,再服此方。

方药组成及用法:生石膏(先煎)一两至二两,粉葛根三钱,净连翘三钱,生黄芩三钱,上川连一钱,锦纹军一钱至二钱,六一散四钱,生山栀三钱,冬瓜皮子各三钱,炒粳米一酒杯。

此方目的,在取得大便微利,小便大利。盖大黄与滑石同用,其泄热解毒之力,半走小便也。

前举数方,可见诸家于湿温之治,不能速速汗解,故力求轻清取巧。对该病之初起、病势较轻者,每可获效。若病势之较重者,胸闷特甚者,则前方不易见功,必当以经方为本,合时方以化裁之。遵仲景治风湿之方,取其微微汗出,续续下行,则汗利两解,湿温之邪,自分两路而去矣。

余无言先生之第一方,首用麻黄,或以为夏令不可用麻黄,虑其大汗以害事,且麻黄为辛温药,以之治湿温,宁非抱薪救火耶?不知麻黄一品,味性虽属辛温,若不与桂枝同用,则不能大汗。故麻杏石甘汤则别治肺炎,麻黄连翘赤小豆汤则别治黄疸,越婢汤则别治风水作肿。即以越婢汤言之,系麻黄与石膏并用,能治水肿,其妙在此。日本学者以麻黄热服则发汗,冷服则利尿,此即仲景方配合之妙义也。盖辛温之麻黄与辛凉之石膏同用,则开发皮毛之力少,通利三焦之力多,故用治风水之邪,十之三四;由皮肤缓缓而解,十之五六。由肾与膀胱续续下行,其风水肿有不消哉!且有体质特异、皮毛固密之人,感冒风寒而服麻黄,竟有皮肤无汗而小便大利,因以获愈者。可知麻黄不但发汗,且同时有利水之力也。总之肾脏、膀胱,与皮肤汗腺,同属于排泄系统。而麻黄一品,亦能促进其排泄功能也。但麻黄必须用生者,水炙者则无效。故余无言先生之处方,以越婢汤为主干,而佐之以葛根者,以其能清解胃肠及脑脊系统之热,可防治脑脊髓膜炎也。仲景于风寒之邪,一见有项背强几几之证候,即用葛根。有汗者,则葛根与桂枝并用;无汗者,则葛根与麻黄并用。在中医旧说,谓其能清督脉之热。督脉,即脑脊系统之谓。督脉之热既清,则脑脊病自不作矣。因湿温一病,热高之时,最易上冲于脑,而致脑脊炎症,故加之而预防,以免加重后更难治也。用连翘者,取其清心胸、凉膈膜也。用半夏者,取其泻心胸、利水湿也;有湿热内蕴而作呕者,尤宜。用六一散、生山栀者,取其凉膈清热、泄出于肾、膀胱也。诸家多用滑石,此六一散以滑石为主,故用之。用薏苡仁、茯苓皮者,取其渗湿下行,并可祛皮肤之湿也。且茯苓有益气之功效,故用之。如此配合,所谓原因疗法、对症疗法,兼而有之。而余无言先生之第二方,完全以清里为治。解毒祛热之品,随锦军以微利大肠,随栀子、滑石以直走小便,此分利法也。余无言先生用此法治之而愈者,已有多人，他认为只要取得缓缓微汗，大便微利，小便畅行，则湿祛热除，病自可愈矣。但此为湿温初病之主症而设。若延久误治，变证百出，则又当随其变证而治之，不能用初起之法矣。至于每药分量，用至几钱则不予肯定。盖体有强弱，病有轻重。示人以变通活套，不可以算学之公式，刻舟求剑，以致偾事耳。

三、代表著作与论文述评

（一）著作

1.《伤寒论新义》 余无言先生认为，仲景《伤寒论》"为中医书之根本医学，其立法之妥善，变方之多端，不独为治伤寒之善本，并且开杂证治疗变化之门"。赞赏程钟龄所主张的"仲景设六经以该尽百病"之说。他还认为张仲景著《伤寒杂病论》，"其自序言'撰用《素问》'，然皆沿其名，而不袭其实。虽有六经之名，但文中无一言及于脉络"，指出仲景在六经辨证中并未将手足三阴、三阳的症状完全举出，其所以沿用六经，是因为《素问》六经之说"信之者众，积习难改"。同时认为《伤寒论》中所说之阴阳，其义已较窄，不似《素问》之广泛。他作为主张以科学整理的方法发皇古义、融会新知的仲景学说研究者，提出"六经、阴阳之说可尽凭乎"（见《伤寒论新义·自序》）的质疑。他强调指出："仲景之书，重在症候，依症立法，依法立方。"关于如何注解《伤寒论》，他在"自序"中说："一曰以经注经，即举仲景原文，纵横驰策以相呼应也；二曰以精注经，即系诸家学说，择其精英以相发明也；三曰以新注经，即引西医之新说，矫正中医之谬误以资汇通也；四曰以心注经，即以予个人之心得及诊疗之经验以资参考也。"书中凡引古说，以不背科学原理为原则；采新知，以能率中医真理为前提。注解中他一贯反对随文训释，其个人注文，大要能依据经义和个人识见予以充分阐析，颇多独到的见解。但在"以新注经"部分，难免杂有"衷中参西"、失之于附会的观点。

张仲景为我国临床医学奠定了基础，余无言先生对此有相当深刻的体会，在同行中有"擅长经方"之誉。但他并不认为仲景方百分之百都合乎科学性，书中明确指出烧裈散方"不可恃"。又于仲景原文中有法无方者，悉依历代注家意见补出方治。对"经文中有最牵强、最费解者，或决为伪文者，悉删去之，附于每篇之末，另为评正。盖删之所以清本书之眉目，附之所以备学者之参考，使知所去取焉"（《伤寒论新义·凡例》）。其自注部分，丁仲祜誉其"于汇通大旨，多所折衷；于仲景原文，多所发明"。谢观（利恒）于本书序言中，赞赏其新颖的编纂方法，指出此书"折衷诸家注释者十之三，发扬原文古义者十之三，汇通新医学说者十之四。使三百九十七法成为一合乎科学之新书，与一般粗制滥造之作，窃取日人《皇汉医学》而为之者，试不可以道里计矣"。张赞臣认为此书"正误格非，方、喻之芜杂已去；存真删伪，仲景之精义常存"。书中并附大量图表，特别是汤证主治表，条理清晰，对读者习读起到提挈纲领的作用。《伤寒论新义》初版于中华书局（1940年），后重印于上海千顷堂书局，先后翻印达12版之多。

2.《金匮要略新义》 该书初撰于1941年，后经多次修改，于1951年在上海中医书局出版，其整理方法大致与《伤寒论新义》类似。但余无言先生认为，《金匮》之错乱，较之《伤寒论》为甚，故特循求义理，一一为之订正，"其有不可理解，而且无益于学说之探讨及治疗"以及"辅钩格磔之文,无裨实用者",概予删削;"采取诸家学说,以脚踏实地为指归,力避空谈,凡运气、阴阳等理论,概所不取"。至于条文的整理法,"有错简者正之,有不续者连之,有骈支者去之,有误谬者改之……原文篇章中有将数种病合为一篇者,今特分之以清眉目"。先生将《伤寒论》中的霍乱移于《金匮要略》,而与中暍、疟疾并列,将《金匮》"五脏风寒积聚"篇中之"肝着"另立一篇加以诠注,余则删存原文而不予强释,并将《金匮要略》一书的删文附于下卷之后。又每篇的篇末附有表格,将一篇中诸种汤证及考订异同作系统说明,便于读者查阅。下卷后又附《金匮要略》"注家传记",系由其门人曾庆瑶等执笔,此篇介绍了历代《金匮》注家及书中所引证的名家传记(共 59 人),颇具特色。

余无言先生在整编仲景著作时有这样的体会:即诠注《伤寒论》时往往易为旧说六经所限而不能尽量发挥;《金匮要略》则是论述杂病的著作,每一病症皆巍然独立,且不为六经所限,更易"钩古汲今,畅所欲言"(见《金匮要略新义·自序》)。通过他多年的临床实践,将某些能与《金匮要略》相联系的案例,亦附述于其注本中,以供后学者临证参考。

3.《实用混合外科学讲义》 这部书是对于中西医结合外科的较早尝试,余无言先生运用当时西医学解剖病理生理知识,结合中医外科的特点和治疗特色、有效方药,按照西医外科学涉及疾病范畴将二者统合,医理和实践上皆互有汇通和评述,择善而从。全书包括三部分内容。《混合外科学总论》包括外科学之定义、外科学之范围、外科学之灵魂、外科学之价值、中西外科学之比较与关系、中西外科学之过去与将来、混合外科学与世界医学、混合外科学与药物学。《外科症候学总论》包括炎症论、创伤及其疗法、创伤传染病论、肿疡论、溃疡、坏疽。《外科症候学各论》分头部、面部、项部、背部、胸乳部、腹部诸症、腋部及肋部,每部所列各病分别依症候、治法、处方施以中西医疗法。

4.《湿温伤寒病篇》 全书共 13 章,按照概论、中论、西论以及结论逐一论述湿温伤寒病的定名、原因、病理解剖、证候、诊断、预后、预防、疗法及处方等。用方有采集历代医家名方,也有余无言先生自制新方。本书系《传染病新论》第一集。

5.《斑疹伤寒病篇》 全书共 12 章,分为定名、原因、病史、病理、证候、诊断、鉴别诊断、预后、预防法、疗法、处方等。本书系《传染病新论》第二集。

6.《翼经经验录》 本书以条为纲,以案为目,仿《伤寒论》《温病条辨》体例,先条后案,重在指出方药适用证候。全书分为伤风、伤寒、湿温、热病、食中、腹痛、水臌、奔豚等 23 篇,计列内、外、妇、儿各科急难重症临床治验 55 条,将完全以经方原方治愈者、以经方加减而治愈者、以经方合并而治愈者、以作者己意化裁经方而治愈者、以宗经方遗意之单方治愈者的治验,汇集成书。辨证精审,方药运用灵活,颇具启发性。

(二) 论文

1. 振兴中医,整理中医中药

(1) 改进中医途中之荆棘. 国医导报,1941,83(4).

(2) 国医馆成立后之预测. 医界春秋,1931(57).

(3) 为庆祝国医馆成立向国医馆说几句啰嗦话. 医界春秋,1931(155).

(4) 整理中国医药是一件难事吗. 中国医药月刊,1941,31(8)(9).

（5）余无言先生医学讲演录．苏州国医杂志，1936（39）．

2. 中医教育

（6）为国医学校改称学社对于教卫两部当道请问几句话．医界春秋，1931（52）．

（7）对中医学校立案问题的杂感和回忆．中国医药，1937，71（8）．

（8）实用混合外科学讲义．医界春秋，1933~1937（61）（63）（66）（68）（70~72）（73~78）（80）（82）（84~89）（92）（96~102）（104~106）（108）（121~123）．

3. 中西医汇通

（9）论中西医学说．医界春秋，1927（814）．

（10）与阮其昱、杨志一两先生论中西医学书．医界春秋，1927（15）．

（11）缩短战线对于帝国主义派之西医下一攻击令．医界春秋，194（42）．

（12）梁启超不起之原因的辩论．医界春秋，1929（33）．

4. 中医理论研究

（13）伤寒论六经提纲新解（上、下）．国医导报，1940（11）；1941，22（6）、3（1）．

（14）《金匮新义》（血痹篇、百合篇）．中国医药，1941（1）（2）（21）．

（15）中央国医馆外科病名表式草案．医界春秋，1934（93）．

5. 中医临床实践

（16）小儿惊风症最宜注意之一点（上、下）．幸福报，1930（176）（177）．

（17）惊风余话（上、下）．幸福报，1930（179）（180）．

（18）小儿痘症毒重灼热不起治验记．幸福报，1931（213）．

（19）天然痘治疗之一得．幸福报，1929（177）（178）．

（20）湿温症生死的关键及补救的方法．中国医药，1939，51（6）．

（21）与严氏实脾饮间用治疗肾脏性水肿之一例．医界春秋，1931（12）．

（22）奔豚症治之检讨．复兴中医，1940，51（3）．

（23）一个奇怪的失血症．幸福报，1930（189）．

（24）疗痈疗百效丸．医界春秋，1927（18）．

（25）痈疽之研究．中国医药，1939（12）．

（26）疗疮．国药新声，1941，11（32）．

（27）中医治疗伤科之特长．医界春秋，1927（9）．

（28）蝉衣汤治破伤风之来历．国医导报，1941，63（3）．

（29）翼经实验录（一、二）．华西医药杂志，1946（9）；1947（8）．

（30）一个产生坚韧卵状瘕块的妇人．幸福报，1928（36）．

（31）中医之心理疗病谈．卫生报，1928（18）．

参 考 文 献

［1］　盐城市地方志办公室．盐城人物志［M］．南京：江苏教育出版社，1991．

［2］　许文博，赵成杰．中国当代医学家荟萃［M］．长春：吉林科学技术出版社，1990．

［3］　周凤梧，张奇文，丛林．名老中医之路［M］．济南：山东科学技术出版社：2011．

［4］　桂玉萍，李志武，陈尔明，等．中国专科名医百家［M］．北京：中医古籍出版社，2004．

［5］　周易,傅延龄.余无言临床经验之特色[J].安徽中医药大学学报,2014,33(1):11-12.

［6］　石国璧.医门真传[M].北京:人民卫生出版社,1990.

［7］　余瀛鳌.中国百年百名中医临床家丛书:余无言[M].北京:中国中医药出版社,2001.

［8］　余瀛鳌.未病斋医述[M].北京:中医古籍出版社,2012.

（整理:李鸿涛;审订:余瀛鳌）

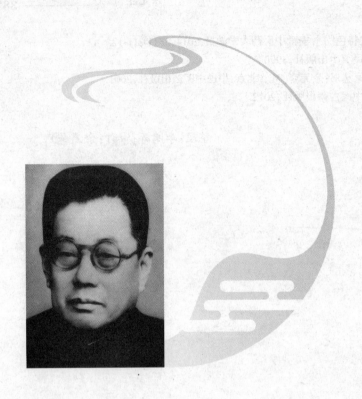

岳美中

一、生平传记

岳美中先生（1900—1982年），名钟秀，字美中，号锄云，以字行。河北省滦县人。著名中医学家、临床家、教育家。

岳美中先生早年攻读文史，25岁因病习医，主要靠自学成名；以深厚传统文化学养为根底，博览群书，深研经典，刻苦治学，勤奋临证，取得了很高的成就。善用经方，淹采诸家，对内科等诸多疾病的治疗，形成了一系列深湛实用的思路、方法、方剂，取得很高疗效。提出并系统阐述、大力倡导病证结合、专方专药与辨证论治相结合的诊疗模式，对指导临床起到重要作用，产生广泛影响。致力于中医人才特别是高级中医人才培养，创办全国中医研究班、中医研究生班，是我国中医研究生教育的开创者和奠基人。长期承担国内外重大医疗任务，多次奉派出国考察和为外国领导人治病，享誉海外，对提高中医药国际影响、配合国家外交工作发挥了独特的重要作用。20世纪70年代后，担任全国人大常委会委员、全国政协医药卫生组副组长、中华医学会副会长、中华全国中医学会副会长、中国中西医结合学会顾问、卫生部中西医结合领导小组成员等职务，以振兴中医为己任，登高而呼，躬身以行，为促进发展中医药政策措施的落实，推动中医药事业恢复发展作出了重要贡献。

（一）贫寒向学，攻读文史

八年私塾，"蒙养为得其正"。岳美中先生幼时家境贫寒，兄妹五人，排行老大，全靠父亲种田和做挑担叫卖小生意维持生计。8岁时，父母考虑他体弱多病，将来难务农事，东拼西凑供其附读了八年私塾。开蒙读物和六经以外，得读古文多卷，诗词多卷。塾师刘慎斋精于小学(文字、音韵、训诂之学),对先生多有倾注与寄望,因而"略解音韵学"。慎斋谓其"年虽幼,顾已娴小学,记忆力颇强,读书上口成诵,讲解亦能领悟"。中国文化有深厚的小学传统,从小学入手,是治中国学术之正途。私塾期间的训练,为其一生治学打下良好基础,先生自谓"蒙养为得其正焉"。

教读自学,从师深造。岳美中先生16岁考入半自费的滦县师范讲习所学习1年余。结业后,一边在小学任教,一边自学文史,研读古诗文词。不久随乡间举人李筱珊学习。李筱珊学养深厚,精研鲫学(文字之学),私淑桐城文派,中举后未入仕途,在乡间读书著述,择可造之材而育之。先生与李筱珊住家相距十余里路,按时上门受业,风雨无阻。后来又在李筱珊邻村谋得教家馆的教职,得以随时受教。通过随李筱珊学习,经学、小学大有进益,文章之学用功尤甚。一部《古文辞类纂》逐篇点读,重点文章反复揣摩,并附录本人和师友的评议。每五天送一篇文章请老师批改。这种严格训练,使他受益终生。从学三年,结下深厚的师生之谊。经先生力劝获允,与同学一起编辑出版《宗经室文存》《宗经室诗存》,并受命作序,使李筱珊的诗文得以流传。

考学铩羽,治学有得。1925年,听闻梁任公、王静安等创办清华国学研究院,与裴学海、裴雪峰两位同乡挚友重温经学,兼研小学、史学,相携应考。裴学海当年考取,因病两年后入学,师从梁启超,成为著名古文字学家。裴雪峰一考再考,1928年最后一届录取,先后随李证刚、林宰平治《易经》,著有《周易汉象新证》。岳美中先生第一年考试落榜后,愈加发奋读书。每日教学、读书、撰稿并进,过度劳累,患肺病吐血,未再考学。报考清华国学研究院前后几年的读书,具有深入研究的性质,发表了《十三经略论》《诗三百篇言志之比较观》《声韵与诗歌之关系》等经学、小学方面的文章,对清代标举"六经皆史"、独树一帜的史学家章学诚著作系统考辨,写作16 000余言的《章实斋著作考略》在《益世报》连载,发表关于教育、新闻的专论,以及对文学名著的评论文章。这些文章,多在大报连载,得到著名学者好评,具有较高学术水平。

岳美中先生求学时期,正值军阀混战,滦县是两次直奉战争之要冲,天灾人祸,民不聊生,因此发表了大量针砭时弊、反映民间疾苦的诗文。

(二) 因病习医,服务乡梓

病中习医,读书尝药。患病后,某大医院诊断:"肺病已深,非短期可治。"考学无望,求医无效,又丢了教职,感觉前路迷茫。难道医学对肺病真的没有办法了吗? 在病困中萌发了学习中医的念头。遂购置《医学衷中参西录》《汤头歌诀》《药性赋》和《伤寒论》等医书多种,边自学边试着自己治病。读书、吃药,加上一年多田野生活,肺病竟慢慢好起来。由此立志学医,治病救人。

学医,谈何容易。穷乡僻壤,家累又重,没有条件拜师从学。于是托人找了间家馆,一边教读,一边习医。拖着病弱的身体,白日教课,夜晚苦读医书,反复钻研揣摩,历时三年,读了宋元以后的许多医家名著。为体察药性,亲尝过200多味中药。一次尝服生石膏过量,泄下不止,浑身瘫软,闹得几天起不来床。学东知道他在学中医,有时家人生病就找他诊治。他小心诊断,谨慎用药,多有疗效。1928年春,学东一个亲戚患血崩,找他诊治,初不敢应,后禁不住恳求,投药几剂,竟然痊愈,患者全家前来致谢,轰动一时。又邻村一个名叫徐福轩的小木匠,突然发"疯",烦躁狂闹,精神失常,发病月余,群医束手,村人推荐先生诊治。他仔细察看脉象、症候，认为系阳狂并有瘀血，予调胃承气汤加赭石、桃仁，服药 1 剂，便通而愈。一鸣惊人，村人传为神奇，从此求医者门庭若市。

开办医社，正式行医。1928 年秋，在吴绍先等几位好友帮助下，岳美中先生在滦县司各庄开了一间小药铺，取名"锄云医社"，正式行医。行医之初，全靠书本上的知识辨证投方，白天奔波应诊，夜间苦读医书，思索日间病案。几年间，从临证效失、病家愁乐中开悟，进一步认识到医药对百姓的重要，愈发坚定终生研习中医、献身学术的决心。曾作数首《道情》述说从医之初的心境，其中一首："懒参禅，不学仙。觅奇方，烧妙丹，针砭到处癥瘕散。秋风橘井落甘露，春雨杏林别有天。山中采药云为伴。莫讥我巫医小道，且羞他做吏当官。"

（三）悬壶鲁西，求索悟"道"

1935 年夏，友人赠送陆渊雷《伤寒论今释》《金匮要略今释》，研读所得，觉有自己此前未见之义。随后加入陆渊雷所办遥从（函授）部学习。虽然诊务繁忙，仍认真完成课业。其课卷《述学》得到陆渊雷赞赏，评曰"中医界有此文才，大堪吐气"，刊载于《中医新生命》。

困惑求索，病中悟道。1935 年秋，岳美中先生应县长陈亚三之邀，任山东省菏泽县医院中医部主任，一边看病，一边教授十来名中医学员。随着治学临证深入和学术视野扩展，两个问题的困扰日益突出：一是中医西医之争，一是经方时方之辩。对经方时方，先生结合临床不断探索；对西医也并不排斥，但也走过弯路。一段时间里，为应付门面，生搬硬套地学了一阵中西汇通学说，用之临床，效失参半，正所谓"邯郸学步，失其固封"。苦闷之下，害了 3 个月眼病，不能读书，苦苦思索，得出"人是精神的，不是机械的；病是整体的，不是局部的"。于是又归真返璞地研读《伤寒论》《金匮要略》《备急千金要方》《外台秘要》等医书，其后多以经方治病，疗效得以提高，学术大有进益。先生病困中苦思所得的两句话，看似平常，实则意义重大，它概括了人的生命本质、中医学术的特点和中西医学的根本区别，对此后的学术道路，具有根本性的重大影响。

国难天灾，悬壶无地。在菏泽期间，外敌入侵，时局动荡，天灾欺人。1937 年夏，菏泽西南部发生大地震，烈风雷雨，屋倾墙崩，尺寸间幸免于难，辗转逃避数月。1938 年春，先生到博山应诊，遇日寇围城，被困城中五天五夜。城破后逃到济南，身上一文不名，珍藏的几箱书籍亦丢失，仅存随身携带的《伤寒论》《金匮要略》、数册医稿及《习医日记》。幸得济南中医学校校长郝云杉慷慨相助 20 元路费，只身由洛口（又称泺口，现济南市天桥区地名）过黄河，千折百难地逃回家乡。其时，家乡也早已沦陷。不禁仰天浩叹，茫茫冀鲁，竟没有一个医生悬壶之地。

（四）修身治学，成名冀东

悬壶无地，只好重操旧业，在家乡当小学教员。因不愿接受日本奴化教育，半年后到唐山市行医。在唐山行医 15 载，从坐堂开始，到开办诊所和药店，医术精进，医誉日隆，成为冀东名重一时的著名中医。前十年在日伪统治下，抱着"做一个无愧于祖宗的中国人，当一个对得起病人的医生"的宗旨，正派做人，刻苦治学，勤勉为医。唐山解放不久，就投身中华人民共和国的中医药事业。

热血酬友，仁术济人。日伪统治时期，岳美中先生做了很多施医施药、扶贫济困、掩护抗日人员的事情。特别是吴绍先、裴雪峰两位挚友参加抗日武装斗争牺牲和病故前后所表现的风骨、情义和担当,令知者感动。吴绍先1938年舍家纾难,组织队伍参加冀东抗日暴动,曾任昌滦乐抗日联合县长。暴动失败后,日寇追捕吴绍先家属,其妻带着五个年幼的孩子逃到唐山,亲友畏嫌避拒。先生独自承担,以家眷的名义,把她们安排在友人张简青开办的裕丰客栈藏匿数月,躲过日寇追捕。裴雪峰在鲁西组织武装抗日,1943年病故。先生专程赶赴菏泽,千里赴吊,襄理后事,之后尽力照顾其家属的生活。对其遗孤裴庆平,始则招至身边习医,后又依本人意愿资助其上学,直至毕业后帮助安排好工作和生活。裴雪峰去世前,把《周易汉象新证》书稿托付给先生。先生精心保存30余年,直至1978年移交中国社会科学院哲学研究所保存。先生对两位亡友的友情终生不减。梁漱溟称许:"风义入古,且敬且感。"

唐山行医期间,岳美中先生个人读书条件逐步改善,1940年后陆续购置了大量医书和《二十四史》等文史书籍,有计划地阅读。少交往,节嗜好,平生喜好的诗词,自从医到20世纪40年代中期,也很少写作。应诊以外,夜以继日地刻苦读书。这个时期读书的重点,一是医学,二是哲学。医学方面,在原有基础上,深研经典,检视诸家,以中医病理学、诊断学、方剂学、药物学分类,做了30多万字的笔记。其中对药物学用功尤多,写出了两册《实验药物学》初稿。还寻师访友,研习应用针灸。与医学并重的是哲学,以陆(九渊)王(阳明)"心学"为重点,系统研读宋明理学,兼及其他哲学著作。十多年里,形成10余万字《习医日记》(读书笔记)。其中摘录先贤论述,涉及著作(作者)约360余种(人)。先生本人的批注、心得、议论,短者数语,长则千言,约160余条(篇)。研读哲学,于明哲理、悟医道以外,主要为修持身心,"绅绎心学,藉资检束,稍有所得,辄以自怡",不时翻阅,检讨践行情况。(《复董君树远》,《岳美中全集》)

唐山解放,弃业育人。1948年唐山解放后,岳美中先生作为中医界代表,担任唐山市人民政府委员、卫生局顾问、医药界联合会副主任委员、中医公会主任委员,并被选为唐山市人民代表和政协委员。1950年,先生致信唐山市委书记兼市长李力果,提出开办中医教育的建议,并自筹路费与中医公会副主任孙旭初一起,赴中央卫生部和河北省卫生厅反映开办中医学校的要求。1952年,河北省唐山市中医进修班成立后,先生毅然辞去药店一切职务,担任中医进修班副主任,主持教务并亲自授课,培养了冀东百余名中医。学员中高濯风等后来成为著名中医。1953年春,参与筹建唐山市人民医院中医科并任科主任,后来发展成唐山市中医医院。

(五)建言医事,奉调入京

关注医事,万言献策。岳美中先生十分关注中医事业发展全局,对当时卫生工作中歧视、排斥、限制中医的错误倾向深感忧虑。1950年第一次全国卫生工作会议前,撰写6 000余言的《上中央卫生部整理国医意见书》,从学术角度阐述中医学的特点、价值与作用。1953年夏秋之交,在唐山市领导支持下,先生在唐山和北戴河闭门谢客,起草了《关于整理和发扬中医的意见》和《关于中国医学的历史》(也称《中国医学简史》)、《整理中国医药的初步方案》两个附件,共4万余言,系统阐述中医学的内涵、特点、价值,强调对文化遗产要有民族自尊心和自信心,提出建立中医管理局、中医研究院、中医学院等一系列具体建议。《意见书》和附件在与李振三一起研究修改后,经习仲勋、范长江两位领导同志报送党中央、政务院。

这些意见和很多中医界有识之士的意见一起,反映了广大中医的心声,为国家加强中医工作的决策提供了专业意见和民意基础。

临床科研,多有建树。1954 年 2 月华北大区建立中医实验所,李振三任所长,先生任医务主任。陆续调入的还有陈慎吾、王易门、郑毓林、步玉如等著名中医。1954 年 8 月华北中医实验所转入中医研究院筹备处,1955 年 12 月成立中医研究院(现中国中医科学院),先生先后任中医研究院筹备处医务主任、中医研究院内外科研究所内科副主任、西苑医院内科主任等,初期还兼任肾炎、传染病等组负责人。1956 年,先生加入中国共产党。

岳美中先生学养深厚、临床经验丰富,在建院初期名老中医里又比较年轻,承担了较多临床、科研和教学任务。主持或参与了多项内科疾病的研究治疗,作出了积极贡献。包括:在流行性乙型脑炎治疗中,同蒲辅周一起为参加治疗人员讲授温病学理论与方法,主持"传染病院组"和后期附属医院的治疗,取得治疗流行性乙型脑炎减少死亡、没有后遗症的疗效。对肾脏病的疗效闻名中外,为肾病学科建设做了奠基性的工作。参与呼吸系统疾病治疗,对专题研究提供意见,研拟的方剂广为应用。带领专家组与解放军 302 医院合作进行肝脏病研究,形成的治疗原则和所创制的方剂,至今为人遵用。对老年病的诊治有新的创建,陈可冀整理的治疗老年病的经验,是中华人民共和国成立以来第一部中医老年病学专著。当时尚较突出的麻风病,本是卫生部委派的一次临时考察,完成考察任务后,用 4 年业余时间完成了 30 余万言的《中国麻风病学》。完成临床、科研任务的同时,积极参加教学。认真完成师带徒任务,并为各种培训班、专业班和西学中人员、青年大夫讲授中医经典,讲授古文,讲授临床经验。陈可冀曾深情回忆 1956 年先生历一寒暑,为中医研究院青年大夫逐条逐句讲授《金匮要略》的情景。还应邀在陈慎吾所办汇通中医讲习所授课。

着眼临床,阐发医理。20 世纪五六十年代,岳美中先生多次到全国各地参加学术活动,考察中医工作。针对中医临床工作存在的倾向和问题,1958 年在河北省中医内科座谈会上,强调加强中医典籍的学习研究,提出病证结合、专方专药与辨证论治相结合的观点。1962年在福建省中医辨证论治座谈会上,更加深入系统地阐述病证结合、辨证论治与专方专药相结合的思想。1965 年,卫生部副部长郭子化组织召开先生和蒲辅周、秦伯未、祁振华、宗维新五位著名中医参加的定期座谈会,每月一次,时称"五老座谈会"。先生积极参加座谈,对如何认识和发扬中医传统、发挥老中医药专家作用、抓紧培养中医人才、组织名老中医支持中医治疗急症课题研究等问题,提出意见和建议。

尊师重友,诚敬待人。岳美中先生到京工作后,与梁漱溟、林宰平多有交往。两位先生是故友裴雪峰的老师,先生也认为老师,恭敬受教,礼貌有加,终生敬之以师礼。谦虚好学,尊重医界同仁。赞佩蒲辅周的学养,虚心借鉴其治疗经验;称赞赵锡五善用经方,有胆有识;与陈慎吾多有学术上的切磋交流;与何时希、王易门、耿鉴庭不仅学术交往,更有文史交流和诗词唱和;经常讲到王文鼎、徐季含、钱伯瑄、赵心波等的学术长处。《锄云诗集》收有写给郭子化、承淡安、冉雪峰、郑守谦、蒲辅周、王易门、徐季含、沈仲圭、耿鉴庭、彭杰三、魏龙骧、龚志贤、姜春华、陈可冀、高辉远、刘志明、赵果彰、吴味雪、俞长荣和冯殊军、孙旭初、闫识新、高濯风、王小波、王国三等中医界同道的赠诗。长期与吴阶平、方圻、黄宛、吴德成等西医专家合作,建立了很深的友谊。先生经常收到全国各地问学、问病、问事的书信,卧病前几年每年多达千余封。他坚持惯例,每信必复。一些素昧平生的青年,通过书信问学,成为忘年之交,建立了诚挚感人的友谊。

（六）振兴中医，鞠躬尽瘁

"文化大革命"开始后，岳美中先生正带领专家组在解放军302医院合作进行肝炎治疗的临床研究。1968年被"揪"回中医研究院西苑医院，边接受批判、作检查，边从事搬运白菜、清扫厕所、喂羊喂兔等劳动。家被抄没，夫妇二人被赶到工房厕所旁一间潮湿霉暗的小屋居住。1969年8月，周恩来总理亲自安排先生赴越南参加胡志明主席治疗，回国后不久恢复工作和党组织生活。其时，先生已到古稀之年，身体大不如前。面对中医人才青黄不接、中医事业遭受严重破坏的状况，以高度责任感和忘我的拼搏精神，迎难以进，勇于担当，殚精竭虑，不屈不挠，为中医事业发展贡献了全部心血和精力。

蓄才固本，开创中医研究生教育。岳美中先生重视培养中医人才，主张中医研究院应集中开展高级人才培养。20世纪60年代初，就曾两次提出培养高级中医人才的建议，并对学员条件、课程安排、教师选聘、教学组织等，作出具体设计。1972年9月，鉴于中医队伍老成凋零、高级人才严重匮乏的状况，再次提出举办高级中医进修班的建议，认为此举实为"图新虑远之大计，蓄才固本之先务"。得到批准后，全力投入全国中医研究班筹备工作。以古稀之年、多病之身，在困难和干扰很大的情况下，顶着压力，奔走呼号，精心操持，主持设计办班方案，制订教学计划，拟订教学书目，招收学员，商请名医授课，克服许多难以想象的困难。在研究学员招生办法时，坚持用考试的方法招收学员。1973年中央批准了全国中医研究班教学用房建设经费，1975年近万平方米的教学科研楼和宿舍楼拔地而起，1976年全国中医研究班正式开学。1978年全国中医研究班改为中国中医研究院、北京中医学院中医研究生班，岳美中先生任主任，方药中、任应秋、董建华、刘渡舟为副主任，招收了我国中医教育史上第一批中医学硕士学位研究生。全国中医研究班和中医研究生班，在人才青黄不接的特殊困难时期，为中医事业发展培养了一大批承前启后的重要骨干。如今，研究生班已发展成中国中医科学院研究生院。

总结经验，出版学术著作。岳美中先生一生刻苦治学，勤于笔耕，发表了百余篇文章，积累了大量文稿。晚年，希望多整理出一些留给后人。1976年在中医研究院支持下，由陈可冀、时振声、王占玺、李祥国等协助整理出版了《岳美中论医集》《岳美中医案集》。先生在身体病弱、工作繁忙的情况下，投入很大精力主持整理工作，选定篇目，审阅文稿，斟酌各方面反馈意见，直至最后定稿。1978年初，陈可冀整理出版了《岳美中老中医治疗老年病的经验》。1978年7月先生患病卧床。病情稳定时，让家人代笔致信中医研究院领导，希望再抢救整理一些学术经验。信中诚恳表示，提出这

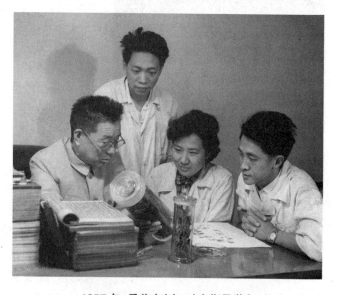

1957年，岳美中（左一）在指导学生

一请求"自度尚非止为私"。在当时大力整顿科技教育工作的背景下,先生重病中坚持整理出版学术著作的精神受到有关方面重视,中央电视台、中央人民广播电台在新闻节目时间播报,多家报纸作了报道。1980年陈可冀主持,与李春生、江幼李、岳沛芬等整理出版了《岳美中医话集》。1982年先生去世后,陈可冀、李春生、岳沛芬等继续致力于先生学术经验的整理。1984年,陈可冀主持,与李春生、江幼李、岳沛芬等整理出版了《岳美中医话集》增订本。2000年编辑出版《岳美中医学文集》和岳美中先生诗词集《锄云诗集》。2012年编辑出版《岳美中全集》和《岳美中经方研究文集》。

登高而呼,推动中医发展。晚年,岳美中先生利用自己的社会地位和学术影响,登高而呼,躬身以行,竭力推动中医政策落实和中医药事业发展。1977年、1978年在全国中西医结合规划会议和全国卫生科学大会上作长篇发言,对中西医结合、中医典籍整理、老中医经验继承、中药研究、发挥中医在基层卫生工作中作用等,提出意见和建议。此外,还通过代表提案、书面建议、发表谈话等方式,提出议案和建议,积极推动一些问题的解决。例如:建议"从祖国医药学文献、老中医的临床经验、流传于民间的单方验方三个方面,加强对中医传统的继承";"由一位懂得中医、热心于中医事业、政治上强的同志担任卫生部副部长,加强对中医工作的领导";成立中医古籍出版社,加强中医古籍的出版工作;组织全国出版社出版中医典籍,并在耿鉴庭、王雪苔协助下,选列了建议出版的书目;"建立中国医药博物馆和中国医药图书馆、中国医药档案馆、中国医药情报馆";建议"开展一次大规模的医籍纂辑校对工作,编纂一部《中国医药学全书》";采取有效措施,保护古代中医遗迹和文物等等。1978年12月,中共中央印发《关于认真贯彻党的中医政策,解决中医队伍后继乏人问题的报告》。作为全国人大常委会委员,岳美中先生抱病写了《为检查和监督中发[1978]56号文件的贯彻落实情况事》的提案,在北京医院病房接受了《人民日报》记者采访,呼吁落实中央文件精神。先生晚年所作的努力,对中医药事业的恢复发展起到重要作用。

(七)南翔北翼,享誉海外

岳美中先生长期承担国内外重要治疗任务。20世纪50年代到70年代初,9次出国执行重要医疗及考察任务,成效卓著,享誉海外。

1957年,参加以柯麟为团长的中国医学代表团访问日本。这是中华人民共和国成立后第一个访问日本的医学代表团,岳美中先生是代表团里唯一的中医。访问期间,先生介绍了中华人民共和国的中医政策和中医发展状况,考察日本医疗机构,结识大塚敬节、矢数道明、森田幸门等多位日本汉方医学家。回国后写了《访日医学代表团关于访问专业(中医)的报告》,介绍访问情况,客观评价日本汉方医学发展状况。

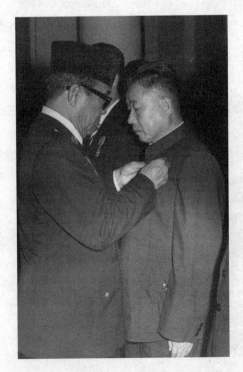

1964年苏加诺总统(左)为岳美中授勋

1958年,与针灸大夫李志明奉派赴苏联为中共中央委员王明治病,历时2个月余(李志明时间较长)。除为王明治疗外,还诊治了列宁侄女夫妇等多位苏联人士、中国驻苏大使夫妇等多位驻苏使馆人员和多位中国驻苏商务处人员。在苏联期间,先生系统温习《黄帝内经》,并与人有所讨论。这次苏联治疗,写有详细医疗日记。

1962年,印尼总统苏加诺患尿路结石合并左肾功能消失症,健康状况日益恶化,到维也纳检查治疗,被建议切除左肾。苏加诺不同意,转请中国医生(主要是中医)治疗。中国派出吴阶平为组长的医疗组赴印尼,岳美中先生是主要中医专家。当时国际斗争激烈复杂,各方面压力很大。先生等细致检查,准确诊断,大胆用药,密切观察,中药为主,辅以针灸。经过4个月精心治疗,肾造影显示左肾功能恢复,继续治疗后结石消失。苏加诺高兴地说:"这是社会主义中国中医学的奇迹""这说明,先进的医学不一定在西方"。1962年至1965年,医疗组5次赴印尼,在为苏加诺治疗的同时,诊治印尼各界人士100余人,产生很大影响。

1969年,越南胡志明主席病重,中国政府和周恩来总理极为关切,连续派出专家前往治疗。其时,岳美中先生正在"牛棚"接受评判和改造。8月24日夜,周恩来总理派人将先生接到人民大会堂亲切接见,随即乘专机赴河内参加治疗。先生是第二批赶赴越南的专家,当时胡志明病情已近不治,未能挽回生命。1973年,先生曾治疗越南另一位领导人阮某,系70岁老人。患肝炎,脘胀,食欲不振,很长时期每餐不过1两,午后心下痞硬,嗳气不止,大便稀薄,肝功能不正常。服西药多反应,服中药已半年余,药后则脘胀稍舒,不多时胀满又起,且逐日加重。诊视后,保健医生拿出一个中药单,谓:"服这些药较习惯,若易陌生药,似不能接受,请在这些药范围内选择为好。"视其前所服方剂,理气降逆之品居多,量亦大。先生认为,患者属肝脾同病,而脾之生理日见减退,致失健运之力,不能输布精液,灌溉全身,理宜先补脾胃以扶持其本,使脾的运化功能有所恢复,食馨而多,则不理虚气而虚气自无以生,胀满自无从而起。但考虑骤然改易前医方药,恐怕病人不能接受,乃权宜出六君子汤加木香、枳壳,服两剂后复诊再议。二诊时,先生深入浅出分析病因病情,说明久病虚弱,愈开破则正气愈虚,治宜注重培本,顾持正气,以及现在脾胃无力,药剂宜小量缓投的理由,说服了病人。即以资生丸方改用粗末,每3钱作一日量,煎两次合一处,分温服。服药半月余,脾虚基本痊愈,肝功能检查亦有所改善。嘱其服原方一个时期,以巩固疗效。

1971年,中国应邀派医生为朝鲜领导人崔庸健治疗。患者时年71岁,西医诊断患帕金森病,中医诊断为中风前驱症。先期赴朝的中国医生为慎重,有时把处方发回国内经同意后才用药,周恩来总理决定派更有经验的医生前往。3月,先生和方圻、吴德成、谭铭勋赴朝鲜参加治疗。治疗过程中,朝方人员有时对使用方药提出不同意见,先生耐心沟通,达成一致意见后用药。经过1个多月治疗,取得满意疗效。金日成首相治疗期间会见医疗组,医疗组回国后又发来感谢信。

(八)学术不朽,事业永在

1978年7月,岳美中先生在一次讲课后再次发生中风。病中,仍然关心中医事业。病情稳定时,或接受采访,呼吁中医政策落实;或招集学生授课,传授医疗经验;或口授要点,指导学术经验整理和文章写作。卧病近4年,于1982年5月12日去世,享年82岁。

1982年5月26日在八宝山革命公墓举行追悼会。全国人大常委会、全国政协、卫生部、国家科学技术委员会、中国科学技术协会、中华医学会、中华全国中医学会、中国中西医结合研究会等单位和叶剑英、彭真、杨尚昆、习仲勋、刘澜涛、季方等送花圈。杨尚昆、刘澜涛等400多人参加追悼会。邓颖超致电哀悼。邓子恢夫人陈兰未收到讣告,闻讯后专门赶来告别。梁漱溟以90岁高龄全程参加悼念活动。崔月犁主持,季钟璞在悼词中高度评价岳美中先生的渊博学识、深厚理论造诣、丰富临床经验和为中医事业发展作出的重要贡献。

2000年5月19日,首都医药界在人民大会堂隆重纪念岳美中先生诞辰100周年。全国人大、全国政协领导吴阶平、任建新和钱信忠、朱庆生、刘敬民、王永炎、陈可冀、程莘农、关幼波、吴蔚然等150余人参加。吴阶平副委员长和各方面代表在发言中,号召弘扬和学习先生全心全意为人民服务的精神,一丝不苟的治学态度,严谨的工作作风和崇高的敬业精神。

2012年3月24日,陈可冀院士倡议召开岳美中先生学术经验传承座谈会。中国中医科学院院长张伯礼院士在讲话中指出:"岳美中先生这样的中医大家,确是我们中医学发展的高峰和宝贵财富,更是中医药事业的坚强脊梁,永远值得我们景仰和学习。"陈可冀院士说:《左传》有'太上有立德,其次有立功,其次有立言,虽久不废,此之谓不朽',岳老应是三者俱全""他是中医药学历史上永远值得我们感念的巨人,伟大的中医药学者"。

岳美中先生生前身后,几代中医药学人对其学术经验研究不断,成果累累。在中国中医药学发展的历史长河中,岳美中的学术与业绩,有如一溪充满活力、奔流不息的清泉,应当不朽而长在。

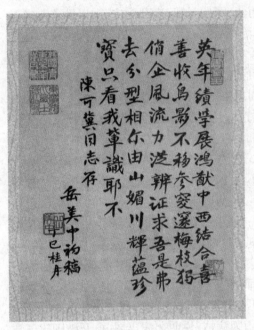

岳美中赠陈可冀诗手迹

二、学术思想

(一) 独特学术见解与学术特点

1. **学术崇奉三家,绳墨唯重临床**　岳美中先生由文入医,治学没走由理论到理论、以著述取胜的路径。他极重临床,从不脱离临床,认为"中医学术的奥妙确在于临床"。以临床实践为标准审视经典,深求精读,博观约取;以学术家的视野对待临床,视野开阔,源头活络。以临床疗效为旨归,把理论研究与临床实践结合起来,坚守传统,探索创新,达到具有时代高度的学术水平和临床疗效。

学术宗奉三家:张仲景、李东垣、叶天士。岳美中先生认为,后汉张仲景总结前人理论与经验,给后人立下规矩和法度,是我国医学史上最有影响的伟大医家,被称为"医中之圣"。李东垣生活在金元时代,他针对时艰,作《脾胃论》,于临床取得卓效,在精神上继承了仲景。叶天士于清代中叶研究温病,开创中医学治疗传染病的新局面,可称之为发明创造有所前进的人。"这三位医家,上下两千年,创业艰辛,斩棘披荆,于医术有所发明,对人民有所贡献。我唯独衷心信服这三个人的学识。"(《谈医史中的古人》《岳美中全集》)

岳美中先生认为,张仲景的书最大优点是列条文而不谈病理,出方剂而不言药理,其精义往往在无字之中。《伤寒论》主要特点在于从空间和时间立论,辨明空间上客观存在的"证",又认识时间上变化发展的"候",辨得了证候,治病则左右逢源,无往不利。在治疗上首重"扶正祛邪",三阳病治病留人,三阴病留人治病。损有余,补不足,保持人的正气,是施治的重要原则。《金匮要略》的最大特点是按病用药,专病专方专药。岳美中先生对仲景著作精研深悟,融会贯通,形成自己学术思想的核心;善用经方,时起大症,是我国著名经方派中医学家。先生受李东垣学说影响很深,形成他治病注重脾胃的学术特点。"内伤脾胃,百病由生",是东垣脾胃学说的基本思想。脾胃内伤不仅可使五脏六腑发生病变,亦可使四肢九窍不通。"有胃气则生,无胃气则死",强调脾胃为后天之本,治病首重脾胃。岳美中先生认为调理后天脾胃,确是治疗内伤杂病之善策,继承并有所发展,在益气升阳除阴火基础上,更注重于补脾气、调五脏、顺六腑。治温病多宗叶天士。20世纪50年代中期乙型脑膜炎流行,先生为参加治疗人员讲课,就主要依据叶天士温热病治疗法则,将病邪侵入分为卫、气、营、血四层,结合疫情进行系统分析阐释。

岳美中先生主张博采众方,对仲景、东垣、天士学说崇奉而不拘泥。先生认为仅学《伤寒论》易涉于粗疏,只学温热易涉于轻淡;粗疏常致于偾事,轻淡每流于敷衍。应当是学古方而能入细,学时方而能务实;入细则能理复杂纷乱之繁,务实则能举沉寒痼疾之重。临床应用上,治重病大证,注意选用经方;治脾胃病,李东垣方较好;治温热及小病轻病,叶派时方可取。对朱丹溪、王肯堂、张景岳、赵献可、王孟英、吴鞠通、王清任、傅青主,以及近代恽铁樵、唐容川、何廉臣、张锡纯等医家的学术思想,都有深入研究。重视民间经验方的收集、整理和采用。对文史杂书记载的可靠方剂,也主张慎重地选择使用。

2. **主张病证结合、专方专药与辨证论治相结合** 岳美中先生认为,辨证论治是中医诊断治疗的重要原则和方法,是中医学术的特点和精华。临床运用中,不仅要辨证候的阴阳、表里、虚实、寒热,还要辨病、辨病名(包括中医与西医病名)、辨识疾病的基本矛盾所在,并根据机体内外环境的特点,证候的单纯与兼夹,病程的前中后期不同阶段,相应地辨证用方遣药。换言之,就是要病证结合,专方专药与辨证论治相结合。

岳美中先生纵览中医史,梳理辨证论治发展过程,创造性地应用矛盾分析方法,从杂病治疗、伤寒与温病治疗、现代临床实践等多角度深入分析病与证的关系、专方专药与辨证论治的关系。先生指出,《黄帝内经》"谨守病机,各司其属",其实质即是临证中周密地进行辨证论治之意。后世诸家结合临床实践,对辨证论治有颇多补充与发展。张仲景所著《伤寒论》《金匮要略》,大大丰富了辨证论治的内容。《伤寒论》六经标题,首揭"辨三阴三阳病脉证并治",篇中更有"随证治之""依法治之"等语。治疗中,某病以某方"主之",即为专病专证专方;某病证"可与"或"宜"某方,则是在辨证之下随宜治之之意。《金匮要略》则论述三因,以专病专证成篇,题亦揭出"辨某病脉证治",乃是在专病专证专方专药基础上进行辨证论治的著作。辨证论治的实质,在于要全面地下诊断,既要辨病(辨基本矛盾),又要辨证候(辨从属于基本矛盾的各类矛盾),辨原始病因和致病条件,辨机体反应性。诊断明确,治疗才能有的放矢而少出偏差。

岳美中先生认为,辨证论治,最忌海阔天空,不着边际,要落实到一病一药上。专病专药对于治疗疾病，是一件值得引起重视的事情。以仲景《伤寒论》为例，在三阳病，虽属实而多变，而在太阳病，则以麻黄、桂枝为主药；阳明病在经则以石膏、知母为主药，在腑则以大黄、芒硝为主药。少阳病则以柴胡为主药。三阴病属虚少变，则概以附子、干姜为主药。三阳三阴病在具体治疗中，必每病以某方主之，可谓"专病专药"。同时，在三阳辨证方面，既有其明显的阶段性，在三阳病用药方面，更有其辅佐药的灵活性，并且若有特殊症状出现时，又有"依法治之""随证治之"的临时措施，即所谓辨证论治。《金匮要略》是论治杂病的，在专病上更标出专药。《金匮要略》等著作有关杂病的治疗方法，多为专病、专证、专方、专药与因人、因时、因地随宜加减互相结合的治疗方法，即专病专方专药与辨证论治相结合的治法。仲景之伤寒、杂病分论各治，既为医家昭示了辨病论治之原理原则，又指出了辨证论治之圆机活法，其规律之谨严，运用之灵巧，对临床实践具有高度的指导意义。

岳美中先生在新的时代条件下，以深厚中医学养为基础，引用新的理论方法和知识元素，深入系统阐释中医辨证论治思想，匡正有清一代浮泛轻淡的风气，纠正临床实践中泛论辨证论治和单纯追求特效方的倾向，提出病证结合、专方专药与辨证论治相结合的诊疗模式，对提高中医诊疗水平和临床疗效起到积极作用，具有重要意义。

3. 主张体验天人，关合气候，重视身体内外阴阳平衡　岳美中先生认为，保持阴阳动态平衡，才能维持正常的生理状态，否则非病即死。这就是《黄帝内经》所说"阴平阳秘，精神乃治。阴阳离决，精气乃绝"。阴阳相互斗争是绝对的，而平衡只能是相对的。"阴胜则阳病，阳胜则阴病，阳胜则热，阴胜则寒"，说明如果阴阳失调，任何一方偏胜，必然产生病象。可见阴阳平衡，是人体健康的必要条件；而阴阳失调，是导致疾病的根本原因。但这个平衡是运动、发展、变化的，具有相对性，属于动态的平衡。所以，对"亢则害"者，调和阴阳，使之"承乃制"，恢复相对平衡，是中医治疗的基本特点，也是中医辨证论治的核心。

临床治疗重视季节时令对身体疾病的影响。重病痼疾，多发于二分、二至，死于二分、二至。二分即春分、秋分，为昼夜相停、阴阳平衡之时，病人的机体应之，也宜"阴平阳秘"，否则非病重即预后不良。二至即冬至、夏至，为阴阳交替之时。冬至一阳生，夏至一阴生，病人的机体应之，也宜阴阳交替，阳生阴长，否则阴阳离决，非病重即预后不良。老年人每遇节气常感疲惫，这是四时关系到疾病。通常热病多日轻夜重，其死多在黎明、薄暮、日中、夜半之际，这是昼夜关系到疾病。以阴阳论，昼为阳，夜为阴，一日一夜，是一年的缩影。黎明卯时，薄暮酉时，等于春分秋分，是寒暖适中、阴阳平衡之时；日中午时一阴生，夜半子时一阳生，等于夏至、冬至，是寒热两极化、阴阳互为交替之时。其影响于疾病，固亦同乎一年之四季。阳明病之日晡潮热，肺痨病之日晡骨蒸，心阳式微证之鸡鸣躁扰，阳气虚证之午前疲惫，都是信而有征的具体阴阳问题，其中自寓有深邃的道理。

岳美中先生常以阴阳归纳方药。如补中益气汤甘温可退慢性虚热，如同添油点火，故阳多阴少。肾气丸乃化肾气而补肾阳，故阴多阳少。黄连解毒汤属纯阴之方。理中汤属纯(脾)阳之方。四逆汤属纯(肾)阳之方。四物中之芎、归乃血中阳药，如谷遇春生；黄芪补六腑之阳；人参补五脏之阴；阿胶属阴，鹿胶属阳；石决明属阴(肝)，紫石英属阳(肾)。十全大补汤阴阳并重以和营卫。人参养荣汤及归脾汤皆养血之阴药。附子(温肾)、吴茱萸(暖肝)、细辛(通肾)、肉桂(入肝肾)皆阳药。

在临床治疗上。辨证，注意病变的阴阳层次。以肝胆脾胃而论，认为肝为阴木，多郁多虚，肝病及脾，病为阴木阴土之患；胆为阳木，多火多实，胆病及胃，病为阳木阳土之患。脾为湿土,乃阴中之阴;胃为燥土,为阳中之阳。用药,注重动药与静药的配伍。认为阴静阳动,阴阳维系,关系方药实大。"动静相伍,一般静药量大,动药量小。阴主静,阳主动,阴在内阳之守也,阳在外阴之使也。重用静药,因为阴为阳之基,无阴则阳无以生;轻用动药,由于阳生则阴长,阴得阳则化。凡补养之静药必重用方能濡之守之,而疏调之动药虽轻用已可煦之走之"。指出"动静相合,其间阴阳相生相化,道理深奥,非细心体认,难知其妙。学者亟当于此等处留意,则制方用药之义可得"。这种治学方法,不仅可以为临床一些病的治疗开拓新的思路,而且可以使辨证论治的理论得以丰富和深化。

4. 主张治急性病要有胆有识,治慢性病要有方有守　岳美中先生主张,对于急性病要有胆有识,迅速地抓住现证特点,迎头痛击,因势利导,以解除患者病痛;对于慢性病则要有方有守,辅助机体慢慢产生抵抗力,以战胜疾病。

急性病多为六淫时疫所致,变化较多,尤其是风火阳邪,慓悍迅疾,焚毁顷刻,治之宜准、宜重,即所谓要有胆。但胆须从识中来,有胆无识,措施往往是盲目的,必至于鲁莽偾事;有识无胆,畏怯不前,必至于贻误病机。识是胆的指导,胆是识的执行,眼明而后手快。唐代医生孙思邈说"胆欲大而心欲小",意思也就是既要有敢想敢干、当机立断的精神,又要小心谨慎,周密思考。不可墨守成规,又要按照客观规律办事。大忌主观武断,才能很准确、很及时地处理好急性病。有胆有识,必须具有治疗急性病的基本功和实践经验,达到明辨证候,缜密处方,才能临证指挥若定。

岳美中先生指出:古人在治急性病的紧要关头,"急下之""急温之"。"急"字之意,应包含着有胆;同时在"下之""温之"之中,应包含着有识。白虎汤、大承气汤、大陷胸汤、大剂清瘟败毒饮、附子汤、四逆汤、干姜附子汤、桂枝附子汤等,都是猛剂峻剂,必须认准证候,掌握分寸,既不可畏缩不前,更不可孟浪从事。医生投药,关系至重。治疗急性病要掌握住时机,因为时机稍纵即逝,转瞬就会失去治疗的机会;若没有足够过硬的基本功,不认得这一短暂时间的病机变化,而粗心处理,是会治错治坏的。胆小和颟顸,不用说会坐失时机;而放胆和心粗,更会误人杀人于顷刻。在治急性病的紧要关头,既要有胆,也需有识。有胆无识或有识无胆,它的贻害无穷。

岳美中先生强调,对于慢性病的治疗,不但有方,还需要有守。所谓有方有守,是在辨证后,或是痰得豁,或是虫得驱,或是滞气得疏,或是瘀血得活,只余元气待复;又或是伤寒温病与大失血之后,气血待补;抑或系慢性传染病,如肺痨、大麻风等,与西医学之肝硬化、慢性肝炎、慢性肾盂肾炎、慢性肾炎等。病情若相对稳定不变,审证既确,当守方勿替。若病程较久,量变达到一定程度,不守方则难获全效。有时久病沉疴,虽服数剂药病情明显好转,临床上看似痊愈,其实只是病情向好的方面发展,由量变到质变的开始。此时停药,稍有诱因即可复发。即使在用药过程中病情亦常有反复,原因就是量变尚未达到质变的程度。朝寒暮热,忽攻又补,是治这类疾病所切忌的。对久虚积损之证,药投三数剂即冀有效,也往往是不合逻辑的。非有卓识定见和刚毅的精神,是不能长期守方的。

5. 强调医药不分家,重视研究复方,探索药物配伍规律　岳美中先生认为,中医学、药学从来不分家。治病之要,一在辨证,一在用药。倘辨证虽精而用药不当,徒成纸上空谈。医家掌握好用药,权衡在手,灵活运用,才能取到预期的疗效。

岳美中先生强调,要重视对复合方剂的研究。方剂是药物的综合,方剂组成是有规律的。有的一药而配数药,一药收数药之功,配数药而治数病,更有百药不治之证,而一二药物足以疗之。如果不从方剂的产生去寻求它的根源，必致忽视它的客观联系性和相互之间的作用，那就无从了解方剂的组织特点。从复杂的方剂里面找到它的规律性，要抓住主要环节，"配伍"一项是关键问题。配伍是组织方剂的基础，是前人经验的结晶。张仲景《伤寒论》《金匮要略》是方剂之祖，他的药物配伍规律，应当很好地钻研。例如麻黄配桂枝，可治疗风寒束表，无汗身痛，其发汗力猛。麻黄配石膏，一祛寒一清热，各走极端，起激化作用，使其发汗力量减弱，平喘力量增强，能治疗"汗出而喘，无大热"。麻黄配附子、细辛，太阳、少阴经脉脏腑皆达，治疗少阴阳虚、感寒无汗者效佳。有成效的方剂，其配伍均具有很严格的规律性。循此以求，可以发掘古方的精蕴，衡量各方的轻重，可以有尺度地组织方剂，有把握地运用方剂。

　　岳美中先生认为，在药理实验和临床观察中，应特别注意研究方药的配合作用，太单纯、太死板，不能完全适应疾病的变化和发展，不能很好地供给中医组合方剂需要，而且丢掉了中医组合方剂的大部分依据。因为方剂的形成，是在长期临床实践中，专病专药不能收到很好效果的情况下，深入考察复杂病机的反映，找出阴阳表里寒热虚实不同属性，而加入合适的药味，使疾病得到解决，而逐渐积累，反复应用所形成的有效的治病产物。这种形成过程，是由简单到复杂，由低级到高级的发展。不去研究这些组方规律，反而抛开方剂，专走研究单味药的路子，从本草学发展到方剂学角度上看，是走回头路。应在总结前人使用复合方剂经验基础上，进行方药配伍的科学研究。岳美中先生本人对探索药物配伍规律下了很大功夫。"以药性有无组合力为取舍"，旁搜博采，辑录单味药 146 种，两味配伍 187 组，三味和多味配伍 87 组，成方方解 187 项，以探索复合方剂的药物组合与配伍规律。在此基础上，发表了《方剂配伍的探讨》等一系列文章，探讨药物配伍中的相互促进、相互依赖作用；药物配伍中的相须、相使、相恶、相畏关系；动药、静药配合的作用与规律。复合方剂药物配伍规律，是中医药学发展中一个重大课题，岳美中先生提出的问题和所做探索，至今仍有重要意义。先生指出，药物用量的增损与治病有重大关系，应把用量作为中药研究的一个重要问题。

　　6. 主张治学与修身并重，医学与哲学、文化相融合　　岳美中先生认为："凡艺皆寓于道中。医者，意也。人能于斯道以时日，研几索微，更有相当练习，则临证时以意逆之，斯为得之，医远乎哉。特是学医者，只知于形而下者求之，终日扰扰于心，汲汲于利，使灵明锢蔽，则去道益远，而所学之术益艰涩矣。道何在？在乎心。心生意，苟正心诚意，自能神而明之。"（岳美中《习医日记》）如何达到"正心诚意，神而明之"的境界？岳美中先生的认识和实践：一是研读哲学。他在治医的同时，一直以很大兴趣研读哲学。早年对儒释道主要典籍都有涉猎，并有总体认识与评价。立身处世，服膺儒家。中医学术角度，则重视道家，认为"中医导源于道家，体验天人，关合气候，取草木平和之性，扶助人体自然之抗毒力，以已疾疫。征之于医史，按之于实际，古今悉合"。20 世纪 50 年代后，钻研辩证唯物论哲学，作为方法论应用于阐述中医理论，做了难能可贵、卓有成效的尝试。二是体察物性。认为中医学的重要思想之一，就是人与自然相应。善学医者，还应善体物性。揣摩庄子的"鸟影不移"，从中体会一切事物都是在经常变化着，唯其恒动，才有事物，才有生命。是以上工治病，必先使人身各部分无停滞，使气血自然转动流行，俾恢复常态，则病自已。从弈道悟医道。"布局在弈棋之先，苟穷理辨证之不足，虽有奇方妙药，亦无所措手。病不能识，何以言治？""弈随棋转，当行则行，当止则止，与泉水之出一样，必顺其势而利导之。用药也是如此，药随证转，过与不及皆非其治。"柳宗元的《种树郭橐驼传》，更是"临证数十年，揣摸此文数百遍"。认为其种树之道,可以通于医治。医生临床执匕,果能勘透人的生理病理,顺应其天性之自然,因人因时因地制宜,慎药守方,未有不遂其生者。治慢性病,若懂得培土一法,常可峰回路转,得心应手。岳美中先生晚年,主张认病在治疗之先,医贵中正,药法自然。这些认识,就是得之于对物性的体认。(《学医要善体物性》《岳美中全集》)三是修持身心。先生认为,为医者,必须在治学的同时,修持身心,涵养正气,坚守医德,才能正心诚意。他在治学临证的同时,从不放松检束自律、修养身心,把医家视为病人的"司命工",把"治心何日能忘我,操术随时可误人"悬为座右铭,时时警励。

此外,岳美中先生认为,作为一个好医生,除通晓医学著作,还应多读文史杂书。"读史书可以增智慧,读杂书可以长医识。"医生的学术修养和临床能力,是其综合素质反映。"比喻地讲,专一地研讨医学,可以掘出运河;整个文化素养的提高,则有助于酿成江海。养到功深,是可以达到境界上的升华的。"

7. **主张中西医结合,优势互补,相得益彰**　中医和西医是从不同角度研究人体疾病的两种医学。岳美中先生认为,它们各有所长,也各有所短,医学发展方向上,应当相互结合,取长补短,才能相得益彰,促进医学的发展。在实践中积极探索中西医结合的途径和方式,借助西医检查手段丰富、细化、完善中医的诊断、治疗和善后;从临床需要出发"该用中医用中医,该用西医用西医"(吴阶平语),中西医密切配合,提高诊疗效果。对于中西医结合的好处,先生在1962年赴印尼给苏加诺总统治病过程中,体会得较为深刻。当时中国政府派往印尼的医疗组由中西医联合组成。组长吴阶平是西医泌尿系专家。成员中方圻是西医心脏系专家,胡懋华(女)是西医放射科专家,岳美中、杨甲三(针灸)、邓学稼(内科)都是中医专家。在4个月治疗过程中,医疗组中西医真诚团结,紧密合作,为完成诊治任务,共同付出了辛苦劳动的汗水。苏加诺总统肾石病的痊愈,固然是中医诊治的结果,也体现了"中西医结合"的作用。

岳美中先生回忆当时情景说,在这一诊疗工作中,西医方面,用尽各种检查手段,确定了患者左肾失去了功能,以及存在输尿管结石;但在治疗上,那时除了手术外,别无方法。然而患者不接受手术治疗,最后只能把诊断的结果交付中医。中医方面,通过望、闻、问、切的四诊合参,了解到患者的左、右肾有不平衡征象,但对于结石的位置和体积等都不能得出具体的诊断。因此,中药与针灸很难说有适当的措施,只有让西医来协助观察疗效的成败。所以,没有西医的诊断,中医的治疗是茫然的;没有中医的治疗,西医的诊断是落空的。

医疗组在合作诊治中,也有过一些曲折和争议,这是科学工作者之间的正常现象。中西医生之间,有时看法不一致而引起争端,彼此会反复地说明理由。每个人都尽量发表自己的意见,使出所有的力量。中医和中医之间,在用药的寒热、针灸的补泻上,也常有争论,甚至相持不下,争得面红耳赤。今日不能解决,明日再继续争,非趋于意见统一,不施之患者。只有学术上争辩愈明,才有真理的涌现。只有找到真理,治疗上才会收到比较满意的结果。

岳美中先生说,这次治疗,中西医站在一条战线上,分工合作,各尽所能,相须为用,相辅相成。既发挥了中医的长处,用中药通利和强肾,用针灸增强这一作用;也发挥了西医的长处,通过造影照相等方法,观察左肾功能的恢复程度。既发挥了中医的积极性,也发挥了西医的积极性。所以,这次治疗能够获得成功,用药用针恰到好处,疗程能够缩短,肾石能够消除,正是说明中西医结合相得益彰。先生指出:"我们认为这一工作实践中的经验,有谈出来的必要,因为这一经验对将来中西医创造新医药学,也许是通向目的地的一条道路。"

(二) 临床诊疗思路、用药特色

1. 治疗泌尿系结石,从内科角度总结了一套辨证论治经验 岳美中先生认为,泌尿系结石的形成机理,在于"阴阳偏盛""气血乖和"与"湿热交蒸",同时又存在地方水土因素。临床上,要根据患者具体情况进行辨治。若患者湿热下注,煎熬成石,治当淡渗利湿、苦寒清热为主,可仿《伤寒论》猪苓汤、《太平惠民和剂局方》石韦散化裁。凡形体壮实者,要把治疗的重点放在祛除结石上。结石不移动者,应大胆行气破血,选用药物如三金(金钱草、海金沙、鸡内金)、二石(石韦、滑石)、王不留行、怀牛膝等,以推动结石降下。若形体虚衰,则除使用治疗结石的专药,还应辅以扶正药物,攻补兼施。肾内结石,以补肾为主;输尿管结石,以下行加分利为主。泌尿系结石引起肾盂积水,为肾阳虚不能化水所致,宜温阳强肾。他根据自己的临床实践,提出渗湿利尿、通淋滑窍、溶解结石、防止结石复发等 15 类排石用药。此法用于临床,有很好的疗效。

2. 治疗慢性肾炎,强调分初、中、末三期论治 岳美中先生长于治疗肾炎。他认为成年人之慢性肾炎多由急性转来。从急性转为慢性之初,以利水为主,用胃苓汤加枳壳、党参。中期者,宜扶正利水,用苓桂术甘汤等。肾变性期,水肿显著,蛋白尿亦重,可用肾炎方(由云苓、猪苓、泽泻、白芍、半夏、厚朴、枳壳、陈皮、甘草组成)或防己黄芪汤。此期"收效关键,仍在守方,守方之中须注意观察病之动向,以消息方药"。末期者,阳虚证用罗止园治肿胀方(由党参、黄芪、白术、山药、薏苡仁、茯苓皮、生姜皮、猪苓、炮附片、白蔻仁、桂圆肉、怀牛膝、生姜、大枣组成),阴虚证用加味知柏地黄汤。善后办法,可投黄芪粥等,以消除蛋白尿。

3. 治疗脾胃病,法崇东垣而不拘泥于东垣 岳美中先生指出,"脾胃内伤,百病由生",是东垣学说的基本思想。东垣组方,照顾面广,标本兼治而又主次分明,药味多而有章可循,用以治疗脾胃疾病、慢性杂症和老年性疾患有较好的疗效。但是,东垣注重升脾而忽略降胃,注重内伤阳气,偏于补阳而略于补脾胃之阴血。治疗时须加四物汤、圣愈汤、生脉散之属,刚柔相济。他还指出:治疗脾胃病的药物,脾之升运失常宜刚药。如中气虚者,参芪以补之,芪之静与陈皮之动相伍。中焦虚寒者,用干姜、甚至桂附以温之,务在寒尽,无使阳亢。湿盛者,二术以燥之,湿除脾健则已,过则伤阴。清阳下陷者,升、柴以升之,量不宜过,当适其病所。中宫气滞者,陈皮、木香以理之,滞去则止,防其破气。总在升下陷之清阳,潜阴火之上逆。临床用之,常获良效。

4. 治疗肝炎,主张清利湿热和调养气血 岳美中先生认为,"伤寒发黄"应包括黄疸型传染性肝炎。发黄的病机主要是湿热郁蒸。肝炎恢复期,在病机上不一定仍为湿热,应针对突出的夹杂症治疗,而不胶执在肝炎的肝功能某一项指标上。调气解郁、镇肝柔肝、祛瘀生新、补气养血之剂,都有助于肝功能之恢复。例如患者井某,男,40 岁。病属急性传染性黄疸型肝炎,曾按清利湿热法和通络化瘀法治疗,胆红素降至正常范围,而谷丙转氨酶仍在200U/L 不降。由于以往有高血压病史,症状以夜寐不宁、易惊为主,脉两关浮大,沉取略数。因投以《本事方》珍珠母丸加减,镇肝柔肝。服 1 周后,不仅睡眠好转,谷丙转氨酶亦降至正常范围而出院。肝性脑病已非茵陈剂所能退,应因证候不同而施养阴清热开窍、扶正温阳开窍等法,用安宫牛黄丸、局方至宝丹、紫雪与苏合香丸等,临床有一定效果。肝性脑病呈躁狂状,辨证属热入血室者,桃核承气汤有效。

5. 治疗热性病,强调区别外感和内伤,"必伏其所主,而先其所因" 岳美中先生强调,外感应区别伤寒和温病,本《黄帝内经》"必伏其所主,而先其所因"的精神,因势利导,驱邪外出。内伤杂病发热,应注意在专方专药的基础上灵活变通,着眼于调理人体的阴阳气血。他在临床上熔伤寒、温病学派之理法方药为一炉,治疗"无名高热"等,常取得显著效果。如1例发热原因不明的男性病人,高热七八日,体温持续在 38~38.8℃,有时达 40℃,屡进西药退热剂,旋退旋起。诊察证候,口渴,汗出,咽微痛,舌苔薄黄,脉象浮大。认为系温病已入阳明经气分之象。投以白虎汤加连翘、鲜芦根、鲜茅根等,清热透达,连进 5 剂,热退人安。

6. 治疗老年病,结合老人特点,创立补益六法 岳美中先生认为,人到 60 岁以后,生理功能衰减,常出现各种老化症状,临床上应与疾病加以区分。治疗老年病,他首重脾胃,重视以后天养先天。强调注意结合老年人的特点,细观察,勤分析,慎下药,常总结。强调"药宜平和""用量要小""多用补药,少用泻药""多用丸药,少用汤药"。主张采用食疗、药疗、理疗、气功等综合措施取效。在各种治法中,先生尤长于补法。他指出:补药能振奋脏腑功能,改善机体羸状,利于延寿祛病。他将补法分为平补、调补、清补、温补、峻补、食补。他所阐述的"补益六法",在国内外产生较大影响。

(三) 创新中医人才培养方式

岳美中先生从对中医药学特点及其历史与现状的深刻了解中,深知中医人才的重要;也从自己曲折、艰苦的习医经历中,深知中医人才成长的不易。终其一生,从未稍懈对中医人才的培养。几十年中,先生通过带徒授业培养学生数十人,办班办学培养中医人才数百名,其中不少成长为名医大家。

行医初期开办"锄云医社",成员先后 10 余人,主要是一些喜爱中医、愿意一起做事的青年。岳美中先生对这些同事,在医学上培养、帮助、熏染,经过五六年共事,大都成了当地懂医知药的人员,有的成为不错的医生。在山东菏泽期间,他一边执行医务,一边参加陆渊雷举办的遥从部学习,同时还教授十多名学生,繁忙勤勉,乐此不疲。在唐山工作期间,主持开办中医学习班,组织开业医生学习。1952 年专职从事中医进修班的教育工作。王国三、高濯风、王继述、闫识新、刘润斋、赵树勋等先后随其学习,培养了一批冀东地区中医学员。到中医研究院后,陈可冀、周霭祥、翁维良、王占玺、时振声、史庆敦、黄静、周良驷、张荣显、曹履朴、张雅林、秦子丁、高玉琴等,曾在不同阶段随先生学习。晚年创办的全国中医研究班 35 名学员、首届中医研究生班 50 名学员,成为中医事业发展承前启后的重要骨干,不止一位被评为国医大师。此外,岳沛祯、岳沛芬、王明五、刘光宪、王有为、张德超、连建伟、薛近芳、王惠东、王医东等人,也曾在不同时期随先生学习。

岳美中先生在人才培养的长期实践中,形成了中医教育的理念和思想。他的中医教育思想,主要体现于几十年带徒授业和主持办班办学实践、不同时期向中央和有关部门提出的中医教育工作的意见建议,以及多篇关于中医人才培养、读书治学方法、基本功训练等方面的文章。

岳美中先生的中医教育思想,与他的人生经历有着直接关系。早在 1927 年,先生针对当时关于教育问题的讨论,在天津《益世报》发表关于教育问题的专题文章《我的一个问题之答案》。文章剖析了当时教育的现状,提出两种培养人才的方式:一是清华国学研究院的办法,惟才是举,不过分讲学历,但严格考试入学标准;一是提倡多种方式自学,通过统一考试认定其能力与资格,有类于现在的自学考试。文章强调的主要精神:重视人才,爱惜人才,视人才为国家社会之生命;不过分强调学历,重视"经练既深,学问精纯"的真才实学;特别注重为家境贫寒而笃志向学的"贫窭之士"创造求学深造、成才报国的机会。这些理念一生挥之不去,对其中医教育思想有深刻影响。

岳美中先生的中医教育思想,可以概括为以下几点:

1. 把培养人才作为中医事业发展的根本和民族向上、民生进步的"大关键" 岳美中先生认为,中医和卫生队伍状况,不仅关系中医和卫生事业的兴衰存废,而且影响整个民生进步和民族兴盛。1950 年为创办中医学校致唐山市领导的信中提出,应当把培养人才的"医事教育",作为"卫生行政发展之根本,民族向上、民生进步之大关键"。在 1972 年《请开办高级中医进修班的提议》中,则把培养高级中医人才作为一项"图新虑远之大计,蓄才固本之先务"。对中医人才培养重要性的认识和信念,是中医教育思想的前提和基础。先生作为一位以中医学术承继发展为己任的中医学家,把培养承前启后的中医人才视若自己和事业的生命,真心实意地重视中医人才,兼容宽厚地惜护中医人才,持之以恒、乐此不疲地培养中医人才。

2. 主张多层次培养人才,尤其重视培养高级中医人才 从中医事业全局出发,培养不同层次、不同类型的中医人才,是岳美中先生的一贯思想。从 20 世纪 50 年代初开始,不断就中医事业发展和中医人才培养工作提出建议。同时身体力行,实施不同层次和类型的中医人才培养。到中医研究院工作后,从中医事业全局和中医研究院职能出发,尤其强调高级中医人才的培养。1960—1961 年,连续向中医研究院和卫生部提出培养"高级中医"的建议和方案,主张"抛开与各地方并肩所办的西学中普训班而专力于此(培养高级中医人才)"。此后多年一直为此呼吁,直至创办全国中医研究班和中医研究生班,为高级中医人才培养付出巨大努力,作出重要贡献。

3. 主张"严标准、宽学历",着重培养有真才实学的中医人才 对于高级中医人才培养对象和培养目标,强调注重真才实学。对于学员选择,要广纳人才,着重真才实学,不拘泥于学历;但必须经过考试筛选,坚持入学标准。1972 年,在研究全国中医研究班招生办法时,对是否要考试,"众说纷纭,未能决定下来"。岳美中先生为此专门写了《对举办高级中医进修班方案的补充意见》,坚持"经过严格考试,合乎要求标准者,录取后方能入学"。认为通过考试,可以"程度整齐,有利教学""树立示范,养成对学术精益求精的风气""(学员)具有比较深厚根底,有利于实行自学为主的教学方法"。全国中医研究班和第一届中医研究生班招收的学员,既有中医院校毕业兼有临床经验的中医,也有相当部分是没有进过中医院校,自学有得、基础较好的青年。这两种学员,后来都学有所成,成为甚有成就的中医专家。

4. 重视师承教育,支持规模教育,创新中医人才培养方式 传统中医人才培养方式,主要是师徒传授,实践证明符合中国传统文化和中医学术的特点,岳美中先生终身践行,培养了一批又一批中医人才。先生对中医学校教育也认同和支持,并躬身实践。1953 年起草的《整理发展中国医药的初步方案》中,就提出了"举办中医学院,招收高中毕业或同等学力具有中医根底者,以造就专门人才"的建议。对学校教学的内容和方法,进行积极探索实践。他提出,培养高级中医人才的全国研究班和研究生班,应在发挥中医研究院老中医作用的同时,动员北京具有高深中医学术的老中医,并从全国聘请一些中医名流耆宿,参与教学,传授专长。根据一些老中医富有经验而不长于教学的具体情况,提出教学上应不是教师对学员"因材施教",而是学员对教师"相应继承",及时抢救活的学术与经验。这种以学校形式组织教学,自学为主、跟师学习、名家讲座的方式,把师徒授受与规模教育的特点结合起来,使"多数学员继承了多数名老中医之衣钵","性质等于集体带徒",对培养高级中医人才发挥了很好的作用。

5. 主张学习中医,要"三从":"投师访友从人学,钻研经典从书学,勤于临证从病学"　无论是师徒授受,还是学校规模教育,都强调要打好基础,加强基本功训练。他说:"没有拣便宜的学问,没有不费力气的成功""基本功是硬本领,要天天练,要累月积年不间断地练,学习时经常固定地练,工作时也要抓紧业余时间不断地练"。基本功,首先是对中医经典的钻研和理解。对《伤寒论》《金匮要略》等经典,要精读,开卷不放过一字一义,还要记熟,至少要背诵有证有方的条文。只有做到不假思索,张口就来,成了有源头的活水,才能到临床应用时,不但能触机即发,左右逢源,还可以熟能生巧,别有会心。他认为,临床疗效的提高是中医学术的核心,也是"硬功夫、真本领"。要从写好病历入手,打好基础,并亲自动手,撰写范例。强调重视对名老中医经验的继承,要求学员"对本师学术流派风格不仅貌似,并须神似",提倡广益多师,对中医学做到全面继承,努力后来者居上,培养高水平的中医队伍。

6. 坚守本根,广阔视野,提高治疗疾患、适应社会需要的能力　岳美中先生认为,中医教育和人才培养,必须以中医为本,系统学习和继承。"对待祖国的文化遗产,要有民族自尊心和自信心"。中医学"既有其完整的体系,复有其实际的效用","应当在它完整的体系下学习和继承,不应断章取义、用五马分尸的办法,枝枝节节"地学习。同时,也要注意扩大知识面,学习新知识,提高综合素质。主张学习哲学。安排哲学名家为中医研究班作演讲,组织学员听取哲学讲座,奠定哲学基础,提高分析问题、解决问题的能力。学习传统文化知识。主张"学员在学习中医各科之始,尽先予以一定时间,聘请专门教师,授予古文字学与训诂学,以增强其阅读及钻研古医籍之能力"。学习现代科学和现代医学知识。在中医教育中,西医教学内容不能喧宾夺主,但也不应排斥现代医学知识的学习。他主持唐山市中医进修班和所提开办中医院校的方案,都主张根据培养对象情况,适当安排学习现代科学和现代医学课程。"固守本根,以中医学术立命;开阔视野,借鉴和吸收现代科学知识",是先生中医教育思想的一个重要特点。

三、代表著作与论文述评

1. 岳美中先生从医50余年,刻苦治学,倾心临证,勤于写作,发表文章百余篇,并积有大量文稿,但70岁前完成专著不多,只有一部《中医麻风病学》(未出版)。其原因,一是治学理念,二是客观环境。先生主张,医者对学术研究要有超前轶后的雄心壮志和继往开来的百代思想。做学问,要早背读,积资料,晚下笔。而承前启后、流传后世的学术著作的写作,要待学术积累比较充分,50岁后再动笔。由于客观环境、身体病弱等原因,一些规划中的著作没能完成。已经出版的著作,主要是汇集已发表文章和未发表文稿而成。有一些文稿尚待出版。

1976年,岳美中先生本人主持,陈可冀等协助整理,由人民卫生出版社出版《岳美中论医集》《岳美中医案集》。

1978 年,陈可冀整理,由科学技术文献出版社出版《岳美中老中医治疗老年病的经验》。

1980 年,岳美中先生在病中,陈可冀主持,陈可冀、江幼李、李春生、岳沛芬整理,由中医古籍出版社出版《岳美中医话集》。

1984 年,陈可冀主持,与李春生、江幼李、岳沛芬等整理出版《岳美中医话集》增订本。

2000 年,陈可冀主编,陈可冀、李春生、岳沛芬等合编,由中国中医药出版社出版《岳美中医学文集》,基本是《岳美中论医集》《岳美中医案集》《岳美中医话集》《岳美中老中医治疗老年病的经验》4 种著作的汇集。

2000 年北京出版社出版《锄云诗集》,主要依据岳美中先生本人生前录存,李雅清作了一些整理。

2012 年,陈可冀任主编,李春生、李雅清、岳沛芬任副主编,由中国中医药出版社出版《岳美中全集》(上中下编),在《岳美中医学文集》和《锄云诗集》的基础上,增收了《中医麻风病学(节录)》和未结集发表过的文章、文稿、笔记、诗词、书信、序跋等。全书 200 余万言。

2012 年,岳沛芬编辑出版《岳美中经方研究文集》(中国中医药出版社)。

2.《岳美中医学文集》所收《岳美中论医集》《岳美中医案集》《岳美中医话集》《岳美中老中医治疗老年病的经验》,是岳美中先生生前出版、影响较大的 4 种著作。

《岳美中论医集》收入学术文章 35 篇。包括对中医辨证论治体系和学术思想的论述,常见病辨证论治的经验,方剂配伍与用药规律的探讨,一些药物性质作用的讨论,以及对中医基本功锻炼的要求等。

《岳美中医案集》收入医案 88 篇,是运用辨证论治法则,以内科领域为主,治疗急性病、慢性病和疑难疾病取得显著疗效的真实记录。这些精心选择的医案,较充分体现了岳美中先生的学术思想、善用经方又博采众方的特点和守常通变、泛应曲当的临床智慧。《岳美中医案集》于 1981 年被评为全国优秀科技图书。

《岳美中医话集》(增订本)收文章 71 篇。其中包括理论探讨、治疗方法、临证体会、个人治案、方剂药物、医籍介绍、人物评价、治学方法等。侃侃谈来,杂而不乱。本书反映岳美中先生治学态度、学术思想、实践经验和深湛广博的文化修养。《岳美中医话集》于 1982 年通过科学技术鉴定,获卫生部乙级科研成果奖。

《岳美中老中医治疗老年病的经验》是中华人民共和国成立后国内最早介绍老年病证治的中医著作,总结岳美中先生长期从事老年病治疗和保健工作的经验,论述老年病的特点、治疗原则和方法,提出和阐述补益六法。本书是影响较大的中医老年病学著作,曾被日本医学刊物译载。

3.《岳美中全集》的最大特点是医学与文史兼收,在《岳美中医学文集》的基础上,增加了大量未发表的医学文章、笔记、诗文等。主要是:

(1)《岳美中全集》上编,增收了一些《岳美中医学文集》未收的医学文章。其中 13 000 言的《我对于辨证论治的认识》和 17 000 余言的《阴阳五行学说的学习和对待》,是 20 世纪 70 年代中期为教学需要,在过去文章基础上修改补充而成的两篇长文。还有一篇近 5 000 字的《试谈辨证论治和时间空间》,是岳美中先生一生中最后发表的学术性文章。这几篇文章,全面系统地阐述了病证结合、专方专药与辨证论治相结合的学术思想,全面系统地阐述了阴阳学说、五行学说的内容和评价。

(2)《岳美中全集》中编,所收主要是未发表过的医学文稿。《医学笔记》包括"诊断学辑要”“方剂学辑要”和“药物学辑要”,形成于 20 世纪 30 年代末至 50 年代初,分类辑录历代名家对于中医诊断学、方剂学、药物学有心得、有发明的论述,有的择要选录,有的加有按语,有的附以己见,是一套完整的医学笔记,从中可以看出其学术取向、治学重点和治学方法,有助于深入认识其学术思想。

《“伤寒论文字考”补正》是以日本伊藤馨《伤寒论文字考》为参照,考证《伤寒论》文字的一篇文章。这篇文章在岳美中先生遗稿中有 3 个版本,一个是恭楷抄录的《伤寒论文字考》原文,边抄写边考订补正,篇幅很大。一个是反复修改后誊清的稿子,共 26 条,系《岳美中全集》收录稿。再一个是在杂志发表的稿子,只有 9 条。从本文写作发表过程,可见其文字训诂功力和严谨治学态度。

《〈金匮要略·水气病脉证并治第十四〉讲义》是 1956 年为青年医生系统讲授《金匮要略》讲稿中,散轶仅存的一章。

《中国麻风病学》是岳美中先生 1956 年考察麻风病防治工作后,精心编写的一部专著,广收博采,系统整理了中医麻风病学文献,具有重要文献价值,对一些其他疾病治疗亦有参考价值。全书 30 多万余言。《岳美中全集》所收是节录本。

(3)《岳美中全集》下编,收有《自述文稿》《医事建言》和诗词、序跋、书信。《自述文稿》3 篇,是其本人记述的人生经历、习医过程和工作情况。《医事建言》是岳美中先生不同时期就开办中医教育、改进中医工作、发展中医事业,向中央和有关部门提出的意见与建议。这些文稿,反映了先生心系中医事业的高度责任感,对中医学术和中医事业发展的真知灼见,关注全局、谋深虑远的战略眼光。其中 1953 年由先生起草、与李振三共同上报党中央、政务院的《关于整理和发扬中医的意见》及附件《中国医学简史》《整理中国医药的初步方案》,共 4 万余言。《意见书》系统阐述了中医学的内涵、特点、价值,强调中医学是“经过四千余年历史的考验、经过千百万人的实践检查出来的真理”,强调“对待祖国文化遗产要有民族自尊心和自信心”,对中医学“要在它完整的体系下予以估价,用现代科学的观点对中医学术作总结性评价‘尚非其时’,应先将中医学术整个地、全盘地接受下来,再从点滴工夫入手,溯流而上,探其源头,再折汇为学海”。针对中医发展需要和存在的问题,提出一系列既富前瞻,又切实可行的具体建议。60 多年后重读这份《意见书》及其附件,仍然可以感受到当年在中医事业兴衰存废的关键时刻,中医界有识之士的历史责任感和担当精神;感受到前辈中医学家的深厚学养与谋深虑远的睿识卓见;感受到在数千年历史发展的长河中,中医药学佐护着中华民族生存繁衍,虽历经磨难,仍百折不挠、生生不息、承继发展的巨大内在力量。

《岳美中全集》下编所收《早期诗文》,是岳美中先生 1922 年至 1930 年期间在报刊发表的部分诗词和文章,其中诗词 234 首,文赋 37 篇。庄谐两体,多为针砭时弊、反映民间疾苦的作品。

《锄云诗集》收入 20 世纪 40 年代后所作诗词 1 050 首。岳美中先生酷好诗词,诗词创作伴随终生。对诗词写作驾轻就熟,格律严整,题材多样,随时以诗词抒发人生感悟,记事,记游,赠友,咏物,述写生活情趣,深得中国诗词“兴发感动”之旨趣,反映了一种平凡而高雅的人生境界和诗学境界,有很高的文学价值和历史价值。中国社会科学院学部委员、时任文学研究所所长的著名学者杨义在序言中评价:“如果我们要写一本二十世纪中国旧体诗沿革史的话,岳诗的质和量大概都可跻身于甚有成就的诗人之列。”

　　《岳美中全集》收序跋和书信不多,特别是书信,由于收集困难,只收了极少的一部分。数量虽然不多,但有的内容很值得重视。序跋中有一篇《恬庐文谭序》,是岳美中先生1927年(27岁)为吴杰民(室号恬庐)所著《恬庐文谭》一书写的序。吴杰民是天津著名国学家,曾为先生《十三经略论》作序,又请其为自己的著作写序,说明先生当时已有相当学术造诣和影响。在《复梁漱溟》和《致裴雪峰》两封信中,先生对师长和挚友倾诉治学情况和学术见解,深刻坦诚,很值得重视。

　　4.《岳美中经方研究文集》包括三部分内容:一是论述张仲景及其著作的23篇文章和一篇《伤寒论》《金匮要略》使用药物情况的统计。二是《医学笔记》中辑录的历代医家关于经方的论述,共136条。三是36篇临床应用经方的医案和经验总结。附录陈可冀、李春生、王国三、王琦介绍岳美中先生临床应用经方经验的3篇文章。

参 考 文 献

[1] 陈可冀. 岳美中全集[M].北京:中国中医药出版社,2012.
[2] 岳美中.访日医学代表团关于访问专业(中医)的报告[J].中医杂志,1958(4):70-72.
[3] 岳美中,陈可冀.辨证论治实质的探讨[J].福建中医药,1962(1):1-5.
[4] 岳美中.治急性病要有胆有识,治慢性病要有方有守[J].中医杂志,1977(8):37-38.
[5] 岳美中.试谈辨证论治和时间空间[J].上海中医药杂志,1978(1):14-17.
[6] 王国三.著名老中医岳美中治疗脾胃病的经验[J].上海中医药杂志,1980(4):5-7.
[7] 岳美中.无恒难以做医生——医学生涯的一些回顾[J].山东中医药大学学报,1981(2):1-7.
[8] 岳美中,陈可冀,李春生.老年病施治经验续谈[J].上海中医药杂志,1982(8):6-7.
[9] 王国三.缅怀恩师岳美中[M]//岳沛芬.岳美中纪念文集.北京:中央文献出版社,2002.
[10] 张伯礼.在岳美中学术经验传承座谈会上的讲话[J].中国中西医结合杂志,2012,32(5):581-582.
[11] 陈可冀.传承岳美中教授崇高的人文精神遗产[J].中国中西医结合杂志,2012,32(6):725-725.
[12] 李雅清,岳沛芬.岳美中先生起草的一份中医工作建言[J].中华医史杂志,2015,45(6):338-343.

(整理:赵时鹏 都占陶;审订:李雅清)

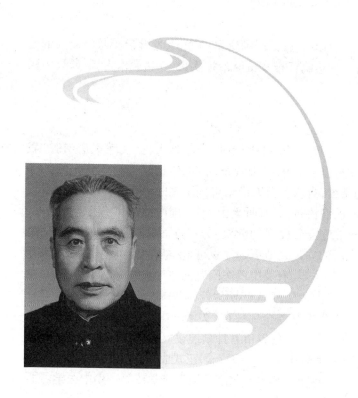

卢英华

一、生平传记

卢英华先生（1901—1984 年），男，山东省昌邑县人。民国时期著名按摩专家。曾任中医研究院（现中国中医科学院）按摩科主任医师、中华医学会北京正骨按摩分会理事，致力于中医推拿按摩事业 50 余年。1929 年自山东至北京学医，从青年时代起，努力攻读我国历代典籍，钻研中医针灸学及中医按摩学。1953 年毕业于北京中医进修学校（第一期），1954 年被卫生部中医研究院聘请从事按摩工作。卢英华先生创造了独特的以指代针的指针点穴按摩手法，擅长治疗内外妇儿等科诸多疾患。年过花甲临证之时仍笔耕不辍总结心得撰写《按摩治疗小儿遗尿病 50 例》《按摩治疗十二指肠球部溃疡 30 例》等多篇论文；汇编中医治疗经验选集《按摩疗法》一书。先后拍摄纪录片《卢英华按摩手法》《卢英华老大夫按摩手法》《卢英华按摩治疗疾病》《太极拳》《五禽太极》等，这些录像资料真实地反映了他的治疗技术和手法特点，为后世继承和发扬推拿按摩学做出了积极的贡献。

（一）立志北上求学路

卢英华先生，1901 年出生于山东省昌邑县（现属山东省潍坊市）的一个普通家庭。幼年患病后，立志从医。1929 年，尽管当时社会局面动荡不安，而正值青葱年华的先生怀揣一颗悬壶济世的赤诚之心远离家乡，从此开始了北上求学之路。1931 年，偶然的机会使得先生有幸结缘于宏衍寺乐禅方丈并拜其为师，在其门下专研气功与按摩术，这份弥足珍贵的经历帮助先生夯实了坚实的身体素质，并为日后的学术成就奠定了不可泯灭的理论基础，从"德"与"行"等方面影响着先生世界观及人生观的构建。

1933 年,卢英华先生排除万难顺利地通过了医师资格的考试,便开启了救济众人的漫漫行医之路的大门,正式挂牌行医。一边临证推拿按摩治疗疾患,一边勤求古训,研读中医经典,总结自己的推拿手法心得。

(二) 满目疮痍立大志

中华人民共和国成立伊始,医疗卫生情况捉襟见肘、步履维艰,据文献报道当时"我国每年死亡人数高达五百多万""根据乡村的一份调查,有 80% 的病人得不到正规的治疗""四百万人得不到正规的医药帮助,有八千万人尚未得到正规的治疗""广大农村普遍缺少医药,农民只有求神拜佛,遇有疾病流行,只有听天由命"。国内的医疗状况十分严峻,一方面是各种烈性传染病肆虐、严重危害着民众的健康,另一方面医疗条件极度匮乏、患病后得不到有效的救助。而国内中医的立足之地更是岌岌可危,早在 20 世纪 20 年代末至 30 年代,随着新文化运动对科学思想的推崇,有关中西医问题的争论更加激烈与深入,"中医科学化"思潮逐渐盛行。所以至 20 世纪 50 年代初期为使得"中医科学化",中医进修班便应运而生。1950 年 9 月 8 日中央卫生部李德全部长在《关于全国卫生会议的报告》中明确指出:"为能真正做到'中医科学化',需要在各省市有计划地设立中医进修学校或中医训练班。"1950 年 3 月 13 日北京中医进修学校(中央卫生部直属)正式成立,以便推广中医发展、改进医疗方法。卢英华先生便顺应时势潮流,参加了北京中医进修学校第一期中医学习西医进修班,在老师们的指导下加上自己勤奋的努力,顺利毕业,收获良多。

1951 年 4 月,北京中医学会成立了以协助政府推动联合诊所组织工作,加强中西医团结,达到医疗与预防相结合,建立地区责任制,解决北京郊区和城乡结合部缺医少药的问题为宗旨的联合医院诊所。1953 年,卢英华先生在北京南苑西红门开办联合诊所,并担任所长要职。每日披星戴月,早出晚归;每当同事有事,常热情地替其他医生值班。

(三) 杏林橘井泉水甘

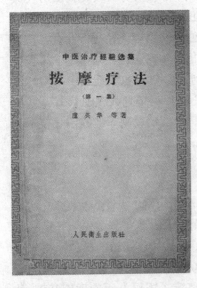

卢英华编撰的《中医治疗经验选集——按摩疗法》

1955 年 12 月 19 日,经过一年多筹建工作以继承和发扬中医学文化遗产、丰富现代医学科学为任务的"中华人民共和国卫生部中医研究院"正式成立,先生被卫生部中医研究院聘请至广安门医院从事按摩科工作,成为第一任推拿科主任。

卢英华先生在中医按摩理论的总结以及临床经验的积累研究方面成果显著。1956 年 8 月 10 日,先生受邀参加了中国农工民主党北京市委员会和北京市中医学会联合举办的"百家争鸣"座谈会。并且会上先生发言说:"解放前我们按摩界是不被认可的,认为不能治大病。我从事按摩事业 30 余年,在工作中体会到不但它能治病,而且还可将不治之症,得到治愈。今后要进一步研究,把它发扬光大。"

在临床诊疗过程中,卢英华先生不忘总结自己的经验以飨同道。虽然日常的临床工作很辛苦,但心里充满希冀,想要把心得予以传承,就不觉得辛苦。1958年北京中医研究院集体拜师,先生也参与其中,贡献自己的一份力量。每周三下午,都会召集学生,一起研讨中医经验,并撰写书籍论文。卢英华先生于1959年汇编按摩书籍《按摩疗法》《中医按摩学(上、下)》等。1961—1964年,他撰写了《按摩治疗小儿遗尿病50例》《按摩治疗十二指肠球部溃疡30例》等多篇论文。

1961年拍摄纪录片《卢英华按摩手法》、1980年拍摄纪录片《卢英华老大夫按摩手法》,荣获中医研究院科研项目三等奖。1981年后还分别录制了《卢英华按摩经验》《太极拳》《五禽戏》等影片,在这些纪录片中卢英华先生都毫无保留地真实反映了他的推拿按摩手法治疗疾病的特点,同时也提升了中医的影响力。先生未存私心地把自己高超的技术和丰富的临床经验传给后人,为继承和发扬中医药学术作出了积极的贡献。

(四)传道解惑至古稀

1979年7月,已至古稀之年的卢英华先生仍应邀参加了上海中医学院发起的首届推拿学术经验交流会,来自全国各地26个省、市、自治区和来自解放军的代表共108人参会。先生在会上展示了颇具特色的指针点穴法,给予与会同僚留下了深刻印象。据文献报道,先生在其80余岁高龄时仍然坚持每日练功来提升自身正气,可谓"一分功夫,一分疗效"。

二、学术思想

(一)推拿流派始复兴

自1911年辛亥革命至1949年中华人民共和国成立,由于当时有关当局对中医及推拿的限制政策,以致推拿只能在民间寻求发展。从而在这一时期形成了一些具有代表性的地区民间性推拿流派,当时各地均有私人开业的推拿行医者;这些民间推拿流派陆续开始出版一批批推拿著作,逐渐有了零星的推拿论文发表;同时西方推拿医学传入我国,给我国本土中医推拿的发展带来了新的冲击与启迪。

许多地区性的流派在这一时期开始形成,如以一指禅推法为主的一指禅推拿流派、将一指禅推法的㨰法加以改进的㨰法推拿流派、以病人自我锻炼少林内功为主同时手法治疗为辅的内功推拿流派、推按及点穴为主要手法并且注重调理阑门穴为特色的脏腑推按流派、传承与发扬古代腹诊法的腹诊推拿流派。

经过中医推拿各医家的不懈努力,从20世纪50年代起,我国的推拿发展开始了复苏期与普及期。医院里陆续出现了推拿科室、各地相继举办推拿学术交流会及培训班。推拿学的临床、教学、科研开始全面展开。

(二)以指代针疗效佳

按摩是中医学中的一个科别,是一种不用药物,也不用器械,全凭手法操作来治疗疾病的一种有效方法。按摩的历史渊源,追溯甚古,在古代针灸、药物未发明之前,人类生病,就是用手按按揉揉,拍拍打打,作为治疗。例如肚子疼了,揉揉腹部,一会儿就会止痛;四肢受了创伤,红肿疼痛,运动障碍,按按揉揉疼痛就会消失,红肿就会消退,运动也会变得灵活。时间长了,有心人把这些经验积累起来就形成了按摩疗法。

早期的一指禅推拿流派主要以一指禅推法为主,民国后期逐步发展,则有了"按、摩、推、拿、搓、抄、滚、捻、缠、揉、摇、抖"十二大手法。据文献报道卢英华先生被尊为北方一指禅推法的代表人物。

卢英华先生认为按摩治病,在诊断方面与他科无异同,且更注重手法操作。先生按摩的手法以指针法为主,以按压法、揉捻法、振颤法、捏法、掐法、摩法等为辅。指针疗法是以中医学理论为基础,凭借医生双手在患者体表经络穴位上运用特定的手法调整体内气血运行。通过指针法可疏通经络,调节脏腑阴阳,扶正祛邪,改善体质,增强抗病能力。指针法就是用手指代替针,在经络穴位点按的方法,又称为点穴按摩,是先生最常用的治疗手法。下面将先生常用手法的学术见解简述如下:

从卢英华先生留下的影视资料、书籍、杂志和会议资料及后人的追忆得知,先生在诊疗过程中常用独有的以指代针法——指针法治疗为主,合并运用振颤法、揉法、掐法、捏法、摩法为一体,治疗内科疾病如便秘、高血压、2型糖尿病、急慢性胃炎等,骨科疾病如肩周炎、颈椎病等,妇科疾病如乳腺增生、痛经、闭经等,儿科疾病如小儿泄泻、疳积、斜颈等,常获显著效果。同时先生在施行治病手法的过程中,以中医基础理论"虚则补之、实则泻之"为原则,通过按摩手法疏通经络阻滞气血之处,重视背俞穴、募穴、合穴、下合穴的作用,以点按患者背部的夹脊穴、背俞穴等治疗消化道疾病。由于先生年轻时曾学习过气功,因此对于治疗疾病时运气有着极其深厚的体会,手法力度把握适当。例如在环跳穴施以手法后,患者会感觉局部酸、麻、胀、痛或向下的放射感,通过患者的反馈足见卢英华先生运用推拿医术的奥妙之所在。先生常用具体手法简要概括如下:

1. **指针法** 用手的中指来代替针,刺激穴位。取穴方法与针灸相同,但对于针灸禁忌穴,用指针则无需禁忌。此操作手法全身均可应用。

2. **推拿法** 在全身某一个部位,用手指或者手掌上下推动,反复推拿。卢英华先生认为从字义上讲,一指为推,三指为拿。尤其多用于小儿,因小儿组织软嫩,需要轻柔操作。

3. **按抚法** 将手放于受术者身上,轻压擦过,反复操作,使用手掌面部、背部或握拳均可,总以柔软轻和为妙,切忌粗暴。此法适用于背部、四肢或头部。

4. **揉捻法** 为按摩术中最重要的一个手法,操作形式亦多,主要是用手掌面或手指揉捻身体的柔软部分,单手、双手、单指、双指或四指皆可。施术时用力较大,患者的感觉也较明显。如在背部揉捻,使用手掌或手指力量感不足时可屈肘用肘尖揉捻,名为肘捻法。此法适用于腹部、背部。

5. **叩打法** 叩打法亦有多种,有拳打、指打、掌打等。施术时交替叩打,应松快而有弹性,不宜太重。此法适用于脊椎和头部,其他部位必要时亦可配用。

6. **压迫法** 分为指压和掌压两种。在患者身上柔软部分施加压力,压至深处,当串达至筋骨内脏为止。此法适用于腹、背、头部。

7. **振颤法** 手掌按于肌肉上面,轻轻振颤,使振颤的感觉传于他处。手法应轻快柔和。此法适用于肌肉肥厚的部位。

8. **运动法** 屈曲和回转患者的肢关节,使关节灵活、功能增强,属于一种被动的运动。此法适用于四肢关节部位。

（三）内外妇儿巧推拿

卢英华先生认为："按摩是一门科学技术，来不得半点虚假。如弄虚作假，终将被历史淘汰。事实证明，单纯的按摩治疗就可以取得很好的保健作用和很好的治疗作用。但也不是什么病都可以治愈的。有的疾病在发病初期可治愈，但发病时间长了就不一定能治好。"现举几例先生治疗疾病的常用经典按摩推拿法分述如下：

1. **外伤性关节炎（即跌打扭伤）** 先用按抚法在患处轻轻擦过，反复操作数遍；再用推拿法推拿几次；最后用运动法运动其关节。三法操作共需 40 分左右，让患者得到适当休息，数次即可痊愈。如患者病久失治，需继续施以按摩治疗。

2. **感冒** 先施以全身按摩，使血液循环舒畅，再做指针法重重刺激大椎穴、风池穴、风府穴、合谷穴，并配揉捻法。揉擦脊背，使脊椎发热，毛孔张开，汗出而愈。每次施术时间亦需四五十分钟左右。

3. **呃逆** 先用指针法刺激中脘穴、天枢穴、气海穴、足三里穴、期门穴、章门穴，使胃气调和；再指针胸部乳根穴、天池穴等。或用大拇指重按天池穴数分钟不起，呃逆逐渐会停止。此病施术时间与上相同，但病久出现呃逆者较为难治。

4. **消化不良** 按摩揉捻腹部，反复操作数遍，再用指针法指针中脘穴、天枢穴、气海穴、足三里穴，施术时间需 30 分钟。

5. **胃痛** 先轻轻按摩腹部，慢慢再用指针上脘穴、中脘穴、下脘穴和天枢穴、气海穴、足三里穴，继用揉捻法揉捻腹部。如胃疼剧烈拒按时，先用指针法重刺激劳宫穴（两手心）、涌泉穴（两足心），待稍有缓解再用他法操作。时间长短，根据具体病情斟酌施治。

6. **急、慢性肠胃炎（腹泻、呕吐）** ①肠炎（腹泻）：按摩、揉捻腹部，指针中脘穴、天枢穴、气海穴、足三里穴，调和肠胃，再指针八髎穴、长强穴，使肛门括约肌收缩，疾病逐渐可愈。操作时间 40 分钟左右。②胃炎（呕吐）：先用指针法重刺激劳宫穴，然后再揉捻腹部，用指针法指针中脘穴、上脘穴、下脘穴、天枢穴、气海穴、足三里穴，操作时间 20 分钟左右。

7. **头疼、失眠** ①头疼：实证应参考感冒治疗方法，虚证先用按抚法和推拿法在头部操作后，再指针风池穴、风府穴、太阳穴、百会穴、上星穴、印堂穴、合谷穴，再用叩打法叩打头部，最后用压迫法按压头部。操作时间 30 分钟左右。②失眠：先施以全身按摩，用按抚法轻压头部和脊椎，再按抚四肢手足（尤以按抚、捏捻足趾最为重要），使患者有舒服感，再轻捏腰部、轻拍打臀部渐渐病人就能入睡。治疗此病时最好是到病人家中，在病人睡的床上按摩，施术后病人即可睡觉。如门诊治疗，效果较差。由于器质性病变而引起的失眠，往往无效。操作时间 1~2 小时左右。

8. **风湿性关节炎** 按摩发病患处，并配用指针法、揉捻法和运动法。例如膝关节炎，先用揉捻法和运动法在膝关节周围操作数遍，再用指针法刺激膝眼穴、阳陵泉穴、阴陵泉穴、梁丘穴、血海穴、委中穴。操作时间 30 分钟左右。

9. **小儿麻痹** 此病治疗较难，短时不能收效，非经过长时间治疗才能治愈。施术时两下肢全部按摩、按抚和揉捻。指针肾俞穴、命门穴、大肠俞穴、小肠俞穴、八髎穴、环跳穴、秩边穴、承扶穴、承山穴、昆仑穴、太溪穴、太冲穴、冲阳穴、解溪穴、三阴交穴、下廉穴、条口穴、上廉穴、足三里穴、丰隆穴、阳陵泉穴、阴陵泉穴、膝眼穴、风市穴、伏兔穴、阴廉穴、髀关穴，然后再用运动法操作数遍即可停止。每次施术四五十分钟左右，以下肢发热为度。若为肌肉萎缩的患者则较难治愈。

10. 闭经　按摩揉捻、压迫、推拿法并用,施术于少腹,指针于中脘穴、天枢穴、气海穴、大横穴、带脉穴、归来穴、府舍穴、阴交穴、石门穴、关元穴、中极穴等穴位,操作时间为 40 分钟左右,隔 1 天 1 次,5~10 次的治疗后,月经即可来潮。

(四) 眼保健操集广益

20 世纪 50 年代末,北京医学院(现名北京大学医学部)体育教研组刘世明主任本人爱好中医,曾师从苏联专家学习过医疗体育学。他酷爱中国武术,对太极拳、太极剑更是情有独钟,长年不辍,每天早晚都要习练一遍。刘世明自身患有眼疾,青光眼手术后视力衰退,由于对中医按摩很有造诣,自创一套眼保健操治疗自己的眼疾,调整眼及头部的血液循环,调节肌肉,改善眼部疲劳。为了让更多的人受益,希望能将自创的这套眼保健操加以推广,他靠着自己当时仅存的一点微弱视力,写出详细的说明并绘出穴位图解,又让女儿刘军将文字誊抄整理了一遍,后来投给了北京的一家报纸。文章很快便被发表了,后来又先后被《北京晚报》和《羊城晚报》等多家报纸转载,从此,第一套眼保健操便开始被人所知。

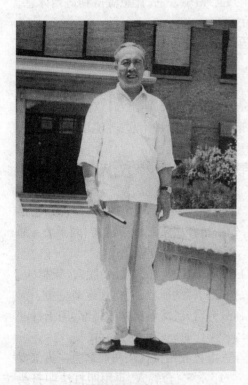

卢英华先生

1961 年恰逢北京市教育局在全市中小学进行视力普查,调查结果很令人堪忧。保护中小学生视力已是当务之急,势在必行,于是便开始力求寻找一个能让学生保护视力的良策。市卫生防疫站医生和教育局领导多方查询得知刘世明自创的保健操,于是他们积极研究、探讨,终于创出了 8 节的眼保健操。随着 1966 年“文革”的来临,许多学校停课,眼保健操的推广也就半途“夭折”。

而这套眼保健操的复现和再推广离不开卢英华先生和北京中医医院骨按科李玉田主任的改进和简化。卢英华先生和李玉田给予其中医理论的支持,并规范了手法及取穴的科学办法,同时建议将 8 节改为 5 节。这样,5 节的眼保健操在市教育局的支持下问世了。后在全国普及时又再改为 4 节。后来,同仁医院眼科张晓楼指出眼保健操对眼睛的健康有益,这是西医眼科权威的表态,亦体现出其对眼保健操的高度认可。北医三院李凤鸣为眼保健操挂图的题词是:眼保健操是根据中医学的推拿法、经络穴位,再结合医疗体育综合而成的一种按摩疗法,可以缓解眼睛疲劳,对近视眼的防治有益处。

(五) 传承学术飨后人

张春璞,男,1931 年 2 月 14 日出生于山东省平度县旧店公社张家沙沟村。曾任中国中医研究院广安门医院按摩科主任。1972 年被中央保健局任命为中央首长保健医生,曾给周恩来、朱德、刘伯承、张鼎丞等中央首长诊疗疾患。日本首相田中角荣及美国总统尼克松先后来华建交时亦为他们做过保健医生。现为北京中医学会正骨按摩专业学会委员,中华全国中医学会推拿学会理事会理事兼副主任委员,1990年中国中医药文化博览会专家委员会推拿科组委员。1947年5月参加中国人民解放军;参加过淮海战役、南下渡江战役、抗美援朝等。在部队一直从事医务工作,但都是着重西医急救等。1958年调至中国中医研究院广安门医院,向卢英华先生学习点穴按摩治疗内科疾病,尤其擅长消化系统疾病的治疗,并取得显著成绩。

将手法按摩使用于临床的内、外、妇、儿及骨科软组织损伤等疾病的治疗中,同时还打破了按摩不开药的惯例,使医药结合,疗效迅速而显著。在临床工作中,不仅以手法治疗,还注重精神调护:内科疾病看按摩的患者慢性病较多,张春璞以耐心细微的解释开导,树立治愈的信心,深受患者好评。

张春璞总结了自己独有的保健按摩及美容按摩手法。在多年临床实践中,在点穴按摩基础上又用上了气功,即"气功点穴按摩疗法",是张春璞的特长,临床效果尤为显著。张春璞还承担了中医院校的中国及外国留学生临床实习的教学任务;多次给外国学者在我国举办的按摩学习班讲课,传授按摩疗法,受到好评和赞扬。

卢英华先生不仅在京城有很高的知名度,其按摩手法和临床经验闻名于新中国,为中国推拿事业的发展作出了不可泯灭的贡献。例如:南昌按摩的元老张树兰、陈金荣、李根云、祝桂英四位先生都曾参加以曹锡珍、先生编著的《按摩学》为教材的中专培训班。文献报道中国中医科学院广安门医院针灸科田从豁亦提及自己曾向先生学习经验,王文友、王中衡、黄耀燊亦虚心得到过先生的教诲与指导。

三、代表著作与论文述评

卢英华先生的著作有《按摩疗法》,论文查到《中医按摩治疗48例溃疡病疗效初步总结》1篇。

《按摩疗法》(第一集)是卢英华先生等汇编而成的中医治疗经验选集,1959年由人民卫生出版社出版。按摩疗法也称为推拿疗法,是中医学遗产中的理疗手法之一。"按摩"一词首见于《黄帝内经》,远在秦汉以前就已经开始被广泛应用,至隋唐逐步发展成为医学专科。我们的祖先从一代代的疾病抗争的亲身体验中,从原始的、无意识的、简单的手部动作中,总结出了推拿医学,千百年来的疗效经验非常丰富。卢英华先生为了及时地与同仁们和推拿按摩爱好者交流并总结传承宝贵经验,将杂志上发表的优秀推拿按摩文章汇编成书。书中内容包括:按摩疗法的历史演进、实际操作方法、应用范围、注意事项、理论探讨、病理报告等。

论文《中医按摩治疗48例溃疡病疗效初步总结》,由卢英华先生撰写,发表于《中医杂志》1960年第5期。消化道溃疡属于慢性消耗性疾病,患者体质瘦弱,虚证居多。按照"虚则补之,实则泻之"的原则,理应采用补法。但卢英华先生认为,有病必有邪,虽然多属虚证,但不能忽略祛邪。对于虚证,少泻多补;对于实证,多泻少补。治疗消化道溃疡的按摩手法各家虽有所不同,但指导原则不外乎四诊八纲和经络学说。通过按摩达到疏通经络气血,散凝结,调寒热的目的。所取之穴以募穴、俞穴、合穴、会穴为主,多在脾经、胃经、膀胱经、肝经、胆经、任脉等经取穴。常用穴位如上脘、中脘、下脘、气海、关元、足三里、阴陵泉、阳陵泉、膏肓、肝俞、脾俞、胃俞、章门、公孙、照海等。另外,他发现十二指肠溃疡患者大多于右肩膏肓、风门处有压痛,将此压痛点多次点按、散结之后,上腹疼痛就会明显减轻或消失。治疗消化道溃疡的具体步骤有三:第一,患者取仰卧位,医生立于患者左侧,五指伸开平放在患者腹部,先行轻柔按抚,使腹部松弛疏散,当患者适应以后再对穴位进行点穴按摩。可先用上脘、中脘、下脘止痛,然后移向气海、关元,用拇指点按数次后再用振颤法调和气血。腹部按摩完毕,用指针法按足三里(左侧)。第二,患者左侧卧位,面向医生,医生左手放在患者腹部泻章门,右手用按法泻肩井、大椎、风门、肝俞、脾俞、胃俞等,最后再补下肢足三里(右),泻阴陵泉,点按合谷、公孙等。此时在背部可找到压痛点进行松解。第三,患者如有失眠、心慌、头晕等现象,可用指针法取印堂、劳宫、巨阙。然后,医生右手平放在患者颞侧,用拇指以按法由太阳至头维进行数次导引,可起到安神、镇静、强心的作用,最后再用指针法补阳陵泉。夏洪生在总结中医学对消化性溃疡研究治疗的概况中提及卢英华先生应用推拿按摩治疗48例消化性溃疡,有效率高达84.6%左右。

卢英华先生从青年时代起就从事中医按摩事业,博览历代医学典籍,钻研中医针灸及按摩学。一生从医50余载,他以独特的按摩手法和丰富的临床经验治疗了大量的中外患者,为病人解除了病痛,同时毫无保留地把自己的高超技术和丰富的临床经验传授给热爱中医的晚辈,并培养了一批批后人。凭借一双普通而又不平凡的手,为上千万患者解除病患。回眸历史,中医前辈舍小家为大家的奉献精神和高尚情怀,为发展学术夜以继日的刻苦精神,为培养人才甘当人梯的精神,令人钦佩。也督促我们在盘点过去的同时,以史为鉴,总结经验,奋发有为。

参 考 文 献

[1] 李志贵.通督正脊术治疗椎动脉型颈椎病的经验总结[D].太原:山西省中医药研究院,2015.

[2] 董泽宏.民国时期的北平中医药发展史研究(1912—1949)[D].北京:中国中医研究院,2005.

[3] 贺诚.中西医团结与中医的进修问题[N].人民日报,1950-06-13(5).

[4] 李德全.中央卫生部长李德全部长关于全国卫生会议的报告[N].人民日报,1950-10-23(1).

[5] 孟譞,张大庆.中医学习西医:权宜之计还是成功之路——以北京医学院中医进修班为例[J].医学与哲学(人文社会医学版),2008,29(7):72-74.

[6] 周颖.北京中医药学会60年回眸[N].中国中医药报,2010-12-17(004).

[7] 赵华.田从豁教授治疗痹证、瘾疹、不寐的经验挖掘分析[D].北京:中国中医科学院,2007.

[8] 农工民主党北京市委会 北京中医学会 邀请部分著名中医座谈"百家争鸣"问题[J].中医杂志,1956(9):503-504.

[9] 杨干潜.我对继承老中医经验的体会[J].新医药通讯,1978(6):38-39.

[10] 邹云翔.我对拜师授徒的一些体会[J].中医杂志,1958(5):344.

[11] 符永驰,孙海舒,李斌,等.多媒体技术在中医药信息工作中的应用[J].中国中医药信息杂志,2006,13(12):103-104.

[12] 中西医结合加快发展推拿事业 建国以来第一次推拿学术经验交流会在沪举行 来自二十六个省市和部队的代表出席了会议[J].上海中医药杂志,1979(6):14.

[13] 陈士富.谈谈按摩与气功的关系[J].按摩与导引,1985(4):1-3.

[14] 卢英华,等.按摩疗法[M].北京:人民卫生出版社,1959:9-13.

［15］樊云.一指禅推法释义漫谈［J］.时珍国医国药,2006,17(11):2338-2339.

［16］王玉璧.点穴［M］.北京:科学出版社,2014:1-5.

［17］范毓蓉.做眼保健操对视力有害吗？［N］.科技日报,2007-05-15(004).

［18］李方强.南昌按摩初探［J］.按摩与导引,2003,19(1):45-49.

［19］季菲.王文友老师学术思想与临床经验总结及从少阳论治代谢综合征的理论与临床研究［D］.北京:
北京中医药大学,2017.

［20］邓铁涛.忆黄耀燊教授［J］.新中医,1999,31(12):9-10.

［21］夏洪生.中医学对消化性溃疡研究治疗的概况［J］.吉林中医药,1979(4):57-63.

［22］卢英华.中医按摩治疗48例溃疡病疗效初步总结［J］.中医杂志,1960(5):40-42.

（整理:赫兰晔 卢秀玉;审订:孙树椿）

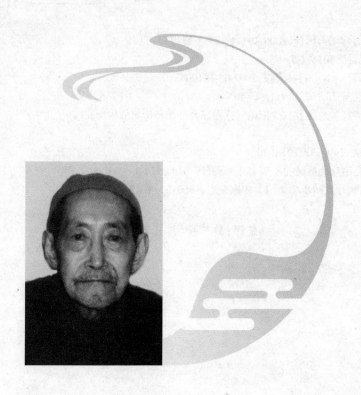

沈仲圭

一、生平传记

（一）初入医林，师从名家探岐黄

沈仲圭先生（1901—1986 年），祖籍浙江杭州，其父为清代两浙盐运使署房吏，家境小康。1918 年，因家境衰败，先生肄业于中学二年级，弃学从医，受业于名医王普耀。王普耀，字香岩，为湖州名医凌奂的入室弟子，曾在浙江中医专科学校任教职，长于温病，著有《医学体用》一书，与擅杂病之莫尚谷齐名于杭州。王香岩主张治学应"从源及流"，先读"无方之书"，即入门着手于《黄帝内经》《难经》《诸病源候论》等年代较早的经典著作，夯实理论，次及宋元明清诸作，循序渐进，仔细品读，故选《医经原旨》《难经经释》《伤寒论注》《金匮要略心典》《温热经纬》等诸书，命沈仲圭先生熟读深思，力求融会贯通。然先生其时未窥堂奥，于晦涩艰深之古籍，难明其理。苦读不通之下，只得从后贤浅近之书入手，如《医学源流论》《医学从众录》《医学心悟》《慎疾刍言》等，更对《医学三字经》《汤头歌诀》《药性赋》《濒湖脉学》等四小经典熟练记诵，如数家珍。而后日渐深入，"上追《素》《灵》，详究《伤寒》"。先生对中医古籍的学习也因此从囫囵吞枣发展成为理解探索，养成终身读书的习惯，几乎"无一日不读书，无一日不执笔"，耕耘一生，著述颇丰。

沈仲圭先生于王香岩门下攻读中医内科，上午随诊，下午摘抄医案，研读医书，至于夜间，则忆其所言，理其处方，于效验精巧之方药，须反复熟记方始入睡。读古书、医案遇不明处，罗列问题，整理思路，白昼侍师左右，俟其闲暇，则躬身相询，认真请教。如是精勤不倦，3 年满师而有所成。在王香岩门下学习的经历为先生一生悬壶济世奠定了扎实的基础。先生晚年在《我是怎样学习中医的》一文中回忆道："我早年幸遇名师王香岩先生,经他传道、授业、解惑,为我以后的学业奠定了基础。王师擅长治疗温热病,我学习的基本上是叶派学说。迨至壮年入蜀,接触到不同的学术流派,不同的环境、民情风俗、用药习惯等等,对我理论和临床的提高起了一定的作用。如江浙医生用乌、附,大率几分至钱许,而川蜀医用乌、附,常用三四钱,甚至有用两许大剂者。解放后到了北京,北京是政治、经济、文化的中心,名医云集,因此得与四方名医时相过从,各出所学,互相切磋,获益良多。"

(二）执教东南,推敲文章惠青囊

1921年年底,时值军阀混战,立足医林,殊为不易。如沈仲圭先生旧识吴去疾因业务萧条,抑郁而死,老友张汝伟自设诊所而无患者,赖其女资助,生活艰难。初出茅庐的先生只得于鄞南惠风小学担任教员,仍坚持钻研医学,且笔耕不辍,投寄医刊。于当时王一仁主编的《中医杂志》、吴去疾主编的《神州国医学报》、陈存仁主编的《康健报》、张赞臣主编的《医界春秋》、陆渊雷主编的《中医新生命》等刊物上发表文章,以学术论文多产闻名于上海、重庆医界,思路新颖超前,内容中西汇通,包罗基础理论探讨、中药药性心得、临床杂病论治、温病学说挖掘、食疗保健方法、养生知识普及,乃至妇、男、幼诸科之见解,不一而足,别于泛论,以其研究成果在现代中医学史上留下宝贵墨迹。

以1949年为界,沈仲圭先生的著述可以大致分为前、后两个时期。1949年以前的文章多为教学讲义,着重阐述温病学说等中医经典学术思想的基本内涵、发展沿革以及各学派医家的不同见解和贡献;1949年以后的著述更为广泛,既有专著,又有医书集成,还有对《伤寒论》等典籍的考证。

沈仲圭先生写作十分认真,每篇论文都用复写纸印写一遍,复写稿寄给杂志社,原件自行留存。原稿积累到一定数量,用针线装订成册。他给刊物撰写类别相同的稿件时,一定先看留存的底稿,凡是旧稿中已经详述的内容,他都不忙于下笔,而是等到有新的体会时才加入;旧稿所陈内容不够确切或不够详细的,他一定仔细查阅资料,反复推敲后才定稿。

1928年,沈仲圭先生任教于孟河丁甘仁创办的上海南市中医专门学校,此时丁甘仁已去世,长孙丁济万继其业。所用教材或为自编讲义,或为古今名著。程门雪、陆渊雷、时逸人、余鸿孙等名家均执教于此。1930年下半年至1931年,先生于陆渊雷、章次公、徐衡之创办的上海国医学院任教职,章太炎为名誉院长。陆渊雷讲授《伤寒论》,章次公讲授药物学,徐衡之讲授儿科,先生则讲授中医常识及医案。期间培养了一批优秀的中医人才如医史专家范行准、浙江中医学院潘国贤等。1932年9月至1933年7月,先生任教于由上海国医学会设立的上海中国医学院,该院实际由上海名医朱鹤皋出资兴办,教务长为蒋文芳。教材全用讲义,或参以西医,或纯为古义,亦培养出一批优秀学生如著名中医肖熙等。

1929年,国民党政府第一次中央卫生委员会议通过了余云岫等提出的《废止旧医以扫除医事卫生之障碍案》的提案,并提出了消灭中医的六项办法,立即引起了全国中医界的极大愤怒和强烈反对。各地中医团体代表聚集上海,召开全国医药团体代表大会,向反动政府请愿,强烈要求取消提案。沈仲圭先生与裘吉生、汤士彦等,作为杭州代表出席会议,奔走呼吁,强烈抗争,最终迫使国民党反动政府不得不取消该提案。

(三) 由蜀入京，栽培后学重临证

抗日战争爆发后，沈仲圭先生只身逃难至重庆，任北碚中医院院长（先后名为中医救护医院、中医救济医院，后改称北碚中医院）；中华人民共和国成立后，于重庆中医进修学校任教，其时胡光慈为副校长，任应秋为教务主任。先生讲授方剂学、温病学，并编写讲义，于上海、南京出版。1955 年底，中医研究院（现中国中医科学院）在首都建院，应卫生部钱信忠部长之邀，先生与蒲辅周、李重人等由蜀调京，进入中医研究院参加工作。先生在附属广安门医院内科工作，兼负责高干及外宾的诊治。

其时，中医研究院汇集全国名家，不论科研、医疗均居于全国中医药行业的顶尖地位。

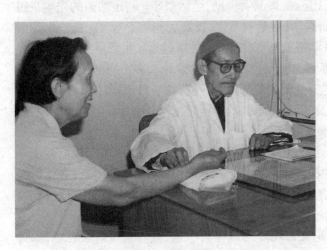

沈仲圭在中医研究院广安门医院诊治病人

沈仲圭先生虽已年过半百，却迎来了事业的另一高峰。从 1955 年到中医研究院任职，至 1986 年病逝期间，不断地在学术刊物上发表文章，各地中医师学习后纷纷慕名以书信求教，或将所遇疑难病症书写成病历以请示，先生对来信均仔细阅读，并认真、及时答复。对外地的基层中医师，先生了解他们的困难，也深知他们对知识的渴求，有时上午刚发出回信，午休时又觉所述不够详尽，马上追寄一封信去询问或补充，夫人万宝琴经常因此一日内数次往返邮局，连报国寺邮电局的员工都赞扬他提携后学的精神。鸿雁传书，时日渐久，形成了长期的个体函授教学活动，彭述宪、于世良、袁海峰等青年中医均成为了沈仲圭先生的"遥从弟子"，后来大多成长为当地名医，造福一方。他们在先生逝世后，多次发表论文以追忆、记述、传播其品德、学习方法及学术思想。

除了认真答复各种问题，沈仲圭先生还邮寄大量的书籍、刊物和资料供他们阅读学习。家人劝他量力而行，他说："基层中医院图书资料少，让他们多了解古书、学术刊物，有助于他们增长见识，提高业务水平。基层，特别是乡下，医疗条件差，老百姓不到万不得已不会去看病，所以遇到的疑难杂症也多。与他们通信，既能帮他们解决难题，我也能开阔眼界。"除了书函授徒，先生十分重视师徒授受的传承。先生学医、业医、授医的经历十分丰富，认为目前的中医教育存在不足之处，照搬西医教育的模式，重理论而轻实践，事倍功半，纸上谈兵，所以特别重视师带徒模式，认为可以弥补院校教育之不足，也符合中医学的教学规律。先生强调要在学习古医书理论知识的基础上注重临证。他说："学习中医要有 10 年读书，10 年临证的功夫。"他强调，读书是掌握理论知识，临证是运用理论于实践。如不掌握一定的基本理论作为实践的根本，初学皮毛，就开始悬壶，以人命为尝试，难免误诊，甚至会伤及病人性命；反之，如有了一定的理论基础，而没有实践经验，纸上谈兵，又易误事，而且理论水平也难以真正提高。读书和临证存在着辩证关系，只有在读书的基础上进行临证，医术才能有所提高，并且只有善于总结失败教训，才会使失败成为成功之母。因此，理论必须与实践相结合，才

能体会深刻。先生在论文中曾提到,中医研究院在与首都医院合作临床研究门脉性肝硬化腹水(鼓胀)的治疗规律时,经过临床实践,他感到用泻水峻剂,如大戟、芫花、甘遂之类,虽能水去腹小,但随即复发,若反复施用,则耗伤元气,终至不救。于是开始在古书中寻找理论,发现朱丹溪《格致余论》中对此病已有记载。朱丹溪说:"医不察病起于虚,急于取效,病者苦于胀急,喜行利药以求一时之快,不知宽得一日半日,其肿益甚。病邪甚矣,真气伤矣!"所以,他在治此症时必用"和肝补脾",殊为切当。

(四) 慎终如始,发皇古义百川藏

沈仲圭先生一生可谓真正履行了孙思邈所要求的"博极医源,精勤不倦",不但对前辈医家的学术思想和著作进行深入研究,而且对现代的医学理论也广泛涉猎。对先生的临床和治学态度,同行们常用"儒医""认真"来形容。先生所撰文章,所立方剂,均有据可考,足见其学识渊博,临证认真。

在治学过程中,沈仲圭先生始终抱着兼收并蓄,海纳百川的胸怀,对新的知识和理论进行吸收。作为中医泰斗,先生长期以来,结合临床,努力学习西医知识,以为他山之石,可以攻玉。在许多出版的论文和书籍中,对疾病的西医理论进行阐释,并尝试对中西医学的理论进行融会贯通。在进行论文撰写的过程中,也虚心求教,不耻下问,如在1979年撰写《银翘散的研讨》一文时,寄给当时在北京中医学院读研究生的连建伟(浙江中医药大学教授、原副校长),征求对文章的建议,并据此对文章中的某些不足之处作出修改。同年年底,先生罹患大叶性肺炎,发热咳嗽,痰多色白,恰逢连建伟前去拜谒,先生夫人即邀其为之辨证处方。连建伟拟苇茎汤合二陈汤。先生持方沉思良久,点头微笑,决定服用,果然7剂药后痰咳即止。足见先生虚怀若谷,不矜身份的胸襟,以及尊重后辈,以身相托的品德。

沈仲圭先生对待学术的认真,可从他所做的"夹条"中略窥一二。先生的书室摆满了中医书籍和报纸杂志,到沈家访学的人们经常可以发现书刊里面夹着许多夹条,其中对书中的学术内容进行了详细描述,以便翻阅查找,而且井然有序。在临证过程中,先生为了做到处方准确,并不避讳当着患者的面翻阅医书。先生医术精湛,年少成名,但并不为名声所累,自矜已德,在临证过程中始终保持着谨慎、认真的态度,令患者既感动又敬佩。先生病逝后,一位在公交公司工作的中年妇女带着自己曾患精神障碍的女儿前来吊唁。她哽咽着说:"我女儿在工作中受了刺激,行为失常,被单位同事当成了'神经病'。我们跑了几家医院,总不见效。好不容易才找到了沈老。沈老看病仔细极了,有时他还拿出医书翻看。开始我不理解,后来经过沈老的解释才明白——以往沈老看的精神障碍患者多为中年人,我女儿才20多岁,体质、病症都有自己的特点,他老人家翻看医书反复推敲后才处方。现在我女儿已经病愈结婚,可沈老却看不到了。"

另外,沈仲圭先生还强调在治学过程中既要"信书"又不能"尽信"。他说:"书籍记载的症状和治疗方法多为常态,临床所见到的症状和治疗永远会变化,所以医生必须能够做到知常通变,只有这样才能收到'一剂知,二剂已'的显著效果。患者感染的病毒有轻有重,人与人之间的抵抗能力也不尽相同,病中常会出现的并发症也因为发病条件、人体素质等不同而各异。因此,临床中的症状,常常不是书本上所提及的,并非一定有规律可循,往往起初是杂乱的。临床症状与书中所记载的有所出入,对书中所列的药方和治疗方法,应该根据临床加减。"

沈仲圭先生性格沉静,勤奋刻苦,素来体弱多病的他,依然把更多的时间精力用在中医理论研究和著述上。有一段时间,大多中医学术刊物停刊,著作出版无期搁置,他不管外部环境如何,凭着对中医事业的挚爱,依然每天研究过去的医案,捧读医书,撰写读书札记。他的孙辈早晨起床时常常能看到祖父已经在台灯下工作一段时间了。

在党和政府的领导下,国家各项事业逐步走入正轨,中医学术期刊也逐步复刊,稿件一时乏源。先生积累的大批论文为这些刊物解了燃眉之急。那时,稿费制度尚未恢复,但先生长期坚持为相关刊物撰稿,从不过问是否有稿酬。

改革开放后,年逾古稀的沈仲圭先生仍稿约不断,但此时书写长篇论文体力已难以支撑。于是他化整为零,坚持每天书写医论札记,随时记下自己的心得和思考,不拘格式,甚至在《吉林中医药》等刊物的空白处也留下了大量的随笔,这种以学术札记搭建长篇论文的写作方法,帮助年迈体弱的先生成就了晚年的著述。

沈仲圭先生为人纯真质朴,行文一如其人,不论先辈或是同行所立方法,只要行之有效,经得起时间检验,又能体现中医精髓的,在其文中都得到了热情的宣扬和推荐。在自己的验方中凡是借鉴他人的验方也会和盘写出。更可贵的是,他经过自身体悟,将验方使用过程中发现的禁忌、不适用的病症都实事求是地加以说明,甚至把自己最初的一些误判也不加掩饰地公之于众,从不顾忌给个人声望和同行关系带来的不利影响。北京中医学院(现北京中医药大学)的任应秋是他的好友,两人在早年曾长期共事,后来也时有过从。任应秋对肝病素有研究,他的论文《舒肝评议》发表后,先生对其中的一些观点持不同意见,即写出《〈舒肝评议〉的评议》,毫不避讳地与老友展开讨论。两人不仅没有因此生分,友情反而变得愈加深厚。先生的这种为人处世风范、求真务实的学术品德和对中医药事业的热忱,使他能够结交任应秋这样的知音,也使他在深受传统文化影响的中医界备受钦佩。

沈仲圭先生年迈之时,望古观今,感慨国家日渐强盛,四化事业兴旺,中医即将腾飞,振奋之余,赋诗一首,聊表“老骥伏枥,志在千里”之意:

> 满目医林气象新,姚黄魏紫竞芳馨。
>
> 神功共赞金篦术,奇效还夸《玉函经》。
>
> 病翮何须嗟濩落,奋飞尚拟向青冥。
>
> 欣逢四化千秋业,指路遥看北辰星。

二、学 术 思 想

(一) 主张寒温一体,系统研究温病

沈仲圭先生对于仲景学说和温病学派均有研究。伤寒可见热证,温病亦有寒象,但先生认为,寒温属性不同,病理机转不一,以伤寒方治温病,有诸多不足,但若因此抹杀伤寒,又失于偏颇,唯有系统学习,将两者互为补充,有机统一,方能有所发明提高。

沈仲圭先生对仲景学说的部分内容曾进行深入分析,并发表独到见解,如将仲景治疗“呕、吐、哕”病证的方法归纳为 10 种大法——协调阴阳、和解少阳、化饮降逆、益气降逆、清泻降逆、温中降逆、清补和胃、理气降逆、行水降逆、清热益气养阴等;又如 1983 年在《四川中医》发表的《重温〈金匮要略〉的体会》一文中,联系自身的临床实践,讲述了对部分条文的

应用心得,并对一些方证的其他治疗方法进行了介绍;更细微者,对近现代少用的"火攻"法失治后出现的"火逆"进行了总结探讨。但"闻道有先后,术业有专攻",沈仲圭先生在临证上主张寒温一体,但限于时间精力和自身学术脉络所限定的研究方向,他更多地集中在对温病的系统总结和对温病学派医家经验整理的工作中。

1. 对温病的系统研究 沈仲圭先生自学医以来,从温病名师,后又屡屡对温病学说详加研习,发表了许多文章,临床使用方剂也多出于温病学派。1955 年,因工作需要,先生将温病的沿革、病理、诊断、方剂、各病证治,编纂成册,名曰《中医温病概要》,内容翔实凝练,将温病按春温、热病、湿温、暑湿、疟疾、痢疾、秋燥、伏暑、冬温进行分类,与吴鞠通的 9 种分类大不相同,囊括温病学说体系的主要思想,也汇注先生一生对温病的理解和心得。另外,不断发表文章加入新的见解。以下择先生曾在期刊发表独特见解的春温、湿温、暑温、秋燥进行介绍。

春温为温病的一种,虽见于春日,实伏于冬季。从《黄帝内经》理论出发进行分析,一因劳动之辈,动作汗出,感受寒气,藏于肌腠;一因富贵之体,冬不藏精,肾阴先亏,寒邪以入。所谓"邪之所凑,其气必虚",简而言之,即"冬伤于寒"或"冬不藏精"所致。沈仲圭先生认为,冬伤于寒,为春温之始,冬不藏精,为伏气之源,人必先不藏精,嗣感于寒,而伏温始成,缺一不可。盖仅不藏精,别无受寒之事,则为肾虚,属内伤;若肌腠之间,卫气流行,外邪难于久伏。是以冬藏之时,性欲妄动,真阴内竭,外感之邪乘虚而入,伏于少阴,郁久化热,至春阳上升之际,由内出外,即成温病。其症"形寒内热,不恶风,骨节烦疼,热渴少汗",治宜助阴托邪,拟柳宝诒黄芩汤加元参、豆豉,外感则添发散之品,或先宣而后清,阴亏则补之以味。如由时邪引动而发者,则加疏解新邪之品。再有新感风邪,风温外搏,或恶风,或不恶风,必身热咳嗽烦渴,此为肺胃受病,内应外邪,则在表者辛凉解表,入里者凉泄里热,是为暴感风温之治疗大法。

湿值长夏,又主四时。沈仲圭先生认为,湿土在长夏为甚,却尤甚于季夏。盖仲夏霉雨霖霖,受湿不觉,迨季夏渐热,引动伏湿,则湿温成矣。湿性重浊宜温化,热气熏蒸须辛凉,二者搏结,用药相悖,最为难缠,治宜区别湿热之多少,始能遣方用药,直达病所。湿温之源,或从口鼻,或久蕴化热,从时而发,肺胃不运,而病作矣。湿盛则不见烦渴,惟于午后身热,盖阴邪易入阳明故也;其余身体疼重、难以转侧、关节疼烦、屈伸不利、体重嗜卧、足痛而酸、胸满痞闷、二便不调,皆由湿阻肺气,郁闭肌腠,流转不利是也。

治法总宜轻开肺气。在气分宗桑菊饮、甘露消毒丹,以肺一身之气,气化则湿亦化,即有兼邪,莫不俱化。湿气弥漫,本无定质,是以宜用体轻而味辛淡者治之,辛如杏仁、蔻仁、半夏、川朴、藿梗,淡如米仁、茯苓、猪苓、泽泻之类。启上闸,开支河,导湿下行,以为出路。湿去气通,津布于外,自然微汗而解。热多者症见神烦口渴,法当清解,如连翘、青蒿、丹皮、竹茹、天水散、丝瓜络、石斛之类。如病象日增,内陷心营,宜用叶氏神犀丹,或加清苦之品,如连翘、黑栀。要知湿温一病,治疗綦难。过用辛温,则增热劫液,燎原莫遏,恣投凉润,亦虞以湿济湿,久病元虚,故须诊断精详,处方得当,方能药到病除,直中病机。沈仲圭先生又集友人治湿温验方,效如桴鼓:鲜青蒿一握,冬瓜半个,用大罐先煎半小时,再入连翘、桔梗、象贝、牛蒡、豆豉、紫苏、柴胡、葛根、川朴、广皮等,再煮一小时,徐徐饮之,尽剂为度(如一日不能尽,次日再饮),无不覆杯而愈。重症不过 2 剂,亦奏肤功。若湿已化热,津液灼伤,舌焦或黄黑者,以连翘、西瓜、川贝、元参、玉竹,清热存阴,仍以冬瓜、青蒿二味为主,不惟湿温,亦见功于夏日之暑温、秋令之伏暑。

古人宗张洁古"静而得之为中暑,动而得之为中热"之说,立"阴暑""阳暑"之名。张介宾认为阴暑多为富贵安逸之人所得,恣情任性,是以感染风寒;阳暑则为辛苦劳役之人所得,势穷难避,故而暑热侵袭。但沈仲圭先生认为,暑字以日为首,正言热气之袭人,其性为单纯的燥热之气,由夏日之相火灼炎而成,与温热同源,仅别于节日,暗合于《素问·热论》"先夏至日者为病温,后夏至日者为病暑"的观点。故所谓贪凉受风所得的"阴暑",实为伤寒,症见"身热头痛,恶寒无汗",当用辛温之"葱豉汤"表散风寒,与暑热之以白虎加参汤涤暑清气,去心烦口渴、身热自汗的情状大不相同。再有嗜食生冷,直中于里,中焦寒化,则不但非暑病,更在六淫之外。

沈仲圭先生博极医源,始终抱着"必求甚解"的态度进行学习和思考。熟读诸家之说的他,敢于对经典理论的不明之处发出疑问。如对于《素问·阴阳应象大论》的"秋伤于湿,冬生咳嗽"一说,先生支持喻嘉言《医门法律·秋燥论》的观点,认为此处当改"湿"为"燥",方符合经文原旨,并拟诸方,以为秋燥之治。如其始邪在卫分,症见头痛鼻塞,恶寒微热,肤燥肌疼,脉形浮涩,则宜趁正气未伤之际,一鼓而逐,仿桑杏汤意,予桑叶、薄荷、前胡、牛蒡、豆豉、象贝、杏仁、橘红、桔梗、葱白;待至气分,燥热渐盛,身热口渴,胸闷鼻塞,肺脏受病,金气外现,苔薄白,脉浮数,犹可清解以辛凉,宗桑菊饮意,予桑叶、薄荷、连翘、石斛、蒌皮、甘菊、黑栀、杏仁、杷叶、竹茹;倘若失治误治,则邪气鸱张,津液干枯,症见肌肤灼热咽干。头痛虽发微汗,热仍不撤,气逆咳吐白沫,舌苔燥白,脉现浮滑,右寸虚数,斯乃燥火刑金,正气已伤,胃火炽盛,即吴鞠通所谓"诸气愤郁,诸痿喘呕之因于燥者"是也,宜宗清燥救肺汤意,予西洋参、冬桑叶、鲜石斛、麦冬、川贝、天花粉、冰糖、水炒石膏、杏仁、枇杷叶、竹茹、梨皮;再至于肺胃津液先后被夺,清肃不行,化源欲绝,咳喘气逆,肌肤销铄,口渴欲饮,甚或汗溢不止,肺气且绝,仿参麦饮合五汁饮,予吉林参须、川贝、叭哒杏仁、原麦冬、甘蔗汁、栝楼根、霍石斛、梨汁、蛤壳、沙参、燕根,益阴生津、润肺救燥,寄希望于万一。其于冬寒之时,久晴不雨,燥证频现,乃属寒燥,治宜辛润,别于秋燥。

2. 对温病学派医家的整理总结　沈仲圭先生精研温病日久,对恩师王香岩的学术思想,以及温病学派名家的精华均有所涉猎。

恩师王香岩治疗温病重视透邪,认为在卫气营血的辨证体系中,温病初起固然宜辛凉宣透,然邪入心营之时,亦须重视透邪之法,根据邪气属性选择不同药物,如春温热入心营用牛蒡、金银花、连翘、郁金、菖蒲等,暑温热入心包用石膏、金银花、荷花、连翘之类,意在宣透,防止心包内闭,又能泄热外出。且在温病的治疗中十分注重津液的保存,每从清养肺胃着眼,选用沙参、石斛、麦冬、梨汁、蔗浆等甘润之品,对暑热或春温热盛者,则常用荷花露、银花露之类。

同时,王香岩主张运用辛凉轻清之品,枢转气机,如治湿温常用薄荷、郁金、芦根、青蒿之类,治冬温每投桑叶、杏仁、薄荷之类,治春温则多以金银花、连翘为主药,即使邪陷营分,也每在犀(犀角现为禁用品,用相应代用品)、地等清营剂中参入菖蒲、翘心、牛蒡之类,取其轻灵流动之意。至于大、小定风珠等方,虽有吴瑭"邪少虚多"之谓,但王香岩运用此类方亦鲜有大剂,专务轻清。王香岩治湿温,创"启上闸开支河"法,取"微汗不仅散热,又可去湿"之意,使热从外解,湿向下行。盖肺为水之上源,宣之外合皮毛,治之非轻不举,活法圆机,在人自取。

王香岩的学术思想在很大程度上受到叶天士《外感温热篇》和《临证指南医案》的影响。相传《外感温热篇》为顾景文据叶天士口授笔录于洞庭泛舟之际,虽难以考证,但与《临证指南医案》印证之下,确系同出一源,在当下也是学习温病的主要参考教材和卫气营血辨证的主要出处。沈仲圭先生对叶天士思想的整理主要体现在《外感温热篇》,认为其羽翼伤寒,补仲景残阙,创立温病卫气营血的体系,且对温病的诊断方法有重大贡献。其中诊断方面的创新主要包括舌、苔、齿、斑、疹、痦等。同时联系《外感温热篇》对部分叶案进行诠释,总结其治疗特点为以轻灵见长、着眼于气化、养津为要务;并肯定叶天士思想和经验为吴鞠通确立三焦辨证奠定重要基础。

除了恩师王香岩的思想总结,以及学术同出一脉的叶天士外,沈仲圭先生对吴鞠通、王孟英、薛生白等名家的思想都进行了学习总结,并结合自身经验,提炼心得,裨益后学。

吴鞠通作《温病条辨》,启前人之未发,集温病之精华。沈仲圭先生对吴鞠通研究深入,发表多篇论文对其学术思想进行探讨,如对湿温、秋燥的总结,以及对吴鞠通使用化湿法、通下法、养阴法、清营凉血法等的归纳。

于吴鞠通所述湿温一门,沈仲圭先生概括其病因病机为外感时令之湿、内外合邪及中阳不足之传变,辨证从三焦而分,治疗除按三焦使用宣、消、导的方法外,还重视随湿热之偏而变辛苦之味。先生认为吴鞠通对于秋燥的条文,参究《内经》,宗喻法叶,遍考诸家,合以经验,将燥性定位为偏凉,又从"火气来复"的角度,肯定燥热相结的可能性,主次分明,为后世区分"凉燥""温燥"打下了基础。对于燥证的辨治,上焦分温凉,中焦慎汗、下,下焦分气血,承前启后,颇堪师法。

运用化湿则辨病位、病时,并分湿、热之偏。沈仲圭先生将吴鞠通化湿法具体分为:①外湿以芳香宣化;②表里俱盛则以苦辛芳香;③湿邪郁里则升清降浊;④热重于湿则清热利湿;⑤湿热蕴阻下焦则淡渗利湿;⑥中阳虚而湿陷则通阳化湿。并根据吴鞠通理论提出验湿确切、辨别轻重、注意病体特异、用药恰当配合等注意事项。先生认为吴鞠通运用通下法主要在于热结、液涸、邪实正虚、瘀热闭结4种情况,并总结其具体使用有以下特点:①据缓急,选用三承气;②审兼证,变通承气汤;③峙三法,重在保津液;④开血闭,润燥宜审因。并总结通下应观察时机,掌握分寸,配伍恰当,顾及兼证。同时,将吴鞠通养阴法总结为:若肺阴灼伤,则需辛凉甘润以救津;若阳明闭结,则需承气泄热救胃阴;若燥伤胃阴,则甘润清养益肺胃;若肝肾阴亏,则滋填下焦生精血。并提出分主次、不留邪、辨阴阳的注意事项。另外,将吴鞠通使用清营凉血的方剂按表邪、表里兼受、逆传心包、血热妄行4个方面总结其辨证施治,并提出用药适时及时、努力透热转机、选择切当方药等要点。

对于王孟英,沈仲圭先生则将其学术思想总结为4个方面:①重视预防,注意摄生:即在平时注重卫生,预防疾病发生,强调须不信邪说,饮食清淡,食无求饱,慎起居、避外邪等。②精研典籍,由博返约:认为王孟英博览诸家,理论扎实,然点评论述则熔诸家为一炉,多简约精辟而不失新的见解。③众美兼收,客观公允:明清之际温补盛行,孟英医案多用寒凉,非徒知温病,实欲救补之过。然真见虚寒之证,亦有大剂温补收功之例。故知其不拘一格,非偏寒凉。④审同察异,慎于选药:王孟英辨证灵活,暗合李中梓"医中杰"之赞誉,能"见疟不治疟",于相同的病证,根据病人、病程、季节、地点的不同,施以不同药物,充分体现同病异治的特点,并肯定其在温病及霍乱方面作出的贡献。

薛生白为清康熙年间吴中名医,与叶香岩齐名,所著《湿热论》为其一生经验总结,其中所述医理与喻嘉言暗合,方证又多有引吴又可之处,故先生认为,《湿热论》之学术渊源"源于喻、吴之说,而更参心得"。且其中部分用药,多从叶香岩之立法,故沈仲圭先生推测,《湿热论》成书于《温热论》之后,取其精妙,补其不足,而成此书,并总结其病因病机之发明如下:①辨病因特异,明邪侵途径:伤寒以六经为纲,温病则以卫气营血及三焦辨证为主要思路。薛生白认为湿热之邪,既别于伤寒,又异于温病。悉归阳明,从口鼻而入;或从太阴,停聚为湿饮;又有邪从上受,直趋中道,归于膜原。②究虚实标本,析兼经挟邪:薛生白在明辨邪实的同时,重视"本虚"在疾病发生发展中发挥的根本作用,认为"劳倦伤脾为不足,湿饮停积为有余"。于病位之辨,则转化有阳明、太阴之别,兼邪有少阳、厥阴之分,更有诸般变化,皆从经验而得。③阐发湿热致痉颇多创见:痉证在《伤寒论》中即有所描述,但多为外邪所致。薛生白从自身经验出发,认为"湿热之痉由内发,波及太阳",并对暑月痉证与霍乱转筋进行了区别,启前人之未逮,析理详而法精。另外,先生对薛生白对于"湿热证"的几种辨证论治总结为:邪在肌表、经络的辨治、借用"三焦"辨治以及关于几种主要变局的辨治等,将其立法遣方特点归纳为辛通芳开、淡渗利窍、清热利腑、凉血清热、和脾益胃等5类。从以上各方面对薛生白的湿热辨证体系进行了系统总结。

(二) 临证擅治杂病,遍集本草验方

1. 自成体系,辨证施治,贵在平和　沈仲圭先生用药平和,处方大多味少量轻,主张用药在于切中病机,而非施以虎狼之剂。如曾治某男,34岁,患温毒喉蛾。病起急剧,恶寒壮热,达39.5℃,经西医诊断为化脓性扁桃体炎,曾用西药治疗不效。刻诊:两侧喉蛾焮红肿痛,并有腐点,吞咽困难,胸闷不舒,大便不通,口气臭秽,纳谷不香,苔黄腻,脉浮数。拟清肺解毒,散结消肿。予玄参、前胡、麦冬、川贝、菊花、牛蒡子、板蓝根各6g,连翘、射干各4.5g,桔梗3g,薄荷2.4g,瓜蒌9g。服1剂热退,便通纳增,腐点已消,再进2剂,诸恙皆愈。此病虽急而重,先生却并未大肆使用寒凉之品,而是宣散、清热、化痰,诸法并进,实乃"轻可去实"之典范。

受业师王香岩影响,沈仲圭先生治疗杂病崇尚以《类证治裁》为主,取其理法完备精详,不专擅于温病一门,因此对临床各科疑难病症,均有所涉猎。

温病学派医家用药多偏于寒凉,而沈仲圭先生十分注意辨证施治,反对一味滥用苦寒。如先生曾治慢性肾炎1例,患者青年女性,已患慢性肾炎10年,西医诊断隐匿性肾炎,肾造影(-),尿红细胞多,白细胞少,蛋白(+)或(±),间有管型。脉象沉细,舌洁无苔,周身无力,尿黄而频。根据患者病史及舌脉症状,断为肾阴不足,脉络损伤,治以养阴补肾,活血化瘀,予六味地黄汤加怀牛膝、金狗脊、菟丝子、枸杞子、茅根、藕节、茜根炭、炒白术、陈皮等。服药50剂,配合生活调理,诸症皆除,改服人参养荣丸长期调补,长期未复发。先生治疗慢性肾炎常用上方加减,或血虚明显者以当归芍药散改汤予之。先生在讨论时指出,时医治疗慢性肾炎过用活血化瘀或清热解毒之品,祛瘀太过则伤营,清热之余则败脾,强调须防其弊。

沈仲圭先生对于外科疾病的治疗经验也自成体系。如对皮肤瘙痒一症,受朱仁康的影响,常按血虚、血热进行辨治。先生曾治疗一男性,58岁,全身皮肤燥痒、刺痒三四年。西医诊断为皮肤瘙痒症。身体瘦弱,二便正常,有痔疮史,脉弦细,苔薄白。认为血燥生风,从养血祛风入手治疗,拟《医宗金鉴》当归饮子加减,予生地15g,当归9g,白芍9g,川芎6g,蝉蜕6g,茯苓皮9g,白蒺藜9g,制首乌、女贞子各12g,生甘草4.5g,服药6剂身痒全消,2个月后见仍未复发。先生亦常用此方治疗顽固性荨麻疹;另外,对于皮肤燥痒属于血热者,先生亦当

清则清,用凉血祛风法,常用生地、丹参、紫草茸、荆芥、郁金、防风、蝉蜕、牛蒡子、西河柳、连翘、石斛、木通等;若限于局部瘙痒,则取《金匮翼》方煎汤熏洗,药用紫背浮萍半碗,豨莶草一握,蛇床子15g,苍耳30g,防风15g。管窥一例,足见手段丰富。

妇女患病,大多与男子无异。沈仲圭先生认为,唯有经带胎产诸病为妇科专有,撰写《妇科四症治法简述》,以经、带、胎、产为纲,对妇科疾病的治疗方法和经验进行总结。先生于妇科一门,推崇丁甘仁、傅青主学说,认为月经病的诊断重在经期、经量、经色、腹痛、癥块等。如月经先期,则大抵分血热、阴虚。血热用丁甘仁养营清热法,阴虚则选傅青主两地汤;又如崩漏,则分阴虚血热与气不摄血,前者多用荆芩四物汤加减,后者则选丁甘仁益气固摄法调治。先生治不孕症,首重调经,曾治一不孕症患者,结婚多年无子,子宫发育不全,月事退后,经色紫黯,用四物汤加香附、郁金、丹皮、茱萸、陈皮、茯苓、白术、党参,服10剂,后来即受孕。再如恶阻,先生认为多由脾胃虚弱,停痰积饮,胎气上逆所致,尝治某妊娠恶阻1个月,体重减轻10磅(约4.54kg),根据以上病机用温胆汤加味1剂即止,易方调理而愈。

2. 广集验方,考究良药,推阐新知 沈仲圭先生曾道:"书籍为知识之府库,吾人欲提高治疗技术,以上十全其九之效,必须多读古人书,旁参现代医刊,博览约取,启发智慧。惟中医典籍,浩如烟海,非加抉择,'为医者,胸中不可无灵方'。"他身体力行,穷尽一生,对有效的名方、验方进行收集,出版了《临床实用中医方剂学》《新编经验方》《中医经验处方集》等方剂著作,并多次在期刊中发表有关验方的文章。

从沈仲圭先生发表的字里行间可以看出他对真正行之有效的验方有着无比的热爱,并热切地希望更多的患者能从中受益。常常能看到他以短短数百字的篇幅,对某方的来由、理法、组成、剂量、用法、方解、宜忌等进行详细介绍。同时,不别中西,惟效是求,如在《青年遗精病之治疗》一文中,除介绍封髓丹、金锁固精丸等传统中医方剂外,还介绍溴化钾、枸橼酸铁等西药,并重视生活调护在疾病治疗过程中的作用。他还喜欢收集简便、廉价、能迅速让大众获益的效方,如以糯米、葱、姜、醋熬成的治疗风寒感冒头痛、四时疫气流行的"神仙粥"。有时甚至不拘于药物,如当时鸦片横行,耗尽脂膏,先生据所见闻,推荐家属暗中将红茶掺在鸦片膏中,并逐渐加大红茶比例,最终患者所抽全为红茶。从心理学角度戒除患者烟瘾。诸如此类惠民之方,不胜枚举。

沈仲圭先生对许多中药,都有自己独到的见解。先生读医案时看到白阿胶和食盐水治疗咯血,随即联想白及之所以治吐血有奇效,就是因其中含有"胶汁",认为白及"有补肺逐瘀生新之功,凡吐血、咯血、肠风、金疮皆可用之"。覆盆子功能温补肾阳,最早记载于《神农本草经》,但经中所言简略,仅有"益精气""强志""长阴"等寥寥数语。故先生推测,所谓"温补肾阳",由后贤根据《神农本草经》所列主治,推阐而知。并认为覆盆子对于"阴亏及阳"之症,疗效尤佳。

对于药物不为人知的功效,沈仲圭先生十分善于挖掘。如在对桑叶进行介绍时引用《本草从新》中桑叶治盗汗的案例;看到其他文章中有橄榄治疗惊痫、癫病等精神疾患的案例,立即节录引用,以飨同道;麻黄能发汗平喘,先生考证古人言论,认为麻黄有利尿之作用,配附子治水肿尤佳。时逢1927年,先生于文中坦言自己"未尝行医",恳请热心同道加以验证。而今《中药学》教材明确麻黄"利水消肿"之功效,敢于发出真知灼见的先生不无功劳。

许多中药在使用过程中存在特殊方法、使用禁忌和注意事项,沈仲圭先生认为这些看似不起眼的知识在实际运用中往往能起到意想不到的关键作用,所以格外注意收集。譬如石膏,世人多以其大寒,纵遇白虎证,不过只用数钱,然而先生认为,石膏味辛微寒,实平和之品,非重用不能救急,若谨小慎微,以杯水救车薪,徒贻误病机而已;续随子治疗水肿复后即消,但古籍中发现多数未几复发,无药可救,或暗损真气,致患他病不起。先生认为实乃医家辨证失误之故,以致群医避之不及。建议尝试该类药物,初期应入丸散,药性平和,不致因性猛而失用;《本草备要》云蓖麻子油"气味颇近巴豆,内服不可轻率",而先生通过对其药理学和相关古籍进行考证,认为蓖麻子油实为"最优之缓下剂",每服大可至八钱,与巴豆油性猛峻烈、按滴服用大不相同。

沈仲圭先生对西方药理学也十分重视,从黄连能消炎、"使淋巴细胞激增"及"收敛"作用揭示其治疗肠澼下利的机制,并因此解释其"厚肠"之功;探讨茯苓能利尿是因为"能加速肾脏之血流";介绍生姜,加入化学分析,认为其有效成分为挥发油,并介绍挥发油的沸点、组成等;贝母能化痰止咳,先生还介绍其生理作用,使"中枢神经兴奋,呼吸深速,积痰易于驱出"。

另外,对自己对中药曾经发表的不完善的言论,沈仲圭先生也敢于在进一步发表的文章中指出并改正。他曾在《中国药报》《医药卫生片刊》刊登的文章中谈及阿胶,说"药铺多用牛马皮和西湖水制也"。后在《阿胶片语》中果断承认自己"未尝作统计之调查",并指出根据药理研究,驴皮煎成的阿胶与牛马皮煎成的阿胶作用完全相同,因为阿胶止血的原理在于"动物性胶质",能"结合破碎之血管",使血不外溢,并提到《本草纲目》和日本的小泉荣次郎均曾提到相关内容,对先贤的论点表示肯定。

(三) 推广养生保健,倡导食疗祛疾

《素问·宝命全形论》曰:"天覆地载,万物悉备,莫贵于人。"人的生命非常珍贵,张仲景谓"至贵之重器"是也。这台宝贵的仪器除了出现问题需要修理、治疗,在平时也需要保养和护理。先生本人自幼即体弱多病,即使到了晚年,依然形体消瘦,所以非常重视养生的作用。在他早期的出版物中,可以见到大量的养生书籍和文章,如《养生琐言》《摄生四要》等,多以条文式的短句或短文出现。有古代经典名句、名人养生格言、西方长寿案例、引用养生故事,亦有结合自身经历所总结的养生方法。内容主要包括起居养生、饮食养生、两性养生、心理养生和疾病养生等。大多翻译为老百姓能看懂、易接受的通俗语句,广泛流传。

1. **起居养生**　主要包括生活起居过程中应当养成的良好习惯。如需要约束自己的,如"行作鹅王步,语作含钟声,眠作狮子卧""睡不厌踧,觉不厌舒""唾不至远,行不疾步,耳不疾听,目不疾视,坐不久处,立不至疲……""勿久行久坐,久视久听""早寝早起,以七小时为度";亦有主动练习的,如"一面之上,常欲得两手摩之使热,高下随形,皆使极匝,令人面有光泽,皱斑不生,行之五年,色如少女""临卧摩擦两足涌泉穴各数百次(愈多愈妙),令人步履轻快""人体欲得动摇,但不当使极耳""居室多开窗户,室外多植树""晨起以毛巾摩擦身体""每日沐浴";再有如擦牙剂的选择、刷牙的注意事项等。

2. **饮食养生**　主要有养成良好的饮食习惯,如"食必以时""食时勿忧思,宜谈笑""食物宜细嚼缓咽""食后宜休息,并按摩胃部""选食己所喜欢之物";饮食禁忌,如"食勿过饱""禁食过冷、过热之饮食""朝起时、晚睡时毋食食饵""食时毋屡饮汤水""食前后毋入浴,及过用脑力,与夫剧烈运动";亦有为大众设计的膳食菜单,如"萝卜羊肉汤:外加馒头两

个,炒雪荀(竹笋)火腿蛋炒饭,高丽苹果""菠菜豆腐汤:外加馒头两个,红烧肉,白饭,甘薯泥",以均衡日常所需营养;甜点心如"香蕉布丁""脂油糕""雪花酥"等。还有疾病中的饮食禁忌如"痢证忌鸭,喉症忌蟹"。另外,强调素食有益:"吾人食品,宜以植物为主,肉类为辅,不使肠胃负担过重,自然健康长寿。"

3. 两性养生 沈仲圭先生强调节欲保精的重要性,建议减少夫妻生活的频率,如"上士异床,中士异被,服药百颗,不如独卧""伉俪爱情如能注重精神,则性欲自然衰减""伤生之事非一,而好色者必死",并从"节欲致寿""节欲多子""断欲十益""节欲方法"等4个方面专立短文以讨论。并认为在不合适的时机不宜行房,如"夫妻分眠不但夏季应守,即冬日亦不可忽。又冬夏结婚于身体有莫大之危害""行房百里者病,百里行房者死"。

4. 情志养生 作为一名临床医生,沈仲圭先生十分了解情志因素对人的影响,认为在养生过程中情绪应喜乐不失平和,情操宜高雅不失质朴,如"欢笑为人之长寿品,道德乃人之固本汤""毋以妄心戕真心,勿以客气伤元气""致寿之道有四:曰慈、曰俭、曰和、曰静""心气常顺,百病自遁";对思虑过度之人,他建议"寡思虑以养神,寡思欲以养精""养寿之道,只清净明了四字""清心寡欲,以强肾气";另一方面,为防精神过度弛缓,他强调"精神不用则废,废则疲,疲则不足,用则振,振则生,生则足"。

5. 疾病养生 一方面主动预防疾病,如"饮料宜煮沸,毋令杂质及微生物混入血液,为疾病媒介""污秽之地不到""清晨临睡,各叩齿36次,并于大小便时,咬紧牙关,不发语言,则一生无牙痛之患";另一方面,防治疾病发展和改善疾病,如"身体受跌打损伤时,频以醋滴注而冷之是,则颇有消炎之效""胃中积痛之时,饮酒一二小杯,则痛可大减""便秘之人,每晨饮冷沸水一杯,大可谓调整通便之助"。

唐代孙思邈说:"夫为医者,当须先洞晓病源,知其所犯,以食治之;食疗不愈,然后命药。"盖因药物偏性大于食物,过度失当则为药毒,时至今日,又添农药、重金属残留物等弊端。药食同源,食物亦有补泻寒温之性能,效力平和,常能益人。先生非常重视饮食疗法在疾病恢复中的作用,如对于脾虚腹泻食少,肾虚遗精带浊者,推荐常服莲子,并举例说明其能"服之生子"。先生还提出肺痨病调养法则,如"每日清晨起身时,服豆腐浆一碗。晚间临睡时,服清炙枇杷膏二钱(开水冲服),至愈为度,勿一日间断";又如肝胃气痛,先生推荐玫瑰花、龙眼肉二味熬膏,每日沸水冲一匙,久服自愈。先生还提出一系列食疗保健方,如"人参果""补肾膏""二合粉""玉液酒""羊髓膏""姜枣饼""绿豆百合汤"等,并介绍海参、甲鱼、牛肉汁等补品的功效和制作方法。另外,先生对舶来的海外补品也作积极介绍,如鱼肝油、自来血、弥太通、维生素等。

(四) 普及科学知识,践行中西汇通

1949年以前,沈仲圭先生发表的文章中,科学知识普及和医学基础理论探讨占据了相当大的比例。其时所处年代正值战乱,偷生尤难,先生能在这样的背景环境下潜心进行医学科普宣传和基础理论的研究,而且经年累月地坚持,实属不易。同时,在西学浪潮大肆冲击的情况下,先生既没有对中医妄自菲薄,改门易户,也没有对西医拒而不纳,闭门造车,而是始终怀着一颗为患者服务的仁心,抱着唯疗效是求的态度,谦虚地接纳新知识,并努力试图与中医融合互通,进一步为更多的患者解除疾苦。

在沈仲圭先生发表的医学科普知识类文章中,许多与人们的日常生活息息相关,如

《说水》一文,介绍水的组成、物理化学性质、类别以及饮水的方法、益处和注意事项。其时自来水在中国还未广泛推行,人们从河流、泉井打来的水未经清洁过滤,先生便介绍蒸馏法、沙滤法、药清法等清洁饮用水的方法,这在当时对人民的卫生健康、疫病防治具有重大意义。另外,一些文章如《传染病的潜伏和隔离》《蛔虫及灭虫药》《不卫生之服装》《论裸体之害及改良方法》等都在当时的年代在保卫人民身体健康方面作出了重要贡献;再如对胃肠消化之机制进行详细描述,并因此推断出细嚼慢咽对人体健康的帮助;又如产后卫生的调护、注意事项等;并对许多疾病如小儿胃肠病、小儿肠道寄生虫病、痢疾、霍乱等疾病的发病原因、机制、症状、诊断、治疗、调护、预防都进行了简练而详细的介绍;对一些药食两用的药物或食材,如萝卜、牛乳、猪肉、冰糖、南瓜等,先生对其药性作用、烹制方法、禁忌注意等方面也都作了介绍,让脱离封建却未及时接触新科学知识的人们能够尽可能地获益。

沈仲圭先生对于医学理论的探讨研究,可谓有着"刨根问底"的精神。他在1925年的《绍兴医学报》上发表了《经脉即血管之研究》,认为传统医学中描述的经脉即西医学的"血管",并引经据典,旁征博引,加以证明。有位俞鉴泉先生在该报发表了关于经脉非血管的言论,他随即连续发表《辨经脉非血管说之讹》和《再辨经脉非血管之论》两篇文章,以为应答。在学习了西医的解剖和生理学知识后,他对传统的藏象学说有了新的见解,从西医角度去诠释传统中医描述的脏腑功能,如《心生血脾统血辨》,从心脏泵血发动循环的功能和脾脏"造白血球"的机制阐释与血的关系,再如《小肠司消化说》《肾主溺尿说》《肝藏血解》《脑主知觉之考证》《十一脏取决于胆新诠》《先天与后天》《天癸新诠》等,均从西医学入手,剖析传统理论。

从今天的角度看,沈仲圭先生的部分观点可能与当下最新的研究成果不太一致,但在当时的大背景下,他能与时俱进、虚心学习、汇通中西、大胆思考,发前人之未解,是十分可贵的。先生的这种以西诠中的思想和方法也成为了近数十年乃至目前中医界科学研究的主流思路。

三、代表著作与论文述评

沈仲圭先生一生坚持写作,据不完全统计,出版著作20余部,主要有《养生琐言》《诊断与治疗》《沈仲圭医论汇选》《食物疗病常识》《肺肾胃病研讨集》《中医经验处方集》《中国小儿传染病学》《中医温病概要》《临床实用中医方剂学》《医学碎金录》《新编经验方》《入蜀论医选集》《中医内科证治方汇》等;另外,发表学术论文、科普文章等近500篇。由于战争等原因,许多著作已经亡佚,以下就可搜寻且较重要的9部著作进行简要述评。

《肺肾胃病研讨集》(沈仲圭编述,李复光参校)出版于民国三十六年(1947)。对沈仲圭先生曾出版的《沈仲圭医论汇选》和《健康之道》(抗战前出版,因日寇侵华存书尽毁)部分内容进行摘录,并"兼采古今名著",分为"肺劳病篇""肾亏病篇""胃病篇""有益于肺肾胃病之营养食物""附载"5个部分,主要针对肺劳、肾亏、胃病等症的疗养方法进行集中讨论,故此命名。本书涵盖了医疗、调护、理论、经验等各方面内容,并对"吐血""神经衰弱"等常见并发症也"选方多而论述详"。各病论述中,均按规矩分门别类,且注重对验方、食疗、简易疗法的收集,如"水灸""催眠"等。同时,对所附方剂、医案进行详解,以明其理。在"附载""补篇"部分,以散文、杂记形式对许多文章、知识进行整理,并收录了一些名家如张汝伟、陈邦贤等的部分观点、事迹或生平等。本书体现了沈仲圭先生重视预防、养护的学术思想，如在肺病治疗过程中，先生十分重视传染疾病的预防和虚弱患者的保护，常劝患者将痰液吐到痰盂中并焚烧之，杜绝传染之源。然而许多在农村的患者存在迷信思想，认为痰要吐在泥土中。先生对患者的安危十分焦虑，说道："且痰在地上一任日晒风吹，化为尘末，病菌随尘飞扬，健者尚有抵抗之力，或能扑灭，而已成肺病者，一面用药治疗，一面病菌侵入，即治而初愈，一经受着尘中之病菌，岂不无重发之虑乎？"本书是先生在中华人民共和国成立前所著治疗杂病的一部重要的经验合集。

《中医温病概要》(沈仲圭编著)出版于1956年，从温病源流谈起，根据伤寒温病的区别，对三焦、卫气营血辨证、伏气学说以及病种分类等结合现代知识进行探讨。同时，从病理角度将温病按照表里、寒热、气血等分类归纳其辨治，并系统整理温病学说中通过舌、苔、目、齿进行的诊断方法。另外，依照发汗、和解、攻下、温热、滋补、清凉等进行了收纳。在"下篇"中，沈仲圭先生集合叶、薛、吴等诸家学说，仿雷少逸《时病论》，以四时常见温病为主进行分类，又按《通俗伤寒论》之说，每病分因证脉治四项，所附医案结合何秀山、何廉臣祖孙之临床经验，从整体辨治角度对温病学说的主要疾病分类及治疗进行了系统总结。同时，叶天士、王孟英、何廉臣等医案举例于后，以供学习参考。每章之后，附以复习参考题，实乃医、患、教、学均堪一读之精品，亦堪为温病学派集诸家经验之大成者。

《中国小儿传染病学》(任应秋、沈仲圭、张右孚合编)出版于1952年，在概论部分，即对儿童生理、儿科疾病的主要传染源、传染途径、流行病学、预防方法等进行了简明扼要的论述，对当时的一些数据如1949年上海市婴儿死亡之调查进行了描述，具有一定历史意义；对当时儿童预防接种疫苗的种类、时间、方法进行了系统整理，在当时对于疫苗接种方面的科学知识普及具有重要意义。在分论部分，能够与西医学较紧密结合，在病名分类中除传统的"麻疹""风疹"等外，还有西医病名如"白喉""猩红热""流行性感冒"等；每一疾病中，对病原、症状、并发症、诊断要点、护理、预后、预防及消毒、治疗方剂等分门别类进行整理。在"免疫制剂要义"部分，对疫苗的来源、机制、种类从纯西医学角度进行描述，翔实深入，如将免疫制剂分为"自动免疫制剂"与"被动免疫制剂"，将当时主要容易出现的儿科传染疾病疫苗的制作方法、来源、接种方法、剂量、时间等均详细介绍，且均十分精确，即在西医儿科中亦不失为总结完善之作。

《入蜀论医选集》(出版于辛巳年，1941年)与《医学碎金录》(出版于1957年，待考)均为沈仲圭先生的论文集。先生于民国廿六年(1937)冬入蜀，在中医救护医院任职，虽然战火纷飞，仍"每当诊病之暇，辄喜执笔涂抹"。到辛巳年，将入蜀以来所撰文字及在巴蜀觅得旧稿汇为《入蜀文存》，但因出版费用昂贵，遂选录其中10余篇文章，更名《入蜀论医选集》，附于他作之后。其中对贫血、肺病、疟疾、胃肠疾患、遗精、痢疾等疾病的病理或诊治进行论述，并对解热剂、截疟剂等方剂进行总结，对一些药物如黄精、桃花、棉子等分别进行论述，亦有生活常识如睡眠、擦牙等与摄生和卫生健康有关的科普知识。本书体现了先生在杂病方面擅集验方、单药、简易疗法，并对医学理论不断更新认识的好学精神。

《医学碎金录》亦为沈仲圭先生于平时笔耕不辍、汇纂而成的学术论文集，为散文之集合，不成章体，故名"碎"；确有益乎人命，字字珠玑，故名"金"。虽与《入蜀论医选集》体例相同，但不论文章的篇幅、内容的深度抑或行文的规范、字句的文笔均能体现出沈仲圭先生医术渐渐积累，认识不断加深，乃至思维更加严谨等各方面的进步。部分内容如贫血病、肺病、遗精、胃肠病以及从方剂角度探讨的解热剂、截疟剂等均与《入蜀论医选集》有重合之处。其余文章则能体现出文章深度的差异,如《从历代医学文献探讨中风病因及治法的变迁》将中风从《黄帝内经》时期到近代的各种观点和理论作出系统梳理,引经据典,内容完备;再如对高血压的探讨,从病因病机、辨证论治到预防调护,均古今结合,法度严谨;又如对方剂的探讨增加回天再造丸、鹅梨汤、养阴清肺汤、大还丹、生化汤等单方的独立讨论,并加入了自身的经验和见解。

《吴山散记》(沈仲圭著)出版于丙子年(1936)。沈仲圭先生在重校清代赵晴初《存存斋医话稿》时,不避狗尾续貂之诮,附于赵著之末,编入《珍本医书集成》中。先生自入门以来,深觉古文艰涩难懂,常以医话为学习教材,教书闲暇之余,所著笔墨亦以医话较多,故遴选25则,汇为该书。本书成书年代较早,续于前文之后,故主要以古文叙之。书中以零散医话,陈列条文,包罗万象,有内科疾病如遗精、失眠、便秘、泄泻等;亦有验方如吐血、痛风、湿温等;本草论证如何首乌、石膏、大枣、羚羊角等;再如药食两用之醋鱼、鸡卵、燕窝、藕节、鲜果、龙眼肉等等。篇幅虽然有限,但集中体现了先生整体的学术思想,以及治学研究的思路。

《临床实用中医方剂学》(沈仲圭编著,胡光慈审阅)出版于1955年。沈仲圭先生在方剂学方面著述颇丰,1943年编成《中医经验处方集》,中华人民共和国成立后对中医方剂进行专题研讨10余篇,1955年以6个月时间撰写该书。全书从总论而起,将方剂分为发表、清热、解毒、杀虫、温热、补养、重镇、平肝、燥湿、利水、理气、和血、攻下、消食、化痰、止咳、涌吐及止吐、收涩等剂,每方均按来源、组成、主要效能、适应证、方义略释、参考资料等方面进行汇总。以药物的功效主治解释方剂证候,对于药物的作用则"尽量采录现代学说";选方多为常用方,先生平时搜集的验方则录于参考资料部分;详列主治,有的放矢;并对书中现代病名一一注释。另外,统一类别的方剂,先生常常将之列表比对,或区分于组成,或有别于运用,均详细比较,以通后学。全书10余万字,方在精详,文重实用,堪称巨著。

《新编经验方》(沈仲圭著)出版于1959年。本书仿《笔花医镜》病症分类法,以脏腑为纲,按心病、肝胆病、脾胃病、肺病、肾病、大肠病、其他病进行分类,共列病症45种,每病酌选效方数首,均附扼要之解说。本书选方范围极广,除古人成方外,还大量选取近代经验方,如顾靖远、俞根初、费伯雄、潘兰坪、丁甘仁、张简斋、黄省三等的验方,古今方剂合计208首。每方均按来源、组成、剂量、服法、注释进行介绍,可供初学中医者参考,亦补一般方剂书不足。

《中医经验处方集》(沈仲圭编著,周复生参订,彭佑明参校)出版于1943年,于《广东医药旬刊》列为专号出版。其时仍处抗战期间,中医书籍出版困难,沈仲圭先生就个人经验,参考各家,精选方剂115首,唯浅显简要是务,供市医提高水平,亦使民众能按图索骥,自行救治。书中所列疾病类别与战争背景关系密切,如疟疾、痢疾、咳嗽、吐血、胃痛、呕吐等。再如"家庭药库"一章中所列"卫生防疫宝丸""行军丹"等,均为战乱贫穷常用之药。全书贴合时局,务求实际,故有"方剂实用之要籍"的美誉。

在沈仲圭先生100周年诞辰之际,为了表达对其尊敬、景仰和怀念之情,歌颂其高尚品德和医林地位,他的学生彭述宪赋诗曰:

熟谙医理九州闻,简朴清新妙为文。

融会寒温灵巧法,音容宛在永扬芬。

新秀耆老弹指间,皓首留经惠千年。沈仲圭先生严谨认真的治学精神,不拘名利的高尚操守,为中医事业作出的独特贡献,以及留下的宝贵学术财富,将会不断闪耀光芒,并永远为后人铭记。

参 考 文 献

[1] 沈仲圭,陈永治.就《外感温热篇》与李滨同志商榷[J].山东中医学院学报,1985,5(4):44-45.

[2] 沈仲圭,陈永治.《伤寒论》火逆证的研讨[J].安徽中医学院学报,1985,5(2):7-9.

[3] 沈仲圭,陆文彬.薛生白《湿热论》的研讨[J].浙江中医学院学报,1983,6(2):9-11.

[4] 沈仲圭,陆文彬.吴鞠通先生运用清营凉血法研讨[J].云南中医杂志,1981,2(4):1-3.

[5] 沈仲圭.《舒肝评议》的评议[J].吉林中医药,1981,3(3):65.

[6] 沈仲圭,陆文彬.吴鞠通运用养阴法之研讨[J].河南中医,1981,1(2):13-14.

[7] 沈仲圭,陆文彬.吴鞠通先生运用化湿法的研讨[J].吉林中医药,1981,3(1):10-11.

[8] 沈仲圭,彭述宪.略论伤寒和温病[J].湖南中医学院学报,1980,2(2):13-14.

[9] 沈仲圭,陆文彬.吴鞠通论治湿温之研讨[J].江苏中医杂志,1980,1(4):3-5.

[10] 沈仲圭,陆文彬.吴鞠通运用通下法之研讨[J].吉林中医药,1979,1(4):1-5.

[11] 沈仲圭,陆文彬.叶天士《外感温热篇》的研讨[J].成都中医学院学报,1979,22(3):12-17.

[12] 沈仲圭,陆文彬.雷少逸论治温病之研讨[J].新中医,1979,8(4):1-4.

[13] 沈仲圭,陆文彬.吴鞠通先生论治"秋燥"之研讨[J].辽宁中医,1979,7(3):7-9.

[14] 沈仲圭,郑金福.王香岩先生学术经验简述[J].广东医学(祖国医学版),1965,2(3):15-17.

[15] 沈仲圭.薛己温补学说简述[J].上海中医药杂志,1962,8(11):5-7.

[16] 沈仲圭.新编经验方[M].北京:人民卫生出版社,2012.

[17] 沈仲圭.沈仲圭医书合集[M].北京:中国中医药出版社,2017.

[18] 王咪咪.沈仲圭医学论文集[M].北京:学苑出版社,2011.

(整理:师帅;审订:沈文)

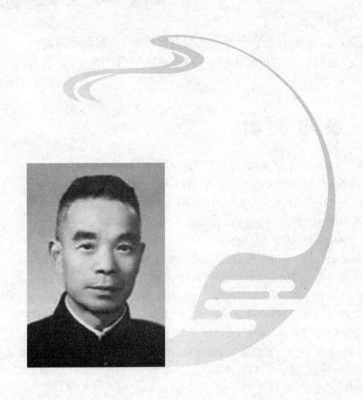

韦文贵

一、生 平 传 记

　　韦文贵先生(1902—1980 年),字蔼堂,浙江东阳罗屏乡(今吴宁镇)白火上村人,轩岐世家。生前从事中医眼科工作 60 余年。祖父韦德生,其父韦尚林,乳名丁法,曾侍医于清宫贵胄,得真传"金针拨障术"绝技,以"御医韦尚林"名扬江南,其兄长韦文达、韦文轩皆子承父业而精于眼科,以先生最负盛名。

(一) 精勤医术承家学

　　1909—1914 年,韦文贵先生在东阳白火墙村私塾学校读书,1914 年底随父到杭州。其父韦尚林在杭州市中山中路 676 号自开文明眼科医院,但只让先生干些杂活,体验学艺的艰难。1918—1922 年跟父学医,白天侍诊父亲左右,晚上灯下苦读。从启蒙医学书籍《医学三字经》《药性赋》等到历代有代表性的医学名著,家藏的内、外、妇、儿医籍及各类方书无一不读,都必求精读熟记,领会贯通。对眼科专业书籍更是精益求精,重点章节必背诵或抄录,因此青年时期的先生便在中医基础理论方面打下坚实的基础。其父韦尚林对先生要求严,凡是复诊的病人,要求先生背诵病人姓名、年龄、病情及初诊时辨证用药情况和复诊后用药反应,然后提出自己对复诊用药的看法。在炮制中药、调剂配方、制作成药或点眼外科用药时,操作手法都遵循古训,一丝不苟;尤其是"金针拨障术",其父亲手指导和严格把关,先生反复实际观察,熟悉手术过程,从布制眼球模型、动物眼睛开始手法操作,逐步过渡到为人治病,直至为病人干脆利落完成手术,务必精确无误。1923 年,在父亲严格指教下,先生兄弟三人已能独立行医和完成金针拨白内障,父亲送他一根赤金拨障针,嘱其勤奋实践,为民造福。同年先生结婚,其妻徐淑明贤良美丽,给他以后的专业发展极大帮助。

1924—1936年,韦文贵先生独立挂牌应诊。期间先租用原老义大参店开设眼科门诊,后在该店对面自立"复明眼科医院",并设置简单床位,解决远道病人住宿及针拨白内障病人暂住。抗战事起,杭州沦陷,先生携家眷回东阳樟村倚亲戚租屋行医诊疗眼病。1945年抗战胜利后,又举家迁回杭州中山中路676号,复立"文明眼科医院",设置简易病房,名震江浙。1950年杭州解放后,被选为杭州中医学会理事及中城区中医、西医分会组长,积极参与振兴中医公益事业,常在自开的医院大厅内组织学习和讨论。

(二) 振兴中医眼科献家传

韦文贵先生在学术上从不保守,目的就是振兴中医眼科,使其后继有人。1954年10月参加浙江省首届中医代表会议,在党的中医政策感召激励下,首破秘传家规,成为浙江省第一个毫无保留地贡献出家传经验方并带头公开"金针拨障术"手法的人。浙江医学院和杭州各大医院均派代表参观学习,浙江医学院还数次派专职西医眼科医师到先生的医院学习进修。省立杭州眼科丁鸣钲医师专程跟先生学习中医,更具体理解了中医学的光辉成就。20世纪50年代末到80年代初,公开出版的《中医眼科学讲义》及许多中医和西医眼科专著中,论及治疗眼科的方药,凡方名冠以"经验方"的大多出自先生所献良方。1956年先生改良传统"金针拨障术","白内障金针拨障术"通过部级鉴定在全国推广。

1955年卫生部中医研究院开始筹建。在周总理的亲自关心下,全国各地名医云集北京,卫生部领导去杭州调研考察后,通过省卫生厅热情邀请韦文贵先生到京工作。1955年11月,应中央卫生部邀请,韦文贵先生毅然弃其私业来京,首任中医研究院外科研究所(后改名为中国中医科学院广安门医院)眼科主任,专事中医眼科临床研究。先生在精求中医医学知识的同时注意汲取现代医学知识,充实丰富了中医眼科内容。来京后,他先后和中国医学科学院协和医学眼科主任罗宗贤、同仁医院张晓楼等多位西医眼科专家切磋医技。他谦虚、诚恳和实事求是的治学作风,得到了西医眼科专家的赞许和尊重。1955年12月2日《浙江日报》以"和眼疾作斗争"为题长篇报道了韦文贵先生医疗事迹。1956年,先生任卫生部中医研究院广安门医院眼科主任,当选中华眼科学会常务委员,又将古方逍遥散改进成明目逍遥汤,疗效更佳;指导金针拨白内障术发展成白内障针拨术。1957年起被聘为全国中华眼科学会常务委员,中医研究院学术委员会委员,并和北京协和医院眼科罗宗贤及同仁医院眼科协作,成立中西医结合视神经萎缩

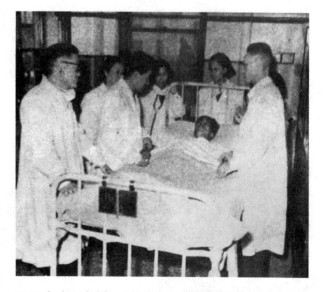

1959年韦文贵(右一)与协和医院眼科专家罗宗贤(左二)合作研究

科研协作组,领导大家共同开展眼科学术研究。1957 年分别在《中华眼科杂志》(1957 年 3 号) 及《中医杂志》(1957 年 7 号) 首次发表《前房积脓性角膜溃疡的中药疗法》及《中医治疗视神经萎缩简介》两文,引起眼科界极大关注,对促进中医眼科学术发展有很大推动作用。1958 年 11 月 5 日《人民日报》以"让盲人重见光明"为题报道了先生的医术。1959 年,先生被评为主任医师,并被聘为中医研究院学术委员会委员;同年在全国医药卫生技术革新交流大会上,获得卫生部"技术革命先锋"和卫生技术革命先进个人,以其眼科杰出贡献获得金质奖章。1959 年 7 月,先生光荣地加入中国共产党,并当选为北京市宣武区人大代表。

韦文贵先生对广安门医院后学及来自北京和全国各地的西学中各级医师都一视同仁,强调互相学习。1977—1980 年,招收我国首届中医眼科硕士研究生 3 名,先生精心带教。晚年先生体弱有病,仍兢兢业业,诊余带病为研究生或西医同道讲课录音,直至后来病重住院,在病榻上仍坚持给身边的研究生传授经验。先生几次因脑血栓等病住院抢救,稍一康复,就又坚持由学生搀扶上班。1979 年冬不慎跌倒骨折,住院期间旧疾加重。1980 年 5 月 2 日溘然长逝,享年 78 岁。当月在八宝山革命公墓礼堂举行追悼会,中西医眼科专家、同道,有关部局及各兵种代表参加追悼会,谨致哀悼。原卫生部中医局局长吕炳奎特书挽联赞扬先生"重医德德高质朴誉满南北获众望,承家技技颖胆识障退银海赞金针"。儿孙后辈书挽联"富春钱塘昆明湖六十春秋俯首甘为孺子牛,儿辈孙辈重孙辈遵循教诲献身四化志不移"。《健康报》《中华眼科杂志》及《中医杂志》分别报道了先生病故消息,称"他的逝世是我们中医眼科界的一大损失"。

(三) 承担保健任务疗眼疾

韦文贵先生一直承担中央领导同志的保健和诊疗任务。曾先后成功地为中国人民的老朋友——越南民主共和国主席胡志明、阿尔巴尼亚部长会议主席穆罕默德·谢胡及国内多位中央首长诊疗眼疾。1961 年为阿尔巴尼亚部长会议主席穆罕默德·谢胡诊疗眼病,此后谢胡主席 3 次访华时都曾问候先生。1963 年 5 月,受卫生部委派、由卫生部黄树则副部长带领,先生与女儿韦玉英主治越南国家主席胡志明眼疾,使其近乎失明的双眼视力恢复到 0.8,获胡志明署名的"赠给中国高级医生韦文贵"的匾额一块。1966 年,胡主席还派专人送来越南特产及亲笔签名的贺年卡。1965 年后,先生虽体弱多病,仍坚持担任从中央到部委、各种兵种领导的保健工作,参加各大医院疑难眼病的会诊工作。

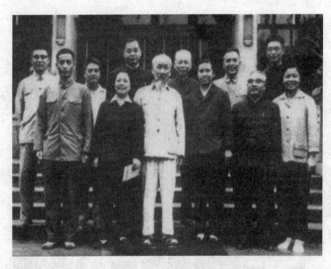

1963 年 5 月,韦文贵(前排右二)和韦玉英(前排左二)父女为越南胡志明主席治疗眼病

（四）承古而不泥古承多家

韦文贵先生虽秉承家技而不拘于一家之说，其临证，广征博采，收集各家之长，并力排门户之见，主张一徒多师，博采众长，认为学术上故步自封是医学大戒，只有汇集群言，知所选择，才能继承有余，发展有力。先生在继承家术的基础上不断改良创新。1965 年先生改良的传统的"金针拨障术"——"白内障拨针术"通过部级鉴定在全国推广。先生不仅自身是这样做的而且也积极支持身边的人，其长女韦玉英医师向著名上海中医眼科前辈姚和清老中医学习，先生嘱其"要尊敬师长，谦虚谨慎"。

（五）学术思想体系的传承

韦文贵先生对培养后学训勉备至，其培养的研究生、进修生、西学中医师大多成为中医眼科界的专家、学者。

1. 韦玉英　韦玉英乃我国当代著名中医眼科女专家，是"韦氏眼科"第四代传人。韦玉英与其父一样，适逢中华盛世，以精诚报国之情怀，用毕生精力塑眼科学术之新高。韦玉英是韦文贵先生眼科理论和医术的传承和研究者，其学术思想和用药风格除幼承庭训，继承了其父的诊疗风格、学术特长、用药心得和"金针拨障"手法技巧外，受明清两代中医眼科大家影响较深，崇尚易水学派，临证重视脏腑调理，精研《审视瑶函》，倡导通补结合，实践中能承前启后，推陈出新。韦玉英积极倡导中西医结合，辨病辨证合参。1980 年，她完成了《韦文贵临床经验选》，这是研究先生医学思想和实践经验的重要著作。

2. 韦企平　韦企平是"韦氏眼科"第五代学术传人，在继承家业的同时曾先后师从我国著名西医眼科专家张承芬、劳远秀、费佩芬等。撰写发表专业论文 50 余篇，主编或参编多部学术著作。对韦文贵先生的长期临床经验与特色诊疗总结而成的《韦文贵　韦玉英——中国百年百名中医临床家丛书》《韦文贵治疗眼底出血九方评析》《韦文贵、韦文轩眼病外治法的配药特点和临证思路》等都对后世研究韦文贵学术思想提供了便利。

二、学　术　思　想

（一）疗眼病重脾胃

韦文贵先生治疗眼病一贯重视调理脾胃，曾言："脾胃为后天之本，诸阴之首，万物之母，脾伤则五脏失资，不能运精归明于目，因脏腑之精华皆禀受于脾土而上贯于目，脾虚则五脏之精华皆失所司，不能归明于目。"辨证时每多注重脾胃功能情况。脾胃失常的患者，调理脾胃无疑是其治则。一些眼病虽然其病机主要矛盾不在脾胃，但在治疗过程中，也要辅以调理脾胃。脾胃之气旺，气血充盛，升降有序，脏腑和谐，有利于眼病的恢复。先生常强调，病久而长服中药者，药性的寒热温凉走窜、滋腻之偏，亦难免损及脾胃，故治慢性眼病不知顾及脾胃者，是治之失着。他调理脾胃的形式多种多样，以治中土为主者，从补脾健胃、益气升阳、温中健脾、利湿化痰、补脾摄血等多种治法中酌情选择；属兼顾中土者，或将调理脾胃之品佐于组方之中，或另开丸药辅佐汤剂，或分阶段暂停用他药而专事调理脾胃于一时，或病后收工，专门调理脾胃，以巩固疗效。

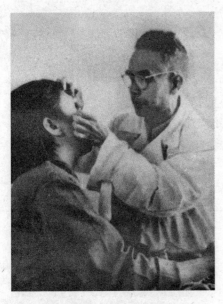

韦文贵(右)正在诊治视神经萎缩的患者

韦文贵先生临床实践体会认为治病最要紧的是注重病人的胃气。胃气强，食欲佳，脾气盛，运化健，则气血旺盛，即使重症眼疾，也有恢复之望；相反，脾胃虚弱，虽系轻症，往往也不易治愈。因为脾胃极虚之时，连服下之药物也难运化开来，疾病何能向愈？有些慢性病如青盲之类，须要长期服药才能收效。但服药日久，常常损伤脾胃之气，引起食欲不振、痞塞满闷等症，甚至有呕吐不能纳谷者。此时，应停攻病之药石，进以养病之饮食，以养脾胃之气。遇久病服药者，先生常用轻剂，并嘱患者隔日1剂以免伤胃。治至将愈之时，也常嘱患者停药，靠饮食调理以收功。

扶胃气首先要考虑病人的运化能力及饮食喜恶，切忌蛮补。药物的用量不宜过重。因吃药亦如吃饭，消化不良的人进食过饱则伤胃，脾胃虚弱之人，因消化无力，投重剂补药徒伤脾胃，反致病情加重。所以调理脾胃须用轻剂助脾醒胃；增进饮食，使饮食有思，运化有权，用药方能见效。

补肝肾或补心肺必须注意脾胃的强弱，不可过用甘寒黏滞之品，以免碍胃；又要注意配伍醒脾胃、疏气血之药，使胃纳增加。脾胃之生气健旺，运化有力，方能滋养肺阴并能使心、肝、肾精血充足。若不顾病人运化能力，一味盲补，反而损伤脾胃。疾病后期，余邪未尽，误补亦易使病邪羁留，造成病势缠绵。此时倒不如以米麦之属代补药，使正气恢复，病邪可望自退。

（二）治外眼病以驱邪为先导，治内眼病以补肝肾为要务

韦文贵先生对眼病的诊治有其独到的见解和方法。如他认为起病急剧的外障眼病应以祛邪为先，佐以扶正，乘病初起正衰，利在速战，开门逐盗，驱邪外出，方能邪去正安，以解病厄。其病机多属风火痰湿、气滞血瘀为患，治疗切忌妄用辛散，或纯用大队苦寒之品，应佐以补益。具体可采用泻下通腑、清热解毒、祛风疏络、行气活血等法。主张在治疗中除邪务尽，不留后患。如对于天行赤眼的治疗，采用泻火通腑为主，祛风清热为辅之法，方用大承气汤结合退红良方化裁加减；对暴风客热证，以散风清热为主，选用泻热通腑之品，方用泻腑解毒方加减。又如火疳、白睛俱青，轻者为心肺火郁而滞结，重者是肺肝实火上蒸，络脉瘀滞所致，治疗的关键是早期泻火除邪，如果拖延，可使病情加重。或因日久正衰，邪气深入滞留不去，造成反复发作。其治疗原则是清热泻火（或平肝泻火），活血化瘀为主，辅以祛风止痛。再如花翳白陷或凝脂翳，若白睛抱轮暗赤，畏光疼痛，热泪如汤而兼见溲赤便少，舌红苔黄腻脉数有力者，是属肝肺风热壅盛，移热大肠，急宜釜底抽薪，使热邪下泻，而达上病下治之目的。以上各例都说明了先生治外眼病以祛邪为先导的特点。特别提出，对于火热之邪充斥内外所致的外眼病，因其发病急、来势猛、变化快，先生认为单纯用清热解毒或清热祛风治之，如杯水车薪，扬汤止沸，药不胜病。唯用釜底抽薪法（后文介绍），方能使火灭风熄，病机转化。凡有实邪者，如血溢络外，瘀血滞留，气机阻滞，痰湿不化等均不宜早补或单纯补，以免滋腻

敛邪。但攻邪之法应用时必须注意"适可而止"。即所谓"大毒治病,衰其大半而已",用此法为先导,中病即止,继而酌情调改治法,以缓剂图功。若过量或久用峻泻之法则使正气受损,邪气留滞而病久不去。

起病较缓的内障眼病则多属肝肾不足所致。正如《银海精微·序》所言:"肝肾之气充,则精采光明;肝肾之气乏,则昏蒙眩晕。"内眼病,病于瞳神之内,属水轮范围,内应于肾。而肝属木,主藏血,开窍于目;肾属水,主藏精,二者联系密切,有"乙癸同源"之说。治疗当以补肝肾为主,以逐渐充养精血,缓取疗效。先生治疗内障眼病,首重肝肾二脏症状,通过辨证,定为肝肾不足者以补肝肾为治自不必论,即使属其他证型者,往往也在处方中加用枸杞子、女贞子、二地黄等养血填精、固本培元之品。他认为补益肝肾可以使精血充沛,上荣于眼,起到直接治疗内眼病的作用,又可以通过补益正气,调动机体的能动性,达到扶正祛邪的治疗目的;对于缩短疗程,提高疗效极为有利,应用中当注意。脾胃虚弱,纳谷不佳者,当佐以理气健胃消食之品。以上为先生治疗内障眼病的常法。

一些眼底疾患,如中心性视网膜炎、视网膜脉络膜炎、视神经萎缩、视网膜色素变性等,多属中医眼科文献中的视大为小、视惑、暴盲、青盲、视瞻有色、视瞻昏眇、高风内障等范畴,为内障眼病。临床治疗当慎用壮阳药,特别是一些峻补之品,如鹿茸、附子、肉桂、巴戟天、淫羊藿、全鹿丸、参茸卫生丸之类。确属阳虚非用不可,也必须在养阴药相伴之下,少用一二味温和之品,冀在滋补肝肾之阴的基础上补阳,以免引动相火。若滥用壮阳之品,如火加油,反添其病;虽用药补,却如填漏,随填随失,于病无益。所以,医者应引以为戒。眼科疾患,内障病虚多实少,外障病实多虚少。内障眼病虽有阴虚阳虚之分,但以阴虚者居多。《素问·阴阳应象大论》说:"阴在内,阳之守也;阳在外,阴之使也。"《素问·生气通天论》也说:"阴者,藏精而起亟也;阳者,卫外而为固也。"阴为物质基础,阳为功能表现,二者有密不可分的有机联系。阳虚往往是从阴虚的基础上发展而来,阴虚日久必然会导致阳虚的结果。精明者所以能视万物、审黑白、辨短长,全赖五脏精血的濡养。肝开窍于目,内障病患,其病位在水轮,内应于肾。肝属木主藏血;肾属水主藏精。二脏乙癸同源,共藏龙雷之火,是为全身真阳所在。真精充沛,真阳才能旺盛。所以,治疗内障眼病应用补药时,在照顾脾胃勿使过腻的前提下,滋阴养血、益精明目的药物可重用,补阳壮阳的药物当慎用轻用。阴精恢复,功能表现才能随之改善。欲补其虚若不达到一定的数量就不能引起质的改变,故补阳应取其巧,即在补阴的基础上略加补阳之品,以起开启发机、体用并补的作用。若妄用壮阳峻药,非但不能补阳,反因燥烈而引动相火。相火妄动,热灼阴伤,肾关不固,真精受戕,形成恶性循环,目病随之加重。考先贤仲景金匮肾气丸制方,以滋养肾阴之六味为基础,仅加桂、附二味补益命门之火,其意同此,医者不可不明。

韦文贵先生常说:"治疗眼疾,必须有常有变,知常才能达变。"也就是说,不能对所有的外眼病均以祛邪为法,对所有的内眼病均治以补肝肾之法。如对外障眼病的凝脂翳(角膜溃疡),若久病不愈,全身兼见阴亏虚火旺证候者,虽为外障眼病,但应以补益肝肾、滋阴降火为治。又如内障眼病中的视网膜静脉周围炎性眼底出血属久瘀不化者,视神经炎属肝火挟痰者,视神经萎缩属肝经风热、肝气郁结者,均应以祛邪为治,而不能混于治内眼病以补肝肾为要务之说。临床中应以"证"为依据,治则治法治方,既要掌握普遍规律,又要随时不忘具体问题具体分析,这样才能做到"知常而达变"。

（三）以"理血"为要

脾胃运化水谷精微，"中焦受气取汁，变化而赤，是谓血"，"营行脉中，卫行脉外"。全身经络脏腑、四肢百骸赖于气血运行与周养，人体的正常生理功能才得以维持。《黄帝内经》云："东方青色，入通于肝，开窍于目，藏精于肝""肝受血而能视"。邪正相争必然发生气血变化，而十二经脉、三百六十五络脉，其气血皆上于面而走空窍，经络内气血瘀滞不畅，必致目病发生；营行脉中，卫行脉外，因气滞血瘀，活血化瘀为先。眼底出血属于中医血证范畴。眼底血证是指各种眼局部疾病（主要是眼底血管性病变）和全身疾病所导致或促发的眼内出血性病理改变的总称。韦文贵先生60余年中继承前贤，积累临证心得所自创的9个方剂治疗不同证型的眼底出血性疾病，每有良效。

1. **眼底出血四方** 组成：石决明24g，决明子10g，益母草10g，归尾10g，赤芍6g，滁菊5g，柴胡5g，五味子3g，天冬6g，山药10g，茯苓10g。功用：活血破瘀，平肝清热为主；佐以滋阴明目。主治：肝火上逆所引起的各种眼底出血，如视网膜静脉周围炎、血管炎、视网膜静脉血栓形成、高血压性及糖尿病性眼底出血等。

2. **瘀血灌睛方** 组成：生地20g，焦栀子10g，归尾10g，赤芍10g，炒荆芥3g，龙胆3g，黄芩5g，黄连3g，炙甘草3g，白芷5g，槐花10g。功用：清肝泻火，凉血止血，活血破瘀。主治：肝胆火盛引起前房出血、高血压性眼底出血等。

3. **活血芩连汤** 组成：生地15g，赤芍6g，丹皮5g，归尾6g，黄芩5g，黄连3g，木通5g，焦栀6g，甘草梢3g。功用：清热泻火，活血破瘀。主治：肝胆火旺的抱轮红赤，赤丝虬脉。韦文贵先生常用本方治疗巩膜炎、角膜炎、角膜溃疡之睫状充血久而不退者。

4. **丹栀四物汤** 组成：丹皮9g，炒栀子9g，生地15g，赤白芍各15g，当归9g，川芎6g。功用：凉血活血，清热降火。主治：阴虚肝旺，迫血妄行之眼底出血早期，如中心性渗出性脉络膜视网膜炎、老年黄斑变性及高度近视眼底出血。

5. **滋阴降火汤** 组成：生熟地各15g，白芍10g，当归10g，川芎6g，炒知柏各10g，麦冬10g，黄芩6g，柴胡6g，甘草梢5g。功用：滋阴降火，养血活血。主治：阴虚火旺，血热妄行之眼底出血，如前方所列眼病。

6. **滋阴降火四物汤** 组成：炒知柏各9g，玄参15g，丹参10g，黄芩9g，生地15g，赤芍10g，全当归9g，川芎6g，淡竹叶5g，木通5g。功用：滋阴降火，活血散瘀，养血明目。主治：阴虚火动，迫血妄行，脉络受阻，血瘀气滞之眼底出血兼有口干，小便赤涩。

7. **眼底出血二方** 组成：生地15g，三七粉3g（另包分吞），党参12g，白术10g，茺蔚子10g，玄参10g，车前子9g（包煎），炒火麻仁10g，五味子6g，淡竹叶6g。功用：活血化瘀，凉血止血，滋阴降火。主治：积血不化，久瘀生热化火，眼底出血未能控制者。韦文贵先生常用本方破瘀生新。

8. **眼底出血三方** 组成：炒荆芥9g，三七粉3g（另包分吞），茺蔚子9g，珍珠母25g，生地15g，焦白术9g，玄参12g，薄荷5g，青葙子9g，党参12g，白蒺藜10g，炒火麻仁15g。功用：活血行瘀，滋阴益气，平肝明目。主治：气虚血瘀，阴虚肝旺，眼底反复出血者。

9. **养阴清热明目方** 组成：熟地30g，生地15g，归身9g，熟川军9g，羌活6g，黄芩3g，木通3g，防风3g，玄参6g，木贼草6g，炙甘草3g，谷精草15g。功用：滋阴养血，清热祛风，平肝明目。主治：各种白内障手术后或其他内眼术后前房出血或玻璃体出血者。

韦文贵先生治疗眼底血证，主张"治病必求于本"。在瘀血灌睛方中可以看出韦文贵先生见血而非直接止血，必求其证，寻其本，投其方。因火热是出血的重要原因之一，"血本阴精，多由火而动，火热盛则迫血妄行"，无论肝胆火旺，心火上炎，还是肝郁化火，肝火上逆，都可导致热伤脉络血溢或血不循经溢出脉外，故此时当务之急是降其火势，凉其血热，消其热源以达血静而止，因此先生治疗以清肝火、泻心火、平肝热和凉肝血为先。阴虚可生内热，阴虚火旺亦可迫血妄行；火热复伤阴血，一旦邪盛正伤，可再致出血或循环往复，血出益甚。先生强调在滋阴的基础上加清热凉血的方药。

眼内出血病因繁杂，病情变化多，证型转变快，故具体应用中韦文贵先生并不拘泥该9个方剂，更不限定于某证选某方。临证多据证变通方剂，加减方药。又鉴于眼底出血属内障范畴，部分患者可能全身证候不明显，尤其是先生在中华人民共和国成立初期通过和浙江医学院西医眼科医师交流互访，认识到借助西方引进的检眼镜和裂隙灯能对自古习称为"从内而蔽，外不见症"的内障延伸和扩展望诊，看到许多以往未知的眼内疾病。因此，先生治疗眼内血证，既遵循中医辨证论治基本原则，还根据不同病程并参考眼底检查确定治法方药，实际应用又酌情或一证一方，原方化裁；或随证圆通，另选方剂；或分期论治。

如治疗视网膜静脉周围炎，韦文贵先生常分为5种证型论治：①肝经郁热，久而化火，迫血上逆，邪害空窍，治以清肝泻火、凉血止血为主，活血化瘀为辅，用瘀血灌睛方。肝郁气滞，肝火上逆，血热妄行，治宜疏肝解郁、清热凉血，方用丹栀逍遥散；或凉血止血、清热降火为主，辅以活血行气，方用阿胶蒲黄散。②思虑太过，心阴亏损，阴虚火动，热迫血溢，治宜凉血养血、滋阴降火，方用滋阴降火四物汤；阴虚可生火热，火热复伤阴津，循环往来，反复出血，治宜滋阴益气、活血行瘀、平肝明目，方用眼底出血三方或坠血明目饮。③肾阴亏损，肝失滋养，阴虚肝旺而血热妄行，邪害空窍，治宜滋阴降火、平补肝肾，辅以凉血止血、清肝明目，方用知柏地黄汤；如肾阴不足，虚火上越，萤星满目，治宜滋阴补肾，方用六味地黄汤加味。④脾虚气弱，运化失健，血失统摄，血不循经而溢络外，治宜健脾益气、养血止血，方用柴胡参术汤或归脾汤加减；气阴两虚，反复出血，治宜滋阴益气、活血行瘀、平肝明目，用眼底出血三方。⑤瘀血灌睛，积久不化，治宜活血化瘀为主，养血滋阴为辅，适加理气、清肝、明目之品，方用血府逐瘀汤或桃红四物汤加减；如瘀血不化，反复出血，治以滋阴平肝、活血破瘀为主，辅以益气活血，方用坠血明目饮、眼底出血二方或眼底出血三方。同时先生结合现代眼底望诊，将本病分为早期、中期和稳定期3期。

韦文贵先生治疗血证虽然重视理法方药，但在主方确认后具体选用止血或活血中药方面有其特点，并在用药中贯穿其学术思想。对于早期大量出血的患者，临床证候不明显，眼底出血色泽鲜红，不主张单纯凉血止血，因"血得温则行，遇寒则凝"，服凉药太过有留瘀之蔽，一般采用凉血止血、滋阴清热为主，适加活血行瘀理气之品，或清肝泻火、凉血止血为主，活血化瘀为辅。但是活血之药不宜过多，因活血太过可以促进出血。在凉血止血药中，常用槐花清热凉血止血，本药适合毛细血管脆性增强或高血压性动脉硬化所致眼底出血，以及视网膜静脉周围炎的眼底出血。白及能补肺止血，适合青年人眼底出血，并认为白及煎汁内服不如研末吞服吸收好、收效快，所以无论寒热，经常用白及。滋阴清热、凉血止血常用生地、玄参，因本病多数由于"血热妄行"或"热迫血溢"所致；血热妄行、瘀血灌睛者，经常选用三七，因三七有活血散瘀、止血定痛之功，同时三七止血而无留瘀之弊，对大量出血和反复出血的患者，均为适宜，可研粉每日吞服或冲服2次，3g以上最好装胶囊内吞服。先生认为止血药中各种炭类,适合早期大量出血的患者或反复出血不能控制的患者,但药味不宜过多,亦不宜久服,因炭药性燥,久服大量炭药易生燥伤阴化火,引起反复出血,同时强调"善理血者调其气",本病气滞与血瘀每多同时存在,治疗上除活血破瘀外,同时要行气化滞,故应适当加理气之品,气理则郁解,气行则血行。眼底出血二方和眼底出血三方均有炒火麻仁,本药润肠通便,对于邪气方盛、正气已衰、肠燥津枯之患者较为适宜。

眼底出血原因很多,概括地说,是"血逆气上",如腑气不畅,能加重出血。火麻仁能使腑气通畅,又无滑泄之弊。腑气通畅,则百脉和顺,有助于凉血止血之力。火麻仁泻下之功逊于硝黄,但润肠之效又非硝黄所能及,故脾虚便溏者忌用,这是上病下治在眼科的灵活运用。本病以年轻人多发,患者往往思想顾虑较重,思则气结,怒则气上,故宜细心护理,注意调养,防止复发。

(四)"釜底抽薪"疗眼疾

韦文贵先生擅长使用"釜底抽薪"法治疗眼科疾病。他认为,眼目虽居于头面,但与脏腑经络有着密切的联系,胃肠积热,可直接通过经脉上干目窍,目有"火户"之称,所以眼科疾病,特别是外眼病,常常是由实火热毒所致。金代名医张子和说过:"目不因火则不病。"这种说法虽不免有些片面,但眼病多属实热邪毒为害确是事实。"釜底抽薪"属于寒下法,是用寒性而有泻下作用的药物通泄大便,从而泻出体内实热的治法,不但能清除肠内的宿食燥屎,还能荡涤实邪热毒从大便而出。所以说"釜底抽薪"是治疗外眼病的重要方法之一。但本法应用适可而止,不宜久用,应"大毒治病,衰其大半而已",进而酌情调改治法,结合具体情况,权衡标本缓急,随证变通施治。

眼目虽然居于头面,但通过经络的联系,和五脏六腑有着十分密切的关系。如胃之经脉起于目下,入齿、环唇、循咽喉、下膈、属胃。胃肠积热,可直接通过其经脉上干目窍。泻其肠胃之热,则能直折其上炎之火势,使目赤胞肿、虬脉纵横、热泪如汤、翳膜遮睛、头痛如劈,甚或目珠灌脓等急性眼病得以迅速控制。临床遇到外眼病首先要考虑一下是否适用下法。如果病人兼有烦躁不宁、大便秘结的症状,或无大便秘结而眼部属于热毒交炽者,只要病人体质壮实,均可用下法直折其势,待病人畅泻后,眼部红肿疼痛、畏光羞明等症状常可立即减轻,犹如釜底抽薪,可收到"立竿见影"之效。这是一种迅速有效的退热方法。

韦文贵先生临床常用的泻下剂有如下数方:

(1) 泻火解毒方:生锦纹 12g,生枳壳 6g,玄明粉 9g。此方可用于热盛毒深之角膜溃疡、角膜炎、巩膜炎、急性结膜炎、急性泪囊炎、睑腺炎(麦粒肿)等。

(2) 眼珠灌脓方:生锦纹 12g(后下),枳壳 6g,玄明粉 9g,瓜蒌仁 9g,金银花 10g,黄芩 6g,生石膏 12g(先煎),夏枯草 6g,天花粉 6g,淡竹叶 6g,甘草 3g。本方可用于角膜溃疡而前房积脓,兼见大便燥结、小便短赤者,有清热解毒、泻火破瘀、养阴生津之功。

(3) 破赤丝红筋方:生锦纹 12g,玄明粉 9g,生甘草 6g,生枳壳 9g,当归尾 9g,赤芍 6g,菊花 6g,密蒙花 6g,红花 3g。方中生锦纹、玄明粉、枳壳即泻火解毒方,功能泻火解毒;用活血祛瘀药当归尾、红花、赤芍等,以助行滞消积之力;菊花、密蒙花能清肝明目退翳。本方可用于前房积脓性角膜炎,球结膜混合充血属热而经久不退者。

应当注意的是,上述峻下之剂只可暂服,不可久用,以免损伤脾胃,使正气耗损而病势缠绵,下后再结合具体情况,权衡标本缓急,采用适当的治疗方法。总之,治病贵在随证变通,不可偏执一端。

（五）眼科经验方、用药心得及特点

在中医眼科学里，眼科方剂是其重要组成部分，它既是眼科理论的具体体现，又是治疗学上的经验积累，因此研究中医眼科方剂，对于提高眼科临床疗效，促进中医眼科理论的发展有着重要的意义。20 世纪 50 年代末到 80 年代初，公开出版的《中医眼科学讲义》及许多中医和西医眼科专著中，论及治疗眼科的方药，凡方名冠以"经验方"的大多为先生所献良方。先生在治疗中医眼科疾病所使用方剂的共同特点和规律如下：

1. 韦文贵经验方的一般情况

方剂的分布：《韦文贵眼科临床经验集》是先生数十年临床经验的总结。全书分"眼科临床经验选""经验方和常用方"两部分，共载方 135 张，其中先生自创 70 张，包括内服方 58 张（其中内障方 29 张、外障方 29 张）和外用方 12 张。

方剂的组成：韦文贵先生所创的 70 方中含解表药的方剂有 49 方，含补益药的方剂有 35 方，含清热药的方剂有 50 方，含祛痰湿药的方剂有 28 方，含理血药的方剂有 31 方，含理气药的方剂有 14 方，其他方药未予以统计。从药物组成来看，以解表药、清热药出现次数最多，依次是补益药、理血药、祛痰湿药、理气药等。

分类	含解表药方剂	含补益药方剂	含清热药方剂	含祛痰湿药方剂	含理血药方剂	含理气药方剂
数量	49	35	50	28	31	14

方剂的剂型：书中剂型多样，内服方有汤、丸；外用方有散、膏、汤剂型。其中以汤剂最为常用。

方剂的煎服法和外用法：书中所写内服方剂，在煎法上汤剂和大部分散剂都是将药物加水煎煮。丸、膏、酒、粥等则直接服用。此外由于病情的需要，用药的不同，煎法较复杂的方剂大致有以下两类：一是加入动物肝脏同煮的方剂，一是加入药物顺序先后不一的方剂。服法：除常规服法外，有些方剂要求食后服、食前服、临卧时服、食远服、五更服等。外用法：外用方其用法有点眼、洗眼、敷眼、吹耳、涂口等。

2. 韦文贵经验方的分析　韦文贵先生经验方按其用法主要分为内服方和外用方两大类，其中内障方 29 张、外障方 29 张和外用方 12 张。

内障方：从药物组成来看，含清热药的有 26 方，含补益药的有 25 方，其次含解表药的有 24 方，含平肝药的有 16 方，含理血药的有 15 方，含祛痰除湿药的有 14 方，含理气药的有 7 方，含开窍药的有 4 方，含泻下药的有 1 方，含温里药的有 1 方。含其他药的较少，未逐一统计。从组成来看，先生治内障方是以清热药为主，依次是补益药、解表药、平肝药、理血药、祛痰湿药 5 类药物且均在半数左右先生治疗的内障病的经验方中出现。故从中可窥先生治内障方的主要配伍规律。

外障方：韦文贵先生经验方中治外障的有 29 方。其中含解表药的有 24 方，含清热药的有 24 方，依次是含理血药的有 16 方，含祛痰湿药的有 13 方，含补益药的有 10 方，含理气药的有 7 方，含平肝药的有 7 方，含泻下药的有 4 方，含开窍药的有 1 方。从药物组成来看，先生在治外障病时是以解表药和清热药为主，然后依次是理血药、祛痰湿药、补益药、理气药、平

肝息风药、泻下药等。从中可见先生在治疗外障病时的主要用药为解表药、清热药和理血药。

外用方：韦文贵先生所创外用方有12方，外用药中以矿物药、动物药、辛香草木药为主，有消肿解毒、杀虫止痒、燥湿生肌、活血止痛、退翳明目等作用。

3. 用药心得　韦文贵先生治疗角膜炎、角膜溃疡时，若见眵多泪少者选加金银花、连翘、蒲公英、地丁、野菊花等，兼便秘者选加大黄、元明粉、番泻叶，泪多眵少者选加防风、荆芥、细辛、羌活等，头顶痛加藁本，偏头痛加羌活、荆芥、木瓜、细辛，眉棱骨痛加白芷，眼眶眼球痛并牵及齿痛及不定位头痛者常加生蔓荆子，前额牙痛加川芎，后脑疼痛加葛根。另外，赤石脂、石决明二药，是先生治疗角膜炎的常用之品，通过临床观察二药合同对角膜溃疡有减轻炎性渗出、促进溃疡愈合和消退角膜翳的作用。

对早起白内障常选用桑麻丸、石决明、磁石、五味子、首乌、菟丝子、枸杞、黄精、朱砂、凤凰衣、蛇蜕等，以助滋阴益肾、退翳明目之功。使用中因磁石、石决明、朱砂等均为镇降质重难化之品，多服常有损脾碍胃之弊，用之当佐以神曲、香附、炒麦芽、炒山楂等品，脾胃虚弱者不宜久用；朱砂久服过量可致头晕、牙龈肿痛等症，对于年老体弱，下元亏损，更当慎用。

眼底出血病人，每每加用槐花，本品有清热止血之功，尤对于老年高血压患者更宜。年轻的出血患者，常用白及止血，多研末冲服，寒热虚实之证，均可应用。阴虚火旺导致出血者常加用生地黄、玄参；血热妄行，出血甚者常选用牡丹皮、三七粉。对于止血药中的各种炭药，韦文贵先生认为适用于早期大量出血或反复出血不止的病人，每次应用炭药不必堆集过多，亦不宜久服，因炭药虽有止血之功，但其性燥，久服易伤阴化火，或致后期瘀血难去，反而引起反复出血。反复出血者多为久病正虚，常重用党参、黄芪以益气摄血。积血迟迟不能吸收者，选加丹参、三七、莪术破血消积，并以桃仁、红花、当归尾、赤芍、茺蔚子、鸡血藤活血化瘀。眼底出血属实证者常加火麻仁缓下解大便，他认为通下可以解其上危，因其气血菀于上，破络脉而妄行，缓下可以使上盛之气血得以平缓，对于出血的治疗极为有利。

眼底黄斑部水肿的治疗，常选用车前子、茯苓、赤小豆、木通、泽泻、通草、地肤子等品，兼气虚证者配以党参、生黄芪，脾虚湿盛者常选用薏苡仁、芡实、苍白术，硬性渗出久不吸收者常加海藻、昆布、三棱、莪术以软坚消积。

4. 用药特点——"轻灵"　韦文贵先生制方用药，以轻灵见长。他对"轻可去其实"有自己独特的见解和经验，认为眼为清灵之府，精微机巧，嫩弱娇脆，若过用峻烈砍伐之品，必致上窍受损，因此主张用药以缓和为宗，不尚矜奇炫弄，擅长以平淡无奇之品取得良好的效果。先生制方用药轻灵主要表现在以下几方面：

用药量轻：这是韦文贵先生用药特点之一。羌活、细辛、蝉衣、薄荷、黄连、桔梗、砂仁、沉香、肉桂等药1~3g，荆芥、防风、白芷、辛夷、牛蒡子、桑叶、豆豉、栀子、黄芩、黄柏、胆草等品也只在3~6g，甘菊、木瓜、草决明、青葙子、蔓荆子等品多用9g左右。

药性轻扬：从韦文贵先生自制的验方可以看出，药性属宣解发散、轻扬上浮、透泄疏通等升浮轻扬之品占重要地位。使用轻扬发散宣透药多，和眼科的特点有关。先生认为，目为上窍，欲治其病，必以升浮轻扬之品，才能在上窍奏效。取吴鞠通《温病条辨》中"治上焦如羽，非轻不举"之意。

组方精悍：制方短小精悍，从不庞杂，可用可不用的药尽量不用。分析韦文贵先生自制57个验方，14味药以上2首，13味药者2首，12味药者6首，10~11味药者22首，7~9味药者15首，6味以下者10首。其中偏正头痛方药仅6味（防风5g，荆芥穗5g，木瓜3g，苏叶

5g,蝉蜕 3g,炙甘草 5g),但对青光眼头痛及顽固偏正头痛均有很好的止痛疗效。菊栀散热饮药仅 7 味(甘菊 6g,焦栀子 6g,密蒙花 9g,黄芩 6g,连翘 6g,桑叶 6g,草决明 10g),但有良好的清热降火、凉肝平肝作用,对于急性结膜炎、巩膜炎、角膜炎等均有较好的疗效。逍遥散验方由 11 味药组成(当归身 9g,焦白术 6g,甘草 3g,柴胡 6g,丹皮 6g,茯苓 12g,焦山栀 6g,白菊 6g,白芍 9g,枸杞子 9g,石菖蒲 10g),药物虽属平淡一般,但对眼科疑难症的视神经萎缩、视神经视网膜炎、皮质盲及急性眼后视神经炎等眼底诸疾属肝郁血虚、玄府郁闭者,均可加减应用,经先生 20 余年的临床验证,有显著疗效。上述诸项,可谓古人"轻可去实"之说在眼科的具体体现。先生认为"用药之道,贵在切病",所谓切病,既要求辨证的准确,又要求对药性有透彻的了解,而且要按照法规把药物组成方剂,这样才能做到用药切病。

用药轻灵,制方简洁,不等于不敢用药,遇病甚邪盛者,辨清寒热虚实之后,虽芩、连、知、柏不畏其寒,桂、附、理中之属不畏其热,参、芪、胶、地不嫌其补,硝、黄不恶其泻,如果缩手缩脚,不敢用药,不但隔靴搔痒、于事无补,而且药不达病所,姑息养患。

(六) 白内障拨针术

关于"金针拨障术",韦文贵先生说,它并非韦家独有,其实古已有之。先生之术是从中华民族的医学宝库中继承和发展起来的。但是"针拨术"是精微的实际操作,单凭文献记载而无师承相传,难以施针。先生强调手术时要精神集中,宜浮忌猛要三慢,即要用浮劲,忌粗暴猛进,进针要慢、转弯要慢、拨障要慢等。据初步考证和现存的韦氏所用手术器件及中华人民共和国成立初报刊最早的报道,在民间用该手术使白内障"盲人"复明的中医眼科医师,中华人民共和国成立前及初期主要是韦氏眼科两位医家,并在当时已引起浙江眼科界的关注和省卫生厅的重视。如 1956 年 8 月 10 日《杭州日报》专题报道《患白内障眼疾的人的福音——省卫生厅接受中央卫生部委托总结韦氏眼科金针拨障疗法》。报道中提到:由省、市西医眼科专家姜辛曼、俞德葆、缪天荣等组成的疗效检查小组对韦文轩、韦文贵采用金针拨白内障手术治疗的 2 000 多个病例的疗效进行了总结、追踪复查,结果认为"韦氏施行金针拨白内障手术有一定的医疗价值。这种手术简便,住院日少,手术并发症少。但这种拨障手术还不能达到晶体完全下沉,患者的视力还不能全部矫正到正常,故还需继续做临床观察,并争取做病理切片检查"。

韦文贵先生应聘到京后,曾将韦氏手术技术演示介绍给广安门医院眼科同行,国医大师唐由之在传承中医针拨术切口等优点的基础上,扬长避短补补短,综合利用现代医学理念,完善手术方法并创新研制出操作更轻灵、安全的手术器件,又连续数年广泛临床实践结合实验研究,直至 1966 年春,唐由之为主的研究成果经卫生部专家审查答辩通过鉴定。并于 1975 年 7 月 24 日凌晨,唐由之和其助手高培质成功地为毛泽东主席做了针拨白内障手术。纵然现在针拨白内障已被取代,但该手术在漫长的、尤其是缺医少药的时代使得众多白内障"盲人"重见光明,以及"文革"的特殊年代、特殊环境下为当代伟人成功复明的真实情况,在历史上留下厚重的一笔。

三、代表著作与论文述评

韦文贵先生一生忙于应诊,诊余空闲或精选医案,或自己口述由学生笔录整理,其主要著作和论文有《韦文贵眼科临床经验选》《韦文贵　韦玉英——中国百年百名中医临床家丛书》《前房积脓性角膜溃疡的中医诊疗》《中医治疗视神经萎缩证简介》《中医治疗沙眼的经验介绍》《金针拨白内障简介》及《医话医论荟要·韦文贵医话》等。

（一）著作

1.《韦文贵眼科临床经验选》　本书主要从眼科临证经验和经验方及常用方两大板块对韦文贵先生学术思想及临床经验进行了介绍。第一板块包含先生对 18 种眼科疾病(87 例病例)的治疗经验,对 87 例病案的诊治进行了较全面系统的介绍,突出了眼科疾病辨证论治的特点,体现了先生丰富的眼科临床经验,在"评析"中介绍了大量先生诊治的经验;第二板块对先生多年从事眼科工作的经验方和常用方进行了总结,包括内服方和外用剂,内服方分为汤剂 110 首和丸、散、膏、丹剂 13 首,外用剂分为散剂(药粉)6 首、膏剂 5 首和洗剂 1 首,在"主治"中介绍了先生应用的方法和体会,对于提高临床疗效具有指导作用。

2.《韦文贵　韦玉英——中国百年百名中医临床家丛书》　本书是 2000 年由中国中医药出版社策划的反映 20 世纪特别是中华人民共和国成立 50 年来中医药发展历程丛书中的一本。本书从医家小传、专病论治、诊余漫话、年谱、附录(韦文贵治疗部分经验及《韦文贵眼科临床经验选》经验方及常用方部分)五部分对韦文贵先生进行介绍。

（二）学术思想论文

通过知网、万方、维普等中文文献库检索发现以韦文贵先生为作者的文章共包含以下 7 篇:

1.《中医治疗视神经萎缩证简介》　于 1957 年 7 月发表于《中医杂志》,通过祖国医学文献对于视神经萎缩症状的认识、现代医学对视神经萎缩的认识、病例选择及分析、病例介绍、主要用药、小结 6 个方面介绍中医治疗视神经萎缩的经验。

2.《中医治疗沙眼的经验介绍》　于 1958 年 1 月发表于《黑龙江医刊》,介绍了韦文贵先生应用中医中药治疗沙眼病的经验。

3.《中医治疗视神经萎缩的疗效》　于 1958 年 11 月发表于《中医杂志》,通过 6 例有显著疗效的视神经萎缩验案描述,阐述 1956 年 1 月—1957 年 12 月治疗的 142 例视神经萎缩患者的疗效。

4.《中医眼科方剂的研究》　是韦文贵先生的学生邱德文在先生、韦玉英指导下于 1980 年 10 月发表在《贵州医药》的一文,应用综合研究的方法对《秘传眼科龙木论》《眼科大全》《眼科金镜》和《韦文贵临床经验集》4 本眼科专著中的 1 001 首方剂进行探索,寻找中医眼科方剂的共同点和规律。

5.《"釜底抽薪"法在眼科上的应用》　于 1981 年 12 月发表于《河南中医》,通过 2 则验案介绍了韦文贵先生应用"釜底抽薪"的方法治疗眼科疾病的经验。

6.《医话两则》　于 1981 年 1 月发表在《河南中医》,介绍了韦文贵先生"治疗眼病要注重胃气"和"番泻叶治疗目赤多泪"的经验。

7.《补阳药和眼疾》　于 1982 年 8 月发表于《上海中医药杂志》,介绍了韦文贵先生在治疗眼疾时使用补阳药的经验。

尚有由韦文贵先生学生及后人总结整理的先生学术思想经验的文章多篇:

1.《"韦氏逍遥散验方"在眼科的临床应用》 于1980年3月由韦文贵先生学生沙凤桐、邱德文、卢丙辰发表于《贵州医药》,介绍了先生应用自制韦氏逍遥散治疗一些眼底疾患的经验。

2.《韦文贵老中医治疗匐行性角膜溃疡经验》 于1981年5月由韦文贵先生学生卢丙辰、沙凤桐、邱德文发表于《新中医》,介绍了笔者跟师学习过程中先生治疗匐行性角膜溃疡的经验。

3.《韦文贵眼科学术经验简介》 于1981年11月由韦文贵先生学生沙凤桐发表于《中医杂志》,对先生的学术观点及临床经验进行简要介绍。

4.《韦文贵、韦文轩眼病外治法的配药特点和临证思路》 由燕京韦氏眼科流派传承工作室的研究人员于2015年12月发表于《中国中医眼科杂志》,通过文献回顾整理韦文贵、韦文轩眼病外治法的学术经验,包括配制眼药的特点,外用眼药的种类及临证思路,特别介绍了韦文轩独树一帜的口畜鼻法治血思路。

5.《韦文贵治疗眼底出血九方评析》 于2016年4月由燕京韦氏眼科流派传承工作室的研究人员发表于《中国中医眼科杂志》。本文归纳并分析韦文贵先生治疗眼内出血性疾病的9个中药验方组成及学术继承医师的学习心得,提出先生治疗眼底出血的学术思想是在重视整体、"治病必求其本"的基础上,再审因辨证论治,据证变通定方选药,如血热者凉血、血瘀者化瘀、血虚者养血、气虚者补气、火旺者折其火,即不直接投止血之剂而其血自止。所用方药均非止血为重或治血专方。

参 考 文 献

［1］ 张镜源.中华中医昆仑·韦文贵卷［M］.北京:中国中医药出版社,2011.

［2］ 中医研究院广安门医院.韦文贵眼科临床经验选［M］.北京:人民卫生出版社,1980.

［3］ 韦企平,沙凤桐.韦文贵 韦玉英——中国百年百名中医临床家丛书［M］.北京:中国中医药出版社,2002.

［4］ 韦文贵.医话两则［J］.河南中医,1981(1):28.

［5］ 韦文贵.补阳药和眼疾［J］.上海中医药杂志,1982(8):30.

(整理:武婧 马琴;审订:韦企平)

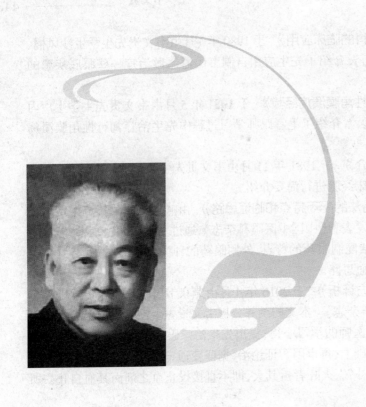

赵心波

一、生平传记

（一）名家简介

赵心波先生（1902—1979 年），男，字宗德，又名钦波，祖上是清顺治年间从山西稷山进入北京的汉军旗人，著名中医临床家，擅长治疗中医儿科和内科疑难杂症。1925 年开始在北京开办个人诊所，华北国医学院儿科实习教授，中华人民共和国成立后担任北京中医进修学校门诊部校医、北京大学特聘校医、中医研究院（现中国中医科学院）西苑医院儿科主任等职。曾任北京市西城区医务工作者学会副主任委员，北京市中医学会委员，中华医学会儿科分会理事等职务。1959 年曾获卫生部嘉奖。

赵心波先生强调突出中医特色发挥中医药整体优势，乐于接受新鲜事物，积极探索，20世纪 70 年代初即促成中药针剂清肺注射液的研究，获研究院奖。在临证上，先生善于运用温病学理论指导治疗小儿传染病与发热性疾病，注重辨证施治与辨病施治结合，注重探索疾病的治疗规律。还擅长采用针灸、捏积、刮痧、外治等法综合治疗；自创了如清解丹、除痰化风丹、消积健脾片、肥儿杀虫丸、清热熄风锭、泻利分解丹、慢性哮喘丸、肃肺鹭咳丸、肾炎丹一号、肾炎丹二号、肝病复原丹、甲壬金散、痿痹通络丹等中成药验方。

赵心波先生重视总结学术经验，与学生共同整理其临床思路发表临床总结及验案相关文章。发表论文有《97 例小儿急性传染性肝炎的辨证论治》《癫痫治验两则》《小儿消化不良辨治九法》《小儿中风、痿症的治验》《中医中药治疗 40 例癫痫初步分析》《麻疹肺炎辨证论治总结》《27 例先天性脑发育不全症的临床体会》《毛茛外敷治疗小儿急性传染性肝炎 23 例报道》《"脑外伤后遗症"一例治验》等;其儿子赵璞珊《侍诊杂忆——记先父赵心波儿科治疗经验》1 篇;专著有《赵心波儿科临床经验选编》《赵心波神经系统疾病验案选》《中国百年百名中医临床家丛书·赵心波卷》3 部。

(二) 治学之路

赵心波先生祖上是清顺治年间进入北京的汉军旗人,康熙年间曾官至都统。先生的父亲以经营卖中成药的小药店为生,使得幼年的先生因此接触到中医中药。1916 年,先生考入北京四中,后辍学到北京安定门余庆堂药店做学徒,开始熟悉药性。通过潜心学习,仔细观察,先生体会到了中药炮制的艰难繁复。这一过程也使他得以掌握不同风格和技巧的中药炮制方法规范和操作,为他终身从事中医诊疗打下了坚实的中药知识基础。

赵心波先生自幼受到中医的熏陶濡染,对"医圣"张仲景、"药王"孙思邈的崇高典范和教诲体会极其深刻,将他们的教诲牢记在心,并作为他行医的准绳。张仲景一贯倡导辨证论治,劝勉从医者"勤求古训,博采众方",提出"上以疗君亲之疾,下以救贫贱之厄,中以保身长全,以养其生"的思想。孙思邈则认为:"人命至重,贵于千金,一方济之,德逾于此,故所著方书以'千金'名"(《四库全书总目提要》);"凡大医治病,必当安神定志,无欲无求";"若有疾厄来求救者,不得问其贵贱贫富,长幼妍媸,怨亲善友,华夷愚智,普同一等,皆如至亲之想"。他们的高尚医德和救济苍生的胸怀都深深影响着先生。

赵心波先生对待患者一心一意,不敢有丝毫片刻的放松,每一位患者就医,都全身心地投入,悉心加以诊治;对住院病儿坚持查房,仔细观察患者的神志、面色、目光、肢体、舌头、毛发,细心听患者的呼吸、咳嗽、呃逆之声,从不懈怠。另外对贫困患者常常减免医药费,甚至无偿赠送中药。

赵心波先生善于观察和思考,从医总是希望达到最好的疗效。由于坐堂中医无法随时查看患者的服药、护理情况,也难以处理患者临时发生的紧急症状,为此先生深为遗憾。他曾为一个患儿诊治,无论是诊断还是处方都极其精心,但是效果却不佳,后经仔细查问,方知孩子特别抗拒服药,每次服药都浪费大半。先生由此得到两点启发,一是研究中药针剂,以便于给药;二是建立一所集诊断、药房、护理、制药于一体的中医院,以达到最佳的医治效果。

赵心波先生到西苑医院任儿科主任后,真正实现了将诊察、护理、药房、制药一体化的梦想,化私为公,将自己的成就和贡献最大化。他不但将自己治病救人的医术毫无保留地传授给弟子,还把自己研制的秘方奉献出来,绝不保守、据为己有。

(三) 从医经历

1918 年,赵心波先生考入京兆医学讲习所,受教于张愚如学习中医。1920 年毕业,又拜北京著名中医、惯用石膏作为清气分热之证多见奇效的王旭初为师,学徒 4 年,并在北京针灸名医刘睿瞻处研习针灸。1925 年,先生开始在北京西城区挂牌行医。初期诊治内科、妇科、儿科等各科病证,效果均佳,后专攻儿科。1942—1947 年间,进入华北国医学院担任实习教授,与名医赵炳南、赵树屏等同道,互相切磋医术,治疗经验日渐丰富,治疗效果逐渐彰显。

1949 年中华人民共和国成立后,赵心波先生响应号召参加了北京中医进修学校组织的进修,毕业后留在校门诊部工作。其后应北京大学校长陆平之约任特聘校医。1953 年参加华北流行性乙型脑炎的防治工作,颇得好评。1956 年赴浙江嘉兴、杭州等地参加血吸虫病防治工作,已年过半百的先生不辞劳苦,不畏艰险,获得了当地医疗主管部门和中医研究院的嘉奖。

1954年6月,毛泽东主席作出指示:"即时成立中医研究机构,罗致好的中医进行研究,派好的西医学习中医,共同参加研究工作。"1955年12月19日中医研究院正式成立。当先生从蒙古人民共和国回国后,受命担任中医研究院西苑医院儿科主任,与蒲辅周、冉雪峰、钱伯煊、葛云彬、岳美中、韦文贵、赵锡武、赵燏黄等名中医云集于中医研究院,通过对某些难治疾病的治疗研究,引导全国中医临床的发展,在党的领导和人民的期望中开始了新的医学征程。

在赵心波先生的努力下,中医研究院西苑医院儿科取得了很大成绩,并对全国中医儿科的医疗和研究提供了经验。20世纪五六十年代对小儿麻痹症的研究、1961—1964年对麻疹肺炎的研究,以及20世纪70年代对腺病毒性肺炎的研究都倾注了他的心血。此外,先生对脑炎、癫痫、小儿麻痹症、脑病后遗症、大脑发育不全等疑难病的治疗也取得了不同程度的效果。在小儿麻痹瘫痪初期,他重用清热透邪、祛风活络法治疗,选用局方至宝丹等,很多患儿经他治疗后恢复或部分恢复运动功能。

赵心波先生对小儿麻痹症的治疗和研究精益求精,疗效显著,将死亡率、致残率降低到8%~9%,比全国平均数低15%左右。先生自创的治疗小儿麻痹症的方子——痿痹通络丹,主要功效是活血化瘀通络,对小儿麻痹后遗症疗效极佳。

赵心波先生主攻腺病毒性肺炎,治疗效果也很理想,处于当时全国领先地位。1974年病死率下降到3.8%,1977年创造了收治病患零死亡的出色成绩。20世纪70年代初他与科室医生共同创制的清肺注射液为中西医结合的剂型,远远早于当今流行的中药注射液。

赵心波先生身为中医,尊重西医,主张中西医之间,取长补短,赞同中医辨证与西医辨病相结合的形式。在辨病的基础上进行辨证论治,不仅着眼于消除症状,还从根本上把病治好。在先生的倡议与指导下,西苑医院于1971年后开始进行剂型改革,先后制成清肺注射液、肺炎Ⅰ号注射液等。除此之外,他在神经系统疾病、传染性疾病,以及内科、妇科等疾病的治疗方面均作出了突出贡献。

1958年,赵心波先生奉派至蒙古人民共和国参加医疗队工作1年。在高寒多风沙的蒙古高原,他把中医学的效力和中医师的医风医德在蒙古人民心中布散开来。

1968年赴稷山中医研究院农村疾病研究所工作,解决不少当地疑难之症。那里的气候和生活工作条件极其艰苦,年近古稀的先生肾病发作,在疾病折磨下依然坚持工作,一面为广大患者看病,一面为自己治疗,直到1971年才回到北京。

1976年,唐山大地震波及北京,医院所有人员都住在了自建的防震棚里。本来赵心波先生的肾病就已经很重了,由于生活条件恶劣和地震后紧张气氛的弥漫,使先生的治疗受到了影响,病情进一步恶化,尿血日益严重。为了少给别人添麻烦,他始终忍着,一直吃自己开的中药。待情况正常时,他去医院进行系统的诊断检查,结果被确诊为膀胱癌,并做了肿瘤切除术。直到生命的最后一息,先生仍在挂念他毕生从事的中医药事业,挂念着需要他救治的患者,挂念着接过他的薪火、继承救死扶伤崇高事业的学生。但由于疾病迁延过久,终于不治,赵心波先生于1979年9月12日逝世,享年77岁。

(四) 坐堂处方撷英

整理资料期间发现赵心波先生在怀德堂坐诊时流落出的两张手写处方,分别为1942年

（中华民国三十一年）和 1953 年的处方，我们对其进行初步辨识，以期能够分析感受赵心波先生的早期诊疗思路。

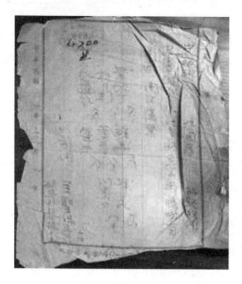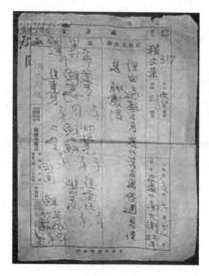

赵心波处方 1　　　　　　　　　　赵心波处方 2

处方 1	处方 2
史纳科　九个月　礼头胡同	程文荣　21 女　一九五三年七月十七日　支通口南大街 22 号
皮肤斑疹，痒时多烦急不安，咳嗽有浊痰；关纹隐紫。	经血逾期二月，患口苦不思食 2 周，身倦怠；脉滑数。
紫地丁、鲜生地、款冬花、栀子、黄芩、川贝母、化橘红、军炭。	赵心波大夫
引用至圣保元丹	法半夏、黄芩、炒枳壳、焦楂片、川朴、鲜生地、鲜石斛、款冬花、川连、焦麦芽、二冬。
妇婴科赵心波大夫	引用鲜茅根、竹茹，清水煎服
中华民国三一年十一月一日	

赵心波先生手写处方辨识内容（左为处方 1，右为处方 2）

根据其处方内容：

处方 1：诊断为小儿斑疹，研其方药，紫地丁、鲜生地、栀子、黄芩、军炭为清热解毒凉血之品，款冬花、川贝母、化橘红为化痰止咳之品。全方药简力专，多入肺经，寒热并用，辅以药引方至圣保元丹，标本兼治，有平调阴阳表里之妙。

处方 2：诊断为妇科月经不调。研其方药，比处方 1 药味较多。全方以行气和胃、滋阴凉血为主,其中鲜药用到了4味之多,盖取其凉血止血之功,而无凝血滞血之虞。

2位患者虽患病不同、年龄性别不同,但亦有共通之处:其一,均用鲜药;其二,均有药引。这与晚年整理赵心波先生在诊治儿科疾患时,不但重视中药药材的产地、成色、采撷时间、炮制方法,而且依据温病学治疗原理,特别重视鲜药的运用的学术思想是序贯而成的。应用药引也应为先生的特色处方思路之一。药引虽为我国古代医家所常汲用,但纵观当代医家,应用药引者少,在后期其弟子整理学术思想过程中亦鲜见描述,限于水平与处方资料有限,供同道参详。

(五)医德淳风

在临床上,赵心波先生对徒弟无论技艺高低、年龄大小都极尊重。对刚刚教出的徒弟都是以某某大夫相称。作为中医大夫的先生不但虚怀若谷地向西医学习,还在确定治疗方案和药方时虚心征求弟子们的意见,显示出真诚的尊重和信任;先生把他的宝贵医疗经验、多年来收集的验方甚至是祖传秘方都毫无保留地奉献出来。中医大夫一般不夸奖其他专家的医术,也不大邀请其他专家进行会诊,但先生却不同,多次主动邀请蒲辅周、赵锡武等著名专家进行会诊,一切都是为了病人,使弟子们看到了一位杰出医家的襟怀和风范。

赵心波先生医术高超,医德高尚,为人谦和。他从来也不想做当医生以外的事情。先生无求于任何人,没有分外的奢望,没有享受方面的不良嗜好,更没有对金钱名誉的贪欲。他唯一惦记的就是他的病人。先生为人谦和,彬彬有礼。他对社会上一些普通百姓也充满了友情和关怀。对身份高的既不故作清高,也不巴结攀缘,对身份低的普通人更不摆架子。他每天去医院上班或去公园遛弯儿,走在大街小巷,遇见的人数不胜数,无论地位高低,都频频和他打招呼问好。他也一直高高兴兴地与大家问候还礼,与大家相处得亲近和睦,其乐融融。他与药铺、医院里最基层的服务人员、制药师傅都保持着友谊,对他们十分尊重理解,工人师傅对他也十分友好尊敬,凡去药房取药时,都是倾力相助。他的处方往往有比较名贵的品种,诸如麝香、牛黄、熊胆之类,对先生特别友好的师傅就专门保存一点,以备他的不时之需。在先生住院治疗的最后日子里,制药工人们对他们素所敬重的先生一直是贴心贴肺地惦记着,在珍贵细药特别缺乏的情况下,师傅们都想方设法地为先生急需的药品奔走,一旦急需,都是一路绿灯,仅此一点,就可以看出先生人格的巨大感召力。先生有一位医院职工灶的厨师朋友,一直保持着深厚友谊。到了先生辗转病榻、深受肾盂癌、输尿管癌折磨的晚期,这位厨师还经常到先生住院的病房看望。每次厨师老朋友来时,先生都特别高兴,精神分外焕发,病情也显得有所缓解。其实,先生的病情还是非常严重的,一直在发展着,完全是顽强与病魔斗争的精神力量支撑着他。有一次,厨师朋友满怀忧虑来探望他的病情,先生还幽默地模仿戏剧腔调唤道:"店家,两个油条一碗豆浆——端来!"惹得老朋友一番笑声,给了老朋友莫大的安慰。

赵心波先生虽然家境不错,但并不追求奢侈浮华,什么请客开宴、置备房产之类的事情他都没有兴趣。有一次他借用了当时一位著名文人的几句话表达了自己的操守,让大家至今牢记在心。他说,你要想一个礼拜不安宁就请一次客,你要想一个月不安宁就搬一次家,你要想一年不安宁就盖一座房子,你要想一辈子不安宁就娶一个小老婆。这段话的重点实际上是最后一句话,反映了先生端方严肃、淡泊自守的处世理念。堪称为人处世楷模的先生,夫妻恩深情浓,举案齐眉,琴瑟和谐,他借这句话道出了自己的道德准绳和对家庭婚姻的郑重承诺,也给了我们一个医术高超的医家和一个医德高尚、品格白璧无瑕的君子形象。

赵心波先生的妻子从20世纪50年代起就是一位子宫癌患者,经过了当时非常昂贵的镭辐射治疗和化疗,控制住了病情,但是副作用极其严重,不但脱发,而且皮肤特别干燥,如同鱼鳞一般。先生就用中药羚羊角进行辅助性抗辐射治疗,取得一定疗效。随后几十年间一直进行中西医结合治疗,使老伴活到了80多岁。

赵心波先生本人是一位肾盂癌患者,抗战前夕他就已经有泌尿不正常之象,到了20世纪50年代就开始有血尿症状了。先生在病情日益加重的情况下坚持给人治病,坚持教育传道。他依靠顽强不屈的精神,也依靠过硬的中医素养和顽强的意志,与凶恶的病魔斗争,经历了几十年治己治人的岁月后,不断击退死神的进攻,享寿77岁。这是一项展示中医水平的纪录,和顽强与疾病作斗争的奇迹。

(六) 学术传承

赵心波先生是西苑医院儿科奠基人之一,为了使他的医术得以传承,医院给他配备了助手,并特别关注他带徒弟之事,他也极想把自己的医术都传给后人。在之后的日子里,他收徒10余名,言传身教,诲人不倦,如朱文忠、杨萍、吴瑞芬、李连达、靖雨珍、闫孝成、景斌荣、

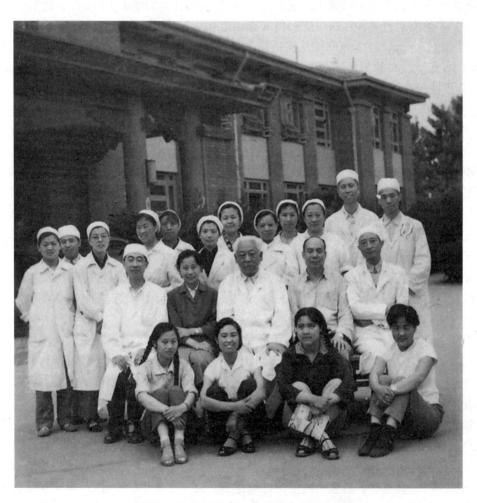

1960年左右,赵心波与西苑医院儿科同事合影

葛安霞等多已成为中医医疗战线的骨干,无论临床医疗还是医学著述,他们都是硕果累累。如今他们提起先生都满怀深情,回忆起在他身边受教、学习的幸福岁月,感谢他的指点、照顾和勉励。

赵心波先生平日不苟言辞,他培育徒弟的主要方式是尽量带他们多参加具体的医疗实践,跟踪每一个病例治疗全过程的各个阶段,从初诊、确诊、用药、增减调整药方到治愈出院后的随访,不但让弟子们更细致入微地体会到他的医疗理念、治疗原则、临床经验,而且随时和弟子们交流,鼓励他们发表对诊断和治疗的意见,将弟子们的理论知识和具体病例结合起来,极大地发挥了弟子们的积极性和主动精神。

最感人的一件事是赵心波先生晚年向徒弟传授医疗笔记的故事。他一生积累了大量验方、病案和心得体会笔记,却很少发表。到了晚年,他的病情愈发严重时,他想应该把自己毕生的医疗经验和医疗思想保留下来,流传下去,为世间的广大病患服务。但是留给他的时间不多了,他便抓紧时间,亲笔书写了4本珍贵的医疗记录、病例、医疗心得体会笔记交给了几位弟子。

赵心波先生炉火纯青的医术、崇高的医德、博大宽厚的襟怀、诲人不倦的精神和亲切慈爱的风采使学生们至今记忆犹新。他们说,是先生老师让他们学会了行医,学会了尊重和爱护病人。先生面对每一种疾病时的那份安详镇定和从容、胸有成竹的自信、一丝不苟的护理指导,使他们深受教育,为他们在从医道路上迅速成长打下了基础。在毫无保留、默默无言的治疗中,在他认真的望闻问切中,弟子们学会了他的医术,掌握了他的医学思想和临床经验,领会了他行医做人的真谛。

闫孝成是赵心波先生的关门弟子之一,曾担任中国中医研究院副院长、广安门医院院长、中医基础理论研究所所长。他对先生的验方、病案、著作进行了深入钻研和细致研究,在先生留下的众多病例中悉心寻觅,挑选出250份资料记载比较完整、有观察结果的常见神经系统疾病病例,整理出包括流行性乙型脑炎、病毒性脑炎、脑炎后遗症、小儿麻痹症、多发性神经根炎、大脑发育不全、脑挫裂伤、脑外伤后遗症、坐骨神经干伤、癫痫等10种神经系统疾患的《赵心波神经系统疾病验方选》一书,总结出先生的经验和最有效的验方,将先生的医学成就彰显于世,使之永久流传。他一心一意努力传承先生的学术思想。几十年来,闫孝成致力于对癫痫、小儿多动症、智力障碍、脑瘫等各种疑难脑病及儿科疾病进行临床探索,尤其在治疗小儿癫痫与小儿抽动症和多动症方面的贡献,更是显著。他还将多年的临床实践与现代科技相结合,研创出一整套防治癫痫的理、法、方、药,使治疗癫痫的临床效果大大提高。闫孝成又主编及参与主编了《小儿癫痫证治》《脾气虚证的研究》《实用中医脑病学》等中医学专业著作20部。先生去世后,闫孝成一直传承先生的学术思想和临床经验,特别是在治疗癫痫病方面,十多年一直坚守临床第一线为癫痫病人服务,治疗了数以千计的病人,积累了更多的实例,编著了《闫孝诚癫痫临证经验集》,更好地传承了先生的经验,造福广大癫痫患者,被广大患者盛誉为"癫痫妙手"。

景斌荣是儿科专家。1960年北京医学院(现北京大学医学部)毕业后,被分配到西苑医院儿科工作,并系统学习了中医。1974年正式成为赵心波先生的徒弟和学术传承人。曾接替先生继任西苑医院儿科副主任,后又任儿科主任医师。她继承了先生的医学精髓,救死扶伤,钻研业务,一直在守护新生命的前沿阵地抛洒心血。在先生的指导下,景斌荣认真钻研,努力践行,刻苦自励,致力于中西医结合研究,曾担任全国中西医结合学会儿科学术委员(第

二、三届)、《中华儿科杂志》编委(第四、五届),在治疗哮喘、难治性肾病等方面有较深的造诣,在国内外有一定的影响,经她治愈的哮喘患儿不计其数。许多经她医治的难治性肾病患儿,已娶妻生子。她敢于攻关疑难杂症,使乙状结肠冗长患儿避免了手术,甚至使一位西班牙的"猫叫综合征"患者改善了症状,成为深受病患爱戴的医生。在先生辞世近40年之后的今天,她已成名成家,但树高千尺不忘根,她依然深情地崇敬、怀念着亲爱的老师,更以先生为榜样,为人谦和低调,对患者全心全意,殚精竭虑,严于律己,不慕荣华,淡泊名利。

赵心波先生最年轻的弟子、儿科医生葛安霞副主任医师是先生晚年的弟子之一。葛安霞在治疗小儿重症消化不良、营养不良方面成绩突出。她曾根据先生的验方治愈了相当数量的患儿,许多患儿家长给报社投书表扬,慕名就医者络绎不绝。葛安霞比先生小将近50岁,是弟子中年龄最小的,但先生对她仍然像对其他人一样地尊重。领导派她每天接送先生上班,先生总是一再说:"谢谢,谢谢,您辛苦了!"葛安霞离开先生家时,先生总是垂首鞠躬致谢。一位杰出的中医大家,一个比自己年长近半个世纪的老专家,西苑医院"五老"之一,这样平易近人地对待这个初出茅庐的年轻人,让她永生难忘,更以此自勉。

李连达是中药药理学专家;1956年毕业于北京医学院(现北京大学医学部),经过脱产系统学习中医后,又拜先生为师,在先生的指导下,从事中医儿科研究工作;在先生身边做了近20年的儿科临床医生,其后从事中药药理研究。在跟随先生学习期间,西医出身的李连达对中医学逐渐有了认识:中医不仅有丰富的临床经验和良好的疗效,还有完整的理论和独具特点的学术体系;不仅擅长治疗慢性病和功能性疾患,对于疑难杂症、感染性疾患及器质性疾患也有良好的疗效。李连达总结了大量先生的临床验案。有一次李连达随先生去外院会诊,遇到一个仅2岁患有腺病毒肺炎合并金黄色葡萄球菌败血症的小孩,持续4周高热40~41℃,几乎请遍了专家会诊,用遍了各种中西药,病情却毫无好转。经先生细心诊治,采用温病甘寒清热的治则,用药2日体温下降,1周正常,很快痊愈出院。这让李连达颇感惊叹的同时,决心好好学习中医。此外,另一件事也让李连达记忆犹新。有一次,一位家长带着患儿前来就医,经诊断后,先生当时给这位患儿开了一分钱的健脾散,结果患者因为怀疑药物价格过于便宜,质疑其能治病,这让李连达颇为感慨。在跟随先生学习期间,李连达整理总结了其大量的临床经验,如《97例小儿急性传染性肝炎的辨证论治》《癫痫治验两则》《小儿消化不良辨治九法》《小儿中风、痿症的治验》《中医中药治疗40例癫痫初步分析》《麻疹肺炎辨证论治总结》《27例先天性脑发育不全症的临床体会》《毛茛外敷治疗小儿急性传染性肝炎23例报道》《"脑外伤后遗症"一例治验》等9篇文稿,其后参与编写了《赵心波儿科临床经验选编》等。

二、学 术 思 想

(一)赵心波中医儿科学术思想

赵心波先生熟读历代医书,对各家各派之义理了然于胸,擅长治疗中医儿科和内科疑难杂症。对于各家之说,他认为一般情况下各家理论都有相对合理的一面,但又不能绝对坚持一端,主要看病之深浅、病属何经何证而随证施治。

1. 儿科诊治无难易,重在审时查因　第一,关于儿科诊治的难易程度,古人说法不一。

如宋代钱乙《小儿药证直诀·阎季忠序》讲儿科有五难,即小儿疾病,虽黄帝犹难之,一难也;脉微难见,又多惊啼,不得其审,二难也;骨气未成,形声不正,喜笑非常,三难也;小儿多未能言,言亦未足取信,四难也;脏腑柔弱,易虚易实,易寒易热,五难也。《景岳全书》则云治疗小儿最易,认为小儿之病无非外感风寒,或内伤饮食,以至惊风吐泻及寒热疮病之类不过数种,且其脏腑清灵,随拨随应,不像成人积病损伤难治。先生结合其思想精髓,融会贯通,认为小儿如春天之小草,易生易折,保护适宜则生机旺盛;如果保护失宜则又易摧折,所以治疗小儿疾病一定要掌握季节多发病的规律,细察发病原因。如冬春之间的麻疹、猩红热、白喉、腮腺炎,夏秋的吐泻、痢疾、脑炎、小儿麻痹症等都要细察发病原因,审度疾病来势,掌握病证关键,斟酌用药。

2. **重视火热,散火清气** 赵心波先生汲取宋代钱乙《小儿药证直诀》之思想精髓,提出"儿科症难在辨因,只要病因明确,治易也"。他认为,儿科疾病火热居多,一因外感温(瘟)毒机会多;二因内伤饮食机会多,导致积滞生热。在治法上他推崇朱丹溪的滋阴降火和李东垣的升阳散火法。对于温(瘟)毒,他按"卫气营血"和"三焦"进行辨证论治。他不同意卫、气、营、血或上、中、下三焦僵化式的传变规律,认为儿科温病重在热毒,往往是表里俱热,上下同病,神昏或惊厥或出血皆热盛所致。

他治疗小儿温病重清气分之热,首选白虎汤合清瘟败毒饮,即使症见神昏、抽搐也不离清气之法。对于神经系统感染性疾病、颅脑外伤,以及产伤引起的后遗症,如抽搐、震颤、麻痹、失语、痴呆等,他认为均乃热毒深陷脑络所致,非重用清热解毒、透邪达表不可。如在小儿麻痹瘫痪初期,他采用清热透邪、祛风活络之法,选用局方至宝丹、紫雪丹、安宫牛黄丸等,很多患儿经他治疗,可恢复运动功能。

20世纪60年代,他曾对40例小儿麻痹症患儿进行了观察记录,这个结果曾引起儿科界的高度重视,可见其医术造诣之一斑。此外,他在脑炎、小儿麻痹症、脑病后遗症、大脑发育不全等疑难病的治疗上也颇有造诣。

3. **脾肾并治,健脾当先** 关于先健脾还是先补肾的古之争论,赵心波先生以为不可偏废,应根据病情而决定。他认为,脾胃为主乃多数情况下的首选,但仍不可忽视肾气的滋养。如宋代许叔微指出"补脾不如补肾"。元代李东垣专主脾胃,认为"土为万物之母""脾胃为后天资始之源"。之后明代医生复有脾肾两重之说。对专主脾胃之说,先生认为,儿科治疗当然应重在脾胃,临诊一定要问饮食如何,吃母乳者应问一日几次,病后较平日吃多吃少,是否吐奶,对大点的孩子还要问添加辅食的情况,如粥、饼干、鸡蛋、牛奶、肉松,甚至鱼肝油、钙片都应问到,以便弄清楚饮食异常的程度。如果患儿发病二三日,饮食如常,说明胃气未伤,病未太深;相反,饮食减少,大便干或无大便,说明病情日重,但尚未出现危象,法当清热以外,注意养阴生津,培补脾胃。若发热三四日,饮食不进,或虽已不热,但四肢冰冷,面色苍白,精神萎靡,不时下泻,说明病情深重,胃气已败,治应回阳救逆兼养胃气,此时附子、生姜应适当使用。

对于肾气的滋养,赵心波先生亦有独到见解。例如,对小儿"解颅"一病,先生一般认为属于"命门火衰",先天禀赋太差,治疗原则为"益火之源,以消阴翳",即在六味地黄丸的基础上进行加减,如去泽泻,加肉苁蓉、枸杞、破故纸、杜仲,或偶用鹿角胶等,以补肾气。又如肾炎一病中医称为"肿满",症见面部和四肢浮肿,脸色青而无神,眼胞肿胀,小便细长,食纳不香,治疗除用四君子汤、五苓散、五皮饮之类,尚可用当归养血,白芍敛阴,萆薢、泽泻、金钱草入肾化湿利尿,必要时应配用枸杞子、龙眼肉、肉苁蓉滋养肾气。

4. 医药并重　中医和中药是密不可分的一个整体,不但同源而且同根同性。中药采之于天地间,它的质量和特性决定了医师治病的手段、风格。无论多高明的医师,只有通过合理遣药,才能给体内的邪气以打击,给正气以支持,达到保卫机体、祛除邪气、恢复健康的目的。

由于赵心波先生的医药启蒙来自中药铺学徒,所以医药同源、同气连枝的理念和原则早在少年时期就深入他的心里。在药铺当学徒的时候,他亲眼看到中药炮制的艰难繁复。从中药材的采购到制成优质的饮片和成药,这个过程要求之严格、工作量之繁重、炮制手续之繁缛甚至琐碎都给他留下了极深的印象。他逐渐了解到,同样的药方用不同地区出产、不同时间采撷、不同方法炮制出来的中药,治疗效果有天壤之别。由此他下定决心,抓好中药炮制和采购选材等环节,并逐渐有了组建自己制药作坊和药房,将整个诊治流程都纳入自己控制之中的理念。

日后,先生在诊治儿科疾患的时候,不但重视中药药材的产地、成色、采撷时间、炮制方法,而且依据温病学治疗原理,特别重视鲜药的运用。如鲜生地、鲜石斛、鲜芦根、鲜茅根、鲜藿香、鲜竹叶、鲜竹茹、鲜薄荷、鲜荷叶、鲜荷梗等,与一般加工晒干的药材疗效和作用不同。如生地一药,《温病条辨》卷三"加减复脉汤方注"说:"鲜地黄未晒干者也,可入药煮用,可取汁用。其性甘凉,上中焦用以退热生津;干地黄者乃生地晒干,已为丙火炼过,去其寒凉之性,本草称其甘平;熟地制以酒和砂仁,九蒸九晒而成,其性甘温。"由此可见,鲜药自有特点,明清医家积累的经验先生极为重视。

5. 倡导成药验方的应用　赵心波先生在医治小儿疾病的过程中,看到年幼无知的小儿因畏苦厌恶中药,吃药如同上刑,哭闹不止。家长亦心忧如焚,因而决心把某些药方的饮片改为中成药。先生在多年临床的基础上研制出几种儿科常用药,如壬金散、清解丹、痿痹通络丹、健脾散、化痫止抽Ⅰ号至Ⅲ号方。

(1) 壬金散

主治:小儿高热抽风,谵语昏迷,咳嗽痰壅,鼻扇气促,斑疹不透等。

功能:清热解毒,息风镇惊,化痰止搐。

药物组成:天竺黄、广橘红、金银花、麻黄、桃仁、栀子、川黄连、浙贝母、全蝎、羌活、独活、大黄、赭石、朱砂、牛黄、犀牛角(现已代用)等。

(2) 清解丹(又名保童丸)

主治:小儿感冒发热,饮食不振,便秘,恶心,头疼咳嗽,惊搐烦急,风疹,水痘等。

功能:解表清热,止咳清肺化滞。

药物组成:金银花、蔓荆子、薄荷、法半夏、生石膏、橘红、浮萍、生地、天竺黄、杏仁、大黄、杭菊花等。

(3) 痿痹通络丹

主治:小儿风湿,四肢痿痹,偏废不用,筋络拘挛,项背强直等,体质偏实者皆可用之。

功能:舒筋活血,疏风通络,通利关节,促进瘫痪恢复。

药物组成:宣木瓜、川牛膝、嫩桑枝、南红花、伸筋草、桃仁、生侧柏、蜈蚣、全蝎、地龙、麝香、羌活、独活、天麻、当归、川芎、海风藤、麻黄、杜仲炭、丹皮、生地、广木香。

(4) 健脾散

主治:小儿营养不良,面黄肌瘦,腹胀腹泻,食欲无常等。

功能:消积驱虫,健脾开胃。

药物组成:茯苓、神曲、胡黄连、橘皮、莪术、桃仁、三棱、芦荟、使君子、大黄、木香。

(5) 化痫止抽Ⅰ号至Ⅲ号方

该方分别从风、痰、瘀论治癫痫。

主治:脑鸣眩晕,少寐多梦,气短乏力,心悸健忘,纳呆食少,或便溏浮肿,舌质淡、苔薄白、脉象濡细。

化痫止抽Ⅰ号方:

症状:发作时抽搐、震颤,头摇目呆或项背僵硬,双目上视,牙关紧闭,口眼相引,烦急面青,舌红、脉弦。

主治:肝风偏盛型(对小发作、精神运动型发作,婴儿痉挛等适宜,对大发作亦有疗效)。

功能:清热息风止痉为主。

Ⅰ号方组成:天南星、僵蚕、白矾、白附子、红花、法半夏、全蝎、天竺黄、桃仁、川黄连、天麻、蜈蚣。粉碎后制成片剂,每片重 0.3g,1 岁以下每次服 2~3 片;1~3 岁每次服 4 片;4~7 岁每次服 6 片;8~14 岁每次服 8 片,14 岁以上每次服 10 片,均日服 3 次,白开水送下,适用于风痫。

化痫止抽Ⅱ号方:

症状:昏不知人,痰声辘辘,四肢强直,牙关紧闭,口吐涎沫,风痰聚散无常,发作时发时止,苔腻脉滑。

主治:痰火偏盛型(对大发作较适宜,亦可用于精神运动型,肌阵挛、婴儿痉挛等)。

功能:清火祛痰,息风止痉,化滞通腑。

Ⅱ号方组成:青礞石、地龙、天麻、钩藤、桃仁、红花、清半夏、全蝎、胆南星、二丑、白矾、沉香、生大黄、人工牛黄。粉碎后制成药剂,日服 1 剂,连服 2~3 个月。曾用该方治疗 76 例癫痫大发作病儿,显效 35 例,好转 32 例,无效 9 例。

化痫止抽Ⅲ号方:

症状:发作性头痛、肢痛。对产伤、外伤所致癫痫较为适宜。舌质紫黯,脉细。

主治:血瘀阻络型。

功能:活血化瘀,止抽定痛。

Ⅲ号方组成:当归、丹参、没药、乳香、三七、全蝎,研末。青阳参熬膏,再加入上药末。烘干后压片,每片重 0.3g。

(二) 赵心波中医望诊学术思想

1. **望形色以度表知里** 赵心波先生认为,治疗小儿病证的关键在于深入了解小儿体态发育之状况,细审发病之原因,掌握季节多发病、常见病之规律。比如,冬春之际小儿常发麻疹、猩红热、白喉、腮腺炎等;夏秋之际常发吐泻、痢疾、脑炎、小儿麻痹症等。病之初起症状多相似,作为医生应审度病状来势,掌握病证关键。他烂熟于心的医学典籍——清代夏禹铸的《幼科铁镜》中有"望形色,审苗窍,六字为大主脑"的精辟论述。其中,望是观察面色,审是审度、衡量、揣摩小儿从表到里病情的基本状况,对其了然于胸。

赵心波先生还认为,观察小儿形色也很重要,但也并非书上所记述的那样简单易行。如有的母亲抱小儿来看病时,将患儿包裹得很严,使本来发热的患儿捂出汗来,揭开被子、衣物,身上反而转凉。还有的小儿病情较重,面色苍白,用衣被一捂,患儿更显气息不匀。因此,这些患儿的表面症状都可能包含假象,医生临床诊治绝不可大意,需要认真详看患儿神志、色泽、目珠、鼻窝、口角、唇齿、涕泪、涎水、皮肤、毛发、舌苔等。因为通过望诊不仅能看出小儿当时的病情,而且可以判断出疾病的发展趋向。尤其是急重病,如急性高热患儿,若诊见无汗、身热、昏睡、两眼猩红、双手紧握、无大便、不思食、饮水较多、呼吸气粗、脖颈及前胸后背有疹点或无疹点,多为发病之初,来势甚猛,病情危重,且多具传染性,如传染病之猩红热。这类病如果病程很短,疹点未显,口唇周围未见异常,仅见高热、气粗、昏睡就很难与肺炎初起相鉴别。此时医生应该严密观察病情的发展,如了解小儿病史,本次发病的时间,饮食次数,大小便次数,大便干稀程度、有无发绿、有沫或夹有奶瓣、或奇臭发黄黏滞、或拉黑屎球、或多日无大便,小便是否清长、短赤、色白等,有汗无汗,夜睡安静与否,有无惊乍现象等,对此做到心中有数,才能进一步作出正确判断。

2. 望手指筋纹辨病因　小儿诊断至宋代开始有手指筋纹之说。如看1岁以内小儿食指三节,分别主风、气、命三关。筋纹亦有详细论述,如来蛇形主湿热成痱;去蛇形主伤食吐泻;乙字形主内热痰盛,惊风抽搐;水纹形主感冒咳嗽等。先生融会贯通,根据自己多年经验提出:按通常程序1岁以内应视患儿食指三节筋纹,1岁以上则以切脉为主,所谓"一指定三关",指医生应用右手中指切患儿两手腕后寸、关、尺三关。对于古书所载小儿纹赤主热、纹紫主惊、纹紫黑不治,以及纹在风关病浅、纹在气关病重、纹在命关病危之说等等,先生持冷静理性分析而不贸然否定亦不轻易肯定之态度。先生认为,小儿手指筋纹不像书上说的那样明显,有时不能以此断定病情之轻危。看患儿手指筋纹主要是因为1岁以内小儿气脉不匀,脉象不显,因而须通过观察其手指筋纹,了解小儿手之凉热、手脚有无紧握或强直情况,以准确判断病情。至于两手指筋纹的色泽只能作为参考。如手心温和表示病情初起轻浅;手心很热表示身烧壮热,病情较重;手脚冰凉多表示热深厥深;手脚强直或紧握则表示将有抽搐或已发生抽搐。因此,诊察细看小儿手部手指是一个很重要的诊断步骤。

(三) 赵心波对传统中医理论方法的学习和应用体会

赵心波先生在紧张的诊疗之余,时刻不忘记录下自己诊疗的心得体会和经验教训,并写出了十几篇医学笔记,结集取名《诊余漫笔》。这是极其宝贵的医学心得和弥足珍贵的医学遗产。《诊余漫笔》从诊疗实践出发印证历代名医论述,有带有规律性的东西,有综合归纳,去伪存真,使其医学思想更加精深,并丰富了中医诊疗经验。兹选录其中3篇,从基本理论、诊断医术和精辨真伪方面加以论证,以展示一代名医的医疗风格。

1. 浅谈营卫气血　温病学说的"营卫气血"虽源于《黄帝内经》,但实际运用范畴并不局限于《黄帝内经》。正如"六经"虽也源于《黄帝内经》,而张仲景将它运用于《伤寒论》,创立了六经证治是同一意义。其基本精神都是用以归纳症候群,作为辨证论治的一种逻辑工具。

"营卫气血"在温病学的价值和"六经"传变在《伤寒论》中作为辨证论治的准绳是同一意义。"营卫气血"的创立补充了六经辨证的不足,包括多种急性热性传染病,因为这些病发展迅速,可很快出现神经系统症状。叶天士把这种现象称之为"逆传心包"。这类疾病的初期多有上呼吸道病变,叶天士认为是"温邪上受,首先犯肺"的传变途径。在治疗上创造性地采用辛凉解表、芳香逐秽的用药原则,丰富了温热病的理论与治疗方法。

这是赵心波先生医学思想的核心，是对"营卫气血"学说的清晰阐释，是对中医辨证论治由《黄帝内经》到张仲景《伤寒论》的"六经辨证"，到刘河间、王安道的"温病学说"，再到叶天士"营卫气血"四个阶段发展轨迹的确切描述。先生对这些医学经典烂熟于心，对人体功能和生命整体运转过程的认识透彻，对其各自的特点和阶段性实质体悟深刻。

2. 谈舌诊　中医学很早便知舌的望诊对疾病的诊断和疾病的转机具有启示性的意义。如名医唐容川说："舌为心之苗，居口中，脏腑之气发现于口者，多着于舌，故即舌苔可以知脏腑诸病。"

(1) 舌的分界：舌的前部名舌尖，舌的中间名舌心，舌的后部名舌根，两侧名舌缘。中医为其分界以观察疾病的病机，舌尖属上焦，舌心属中焦，舌根属下焦；舌尖属心，舌中属胃，舌根属肾，舌缘属肝胆，四畔属脾。这些归纳出来的概念可作为临床舌诊的参考。

观察舌的荣、枯、嫩、老和润、燥、爽、腻，为不同体质在舌诊中的区分。周学海说："其脾胃湿热素重者，往往经年有白厚苔，或舌中灰黄，至有病时，脾胃津液为邪所郁；或因痢疾，脾胃气陷，舌反无苔；或比平时较薄，其胃、肾津液不足者，舌多赤而无苔，或舌中有红路一条，或舌尖舌边多红点。"

舌质红大多是血分病。陈修园说："舌鲜红者为火。"凡属血热证，舌多殷红；若舌色淡红乃心脾气血不足，面色不荣乃胃中津气两伤；舌质鲜红，在温病为热甚，在虚劳属阴虚；舌尖独赤乃心火上炎；舌边发赤属肝热；舌心干红属阴伤；如果舌面光红柔嫩无津，称为"镜面舌"，乃津液耗伤之故；舌红而出血如衄乃热伤心包；舌红而中心见紫点乃发斑的前兆。

(2) 舌苔主病：白苔一般属寒，但审病时须与其他症状综合考虑。凡薄白带润乃外感风寒；白滑黏腻，内有痰湿；白苔绛底，湿遏热伏；白苔边红，风温入肺；尖白根黄，表证未罢；白中带黄，邪深入里；厚白不滑，无津且燥，属实热；舌白嫩滑，刮之明净，属里虚寒；白苔如积粉，乃瘟疫秽浊之表现。

黄苔一般属里属热，若微黄而不甚燥为邪初传里，深黄而显滑腻为湿热内蕴；苔黄兼干，邪虽外解而火已内积；舌苔黄垢，属阴阳实热可下之证候；如黄燥而生黑刺或中有裂纹，显示热结已深；苔色如姜黄或松花黄色都属阳衰土败的危笃重候。

黑苔都属里证，一般而言，舌苔焦燥而黑属热，润滑乃黑属寒；如白苔中心渐黑乃伤寒邪热传里之证候；红舌中心渐黑为湿热瘟疫转变坏证的征兆；黑而滑润乃阳虚阴寒证，黑而燥裂属热炽津枯证；舌根苔黑而燥乃实热结于下焦宜急下之；舌根无苔，唯尖黑燥属心火自焚之象。

(3) 舌质：舌质绛色，舌质深红，多属阳证，心火炽盛；绛而兼黄白苔乃气分之邪未全入里，宜两清营卫；绛舌有黄点，乃邪已入营扰及心包，宜清心营；舌质黯紫乃素有瘀血，邪热相搏，宜加活血之品；绛而不泽乃肾阴涸也，宜滋肾胃阴而兼固敛之品；舌色淡白为虚；舌绛而黏腻似苔非苔乃胃中有秽浊之气；舌尖独赤为心火上炎；绛而润为虚热，绛而干为实热。

(4) 舌苔

白苔：润而薄称为滑白，病邪犹在气分。润而厚称为腻白，为湿滞痰盛。燥而白称为干白，为肺胃津伤。白如积粉称为粉白，为温毒入居膜原。

黄苔：苔黄而薄称为薄黄，为食滞初结。苔黄而厚称为厚黄，为停滞积蓄。苔黄色深称为老黄，为积食肠燥。苔黄而色灰称为灰黄，为体弱有滞。黄而燥称为燥黄，为热耗伤阴津之象。黄而润称为润黄，热未伤津犹可解表。黄白相兼为气分之邪未全入里，宜表里兼治。

黑苔:舌黑而燥称为燥黑,有或无芒刺者皆为胃燥而津枯。苔中心黑且干,为胃燥,宜甘寒养胃。舌根黑苔且燥,为热在下焦,可下之。苔黑而滑乃阴寒证,为水盛制火,应予回阳。

这是赵心波先生对中医诊断绝技之一的舌诊的最详尽、最细致、最周密的论述,其分类之精细、描述之确切与全身疾患关联之紧密令人赞叹。先生将人放在一个整体进行认识,从一个局部观察全局。他旁征博引,对历代中医名家的舌诊观念和细微区分都作了评价和继承。

3. 辨病之真假 脉有真假,病亦有真假。或大实反似虚,或大虚反似实;或真寒而假热,或真热而假寒。

大实反似虚者,如积滞为病,脉滑实有力,此其真也;胸满腹胀,症之真也;然气机阻滞反见沉迟脉,倦怠症之假象。

大虚反似实者,如脾困为病,脉搏沉且迟,此其真也;久泻不愈,症之真也;然土弱木强反见弦硬、胀急之假象。

阳极似阴每多脉伏厥冷,颇似阳虚。但看其脉则沉数有力,症见面青、唇红、爪甲紫深则知其真热假寒。

阴盛格阳每多脉洪面赤,躁扰身热,颇似阳盛,但看其脉虚洪不实,症见足冷,虽身热而反欲近衣,即知真寒假热。

总之,真假疑似之间,差之毫厘,谬之千里。假者显而易见,真者掩伏而难求,稍有疏忽,生死反掌。所以有舍脉从症、舍症从脉之论。这似乎是脉症不能两凭者,殊不知,脉有素禀,病有轻重,"从""舍"二字要会通而善用之。在儿科尤为重要,如消化不良腹泻之重症,或中毒性痢疾都有假象出现,故应在多变的病情中详辨真假。

三、代表著作与论文述评

(一) 著作介绍及述评

1977年春节,先生因严重的血尿和肺部感染卧床不起,住院治疗。治疗期间,他在病床上,一面向徒弟传授经验,一面修改《赵心波医案》,并动手写作《儿科常见病证治疗》。经师徒共同努力,仅用3个月的时间,写出了一本包括"医案""病证治疗"的《〈赵心波儿科临床经验选编〉初稿》。

赵心波先生的病后来确诊为膀胱癌,做了肿瘤切除术。他说:"我的生命是党给的,没有党的关怀,我早就不在人世了,我要珍惜这有限的生命,为党多做工作。"出院不到1周,他还站不稳、坐不住,就躺在病床上着手修改《赵心波儿科临床经验选编》,并指导徒弟增写了小儿肺炎、病毒性心肌炎、水痘等常见疾病治疗经验,丰富了选编的内容。

赵心波先生治疗神经系统疾病有丰富的经验,治愈了不少疑难重症。他从几十年的临床经验中,积累了不少有效病案。徒弟们在先生指导下,从十多万份病历中,搜集到225份资料较完整、有观察结果的常见神经系统疾病的病历,其中包括癫痫、乙型脑炎等病例。他们对这些病例逐个进行分析,又完成了《中医中药治疗40例癫痫分析》《赵心波神经系统疾病验案选》,初步摸索到了中医对癫痫的辨证分型和处方用药规律。

《赵心波儿科临床经验选编》是赵心波先生抱病完成的专著。本书共分两大部分:第一部分是儿科常见疾病证治,重点介绍先生对儿科常见病的辨证施治和处方用药的经验;第二部分是医案,搜集了先生近20年来,在儿科病房、门诊治疗的部分病例,做了初步整理。本书中先生注重临床实践,善于运用温病学理论指导治疗小儿传染病及发热性疾病,并在与西医长期合作过程中,能够把辨证施治与辨病施治紧密结合起来,既注意中医的辨证施治,因人而异,又致力于摸索疾病的治疗规律。对于神经系统疾病(如癫痫)的治疗有独到之处,且有较高的疗效。

(二) 论文介绍

《97例小儿急性传染性肝炎的辨证论治》《癫痫治验两则》《小儿消化不良辨治九法》《小儿中风、痿症的治验》《中医中药治疗40例癫痫初步分析》《麻疹肺炎辨证论治总结》《27例先天性脑发育不全症的临床体会》《毛茛外敷治疗小儿急性传染性肝炎23例报道》《"脑外伤后遗症"一例治验》,共计9篇。此外,其儿子赵璞珊《侍诊杂忆——记先父赵心波儿科治疗经验》1篇,其弟子应用先生临床思路发表临床总结及验案7篇。现简介如下:

《97例小儿急性传染性肝炎的辨证论治》:本篇论文初步总结报道了97例小儿急性传染性肝炎,结果表明中医学在防治肝炎上有着明显的结果,主张治疗肝炎过程中,从调整人体的整体功能,调整消化系统功能,以及排出有害物质、促使病态恢复正常这三方面的作用来达到治疗目的。

《癫痫治验两则》:本文为中医研究院西苑医院自1955年建院以来,赵心波先生治疗了不少癫痫病人,积累了宝贵的经验,总结的2则验案介绍。验案一使用的降压1号丸原用于治疗高血压,因其有清肝降火、活血化瘀、祛风通络等作用,所以先生用来治疗癫病和其他神经系统疾病,只要对证,往往收到较好的疗效。验案二使用的化风锭来源于《幼幼指掌集成》中的牛黄镇惊锭子,由活蝎子、僵蚕、蝉衣、法夏、大黄、黄连、桔梗、防风、羌活、麻黄、牛黄、朱砂、麝香、冰片、甘草诸药组成,有散风镇惊、清热化痰的功效,是先生治疗癫痫和小儿"痰热惊风"最常用的成药。

《小儿消化不良辨治九法》:本文根据消化不良的证候特点和长期的临床体会,将此病分成9类,并提供了相应辨证思路及治法方药。

《小儿中风、痿症的治验》:本文选取了2则验案,即小儿中风(病毒性脑炎)、痿症(感染性多发性神经根炎)。第一则验案,赵心波先生在治疗此类疾病过程中既注意祛外邪,又注重扶正气。一般情况下,早期以祛邪为主;中期于祛邪的同时,佐以扶正;疾病恢复期以扶正为主。第二则验案,中医学在治疗该疾病方面有"独取阳明"一说,但先生认为该病成因是机体气血不足,风邪乘虚而入,客于经络,阻塞气血畅达,导致肌肤不仁,筋骨失养,四肢痿废不用。"气血虚"是本,"风邪入"是标。先生根据"急则治其标""有邪先祛邪"的原则,以祛风为主,同时加用活血药物,取其"治风先治血,血行风自灭"之理。最后以益气养血、补肾强腰之品,从"本"根治,以巩固疗效,防止复发。

《中医中药治疗40例癫痫初步分析》:本文为自1955年以来,对赵心波先生治疗的癫痫病人,选择资料较完整、连续应用中医中药治疗1个月以上、有观察结果的40例癫痫进行初步分析。

《麻疹肺炎辨证论治总结》:本文由赵心波先生指导,对172例麻疹肺炎的辨证施治原则及中西医配合治疗经验进行了扼要小结。在治疗中强调正确的中西医配合,积极的对症支持疗法,着重控制心血管功能紊乱及高热等主要证候,对于进一步降低病死率有着重要意义,值得进一步加以研究。

《27 例先天性脑发育不全症的临床体会》:本文由赵心波先生指导对 27 例先天性脑发育不全症进行了摸索治疗,疗效虽然还不够满意,但初步找到一些苗头,以供临床参考。

《"脑外伤后遗症"一例治验》:本文为赵心波先生所治脑外伤受损验案 1 则,辨证为邪陷心包,热毒蒙蔽心窍,发为癫痫偏瘫,治以清心解毒、息风镇静之剂。患者之病在心肝二经,症由外伤而起,来诊时已 1 年有半,症情复杂,然以邪热陷于心包,热极生风,发为神昏、高热、抽搐之症,尤为危重,故清热息风实为当务之急,为诸症中之主要矛盾。药后迅速热退抽止,转危为安,药症显示合拍。但以病情迁延年余,痰热羁留,正气已伤,难图速效,故依原法化裁续进,重用菖蒲、天竺黄等开窍豁痰,使神志由昧而明。复以党参、当归双补气血,扶正以祛邪,以地龙、橘络之属舒筋活络,使气血充沛,营卫畅通,则偏枯渐除,行动自如,食纳增加,二便通调,诸症渐平。

《毛茛外敷治疗小儿急性传染性肝炎 23 例报道》:本文介绍了一种民间使用相当广泛的外治法,作用机制还不了解,可能是发疱疗法的一种。文中病例观察,毛茛在治疗急性传染性肝炎中以缩短疗程、消除自觉症状、促进肝功能恢复最为突出,疗效比较满意。其优点方法简单、疗效确切、适应范围广,因此适合推广应用。

《侍诊杂忆——记先父赵心波儿科治疗经验》:本文由赵心波先生长子赵璞珊整理发表,其北京大学历史系毕业后曾协助其父诊疗,后钻研中医医史,为中医医史研究员,对先生学术思想体验颇深。本文从小儿诊断、治疗两个方面详细介绍了先生的临床诊疗思路,文末附有先生遗著《现代医幼汇编》(手稿)的部分内容,具有较高的参考价值。

参 考 文 献

[1] 景斌荣,葛安霞.中国百年百名中医临床家丛书:赵心波[M].北京:中国中医药出版社,2003.

[2] 张镜源.赵心波学术评传[M].北京:中国盲文出版社,2015.

[3] 李连达,靖雨珍.中医药研究[M].北京:科学技术文献出版社,2001.

[4] 阎孝诚.赵心波神经系统疾病验案选[M].银川:宁夏人民出版社,1981.

[5] 中国中医研究院西苑医院儿科.赵心波儿科临床经验选编[M].北京:人民卫生出版社,1981.

[6] 赵心波,严绍武.97 例小儿急性传染性肝炎的辨证论治[J].江西中医药杂志,1960(8):19-23.

[7] 赵心波.癫痫治验两则[J].新医药学杂志,1979(5):9-10.

[8] 赵心波.小儿消化不良辨治九法[J].医学文选,1990,9(2):30-31.

[9] 赵心波.小儿中风、痿症的治验[J].中医杂志,1977(11):13-15.

[10] 赵心波,阎孝诚.中医中药治疗 40 例癫痫初步分析[J].中国医刊,1979(4):18-20.

[11] 靖雨珍.27 例先天性脑发育不全症的临床体会[J].哈尔滨中医,1963(1):21-23.

[12] 赵心波,吕维柏,李连达."脑外伤后遗症"一例治验[J].中医杂志,1975(10):43-44.

[13] 赵璞珊.侍诊杂忆——记先父赵心波儿科治疗经验[J].中医杂志,1984(6):13-15.

(整理:李贻奎 余丞浩;审订:闫孝成)

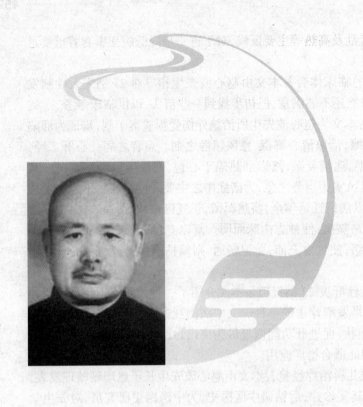

赵锡武

一、生平传记

赵锡武先生(1902—1980 年)是我国现代著名中医学家。原籍河南省夏邑县毛庄。历任北京市国医公会调查股干事、北平华北国医学院教授、北京中医学会执委会干事,并代表中医界首次出席全国性卫生会议。1954 年调卫生部中医研究院(现中国中医科学院),先后任内外科研究所内科主任、西苑医院心血管病研究室主任、中医研究院副院长、第二届全国政协委员、第三届全国政协委员、第三届全国人大代表、中共第十一大代表、中华全国中医学会副会长、中华医学会中西医学术交流委员会委员、卫生部医学科学委员会委员、中国药典编委会委员、《医学百科全书》编委、古典医籍整理委员会主任委员等职,1980 年 4 月,不幸因患心肌梗死抢救无效逝世,享年 78 岁。

赵锡武先生的一生,是对中医事业奋斗的一生。现对其学术经验及对中医学术发展的贡献简介如下。

赵锡武先生 1902 年 10 月 19 日出生于河南省夏邑县毛庄一个工人家庭,家境贫寒,从 7 岁到 17 岁,随其父到处帮工,料理杂物。当时先生目睹穷苦人求医之难,于是在其 18 岁随父亲定居北京后,便开始自学中医,悉心钻研历代医学名著,立志行医救人。即时家中粮绝断炊,亦不甘屈志。他历经 7 个寒暑,熟读了《黄帝内经》《伤寒杂病论》《神农本草经》《难经》《温病条辨》等百余种中医著作。之后他又跟随陶卿学医 5 年,在其 25 岁时应试考取执照正式开业行医。开业后,仍坚持诊余攻读,博览群书,奠定了他在中医理论方面的坚实基础。直到其晚年,78 岁高龄时,给研究生讲课,仍是引经据典,精确无误。

赵锡武先生学医,一无师承,二无家传,全凭其奋力自学,着实于临床,在临床实践中体验经义，领会经旨，反复琢磨，直到心领神会。如先生讲到在 1960 年的困难时期，很多人患有浮肿病，同时大便干燥，而小便自利。先生根据《金匮要略》"伤寒八九日，风湿相搏，身体疼烦，不能自转侧，不呕不渴，脉浮虚而涩者，桂枝附子汤主之；若大便坚，小便自利者，去桂加白术汤主之"的仲景经验记载，便用大量白术汤治之，愈者颇多。先生分析，白术一药，一般认为是健脾燥湿，治脾虚便溏之品，今大便干燥，小便自利浮肿，何以用之而效，此乃用白术健脾行湿，脾健则水湿得化，正常敷布，则水肿得消，大便得润。所以先生认为，仲景的临床经验是丰富的，对白术健脾燥湿的作用要有更深入的理解，才能在实践中像仲师那样运用自如，恰中病机。

同时，赵锡武先生是一位善于向同行学习、谦虚好学的人。中华人民共和国成立前，他常与医界同仁商讨医理，结交了当时京城名医肖龙友、孔伯华、施今墨、汪逢春等。他们对先生的学识亦甚为钦佩。

赵锡武先生在医林学界，毫无门户之见。1979 年 11 月 29 日，他在给学生讲述"肾炎证治"时说，最初治疗此病时，以利水为主，常用五苓散、苓桂术甘汤，实际上只是治标利水，没有治本，严重病例，虽一时症状缓解，最后仍死于尿毒症等。20 世纪 50 年代时，当时施今墨的门生李介鸣，常常对我开好的方子提出能否加某味药，我想他提出的药味可能是施今墨的经验，因此应该吸收。北京治肾炎有名的还有李景泉、姚正平、岳美中、时振声等，其中李景泉用药量大，像桂枝、茯苓、黄芪、泽泻皆论两用；姚正平善用涩药如金樱子等；岳美中常先用玉米须为主服用半年，然后用防己黄芪汤、香砂六君子汤治疗脾胃为主；我们要学习大家之长处，取众家之长。

赵锡武先生行医 50 多年，坚持自学不已，学宗仲景，兼取各家之长，终于成为我国一代名医，其自学成功之经验是"勤奋加实践"。

赵锡武先生不仅医术高明，学识渊博，其高尚的医德，亦有口皆碑。先生之父，是位勤劳善良的厨工，为人忠厚，能急人之困，救人之难。先生幼承家教，待人亦甚为厚道、诚实。在旧社会，先生刚正不阿，光明磊落，不走豪门，蔑视时人钻营为达官贵人做保健医生的行径。他开业行医，仍经常为穷苦民众免费施诊，到他的赵氏诊所就医者多为工人、脚夫、洋车夫、贫民。中华人民共和国成立后，先生名声大振，成为了京城名医，但仍是平易近人，淳朴敦厚，对病人，不分工人、农民、干部、知青，都一视同仁，热情接待，认真诊治。他常教诲学生说：医生的天职是看病，不是看级别。而且越是边远地区来京治病者、无"后门"者，他越是格外理解，热情关照，并且说"找我看病只有前门没有后门"。一贯反对那种高干来了殷勤看，普通人来了马马虎虎的医疗坏作风。

赵锡武先生具有高尚的思想情操。中华人民共和国成立前，曾受党的先进思想的影响，利用诊所保护过我党地下工作者。中华人民共和国成立后，他积极参加社会主义革命和建设，并加入中国共产党。在"四人帮"横行之日，他勇于坚持真理。直到晚年，更是老骥伏枥，抱病出诊，出席各种会议。并担负起培养我国有史以来首届中医研究生的任务，为继承发扬祖国医药学贡献了忠心耿耿的一生。

赵锡武先生为了更好地研究祖国医药学，古为今用，洋为中用，曾三次脱产系统学习西医。在平素，他经常让懂西医的徒弟和同志，讲解西医学知识，并应用于临床实践。他主张中西医结合，强调中西医要互相学习。1980 年他曾在《广西中医药》发表文章说："中医在发展，现代医学在发展，二者在发展中相互渗透，相互影响，是不可避免的，在比较中探索其内

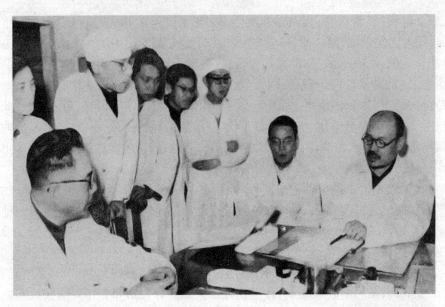

1959 年赵锡武（右一）与阜成门医院内科黄宛（左一）及其研究小组合作开展中西医结合研究

在的统一性，必将导致更高水平的医学科学的出现。"并期待着在中西医结合这个结合点上有所突破。可见先生不仅主张中西医结合，而且对中西医结合工作寄以很大期望。

1952 年，他在我国首先用大黄䗪虫丸治疗冠心病心肌梗死获效。大黄䗪虫丸原为《金匮要略》方，主治虚劳而兼血瘀诸疾。赵锡武先生用该方治疗冠心病心肌梗死，正符合冠心病"正虚血瘀"之病机。实为我国用活血化瘀法治疗冠心病开辟了先河。

1962 年，他在我国又首先提出治疗肺炎不能拘于卫气营血。强调"治病必求于本"，特别是病毒性肺炎，临床上虽然有不同的证，但治本之法则应始终不变，一旦确诊，则应直以清解肺热之法为主治疗，切断病程，以期轻者早愈，重者提高其治愈率。

赵锡武先生经常教诲后学要严肃认真对待历代医籍和古人经验，切不可轻率持以否定态度，或未经实践反复印证时轻率提出非议；要求学习《伤寒论》《金匮要略》时，对其每证每方必须结合实践深思，潜心琢磨，临床上的"随证加减"切不可变为"随意加减"，一增一减务必合于规矩，方不至捕风捉影。

赵锡武先生又是一位实事求是的医家。他曾说过："我虽然有《慢性肾炎的病机与治疗》一文，收载于《赵锡武医疗经验》一书中，然而，对于肾功能衰竭病例的治疗，取效者，仅不过偶有数例而已，叹己未得要领。"可见先生谦虚谨慎，实事求是的诚实治学精神。

1978 年，我国招收首届中医研究生时，赵锡武先生一生热心培养人才（早年曾在华北国学院讲课），认真带徒弟和研究生，积极培养中医接班人。先生晚年，除了担负重要的医疗保健任务外，还为日本、罗马尼亚、苏联等国贵宾治病。为改变高级中医后继乏人的严重局面，虽 76 岁高龄，仍大声疾呼，培养造就中医人才，抢救名老中医经验。赵锡武先生不辞辛苦，身体力行，于当年招收首届医学硕士研究生（魏庆兴、朱邦贤、陈士奎、周安方），并亲自制订培养计划、研究课题，指导研究生如何查阅文献，如何观察临床……言传身教，诲人不倦，毫无保留地把自己丰富的经验传授给年轻一代。后因劳累过度，于 1980 年 4 月 6 日，上午出诊，下午授课前,不幸心绞痛发作,当即住院,在病榻上,还念念不忘指导研究生毕业论文设计,计划出院疗养时继续口授临床经验等。

赵锡武先生是中医学界的一代宗师,也是后学者的终生楷模。

二、学术思想

(一) 辨证与辨病

有病始有证,辨病方能识病,识病然后可以施治。辨证与辨病二者是不可分割之统一体,对于"随证治之"一语要有深刻的认识,"辨证"二字最为重要。《伤寒论》中曰桂枝证、曰柴胡证,此中并未包括病因。如:"太阳病服桂枝汤,或下之,仍头项强痛,翕翕发热,无汗,心下满微痛,小便不利者,桂枝去桂加茯苓白术汤主之。"此仲景之治法示人辨证而非辨病。虽然《伤寒论》重在辨证,《金匮要略》重在辨病,但均非绝对的,故曰二者是不可分割之一体。

《伤寒论》六经标题亦曰"辨病脉证并治",应予注意。何谓病?何谓证?有疾病而后有症状,病者为本为体,证者为末为象。病不变而证常变,病有定而证无定。故辨证不能离开病之本质。然昨年之湿温为阳证者,今年为阴证;昨日之痢疾发热者,今日为厥冷。午前无热者,午后则大热。夜不食者,翌日食欲大进。如此同为病之证。千变万化不可名状。尤同是人也有男女老幼之别,同是马也有形色种类之殊,不可谓病不变而证亦不变。是故诊病易而诊证难。诊得其证复诊得其病,则药无不效,治无不验。此所以仲景特标出"病脉证治"四字。四肢百骸,五脏六腑,一筋一骨皆有一定之"官能",营生理的作用。故一脏一腑、一筋一骨有病,则其脏腑筋骨之功能发生变化而现一定不移之证状。故病在胃者现消化器证,在肺者现呼吸器证。而其影响全身者则其病证亦自有一定之形微。初起之证曰原证,及于全身之证曰附随证,二者统名曰定证(或固有证)。综观定证之形态即知为何种疾病,偏重于何方面,而推出何种治法。

同为胃炎而或心窝疼痛,食欲增进或无痛食欲反不振,或呕吐,或下利,或便秘,或浮肿,或发热,或头痛有诸种之附随症之各异,则或用人参汤,或用柴胡汤,活用理中汤,或用承气汤,或泻心汤,当选用其一,以求对治原证并治附随证。故每一药方,必附记主证(自病者言之则为原证)副证(自诊者言之则为附随证),二者以原证与附随证相对照。

例如人参汤之主证为心窝部痞硬,胸中痹(上腹部胸部冷感如有物潜居期间),而副证为呕吐、下利、喜唾口液、心窝急痛、小便不利等。故若有心窝痞硬、胸中痹主证之人,同时发现一副证或小便不利,或为喜唾口液,则以人参汤治之最宜。

洞观患者之原证与副证,对照而定药方,是谓方剂与病证两得其宜,即俗所说对证之药。若药不对证,使原证与副证相混,发现诸种不定证状,则为坏证,故坏证为坏变不定证状之谓。医者当病人发生坏证不能辨出病证之本质,即不能辨何者为主证,而不免影响治疗。

若当发汗者闭塞之,当固敛者宣泄之,当温者寒之,当清者温之,其治法全与病势相反者,是曰逆治。因逆治所生之症状曰逆证。逆证之变化最急剧,非急以适当之方剂治之,多不可救药。

坏证、逆证,俱为医者误治所得之证状。《伤寒论》中载有各种应变之法,即为此。凡因不当之药剂或摄生之失当,产生不定之小变证者,曰假证。

定证以正型出现者曰正证,以变型出现者曰奇证。例如人参汤之正证,为心下痞硬,小便不利,或心下急痛胸中痞,或心下痞,气结在胸;如现呕吐,头痛发热,全身痛,感恶寒饮水等,即为奇证。故医者诊病必精察阴阳表里虚实寒热等病势之如何。所论各证与应变之处置及其识别之大略,悉如前述。如能识主证者,必能预治未发之副证;能断正证者,必能预防未发之奇证。能治奇证者,必能兼治未发之正证。

仲景之"平脉辨证",即《黄帝内经》之治病必求其本。所谓本者,有万病之共体,有每病之个体。医者当求每病之个体及万病之共体,而随证治之,方称精切。而薛立斋、赵养葵等,专讲真水真火,乃论其共体。《伤寒论》《金匮要略》乃能见病知源,故药之增损确切不移。学者当对于每证每方必须刻苦深思,一增一损务使合乎规矩,方不至捕风捉影,扶墙摸壁。

治病所有方剂,有已经成熟者,有尚未成熟者。成熟者专病专方,未成熟者一病多方。故有"某方主之""可与某方""宜某方"之说。专病专方是经实践认识,再经实践证明,再实践、再认识,多次反复之结晶,而较一病多方更为可贵。

辨证论治是中医学之基础功夫,不能单独成为一个科目。《黄帝内经》谈辨证论治,仲景也谈辨证论治,历代名医无不重视辨证论治,自古迄今无不如是,医者临床舍此则无所措手。

辨证论治始见于《素问·至真要大论》,至仲景而发扬光大,使之具体化。《伤寒论·辨痉湿暍脉证》云:"太阳病三日,已发汗,若吐,若下,若温针,乃不解者,此为坏病,桂枝不中与之也。观其脉证,知犯何逆,随证治之。"《伤寒论·辨少阳病脉证并治》云:"本太阳病不解,转入少阳者,胁下硬满,干呕不能食,往来寒热,尚未吐下,脉沉紧者,与小柴胡汤。若已吐、下、发汗、温针、谵语,柴胡汤证罢,此为坏病,知犯何逆,以法治之。"此2条是后人辨证论治之所本。

自张仲景、程钟龄八纲辨证之说出,而《黄帝内经》、仲景之辨证方法渐废,今人则有的更变本加厉,废病存证,废方存药。

有病始有证,而证必附于病,若舍病谈证,则皮之不存、毛将焉附?病有伤寒、温病、杂病之不同。医者诊病时,当先辨其为内伤、为外感、为伤寒、为温病。如为伤寒,当再辨其为太阳、为阳明、为少阳或为三阴。若在太阳又当辨其为中风、为伤寒。然后决定何者用桂枝,何者用麻黄,何者用青龙;何者应汗,何者应下;何者当补,何者当清。如此是合若干症为一证,故一证有一证之专方,如真武证、承气证、白虎证、青龙证等等。而所谓某证是指症候群而言,亦即合若干症为一证,若头疼为一证,发热为一证,则何以知何者为麻黄汤之头痛,何者为桂枝汤之头痛,何者为葛根汤之头痛;何者为外感之发热,何者为杂病之发热,则胸中茫然。而病又系证之所组成,如脉浮发热恶寒者为伤寒,不恶寒而渴者为温病,此重在辨病而非单纯辨证。

古人辨证以辨病之转变,邪之进退,正之盛衰,药之宜否以应变救逆。类如伤寒一日,太阳受之,若脉静者为不传。颇欲吐若躁烦,脉数急者为传。伤寒六七日,无大热其人躁烦者,此为阳去入阴。伤寒三日,三阳为尽,三阴当受邪,其人反能食而不呕,为三阴不受邪。太阳病下之后,其气上冲可与桂枝汤,方用前法。若不上冲者不可与之。伤寒阳脉涩,阴脉弦,法当腹中急痛者,先与小建中汤,不差者与小柴胡汤主之。霍乱篇下利后,当便硬,硬则能食者愈。又如《伤寒论》中服柴胡汤后感到口渴的,病证已属阳明也,以法治之。太阳篇太阳病脉当浮反沉者为由阳入阴。少阴病当无热,反发热为由阴转阳。

辨证论治的实质就是辨别清楚"病因体异",然后"同病异治""异病同治""药随证变"。因同但果不同即病不同,如湿邪致病有的见体肿,而有的显腹泻,也有出现小便不利,症状虽异而治法相同即称异病同治。有的是因不同但病相同,而证不同就需同病异治。

病相同而病位不同也应同病异治。如同为肿病,但治法有所不同。如腰以上肿,当发其汗;腰以下肿,当利小便。如有的因同,病位不同,证也不同,其治法也就不同了。如湿邪在胃则作呕,在脾则作泻。二阳合病必下利,为病在肠,葛根汤主之;如不下利而呕者,为病在胃,用葛根加半夏汤主之。

至于异病同治的例子,以金匮肾气丸最易说明。《金匮要略》中用肾气丸者五,一是中风后少腹不仁;一是虚劳里急诸不足,少腹拘急,小便不利;三是治痰饮短气有微饮当从小便去者;四是治妇人烦热不得卧,但饮食如故之"转胞不得溺"者;五是饮一溲一之消渴病者。同为一种肾气丸,主治以上五种不同病证,即异病同治。

《伤寒论》侧重辨证以应变救逆,而《金匮要略》则重于辨病,专病专方。兹举例如下:

《金匮要略·百合狐惑阴阳毒病脉证治》云:"百合病,百脉一宗,悉致其病也。意欲食复不能食,常默然,欲卧不能卧,欲行不能行,饮食或有美时,或有不闻食臭时,如寒无寒,如热无热,口苦小便赤,诸药不能治,得药则剧吐利,如有神灵者,身形如和,其脉微数……"此病症多变幻,故曰诸药不能治,但主以百合剂,则诸证悉愈。除百合剂外,则诸药皆不能治。

又如:"狐惑病之为病,状如伤寒,默默欲眠,目不得闭,卧起不安。蚀于喉为惑,蚀于阴为狐。"如只辨证而舍辨病,则无所依据。正如在《医宗金鉴》以为梅毒;陆渊雷则以为病后余毒,莫衷一是。在患者则蚀喉者喉科治,蚀肛者肛门科治,蚀阴者妇科治。但此病既非喉科、肛门科证,亦非妇科证。而《金匮要略》以甘草泻心汤一方,所以能兼治狐惑及胃溃疡两病者,以其为黏膜溃疡故也。此所谓异病同治。

又如疟疾先寒后热,烦渴头痛如破,然后大汗而解,发有定时。当病不发时,一无所苦,悉如常人,则无证可辨。如辨病论治,知其为疟疾,则先其时发汗即愈。

"气分,心下坚,大如盘,边如旋杯",如舍病辨证则此病为阴、为阳、为寒、为热、为虚、为实,当温、当清、当补、当泻、当发汗、当攻里很难推敲。如辨病论治,知其为气分主以桂枝汤去芍药加麻黄附子细辛汤则愈。

有韩姓患者,发作时少腹痛,痛苦欲死。治经三省,历时数载,求医中外,均未奏效。余诊其症状,均与《金匮要略》所载寒疝病完全符合,遂抵当乌头桂枝汤获愈。

近代所谓类风湿关节炎,多为不治。但历年来我曾以桂枝芍药知母汤治愈多人。

现代所谓梅尼埃综合征,古人名眩晕。以为水气所作,以苓桂术甘、小半夏加龙骨、牡蛎、橘皮、茯苓、泽泻汤加味,每治皆效。

余如栝楼薤白剂之治胸痹,柴胡龙骨牡蛎汤之治癫痫,千金苇茎汤之治支气管扩张之呼吸道感染,小建中汤之治胃下垂……均有一定治疗。

薛立斋、赵养葵、程钟龄等专讲万病之共体,不讲每病之个体。《金匮要略》《伤寒论》既讲万病之共体,亦讲每病之个体,乃真能见病知源,随症施治。医者既要辨各病之个体,亦要辨万病之共体。譬如风温与湿温,风与湿是每病之个体,温是二病之共体。伤寒与温病亦然。所谓辨证论治始先辨其为何病,再辨其寒、热、虚、实,然后施治。非头痛为一证,足痛又为一证。头痛医头,足痛医足。此外,又当注意其合并症。以上所引虽属专病专方,但人有老幼强弱,病有新久盛衰,而表现之证在每人亦有不同。如小柴胡汤条后之或胸中烦而不呕,或渴，或腹中痛，或胁下痞硬，或心下悸、小便不利，或不渴，身有微热，或咳，而有种种不同之症状。但许多症状虽然不能在一人之身出现，但柴胡证之主证不变，故曰但见一证便是，不必悉具。所谓一证是言主证。主证有三：一为寒热往来，二为口苦、咽干目眩，三为胸胁苦满、干呕。而胸胁苦满为主证中之主要者。医者既要掌握原则性，又要有灵活性，方可谓辨证论治。

（二）温补心肾法治疗病态窦房结综合征

病态窦房结综合征，亦称心动过速——心动过缓综合征，心率快慢交替，甚至有晕厥。中医学的古典著作中所记载的脉迟，其中也有类似病态窦房结综合征者，并指出可采用温补治法。

迟脉一息三至，属脏，为阳气不足，主寒。阳明为腑，脉迟属例外。但尚不足奇，大承气汤之脉迟则较费思考。"阳明篇"言迟脉者凡四条，以为欲作谷疸，一为四逆汤证，一为桂枝汤证，一为大承气汤证，许多《伤寒论》注家对于词条多未深究，《灵枢·五味》有咸走血论，少食之令人渴……咸入于胃，其气上走中焦，注于脉，则血气走之，血与咸相得则凝。凝则胃中汁注之，注之则咽路焦，舌本干，而善渴，血脉者，中焦之道也。故咸入而走血矣。文中着重之处血凝则"胃中汁注之"以及"血脉者中焦之道"的道理。可知中焦与血脉之关系很重要，阳明篇之大小承气汤与麻仁丸三证皆为"热伤津液"所致，但因津液被伤之轻重程度不同，而影响于脉者亦不同。津液被伤越甚，则影响于脉者越大，小承气汤证属尚未化燥，津液所伤不甚，故脉滑疾，大承气汤"燥屎已成"津液亦伤，故脉迟。麻仁丸证，不但胃液被伤，而脾液亦伤，非但脉迟，而且见涩象。三证同为便闭，通属下证，而所现脉不同，故所用之方，亦不同。可见对于阳明病之存津液，应当重视，故张仲景在《伤寒论》中既有"下之不可过早"之戒，又有"急下存阴"釜底抽薪之法。胃为水谷之海，多气多血，故中焦如沤，胃之津液之荣枯，关乎脉道之畅利与否？津液足则脉道滑利、通畅，不足则脉道涩滞不利，而脉迟。脉以胃气为本，有胃气则生，无胃气则死，胃热则血泣，寒则血薄，血浊与血薄，均能影响脉的运行，使脉发生变化。

有既非因寒，亦无"痰饮""癥瘕"又非"阳明下证"，亦无"下利厥逆"，患者自觉胸闷气短，动则心悸而脉迟者，这就类似西医学的病态窦房结综合征。

纯温无效，亦无明显下证，其故何在？因此证病象虽现于心，而病因实在于肾。人之脉"资始于肾""资生于胃""统于心""会于肺"，是脉关于四脏，而诸病之脉均与四脏有关。炙甘草汤之心动悸则脉结代，四逆汤之厥逆下利则脉微细，生脉散之气短心悸则脉疾无力。而心动过缓则是脉之"资始于肾"者发生障碍所致，而患此病者或兼阳痿之证，故治以金匮肾气丸、炙甘草汤、生脉散、二仙汤、保元汤等方综合化裁，补肾之精，助肾之阳，益气养血始能奏效，而非单纯温燥所能愈。肾主蛰藏，受五脏六腑之精而藏之，而复还于四脏，今肾气无余，不能还精于心，故脉迟而现胸闷、心悸，不能还精于肺，故气短，诸脏之所以能维持正常生理功能持久不衰者，皆赖肾之还精以补充，犹如灯之能恒久，光明不熄者，必须经常添油以续焰，故人之衰老病死亦由肾脏，蛰藏之精，涸竭不能还精，以充所耗之虚。复脉汤、四逆汤皆重任甘草是借中焦之气以通之，大承气汤是急下存阴，祛邪以存正，心动过缓是欲得下焦肾脏所藏之精以还补心脏所耗之虚，肺为水之上源，子能令"母虚"，肾不还精于肺故气短，不还于心故心悸，"虚则补其母"，故又须肺肾同治。赵锡武先生曾以此法治愈2则，颇有启发。

病例:何某,女,55岁,干部。1980年1月5日初诊。高血压、冠心病病史伴病态窦房结综合征。近期胸闷心痛,眩晕心悸,心率每分钟40次左右。ECG提示:病窦,T_{v5}高耸。赵锡武先生诊之:胸痹心痛、牵及胁肋,眩晕气短,心悸乏力,睡眠欠佳,二便调,舌苔白,脉迟缓无力者,从温补心肾论治。处方:炙甘草6g,党参30g,生黄芪30g,桂枝12g,生地45g,麦冬24g,附子9g,淫羊藿18g,仙茅12g,当归18g,枣仁18g,五味子12g,生姜12g,大枣7枚。服药3个月余,胸痹症状基本消失,心率稳定在每分钟60次。

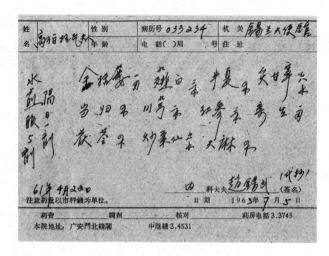

赵锡武处方

(三)"以通为用"六法治疗胸痹心痛

1. 对胸痹心痛的认识 从中医理论来看,胸痹心痛与心肺、血脉和胃皆有密切关系。人体营养之输入,废物之排出,如二便、汗液及呼吸,皆依赖血液以运行,血液之运行,又赖心阳之鼓动,所以循环不息,故曰"心者,生之本……其充在血脉"。心为阳中之太阳,位于胸中。上焦阳虚,是说心阳虚微。心阳虚微就会影响到血液的正常运行,血运失常则血流阻塞,致使前胸猝然而痛,甚至浊阴不化造成心肌梗死,所以说此病与心肺血脉和胃都有密切关系。

《金匮要略·胸痹心痛短气病脉证治》开篇即云:"夫脉当取太过不及,阳微阴弦,即胸痹而痛,所以然者,责其极虚也。今阳虚知在上焦,所以胸痹心痛者,以其阴弦故也。"

《金匮要略》此条最为重要,是胸痹心痛病之总纲,言简意晰,字少义深,当细细玩味。仲景只以阳微阴弦四字,即将全篇理论观点详尽概括,"所以然者"以下数句,说明了病之本质在于极虚,并指出上焦阳微之虚,不但是血不足为阳微之果,而血不足也为阴弦之因。对此一条如能深刻体会,即能对本病有整个认识。

《金匮要略·呕吐哕下利病脉证治》云:"病人脉数,数为热,当消谷引食,而反吐者何也?师曰:以发其汗,令阳微膈气虚,脉乃数,数为客热,不能消谷,胃中虚冷故也。脉弦者虚也,胃气无余,朝食暮吐,变为胃反……"同篇又云:"寸口脉微而数,微则无气,无气则荣虚,荣虚则血不足,血不足则胸中冷。"膈气虚是心阳虚,亦即微则无气,胃中虚冷即胃阳微,发汗太过可令阳微,膈气虚以致胃气无余,不能消谷。营气、卫气、宗气三气之源来自中焦,谷不消则三气乏源,以致胸中无气,结论在血不足则胸中冷,胸中冷故曰阳虚,脉不通故曰阴弦。

《素问·痹论》指出:"心痹者,脉不通。"盖脉不通则心虚,心虚则胸中冷,胸中冷则胃阳微。胃阳微则能影响消化吸收形成呕吐、哕、下利等胃肠疾患,而营、卫、宗气皆赖胃阳腐熟水谷以生成,如胃阳虚则营卫宗气生化不足,而胸中阳微,亦能影响心脏之血液循环,形成胸痹心痛,故曰微则无气,无气则营虚,营虚则血不足,血不足则胸冷,是故脉不通由于胸中冷,胸中冷由于血不足,血不足由于营虚,营虚由于无气,无气又由于胃阳微,胃阳微又由于血不足,层层相因,互为因果,又互相依赖,由于心需要胃供给营养,胃需要心供给血液,于是胃强心亦强,胃弱心亦弱。"无气"是"阳微"之互辞,"气"是指"宗气",以营、卫、宗气皆出于胃,故责之胃阳微。从中医学的记载及临床中所见,都说明冠心病是胸中阳微,心血不足,血运失常,产生猝然而痛,从而可知冠心病是因虚致实的一种病,是本虚标实的病证。

心和血脉与胃的关系:胃主纳,主腐熟水谷。脾主运,为胃行其津液,二者相互配合,将水谷之精气灌注于人体五脏六腑、四肢百骸者,分为三隧,是为营、卫、宗气,而宗气积于胸中,营、卫行脉内外,脉为奇恒之腑,而心舍脉,心主动,其动见于脉息,一息四动,谓之无过,而又关乎肺之呼吸。《素问·平人气象论》载有:"胃之大络,名曰虚里,贯鬲络肺,出于左乳下,其动应衣,脉宗气也。"左乳下,正是心尖搏动之处,而曰胃之大络,又曰宗气,所以心和胃有密切关系。从西医学观点来看,心绞痛严重发作时,可伴有恶心、呕吐、上腹部饱胀等消化道症状,而饱食厚味,食滞不下,亦能促使心绞痛的发生,也说明中医认为心与胃的关系密切。心与胃及与其他脏腑之关系亦颇为重要,这对于胸痹心痛的发病及治疗是有一定意义的。

2. 胸痹心痛的治疗　胸痹心痛的治疗,须认清本病与各脏腑之关系,尤其是与胃的关系,然后体会本病因虚致实之实质,以及因实致虚,最后为本虚标实的特性,治疗原则将用以补为主、以补为通、以通为补、通补兼施、行补法而不使其壅塞、施通法而不损其正气,初步归纳治疗胸痹六法如下。临床上可一法或数法结合使用。

(1) 宣阳通痹:《灵枢·五味》说:"心病者,宜食麦羊肉杏薤。"《灵枢·五味论》说:"辛走气,多食之,令人洞心""辛入于胃,其气走于上焦,上焦者,受气而营诸阳者也,姜韭之气熏之,营卫之气不时受之,久留心下,故洞心"。清代王朴庄《伤寒论注》曾说:栝楼平人服之能使"心气内洞"。今取其药物副作用令其开痹通阳。喻嘉言说:"胸痹者,阳不主事阴气在上之候也,仲景微则用薤白白酒以通其阳,甚则用附子干姜以消其阴……世医不知胸痹为何病……习用白豆蔻、广木香、诃子、三棱……坐耗其胸中之阳者,亦相悬矣。"我们认为若对于由阳虚而致胸痹的因虚致实之证,滥用或长时期单纯使用损阳耗阴之品,显然是药证不符。

阳不宣可致血之痹,血之痹可令阳不宣,故通阳可以宣痹,宣痹亦可通阳,二法相互为用,故临床应以宣阳通痹为治疗胸痹心痛之主要方法。选方宜用栝楼薤白半夏汤为妥。由于胸痹者多为胃浊上逆,故用半夏和胃以降阴逆,降阴逆亦可间接地扶助心阳。若伴有失眠者可佐酸枣仁汤;若胸胁逆满,肢冷者用枳实薤白桂枝汤;若阳虚痛甚,心痛彻背,背痛彻心者,可在主方中加乌头赤石脂丸。若兼有脏躁及百合病者,加百合知母汤、百合地黄汤、半夏厚朴汤、甘麦大枣汤等。善感冒、体酸痛乏力者,主方加新方。瓜蒌薤白半夏汤:栝楼12g,薤白、半夏各9g,白酒70ml(非现代之白酒,实为黄酒,或用醪糟代之亦可)。

(2) 心胃同治:心胃关系密切已述于前,且"胃为水谷之海",故人体之热产于胃,集于脉,附于血,借心阳之鼓荡,充沛于周身。所以脉以胃气为本,"有胃气则生,无胃气则死""半日不食则气少,一日不食则气衰,七日不食则死矣""胃寒则血薄,胃热则血浊"。血薄则血衰阳微而卫外之功能减退,血浊则血之流通不畅,血中之代谢物质陈腐淤积,故心与胃相互依赖、相互影响,心胃同治一法在临床上应予以重视。

胸痹胸中气塞短气,证偏实者宜橘枳姜汤加减,但若证见胸中气塞,动则气短心悸,病兼在肺而无胃肠症状者,则应改为茯苓杏仁甘草汤。胸痹心中痞气,气结于胸,胸满胁下逆抢心,证偏虚者宜人参汤加味。胸痹食后腹胀满,证虚者宜厚姜半甘汤加减。下利呕吐者,吴茱萸汤。

(3) 补气养血:气与血同出而异名,血为阴,气为阳,阳生于阴,阴生于阳,此即阴阳互根之意。无气则营虚,血不足则胸中冷。血者气之体,气者血之用,气为血之帅,血为气之母。补气即能养血,养血亦可益气。故补气养血不可分割,例如当归补血汤。

若证见胸痹之脉证,发热,不渴,脉虚,心脏病久正气衰弱者,宜增投当归补血汤加味。若见脉间歇,气短,脉数,心悸者,则宜于主方中加当归芍药散。若心悸脉数者,增用生脉散加枣仁、龙牡、当归等。若见脉结代,心动悸,增投炙甘草汤。

(4) 扶阳抑阴:阳胜则热,阴胜则寒,阳虚则寒,阴虚则热;盖阴消则阳长,阳消则阴长,故扶阳即是抑阴,而抑阴也是扶阳。胸痹由于心阳虚微,阳消则阴长所以扶阳抑阴,所以扶阳抑阴之法亦不可少。若胸痹时缓时急者用薏苡附子散,附子扶阳,薏苡缓急;若四肢厥逆、脉微、下利者增投四逆汤;若阳虚胃冷增投附子汤;若心下满者增投理中汤;若寒甚者可加细辛、桂枝等。

(5) 活血利水:冠心病出现浮肿者,乃由于血运失常,壅塞瘀积,脉络允胀,体液渗出而致肿胀。中医古书有所谓"去宛陈莝"法,在治这种病的场合应理解为疏导血液中之陈腐淤积,使血液畅快而非攻法(虽然攻法有时能达到"去宛陈莝"的效果)。运用"去宛陈莝"结合"开鬼门"发汗、通上窍、"洁净府"泄膀胱以利下窍等方法,虽可退水消肿,但往往水退复发,肿消再作。究其原因,虽然血与水关系密切直接,但根本病原,其主要矛盾在于心阳虚(心动能不全),故运用"去宛陈莝""开鬼门""洁净府"只能治水肿之标,而助心阳方为治水肿之本。再说水盛则阳衰,阳盛水衰。发汗虽水去,但也同时能散体温,而对阳不足者亦能损阳,故有大汗亡阳之说。人体之热产于胃,蓄于血,夺血者无汗,夺汗者无血,故阴虚过汗则亡津液、所以治冠心病水肿者,应以真武汤为主剂以助心阳,再辨证择治标方法中之一二,始能符合"治病必求于本"的理论,使水去而阳不伤。血瘀浮肿者加当归芍药散;若肺部瘀血或肝大充血者加参苏饮(人参、苏木);若脉结代心动悸兼阳虚浮肿者,则应以栝楼薤白半夏汤与真武汤化裁并加活血之品。

(6) 补肾养筋:心与肾相互为用,肾不能还精于心即心功能虚衰,肾不能还精于肝则不能柔肝养筋,致筋膜憔悴,脉管渐硬,故补肾养筋法亦为治胸痹之一大法。若见两尺无力、脉迟、胸闷、心悸、头晕、耳鸣、腰酸、腿软、面黯虚烦、少寐或见高血压等,宜投栝楼薤白主方加杞菊地黄丸久服,便干者加草决明。若肾衰微者,见畏寒、肢冷、脉微等,则宜加桂附八味丸,亦可加鹿角胶、巴戟、仙茅、淫羊藿、党参、麦冬等,或左归丸加味。若再见脉结代,心动悸(或见心房颤动),则增炙甘草汤。便干用火麻仁,不得眠用酸枣仁。见头昏、脉弦、阴虚阳浮、血压高者,加天麻钩藤饮,或加杞菊地黄丸。

病例:李某,女性,50岁,干部。冠心病心绞痛反复发作5~6年余,心前区疼痛每日2~3次,伴胸闷气短,心中痞塞,疲乏,脉弦细,苔白质淡边有齿痕。此系胸痹之病,乃心阳虚,胃不和遂致气机不畅,血脉痹阻,拟通阳宣痹,心胃同治,予以瓜蒌薤白半夏汤合橘枳姜汤化裁:

处方:栝楼30g,薤白12g,半夏15g,枳壳10g,橘皮15g,生姜6g,党参30g,生黄芪30g,桂枝12g,香附12g。服上方2个月余后,心前区偶见疼痛,胸闷气短减轻,脉弦细,苔薄。

3. 结语

(1) 胸痹包括心痛,属于西医学冠心病范畴,从中医角度看,系病在心而密切关联胃、肾、肝、肺等脏腑之全身性疾病。

(2) 本病乃机体衰退之虚证。病因心阳虚,胃阳弱,肾阳亏,肝肾阴不足,肺气不宣,而非实证。不宜将某些标象作为病之实质。

(3) 本病正气衰弱,脏腑已损,而非由外邪侵袭之实证。当辨病与辨证相结合,立法施治。

(4) 胸痹之胸中寒,为阳虚而现之寒象,而非外寒所致。但外寒侵袭仅为成病之诱因,或非一般实证用行消之法可治。既见标证之实象,也应认清病本质为正气虚损。实践证明,对此类标实证宜用宣阳通痹为主法,扶阳佐以活血行气之剂。若不以正虚阳衰为重点,误以标象为本质,投药及时当时取效,否则日久难免耗阳损阴。

(四)"开鬼门""洁净府""去宛陈莝"法治疗充血性心力衰竭

《素问》所提出的治水三法乃指"开鬼门""洁净府""去宛陈莝"。心藏神舍脉,脉为血之府而诸血皆属于心,心欲动而神欲静,一动一静则心脏一张一缩不疾不迟有一定的节律,一息四至谓之无过。血液之流行有恒一之方向,逆流则为病,故曰"神转不回,回而不转乃失其机",其所以能如此者,由于心阳旺盛,心血充盈,否则血运失常回流障碍,血流瘀积,造成肿胀及腹水。《金匮要略·水气病脉证并治》有先病血后病水名曰血分,先病水后病血名曰水分之说。故水去其经自下,血去其水自消,可以证明水与血之关系。《黄帝内经》所谓"去宛陈莝"是指疏通血脉中之陈腐淤积使血流畅通;"开鬼门"是指宣肺发汗,以开上窍;"洁净府"是指泄膀胱排尿,以利下窍。去宛陈莝、开鬼门、洁净府三管齐下,本当水去而肿消,岂知消而复肿其故何在? 盖因水肿之为病,虽然在水,而根本矛盾是由于心气不足造成的。开鬼门、洁净府、去宛陈莝只是治水之标,故水消而复肿,所以必须以强心温肾利水之真武汤为主,辅以上述利水三法,心肾同治,方能水消而不复肿,以符合治病必求其本之意。

心气不足、心力衰竭在临床上所表现的脉和证,多见心肾两虚,宜选用强心扶阳、宣痹利水之真武汤为主方,取其壮火治水之意,但根据临床实践体会到本方主要在于温阳强心之功效,本方虽强心扶阳、利水导湿之剂,但单用本方治疗心衰不如佐以利水三法为宜。

由于心衰时出现的肺淤血、肝肿大、水肿等,皆提示心阳虚衰、肺气壅滞、升降失调、血瘀不畅,水不化气。为扭转这些病机,还必须以真武汤为主方,配合止水三法随证施治。

1. 开鬼门法乃宣肺、透表,使肺气得宣,营卫因和,以求"上焦得通,濈然汗出"。作用部位在肺。故以真武汤为主,配合越婢汤,肺热者配合麻杏石甘汤等方。

2. 洁净府法,其作用在于行水利尿,使水行肿消,作用在肾。若右心衰竭,腹水,严重小便不利,五苓散加车前草(包)15g,沉香、肉桂各10g(后下)。此为真武汤加洁净府法。此法的变通方是消水愈汤(药味:桂枝汤去芍药加麻黄附子细辛汤加知母,亦可酌情加用防己等)。

3. 去宛陈莝法的运用,《黄帝内经》始提出,其意大致为日久为陈,淤积为宛,腐浊为莝。去宛陈莝应指为散瘀通络,活血化瘀之意。作用部位在脉。

鉴于心力衰竭的发绀证、肝肿大、静脉压增高等皆可提示有瘀血情形。心衰、瘀血多伴有水肿,正是"血不利则为水"的现象。尤其《金匮要略·水气病脉证并治》所提出血分、气分概念,对我们颇有启发。《金匮要略》所述血分一证,可以有两种情况,其一为血气虚少,其二为阴浊壅塞。临床观察到充血性心力衰竭表现的症状,可用瘀浊壅塞去理解和认识,如胸闷气憋、喘咳有余之象,以及肝脾肿大、心下痞满等。充血性心力衰竭的治疗,必须在真武汤强心扶阳基础上佐以去宛陈莝,宜桃红四物汤去生地加藕节、苏木等药物。

心力衰竭严重者,本《金匮要略》水气篇、痰饮篇两篇精神治疗。水、气、血三者关系密切,血可病水,水可病血。实践得知,气得温而化,血得温而活,水得温而利。故在主方中加肉桂、沉香一类温阳化水药。此类治疗,应在强心扶阳佐以洁净府法时加用温阳化水药品,方能证、法、方药三个环节丝丝入扣,取得疗效。

心力衰竭者并见心律失常者颇多,此亦是治疗中的难题,赵锡武先生在临床中多推崇炙甘草汤、桂枝甘草龙骨牡蛎汤、茯苓甘草汤诸方。阴虚者配用炙甘草汤加生脉散。阳虚者重用真武汤,其水气凌心烦躁不安,心动悸者,用桂枝龙骨牡蛎汤。在治疗心衰的同时,适当选用上方纠正心律失常。心律失常的治疗,颇需时日,非短期能愈,须根据不同情况辨证施治。

病例:曾收治一位风湿性心脏病、二尖瓣狭窄及关闭不全,心功能 3 级的患者(宋某,女,38 岁),在治疗期间以真武汤为主方,配合"去宛陈莝"法(当归、桃仁、红花、川芎之类),加全方小便量逐渐增加,当减去活血药后,情况很快发生变化,不但小便量减少,而且一切症状也有加重,后来又用原方如上,结果心力衰竭得到了控制。临床实践表明,心力衰竭有瘀血存在,如不加以解决,往往不利于控制心力衰竭。

(五)健脾利水法治疗水肿

《伤寒论·辨霍乱病脉证并治》曰:"霍乱头痛发热身疼痛,热多欲饮水者,五苓散主之。寒多不用者,理中丸主之。"是以欲饮水与不用水以别寒热而定二方之取舍,其用义则尚易知,而《伤寒论》所论之霍乱如为利水之专剂则吐泻既已伤津,何能再用利水之剂以重伤其津?以此可以证明五苓非纯为利水之剂,而是恢复脾胃正常之功能。仲景云:"阴阳自和必自愈。"以此可知"阴阳不和必不愈"。

《黄帝内经》以阴阳为市,太阴为使,是说脾主输运而为胃行其津液。《素问·太阴阳明论》云:"脾病而四肢不用何也?岐伯曰:四肢皆禀气于胃,而不得至经,必因于脾,乃得禀也。今脾病不能为胃行其津液,四肢不得禀水谷气,气日以衰,脉道不利,筋骨肌肉,皆无气以生,故不用焉。"以上说明人之饥渴,虽表现于口腹,而饥渴实由于周身组织需要补充营养。然饮食虽由口入腹,但不能直接至于诸经,必须经过胃之腐熟,脾之功能失常,则胃不能将饮入之水输脾归肺注脉而致运化失常。五苓散为中焦淡渗健脾之剂,能恢复脾之功能,使脾阳振则吐泻止,而小便始利,非小便利而吐泻方止。多饮暖水,是补充失去之体液,以涤血中之余邪。五苓散加人参名春泽汤,盖取古诗"春水满四泽"之义。正如《素问·经脉别论》所云:"饮入于胃,游溢精气,上输于脾。脾气散精,上归于肺,通调水道,下输膀胱。水精四布,五经并行。"以上是言正常之生理,以此可以说明当生理功能恢复正常时,则使失去之体液得以补充,有害之水邪得以排除,可证五苓散之作用在于恢复上述功能。

前人以五苓散能利水,遂认为五苓散为利水之专剂,而未能知五苓散之全能。五苓散证之"渴"与"小便不利",是因不能水精四布则渴欲饮水,不能下输膀胱,膀胱无水则小便何由而利?渴与小便不利,皆非膀胱蓄水所致,而五苓散亦非专于利水,五苓散能以有用之水代谢有害之水。有人误以水入则吐之水逆证是胸中蓄水,其实是胃中蓄水、水入则吐。如为胸中蓄水不但不能水入则吐,而亦非五苓散所能治。五苓散主治水逆证,即水入即吐之病,但不能治胸中之留饮、悬饮、支饮。对此应明确认清。古人所称之水逆为胸中蓄水,乃胸胃名称之误。《血证论》曰:"水邪不去则水阴亦不能生,故五苓散去水邪而即能散津止渴,并能发汗退热,以水邪去则水阴布故也。然水阴不滋,则水邪亦不能去,故小柴胡汤通达津液而即能下调水道。"小柴胡者今多以其为和解之剂,但古时《神农本草经》载明,柴胡药效为推陈致新,能行肠胃中结气,故有通达津液,下调水道之功。五苓散之用白术重在健脾,脾健则水去而津不伤,脾虚则水去而津伤。因于脾虚,不能输经于肺,则水精不能四布,故渴。若不能下输膀胱则小便不利。若水直驱膀胱则小便自利,大便反硬。桂枝附子汤条后的自注"若其人大便硬,小便自利者,去桂加白术汤主之"可证。以此可知五苓散不但利水止咳,而对小便频数者亦能止。曾治一患者范某,小便一日七八次,服五苓散后减为一日三次。

呕吐后渴是伤津液,故渴急予饮水已足以止渴,何以再用苓、术。而苓术究是生水还是利水?正如柯韵伯所云:"本方治汗后表里俱热、燥渴烦躁不眠等证,全同白虎。所异者,在表热未解及水逆与饮水多之变症耳。若谓此方是利水而设,不识仲景之旨矣。若谓用此以生津液则非渗泄之味之所长也。"饮入之水是有形之水,而止渴者是无形之水,无形之水是由有形之水运化而来,苓、术非止渴之药,而五苓散用苓、术而能止渴者,是恢复了脾肺运化之功能使然。

五苓散是健运中焦,促进脾之吸收,肺之布散,化有形之水为无形之水,补充体液中因吐泻而消失之水,排除经过吐泻后所残留之废水,既非专于利水,亦非专于止渴,但其功用即能利水亦能止渴。

五苓散:猪苓十八铢(去皮),泽泻一两六铢,白术十八铢,茯苓十八铢,桂枝半两(去皮)。上为散,以白饮和服方寸匕,一日三次。多饮暖水,汗出愈。

(六) 去宛陈莝法治疗急慢性肾炎

肾炎类型颇多,表现不一。急性者失治或误治往往迁延成慢性肾炎,而慢性者预后多不良。

1. 中医对肾炎的认识　肾炎属于中医"风水""水肿"的范畴。中医理论中有"肾主蛰藏"而为"胃之关"的理论,指出肾与脾胃之关系,并指出"关门不利,聚水而从其类"的病理机制。

肾具有阴阳水火两个方面:肾火为阳,不仅司生殖及泌尿等功能,且为人体之元阳而关乎四脏,主"开"为"用",有煦养四脏及"举阳"、泌尿排泄废物等方面之功能。肾水为阴,司还精四脏生成精液之物质,与肾脏本身之器质结构,主"合"为"体"。肾水与肾火是相辅相成、互相促进、相互依存的,共同构成肾之生理功能——藏精、排浊。但是,肾火亢盛则肾水亏损,而水邪壅盛则影响肾火,这些都能导致"开合"失节出现病态,使之功能失常,当藏不藏,当泄不泄,精华(蛋白等物)被漏出,水浊(血中废物)反而滞留。因此临床上恢复肾之功能,必须调节肾阴、肾阳,使肾水肾火平和。其关键又在脾阳虚当温脾。由于脾阳虚则水失其防而泛滥,就当温脾阳。因为肾阳能助脾阳,脾阳旺盛才能运化水湿,而脾为后天之本,有运化水谷精微以资助肾脏本身之功。因此,脾肾两脏之间关系密切,相互为用,息息相关,以维持人体生命活动。

临床可以看到在肾炎初期,有的轻症仅显脾胃症状,而肾阳虚的症状不甚明显。但病情迁延日久即出现脾阳、肾阳俱虚的症状。而肾阳虚的疾病则多有脾阳虚的表现。可见肾阳为脾阳的根本,而脾阳运化的水谷精微则是肾阳的物质基础。

在临床治疗方法上,有许叔微"补脾不如补肾"和孙思邈"补肾不如补脾"之说法。两者在论述其治法上又各自有其侧重。前者乃治脾病应治其本,如脾阳不足应补肾阳。而后者乃指治肾病应治后天(脾),用后天补先天(肾)。两家着眼点不同,其重点也就各异。这两家的观点对今世临床仍颇有价值。当见到脾肾均病时,必有一脏是主要的。临床应当分辨清楚:何时补脾,何时补肾,何时双补。清代王旭高提出的"久病虚羸,胸无痞满者宜补肾,胸有痞满者宜补脾"的观点是正确的。参照上述论点,临床遇到肾病患者脾胃阳虚,纳差,水肿,便溏,舌淡,脉沉迟或濡者,宜当温补脾阳,这是因为脾阳不振,湿困中焦,脾阳不能充分运化精微煦养肾脏,若不助脾阳则肾病必加重转危。

治肾与治脾不同者,在于肾为水火相济之脏,施治不宜偏燥而宜阴腻,肾恶燥而喜润,脾恶湿而喜温燥。故两者在临床治疗上有所矛盾,在用药时应分清主从,不得有误。

关于水肿:中医认为水肿为"聚水而生病"的现象。据《素问·水热穴论》"肾者,胃之关也,关门不利,故聚水而从其类"的理论,肾病水肿之病因应在肾,标在胃,本在肾。中医认为"胃家寒则血薄,热则血浊,血薄与血浊皆能致水"。体内之气、血、水三者是相互转化的,水能化气,气能化水,水能病血,血能病水。古代医书有"血不行则病水"之说,水得温则化气,气遇寒则化水。脾为水之防,脾病则病水。胃为水谷之海,脾胃供应人体以物质。所以胃强则心强,心强则尿利,尿利则水去肿消。

水与气关系密切,治水须治气,肾主水,肺为水之上源,故其本在肾,其标在肺,因此治水须顾及肺气。

肾为阴,心为阳,肾主水,心主血,阴阳互根,水火既济,始能阴平阳秘而化气。所以临床上可以见到高度水肿患者,在利尿中加活血药物显增药效。

当见到脾胃虚弱,水肿严重,胸有痞满胃呆、便溏、舌淡、脉迟者,则为脾阳不振,湿困中焦,须温助脾阳。

当见到水肿日渐加剧,而胃纳尚好,无脾胃阳虚之象,仅伴肢冷脉沉迟者,则多属肾阳不足,应补肾阳逐水邪。有时补肾阳为主兼顾脾阳。

关于肾功能:肾功能不全,反映身体正气不足,正气不足则逐邪之力减低,使尿中废物不能充分排泄致血中肺蛋白氮值增高。肾功能不全者,多见尿少甚至无尿,此乃肾阳不足,无力化气排其水液之故。由于"阳主升,阴主藏",阳衰则不升,不升则不排泄。"阳损及阴",阳损伤严重者必影响导致阴伤,故不排泄之同时亦不收藏,以致精气不能回收而漏泄,蛋白等物遂丢失。鉴于以上病机,扭其病局,非峻补肾阳不能扶其肾功能,扭转危机,非兼顾肾阴不能助其机体之修复。精藏则正复,正复则精藏。

关于胃气:唐容川《血证论》说:"人之初胎,以先天生后天;人之既育,以后天生先天。"肾为先天,脾为后天,故"得胃气则生"。诸精均为谷入胃所生。谷不入则脾不运化,而肾也不能受精气之所养,所以肾脏病之病中及病后,均当以顾护胃气为本,始终重视胃气之盛衰,注重调理脾胃。

2. 治疗法则

(1) 急性肾炎以祛邪为主:开鬼门、洁净府以消水肿,清热解毒以消除病灶。

1) 开鬼门、洁净府:水肿通过发汗宣肺从上散之,宣肺又能促进膀胱气化功能,辅助洁净府以利水消肿,此为常用法则,不仅消去水肿不加重肾的负担,而且通过宣散以助清热及清除原发病灶之功效。宜选用越婢加术汤或麻黄连翘赤小豆汤合五苓散加茅根等。

2) 清热解毒为主:热毒炽盛为急性肾炎之主要病因,故清热解毒为治疗之重点,其病位在咽喉及肾,宜用清热解毒法则,用甘桔汤加蒲公英、山豆根、金银花、牛蒡子、连翘、鲜茅根、知母等药物。

急性肾炎尿闭者,可用蟋蟀、蝼蛄各3枚研末,蝉蜕、浮萍各9g煎汤冲服。或以鲤鱼,焙干研末,与三米(粳米、小米、薏米)、四皮(橘皮、冬瓜皮、西瓜皮、萝卜皮)煮水熬粥进食。

继发高血压者,须待热毒收敛时,方能降下,由于此为肾炎之标象,须随肾炎减轻而降,用药时可加夏枯草30g、牛膝18g、草决明30g、珍珠母30g等略治其标,切不应本末倒置,舍肾炎而治疗高血压。

(2)慢性肾炎以温补肾阳、双补气血、恢复肾功能为主,祛邪为辅:慢性肾炎,病程迁延逾年,病情变化复杂,尿蛋白多,尿中蛋白低,体肿,腹水,胸水。日久肾阳衰微,尿少甚至无尿。头痛、呕吐出现尿毒症。

辨证治疗以如下六法化裁加减:

1)体用兼补:既须壮肾阳,又须补肾阴,方能水火既济,逐渐恢复肾功能。但其用药量须破格使用,方能收效。以金匮肾气丸为主,生熟地各12g,丹皮12g,山药18g,茯苓30g,泽泻45g,山萸肉12g,肉桂9g,附子9g,菟丝子18g,巴戟15g,淫羊藿30g,沉香6g。方中加沉香为引桂、附下行。临床偶见面赤、脉数、舌红、尿黄且少,尿红细胞多者,则应以补肾阴为主,改用知柏地黄丸加白茅根、地丁、金银花、龟甲、阿胶等。

2)去宛陈莝:"水能病血,血能病水",故治水当治血。尤其病久肾脏和机体病变严重者,出现某些血瘀之标象,而在治本时兼顾之。当归芍药散(川芎12g,当归9g,泽泻30g,白术9g,茯苓15g,白芍18g)加益母草30g、藕节18g、茅根30g、生地30g。

3)健中焦、运四旁:肾阳衰,火不胜水,水凌脾土,即出现脾阳不振。"脾为后天之本"。久病重病多损伤脾阳,故曰"有胃气者生,无胃气者死"。肾炎中期及晚期往往有以脾衰证象为主者,此类不可轻视。肾阳衰,火不胜水,水湿犯脾,而脾阳衰弱,表现面白、体肿、脉弱、苔腻、便溏、脘闷、腹胀、纳呆、畏寒,此时当先温健中焦,以运四旁,宜理中汤、香砂六君、平胃散、苓桂术甘汤、春泽汤等,甚至附子理中汤加减。慎忌阴腻之品。此即孙思邈所谓"补肾不如补脾"之例。

4)补气养血:肾炎病久,必伤及气和血,有的以伤气为主,有的以耗血为主。但"气为血之帅,血为气之母",须注意气与血的关系。可用当归补血汤加鹿角胶、阿胶或鹿茸等。宜重用黄芪,可用至60g,以其能补气,则能增强行血化瘀之功效,尚能助机体修复已损之组织。

5)和肝胃、降浊阴:肾炎病程中,脾胃甚关重要,健者应清阳上升、浊阴下降,但病者则反之,清阳不升、浊阴上逆,多见头痛、呕吐,嘈杂反酸,胸满不食,意识障碍,有的病人血中非蛋白氮积累增多。此可在主方中佐以吴茱萸汤加旋覆花、代赭石、半夏。吴茱萸汤为温热苦辛之剂,能温肝肾,使肝舒条达而不扰脾,固元气而安神,调营卫补四末。方药为:吴茱萸12g,党参30g,生姜24g,大枣7枚,旋覆花12g,代赭石18g,半夏18g,煎服。服后头痛、呕吐、嘈杂、泛酸等消除,胃和能食。但是,血中非蛋白氮的排出须赖尿量增多,而尿量之增多,又须赖肾功能的恢复。

6)治标应变法:病程中变化多段,时时出现标象为主的症状,如感冒、扁桃体炎等。法当先治标,或标本兼治,临时改法更方,但要"效即更方",标象一去,立即恢复治本之原方。

感冒或继发感染:此类病经常发作,常导致病情反复,故应及时处理。可用银翘散加蝉蜕、浮萍以宣表。加芦根、茅根以肃肺凉血。加蒲公英、山豆根以解毒,清除继发感染之病灶。扁桃体红肿不退者,可用六神丸研细末,喷扁桃体表面少许。

血虚生热:病中体倦乏力、盗汗并见阴虚发热、浮火上越证象,可用当归六黄汤加减。

腹泻:水湿凌脾下陷作泻者,当先治脾,以防本病之加重。可暂用胃苓汤、参苓白术散等加减,若因饮食不洁、感染致泻者则用葛根芩连汤加减。

(3) 恢复期以扶正为主,兼祛余邪:此期治疗,仍重在脾肾两脏,密切观察肾脏阴阳之偏盛,及时调整,重视胃纳消化,勿使阴腻药品影响脾胃。水去肿消时,药中利水之品就要酌减。肝火旺者当泻肝火;相火盛,肾水虚者,当滋肾阴。

经治取效,病况明显恢复时,此时病邪已敛,正气初复,可见虚烦热象,若此时不见继发感染证象,则此热象多为生理现象。具体表现为体感烦热,微有口干、鼻燥,而体温不高,无恶寒鼻塞。乃机体初恢复,阳复阴未跟上之象,不可误视为病理现象,误轻率投用苦寒清热之品,以免挫伤生机。但此期亦有夹杂外邪侵袭而显热象者,当辨证分清,不得混淆。

恢复期治疗选方,宜双补肾阴肾阳者,可用金匮肾气丸;宜滋补肾阴者,可用六味地黄丸;宜健脾者可用参苓白术散;病愈之后,可久服薯蓣丸。

(4) 饮食等问题:食宜素淡,忌碱盐,定量定时。饥饱、劳逸、房事均应始终注意控制,面容好转,水肿消,尿蛋白减消时可渐加食盐,可试用开盐法。

开盐法:盐五斤,鲫鱼五斤,同煮,候水煮干再将鱼烘干,研细末,以代食盐,少量食用。

病例:赵某,女,44岁,已婚。因反复浮肿,尿少已4年,近1个月来加重。于1975年3月6日入院。赵锡武先生对本例治疗经验有如下体会:中药治疗分为几个阶段。第一阶段采用吴茱萸汤合苓桂术甘汤治其标。吴茱萸汤具有温中补虚,降逆止呕功效;苓桂术甘汤健脾渗湿适用于中焦阳虚。本阶段用于慢性肾炎尿毒症初期头眩、呕吐等症。第二阶段采用消水圣愈汤加减。本方有温阳消水效能。本阶段用于慢性肾炎尿毒症腹水尿少等症。第三阶段采用桂附八味丸、春泽汤、当归补血汤化裁,具有温阳补肾、益气利水之功。本法是治疗慢性肾炎尿毒症,对恢复肾功能,降低二氧化碳、非蛋白氮、提高血浆蛋白是否有益,可进一步商讨。其中,桂附八味丸温补肾阳,适用于肾阳虚、气化不利,水湿泛滥。

3. 结语　肾炎为累及整体的疾患,病情复杂,因果交错,损及肾、脾、心、肺诸脏。急性期当重在祛邪,标本同治,以透表清热解毒、利尿为法;慢性期当重在治本,温肾阳,滋肾阴,健脾扶正,以恢复肾功能为主。

病情多变,临证需抓住主要矛盾,并及时应变,要证法相符,方药相合,往往须数法同施,数方化裁加减。

恢复期需要预防反复,防止外感,饮食有节,劳逸适度,禁忌房事,寒温适宜,戒恚怒。

(七) 健脾利水、温阳蠲饮法治疗眩晕病

眩晕之症,古代记载颇多,如刘河间从风治,朱丹溪从痰治,清代罗国纲所说"上虚则眩,督脉虚则头重高摇""脑髓不足则脑转耳鸣而眩",指出从肾治的方法。《黄帝内经》又说:"诸风掉眩,皆属于肝。"提出从肝论治。盖眩有两种,一为头重眼黑之眩,一为天地炫动之眩。罗国纲所谓之眩乃头重眼黑之眩,故侧重于虚。刘、朱所谓之眩乃天地炫动之眩,故侧重风痰。清代邹润安把风之为病分为三种:有感而即发者,为伤寒温病时气等类;有既入人身气血之间而成痼疾者,在上如风眩、头面风,在下如肠风,胃风。

本病之眩晕,为水饮内阻,阳应风化所致,并非是风痰之邪直接为患。《素问·经脉别论》所云"饮入于胃,游溢精气,上输于脾,脾气散精,上归于肺,通调水道,下输膀胱,水精四布,

五经并行"，说明人身水液正常运行的情况。今脾胃运化失常，谷不入胃不能散其精则聚液生痰，水入于胃气不能输化其气，则凝水为饮，以致健运失司，水气交阻，清阳不升，浊阴不降，阳应风化，发为眩晕。如胃失和降，则反而上逆，故出现呕吐，所以治水则眩自愈。早在东汉时代，张仲景已有详细治法，用温阳利水之方法，以泽泻汤、苓桂术甘汤化裁加减，使水气循流，则眩自愈，处方如"生龙牡各18g，桂枝9g，白术12g，甘草9g，半夏12g，生姜9g，云苓18g，橘皮12g，泽泻18g"。

本方以温阳蠲饮、健脾利水之法，使水将风息，则眩自愈。方中茯苓淡渗利水，桂枝辛温通阳，两药相互协调，则温阳化水。白术健脾燥湿，甘草和中益气，两药同用，补土制水。佐以半夏、生姜、橘皮以和胃止呕，配合泽泻饮水下行，龙骨、牡蛎潜阳。则眩晕可愈。

病例介绍：史某，男，39岁，职员。

头晕已10年余，曾在某院疗养2年，当时诊为神经衰弱。休息达3年之久，嗣后每年有1~2个月头晕，呕吐加剧。就诊前夕，去北京宣武医院检查神经系统，无特殊异常，故来本院就诊。当时头晕为甚，晕剧呕吐，食欲不振，有手足麻木、耳鸣等，血压130/80mmHg，脉弦细，舌苔白，舌质边有齿痕，西医诊断为梅尼埃综合征。脉证参伍，乃水邪上逆，肝阳不潜所致，拟温阳利水，予泽泻汤、苓桂术甘汤化裁：云茯苓15g，白术12g，桂枝9g，甘草9g，生龙骨30g（先煎），泽泻15g，生姜6g，大枣5枚，生牡蛎30g（先煎），陈皮9g，半夏12g，钩藤12g。

服7剂后，复诊头晕欲吐等症已大减，仅感体痛、乏力。治用前方佐以疏风通络之品，加防己再进7剂。嗣后相隔1个月，头晕欲吐复作，但较前有所减轻，即又投入首方10剂而愈。盖梅尼埃综合征的眩晕，并非为风痰之邪，实为水饮内阻，阳应风化所致，着重脾胃，故治当温阳蠲饮、健脾利水为法。

（八）清肝活血法治疗三叉神经痛

三叉神经痛往往出现短暂、阵发性的剧烈疼痛，是一种神经传导功能障碍的表现，目前病因不十分清楚，常常采用镇痛剂、封闭疗法等治疗方法，严重者施节后三叉神经根切除术。三叉神经节前切断术或延髓神经束切断术，虽能解除疼痛，但术后面部可出现感觉消失之弊，患者不易接受。

本病中医学中谓偏头痛，其痛随触随发，作止如常。六腑清阳之气，五脏精华之血皆会于头。自外入者风、火循经之邪，自内发者气血痰郁之阻塞皆能为痛。或蔽覆其清阳，或瘀塞其经络，因之与正气相搏，邪聚则脉满，若邪气稽留则脉亦满，而血气乱，故久痛。偏头痛总属厥阴、少阴、阳明。胃肠燥热，肝胆风火，三经之邪壅闭经络，使脉满肿胀迫及神经则剧痛突然发作；风火之邪其性动，故时发时止。以石膏、黄芩、葛根清阳明；柴胡、黄芩以清肝胆；芥穗、钩藤、薄荷、苍耳子、蔓荆子以祛风散火；全蝎、蜈蚣以止痉挛；赤芍、甘草活血消肿以止痛。屡试屡验。

处方：生石膏24g，葛根18g，黄芩9g，赤芍12g，荆芥穗9g，钩藤12g，薄荷9g，甘草9g，苍耳子12g，全蝎6g，蜈蚣3条，柴胡12g，蔓荆子12g。

目痛甚加桑叶、菊花，牙痛甚加细辛、生地、牛膝。

（九）补虚和中法治疗狐惑病

狐惑病是中医病名，与西医学的"口-眼-生殖器综合征"颇为类似。土耳其皮肤学家白塞,在 1937 年发现在同一病人身上,出现虹膜睫状体炎伴前房积脓、口腔黏膜疼痛性溃疡、生殖器或阴部溃烂者三联症状为一种特殊的综合征。但中医学在公元 2 世纪汉代的《金匮要略》一书中就有明确记载,如《百合狐惑阴阳毒病脉证治》对狐惑病用不到 200 个字,就写明"目赤如鸠眼""蚀于喉为惑,蚀于阴为狐"等病名定义及特征,在治疗上提出内服甘草泻心汤、赤小豆当归散,外用苦参汤、雄黄散熏洗的治法。此早于西医学 1 000 多年以上。且该书提出用赤小豆当归散,可知狐惑病具有直肠下端脓肿。

中医各注家对此症有的认为是古有今无之病,亦有依局部病变、分割诊治:如《医宗金鉴》提出"狐惑"是"牙疳""下疳"等疮之古名。亦有认为本病是"病后余毒"等。近年来对本病的临床研究,有了进一步的认识,不仅古有此病,就是现代临床亦颇多见。他是一个独立的疾病。

余在多年临床实践中,认为本病是由于湿热蕴蒸所致,按照《金匮要略》治疗狐惑病的方法治疗口 - 眼 - 生殖器综合征,用解毒清湿热之甘草泻心汤,收到了满意的效果。

病例:郭某,女,36 岁。口腔及外阴溃疡半年,在某院确诊为口 - 眼 - 生殖器综合征,曾用激素治疗,效果不好。据其脉证,诊断为狐惑病。采用甘草泻心汤加味。方用:生甘草30g,党参18g,生姜6g,干姜3g,半夏12g,黄连6g,黄芩9g,大枣 7 枚,生地30g。水煎服12 剂。另用生甘草12g、苦参12g,4 剂煎水,外洗阴部。复诊时口腔及外阴溃疡已基本愈合,仍按前方再服 14 剂,外洗 4 剂,患者未再复诊。

三、代表著作与论文述评

赵锡武先生行医 50 余年,为发展祖国的中医事业,一贯兢兢业业地工作。在病危之时,还在考虑如何整理自己的医案、医话,以便为后人留下一笔宝贵的精神遗产。他一生著述甚多,论文散见于《中医杂志》《新中医》和《上海中医药杂志》等,主要著作有《赵锡武医疗经验》(人民卫生出版社,1980 年第 1 版),参与编撰《中国医学百科全书》等。

赵锡武先生一贯奉行党的中医政策,强调要积极调动中医、西医和中西医结合者三方面的力量,认为他们各有所长,应互相取长补短。而解决好这个问题的关键是要解放思想,充分发扬学术民主,统筹兼顾,付诸行动。尤其重要的是要关心中医队伍的建设和发展,因为这关系到中医事业后继有人的大问题。为此,他曾在《人民日报》发表文章(1978 年 11 月),提出建设中医队伍的两条途径:①迅速培养和造就一批掌握中医学遗产的人才,改变中医队伍后继乏人的严重局面;②有组织有计划地把中医界老前辈的宝贵经验继承下来,使之发扬光大。这充分反映了赵锡武先生对中医学的高度热爱和对祖国中医事业的远见卓识。

1952 年,赵锡武先生在我国首先运用大黄䗪虫丸治疗冠心病心肌梗死获效。大黄䗪虫丸原为《金匮要略》方,主治虚劳而兼血瘀诸证,先生用该方治疗冠心病心肌梗死,正符合冠心病"正虚血瘀"之病机,实为我国活血化瘀治疗冠心病开辟了先河。1962 年,先生在我国又首先提出治疗肺炎不能拘于温病卫气营血,强调"治病必求于本",但治本之法则应始终不变,一旦确诊,则应直以清解肺热之法为主治疗,切断病程,以期轻者早愈,重者提高治愈率(《赵锡武医话选》)。先生在我国首先提出小儿麻痹症急性期属于温病范畴。他根据该病系由病毒引起,初起或无汗等表证,又能互相传染,因此提出该病属温病,并拟创加味葛根汤治疗。又根据王清任《医林改错》有小儿中风半身不遂之记载,认为与该病相似,进一步提出该病属温病范畴的小儿中风,而非半身不遂之"中风"。因此,对其恢复期及后遗症期又创拟加味金刚丸治疗,发展了中医学对该病的诊治认识(《论中医对小儿肺炎的认识及其治疗法则》)。以上三项是先生在我国中医临床上的首创,不难看出先生对我国中医学术发展的宏丰贡献。

赵锡武先生治疗糖尿病,尝用滋肾为本的三联法。先生认为,消渴的本质与藏精的内脏功能有关,与藏精有关者肾。肾阴不足,影响藏精,致使甜味谷气和津液尽下为小便,尿糖尿多引起多饮多食和口渴,形成糖尿病。因此,治疗上以滋肾为本。根据五脏之间,气之有余或不足,相互影响,出现乘侮,即动态平衡失调情况,经临床反复验证,从而总结出一套有效的治疗方法,即滋肾、清胃生津、清心养阴的三联法。至于消渴燥热,先生更是洞察入微,提出消渴"脾胃燥热,乃治衰之兆"的精明论断,确立了"须重健脾"的治法(《赵锡武诊治消渴的经验》)。

赵锡武先生身为内科专家,不仅在心脑血管病、糖尿病方面有着独特的专长,而且在消化系统、神经系统、泌尿系统、呼吸系统、免疫系统等疾病方面都有着可贵的经验。如用甘草泻心汤治疗胃十二指肠溃疡,用加味一贯煎治疗心因性因子引起的慢性胃炎(肝气犯胃);用地黄饮子治疗脑卒中后遗症(《赵锡武运用地黄饮子治疗痿痹的经验》),舌謇,痿痹,反应迟钝;用桂枝芍药知母汤加减治疗类风湿关节炎(《中医对关节炎的治疗》);用竹叶石膏汤加味治疗病毒性心肌炎(《赵锡武治疗病毒性心肌炎的经验》)。

赵锡武先生在临证时严格遵循中医药学理论,努力运用辩证法指导医疗事件,不为古人之论拘泥,力主发扬古训,融汇新知,为中医药的发展作出了卓越贡献,是我们永远的楷模!

参 考 文 献

[1] 赵锡武.三位一体统筹兼顾——谈谈中西医结合的几个问题[J].广西中医药,1980(1):1-3.

[2] 赵锡武.谈病与证[J].中医杂志,1979(7):8-10.

[3] 葛保立,苗风芝.赵锡武辨治冠心病经验撷萃[J].国医论坛,1997(1):23-24.

[4] 赵锡武.对冠心病的认识及治疗体会[J].新医药学杂志,1976(4):30-32.

[5] 程运文.赵锡武应用活血利水三法治疗心脏病特色[J].中医药报,1989(6):20-21.

[6] 张问渠,郭玉英.赵锡武对心脑血管病的治疗经验[J].新中医,1988(7):8-9.

[7] 张问渠.赵锡武老中医治疗慢性肾炎尿毒症经验[J].新中医,1979(3):8-10.

[8] 赵锡武.急、慢性肾炎的临床体会[J].新中医,1977(2):9-12.

[9] 于天星,赵荃.赵锡武老中医谈扶阳抑阴[J].中医杂志,1980(8):15-17.

[10] 张问渠.中风——赵锡武老中医经验介绍[J].新中医,1976(6):16-15.

[11] 赵锡武,郭士魁,陈可冀.高血压病的中医治则与方药[J].中医杂志,1960(3):6-7.

[12] 张问渠.赵锡武老中医验方选——三叉神经痛[J].赤脚医生杂志,1978(11):17.

[13] 赵锡武.赵锡武医疗经验[M].北京:人民卫生出版社,1980.

[14] 连建伟.赵锡武谈医[J].广西中医药,1983(2):45-46.

[15] 张问渠.已故名老中医赵锡武治疗咳喘的经验[J].河南中医,1984(4):26-27.

[16] 赵锡武,刘志明.论中医对小儿肺炎的认识及其治疗法则[J].中医杂志,1962(12):5-8.

[17] 赵锡武.急性脊髓灰白质炎(小儿麻痹症)中医治疗经验介绍[J].中医杂志,1958(10):681-683.

[18] 刘志明.赵锡武医案[J].中医杂志,1958(7):476-477.

[19] 魏庆兴.赵锡武运用滋阴法医案三则[J].中医杂志,1988(8):16-17.

［20］魏庆兴.赵锡武诊治消渴的经验[J].中医杂志,1992(1):14-15.

［21］李兴培.赵锡武教授临证遗珠采撷[J].辽宁中医杂志,1987(5):1-2.

［22］赵锡武,安邦煜,张问渠.中医对关节炎的治疗[J].上海中医药杂志,1979(4):2-3,45.

［23］陈士奎.气血同病证治八法——兼谈赵锡武大夫的经验[J].成都中医学院学报,1980(5):27-30.

［24］焦东海.赵锡武善用甘草泻心汤治白塞氏综合征[J].上海中医药杂志,1990(1):24.

（整理:张菀桐;审订:翁维良）

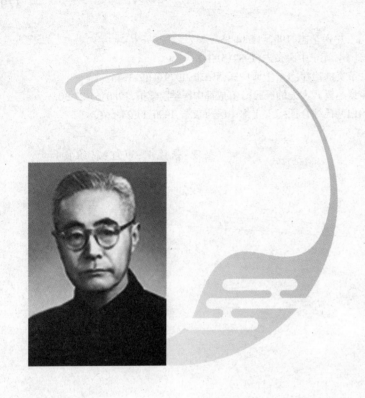

丁伯玉

一、生平传记

丁伯玉先生(1904—1974年),原籍江苏江都,后移居上海。父丁树山乃推拿名医。得家传,在上海开业,声誉颇著。

李鉴臣为江南一指禅流派的开山鼻祖。第一代李鉴臣(开山鼻祖),第二代丁凤山(流派创始人),第三代丁树山(凤山堂侄)、丁宝山(凤山侄孙)、丁鹏山(凤山侄孙)、王松山、钱福卿、沈希圣、钱砚堂、周昆山(凤山内侄)、翁瑞午、黄海山等;第四代丁鹤山(树山堂侄)、丁季峰(树山子,滚法推拿创始人)、丁伯玉(丁树山子)、朱春霆、王纪松、王少松、王子余、王百川、钱裕麟、钱志坚、黄汉如、韩樵、曹仁发、俞大方;第五代朱鼎成、朱金山、乐家哲、陈菊金、陈力成、严隽陶、梅犁、金义成、赵毅。

1921年,丁伯玉先生拜丁树山为师学习一指禅,当年丁树山一共收4位学生,分别为丁鹤山(丁树山堂侄)、丁伯玉(丁树山之子)、朱春霆、丁逸群。拜师仪式非常隆重,朱春霆晚年对当时的情景仍记忆犹新:拜师宴一共请了2桌社会和医界名流,王松山、钱福卿、沈希圣、钱砚堂、丁鹏山、翁瑞午等师伯、师叔悉数到场,这也是丁凤山仙逝后,新一代一指禅名家的全新亮相。

丁伯玉先生1955年任职于上海市公费医疗第五门诊部推拿科,1956年任上海华东医院推拿医师。华东医院推拿科由丁伯玉先生同门师兄弟朱春霆1956年创办,不久,先生调至中国中医研究院(现中国中医科学院)工作。

1958年内,卫生部先后为老中医配备了徒弟,丁伯玉先生(推拿科)收徒周良驷、张春璞、李祖谟等4人。

二、学 术 思 想

(一) 推法为主,多法配合

"一指禅"原是佛教禅宗用语,意为万物归一。一指禅是用大拇指进行推拿的方法。将意气集定于手指(主要为拇指),然后在经络穴位上施用手法以治疗疾病。操作时大拇指对准治疗部位,贴着指定穴位,不滑脱、不跳跃地推动,但又必须根据需要能随心移动。来回数遍,使经络上有温热感,穴位上有酸胀反应为度。

一指禅有"一指为推,二指为掐,三指为拿,四指为搓"之别。一指禅手法有推、拿、按、摩、滚、捻、抄、搓、缠、揉、摇、抖等十几种常用手法,但以一指禅推法为主治手法,其他手法为配合手法或辅助手法。

一指禅推法的动作很有特点,与一般推法不同。一指禅推法用拇指着力于治疗部位,运用腕部的往返摆动,使拇指所产生的功力,持续作用于经络穴位而达到治疗效果的。

当用一指禅推法时,医者半握拳,仅用拇指尖的桡侧,按在患者某一个穴位上,或某一部位上,操作时肘及腕关节自然下垂放松,将拇指指间关节及掌指关节屈曲,然后用力向一定的方向推动,此时拇指指间关节及掌指关节,由屈曲变为伸直。摆动频率每分钟可达120~160次。

一指禅推法着力点小,深透性强,动作灵活,刺激柔和,刚柔相济。此法具有疏通经络,调营和卫,泻热散寒,祛瘀消滞,补中益气的功效。适用于全身各个部位和经穴,可治疗内、外、妇、儿、骨伤及五官等科各种疾病。

摩法也是常用的手法,术者以食、中、无名指螺纹面吸附于患者体表面,三指并拢,做连续有节律的抚摩,缓摩为补,急摩为泻。或用掌心在脘腹做环形抚摩,顺时针方向为泻法,逆时针方向为补法。操作时圆周由小到大,周而复始,无需悬腕,腕与掌平。该法具有健脾和胃、疏肝理气、消积化滞、消肿退热、双向调节胃肠蠕动的功效。摩法与一指禅推法结合,组成复合手法(推摩法),治疗脾胃病效佳。推摩时要求不轻不重不缓不急,以每分钟100周的频率为佳。

在治疗时,主要选用十四经脉、经穴、经筋、经外奇穴和阿是穴,遵循"循经络、推穴道"的原则。其适用范围较广,尤擅长于内妇杂病的治疗如头痛、眩晕、不寐、劳倦内伤、高血压、月经不调、胃脘痛、久泻、便秘等病症;对漏肩风、颈椎病、腰痛等运动系统病症及小儿泄泻、小儿遗尿等病症,亦有卓效。

(二) 以柔为先,以和为贵

一指禅推拿是中医疗法之一,和其他治疗方法一样,遵行阴阳五行、脏腑经络和营卫气血等中医理论,强调辨证论治,治疗中注重因人、因证、因部位治宜。临床操作主要原则为循经络、推穴道。

一指禅推拿强调"柔和、深透"是推拿手法的最高境界。其特点为:手法柔和,力量深透,柔中寓刚,刚中带柔,刚柔相济。施治时主要手法和辅助手法配合默契,动作看起来轻柔流畅,而实则力透肌肤,沿着经络直达病所。施治过程中,患者有轻松、舒适之感。一指禅推法有轻、重之分。轻推如行云流水,循经而走;重推如雷霆万钧,力透豁谷。

一指禅推拿手法要点为手法持久、有力、均匀、柔和、深透。俗话说:"病来如山倒,病去如抽丝。"只有足够手法刺激量的治疗,才能达到治疗疾病的作用。

手法持久,在足够的时间内,持续、连贯地进行规范手法操作,使手法对人体的刺激逐步积累以达到临界点,从而起到调整内脏功能、改变病理状态的作用。

有力:手法有力是手法操作必须具备的条件之一,但有力并不是单纯指力气大,是一种技巧,操作中要有一定的力度和功力,用力的基本原则是既能保持治疗效果,保持一定刺激量,又不能使蛮力让病人痛苦难以接受。

均匀:手法操作平稳又有节奏性,动作幅度的大小、速度的快慢、手法压力的轻重始终保持一致。不可幅度时大时小、速度时快时慢、用力时轻时重。

柔和:用力缓和,手法轻而不浮,重而不滞。手法动作轻柔灵活,不生硬粗暴。手法变换自然、协调。

深透:手法的刺激,不仅作用于体表,而且能使效应传于内,达到深处的筋脉骨肉甚至脏腑。

(三) 取穴准确,以指代针

一指禅的主要手法是推法,术者以拇指指端或螺纹面或偏峰着力于人体体表穴位上,沉肩、垂肘、悬腕、掌虚、指实、紧推、慢移。通过腕关节的连续摆动和拇指关节的屈伸运动,使产生的力持续作用于经络穴位或部位上,并可循经络走向紧推慢移,达到理通经络、活血化瘀、开窍醒脑、镇静明目、宽中理气、健脾和胃、祛风除湿、滑利关节等作用,适用于人体全身各部位。

一指禅推法以指代针,用拇指的指端中峰、偏峰、侧峰或指腹螺纹面持续不断地作用于治疗部位或是穴位上从而达到治疗效果。其中以拇指中峰着力者为一指禅中峰推法,以拇指侧峰着力者为一指禅侧峰推法,螺纹面着力者称一指禅螺纹推法。一指禅推法着力点面积小,作用力压强大,深透性强,刺激量的大小可根据需要随意调节。本法刚柔相济,以刚为主,其中拇指端点按穴位力度集中,气凝指尖,禅功透入深层,直达病所,刺激量较大,善于治疗头痛、头晕、失眠、高血压、肝郁、痹病等内科杂病。偏峰刺激量小,柔能克刚,适用于在头面和五官周围操作,故常用于治疗近视、色盲、鼻渊、面瘫、头痛、耳鸣、牙痛等病证。螺纹推适用于腹部,以治疗胃肠消化系统及妇科病证见长。

(四) 注重练功,内外结合

一指禅推拿派注重功法练习,外壮功、手指功均是必修功夫。学习一指禅推拿者首先要练习"易筋经"和在米(沙)袋上苦练基本功,以求得强壮的体魄与手法的基本技能,在此基础上,才能进行人体操作训练。

练习外壮功。一指禅推法学习者不仅要求有强壮的体魄,还要求学习者骨软筋柔,性情柔和,因此,学习一指禅推法首先要练习"易筋经"。丁伯玉先生与师兄弟们每天鸡鸣即起,一起练习12种姿势的达摩"易筋经",久练此功能使筋脉变弱为强,变挛为长,变柔为刚,变衰为康,为金刚不坏之身,也是一指禅必修的基本功夫。

丁伯玉先生等师兄弟们除了每天必练全身功"易筋经",还要练"拿酒坛"的功夫。拿酒坛是项很艰苦的功法锻炼,其方法是:取一只能装30斤酒的大腹小口的空酒坛,练功者取三盘落地式,将拇食中三指钳形拿住酒坛颈部,左右手交替提起放下,约练1个时辰。接下来,往酒坛里注入些水,随着腕力的增强而逐渐添加,待水加满后再填之以铜板;再加上练习米袋功。如此日复一日,手指练肿、化脓、指甲掉了,是常见的事。而这个时候师父丁树山却告诉他们,功夫才刚入门,在每日的练功中还须领悟一指禅意及手法之心得。

此外,还要练手指功,使指力强健,无坚不入,聚精、气、神于手指尖,柔能克刚。每日早餐后,丁伯玉先生和众师兄弟一起都在米袋上练习一指禅手法。布袋装满大米,按之坚硬且具韧性。练习时,将米袋置于胸前,心澄气定,舌抵上腭,全身放松,做到沉肩、垂肘、悬腕,并将全身的精气神集中于双手拇指之端,达到力透其中。

不管是外功还是内功,都要求施术者调匀气息,心神平静,静思息虑,思想集中,这样受术者在施术部位就会有温热的感觉,这就是一指禅的显著特征。

(五) 调和营卫,流通气血

一指禅推法属于中医外治法之一,通过推拿、按摩经络、穴位及特定部位以调和营卫,流通气血来祛病疗疾。一指禅推法与国外的按摩有什么区别呢? 同为丁树山弟子的一指禅推拿名家朱春霆将推拿定义为:"医者用手来探明穴道,而把手放在上面,不停地替人治病,调和营卫,流通气血,达到扶正祛邪的目的。是中医的外治疗法。"和针灸一样,一指禅推法以气血营卫为基础,都是通过腧穴,作用于脏腑筋络,用来调和阴阳,扶正祛邪,以达到防病治病为目的。

朱春霆在明确推拿概念的同时,还提出了推拿的分界标准,即推拿治病的有效范围。推拿治病领域虽然较宽泛,但终究属于外治疗法,在病种上有其局限性:从病变部位而论,以病在经络为最适宜;以病变原因来说,以内伤、外伤最适宜;从病变性质而论,以功能性病变最适宜。此外,朱春霆还明确指出一指禅推拿治病的关键就是流通气血、调和营卫。一指禅推拿法通过推法,结合拿法、按法、摩法、捻法、缠法等多种手法,疏通经络,压按腧穴,调理气血,使全身气血周流全身、经络畅通,营运有度,从而达到泻其有余、补其不足,使阴阳之偏盛偏衰得以纠正,回复到阴阳平衡的状态中。

(六) 病分虚实,治分补泻

一指禅推法具有疏经通络、调和营卫、泻热散寒、祛瘀消滞、补中益气的功能。正如《一指阳春》所说:"推,以通其血气,气滞血瘀,百病生焉,故推以通之。"一指禅推拿也分补泻。

"轻推为补,重推为泻;顺推为补,逆推为泻。"刺激强度和推拿方向都是补泻手法。一般而言,刺激强度小为补,刺激强度大为泻;以顺时针方向为补,逆时针方向为泻;顺经络方向为补,逆经络方向为泻。施用补法时,频率较慢,手法较轻,轻推缓摩,以升元气;施用泻法时,频率较快,手法较重,力透溪谷,以清邪气。此外,一指禅推法的频率与其他手法的频率也是"补泻"的方法之一,"缓摩为补,急摩为泻"。

一指禅推拿要能使气血流通,也须要得气,要得气则首先要思想集中于一指之间,只有心神平静,静思息虑,在得气之后才能进一步疏通气血,调运阴阳,补虚泻实,起到治疗的作用。

临床应用时,推法触点小,压强大,力点集中,渗透性强,可双向调节补泻,以持续的、节律性的柔和刺激,使人体内环境趋于平衡达到有序。本法适用于全身各个部位和穴位,可治疗内、外、妇、儿、骨伤及五官等科各种常见病。如内科杂病(如头痛、失眠、劳倦内伤等)、胃肠疾病(如胃脘痛、久泻、便秘等)以及关节疼痛等,尤其是骨伤科软组织病如颈肩综合征、肩周炎、颈椎病、落枕、颈部扭挫伤、肩膀/胸壁关节挫伤、急慢性腰痛、踝/肘关节扭伤等,疗效很好。

手法作用于机体,通过酸、麻、热、胀、痛得气感,而传至经络脏腑,以调整阴阳、虚实。手法医学本着"虚者补之,实者泻之"的基本法则,施以补泻手法,以达到调整脏腑经络的功能,而恢复健康。例如对某一脏腑来说,弱刺激(是"补泻"手法中的一种补法)可活跃和兴奋生理功能,而强刺激(是"补泻"手法中的一种泻法)可降低和抑制其生理功能。例如脾胃虚弱,可取脾俞、胃俞、中脘、气海等穴,用轻柔的一指禅推法进行较长时间的节律性"补法",即可取得调理脾胃功能较好的效果。而在由于某种原因,导致胃肠痉挛时,同样在背部取脾俞、胃俞,用点按等重手法,进行强烈的、短时间的、不规律性的"泻法",即可使胃肠痉挛,得以缓解。又如由于肝阳上越引起的高血压,可取桥弓穴(翳风至缺盆)用推、拿、按、揉手法做重刺激(泻法)从而使血压降下。而由于脾虚,中气不足引起的高血压,则可取腹部中脘及气海,背部脾俞、胃俞、肾俞等,用一指禅推法做较长时间的轻刺激(补法),也可达到降低血压之目的。由此可见,操作手法重而时间较短的手法,可抑制或降低某些生理功能,这就是所谓的一种泻法。而操作手法轻柔,时间又较长者,则可兴奋或增强某些生理功能,这就是所谓的一种补法。但就手法的轻重而言,则因人而异,是相对的,是在长期临床实践中逐渐掌握的。

总之,一指禅推拿在手法的运用上刚柔相济,以柔为先,以和为贵,讲究辨证施治。临床上依据疾病之辨证及部位之特定性,往往需要多种手法配合施治,不可拘泥于一招一式。一指禅推拿是中医重要的外治法之一,临床应用中既注重经络取穴治疗,又注重与疾病特定部位局部治疗相结合。

治疗虚证时手法轻柔,动作有节律,以补为主;治疗实证时手法以刚为主,刺激强,以泻为主,但切忌孟浪行事,强力按压,不可犯"强者致弱,弱者不起,非惟不能去病,而适以增害"之误。张介宾在《类经》中指出导引者,但欲运行血气而不欲有所伤也。

三、代表著作与论文述评

尚未查询到相关著作与论文。

因丁伯玉先生一指禅的相关著作与论文均无从查考,故在此文撰写之前,我们拜访了先生同门师弟朱春霆先生的传人朱鼎成,听取了朱鼎成关于先生的生平及学术经验介绍,并在此文撰写中,大量参考了朱鼎成等编写的《推拿名家朱春霆学术经验集》《海派中医》等书籍,在此表示感谢。

参 考 文 献

[1]　上海市中医文献馆,上海中医药大学医史博物馆.海派中医学术流派精粹[M].上海:上海交通大学出版社,2008.

［2］ 朱鼎成,李鑫.海派中医[M].上海:文汇出版社,2010.

［3］ 金宏柱.简明推拿辞典[M].上海:上海科学技术出版社,2005.

［4］ 史伟.当代中医绝技荟萃——求医解难[M].成都:成都科技大学出版社,1993.

［5］ 曹洪欣,李怀荣.中国中医研究院五十年历程(1955—2005)中国中医研究院院史[M].北京:中医古籍出版社,2005.

［6］ 中国中医研究院,广州中医学院.中医大辞典[M].北京:人民卫生出版社,1995.

［7］ 陈之罡,李惠兰.中国传统康复治疗学[M].北京:华夏出版社,2013.

［8］ 李祖谟.李祖谟论中国传统手法医学[M].北京:中国建材工业出版社,1998.

［9］ 朱建平.近代中医界重大创新之研究[M].北京:中医古籍出版社,2009.

［10］ 吕明.推拿治疗学[M].北京:中国医药科技出版社,2013.

［11］ 朱鼎成,顾宏平.推拿名家朱春霆学术经验集[M].上海:上海中医药大学出版社,1996.

［12］ 刘朝应,肖迪娜,杨颖华.从头点到脚——点穴疗法[M].上海:上海交通大学出版社,2016.

［13］ 李鼎.循经考穴五十年:经穴针灸研究论丛[M].上海:上海浦江教育出版社,2013.

（整理:卢红蓉;指导:朱鼎成）

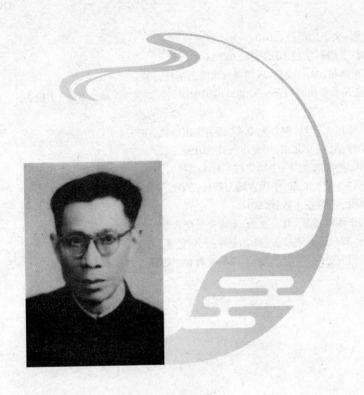

黄坚白

一、生平传记

(一) 少年立志,师承名医

黄坚白先生(1907—1975 年),原名圣和,原籍浙江省杭州,1907 年 9 月 29 日(农历八月二十二)生于杭州城内蜡子巷,其父黄倬云,以教书为业,生活清贫。先生自幼体弱,敦厚聪慧,7 岁入杭州县立第一小学,因经济困难无钱交学费,11 岁不得已而辍学,由父亲在家教读,为他选择了两条人生路,经商或行医,13 岁离家到上海一家皮革商号当学徒,做记账员,3 年期满后做会计工作,强烈的求知欲使他在学徒期间抽暇苦读,终因生活窘迫、过度劳累,积劳成疾,于 1926 年冬染重病回家调养,经过半年多的治疗,遍请杭州名中西医,毫无起色,均认为是不治之症,剧烈的胃痛使他不能行路和久坐,身体异常虚弱,遂暗下决心立志学医,并带病学习文化知识。

当时杭州名中医朱辅庭非常欣赏黄坚白先生的聪颖和刻苦好学的毅力,认为此青年是个能成大医的可塑之才,待他身体稍康复,即收为入室弟子。朱辅庭对他耳提面命,谆谆教诲,从必读典籍的选择到具体问题的详解,均详加指导,这样先生边养病治疗边熟读医学经典,并亲尝了很多烈性药物的气味和毒性,病榻上读书不停以至于疲劳到眼睛形成斜视,经过 1 年多的疗养,到 1928 年秋胃病始告痊愈,痛苦的患病治病经历坚定了他潜心钻研医学的决心和信心。继之随朱辅庭应诊,虚心学习老师经验,日积月累,得到朱辅庭四年零三个月的倾囊传授,医术渐有起步,为以后的行医生涯打下了良好的基础。

1931 年,黄坚白先生拜杭州名中医叶孟陶为师。叶孟陶是浙江中医专门学校教授,因病偏风,不便执笔写字,嘱先生助诊,下午除出诊外,还许自己执业,有一定收入,这样安心跟师临诊4年多,直到叶孟陶逝世为止。这期间,先生向叶孟陶学到了很多宝贵的临床经验,并学习了新的医学知识,参加了上海铁樵医学事务所函授学习,对中西医汇通的学术思想也有了一定了解。1935年10月参加杭州市政府举办的中医资格考试,获甲等第二名。自此医名始振,开始了自我行医的生涯。

(二)中年行医,扶危济世

行医济世一直是黄坚白先生的志向,正如他在《实用临证要语》中所言"开业为医者之职责,拯济为医者之宗旨"。1936年春,先生自设诊所于杭州下羊市街137号,除诊务之外,兼在杭州浙江中医专门学校教书,同时被杭州中医师裘吉生聘为《珍本医书集成续集》编辑,遍阅100余册珍本古籍中医书,撰写了约20万字的书目题录和内容概要,此书虽因抗战爆发未能出版,但书稿至今保存完好,文献学价值很高,保留了很多中外现已失传了的著作的内容介绍。1937年3月在浙江慈溪的中医同道魏长春寄来《魏氏失治案记实录》,恳请先生和沈仲圭撰写按语。先生甘为人梯,对其中的49例医案撰写了按语,有些按语颇能体现他的学识,如"冲咳盗汗案"后按语所论肾亏脾败木贼对临床确有指导意义:"肉脱、便溏、胃呆、咳则遗矢是脾败,盗汗淋漓、惧风畏寒是肾亏,藩篱不固,冲咳无痰,其标在肺,其本在肝肾,寒热往来亦为肝肾不足之故,脉左弦急,右滑大,是肝强脾弱,旧说所谓土败木贼者是也,痨瘵已成,病属不治。"1938年因抗战迁居到重庆,先生任重庆中医救护医院(专治伤病官兵和难民,1939年更名为中医救济医院)特约医师、主治医师、专任医师,因该院诊病大部分免费,所以病人非常多,先生每日平均要诊治100余位病人。该院学术氛围好,不定期进行疑难病例大会诊,当地名中医如张简斋、胡书城、胡光慈、邹云翔等常被邀一起会诊病人、互相切磋。接近2年繁忙的诊疗实践和与同道间的协作,提高了他的医术,丰富了临床经验。1940年,先生在重庆自设诊所,独立行医,1943年任重庆中医训练班(所)授课讲师,主讲《药物学》《中医内科学》等,自编《药物学讲义》《中医内科治疗学》等教案,在重庆行医教学期间由沈仲圭介绍认识了重庆妇科女中医师傅方珍,与她喜结良缘,婚后夫妇俩事业上互助共勉,共同提高,傅方珍后来跟随先生一起调到北京中医研究院(现中国中医科学院)西苑医院,成为医院妇科的创始人、著名的妇科专家、主任医师,博士研究生导师、国务院特殊津贴专家。1945年9月,大女儿黄坤煌出生,在家庭熏陶下,坤煌也立志学医,后来成为一名优秀的中医生。

先生在重庆期间,热心公益事业,兼任很多社会兼职,如赈济委员会重庆市诊所医务顾问、全国中医师公会联合会筹备委员会设计委员、中国医药改进会理事、中央国医馆编审委员会委员、中国医药教育社教材编纂委员会委员、重庆医学导报社编辑、中央国医馆医务人员训练班药物教授、重庆中国银行特约医师等职。这段时间是先生事业上升期,也是他施展抱负、为促进中医发展和中西医汇通呕心沥血的阶段,发表了许多医学论文,如《谈革新中华医药之初步工作》,发表在《重庆新中医药月刊》1945年2、3期合刊,《中医内科——霍乱篇、痢疾篇》刊登在1946年《重庆医药导报》,《医药漫谈》刊载在1946年杭州出版的《健康医报》第10期。这期间的医案整理成"旅碚医案"留存。

1946年8月抗战胜利后,黄坚白先生迁至汉口开业行医,先在汉口申新纱厂福新面粉厂任中医师,其后于1953年10月调任汉口协和医院中医科,从事中医科临床和病房工作。

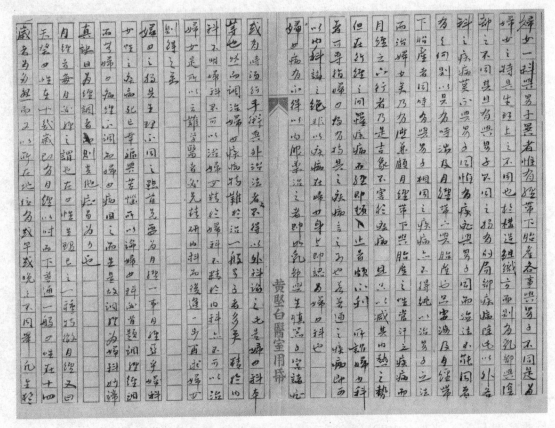

撰于民国时期的"黄坚白医室用纸"手稿

1952 年 10 月，先生二女儿黄坤强出生，坤强自幼聪明伶俐，勤奋好学，在叨陪鲤对下，也立志学医，后来毕业于陕西中医学院（现陕西中医药大学），就读中医研究院脾胃病名医步玉如的硕士研究生，留西苑医院后拜师尚尔寿，成为治疗重症肌无力方面的知名专家、主任医师。

20 世纪 50 年代，战后生灵涂炭，百废待兴，百姓生活凋敝，缺医少药，黄坚白先生投入到诊疾救苦的事业中，顺应百姓需求，诊治内外妇儿各科患者，并融汇西医知识，团结中西医同行，力促中西医结合，渴望西医同道了解中医，期盼中医科学化，为弘扬中医竭力宣传呐喊。这期间诊务繁忙，仅 1950 年 6 月 20 日至 8 月 4 日的医案记载，就完整记载了 1 029 诊次，包括各科杂病，尤以脾胃肝胆及呼吸病为多。诊余时间，先生任多项社会兼职，为报社撰稿宣传中医，为卫生局中医班讲授《儿科学》等。兼任的职位有武汉市人民政府卫生局医务人员考试委员会中医考试委员、武汉市中医工作者联合会委员兼学术组副组长、武汉市人民政府卫生局中医委员会委员、武汉市卫生防疫委员会副主任委员、中南行政委员会卫生局中医委员会委员、武汉市中医进修学校校务委员会委员等。这期间撰写的文章有《旅汉治案选录》，刊登在 1946 年《重庆医药导报》第 9、10 期合刊，《儿科纲要》作为武汉市中医学习班讲课教材。1947 年 7 月应沈仲圭之邀，撰写了《评肺痨不治记》，刊载于 1947 年重庆新中华医药学会出版的《肺肾胃病研讨集》。1950 年 12 月受中南卫生部中医科嘱托，撰写了《中医科学化之我见》一文,提出中医必须走科学化之路,中西医要并轨为新的医学,并对如何走科学化之路提出了具体思路和设想。在 1950 年的全国卫生工作会议上,朱德总司令号召要团结中西医,为响应政府号召,针对当时大多数西医学者对中医不了解的现状,黄坚白撰文《怎样认识中医》,发表在《江西中医药》1953 年第 1、2 期合刊,希望广大西医师都能了解中医,以促进中西医结合,此文由当时的武汉市卫生局副局长陆真翘作序。1953 年 10 月奉中南卫生局命,调汉口协和医院中医科(即武汉医学院第一附属医院)参加中医临床研究工作,当时在西医院设置中医科并开设病房尚属试办,要搞好中医工作,应以中西医团结合作作为先决问题,而西医对中医学术的正确认识又是团结合作的必要条件,黄坚白力倡团结中西医、介绍中医学术,撰写了《中医学术简介》一文,成稿后就正于当地名医沈仲圭、任应秋、沈士芳等,修订后送汉口协和医院涂登榜副院长,涂登榜嘱寄北京龙伯坚、夏永龙,先后又转陆渊雷、沈德建、夏仲芳及西南行政委员会文教委副主任兼卫生局局长鲁之俊审阅,根据各位先生所提意见重加修订,1955 年劳动节后送武汉医学院审核后作为西医学习中医的参考教材。在此院中医科工作的 2 年多时间,黄坚白先生边临床边撰写总结论文,对肝硬化腹水症、高血压进行了系统研究,总结并发表了 3 篇论文:《雪羹汤治疗高血压症的初步报告》发表在《中华医学杂志》1955 年第 10 期、《肝硬化腹水中医治疗的初步报道》发表在《中华医学杂志》1956 年第 6 期、《中医科三年——介绍汉口协和医院设置中医科的经验与教训》发表在《中华医学杂志》1956 年增刊。黄坚白的理论水平和学识得到武汉中医界领导和同仁的认可,中国中医研究院成立时征召各地名中医进京,武汉市卫生局即推荐他调去北京。

(三)奉命进京,施展才华

1954 年,毛主席指出:"即时成立中医研究机构,罗致好的中医进行研究,派好的西医学习中医,共同参加研究工作。"1955 年,著名外科学家、针灸学家鲁之俊奉命筹建卫生部中医研究院,同年 12 月 19 日中医研究院成立,周总理为研究院的成立亲笔题词"发扬祖国医药遗产,为社会主义建设服务"。黄坚白同蒲辅周、岳美中、徐季含、郑守谦、陈邦贤等一大批闻名全国的中医一起奉命进京,来中医研究院后被任命为医院内科副主任及中医研究班教学老师,1956 年 10 月 1 日,荣登天安门观礼台,参加国庆大典,同年加入了农工民主党。10 月至 12 月,与刘猷枋一起到全国各地大医院调研学习医院的规章制度和管理办法,回院后起草修正各部门规章制度。调入中医研究院,给黄坚白先生提供了全面施展医疗教学科研能力和才华的平台,在医疗方面,任内科副主任,诊治的优势病种以肝炎、肝硬化、肝癌、胃炎、胃溃疡及慢性阻塞性肺疾病为主。1961 年黄坚白先生参加了赴甘肃医疗队工作,接受贫下中农再教育,虽年高体弱,条件艰苦,也不搞特殊,不求组织照顾。1962 年以后任内科主任,作为学术带头人,一心扑在事业上,每周工作都是门诊、查房以及教课,在病房查房时,常常有疑难问题科里其他大夫都不能解答出,他总能引经据典圆满解答,成为得到全院医务人员公认的"医学活字典",这一赞誉实至名归,源于他几十年过人的勤奋博学,以至于年过半百,双眼近视度数达到一千度,并伴斜视,不仅自己做事认真,好学不倦,严格要求学生和他一样认真做事、勤学苦读,还专门为研究班和科内医生讲授如何读经典、读哪些书,列出了一批必读书目。1963 年收张贻芳医师为弟子,出门诊时由张贻芳代开处方,弟子写完后他总是最后认认真真审查一遍,保证不出一点差错,对弟子读书的进度和掌握的程度他都认真考核。过硬的业务技术和严谨认真的学风把内科带大做强,不仅能收治普通消化系统疾病病人,还能收治肝硬化腹水和重症肝性脑病、肝癌患者,在数年内建设成了国内知名科室,被称为"肝病诊治一条龙"享誉国内,全国各地来进修参观的人员很多。这期间撰写和发表了多篇学术论文,如《化虫汤治疗蛔虫病十例疗效介绍》发表在《中医杂志》1959年第5卷第1期、《慢性肝炎和肝硬化的中医理论和治则》发表在1960年的《中医杂志》第4期;为了教育西学中研究班以及进修学生和年轻医生,树立良好的医德医风,特意撰写了关于医生如何修养的文章——《实用临证要语》,提出了著名的为医基行十七条,其中有"待病人病家以诚、治病当负责、对病人病家宜有同情心"等,这些条文后来成为研究院新生入院教育的必读条目。还撰写了《妇科学讲义》《类药辨异》《饮食宜忌》《肿胀漫谈》《读书漫谈之一》《读书漫谈之二》《痢疾》《泄泻》《哮病》《热病》《胃痛》等医学讲稿,作为西医学习中医研究班的讲稿;写了《慎思明辨医案选》《肾炎》等文稿待发表。在科研方面承担中医治疗肝炎、肝硬化的研究课题,投入很大精力,做了大量工作,并取得了一定成就。黄坚白先生身负重任,工作繁忙,但每天晚上都抽出时间读书学习,或针对白天遇到的问题查阅资料学习新知识。他的业绩得到院领导和政府的关怀和高度重视,曾荣幸地三次被邀请登上天安门观礼台参加国庆大典。

教学方面,1955年12月,在成立中医研究院同时也开设了西医离职学习中医研究班,第一批从全国各地招来84名西医学员,利用两年半时间,学习16门课程,黄坚白先生主讲《伤寒论》《金匮要略》《中医妇科学》部分内容,撰写了10余万字的讲稿。他认真对待教学工作,每讲一门课,都认真写教案,教案力求深入浅出,把深奥的中医经文讲明白透彻,并独创了讲课体例,例如在讲《伤寒论·辨太阳病脉证并治下》讲稿中,每条经文先录原文,次列词释,再列释语,最后列讨论,有方的条文对方后注和服法也都做详细解释,词释中详解每个生僻字词的现代含义,有些字词经过多方考证后力求达到文理通顺,提出了许多独到的观点,如对"病发于阳而反下之,热入因作结胸;病发于阴而反下之,因作痞也"中"发于阳"和"发于阴",历代医家有各种解释,有的解释为阳为阳经、阴为阴经(钱潢),有的解释为阳为太阳、阴为少阴(王焘),而他认为"依照已变成的疾病情况来说,只能作为阳是指胸膈有痰饮的人,阴是指胸膈没有痰饮的人来体会"。黄坚白先生对经文的解释也是以临床实际情况为依据,不牵强附会,如对经文"心下痞,按之濡,其脉关上浮者,大黄黄连泻心汤主之",他认为"关上浮"之"浮"字疑为错简,因大黄黄连泻心汤证一般应见滑大脉。黄坚白先生对经文认真琢磨,即使方后服法有疑问也进行考证和分析,如对甘草附子汤服法中原文"能食汗出复烦者,服五合,恐一升多者……"他认为"这里的'汗出复烦'应从赵开美本作'汗止复烦'为当,因汗不出则烦作,须再服药以汗之,虚症和湿家都不可大汗,微汗则病去而不必续服"。正是由于有像他这样的学识渊博又甘心奉献的好老师,中医研究院培养出的西学中班享誉海内外,被称为中医界的"黄埔军校",其中成长出很多优秀人才,如吕维柏、陆天鑫、李经纬、周霭祥、余瀛鳌等已成为中医或中西医结合事业的骨干,有的现已成为首都国医名师。他的弟子张贻芳也成为首都国医名师、中央保健会诊专家。1958年9月卫生部党组向党中央汇报中医研究院西医学习中医研究班的总结经验,毛主席作出了著名的批示:"这是一件大事,不可等闲视之,中国医药学是一个伟大的宝库,应当努力发掘,加以提高。"从此以后全国各省市相继开设了西医学中医班,并由此发展起来了中国的中西医结合事业。

社会活动、兼职及荣誉：自 1955 年 12 月进京至 1966 年 4 月这 10 余年是黄坚白先生事业的黄金时期，也是最操劳的时期。这期间除了日常的医教研工作外，还有一些社会兼职工作，如兼中央保健委员会会诊专家、中国农工民主党党员等，经常外出会诊、开会等，担任中央保健会诊专家责任重大，所会诊的患者都是高级军政领导，如宋时轮、钟期光、王新亭等，病情都较重，有些是西医久治不好的重症，如哮喘、尿毒症、肝硬化腹水等，他如履薄冰，每次会诊都诚惶诚恐，竭尽心思，但每次都能妙手回春，转危为安，因为医术高明，曾被邀请到人民大会堂观看演出、参加国庆观礼。1957 年 5 月参加全国卫生工作会议，同年参加卫生部"百家争鸣，百花齐放"会议；1962 年黄坚白先生作为研究院代表与鲁之俊院长一起参加了在广州召开的全国科技大会。

（四）晚年多病，克勤奉公

黄坚白先生自幼多病，少年时落下胃痛（胃溃疡）病根，又因用眼过度导致高度近视、斜视，到 1961 年三年困难时期，随医院医疗队到甘肃通渭农村，跟农民同吃同住同劳动，生活十分艰苦，他的胃病复发，由于当时医疗条件差，也没有很好治疗，一直带病工作，回京后担任内科主任期间更是一心扑在工作上，克勤克俭，生活极为简朴，除了工作以外，无其他业余爱好，只是酷爱读书，利用一切可以利用的时间看书，又因常常加班熬夜写资料，养成吸烟的习惯，导致支气管感染，咳嗽频发，出门诊时有时胃痛发作，只能强忍着疼痛或临时服一两片止痛胃药，加之双眼高度近视，每出半天门诊都使他疲惫不堪，终于在 1966 年发生眼底出血，不得不休病假疗养，其后病情好转又继续工作。1969 年医院为国家备战在山西省稷山县成立农村疾病研究所，黄坚白先生被派去工作，年老多病，当时生活条件艰苦，靠拾柴生火燃煤做饭，夫妻二人各自上班，有时饥饱不均，仍坚持按时出诊，冬天天气寒冷，没有暖气，瘦弱之躯不耐邪侵，积劳成疾，不久即患肺结核、类风湿关节炎、喘息性支气管炎，发展到肺源性心脏病，于 1971 年 9 月回京住温泉结核医院治疗，其后又辗转在家调养，在调养治病的间隙，还于 1973 年 9 月至 10 月间诊治了一些前来慕名求治的患者，其后病情渐重，无奈住进西苑医院呼吸科治疗，在住院期间仍不忘医院工作，时常过问和关心内科的工作，解答学生的疑难问题。呼吸科单独腾出一间病房作为传染病间，由弟子张贻芳负责治疗和看护，虽经积极抢救，仍然医治无效，于 1975 年 3 月 20 日凌晨 4 时 55 分与世长辞，享年 69 岁。

黄坚白先生的一生为了中医事业，不断追求，不断进取。他曾在 20 世纪 60 年代总结过自己的治学经验，反映了他学医生涯中勤于探索的精神。摘录如下："回忆初学十载，当得入门，以为窥其堂奥，眼高气扬，实则诊病也知标不知本；用方也知奇不知偶。人亦但以轻者浅者相就，去病能自愈者半，必药治单纯者又据大半。其疑难重病，或他就，或转介于人。幸尚不至偾事。当是时也，以热病言，虽知六经、三焦之分，而三阴、下焦则罕见，见之亦先自彷徨焉。以单方治三阳、上中焦病，加减不能合度，颇为庞杂，治则顾此失彼，不知偶方用之两感之治。其后应诊渐多，群众鞭策，不得不穷研典籍，求教于前辈，以此学得稍进。续学十年始渐悟方有纯驳，当先学其纯，进而求配合辅助，以及反佐之妙。再进则学阳证似阴、阴证似阳，所谓寒因寒用、热因热用等反治之法。其时虽治渐广，识稍盛于普，然今又越十六年矣，而自愧尚未臻上乘，不敢不勤求书册，请益于先进，学无止境，深有所悟，今知所得十不及一，中医学为伟大宝库，诚哉斯言也，所可告慰者，乐于斯道，愿终生以学此。"

二、学 术 思 想

（一）主张德术并重，践行为医基行

黄坚白先生不但是著名的医学家，更是医学人文学家。他关于医学修养的"德术两轮论""修养十条"以及"行医基行十七条"已成为中医人文学的重要内容。他以身作则，终生践行了这些修养准则。在《实用临证要语》一文中提出了医德的重要性："大医者食力谋生，固无异于百业，然其志则不在富……故讲临证学识之程序，自当以医德为始……医学医德一如车之两轮，若缺其一即不能载重而启行，且必倾覆……其事至要，盖不重医德而行医，与商家之不顾信义发售伪货者同一，不能维持永久……故欲成良医，必恃医德。医德者，实万世颠扑不破成功之秘诀也。"对医术的重要性，他也给出了深刻的论述："其有不重视医道，而专从机巧上勾心斗角者，虽可获名利于一时，但其倾覆必不在远。"

在为医基行方面提出了 17 条准则：①待病人病家以诚；②对病人病家宜有同情心，如家人父母兄弟姐妹；③治病当负责；④药而不效，当仔细检讨其原因，静心研究其病理，参考前人治法，并请益师友，切忌刚愎自用；⑤病重治无把握，当介绍专门长于此科之医师诊之；⑥勿专以名利为重要而计较得失；⑦勿以机巧欺愚病家；⑧勿扬病人之隐私；⑨勿以技术上之便利贪私利而犯公法；⑩勿因游玩之事耽误病人；⑪勿使病家虚耗无谓之费用；⑫诊余有暇，当规定时间，静心研究，并多读有益身心之书；⑬勿拘守成法，当勤于研究，务期有所发明，有所贡献；⑭诊余有暇，应从事运动以调节身心，增进自身健康，并可避免不正当之娱乐；⑮于收费病人外，当匀出一部分精力为贫民义诊及为地方服务；⑯勿轻视前辈，勿诽谤同道，于学术问题虽可责难辩论，当仁不让，但不可有讥讽、谩骂之行为；⑰才愈高，心愈虚，毋自满，毋自傲，毋盛气凌人，当虚怀若谷。

在医生的修养方面，黄坚白先生认为首要学会做人，做明事理明道义的人："医为专门学科，对于物理、化学、解剖、细菌、生理、病理、药物、方剂、诊断、治疗等基本学识，固当熟悉深谙，然做人之基本学问，尤不可不讲求焉。因无做人之基本学问，非但不可为医，且不可做人"，为医者要谙熟医学相关知识，要走正确的治学为医道路，需要明事理、明道义，"世界进化日新月异，吾人应知之知识亦无穷尽……吾人若欲应付此无穷之事变端，在乎理明智强，惟理明则然后可以应万变之变，此其一……行为动作处处合乎道义，则可俯仰无愧于心，此其二……其尤要者，则为明道义……明乎此，则吾人治医必先向学，并宜静心修养，充足其智能以明事理，涵养其天性，培养其正气使其动作合乎道义，如是始可尽此仁术之职而无愧耳"。提出了 10 条医生德性修养的要求：①宜庄重；②宜温和；③宜敬事；④宜镇静；⑤宜耐烦；⑥宜核实；⑦宜慎言；⑧宜守时；⑨宜心神专一；⑩宜胆大心细。黄坚白先生认为："以上十条均属临证应知之事，皆由修养而成，修养功夫大有浅深，吾人必勉力于修养，进得一分是一分，始可期其有成。"

黄坚白先生从行医直到去世，都在时刻践行着 17 条为医基行和 10 条修养要求。他为人温和诚信、谦虚谨慎、治学严谨、惜时如金、勤奋博学，做事专心、能做事做成事，待病人如亲人、对学生尤子女，待同事诚恳热情。他可谓是中医人做医的榜样。

（二）位卑心忧中医，倡走科学化路

在20世纪50年代初，中华人民共和国刚刚成立，中医事业由于受国民政府多年来阻碍甚至废除中医政策的影响，处于近乎停滞的局面。1929年，国民政府中央卫生委员会通过了《废止旧医以扫除医事卫生之障碍案》。提案称："旧医（对中医的贬称）所用理论，皆凭空结构，阻碍科学化。"另拟"请明令废止旧医学校案"呈教育部，并规定了施行旧医登记、禁止成立旧医学校等六项消灭中医的具体办法。国民政府迫于中医界的抗争，口头表态不实施，但是反对中医的政策丝毫没有改变，废止中医一直在以变相的手法进行着。教育、卫生两部通令中医在诊病时，禁止参用西药及器械；中医学校降格为中医传习所或中医学社，不准用学校的名称，以限制中医人才的培养；中医医院改为医室等，严重制约了中医人才的培养和事业的发展。直到1935年11月国民党第五次代表大会才通过决议允许国家医药卫生机关增设中医，允许设立中医学校。此后的中医事业稍有转机，但抗战爆发，百业凋敝，国民政府不仅不给予领导和扶持，反而蔑视和压迫中医，任凭中医自生自灭。正如黄坚白先生所说："这不但阻塞了中医进步的道路，而且连原有的技术也不许继续下去。"针对这样一种局面，先生先天下之忧而忧，深为中医的现状及前途担忧，虽不在高位，人微言轻，仍毅然撰写了《中医科学化之我见》一文，高呼中医要与时俱进，走科学化道路，要融合西医，形成中国独特的新医学。文中提出："中医有它的特长，这是说西医学说里面所没有而又切实用的东西，假如西医能够研究这些，对于西医一定有很多的帮助，使中国的医学可以超越外国，这并不是梦想。"对中西医并存的局面他并不赞同长期并存下去，而应合并为新医学，指出"这并不说赞同这个局面，相反的应当消除这个局面，使两长合一，成为一个新中国医学，这样中医就非科学化不可"。在阐述中医走科学化的原因时提出："我们不能因有疗效即称满足，当更求其真理所在，求得真理则不特对已成事实可使其明显准确，而对未发现的，更可因此而有新的发明，有新的进步，这也是中医必须要科学化的原因。"而且还提出了从以下四个方面推进科学化：①旧学说的整理；②新学识的传授；③药物的整理和改进；④治绩之统计。从此文可见黄坚白先生以振兴和改进中医为己任，站在中医发展和改进的高度预见中医科学化的发展方向，其抱负之大可见一斑。

（三）阐释《伤寒》《金匮》，见解独特求是

黄坚白先生在医院边临床边教学，负责给西医学习中医研究班授课。他熟读经典，对《伤寒论》《金匮要略》经文进行了详尽的考证和研究。他对经文的阐释非常严谨，有理有据，对文理不畅的经文实事求是地提出自己的看法，有的疑为错简，有的存疑或补缺，有些须前后文互补，因此先生的讲课知识广博，见解独到，使人获益匪浅。

黄坚白先生认为疑为错简经文有多处：①《伤寒论·辨太阳病脉证并治下》中"伤寒脉浮滑，此表有热，里有寒，白虎汤主之"，他认为"本节既有错简，应当存疑，程应旄氏注释可参考。程注：'厥阴篇中脉滑而厥者里有热也，白虎汤主之，则知此处表里两字为错简'"。②《金匮要略·肺痿肺痈咳嗽上气病脉证治》中"肺痿吐涎沫而不咳者，其人不渴必遗尿……"他认为"本节不应冠以肺痿两字，恐是错简，因本节的症候在临床上决不当作肺痿治，肺痿是燥热症，应该用滋养药"。③同一篇经文："桔梗汤方，亦治血痹"，他认为"方下注有'亦治血痹'，恐是错简，注释《金匮》的医家很多将这四字删去，桔梗治血痹与事实不合"。

黄坚白先生对《伤寒论》研究颇深,认为存疑的经文很多。兹举数例:①《伤寒论·辨太阳病脉证治下》中"太阳病下之,其脉促,不结胸者,此为欲解也,脉浮者必结胸也,脉紧者必咽痛,脉弦者必两胁拘急,脉细数者头痛未止,脉沉紧者必欲呕……"他认为本节所说与事实不符,应当存疑,勉强改字凑合没有什么意义,因为治病应当整体观察"。②《伤寒论·辨太阳病脉证并治下》中大黄黄连泻心汤煎服法中用麻沸汤渍法,他提出此条存疑,认为"麻沸汤者熟汤也,汤将熟时其面沸泡如麻,故云,今《伤寒论》承气汤都用久煎法,泻心汤反泡服,承气虽也主泄热,而通便也不专责大黄……何以久煮,尚待研究"。③《伤寒论·辨太阳病脉证并治下》中"妇人伤寒发热,经水适来,昼日明了,暮则谵语,如见鬼状者,此为热入血室,无犯胃气及上二焦,必自愈",他提出"上二焦的'二'字可疑,医家解说不一,按人身只有三焦,中焦属胃,已说无犯胃气,那么剩下来只有上下二焦,原文不是上下焦,当是上下二焦,上焦指汗法,因为发热,医者可能认为太阳症用汗法,中焦因谵语可能误认为阳明去攻下,下焦谓血结,不可视为'其人发狂,以热在下焦'的抵当汤症,这样解释无论原文如何,与事实是相合的"。④《伤寒论·辨太阳病脉证并治下》白散方后注"身热皮粟不解,欲引衣自覆者……与芍药三两如上法",他认为"'上法'未谈明哪一个方法,不能强释,存疑"。

对前后经文有论无方或方中药味不全的,黄坚白先生根据考证给予补充。如《伤寒论·辨太阳病脉证并治下》经文:"太阳病二三日,不能卧,但欲起,心下必结……若利止必作结胸,未止者,四日复下之,此作协热利也。"此条未给出治法方药,他对前后经文互相对照,认为与其后的经文治法相符,其后经文"太阳病外证未除,而数下之,遂协热而利,利下不止,心下痞硬,表里不解者,桂枝人参汤主之",先生认为"前面有太阳病,数下之成协热利没有提处理办法,本节就是它的治法"。又如《伤寒论》中甘草泻心汤条下,他认为"查《金匮》《外台》载本方都有人参三两,本方治虚,无论在理论上或临床上讲都应有人参"。再如《金匮要略·肺痿肺痈咳嗽上气病脉证治》中经文:"咳而脉浮者,厚朴麻黄汤主之。"他认为:"厚朴麻黄汤方详其药效,系治肺郁兼胃实肺胃同病的喘咳症,经文中没有详列症状,未知是否有缺简?据《千金要方》咳嗽篇所载本方,药味相同,列症较详,考虑所列症候与药效相符,是可以据此补入的。本方用治肺郁胃实的喘咳有相当的效果。补《千金要方》原文:'咳而火逆上气,胸满,喉中不利,如水鸡声,其脉浮者,厚朴麻黄汤方'。"

(四)四诊尤精舌诊,善治重症危疾

黄坚白先生在中医四诊方面,尤其精于舌诊,这与他博览温病著作、善于临证观察有关。他熟读《温病条辨》《温热经纬》《临证指南医案》等书,集诸家舌诊之大成,撰写了《热病约言》一文,其中有专论舌苔的"热病舌苔略论"一节。书中讲到"舌苔虽较脉象为显明易学,然几微之差必须细辨,有时非语言所能形容,当在临证时细参。察舌应分部位、润燥、厚薄、老嫩、苔色、舌色等",认为舌苔的厚薄配合苔质的润燥滑糙常能提示病情的深浅和邪气的性质,"苔薄者见于表证,薄而松者症轻,薄而腻为湿滞,宜宣解气分;苔厚见于里滞,厚而松者为里滞渐化,宜清解,厚而腻者为食滞与痰浊,宜化滞,宜开痰,苔糙为内热伤阴,苔滑为食滞、湿阻","苔白腻而厚,形如积粉,为伏暑,可用清宣以解外,重症发于营分,舌鲜红光绛起刺,治宜清营血分之热","若绛舌而兼上浮黏腻苔,为暑夹湿浊,恐痰热内闭,宜芳香开窍。若舌绛苔中黄燥起刺,为湿温留连气分,不可用滋腻药,宜急清三焦之邪"。苔色大致分为白色、黄色、黑色,舌色分为淡红、绛色、紫色,尤其对肝病患者紫色舌和舌下脉络的认识具有创

新性,认为"舌面两侧青紫,舌下有紫色瘀血,痞块坚实不平,病情进展迅速,应确认是否患有肝癌"。

黄坚白先生临证胆大心细,慎思明辨,辨证入微。曾言:"汉医不以科学说理,每为识者诟病,然知识界之病家,趋治于汉医者,曾不乏人,此何故欤,治效使归乎。是汉医诚拙于理论却巧于治疗,所谓治疗之巧者无他,唯遵审证用药之律而已……法有定则,学无止境,证情几微有辨,学识良劣悬殊,病浅者势虽凶重,证情望而即知,常工可愈也。稍深则其情较隐,必中工始治,更进则证情混淆错杂……是则非上工不辨……坚白不敏,学未操乎上乘,而慎思明辨之心,不敢后人。"先生临证慎思,智圆行方,认证准确,疗效颇著,故以善治疑难危症闻名,所治的重病有淋巴瘤、尿毒症、肝硬化腹水、肝癌、消化道出血、麻疹合并肺炎、高热昏迷等。兹举2例:

高热神昏案一:1940年春季,患者男性,二三十岁,病已三四日,初起为外感发热恶寒,头痛咳嗽,曾服他医之药……泻下秽浊,高热神昏,口大渴,诊脉洪大有力,苔老黄而不厚且干燥,因思病属温证,尚在气分,当投白虎汤,并须增入养阴药……查阅前人医案,于《全国名医类案》中查获类似一案,为风温误辛温解表后其症状如此,即用该方出入加减,白虎合增液汤加沙参、怀山药、天花粉,去粳米,石膏用一两,嘱其至夜,病减可续服1剂,次日热、泄、渴均大减,经调理四五日热退便干。

尿毒症合并肺部感染案二:患者汤某,男,31岁,是解放军某部干部,1961年8月17日初次会诊。患者于1个月前手部外伤后出现恶寒发热,继之出现面部手足肿胀、腹胀、恶心尿少、胸闷气短,血压最高220/110mmHg,化验血肌酐高、尿蛋白(++)、尿常规白细胞15/HP,医院诊断急性肾小球肾炎、泌尿系感染、尿毒症、左心衰、高血压脑病、肺部感染,就诊时呼吸困难、鼻出血、烦躁不安、头痛、意识不清,体温39.1℃,心率100次/min。黄坚白先生根据鼻出血、高热神昏、躁动、尿黄,认为属于内热炽盛,已入营血,治拟清热凉血、醒神扶正。拟方:真犀角八分(调服,现为禁用品,用水牛角代),生地八钱,白芍五钱,丹皮三钱,西洋参三钱(另煎),桑白皮五钱,白茅根一两,川贝母三钱,连翘心三钱,元参五钱,天竺黄三钱,九节菖蒲一钱四分。1剂,水煎服4小时服1/3剂,另服安宫牛黄丸3丸,4小时1次,每次1丸。服上方后体温降至正常,呼吸平稳,唤之有反应,但不易唤醒,时有呻吟和少许汗出,经电话联系,黄坚白先生嘱原方继服1剂,安宫牛黄丸再服3丸,每6小时1丸,另用葱白四两炒热外敷脐部。8月19日,病情好转,意识较前清楚,仍有发热,大便3日未行,并有烦躁,导尿约100ml,诊脉弦滑沉有力,右大于左,舌质红,苔焦黄。继用前法,上方加酒军三钱、麸枳实二钱,2剂,安宫牛黄丸1丸/次,日3次。8月20日病情又加重,意识不清,呻吟,烦躁不安,两目凝视,身出冷汗,四肢不温,体温不升。证属内闭外脱,治拟固脱平肝,息风豁痰。拟羚羊钩藤汤加减:羚羊角一钱,钩藤三钱,石菖蒲二钱,法半夏、川贝母、天竺黄、高丽参、生大黄各三钱,生地、元参各六钱,制附子三钱,全蝎一钱,生龙牡各二钱。1剂,水煎服。8月21日病情仍危重,下肢浮肿,有心包摩擦音,电话改方,羚羊角片改为五分,改生大黄四钱、附子四钱,加郁金三钱。1剂,其后病情渐有好转,原方化裁调理,后期用六味地黄汤加减收功。至同年12月化验肾功能全部正常而出院。

(五)擅长肝系疾病,标本虚实为纲

黄坚白先生学术造诣精深,善于治疗消化系统疾病,尤以肝系疾病(肝炎、肝硬化、肝硬化腹水)为擅长,在临证中,非常重视中医的整体观念,注意从四诊资料分析病情,主张针对不同病情灵活用药。他认为肝病的病理基础在于肝脾两经罹病,外候能见各种肝脾两经病症,并兼见传变其他脏腑的证候,如肝郁、瘀血、食滞、水积等,日久后可出现正虚、阴虚、阳虚、气虚、血虚或气血阴阳并虚等本虚之证。对于历代医家提出的寒热转变问题,如丹溪认为"郁久生热",东垣谓"始受热中,末传变寒中"等,他认为"或从寒化,或从热化,当视患者体质、地域及其他副因而定,不能执一而论"。在肝病诊断方面,他认为观舌比诊脉更有价值。他发现晚期肝硬化腹水患者,舌质往往出现光剥红绛或镜面舌,舌苔干燥黄腻,或舌面有小出血点,此乃肝肾阴虚兼有湿邪化热所致,为重症危候表现,治疗非常困难。舌质瘀黯,苔黄燥腻,腹中积块,往往与腹水治法相同,舌面两侧青紫,舌下有紫色瘀血,为肝有瘀血,采用行气活血逐瘀之法,常选桃仁、红花、蒲黄、穿山甲、五灵脂等。

在治疗方面,黄坚白先生根据肝炎实多虚少、腹水虚多实少的特点,提出治疗肝炎宜清热利湿、疏肝健脾活血,治疗腹水宜培元固本、扶正祛邪,治疗慢性肝炎及肝硬化多根据病机,分为主证、兼症、并发症三证(症)二十六候论治。主证有肝郁脾虚型,主方逍遥散;血瘀型,主方三甲汤(生牡蛎、生鳖甲、炮山甲、柴胡、郁金、姜黄、桃仁、红花、甘草);血虚型,主方养血行瘀汤(当归、白芍、川芎、地黄、首乌、丹参、郁金、元胡);脾滞型,主方加味平胃汤(川朴、苍术、橘红、甘草、枳实、莱菔子、槟榔、青皮);脾虚型,主方六君子汤。兼症 18 种,如兼阳虚、阴虚、湿热、血分热、呕恶、泄泻、便秘、黑疸、失眠、湿热发黄、潮热等,皆总结出对症治疗药物。并发症 3 种,肝性脑病(肝昏迷)常用局方至宝丹或安宫牛黄丸结合西药;吐血或便血,常用芍黄炭并服人参,病势稳定后序贯服用犀角地黄汤、归脾汤;腹水,常用八正散、大橘皮汤、五皮饮等,腹水不多,形体俱虚及有大量腹水不任攻下者用验方兰豆枫楮汤(泽兰、黑大豆、路路通、楮实子),大量腹水形体俱实者,常用攻法逐之,攻法逐水,腹水不易复发,也不致引起严重的电解质紊乱,比西药利尿剂优越,常用的峻下逐水药有臌症丸、控涎丸、舟车丸、消水丹、禹功散等。患者晨起先服用人参汤,再服用肠溶衣包好的逐水药,于一二小时后即可感到腹痛、腹泻,泻水量常在 1 500~2 000ml 以上。为增强泻水之效,可酌加西药硫酸镁以助长药力。他在攻邪的同时也不忘扶正,遇到虚弱病人时常攻补兼施,或先补后攻,或九补一攻,少量多次用药,以达水邪消退,正气不伤的目的。用这种标本兼治法挽救了无数患者的生命。

黄坚白先生在临床上体会,慢性肝炎、肝硬化有四大禁忌:郁怒伤肝、感冒、疲劳过度、饮食不节(如吃油腻、生冷、过饱等),此四者犯其一常使服药疗效差,病情发展,故患者必须严守四禁。腹水忌浮大脉、疾脉,属于无根之脉,最为可畏,若脉弦缓而小则为可攻之脉。腹水患者大便泄泻是逆证,但泻而不太稀,便行不畅,虽日行三四次,其他方面条件好,仍为可攻之证,虚证服攻水剂后,下水少而腹胀硬反更甚者,往往较为棘手,腹水能任温药者预后较好。古人谓肿胀病唇黑伤肝、缺盆平伤心、脐出伤脾、背平伤肺、足下平伤肾,有此五伤,为不治之症,这也不一定,临床上具此五伤的病人也有治好的。

(六) 治痢分初中末,疗脏重肝脾肾

古今中医治痢,多分湿热痢、寒湿痢、疫毒痢、休息痢、噤口痢,少有分期施治的论述。黄坚白先生认为痢疾为病"外因属风寒暑湿之类……内因为食滞冷积之属,内外两因又多相互为患,非单属内因或外因所致",故根据表证和变证的有无分为初中末三期,有表证为初期,无表证纯属里证为中期,中期治不得当、出现变证为末期。先生认为痢疾初起解表为要,

中期属里,针对病邪用药,后期转虚,注意虚中夹实。"痢疾初起有表证者,往往尚未见便下赤白,但便次增多,腹痛有里急后重感,此时应以全力解其表,表解则其势孤单易治",常用方剂有活人败毒散,适合于风寒夹湿之表证,若兼有热者可加黄芩,里热重可用葛根芩连汤加减;湿重者用藿香正气散加减,暑湿证者用三味香薷饮加金银花、连翘、藿香之类。他认为:"痢疾最忌发热,《黄帝内经》所谓肠澼便血身热则死,寒则生,此为确实可贵之经验,痢疾身热不退,后果可虑,若单纯下利赤白,则预后多良。故痢疾以解表为第一要义。"痢疾表已解,纯属里证则属中期,当根据病邪不同分别施治。病邪分为寒湿、湿热、气分、血分、食积等,"如寒湿中阻者,有香砂平胃散、太无神术散等;如湿热内阻者,有白头翁汤、加减芍药汤等;湿热食积互滞者,有木香槟榔丸、枳实导滞丸等……若痢见赤多,舌红舌黯,则视血之多寡,合当归、芍药、桃仁、红花、地榆之类以和之;若痢色纯白,则当以行气为主,不须血分药"。痢疾失治则转入末期,变证迭出,预后较差,病机由实转虚,治疗当注意虚中夹实,虚实兼顾,虚则补之、陷则升之,滑脱则固之,成方有异功散、六君子汤、加味参苓白术散、四逆汤、附子理中汤、补中益气汤、真人养脏汤、黄连阿胶汤等。此期重要的是辨别虚实以指导用药,"所谓虚证,仍以形体脉舌之辨为主,其各别症状,如觉里急甚,不及如厕而污衣,至厕反不得便者为虚,视症以补气补血为主,如厕后重甚,解少许而坠重益甚者为虚,宜升补;如厕不得大便者为虚坐努责,属阴虚,当用归、地、苁蓉、阿胶之类以养阴;滑脱不禁肛门不收者属虚,当固涩……久痢而杂下五色或如猪肝或如鱼脑均为危重之候,属虚"。

慢性肝炎和肝硬化进入腹水阶段,在《黄帝内经》称为"鼓胀",后人又有单腹胀、胀满、蜘蛛病、石水、蛊胀及食鼓、气鼓、水鼓、血鼓、虫鼓等名。鼓胀有"青筋起",有别于"腹色不变"的水肿病。除此之外,先生认为:"鼓胀与水肿还有如下的区别:水病多面色㿠白,唇淡,肤色光泽,而鼓症则多面黧唇黯,肤色不泽,腹有青筋,身有瘀点,舌有绀斑,胁有痞块,喻氏所谓癥积为鼓症之根。据此审之,则水病其要在肺脾肾,而鼓症其要在肝脾肾,《黄帝内经》所谓平治以权衡,去菀陈莝,开鬼门,洁净府,两者虽均可施之,而开鬼门少用于鼓症,去菀陈莝虽多用于鼓症之急迫者,而水病亦偶或用之,然经文未及行瘀之治。"逐瘀之法为后世所发明,水病未尝用之,为治鼓所独有。对于鼓胀的成因和病机,先生作了颇具新意的阐释:"经典文献固简奥不易解,而后人所言,亦觉尚难畅晓,如丹溪所谓'脾土之阴受伤,清浊相混,隧道壅塞,气浊血瘀,郁而为热……湿热相生,遂成胀满'。其言似谓脾运失职,致成血水互结。然癥积为鼓之根,尚难理解,喻氏亦只言其然,而未言其所以然。意者,初病邪郁在肝,发为胁痛,肝郁则脾滞……其迁延日久,病逆自气入营,由经入络,络脉不通,隧道壅阻,积聚乃成,症见胁下癥块较坚,而脾气不畅,腹中胀满,日久不愈,隧道壅阻益甚,血瘀不得畅行……郁阻而生热,热蒸生湿,湿聚成水,再则因脾滞失运,水液不循常道而出,两者相合,水势遂盛……若日久正气衰惫,则耗其真元,乃伤及肾,故谓鼓症之要,其在肝脾肾。"以上论述阐发了前人之未明,首次将络脉学说用于臌胀病机中,实践也证明其理论的正确性。正如他所言:"前论臌胀责诸肝脾肾,以临床所见有行气利水无效而参以活血之品而得效者,事实故如是也。"

(七)肾炎分表里下,热病辨析精辟

1. **肾炎分表里下**　黄坚白先生对肾炎的证治亦颇有心得,概括为分表、里、下三方面施治:

（1）从表（上）治

临床主症：浮肿，寒热，头痛身疼，或无热恶风头痛，身半以上水势较重，脉浮，苔滑。

兼症：见寒象，脉浮紧苔白滑，用辛温发表剂，如消风败毒散（即人参败毒散加荆芥防风）；见热象，脉浮数，苔黄滑，用辛凉发表剂，如越婢汤；见风湿俱重，关节烦疼，身重汗出无恶风，用祛风逐水剂，如防己黄芪汤；浮肿在表，按之没指，不恶风寒，脉浮，从肺治，用防己茯苓汤；浮肿小便不利，口干呕逆，头眩脉浮，用五苓散；兼虚寒，脉沉小弱，苔淡薄，用温肾发表剂，如麻附细辛汤。

（2）从里（中）治

临床主症：一身浮肿，小便不利，腹胀气逆。

兼症：见脉虚大，苔滑等，从脾肺治，用五皮饮；见湿重，胃满不思食，脉濡苔腻，从健脾利湿治，用大橘皮汤。

（3）从下治

临床主症：浮肿，尿不甚黄而少，便溏泄或完谷不化，气短，食少，面色苍黄淡白，倦怠无力，身重，脉缓弱沉小，苔淡白。

兼症：见腹满，气喘痰盛，脉沉细小，苔淡薄，用补肾法，如济生肾气汤；兼腹胀，不思食，便泄不渴，皮色白亮，脉沉迟，苔薄滞，用脾肾两顾法，如实脾饮；见四肢重，疼痛尤甚，兼虚寒明显，脉沉弱，苔淡白，用温肾利水法，如真武汤。

此病水肿退后，应用脾肾双补法，如六味地黄汤加党参、白术、黄芪之类；如无明显症状，糯米黄芪粥，黄芪一两，糯米适量，长期服用。如失治逐渐恶化，可以转为目视不明，头昏呕恶，甚至抽风，下为二便不通，上为呕吐，成为关格之症，即西医所说尿毒症。用中药治疗，除辨证施治外，当注意通腹解毒，解毒用水牛角、羚羊角、丹皮、生地之类，通腹用生大黄，顽固的呕吐必用大黄，血压高可用玉女煎。

2. 热病辨析精辟　　关于热病，黄坚白先生进行了深入研究，撰写了一篇《热病约言》讲稿，系统地总结了伤寒与温病的异同、新感与伏邪温病的区别、热病证候举要以及湿温初起治法，辨析明了，论述精辟，兹摘其要。

（1）伤寒与温病的异同：伤寒为寒邪，治宜温热；温病为火邪，治宜清凉。两病初期发表即有辛温辛凉之异，至传变以后，寒邪化火化燥，伤寒有白虎、承气、连胶汤之类，温病成虚寒亦可用干姜、附子之属，此为两者异中之同，然不能谓伤寒即是温病。两病之鉴别，是在证候，主要者为兼寒兼温之辨……见阴实寒证者，如恶寒、口不干、苔白滑润等等为伤寒，治宜辛温；见阳实热病者，如口干苦、不恶寒、苔黄等等为温病，治宜辛凉，此伤寒与温病辨治之大较也。

（2）新感与伏气温病的异同：新感温病由卫及气，自营而血，初起必现微恶寒、口微干、苔薄滑等，可辛凉汗之；及气分不恶寒、口渴、尿黄、苔黄者，可清气分；入营入血，始用入营入血之剂。伏气温病，初起即现内外大热、恶热、心烦、脉软而弦数、苔净者，即当投以清解之剂，伏气者伏热也，以伏热之轻重而定药之进退，若热炽咽干舌绛见血分症状，即从血分治。

（3）热病证候举要：卫分：发热恶寒，口干或不干，头痛，身疼，苔白滑；气分：不恶寒但恶热，口干渴，溺黄，苔黄；营分：舌干燥而绛，神情不了了，脉数；血分：舌深绛，烦躁不寐，夜有谵语。伤寒：四时皆有，而以发于立冬后天气严寒时期为重，主要症状为恶寒发热、头痛、一身疼痛、脉浮，其主要鉴别点为寒重热轻、口不干、苔白滑润、质不红，其他如面清、目白、尿清等寒象,传变以后见少阳或阳明证,或合病、并病,各有其见证,虚体则见阴证。风温:多发于春季,一般症状为身热、恶寒、头痛、身疼、口渴、自汗、咳嗽。温毒:温证热高,且烦热口渴、舌绛苔黄、脉盛等热证较重,并兼发斑、发疹、发颐、喉痛等症。温热:或称温病、热病,即伏气病,其症初发即表里皆热,不恶寒而恶热,脉实有力,忌发汗。初起无汗宜凉透,有汗宜清热。湿温:一般症状为恶寒发热,热以午后为甚,头痛、身重而酸疼,口干不思饮、胸闷。其主证为身重胸闷、渴不思饮、尿少而赤热、脉多濡小不扬、苔黏腻,其病初起进展不猛烈,但缠绵时日,初起宜宣气化湿,如三仁汤之类。

(4)湿温初起治法:凡热病初期有表证者,先当解表,即无表证,亦不得纯用苦寒,所谓治湿温,苦寒必兼辛温,栀子须佐厚朴,黄芩须佐蔻仁也。徒用苦寒以清热,尤扬汤止沸,热必羁留而不退,且燥渴反甚,所谓苦寒化燥是也,又古人谓温病下不嫌早,此言似不可从,盖温病早下,最易肇祸,至湿温病下法,尤宜审慎……不当下而下,则邪热内陷,即当下者,又不得用人剂攻下,故治湿温病以下法为最难也。

综上所述,黄坚白先生不仅学识渊博、德艺双馨,对内科各系统疾病临床经验丰富、疗效显著,是当之无愧的中医大家,而且三尺讲台,辛勤耕耘,甘为人梯,培养了大批中西医结合人才,称得上是中医教育家,更由于他心系国忧、重视中医师的修为和中医学的存亡革新,并为之奔走呼吁,堪称为中医界的脊梁!

三、代表著作与论文述评

黄坚白先生一生忙于中医事业,尤其精勤于诊务和教学,撰写了大量医案、教案和讲稿,这些医文大多未曾发表,文献记载已发表的论文(包括第二作者的)有11篇,今择较有代表性的5篇进行述评。

1.《慢性肝炎及肝硬化的中医理论和治则》 本文是由黄坚白先生执笔撰写,经科室集体讨论修改,以科室的名义发表在1960年第4期《中医杂志》。此文较全面反映了黄坚白先生治疗肝病的学术思想。全文分四部分:病名、病因病机、慢性肝炎及肝硬化的分型和治疗法则、治疗慢性肝炎及肝硬化的体会。病名部分首次厘定了慢性肝炎和肝硬化的中医病名的区别,慢性肝炎中医病名为"肝胃病",有黄疸称为"湿热发黄",肝硬化中医病名为"积聚""痞块""臌胀""黑疸"。并提出了肝硬化腹水与水肿的区别。病因病机方面提出病因有内伤、外感等方面,病位主要在肝脾,并累及胆、胃、肾,病理因素主要有肝郁、脾滞、瘀血、水积,病性分虚实寒热,早期多实,后期虚实夹杂,多兼阴虚或阳虚、血虚或气血阴阳并虚。至于寒热之性,当视患者体质、地域及其他因素而定,不能一概而论。在分型和治疗方面,分五主型、十八兼证及并发症论治,选用养血行瘀汤、三甲汤、加味平胃散、兰豆枫楮汤以及臌症丸等方,总结出一套中西医结合扶正利水的序贯疗法。在体会部分指出了肝硬化腹水有可攻水的证候特点,有郁怒、感冒、过劳、饮食不节四大禁忌,提出古人所说的"五伤不治"也不尽然。强调先后天之本不虚是治愈的希望。

本文是体现黄坚白先生学术思想的代表作,系统地阐述了慢性肝炎和肝硬化腹水的病名、病因病机、分型施治以及预防预后,所提出的肝硬化腹水归属"臌胀""积聚"说、病机重在肝脾肾、分五型论治、臌胀重脾肾阳气、辨可攻不可攻以及四大禁忌等观点,既有继承又有创新,值得我们借鉴。

2.《怎样认识中医》 本文是黄坚白先生于 1951 年 7 月写于汉口,1953 年发表于《江西中医药》第 4 卷 1、2 期合刊。论文开端有武汉市卫生局副局长陆真翘写的题为"'怎样认识中医'引起的感想"的序言,序言中对言中医不科学的论调进行了批判,对先生此文进行了介绍和褒奖。先生写此文的背景是中华人民共和国成立前后西学东渐,西医飞速发展,中医相对落后和停滞,全国第一次卫生工作会议提出了"团结中西医"的方针,但中西医是两大体系,如何互相团结是摆在中西医学者面前的一大难题,为了让西医学者客观全面地了解中医,进而达到"帮助中医走向科学化的途径",故写此文。全文共分 11 节,第一节引言,提出了写此文的目的。第二节题为"加强中西医团结合作——学术上要互相了解",文中提出中西医"对于疾病的观点不同,立说也就各不相同,这不免各有主观",因此中西医需要相互了解,中医要用科学化语言把中医说明白,这是中西医团结合作的基础。第三节题为"何以说西医没有了解中医",认为西医只承认中药有效,不承认中医理论,这很片面,是对中医的不了解。第四节题为"中医究竟是怎样的一种学术",例举发汗法说明中医学是实践有用的医学,这并不是门户之见或权力之争。第五节题为"中药在中医的看法",认为中药离开中医是无法使用的,除非把中药的有效成分提炼成功完全保留,中医才敢用提炼的中药。第六节题为"中医除去中药还有什么",认为中医除了中药还有解剖、生理、病理、卫生、防疫、治疗、方剂等。第七节题为"中医的诊断",提出中医的望、闻、问、切、按等都是细心观察积累得来的,决非臆断,是中医治病最重要的一个环节,可补充西医的不足。第八节题为"中医的治疗",论述了中医有不同于西医且具有优势的疗法,西医应当学习。第九节题为"中医的方剂",中医的方剂较西医丰富得多,而且更加灵活多变。第十节题为"中医的解剖生理病理卫生防疫",比喻中医是有经验的舵工,可预知暴风雨,若气象学家(比喻西医)能放弃成见向舵工学习并研究其经验,寻得真理,也是光荣的。第十一节"结论",指出中医是实践医学,固然有很多宝贵的东西,但不完美,有缺点,我们应该学习新的医学方面各种治疗技术,以便使中医学术科学化。

黄坚白先生此文发表至今已有 60 余年,但今天看来文中的观点依然新颖而前卫,对目前的中医向何处发展以及中西医怎样结合仍具有指导意义。文中提出的中西医应当相互包容、取长补短的观点以及中药应在中医理论指导下使用的观点都是真知灼见,体现了一代名医博大的胸怀和学识。

3.《评肺痨不治记》 此文撰写于 1947 年 7 月,是应中医师沈仲圭嘱托,对沈仲圭的《肺痨不治记》一文写的评论。全文发表在重庆新中华医药学会 1947 年出版的《肺肾胃病研讨集》中,后收录于 2017 年中国中医药出版社出版的《沈仲圭医书合集》上卷。全文分五段,第一段述沈仲圭治一肺痨患者未获回天而自疚,寓书于作者求作评论,作者应邀而写此文。第二段论述沈仲圭所治肺痨患者病情较重,上咳下利、高热盗汗,属于肺损及脾,坏象毕具,本属不治之症,而沈仲圭所开方药颇具匠心,均属对症,无过失可言。然后论述《伤寒论》所载治虚劳的温补方法不适合于肺痨,提出古人的劳症包括诸虚不足之劳和痨瘵虚损两类,如张仲景所言脉大为劳,极虚亦为劳,肺结核脉大者罕见,属于极虚者多。第三段提出肺痨出现泄泻为肠结核重症,当酌加健脾收涩之品。第四段述肺痨脉见弦细小数为常,治疗后转为柔和缓大为病退。若见浮濡无根为殆。第五段提出此病尚无特效药可恃,食疗调养重于药疗。

此文虽不足千字,然引经据典对肺痨与劳损的区别以及治法预后转归和调养都作了精辟论述,体现了先生实事求是的治学态度和扎实的中医功底。

4.《肝硬化腹水中药治疗的初步报道》 本文是 1955—1956 年武汉医学院第一附属医院中医科病房对收治的 50 例肝硬化腹水病例的总结报告,发表在《中华医药杂志》1956 年第 6 期,黄坚白先生是第二作者。文章分六部分,第一部分为前言,叙述了中医科成立病房,用中药治疗了 80 例肝硬化腹水患者,对其中 50 例进行了总结;第二部分综述了中医历代对肝硬化腹水症的病名、病因病机、辨证治疗、预后的认识;第三部分是中药治疗方法,分泻水方、疏气药、利尿药及补益药;第四部分是病例的一般资料,包括年龄、职业、病期、病因、症状、体征及化验检查等;第五部分是治疗后的疗效判定指标,包括自觉症状、体征、尿量、腹围、腹水消失时间、化验指标改善情况;第六部分是讨论和总结,结论是单用中药治疗可于 1 个月内消除腹水并使之不再上涨,证明中药消除腹水有效。

本文是集体创作的作品,黄坚白先生是主要完成人,故文章的学术水平和观点可在一定程度上反映他的学术思想。文中报道用中药治疗 50 例肝硬化腹水症,取得了很好的疗效,初步证实单用中药可以在 1 个月内消除腹水并使之不反弹,其疗效可谓领先国内,说明黄坚白先生对中医关于臌胀病的病机辨证等理论水平和实践经验已臻上乘。

5.《医药漫谈——治疗别风土人情,药各参各地习惯》 此文发表于 1946 年 10 月杭州《健康医报》第 10 期。文中指出中医治病不以细菌为针对的靶子,而以证候为依据,即使同样的证候,还需根据体质、时令、地域、习惯以及风土人情等之不同,用药互有出入,这是中医辨证施治的灵活性,体现的是中医因人因时因地制宜的学术思想,告诫医生要注意各地的风俗、气候、饮食习惯等对病情和用药的影响。用药方面,各地有各地的地方药材,同一种药在不同地方用药部位有异、名称有别,药名有别名、俗名的不同,医者当注意并熟知各地的用药习惯、避免用错药或药不对症。

黄坚白先生的一生处在时代动荡变革、中医抑而不兴之时,他凭一己之才智,以医救国,心系中医的存亡与发展,身体力行,修身齐家,言传身教,开创西医医院设置中医科病房之先例,践行中西医团结汇通,晚年不废耕耘,创立肝胃名科,诲人不倦,立德立言,可谓鞠躬尽瘁,俯仰无愧天地,实为中医人的楷模。赞曰:黄公彬彬,幼而聪敏,少立大志,拯疾救民,拜师名贤,学博德馨,医疗教学,严谨认真,肝胆脾胃,学科创新,基行十七,遗世名篇,斯人已逝,甘棠弥吟!

参 考 文 献

[1] 黄坤强.黄坚白——中国百年百名中医临床家丛书内科专家卷[M].2 版.北京:中国中医药出版社,2014.
[2] 魏治平,谢恬,魏杭英.魏长春临证经验集[M].上海:上海科学技术出版社,2001.

(整理:赵兰才 张贻芳;审订:王书臣)

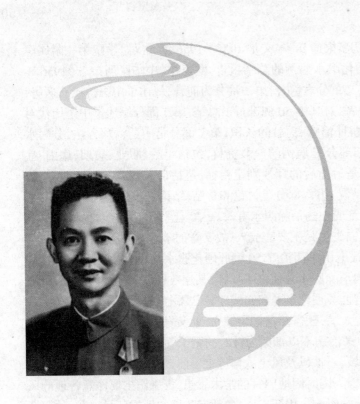

叶心清

一、生平传记

叶心清先生(1908—1969年),字枝富,1908年1月16日(农历丁未年腊月十三日)生于四川大邑县韩场镇。家中兄弟三人,先生为长子,还有两个弟弟叶枝贵(字德林)和叶枝华。先生少患头晕失眠,久治无效,辗转求治汉口名医魏庭蘭先生。魏庭蘭针药并进,短期而愈,先生甚感钦佩,并对中医产生了极大兴趣,遂欲拜师于魏庭蘭。但魏庭蘭思及先前收入门下的几位徒弟皆因学习枯燥困苦,半途而废,改作他行,故婉言谢绝。但先生悬壶济世之心已决,反复托人向魏庭蘭求情,魏师感其诚,最终同意收为门徒。于是在1921年这一年在武汉正式拜名医魏庭蘭为师,拜师后视师若父,勤学苦练,博览群书,白日跟师临诊实践,夜晚攻读经典,特别研习针灸经络理论。魏老赞其有"头悬梁,锥刺股"的苦学钻研精神,又赏识其医德,甚感欣慰,遂口传心授,耳提面命,精心栽培。先生也不负恩师器重,尽得其金针绝技真传,成为魏庭蘭唯一的得意门生。

清代泰山僧人园觉创立金针度人疗疾法。当时因泰山县官秉公处理了园觉僧人与当地恶霸抢占庙宇之争,园觉僧人遂将自己武功及金针术传给泰山县官之子黄石屏以谢其德。黄师学成后于上海悬壶,以气功和金针闻名海内外。后传气功与金针之术于湘人魏庭蘭。魏庭蘭于民国初年悬壶于汉口,并收弟子三人。大弟子治愈了北洋军某要人的中风,被授淮海盐运使而中断医术,二弟子在长沙大火中失踪,独留三弟子,也是唯一的得意门生叶心清先生。先生在魏庭蘭的精心教导下,深得金针度人的精髓,在之后的行医生涯中又有很多发挥与创新,成为杏林中独树一帜的金针高手。

叶心清先生在汉口随恩师魏庭蘭临诊达12年之久,于1933年学成,在重庆与唐阳春、张乐天、龚志贤等于凯旋路共同开设"国粹医馆",集内科、妇科、骨科、针灸之长,设立门诊及少量病床,收治患者并招收学员,具有一定规模,在四川中医界颇有影响,享誉蜀中。

1936年,叶心清先生移居成都,在包家巷54号开设诊所。先生当时仅30岁,不仅医术精湛,医德更是高尚。不仅免费给生活困苦的民众治病,还与药店商定,贫困患者可凭其处方免费抓药,先生定期去药店结算药费。

1939年,抗日将领、国民党29军军长宋哲元中风偏瘫,在四川灌县(今都江堰市)休养,叶心清先生应邀专程前往治疗。1942年,国民党高级将领胡宗南因严重神经衰弱,专程邀请先生赴陕西西安市为其治疗。此行还同时为国民党将领蒋鼎文、宋希濂、吴允周等治疗,且疗效显著,口口相传,成为巴蜀之地有名的中医,享有"叶金针"之誉。

新中国成立后,叶心清先生复回重庆开业,并在1954年被选为第一届重庆市人民代表、中医学会委员、中西医学术交流委员会委员。

1955年12月,经毛主席批示,中医研究院(现为中国中医科学院)在北京成立。卫生部聘请全国近30名著名老中医来院任职,叶心清先生当时时值47岁,在重庆市新生市场26号开设诊所已有5年,每月收入逾千元,家庭境况十分优越。但为了振兴中医事业,先生不顾自己的工资不足原收入的1/3,毅然举家迁往北京任职。

叶心清先生进京后,被安排在中医研究院广安门医院高干外宾治疗室工作,每周3天为高干外宾治疗,3天为人民群众看病。他对待患者一视同仁,认真负责,悉心治疗。

1957年,前苏联主管原子能生产的部长会议副主席患急性白血病,苏联政府紧急呼吁请我国政府派中医专家前往参加抢救。先生奉命与秦伯未一同前往莫斯科。此行开我国派遣中医专家赴国外治病之先河。

1958年,当时尚未与我国建交的前也门国王艾哈迈德患严重的全身性风湿病,曾请美国、意大利和苏联医生医治均未见好转。也门国王太子巴德尔访华时,请求中国政府派中医前往治疗。先生奉派与邝安堃、陶寿淇共同前往也门首都萨那。当时美国政府正派遣一代

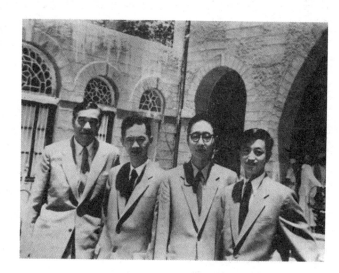

叶心清(左二)与我国赴也门医疗队成员合影

表团谋求与也门建交,同时亦派一个医疗组为国王治病,政治形势十分微妙。国王的意大利籍御医介绍,美国医疗组治疗无效,苏联的两位教授仅写了份病历即束手无策。当时西医最好的治疗设备和方法都已用过,御医正束手无策。我国医疗组面对重重压力,不计个人得失,以高度的政治觉悟,团结协作,确立以针灸开路,中医为主,西医护航的治疗方针。于是医疗组中唯一一位中医,责无旁贷地挑起了这份重担。

经3个月的按摩、针刺、中药的共同治疗,艾哈迈德国王多年痼疾霍然而愈。国王万分感激,赞誉其为"东方神医",欲高薪聘请先生为御医,留在也门王国,先生婉言谢绝,国王感

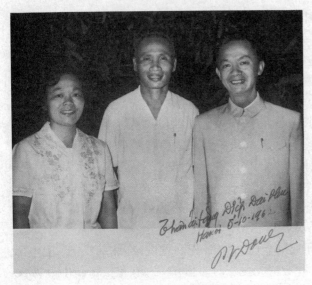

越南总理范文同亲笔签名留念

其爱国之心，赞其高超医术，谢其疗好自己多年痼疾，赠送先生一只表面绘有国王头像及也门地图的瑞士金表，并也因此正式与中国建立外交关系。

1960年秋，由于叶心清先生工作勤奋，成绩突出，被评选为卫生部先进工作者代表。

抗美援越期间，叶心清先生曾先后5次赴越南为胡志明、范文同、黄文欢、武元甲和黎德寿等越南中央领导治病。胡志明主席曾亲笔签名赠与彩色照片一张。越南政府为表彰他的功绩，由范文同总理于1964年亲自授予先生金质"友谊勋章"一枚，并举行了隆重的授勋仪式。出席授勋仪式的有范文同、武元甲、黎德寿和当时驻越大使朱其文。

1957年6月，全国人大常委会副委员长沈钧儒先生书写毛主席《长征诗》相赠。革命家、中国人民大学创始人吴玉章先生曾于1960年题诗相赠："赠叶大夫，今日华佗又复生，治疗艺术有经纶。中外驰名人增寿，针灸兼施办法新。堪笑阿瞒多忌妒，沉冤百世得重申。神州自古多奇迹，尚在人们善继承。"1961年秋，人大常委会副委员长何香凝曾亲手绘制国画梅花相赠。1962年，叶心清先生仅用针灸为江青同志治好了严重腹泻，为此，毛主席亲笔手书《忆秦娥·娄山关》词相赠。只可惜失落于"十年浩劫"中。

由于叶心清先生工作出色，为人忠厚正直，1964年当选为中国人民政治协商会议第四届全国委员会委员。

1965年，叶心清先生当时已57岁，是第一批响应党的号召，参加农村巡回医疗的全国著名医学家之一，担任中国中医研究院农村巡回医疗队队长，到北京顺义县南法信公社巡回医疗。先生在这里工作、生活了将近1年，对待农民兄弟态度和蔼，认真细致，艰苦朴素，与大家同吃同住，没有架子，深受农民的敬重和称赞。这次巡回医疗反响巨大，中央电视台对他进行了专访，并向全国播映。他还在《人民日报》上发表题为《为贫下中农服务，更好地改造自己》一文（刊于1965年7月22日《人民日报》第5版）。先生对国家领导、对人民群众、对农民兄弟都能一视同仁，实属难能可贵。

叶心清先生挚友、著名中医学家任应秋称他"讷于言而敏于行"，这是对他性格的真实写照。先生为人耿直，坚持真理；以理服人，从不以势压人；直陈己见，绝不包庇纵容；起居有常，饮食有节，晨起练功，虽年逾花甲，但一直身体健康。

但在1967年9月，因莫名其妙的冤案株连，有人以请先生出诊的名义对他实施了突然抓捕，还被扣上了国际间谍、"五一六"反革命分子等罪名，被捕入狱。最终于1969年9月12日，含冤病逝狱中，时年61岁。

1981年11月，在八宝山革命公墓大礼堂召开追悼会，彻底为叶心清先生平反昭雪，恢复名誉。中医界领导、前辈同仁和后学共四百余人到场沉痛悼念。这位为了振兴中医事业、不计个人得失为患者着想、不惜献出一切的中医名家、中医临床学家,终于在历史的见证下得以平反昭雪,骨灰被存放于八宝山革命公墓。

二、学术思想

叶心清先生从医五十载,经验丰富,医术精湛,对中医特别是针灸造诣极深,尤以针刺浅、取穴少而独创一格。他常强调:治病之道,如能针药并用,常可得心应手而起沉疴重症。遣方组药固需辨证,针灸治疗也要辨证施治。针刺穴位不在多而贵在精,手法不在重而贵在巧。

叶心清先生认为中药多用于治疗脏腑疾病,针灸用以疏通经络、调理气机,针所不及之处则以药图之,而脏腑疾病要通过经络给邪气以出路,二者互补,根据不同的病情选择单独用针、单独用药或针药并用来治疗疾病。对于神经衰弱,眩晕耳鸣,头痛失眠以及胃肠疾病,风湿痹证,正虚痿证,麻木抽搐,癥瘕痛经以及病后调理等都采用针药并举的方法,互相配合而收卓效。针药并用是先生治疗疾病的一大特色。

(一)针药并用,辨证为先

叶心清先生在临证时十分强调辨证论治。他认为辨证要"准",论治要"活",这既是中医治病的基本功,也是"中医取得疗效的关键"。而且,先生认为不光用药要辨证论治,针灸也要辨证论治。如不辨证,就只能对症治疗,头痛医头,脚痛医脚,不能充分发挥针灸的效应。应将脏腑经络之间的关系熟稔于心,通过辨证选取穴位,方能奏效。

如治一卢姓男子,27岁,右侧剧烈偏头痛3年,反复发作,并伴有恶心呕吐,面色苍白等症,脉沉细,苔薄白。曾在各地经中西医药及针灸治疗,均罔效。先生会诊后,认为肝胆互为表里,足厥阴肝经有分支出于前额,与督脉会于巅顶;足少阳胆经起于目外眦,上抵头角,分布于耳前后。此两经风寒客居均可引起头痛。故针肝经原、募穴太冲、期门,配风池、太阳、头维以祛风平肝,疏通气机,加率谷以养肝活血。并以乌梅汤每日1剂,针隔日1次。针10余次后头痛全消,半年后未见复发。可见辨证准确,施治得宜,虽陈年旧疴,亦可取速效。

(二)金针透刺,"点—线"结合

金针度人由清代泰山僧人园觉所创,传于黄石屏,又传于魏庭蘭,再传于叶心清。以金针为针具是针灸学中一支独特的流派。黄金是贵金属,有息风镇静、祛风止痛之效。

叶心清先生独立看诊后,秉承师门经验,坚持每日练功,且毕生使用金针。使用的金针为单独定制,乃以90%的黄金加入10%的赤铜混合提炼,去除杂质,再抽拉成丝,直径约0.28mm,有3寸(75mm)和5寸(125mm)两种规格。其特点是针

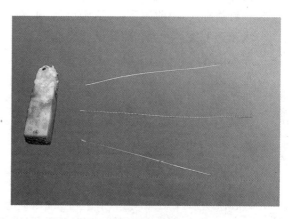

叶心清用过的金针

柄短小,针身细长,针尖稍圆钝,针质柔软。先生临证时针药并用,善用透穴,且经过长期临床实践,提出了"点—线结合"的透刺理念,总结了一些行之有效的透刺组穴。

使用金针要求医者有一定指力,且能灵活运针,柔中有韧,韧中带刚。施针时,以刺手拇食两指持住针体下端,再以押手拇指靠近针尖,刺手持针,使针体与穴位皮肤成15°~30°夹角,押手拇指按压针尖与穴位皮肤,同时刺手用力将针尖及针体送入穴位内。但需注意压力要适当,过紧或过松均不宜。这种独特的进针手法,既适合金针细长柔软的性状,又可避免进针时的疼痛,且无不适感,往往在不知不觉中针尖就已刺入皮肤。押手还可探知病人是否得气,同时有固定穴位的作用。

叶心清先生的补泻手法以缓进疾出,重插轻提为补;疾进缓出,重提轻插为泻;不疾不徐为平补平泻。

对于得气之针下感觉,叶氏常喻为"如鱼吞钓饵"之感,不必过大,以柔和轻松,无不适感为度,其中尤以产生温热感为效果显著。如果温热感沿经脉走向传导气至病所,则疗效更佳。

叶心清先生认为,疾病所生,或外感,或内伤,皆在于经络脏腑。故临床应用针灸,首先应辨清病变之在经在络,在脏在腑,然后循经选取腧穴,则取穴少而准,刺热轻而灵。

叶心清先生以擅长透刺、透穴不离经、浅刺、取穴少而独具一格。临证多采用斜刺。用针刺入穴位时,针尖和所取穴位成15°~30°角,然后沿经脉走行上下移动针体。这种针法既能刺一腧穴,又不偏离经脉;既可刺一点(腧穴),又可刺一线(经脉),使"点—线"相结合,效果更佳。

透穴配法主要有以下两种:

1. **本经透穴**　从一个穴位透针,向着同经的穴位或上或下地透刺,如:

外关透支沟:主治热病、头痛、耳鸣、胁痛、肩臂酸楚、手指麻木;

间使透内关、大陵:主治心痛、惊悸、癫痫、呕吐、肘挛腋肿;

足三里透上巨虚:主治消化不良、肠鸣泄泻、腹胀纳呆、肠痈腹痛;

足三里透下巨虚:主治下肢痿痹、乳痈肿块;

气海透关元:主治腰痛遗尿、阳痿早泄、经闭痛经、久痢不止;

中脘透下脘:主治中气下陷、脾胃虚弱。

2. **异经透穴**　从一经一穴进针,透刺多经多穴,或从一经一穴进针,透刺他经他穴,如:

一针透五穴:由曲池下针,透刺尺泽、曲泽、少海、小海,主治泄泻、肘节诸病;

太阳透下关:主治面痛(三叉神经痛);

翳风透瞳子髎:主治面痛(三叉神经痛);

地仓透颊车:主治面痛(三叉神经痛)、中风面瘫、失语流涎、牙关紧闭;

外关透三阳络:主治中风上肢瘫痪;

阳陵泉透阴陵泉:主治中风下肢瘫痪;

内膝眼透外膝眼:主治膝关节诸疾;

蠡沟透光明:主治诸种眼病;

中脘透天枢:主治胃肠疾患。

《灵枢·九针十二原》云:"刺之要,气至而有效。"先生除行针以催气,"使气直到病所"(《针灸大成》)外,还主张留针以候气,主穴一般均留针半小时,以使"神与气相随"(《灵枢集注》),增强疗效。

(三) 调肝健脾为关键,养阴清热以补虚

在人体五脏六腑之中,叶心清先生非常重视肝、脾二脏。先生认为,肝主一身生发之气,贵在疏泄,肝气不舒则脾失健运,肝脾失调常为诸病之源。故将调肝健脾作为治疗多种疾病的首选方法。如他治妇科经带诸病,也多从调肝健脾入手。调肝即调血止痛,健脾即升清止带,这就是先生治疗妇科经带诸病的特殊之处。

历代医家都对虚证有不同的代表性观点。叶心清先生认为虚证为杂病之首,其要在肾亏,其理在阴损,其征在虚热,理虚大法贵在养阴清热。养阴者必滋肾,知柏地黄最适宜,清热者用银柴胡、地骨皮、青蒿、白薇最对证。先生用养阴清热法不仅针对日晡潮热、五心烦热等典型的阴虚内热见证,就是在哮喘、肝炎、再生障碍性贫血、风湿热、痹证以及妇科崩漏等诸多病种中,只要见有阴虚象,也屡投此法而奏效。

(四) "胃气为本"贯穿始终

《素问·平人气象论》云:"平人之常气禀于胃,胃者平人之常气也,人无胃气曰逆,逆者死。"李东垣也说:"有胃气则生,无胃气则死。"意为即使病重,只要尚有胃气,仍有机会好转,若没有胃气,即使病情轻,也能致死。

因此,叶心清先生在临床诊治中特别注意固护胃气,认为"胃气为本"应该贯穿于治疗的全过程中来,这样才能祛邪而不伤正。凡是温燥伤胃阴之品,如半夏、厚朴等,要谨慎应用。对于滋腻碍胃之品,如熟地黄、麦冬等,使用时常配伍砂仁、陈皮以开胃。在应用补气养血之品时,强调补而不滞,常佐木香、山楂、神曲、麦芽等醒脾和胃。清胃火、养胃阴时,尽量少用苦寒伤胃之品如龙胆草、栀子、苦参,而以苦寒健胃的蒲公英、连翘代替。在治疗过程中,注意祛湿开胃。

叶心清先生常用保和丸作为祛湿开胃的主方,重用炒麦芽、炒鸡内金、木香、广陈皮、扁豆衣等。

对于痼疾顽症的善后收功,防病复发,一是可用原方 10 倍量,加开胃之品如麦芽、鸡内金、蒲公英、木香、陈皮、砂仁等制成膏剂或丸剂,每日坚持服,一般连用 2~3 料;二是每日口服香砂六君子丸 3~6g,或在午、晚餐时即服 3g 保和丸,均能起到保护胃气的作用。

针刺在固护胃气的治疗中也必不可缺。叶心清先生常以足三里、中脘为主穴,留针 30 分钟,配合点刺右期门或太冲以抑木和胃。

(五) 用药宜特殊,收效方显著

叶心清先生认为,在用药配伍上如果能应用一些特殊之品,往往能够出奇制胜,显著提高疗效。如:

1. 蒲公英 用其清热之性作寒性反佐,或辅助养阴清热之品,或和胃消溃疡,或用其利尿泄湿而清肝胆膀胱湿热证。

2. 白薇 用法一:用白薇清热益阴之力以退虚热,与银柴胡、青蒿配伍治疗阴虚内热;用法二:可入肺泄热,与贝母、知母配伍治疗肺热咳喘。

3. 射干 取其降火利水,入肝之性,与龙胆草、生栀子配伍用来清降肝胆湿热。

4. **蛇床子**　用法一：蛇床子可温肾壮阳，加入滋肾药中"阳中求阴"，增强滋阴之力；用法二：温肾祛风，在补肝肾、祛风湿药中加入蛇床子可治疗风湿痹痛。

5. **阿胶珠**　不用其清肺化痰之力，而是取其滋肾阴而润肺燥之功，以养阴清虚热。

6. **老鹳草**　叶心清先生认为老鹳草祛风利湿又舒筋通络，最适宜用于风湿痹痛、麻木腰酸等症。

7. **橘络**　不用其化痰之力，而是取其入肝理气通络之性，与疏肝调肝药相配伍，可解肝郁、理经络、和胃气。

8. **三七粉**　叶心清先生以粉剂冲服，调和气血营卫；与补气养血药共用，可调气和血，既助气血之生，又能补而不滞。与活血化瘀药共用，可散瘀而不伤正；与凉血止血药共用，可止血而不生瘀；与养阴清热药共用，可起到调和营卫而退虚热的作用。

9. **鸦胆子**　叶心清先生常用鸦胆子30粒吞服，以清肠胃积滞，用来治疗慢性肠炎久泻不愈。

10. **厚朴花**　用其和胃化湿之功，加用于调肝和胃药之中，避免厚朴之类的药物温燥伤津之弊端。

11. **扁豆花**　叶心清先生常在健脾之品中加入扁豆花，取其和中化湿之效，健脾化湿而无壅滞之弊。

12. **密蒙花**　不取其祛风明目之力，而是在养阴清热法中应用，取其清热润肝之功也。

13. **云南白药**　叶心清先生常用云南白药0.6~0.9g，睡前吞服1次，除用以止痛止血以外，还扩展应用到疏肝理气、调和营卫、通气活血等方面。

14. **六神丸、西黄丸**　取其清热解毒、活血祛瘀、散肿消炎之功，一般六神丸服5~10粒，西黄丸服3~9g。

（六）处方用药师古而不泥古

叶心清先生之于处方，无论经方、时方皆能运用自如，各臻其妙，且博古通今，在古方基础上扩大适应证，灵活运用。

1. **乌梅丸并非单纯蛔厥方**　乌梅丸方为《伤寒论》辨厥阴病脉证治，主治蛔厥方。现大多用于治疗胆道蛔虫症，少数治疗久利不止。叶心清先生根据其多年临床经验，在原方的基础上进行创新，将丸剂改为汤剂，扩大其适应证，不仅用于蛔厥和久利，对于寒热错杂、虚实夹杂所致眩晕、头痛、胃脘痛、胁痛等症，亦常获良效，尤其脑力劳动者头痛多用此方，收效甚好。他总结出以上诸证，凡面白、口不干或口干不欲饮，苔薄白不燥，脉沉细不数者皆可使用。并将丸剂化裁为汤剂，使用时则更加方便灵活，若稍有热象则减桂、附，增加连、柏用量；寒甚者，则加桂、附，而减连、柏用量。

病案：

冯某，女，56岁，病历号：40859。

胃脘疼痛5年余，于1962年2月10日来院治疗。

5年多来经常胃痛、吐酸，经X线片证实为"胃溃疡"，无吐血、便血现象。1962年以来病情加重，每日均痛，引及背腹，午后为甚，呕吐后方可缓解。伴有腹胀、纳差，每日进食量约150g，大便3~4日一行，量少，时有浮肿。素喜热饮、甜食，常感头晕、口酸苦。

检查：慢性面容，剑突下有压痛，腹稍膨隆，未触及包块。眼睑及胫前有轻度浮肿，脉沉细弦缓,苔周边白中淡黄。

诊断:胃溃疡。

辨证:浊阴犯胃。

治法:温中化湿、和胃止痛。

处方:制附片 6g(先煎 30 分钟)、川花椒 1.8g、细辛 1.2g、肉桂 3g、干姜片 6g、黄柏 4.5g、川黄连 1.8g、党参 4.5g、当归 4.5g、大乌梅 3 枚。

上方服 10 剂后胃痛大减,每日大便 1 次,食欲增进,进食量增至每日 250g,浮肿消退,再服 7 剂,胃脘痛全止。

3 个半月后,因感冒,胃痛复作,再服原方,并加保和丸,1 日 2 次,每次 3g,午、晚饭后服,以增进消化功能。汤剂服完 12 剂后胃痛得止。继服 7 剂恢复正常而停止治疗。5 个半月的治疗中,只有 2 周自觉胃脘不适,但不觉疼痛。

按语:患者既有脾胃虚弱,系浊阴犯胃,虚实夹杂,但以寒象为主。叶心清先生尊古而不泥古,方随证施,药随病转,巧投仲景为厥阴吐蛔阶段之乌梅汤,屡投屡效,扩大了古方的适应证。

2. 酸枣仁汤做成膏剂,久服安眠　叶心清先生指出,今人只知酸枣仁为心家要药,功专宁心敛汗,殊不知其养肝养血之功。他用酸枣仁汤治虚烦失眠时必加夜交藤 30g,夜交藤与酸枣仁汤相得益彰,安眠之力倍增。叶心清先生一般先予汤剂,每日 1 剂,早晚分服,再针药并用,取穴三阴交、神门等养阴宁神,收效后增加 10 倍用量浓煎,用白蜜收膏制成膏剂,每晚睡前服 1 汤匙(15g)巩固疗效,常服安眠。

酸枣仁膏治疗失眠案:

席某,62 岁,捷克外宾。因失眠 40 余年,于 1960 年 12 月 6 日,邀请叶心清先生会诊。

患者 20 余岁时因工作过度紧张,疲劳后开始入睡困难,且逐渐加重。近 20 年来每夜只能睡 2~3 小时,且性情急躁难以自制。长期服用大量镇静安眠药物。并伴有发作性左面部电灼样疼痛,剧痛发作约半小时,经 1~2 日后疼痛方可完全消失。发作时面红耳赤,身感燥热。今年共发作 2 次,曾在捷克及苏联等国医治无效。此次特来我国要求中医治疗,住入北京 301 医院,于 12 月 6 日请叶心清先生会诊。

检查:全身各种检查均无异常发现。舌淡黄,脉弦数。

诊断:神经衰弱。

辨证:肝肾阴虚。

治法:滋阴清热。

处方:炒酸枣仁 24g(打碎)、川芎 18g、茯苓 27g、知母 24g、首乌藤 30g、甘草 18g。

针灸方:补双侧三阴交,留针 30 分钟,泻右期门,平补平泻中脘、双侧神门。

结果:上方每日 1 剂,水煎分 2 次服,针刺隔日 1 次。针药并施,连续 4 次后,每夜可睡 8~9 小时,有时竟彻夜而眠,自述 40 年来从未出现过这样好的睡眠,以后每夜均能保持熟睡 7~8 小时,针药 10 天后,脉象复常,苔转薄白,心烦消失,精神愉快。为巩固疗效,将原方配制成膏剂续服。处方:酸枣仁 240g、川芎 180g、茯苓 270g、知母 240g、首乌藤 300g、甘草 180g。

上药浓煎 2 次,白蜜 250g 收膏,每晚睡前服膏药 15g,每日上下午服六味地黄丸各 6g,连服 2 个月,睡眠一直良好,其余症状也未复发,故回国。

按语:本例患者失眠40年,系入睡困难,由于工作紧张,过度疲劳造成,伴见烦躁身热,面部电灼样疼痛,面红目赤,苔黄脉数,一派肝肾阴虚,虚火上扰之证。治疗重滋阴清热,养血安神。叶心清先生以《金匮要略》酸枣仁汤原方加一味首乌藤,共6味药组方。仲景善用酸枣仁汤治疗虚烦不得眠。首乌藤系何首乌的蔓茎,甘平入心、肝经,养血安神专治虚烦不眠。叶心清先生治疗失眠时常重用首乌藤30g配炒酸枣仁而获效,汤剂起效再以原方10倍量浓煎白蜜收膏,睡前服15~30g,对于阴虚内热、虚火扰神之失眠,疗效确切,实为良方。

同时,还要配合针刺,常用三阴交留针30分钟,调补肝肾,刺右期门平肝,刺中脘扶脾,刺神门宁心,心肝肾三脏经脉调和,心神得宁,安然入眠。

3. 回阳妙方附子生姜羊肉汤　叶心清先生根据《备急千金要方》和《肘后备急方》的羊肉当归汤治产后腹中、心下痛方义,创附子生姜羊肉汤。方用附子60g,生姜30g,羊肉500g,用于回阳救逆,凡阳虚内寒诸证皆可服用。其煎法需特别注意,为炖法,炖2小时左右,然后喝汤吃肉,2~3日一剂为宜,常在夏至阴生后服用。

(七) 疑难杂症,谨记善后收工,防止复发

叶心清先生十分重视善后收功,谨防复发。每于患者治疗到9成左右时,便不再用汤药、膏滋、丸、散、针刺相配合,方能巩固疗效,防止复发。他认为善后应从脾肾着手,一为先天之本,一为后天之本,是人体防病治病、病愈善后的关键所在。常用香砂六君子丸以健脾,每日服3g;用保和丸和胃,于午、晚餐后即各服3g;用六味地黄丸补肾,偏阳虚者用金匮肾气丸补益肾阳,每日1丸;偏阴虚者服知柏地黄丸,每日1丸;肝阳上亢者用杞菊地黄丸,每日1丸(以上丸药,每丸均重6g)。对于胃病患者,当着力减轻胃脘负担,每日服药1次,1剂分作2日服用。

叶心清先生善后的方法还有:其一,以有效原方,改为隔日或隔2日服1剂,连服1~2个月。其二,对于病久沉疴,速效难求者,宜守法易剂,改用药膏缓图。以有效原方,增加10倍用量,炼蜜为丸,每枚重6~9g,每日2次,每次1丸;或白蜜收膏,每日2次,每次1汤匙(15g),连服1~2个月。其三,每日吞服一次云南白药或三七粉,每次0.6~0.9g,以便调和气血营卫。其四,配合针刺足三里、中脘或艾灸足三里以调养胃气,起针后点刺大椎、中脘、神门、右期门,以调肝脾肾之经气。

(八) 学术传承

叶心清先生一生行医五十载,刻苦钻研,博古通今,不断进取,勤于实践,思想开明,摒弃门户之见,无私地把毕生所学传授于后人,先后收徒7人,分别为陈绍武、陈克彦、徐承秋、张大荣、叶成亮、叶成鹄、沈绍功,均为当代知名中医专家。陈绍武教授曾任中国中医研究院院长兼北京针灸骨伤学院院长、北京中日友好医院院长、国际针联主席、第九届全国政协委员。陈克彦主任医师曾任中国中医研究院针灸研究所针法灸法研究室主任。徐承秋研究员,曾任中国中医研究院广安门医院内科主任、国家中医药管理局冠心病急救协作组顾问、中国中西医结合学会心血管病委员会委员、北京中西医结合心血管病委员会副主任委员,享受国务院政府特殊津贴。张大荣主任医师,曾任中国中医研究院广安门医院党委副书记、第五届全国政协委员,享受国务院政府特殊津贴。叶成亮主任医师,叶心清先生长子,曾任中国中医研究院西苑医院针灸科主任、中国针灸学会常务理事、《中国针灸》编委、中国中医研究院专

家委员会委员、美国纽约国际针灸学院教授。叶成鹄主任医师,叶心清先生次子,幼承庭训,跟随先生学习中医,曾任中国中医研究院广安门医院针灸科主任、中国针灸学会针法灸法研究会副理事长、北京市针灸学会理事兼刺灸委员会主任委员、澳大利亚布里斯班针灸学院理事兼针灸系主任、美国纽约国际针灸学院教授。沈绍功主任医师,曾任中国中医研究院基础理论研究所副所长、胸痹急症研究室主任、博士生导师、中国中医研究院学位委员会委员、国家中医药管理局冠心病急症协作组组长、中国中医药学会急诊医学会副会长、心病专业委员会副主任委员兼秘书长,享受国务院政府特殊津贴。先生幺女叶成源是瑞士中医学会会长,其侄叶成炳在1954年因病休学半年期间,到重庆诊所跟伯父先生学习针灸,以后又跟随父亲叶枝贵学习金针术。

三、代表著作与论文述评

叶心清先生一生忙于诊务,诊余之时著《医学实践漫录》,但由于辞世较早,仅完成初稿,未曾出版。现将叶成鹄、韩碧英夫妇所提供的先生手稿整理,以飨读者。

叶心清谈学医　学医者切不可迷信天命鬼神,信天命鬼神而学医则必流于巫。古代巫医相近,近代则有天壤之别,不能并存。尝见事鬼神而兼医道者,为人治病不效,则曰:"此非医之过也,命也。人力不可胜天也。恐获罪于鬼神,非医药所能挽回也。"似此,凡寿、夭、疾、苦,皆天命鬼神所能左右,何用学医? 有病又何须诊治? 若鬼神有灵,天命不可拒,则学医可废;若学医应存,则天命鬼神不可信,此理不待阐述而自明。

学医者应立志为劳苦大众治病,切不可贪财。若必索诊金、贪药费,有重酬则悉心诊治,无利益则敷衍塞责,甚至坐视贫苦患者而不救,则大失济世活人之本意,有贪财求利之私心。存此私心者,医术必难臻胜境,而人格已堕入下乘。

学医者不可不习古方书,但切不可拘泥。勿论古代医学著作是否全都可靠,是经验之积累或主观之臆断,皆宜辨明;即令是多年心血、秘籍真传,亦有当时当地之局限,习之者更宜辨别,务求符合此时此地之实际。

古代方书之名,有阴阳、经络、五行,学医者既不可摒历史不顾,凡遇阴阳、五行等字句一律视为非科学,亦不可视为神秘莫测,知其然而不知其所以然。

学医者不可不知天候、地理、历史。今江浙之患者服药之分量与川湘悬殊,山地之患者与平原之患者治疗亦有别,岂风俗习惯使然? 以人之禀赋不同之故。古今分量与今不同,不知历史者若拘泥不化,必误! 川湘之人食辛辣,与浙江人喜食甜淡、北方人喜吃大葱大蒜亦有别,不明者若千篇一律,亦必误。

学医者不可不知近代自然科学如生物、化学、物理等常识,亦不可不知西医。中医,古代医学遗产,不可废;若习中医者以近代自然科学为异端邪说,不求甚解,则中医必不可能发展,甚至不待人废而自废。然中西医病名相同者,如霍乱、伤寒、疟疾等证,实则皆有不同,不可不知。

后记:

叶心清先生学风严谨,为人正直,医术精湛,医德高尚,诲人不倦,言传身教,培养了一批批针灸学、内科学的优秀继承人。为了振兴中医事业,为患者造福保健,他不计个人得失,不惜放弃优越的生活条件,毅然携家眷北上。先生一次次出色地完成医疗外交任务,开创了我国派遣中医专家赴国外治病之先河,被赞为"东方神医"。

叶心清先生一生好学,善于继承,勇于创新,无私授教,将金针、方药继承并发扬,是著名的中医针灸大师、中医临床学家,推动了中医的进步,为中医的发扬光大做出了不可磨灭的贡献,堪为一代楷模。

参 考 文 献

［1］ 沈绍功.叶心清[M].北京:中国中医药出版社,2013.

［2］ 徐承秋.叶心清医案选[M].北京:中医古籍出版社,1991.

［3］ 江花,唐瑛,叶成炳,等.巴蜀名医叶心清先生遗留处方用药特色研究[J].中国中医药现代远程教育,2016,14(1):60-63.

［4］ 张大荣,徐承秋,叶成鹄,等.叶心清医案选录[J].四川中医,1984(5):12-13.

［5］ 陈克彦.叶心清医案[J].中医杂志,1959(9):34-35.

(整理:谢畅;审订:韩碧英 叶成鹄)

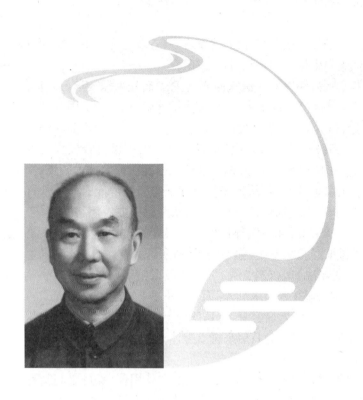

朱仁康

一、生 平 传 记

朱仁康先生(1908—2000年),字行健,江苏无锡人。先生生于1908年,正值清朝末年,中国社会动荡,兵匪横行,战乱频繁,列强虎视,内忧外患,民不聊生。先生4岁丧母,父亲为粮店职员,苛捐杂税,家中常入不敷出,拮据度日。江南自古重学,朱父也很注意对下一代的培养,不惜债台高筑,设法资助先生兄弟上学。由于先生少年时体弱多病,考入中学后仅读1年就因病辍学。恰在此时,外科名医章治康因避兵乱,由郊区迁来城区与朱家合居,先生也因此与中医结缘。

明清是中医外科发展的鼎盛时期,由于学术氛围的活跃,发展了不同学术观点,形成三个主要学术流派,即"正宗派""全生派""心得派"。心得派是以《疡科心得集》中的学术思想为指导的学术流派。该学派吸收了清代温病学说的内容,并与外科理论紧密结合,强调温病与外证在病因病机、治法上的一致性。而章治康正是外科"心得派"的第二代传人,提出了"外疡与内症,异流而同源"的学术见解,并加以发扬光大。方圆百里,慕名而来求治者络绎不绝。章治康医术高超,医德高尚,凡贫困患者,章氏非但分文不取,甚至赠医送药,故深得百姓爱戴。章治康不但专长外科,亦熟谙内科,朱家有人生病,常延请章治康诊治,无不霍然而愈。一次朱父因心境不畅,郁火结聚,脑后发疽,肿痛日厉。请章氏为其遣方用药,并嘱家人宰三年老母鸡一只,炖熟与服。朱家人初不解,不敢从命。章治康谓此自有深意,坚议不妨,朱父才放心服用。不久果然疮头收束,顶透脓泄,大病终愈,全家信服。后朝夕相处,朱父因此与章治康交称莫逆,遂有使先生兄弟从其习艺学医之意。先生的哥哥长其四岁,先从章氏执弟子礼,三载学成,悬壶于锡地郊区,朱家亦移居相随。先生即从兄长随诊抄方学习,因而亦尽得章氏薪传之秘。兄弟二人为表达对老师的钦佩之心,各取老师名中一字而自名之,兄长取一"治"字名治杰,朱仁康先生取一"康"字名"仁康"。

朱仁康先生随长兄学医初始,以《汤头歌诀》及《医家四要》启蒙。后先生深入学习外科,在研习外科专著方面,最为推崇高锦庭《疡科心得集》。不仅因为脉络师承关系,更因为此书新颖实用,首创两病或三病骈列立论,辨其异同,条分缕析,体现出外科疾病鉴别诊断的诊疗思维,既便于辨病,更有助于辨治。《疡科心得集》与明清时期其他外科书籍有着较大的区别,一反既往以疮疡部位编次的惯例。例如"辨附骨疽、附骨痰论",已能明确地把骨髓炎、骨结核区别开来。高氏受当时温病学派思想的影响,将卫气营血辨证与三焦辨证引入了外科的辨证体系。如在脑疽论中,首次提出三陷变局理论,对全身化脓性感染败血症与脓毒症,已有很好的认识。如斯之处皆发前人所未发,在中医外科史上有很大的贡献。先生曾反复研读,记诵于心。为充实自己,弥补师承经验之不足,他参阅了《外科正宗》《外科证治全生集》《外科枢要》《医宗金鉴·外科心法要诀》等外科专著,并从中吸取精华。在学习中医外科的同时,先生接受前人"治外必本之内,知其内以求其外"及"治外而不知内,非其治也"的教诲,重视内科理论的学习,为此先后研读过《素灵类纂》《伤寒论》《金匮要略》《伤寒来苏集》《时病论》《温病条辨》《本草从新》等古籍,为其后来树立整体观,主张疮疡皮肤外科诸症应着重内科,打下了良好的基础。

中医外科治疗与其他科不同,除内服药外,若病情需要还应配合外用药,炼丹制药乃是一项必须掌握的专门技术。过去师徒之间,保守思想严重,灵丹妙药视为囊中之宝,秘而不宣。而外科常用红升、白降二丹,炼制时温度、时间都需精确至分毫,否则易遭失败。朱仁康先生在师传口授的基础上不断实践,反复试验,掌握了多种膏、丹、丸、散、水、酒等的配方工艺,对制药"妙到毫巅"有着深刻的体会。另一项外科基本功是开刀技术。辨脓法是中医外科的难点之一,尤其是深部脓疡,辨之更难,又有似脓非脓、气肿、血肿,极易误诊,均要经过反复实践方可临证无误。先生经过认真学习,善于总结经验和要点,做到了活学活用,掌握了良好的基本功,只需用手指按摩病体,就能判断有脓无脓。对于中医开刀技术,先生最大的心得就是:"向以小切口为主,辨脓疡深浅,定切口部位,浅则浅开,深则深刺,恰如其分。反之,过浅则未到脓腔,脓不外泄;过深则伤筋动络,甚至大出血。开口过小则脓出不畅,造成蓄脓;脓未成熟而切,脓成而过时不切,均非所宜。"

就这样朱仁康先生白天跟随兄长应诊、抄方、配药,诊务结束后又夜以继日地攻书学习,曾作"十七而学论"以自励。这样的学医方式,临床实习与理论知识紧密结合,收获大,进步快。3年学艺期满,先生已经熟练掌握了外科常用的药方和炼丹制药、开刀等基本技法,初步成为一名合格中医师。

1928年,时年朱仁康先生20岁,学有所成,意气风发,志存高远,离开家乡,至苏州湘城开始独立行医。因扎实的中医基本功,先生对常见病及多发病是药到病除。在临证过程中他也遇见过疑难杂症,首次遇见青腿牙疳急症患者,先生通过辨证分析病因为热毒炽盛、热迫血行,治以凉血清热解毒,方用消斑青黛饮,仅6剂之功,病情霍然而愈,数十年后,回忆此病例的治疗,先生仍感自豪。先生在苏州悬壶疗疾近10年,因治病疗效显著,开方药味少而价廉,并对贫困患者赠医送药,在当地影响日渐扩大,深得当地民众信任,已成为一方名医。这期间,先生仍然奉行白日临证,夜间读书,总结自己的临床经验与得失。先生当时在中医方面已有了相当的造诣,但知晓西医在手术方面之长,想要学习西医,扩大自己的眼界。于是他参加了上海的西医函授学校,如饥似渴地学习先进的西医诊疗技术。并将中西医两种医学运用于临床,在行医闲暇期间凭其学习心得撰写了《中西医学汇综》,书中内容以中西医病名两相对照,两种学说并列。此书1933年由上海广益书局出版。先生在序文中提出"中西医不可偏废,允宜兼收并蓄,取长补短,融会贯通,共冶一炉","医学无分中外,拯人疾患,其道则一,他山之石,可以为错"等进步思想。对于当时医学界的争论,他极力反对中西医之间互筑壁垒,相互攻讦,主张中西医都要摒弃成见,携手合作。

1937年日军侵华,江南沦陷,汪伪统治建立,朱仁康先生举家迁往上海租界避难,开设门诊。1940年初,先生受聘于上海信谊药厂,任《国医导报》主编,期间先生利用此刊物,作为中西医沟通的桥梁,他将自己的外科心得题名《外科新论》,连载于《国医导报》,文中的外科病以中、西医病名互相对照,综合两种学说做初步的阐发,又写了《国医知新篇》,介绍一些浅近的西医知识,目的是让中医界同仁知己知彼,共同前进。先生不仅阐发自己的见解,更利用刊物作为团结、联络同仁的桥梁,他遍访上海名医,组织稿源,与伤科石筱山、妇科朱小南、沈仲理,喉科张赞臣,外科顾伯华,眼科陆南山、姚和清等有志于中西医汇通之士相熟。诸同道不定期聚会,切磋医道。中医名宿陆渊雷、章次公、余无言、裘沛然、姜春华等均在《国医导报》上发表过论文,力倡中医要取西医之长,为我所用,走中西医结合的道路。刊物在先生的苦心经营之下出版发行3年,学术和社会影响日益扩大,但终因战乱被迫停刊。

新中国成立后,中医药的发展步入了正轨,20世纪50年代是中国快速发展的黄金时期,国家对中医的重视和投入也逐年增加。党和政府高度重视中医药事业,制定了一系列保护和发展中医药的方针政策,采取了许多有效措施。1954年,在毛泽东主席关于"即时成立中医研究机构,罗致好的中医进行研究,派好的西医学习中医,共同参加研究工作"等重要指示下,经过筹建,于1955年底,在北京成立了全国第一个中医研究机构——中医研究院(现为中国中医科学院)。中医研究院受原卫生部委托,从全国各地征聘了30余位具有真才实学、经验丰富、理论水平高的名中医和医学专家来院担负研究及教育工作,47岁的朱仁康先生因其医术和声望,亦在其中。为了响应国家的号召,为了更好地继承发展弘扬中医药,先生毅然放弃了在南方的事业和生活环境,先期只身一人来到了无亲无故的北京。

1956年,中医研究院(现为中国中医科学院)建院初期,朱仁康先生受聘于中医研究院附属医院(现为西苑医院),任外科主任。在任期间,先生锐意进取、踏实工作,1958年,先生获卫生部颁发的"医药卫生技术革命先锋"奖章。1959年5月,中医研究院任命先生等30余位医学精英为中医研究院院务委员会委员。因为先生工作出色,治病疗效显著,曾多次担任党和同家领导人的医疗保健任务,1959年11月,经周恩来总理批示,先生受卫生部委托,携徒李世忠赴朝鲜执行出国医疗任务,为金日成首相诊治,为期两年半。他精湛的医术、高尚的医德,给朝鲜党政军民留下了美好的印象,直至2005年金日成首相的亲属访华期间还欲拜访先生,而那时先生已过世5年。

1962年,中医研究院进行机构调整,内外科研究所分开,内科研究所由广安门迁往附属医院(西苑址),外科研究所仍留在广安门原址。1963年初,朱仁康先生随附属医院的外科主要技术力量调至广安门外科研究所继续主持中医外科工作。同年上半年,随着中医研究院的发展、扩建及机构调整,经卫生部批准,在原广安门以外科、眼科、正骨、痔瘘、针灸为重点的外科研究所及针灸研究所的基础上增设病床,正式成立了中医研究院广安门医院,先生为

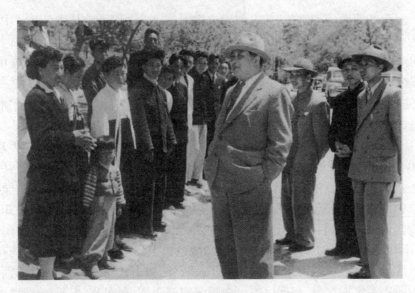

1959 年 11 月朱仁康受卫生部指派赴朝鲜为金日成首相治病。右三为朱仁康

首任外科主任。1964 年，先生到中央社会主义学院进行了为期 1 年的学习。1965—1967 年，他到山西稷山农村疾病研究所，深入基层，开展农村常见病及多发病的防治工作。1969 年，他再次赴山西稷山进行基层临床工作，至 1971 年返回北京。

　　1972 年，64 岁的朱仁康先生在广安门医院创建了皮肤科并首任皮肤科主任，使广安门医院的皮肤科从中医外科系统中独立出来。这一时期先生带领皮肤科骨干攻坚克难，积极承担了各种皮肤科疑难杂症的诊疗任务和一系列重大科研项目的攻关工作。其中克银方的研制成功便是其中重要的一项。1972 年，皮肤科开始将银屑病列为重点科研课题之一。中医把银屑病列入风门或癣门，统称为"白疕"。早在《证治准绳·疡医·诸肿》中便记有"白疕"一名："遍身起风疹疥丹之状，其色白不痛，但痒，搔抓之，起白疕，名蛇虱。"清代对"白疕"的病因病机有了更详细的记载，《外科大成·卷四》记载"白疕肤如疹疥，色白而痒，搔起白疕，俗呼蛇虱。由风邪客于皮肤，血燥不能荣养所致。"此病一直是皮肤病中的顽疾，先生在银屑病的治疗方面做了大量的工作，他认为银屑病主要分为：血热风盛、血虚风燥、风热兼湿、湿热化毒、风湿痹滞、热毒伤营六型，强调辨证论治，在提高疗效，防止复发等方面取得了进展。他用了近 10 年时间潜心研究，并带领邹铭西、李博鉴、李林、朱毅等医师，选用适宜的中草药制成丸剂、膏剂、片剂、注射剂和汤剂等多种剂型，进行观察对比，得出以汤剂疗效最好的结论。针对血热风盛证的银屑病用克银一方(土茯苓 30g，北豆根 10g，草河车 30g，白鲜皮 30g)，针对血虚风燥证的银屑病用克银二方(生地黄 30g，玄参 30g，丹参 30g，火麻仁 10g，北豆根 10g，苦参 10g)，经过 7~10 周的疗程治疗，采用电子显微镜进行银屑病皮损治疗前后的超微结构对比。临床治愈率达到 65.7%，总有效率为 94%，复发率只有 5.4%，明显低于其他疗法。这一成果荣获原卫生部 1983 年甲级科学技术成果奖。1984 年广安门医院将"克银方"转让给北京中药五厂制成"克银丸"推向市场，疗效较好，成为广安门医院第一个成功转让的科技成果。这项合作获得北京市优秀科技协作奖，取得了较好的社会效益与经济效益。

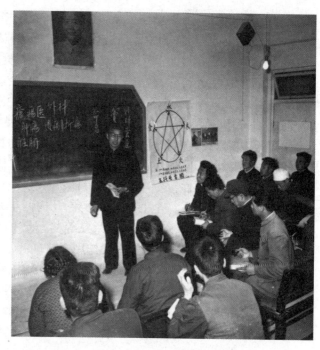

1978 年，正值改革开放，国家开始恢复研究生招生考试，先生时年 70 岁，成为中医研究院首届硕士研究生导师，培养了李博鉴、李林、朱毅等多名硕士研究生，其弟子现已成为蜚声海内外的中医皮肤病专家。古稀之年的先生愿将自己几十年来积累的宝贵医学经验传于后人，他不仅坚持亲临门诊第一线，不断总结经验得失，同时一直承担着中医带教任务，诲人不倦，毫无保留。他从建院之初即成为西医学习中医师承制导师开始，坚持在西学中班执教数十年，再到带研究生、外国留学生、进修生、实习生等，经他培养的学生不计其数，遍布国内及世界许多地方，可谓"桃李满天下"。他撰写了多篇高质量的学术论文，

20 世纪 60—70 年代朱仁康在为西学中班学员讲授中医外科

如《关于苍术的疗效》《225 例各型湿疹证因论治的探讨》《药物性皮炎的治疗经验》《"克银方"治疗银屑病的临床研究》等论文，这些论文在医药界引起了很大反响。在先生的主持指导下，皮肤科庄国康、程殿琴等同志根据他从事中医工作 40 余年的宝贵经验，协助其整理完成了《朱仁康临床经验集》一书。该书总结了先生对疮疡外科分类的见解及中医皮损的辨证论治体系，结合四诊八纲辨证的临床经验；总结了先生立足卫气营血、脏腑病机、风湿热燥等病因对中医皮肤病辨证的见解及临床应用经验；总结了先生对于滋阴除湿、搜风清热、凉营清解等法则的独特经验；总结了先生对中医疮疡外科的处方用药规律、外用经验方的配制经验等。该书较全面地反映了先生辨证论治的学术思想、丰富独到的临床经验及处方用药规律，亦反映了先生平时勤奋工作、认真实践、善于总结、敢于创新的精神风貌，是一本很好的继承名老中医经验的著作，达到同类著作的先进水平。尤其是该书附有大量临床医案，方便后学之士揣摩，深受读者欢迎。该书 20 余万字，1979 年由人民卫生出版社出版，并流传至美国、日本、新加坡、马来西亚及中国港澳台等地，1982 年荣获中医研究院科技成果二等奖。《朱仁康临床经验集》出版后便很快售罄，来皮肤科进修的医师们只能整本复印医院图书馆的藏书，因反复复印，藏书受损而致复印不便。一位来自中国台湾的进修医师，看到这种情况，在台湾购买了 20 册《朱仁康临床经验集》，赠送给皮肤科的医师及进修医师，大家如获至宝。高兴之余，一位医师发现这本由台湾某出版社出版发行的《朱仁康临床经验集》虽然扉页标有"版权所有，违者必究"，但该书竟然是盗版，随即向先生询问是否通过合法渠道就侵权一事向对方索赔，先生一笑置之。从这个小插曲能看出，这本先生经验集内容丰富实用广受欢迎，这也成为皮肤科的美谈。这本书历久弥新，虽已出版了近 40 年，但书中记载的方剂，仍为临床所常用，而其中很多经典外用方，更是被制成院内制剂，广泛应用于皮肤科临床中，如醋泡方、湿疹膏、五倍子膏等。

　　1981 年 11 月，国务院学位委员会公报发布首批博士学位授予单位及学科、专业和指导老师名单，朱仁康先生作为中医研究院 5 名博士研究生导师之一（中医外科学——皮肤病专业）亦列其中，旨在为中医外科学皮肤病专业培养更多高层次的人才。1985 年，先生为了进一步弘扬中医皮外科学，邀请全国 15 个省市 20 余家中医皮外科教学研究单位的专家教授，亲任主编，共同编写《中医外科学》，该书本着以中医学理论为纲要，古为今用，理论与实践相结合的原则，系统阐述了中医外科、皮肤科的发展概况、疾病分类、病因病机、辨病辨证、治疗护理等内容，在广度和深度上反映了现代中医外科学的学术水平、科研进展，同时反映了全国各家流派的不同学术思想、观点及临床经验。该书被国内外同仁誉为"具有系统性、科学性、先进性、实用性，是一部中医外科医疗、教学、科研的参考书，一部继往开来、代表全国中医外科水平的专著。"全书共 155 万字，历时两年完成，1987 年由人民卫生出版社出版。1988 年荣获中国中医研究院科技成果三等奖。此书的出版，对中医药的继承发扬、对中医外科的体系梳理传承工作起到了重要作用。

　　1988 年金秋十月，硕果飘香，正值重阳佳节，中国中医研究院广安门医院隆重召开了"朱仁康教授行医 60 周年学术座谈会"，与会者对先生精深的学术、高超的医术及高尚的医德给予了高度的评价，盛赞先生在 60 年的行医生涯中，为中医学术呕心沥血，技术上精益求精，造诣很深，在国内外享有很高声誉，并不断总结研究探索，为人民的利益不计个人任何得失，是下一代学习的楷模，"八十寿育人桃李芬芳，六十载耕耘硕果满园"。

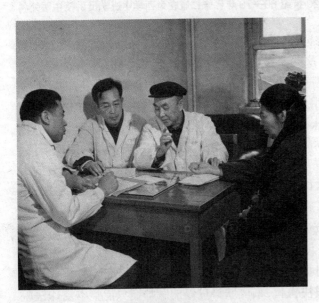

朱仁康临床带徒

　　1988 年 80 岁的朱仁康先生退休，此时的他身体健康，耳聪目明，思维清晰，仍坚持每周出两个半天的门诊，患者满意，学生受益，人人为之钦佩。1990 年，经人事部、卫生部、国家中医药管理局批准，先生作为全国 500 名具有独到临床经验及技术专长，且在中医界享有盛誉的中医药专家之一，被确定为首批全国老中医药专家学术经验继承工作指导老师。直至 1996 年，他才赋闲在家，而那一年，他已是 88 岁的高龄了。同年卫生部摄制编辑大型电视片和画册《中华医魂》，向中华人民共和国 50 周年献礼，先生亦荣幸入选。

　　2000 年，一代名医朱仁康先生与世长辞，享年 92 岁。先生的辞世是中医学的一大损失，中医皮肤科痛失栋梁，若失明灯！先生走完了辛勤的一生，他给后学者留下了宝贵的知识财富，后人挽联写道："朱老平日勤学不辍，愈人无数，精于岐黄，真乃医林巨笔，北斗以南一人也"。因为先生的影响和教诲，他的后人以医学世家为自我要求，把他的医术和医德发扬光大，代代相传。先生的儿孙均投身医学事业。而他的学生弟子、门人都已成为中医皮肤科的领军人物，这彰显出了中医的传承和延续。

二、学术思想

（一）中西结合，衷中参西

朱仁康先生从学医伊始便没有门户之见，无论是研习流派传承之作《疡科心得集》，还是其他流派的著作，如《外科正宗》《外科证治全生集》《外科枢要》《医宗金鉴·外科心法要诀》，他都认真研读，吸取精华为其所用。他对于西医的态度，也是包容互鉴的，他认为："中西医结合在一起，有一个共同的目标，为发扬、整理、提高中医学而做出努力。在实际工作中，中医辨证、西医辨病，是做好中西医结合工作的两个主要环节。要做到这一点，中西医应互相学习。中医要熟悉西医诊断检验的一套方法，西医也要深入了解中医辨证论治的特点，这样，中西医间才有共同的语言，知己知彼，百战不殆。"因此他在学术上提出了中西结合，衷中参西的思想。

早年朱仁康先生阅读唐容川所著《中西医学汇通》一书时，便深有启发。后来做学问时，从中西病名对照着手，广泛搜集资料，结合自己见解，写成了《中西医学汇综》一书，初步体现了他中西结合的思想。"中西医宜兼收并蓄，取长补短，融会贯通，共冶一炉。"为本书的核心思想。当时中西医间存在隔阂，各立门户，相互攻讦，有水火不兼容之势，他深以为憾。后又在他主编的《国医导报》中重申此旨。有中西医长期共存，互相结合之意。先生在20世纪30年代发表的《外科新论》及20世纪50年代的《实用外科中药治疗学》，都是以中西病名对照、中西学说互参的方式来写的。

在临床实践中，朱仁康先生遵循中医辨证论治基本精神，以证为主，既可异病同治，亦可同病异治，同时吸收西医学的理论学说，衷中参西，洋为中用，提高了临床组方用药的针对性及整体性。如扁平疣、带状疱疹，就西医来说是属于病毒性皮肤病，先生采用清热解毒药组成的马齿苋合剂治疗，取得了较好的疗效。又如银屑病，鉴于西医抗肿瘤药物有效，但副作用较大。先生就根据此证有血热、血燥的特点，适当配合清热解毒药（初步认为具有抗癌作用的中药），亦取得较好疗效，且副作用较少。

在皮肤病中，中医学与西医学的病名并不统一。古人将外科病和皮肤病统称为"疮疡"，并在"疮疡"的医论医案中积累了大量有关皮肤病的宝贵经验，有治疗原则，有专方专药，还有饮食调养，但是由于历史条件及学术理论体系的不同，这些经验多散见于外科著作中。朱仁康主张对"疮疡"进行分类，把皮肤病独立出来。他提出："凡在人体体表有形可见的均应归属于外科范畴。中医外科，古称疮疡科，所谓'疮者皮外也，疡者皮内也，痈者肉之间，疽者骨之里'。疮为皮肤病的总称，包括癣、疥、疮、风、丹之类。疡指肿疡、溃疡及一切外科疾病，包括痈、疽、疔、疖等。"在临床实践中，先生发现中医病名比较笼统，疾病定义模糊，会给医生和患者带来疑惑，而西医把皮肤病分得系统，有上千种，他便开始借鉴西医之长，先从西医辨病诊断，再由中医辨证治疗。与此同时，为了将中医皮肤病与西医疾病参照对比，先生与高徒李博鉴医师翻阅了大量中医古籍，圈点记录每一种皮外科疾病的中医病名，并根据所记载的临床表现与西医病名一一参照，列出辨证治疗原则及方药。此项工作浩繁无尽，理奥趣深，师徒二人深入其中，甘之如饴，足以为后学者之津梁。正是创始者难为用，后起者易为功，病名的中西医对照不仅继承发扬了中医学理论，还便于西医学习中医真谛，更是使中西医紧密地结合。

（二）皮损辨证，开拓先河

朱仁康先生认为，皮肤病的特殊辨证体现在辨别皮肤外在表现——辨外证，辨内证与内科相同，辨外证主要通过望诊来辨别皮损形态、色泽和部位，以了解病证的性质、测知内在脏腑的情况，以此达到司外揣内的目的，而这种皮肤病特有的辨外证方法，先生称之为皮损辨证。《外科启玄》云："外有部位，中有经络，内应脏腑也……如有疮疡可以即知经络所属脏腑也，"先生认为，如皮损生于面部属胃经，生于胸胁部属肝经，生于鼻部属肺经等，将皮损所在部位及其形色表现结合起来分析，就可以对皮肤病的性质和所属脏腑病变有一个初步的了解，再对全身症状进行综合分析判断，就能透过现象看本质，得出正确的诊断，从而提高中医皮肤病辨证论治水平。

皮损辨证既是传统辨证方法的延续，又是对皮肤病辨证方法的创新。皮肤病的临床表现是疾病发生、发展过程中产生的症状和体征。其中体征又称他觉症状，是可用视觉和触觉检查到的客观临床表现。皮肤损害是最主要的体征，简称皮损，为看得见摸得着的皮肤及黏膜病变。皮损分为原发皮损和继发皮损。皮损直接反映着皮肤病的情况，通过观察皮损，能最直观地了解病情。先生通过大量的皮损观察和临床实践，在中医理论的指导下，提出了皮损辨证，执简驭繁地将复杂的皮肤病的治疗清晰化。

朱仁康先生皮损辨证是通过观察皮损形态的不同，结合传统辨证方法并加以发挥创新而创立的一种新的辨证方法。现将先生对于皮损辨证理论的论述整理如下。

1. **辨原发皮损** 原发皮损是皮肤病病理变化直接产生的最初损害，是皮肤病特有的病理过程的第一结果。原发皮损包括：斑疹、斑块、丘疹、风团、水疱、脓疱、结节、囊肿。朱仁康先生对这些原发皮损的辨证如下：

（1）辨斑：斑是局限性仅有皮肤颜色改变的与皮面相平的皮损。凡斑色红者，均属血热；斑色红紫或黯红，多为湿热下注或脾经湿热；斑色青紫多见于紫癜，为血分有热；斑色白，境界清楚为风邪外搏、气血失和，多见于白驳风；斑色黑可见于四证：肝脾失调、肾阴不足、肾阳虚损、脾肾阳虚。

（2）辨疹：丘疹是指高出于皮面的局限性实质性损害。疹色红多为血热，丘疹渗水属湿热，疹发伴瘙痒属于风热。

（3）辨疱：疱是高出皮面的内含液体的局限性腔隙性损害，直径小于1cm为小疱，大于1cm者称大疱。水疱色清为湿盛，水疱色黄为湿热俱盛，大疱为心火妄动或火邪伏肺而发，脓疱为热毒炽盛。

（4）辨风团：风团是真皮浅层水肿引起的暂时性局限性隆起性损害。色红者属风热蕴肤，色白者为风寒侵袭。

（5）辨结节、囊肿：结节为局限性、实质性、深在性皮损，呈圆形或椭圆形；囊肿为含有液体或黏稠物及细胞成分的囊性皮损。皮色如常而有结节或囊肿，为痰湿凝聚或痰瘀胶结；皮色红而有结节或囊肿，为气滞血瘀。

2. **辨继发皮损** 继发皮损是由原发皮损演变而来，或因搔抓、治疗不当引起。继发皮损包括：糜烂、溃疡、鳞屑、浸渍、裂隙、瘢痕、萎缩、结、抓痕、苔藓样变。先生对这些继发皮损的辨证如下：

（1）辨浸渍、糜烂：浸渍为角质层吸水分较多导致表皮变软变白，糜烂为局限性表皮或黏膜上皮缺损形成的红色湿润创面。凡有渗出者大多属湿，其中渗水湿烂为脾湿，渗水色黄脱皮为湿热俱盛。

（2）辨鳞屑：鳞屑为干燥或油腻的角质细胞堆积。凡起鳞屑多属燥：基底红而起鳞屑为血热风燥，多见于银屑病进行期；基底淡红或色如常为血虚风燥，多见于银屑病稳定期及消退期。

（3）辨抓痕：抓痕为线状或点状的表皮或深达真皮层的剥脱性缺损，常由机械性损伤所致。皮损色红且抓痕有血痂者，为血热风胜；皮色如常而有抓痕，为血虚生风。

（4）辨裂隙：裂隙为现状的皮肤裂口，可深达真皮层。干燥皲裂者，为凉燥邪侵；皲裂而渗出者，为风湿日久伤阴耗血。

（5）辨结痂：痂由皮损中浆液、脓液、血液与脱落组织、药物等混合干涸后凝结而成。渗水后黄痂，为湿热俱盛；脓液分泌结痂，为热盛成毒。

朱仁康先生认为皮肤病虽发于体表，但与人体脏腑虚实、气血阴阳、表里寒热等密切相关。皮损辨证与其他辨证方法有着密切的关联。首先，皮损辨证与脏腑辨证的联系密切。脏腑辨证是在认识脏腑生理功能、病理特点的基础上，综合分析疾病资料从而判断疾病所在脏腑部位及病性的一种辨证，是中医辨证理论的核心，在临床诊疗中居于基础地位。《灵枢·本脏》云："视其外应，以知其内脏，则知所病矣。"先生认为如皮疹色红、皮温高、有血痂，可归为心病证候；皮疹瘙痒、干燥、脱屑，可归为肝病证候；皮疹渗出糜烂、有水疱等，可归为脾病证候；皮疹肌肤甲错、角化明显，可归为肺病证候；面色黧黑、脱发等可归为肾病证候。如此观之，皮损辨证确系与脏腑辨证联系紧密。其次，皮损辨证与温病卫气营血辨证的联系密切。卫气营血辨证是叶天士在《外感温热篇》中创立的一种适用于外感温热病的辨证方法。作为温病纲领性的辨证，它将温热病不同发展阶段分为卫分证、气分证、营分证、血分证四类，用以说明病位深浅。先生认为风寒袭表与风热蕴肤所起的风团、丘疹可以认为是卫分证，邪在表而未深入；皮损伴见身热、喜饮、便秘、舌苔黄燥即是气分证的皮肤疾病；皮损出现红疹、红斑、或血疱等可认为是热毒入营的营分证；当皮肤出现紫癜相当于是血分证，热入血分迫血妄行而成紫癜。由此可见，皮损辨证与卫气营血辨证确系相互印证互参的。皮损辨证与六淫辨证也有着联系，六淫是风、寒、暑、湿、燥、火六种病邪的统称。六淫辨证，是通过收集患者症状、体征等，通过分析辨别当前病理本质是否存在着六淫证候。六淫辨证与皮损辨证有着紧密的联系。风淫证指风邪侵袭人体肤表、经络，而在皮损表现为风热证则风疹色红，风寒证则风疹色淡；寒淫证指寒邪侵袭机体，阳气被遏，在皮损表现为皮温低，皮色紫绀；暑邪为病的皮损夏季多发，皮损可为红丘疹、脓疱；湿邪为阴邪，其性重着、黏滞，在皮损表现为水疱、糜烂、渗出及渗出倾向；燥淫证指燥邪伤津耗气，常见皮损干燥、皲裂；火淫证为火邪袭人，导致阳热内盛，在皮损则多表现为皮温高，皮色红。综上所述，皮损辨证与六淫辨证两种辨证方法互相渗透。

肌肤乃机体的部分，而与整体营卫、气血、脏腑、经络息息相关，外因肌肤腠理受邪，必渐趋于内；内因脏有病，亦可形诸于外。内外因相互关联，有时不能截然分开。这便是皮损辨证与诸多辨证交互联系的重要原因。

外因乃外感六淫之邪为外六淫，内因可由脏腑气血功能失调而产生内六淫，大多数皮肤疮毒与内因有关。尤以内风、湿、热三者为多，如肝主风，脾主湿，心主热，更为重要。因此先生强调皮肤疮毒以内治为主,医者审证求因,属风、属湿、属热,或两邪相并,孰轻孰重,加以分析,进而论治。西医对皮肤病辨病较细,病种繁多,不下千余种,中医则辨皮损为先,再论治,病虽不同而证同皮损可相同,能异病同治;病虽同而证不同,则同病异治。病虽千变万化,但皮损变化不外如上数种,不难迎刃而解。

在朱仁康先生的众多医案中记录了他灵活地运用皮损辨证结合其他辨证方法诊治各类皮肤病,并均取得了显著的疗效。通过以下一例医案试述先生运用皮损辨证诊疗皮肤病。

患者柴某,男,38 岁,1970 年 9 月 2 日初诊。主诉:全身泛发湿疹 3 年。

病史:患者 3 年前,冬季时两小腿无明显诱因出现丘疱疹,簇集成片,瘙痒严重,搔抓后渗出,久治不愈。1 年前,皮损渐及双前臂,现已逐渐播散至胸腹、背部,皮损冬重夏轻。平素胃脘疼痛,纳食不思,食后腹胀,食冷加重,大便每日 2~3 行,完谷不化,便溏。刻下症见:胸腹、后背、四肢成片红斑及集簇之丘疱疹,渗水糜烂,搔痕结痂,部分呈暗褐色,瘙痒无度。脉缓滑,舌质淡,苔薄白腻。西医诊断:泛发性湿疹。中医诊断:浸淫疮,证属脾虚水泛证,脾阳虚衰,不能温运中焦,水湿内生,走窜肌肤,浸淫成疮。治以温阳健脾、芳香化湿。方药以胃苓汤加减:苍术 9g,陈皮 9g,藿香 9g,仙灵脾 9g,猪苓 9g,桂枝 9g,茯苓 9g,泽泻 9g,六一散 9g(包),蛇床子 9g。10 剂,水煎服,每日 1 剂。外用生地榆 30g 煎汤湿敷,同时加用皮湿一膏。1970 年 9 月 15 日二诊时药后皮损减轻,渗水减少,瘙痒不甚,便溏,胃纳仍差,舌脉同前。前方去桂枝、泽泻、六一散,加炒白术 9g,炒薏苡仁 12g,山药 9g,肉桂 1.5g(研末冲服)10剂水煎服,每日 1 剂。1970 年 9 月 26 日三诊时药后躯干皮损明显减轻,四肢皮损亦趋好转,大便成形,胃纳见馨,舌苔白腻渐化。继从前法,上方去肉桂加泽泻 9g,水煎服 10 剂,外用皮湿二膏。1970 年 10 月 3 日四诊时躯干、四肢皮损均已消退,原发小腿皮损尚未痊愈,仍宗健脾利湿,以期巩固。前方去山药、仙灵脾、猪苓、蛇床子,加扁豆衣 9g。10 剂后皮损消退,随访 5 年未复发,告愈。

按:此案中的湿疹患者皮损主要呈水疱、糜烂、伴有抓痕、结痂,通过皮损辨证可以初步判断为脾湿,先生综合患者其他情况,综合皮损辨证和病性辨证以及脏腑辨证,辨证为脾虚水泛。脾阳虚衰,不能温运中焦,水湿内生,无以运化,湿邪走窜肌肤,浸淫成疮而为病。因此以温阳健脾、芳香化湿立法,选胃苓汤治疗,仅 1 月之功,3 年顽疾便应手取效。从这一例医案,窥斑见豹,不仅看出先生高超的临床水平,还能看到皮损辨证的灵活应用。正因为精良辨证加上正确施治,才取得了如此明显的疗效。

朱仁康先生提出皮损辨证有着鲜明的中医皮肤科特色,在中医皮肤病诊疗中有着重要的意义。它补充和丰富了辨证论治的内容,它既与脏腑辨证、六淫辨证、卫气营血辨证等传统辨证方法相互交叉渗透,又有着皮肤科诊疗的鲜明特色,它更加完善了辨证论治的体系,也扩大了司外揣内的内涵。皮损辨证明确了中医皮肤科的诊疗方向,为皮肤病的诊断开辟了一条新的途径,同时也能通过皮损辨证更加深入研究皮肤病的病因病机,从而确定更加妥帖的诊疗方案,这可以大大提高皮肤科医师的临床诊疗水平。

(三) 治皮三法,效验三方

皮肤病的治疗不外内治和外治两种方法。朱仁康先生认为"在防治上,必须强调从整体来看问题,不但要从事外治法,更要着重内治法。"通过长期大量临床实践,确立大法 12 则,拟订经验方 50 余首,用于临床疗效显著。现撮要介绍先生常用的三种治疗皮肤病的治法,即滋阴除湿法、搜风除湿法、凉营清解法和他临床常用的三首方剂滋阴除湿汤、乌蛇搜风汤、皮炎汤,窥其一斑。

1. **滋阴除湿两兼顾,湿滞阴亏有奇功** 湿疹主要由内湿外发肌肤所致。而湿性黏腻,重浊氤氲,故病多缠绵难愈。倘因患者不善调养,嗜食生冷,恣意饮酒,不避腥发助湿动火之物,使脾胃受损,中土不运,湿邪内生,或滞留经络阻遏气血,或湿犯肌肤,而使病反复发作。主要症状为口干渴而不思饮,舌质红绛少津,苔净或根部稍腻,脉细滑或弦细,皮损表现为丘疹散在或集簇,渗水不多而持日较长,皮肤干燥或有脱屑,瘙痒不止。此种情况,单用滋阴养血则腻滞恋湿,如仍投渗利苦燥则更伤阴血,或滋或渗,治有两难。

朱仁康先生凭其多年丰富的临床经验,针对上述复杂矛盾的病理特点确立滋阴除湿大法,认为"滋阴除湿,并行不悖",不能片面孤立地只看到湿疹不离湿。当湿疹日久,长期不愈,渗水日久而阴分已伤,主要矛盾已经转化,因此先生采用滋阴配合除湿的方案,拟定了滋阴除湿汤,方由生地黄30g,玄参12g,当归12g,丹参15g,茯苓9g,泽泻9g,白鲜皮9g,蛇床子9g组成。此方在广安门医院皮肤科内仍沿用,主治亚急性、慢性、泛发性湿疹及阴囊湿疹等反复不愈,日久耗伤阴血之证。方中重用生地黄,辅以玄参滋阴而不助湿;茯苓、泽泻除湿而不伤阴;白鲜皮、蛇床子除湿止痒,对症而施;当归、丹参通滞行血养血和营,既能补阴血之不足,同时改善皮肤的血液循环,随时分析、调整,针对病机,以滋阴养血和营之药补阴血之不足,防渗利之品太过而伤阴;又以健脾利湿、祛湿止痒之品祛湿邪之有余,同时制约滋补诸品之腻滞。诸药合用,使湿去而无伤阴之弊,阴复又避助湿之嫌,标本兼顾,滋渗并施,滋阴与除湿并行不悖,此法别具特色而疗效甚佳。

朱仁康先生强调指出凡上述疾患渗水日久、阴伤湿恋之证,此法颇为合拍。但在治疗过程中可能有时湿象明显,有时阴伤较重,反反复复,就应随时调整。阴伤较重时着重滋阴,湿象明显时着重除湿。只要认证准确守法不变增减适宜终能见功。举其中一则医案赏析:先生灵活运用滋阴除湿汤治疗湿疹。章某,男,8岁,1973年1月8日初诊。周身起湿疹已3年。3年前,先在左小腿出现小片红疙瘩,抓破流水渐成钱币样,不久又在右小腿出现同样皮损,逐渐播及肛门、阴茎,泛发全身,瘙痒甚剧,影响睡眠。3年来曾服中西药,疗效不显。查体:全身可见散在钱币状集簇之丘疱疹,部分糜烂、渗出、鳞屑,搔痕累累,尤以两腿、肛门、会阴、阴茎等处为重。脉细滑,舌质淡,苔净。西医诊断:钱币形湿疹;中医诊断:湿毒疮,证属:初为湿热浸淫,日久伤阴耗血。治以滋阴养血、除湿润燥为法,方用滋阴除湿汤加减。方药:生地黄15g,元参9g,丹参9g,当归9克,六一散9g(包),茯苓9g,泽泻9g,白鲜皮9g,蛇床子9g,5剂,水煎服。外用:祛湿膏。二诊,药后隔多日来诊,称药后瘙痒明显减轻,皮损亦渐趋退。嘱服上方加地肤子15g,5剂,水煎服。三诊,药后复诊,躯干、阴茎、肛门等处皮损已消,只两腿皮损尚留三、四片未消。仍嘱服上方7剂,外用药同前。四诊,称近日吃了一些鱼腥发物,小腿部分皮损反复,又见瘙痒渗水。舌质红,苔薄黄,脉小滑。改拟利湿清热。药用:生地黄30g,黄芩6g,赤茯苓9g,泽泻9g,车前子6g(包),木通3g,六一散9g(包),5剂,水煎服。每日外用生地榆15g,水煎湿敷。后未来复诊。1976年5月其父来院称,前年治愈后,两年未发。半月前因饮牛奶后,小腿又起小片丘疱疹。经内服除湿丸,外用五石膏30g调祛湿散9g,又治愈。

按:本例湿疹病延3年,当时辨证为舌淡苔净,脉细而滑。朱仁康先生认为渗水日久,已伤阴耗血,故以生地黄、元参滋阴增液;当归、丹参养成血润肤;茯苓、泽泻除湿而不伤阴;蛇床子、白鲜皮、六一散祛风除湿而止痒。服药10剂后,皮损大部消退。后因饮食不慎,吃了些鱼腥发物,部分皮损又见复起。舌质红,苔薄黄,湿热现象又显,改以利湿清热法而获愈。愈后两年未发,因食用牛奶后见小发,经治即愈。

2. 乌蛇搜风并清热,圆机活法治瘙痒 朱仁康先生认为对一些瘙痒性的顽固皮肤病缠绵反复难愈伏风为患,内陷之风邪伏藏于经络、肌腠、皮毛之处。伏风常伺机而发,或独伤人,或与火邪两相感召致痒。只用一般风药难以奏效,非用虫类药搜剔不可,故必须搜风以止痒。

临床上常见顽固性瘙痒的患者往往处于焦虑、抑郁的精神状态,当失眠、情绪烦躁、抑郁时瘙痒也会加重,"诸痛痒疮,皆属于心火",此时从心主神志来看,患者是处于神明失静、神志失常的状态,"心主火,火炎上",心火上炎于上,加之无阴以济,热势更甚,又易夹风邪,火借风势,风助火力而成风火相煽的病机。故用清热之品清心止痒。

朱仁康先生针对伏风与火热故立搜风清热之法,以乌蛇搜风汤为代表方剂。处方:乌蛇6g,羌独活(各)9g,防风6g,炙僵蚕6g,生地黄15g,牡丹皮9g,丹参9g,赤芍9g,黄芩9g,金银花15g。功用为搜风祛邪,凉血清热。主治为伏风郁热型的慢性荨麻疹。搜风清热法是针对风邪久羁、深伏体内,郁蕴化热,缠绵不愈的皮肤病而设法,而乌蛇搜风汤是此法的具体体现。此方特点有二:一是用虫类药搜剔隐伏之邪。乌蛇甘平无毒,善行走窜,《开宝本草》谓其"治诸风顽疾,皮肤不仁,风痹瘾疹,疥癣"。僵蚕助乌蛇搜剔风邪。两药相辅相成以搜剔隐伏之邪;再伍用羌独活、防风等风药使风邪外泄,予邪以出路。二是配伍清热之品。生地黄、丹参、牡丹皮、赤芍凉血清热;黄芩、金银花清热败毒。凡对风湿热之邪蕴伏于肌腠之间,日久未经发泄而致皮肤剧痒,历久不愈,诸药不应的一些顽固性皮肤病,如慢性荨麻疹、泛发性神经性皮炎、皮肤瘙痒症、扁平苔癣和结节性痒疹等病均可用此方治疗。

朱仁康先生曾治疗一例慢性荨麻疹患者,李某,男。主因"全身出现鲜红大片风团10个月"就诊。患者于1972年6月开始全身起大片风团,呈鲜红色,一般下午出现,晨起才消,发无虚夕。先后间断服中药消风清热、固卫御风、健脾除湿等方均未见效。发作与饮食无关,大便干,隔日一行。查体:全身可见散在大块风团,呈鲜红色。脉浮数,舌干而红,苔薄黄。西医诊断:慢性荨麻疹;中医诊断:瘾疹,证属:风邪外客,郁久化热,风热相搏,发为瘾疹。治以搜风清热为法,方用乌蛇搜风汤加减。方药:乌蛇9g,蝉衣6g,马尾连9g,黄芩9g,金银花9g,连翘9g,生甘草6g,羌活6g,荆芥9g,防风9g,白芷6g,大黄6g(后下),5剂,水煎服。二诊时,药后开始加重,后即明显减轻。继服上方5剂。三诊时,药后偶起风团,患者因工作忙,服汤药有困难,要求服成药。予以小败毒膏5瓶。日服半瓶以巩固疗效,药后3年,不复再起。本例瘾疹患者先后10月,虽方药遍尝,犹发无虚夕,谅以风邪久羁,郁而化热,改进搜风清热之剂,乌蛇、蝉衣、荆芥、羌活、白芷搜剔风邪从肌表而出,故初服时加重,佐以黄芩、黄连、银花、连翘、大黄、甘草通腑泄热;亦是表里双解之法。5剂后减轻,10剂后即不复再发。

3. 凉营清解皮炎汤,温病巧法治皮病 朱仁康先生依据多年的临床经验,发现部分皮肤病的临床表现中以红、肿、热、痒等炎症表现者居多。他认为这些表现与"卫之后方言气,营之后方言血"的温病症状有密切的相关性,于是将治疗温病的"在卫汗之,到气清气,透热转气,凉血散血"四大治法引入了炎症性皮肤病的治疗中,并对银翘散、白虎汤、清营汤、犀角地黄汤、竹叶石膏汤等综合分析,撷其要领,创制了皮炎汤,对药物性皮炎、接触性皮炎、日光性皮炎、过敏性皮炎等多种急性皮肤病症有卓效。朱仁康先生在其回忆录中这样写道:"值得一提的是我创制的皮炎汤,开始只用于药物性皮炎,疗效显著。本方由三方组成,犀角地黄汤,摒弃贵重药犀角(现已禁用)不用,用以凉营,配以竹叶石膏汤,用以清气,并佐以银花、连翘,以清热解毒。后又用治疗接触性皮炎、植物日光性皮炎、过敏性皮炎,亦见疗效。"寥寥数语,不仅阐明了其创制皮炎汤的思路,更让后来者深切地感受到老前辈处处为患者着想的高尚品德,值得后辈们学习与敬仰。

皮炎汤由生地黄 30g,生石膏 30g,牡丹皮 9g,赤芍 9g,知母 9g,金银花 9g,连翘 9g,淡竹叶 9g,生甘草 6g 组成,视具体病情而定。服药治疗期间饮食宜清淡,忌食辛辣腥发之品。方中生地黄、牡丹皮、赤芍清营凉血;知母、生石膏清解肌热,意在"透热转气";淡竹叶轻清风热;金银花、连翘、生甘草重在解毒。全方功能清营凉血,泄热化毒。适用于中药毒及风毒肿之证。症见舌质红绛,脉滑数等。主治药物性皮炎、接触性皮炎(包括漆性皮炎)、植物日光性皮炎等由于血热蕴毒,外发肌肤,或外受风热毒邪,热毒相搏充斥腠理所致的急性炎症性皮肤病。除治疗以上几种经典的"皮炎"外,还可用于红皮病、系统性红斑狼疮、皮肌炎、天疱疮、类天疱疮、多形红斑、玫瑰糠疹、烧伤烫伤、急性发热性嗜中性皮肤病、结节性红斑、过敏性紫癜、急性荨麻疹、银屑病、色素性紫癜性皮肤病等。

皮炎汤具有清营凉血、泄热化毒之功,凡由血热蕴毒、外发肌肤所致,皮损表现以红斑、丘疹、风团、水疱为特征的皮肤病均有机会应用本方化裁。除局部皮损辨证符合血热毒热外,患者常伴有身热烦躁、小便黄赤、大便干燥以及舌红脉数等整体热象,临床应用时当结合局部与整体表现综合分析,随证加减。援举以下一例先生运用皮炎汤的验案。

袁某,女,65岁,1975年9月13日初诊。患者于9月7日患痢疾,即服痢特灵2片,2日后又服1片,于前日下午曾肌注盐酸小檗碱1支,昨日起背部及四肢出现大片潮红针尖大皮疹,并发气喘,晚间在外院静脉点滴 5% 葡萄糖溶液加氢化可的松 100mg,输液 5 分钟后即感气喘加甚及憋气,停止输液,立刻输氧后,才逐渐缓解。查体:自动体位,体温 39℃(腋下),脉搏 126 次/min,呼吸 28 次/min,全身可见潮红麻疹样皮疹,尤以胸背、四肢为多。脉滑数,舌苔黄厚。西医诊断:药物性皮炎;中医诊断:风毒肿,证属:内中药毒之气,风毒发肿。治以凉血清热,败毒消肿为法,方用皮炎汤加减。生地黄 30g,牡丹皮 9g,赤芍 9g,知母 9g,生石膏 30g(先煎),麻黄 3g,杏仁 9g(打),马尾连 9g,黄芩 9g,金银花 9g,连翘 9g,生甘草 6g,2剂,水煎服。二诊,患者年老,未来复诊,家属代诉:药后全身皮疹大部已消,气喘较缓,咯痰不爽,难于着枕,体温 38℃ 左右。治拟清解余毒、化痰平喘为法,方用麻杏石甘汤加减。药用:麻黄 6g,杏仁 9g(打),生石膏 60g(先煎),马尾连 9g,黄芩 9g,金银花 9g,连翘 9g,郁金 9g,桔梗 6g,远志 9g,茯苓 9g,3剂。三诊时,皮疹已完全消退,气喘缓解,但咳嗽尚频(原有慢性气管炎)着重治咳化痰。药用:麻黄 3g,杏仁 9g,黄芩 9g,马尾连 9g,薄荷 6g(后下),桑白皮 9g,贝母粉 6g(冲),生石膏 30g(先煎),炒远志 9g,百部 9g,天花粉 9g,枇杷叶 9g,3剂。药后家属诉:皮疹已消。后转内科治气管炎。

按语:本例因服痢特灵引起的药物性皮炎。朱仁康先生认为系中药毒之气所致,来势较猛,治疗着重大剂凉血清热解毒,急解药毒,师清瘟败毒饮之意,方中犀角地黄汤(犀角现已禁用,以水牛角代)凉营清热;白虎汤中知母、生石膏以解肌热;舌苔黄厚用黄芩、马尾连除湿清热;用金银花、连翘以化药毒;参用麻杏石甘汤,以清宣肺热,平喘止咳,服药两剂后,周身皮疹即见消退,药物性皮炎很快得以控制。一般用痢特灵引起的药物性皮炎(荨麻疹型),持续时间较长。本例因开始用氢化可的松静脉点滴有反应,单用中药治疗,两天后大部皮疹即见消退。

三、代表著作与论文述评

朱仁康先生一生精于临证,勤于总结,笔耕不辍,著作等身。创办《国医导报》杂志,并任主编,出版专著有《中西医学汇综》《实用外科中药治疗学》《痔疮与瘘管》《痔瘘中医疗法》《家庭食物疗病法》《朱仁康临床经验集》《中医外科学》等。这些著作不仅给中医后学留下了宝贵的医学经验,值得深入学习研究;同时还丰富了中医外科理论,继承发扬了中医外科学。就其主要著作作一简略介绍。

《中西医学汇综》是朱仁康先生早年的著作,当时正值西医进入中国,或因文化差异,或因民族情感,中西医学之间发生了激烈的冲突和碰撞。先生目光如炬,独具慧眼地提出中西医学二者不可偏废,他认为中西医各有优势,中西医学者之间不应该相互诋毁,相互攻讦,相互斗争;而是应该精诚合作,兼收并蓄,袭彼之长辅我之短,医学无分中外,拯救患者疾苦为首要。而这本书正是他这一思想的体现。《中西医学汇综》编入内外妇儿多个学科的常见病和多发病。在书中,以中医为经,西医为纬,首列中医病名,次为西医名称,互相对照。内容上中西医学互参,相互阐明,新旧融合。在本书编入的处方也是简便廉效之方,皆为"平日临证实验者",每首方中均录以方义,说明制方之理及药物功效。本书确为"熔新旧学说于一炉,集中西疗法之大成,阅十年之搜罗所集病症数千余条,经五载之编述,分门别类十数大章,引古证今,详考博采,中西参照,阐发精微,备医家之参考,初学之指南,病家之自疗,家庭之尝试"。

《实用外科中药治疗学》是朱仁康先生1955年于上海千顷堂书局出版的治疗外科疾病的中药学著作,中医在治疗皮肤外科及慢性肿疡方面积累了大量的经验和疗效,并且有较多特长之处,值得挖掘整理并加以研究发扬。基于此因为出发点,先生采取了新的科学理论、现代的分类方法,并引证中医理论与相关学说,而编著此书。《实用外科中药治疗学》分为总论与分论两部分,总论中论述了炎症、化脓性病症、结核病、痰疬、癌瘤、火丹、外伤、坏疽、花柳病及各种皮肤病,并提供了对证治疗的中药和方剂;分论中从头部、颈项部、耳部、面部、眼部、鼻部、口唇部、舌齿咽喉部、四肢胸腹部、腰臀腿部论述了相关的外科疾病,同样记录了相应的中药与方剂。论述的疾病全面,提供的方药疗效显著,是一部优秀的外科中药专著。

《痔疮与瘘管》《痔瘘中医疗法》两部著作是朱仁康先生关于肛肠科的专著,先生于1954年出版《痔疮与瘘管》,首先论述了肛门、直肠的构造,肛门指检;其次介绍了痔疮分内痔外痔,瘘管与肛裂,书中重点介绍了治疗痔疮的"枯痔疗法"和治疗瘘管的"插线疗法"。1958年出版《痔瘘中医疗法》,丰富了《痔疮与瘘管》的内容,加入"结扎疗法""挂线疗法""切开疗法"等治疗方法,更加详细地论述了痔疮和瘘管的形成原因、中西医学对其病因的不同认识、诊断要点、辨证特色、鉴别诊断。先生认为挂线疗法有着优越性,但挂线时仍会有疼痛;切开疗法能直接切开瘘管方便直接,也只能针对较简单的瘘管,因此先生主张将切开疗法与挂线疗法结合运用,治疗复杂的瘘管,能够达到更好的疗效。《家庭食物疗病法》偏于科普性质,是先生在临证闲暇之余为普及中医所著的科普著作。先生在开篇写到中国人对饮食烹调的选择十分讲究,此所谓民以食为天是也。先生认为治病不仅只是医家之事,病家亦需自养,而自养之法,莫如饮食之道!"一菜一果,俯拾即是,收效既宏,且均甘美适口,老幼咸喜,甚至一皮一蒂,人所抛弃,废物利用,功伟屡著。"而这本书将平常的食物分为果品、茶点、蔬品、菜豆、瓜芋、肉类、米麦、禽兽、水产、鱼类、海产、补品十二大类，每味食物首列"产地"，次列"形状"描述寒温之性、甘苦之味，部分药物后附有"效方""功能""成分""作用"等。而所选之药，均为药食同源之品，如书中所载之"杏仁能润肺止咳，橘皮开胃橘红化痰，枇杷叶治虚劳咳嗽，柿饼医痔柿蒂止呃，无花果疗痔疮，杨梅止泄泻"。这部书虽是先生临证之余之作，但是对于中医食疗学、中医养生学有着重要的实用价值和文献研究价值。

《朱仁康临床经验集》总结了朱仁康先生从医近半个世纪的临床经验。强调了先生辨证论治的思想、主张简便廉效的小方治病，推崇内外合治的治疗理念。全书分为三个部分：第一部分论述了先生对疮疡分类的思考，"疮者皮外也，疡者皮内也，痈者肉之间，疽者骨之里"，疮为皮肤病的总称，包括癣、疥、疮、风、丹之类，疡指肿疡，溃疡及一切外科疾患。包括痈、疽、疔、疖、瘰疬之类。论述了他对疮疡病因病机的探讨：疮疡发病机制有内因外因之分，内因与七情、营卫气血、脏腑病机有关；外因与六淫之邪相关。先生认为，内因外因互相关联，不能截然分开，而以内因为主。疮疡皮肤病虽发于体外，肌肤乃机体的一部分，故与整个机体营卫气血，经络脏腑，息息相关。肌肤腠理受邪，必渐趋于内；脏腑有病，亦可形诸于外。可因营卫气血，脏腑功能失调，存有内在因素，致使外邪易于入侵而触发。例如神经过度紧张，或受惊、恼怒、害怕易引起斑秃症；情志郁结，恼怒生气，易患大痈等。论述了他对疮疡辨证的整理：皮肤是机体的一部分，覆盖于体表，内有经络与五脏六腑相系。肌肤腠理受邪，必渐趋于内，脏腑有病亦可形诸于外，内外相关是一个整体，因此疮疡皮肤病和其他内科疾病一样，要从整体观点，通过望、闻、问、切，四诊八纲。来进行辨证论治。皮肤病又有它的特点，其自觉症状或皮损形态，往往可以在体表表现出来，使我们肉眼可以直接看到，给临床辨证论治，带来有利条件。他综合了辨脉象、舌苔，辨痒痛麻木，辨形色，尤其是提出了皮损辨证的皮科基本辨证方法。论述了他对疮疡论治提出了独到的见解：治疗疮疡皮肤病，首先必须具有整体观念，不能仅仅看作局部浅表的病，而是与整体营卫气血、脏腑功能有重要联系。因此在防治上，必须强调从整体来看问题，不但要从事外治法，更要着重内治法。古人认为"治外必本诸内，治内亦就治外"。同其他科一样，都要通过审证求因，辨证分型，既可同病异治，亦可异病同治。这里根据朱老医生临床经验，常用的治疗法则，初步归纳为十二大法，分别是清热消风、祛风散寒、祛风胜湿、利湿清热、健脾理湿、凉血清热、清营败毒、清热解毒、养血息风、活血化瘀、滋阴降火和温肾壮阳。第二部分记录了先生的经典医案141则，选录54个病种，囊括了皮肤科的常见病和多发病，并在医案后附有按语，部分医案后总结了先生治疗此类疾病的辨证分型及证治要点。第三部分介绍了先生的经验方、常用方、外用方174首，是皮肤病治疗不可多得的经典方剂。

《中医外科学》是朱仁康先生主持编写的一部大型中医外科著作。中医外科在历史发展中，流派纷呈，百家争鸣，各个流派形成了各自独特的医疗风格，积累了丰富的内治及外治经验，具有许多中医独特的医疗方法，是中医学的宝贵遗产。建国后，中医外科学有了新的发展，不仅积极整理前人的理论和经验，广泛收集民间简便廉效的单方、验方，在治疗常见病、疑难病中创造了许多新的经验，并且在治疗急腹症、肛肠病、疮疡皮肤病等方面均取得了丰硕的成果。为了使我国医务工作者了解和应用中医外科的理论和经验，鉴于当时尚无系统完善的外科书籍，由此人民卫生出版社聘请先生担任主编，邀请了中国中医研究院所属广安门医院、西苑医院、医史文献研究所及全国15个省市21家中医皮外科教学研究单位的专家骨干，共同完成这部《中医外科学》。这本书以中医学理论体系为纲，古今结合，理论与实践相结合,全面系统地阐述了中医外科学的发展概况、基本理论及诊疗经验。全书共分为五篇,第一篇为外科总论,包括中医外科的发展概况及基本理论,第二篇为外科疾病各论,对180余种外科疾病及其辨证论治详加论别。第三篇为皮肤科概论,包括了皮损辨证等皮肤病辨证方法介绍、病因病机、治疗大法、诊断要点等内容。第四篇为皮肤病各论,介绍了160余种常见皮肤病的诊断及鉴别诊断、分证论治等内容。第五篇为外科常用中草药,收载内服、外用药160余种,并介绍了先生配置外用药的独特方法,很有参考价值。其次为附篇,附内服方剂800余首、外用方剂250余首,以及54本中医外科医籍的简介。这本书取材广泛、病种齐全、内容丰富,反映了当时中医外科的水平和不同的学术思想观点。

朱仁康先生不仅著作颇丰,还对临床中遇见的问题进行了深入研究,发表了20余篇高质量论文,如《〈内经〉上的"生理""病理"学说》《关于苍术的疗效》《辨证治疗丘疹性荨麻疹28例的疗效观察》《86例乳腺炎的治疗总结》《皮肤科医案数则》《药物性皮炎的治疗经验》《外疡验案举隅》《"克银方"治疗银屑病(牛皮癣)的临床研究——附108例疗效观察》《"克银方"治疗银屑病的临床研究进展——附236例疗效观察》等。

《关于苍术的疗效》是朱仁康先生1955年在《中医杂志》发表的一篇关于苍术疗效探讨的论文,他写这篇文章的动机,希望能突破以前对苍术在一般认识上的局限性与应用的治疗范围,以充分发挥苍术应有的疗效。先生提出苍术不仅在内科中具有燥湿健胃药的功效,对于外科疾病也有着显著的疗效。后来更是研制出苍术膏,用以治疗多种皮肤科疾病。

1981年发表了《"克银方"治疗银屑病(牛皮癣)的临床研究——附108例疗效观察》,1983年发表了《"克银方"治疗银屑病的临床研究进展——附236例疗效观察》,这两篇论文是先生带领广安门医院皮肤科骨干用"克银方"治疗银屑病的总结。在《"克银方"治疗银屑病(牛皮癣)的临床研究——附108例疗效观察》一文中,朱仁康先生介绍通过中医辨证,将108例病人分为血热风燥组54例和血虚风燥组54例,分别单用"克银一方"和"克银二方",不配合外用药及其他疗法,治疗后有效率达94.4%,痊愈率达65.7%。先生在此基础上进一步深入研究,精简改进了上述两方,制定了"克银三方"与"克银四方",继续进行临床观察。时隔两年后,先生在《"克银方"治疗银屑病的临床研究进展——附236例疗效观察》一文中指出,作为"克银方"的"克银三方"与"克银四方"进一步提高了治疗银屑病的疗效。让广安门医院皮肤科在中医治疗银屑病的研究上达到全国领先水平。

朱仁康先生,少时立志学医悟岐黄,青年悬壶苏地名一方,中年衷中参西于沪上,壮年奉召进京勤耕忙,老年著书薪传建功勋,硕果祛疾盛名彰。他一生为中医皮外科事业呕心沥血,鞠躬尽瘁。朱仁康先生精神不朽美名扬!

参 考 文 献

[1] 张镜源.中华中医昆仑·第五集·朱仁康卷[M].北京:中国中医药出版社,2012.

[2] 艾儒棣,陶春蓉,刘邦民,等.明清时期中医外科的特点[J].四川中医,2008(6):124-126.

[3] 周凤梧,张奇文,丛林.名老中医之路[M].济南:山东科学技术出版社,2012.

[4] 李林.朱仁康学术经验初探[J].中医杂志,1981(10):18-21.

[5] 李林.著名老中医朱仁康治疗皮肤病经验[J].上海中医药杂志,1982(4):14-15.

[6] 丁旭.皮炎汤及其在皮肤科的应用[J].中国医学文摘(皮肤科学),2017(2):174-178.

［7］ 朱仁康,邹铭西,李博鉴,等."克银方"治疗银屑病(牛皮癣)的临床研究——附 108 例疗效观察［J］.中医杂志,1981(4):22-24.

［8］ 朱仁康,邹铭西,李博鉴,等."克银方"治疗银屑病的临床研究进展——附 236 例疗效观察［J］.中医杂志,1983(9):31-33.

（整理:肖战说;审订:朱小燕）

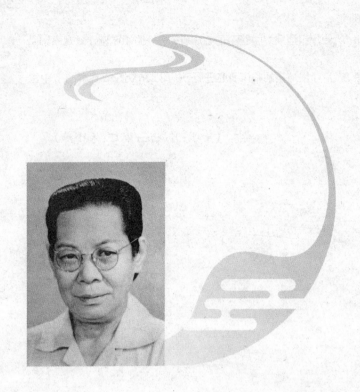

朱 琏

一、生平传记

朱琏先生(1909—1978年)，字景雯，江苏溧阳人。先生既是老一辈无产阶级先锋战士，又是现代我国著名的针灸学家。她将自己一生的大部分时光与精力都致力于中西医结合的"新针灸学"事业，在针灸理论、临床、科研、教育、对外交流等方面均有卓著成就，她为针灸医学的传承发展、临床实践与理论革新、推动针灸走向世界均作出了不可磨灭的贡献。

(一) 追逐革命梦,初与针灸逢

1909年12月，朱琏出生于江苏省溧阳县(今溧阳市)南渡镇的一个普通家庭，其父朱鸿茂，幼年学武，性情豪爽，仗义疏财，在辛亥革命期间，他率先剪掉辫子，参加革命军。她的性情继承了其父的豪爽，性格坚韧，自小即表现出一种不服输的精神。9岁开始读小学，16岁高小毕业。1927年，先生考取苏州志华产科学院，学习西医。1930年3月以优异的成绩获准提前毕业，进入上海普善医院担任妇产科主任兼司药主任。

1930年5月，朱琏先生结识了革命青年陶希晋，思想、信仰上的一致，促进了他们的结合，二人相爱并结婚，从此，她随陶希晋走上了革命道路。1931年夏，为了寻求光明，朱琏离开了处处笼罩着腥风血雨的上海滩，随丈夫陶希晋到安徽省明光镇，当了中学的校医和兼课教员。"九一八"事变发生后，陶、朱等组织明光镇各界群众和明光中学的师生成立了抗日救亡组织，开展抗日救亡活动。

1932年，朱琏和陶希晋来到河北石家庄，在正太铁路医院任医生，期间参加正太铁路进步青年组织读书会，学习进步书刊和马克思主义理论。1935年冬，经刘汉平(时任北平市委组织部长）介绍，她与陶希晋同时加入了中国共产党，成为石家庄第一位女共产党员。

1936年，朱琏辞去正太铁路医院医生一职，开设"朱琏诊所"，担负着"搞好医务工作、扩大社会影响、掩护党的工作"的重任，通过行医看病从事革命活动，成为中共直中特委和中共石家庄市委的工作机关，党和群众对敌人斗争的指挥部。她还担任《正言报》医药卫生副刊和《华北民报》妇女副刊主编，及市委机关刊物《北风》特约投稿者，宣传抗日主张，积极组织成立群众团体，进行抗日救亡运动。

1937年"七七事变"爆发后，石家庄各界成立了抗日救国会，朱琏被选为常委，后来担任主席，后又组织妇女成立妇女抗日救国会，担任会长。9月中旬，周恩来、彭德怀等来到石家庄，市委召开群众大会，由她主持大会，周、彭等在会上讲话。9月下旬，日军逼近石家庄，陶希晋等率领100多人西上太行山，组成正太铁路工人游击队，先生在太行山根据地召开群众大会宣传抗日救国思想。不久，她随正太铁路工人游击队并入十八集团军、八路军一二九师，在师部野战军医院工作。

1937年冬，刘伯承师长任命朱琏为八路军一二九师卫生部野战医院院长。1938年4月，在日军进攻太行山的一次激烈战斗中，野战医院与司令部失去联系，她果断指挥掩护伤兵转移地方继续工作，被师部授予"刚毅果敢"光荣称号，受到师长刘伯承、政委邓小平表扬。不久，朱琏被任命为一二九师卫生部副部长兼野战医院院长。1940年初，她和陶希晋一起北上到延安马列学院学习。1940年3月8日，被中共中央授予"模范工作者"称号。其后，担任中国医科大学副校长、十八集团军总卫生部门诊部主任。

1944年10月，毛泽东主席在陕甘宁边区文教工作者会议中指出："新医如果不关心人民的痛苦，不为人民训练医生，不联合现有的一千多个旧医和旧式兽医，并帮助他们进步，那就是实际上帮助巫神，实际上忍心看着大批人兽死亡。"朱琏聆听了毛主席的讲话，认识到了中医药工作的重要性。在一次中西医座谈会上，延安民间针灸医生任作田老先生贡献出自己30多年行医经验，希望西医界深入研究针灸治病的道理。任老一讲完，她当场报名随任作田先生学习针灸［同时报名的还有鲁之俊，后为中国中医研究院（现为中国中医科学院）首任院长］。朱琏边学边用针灸在门诊为来自前方的战士、干部和延安的群众治病，从中不断感悟到针灸的神奇疗效，还曾为自己施针，治愈了坐骨神经痛。从此，朱琏便与针灸结下了不解之缘，兴趣转向针灸临床、教育与研究。

1945年冬，朱琏和陶希晋调至河北省武安县，任晋冀鲁豫边区政府卫生局局长兼边区医院院长。1946年，朱琏在武安开展针灸疗法，8月6日人民日报对她针灸治疗情况作了报道，还开办针灸训练班，为边区部队培养了大批医务人员。"在当时战争的艰苦条件下，靠针灸战胜医药两缺的困难，较好地完成艰巨的医疗任务，这是和朱琏的倡导是分不

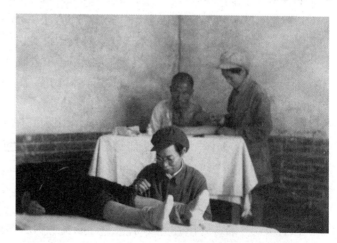

1946年4月，朱琏在太行山革命根据地开展针灸治疗工作

开的。"1948年春,晋察冀边区和晋冀鲁豫边区合并,朱琏由武安县迁往平山县。9月,华北人民政府成立,朱琏任卫生部第一副部长,哈励逊医院院长。1949年2月,她创办华北卫生学校并兼任校长,被任命为中央防疫委员会办公室主任。学校分医生班、妇婴卫生班、助产班、针灸班,各班都开针灸课,朱琏亲自编写教材并执教。3月,她在《人民日报》发表文章"我与针灸术"。

(二) 赴京创针所,十载建功名

1949年5月,朱琏先生来到北京。次年9月,中央人民政府政务院任命她为卫生部妇幼卫生局副局长。

朱琏先生心系针灸,曾在中央广播电台开讲"我与针灸"的学术讲座,充满了对针灸的无限热爱,吸引着越来越多的人开始关注祖国传统医学,关注针灸。当时有不少中央领导干部和群众找她针灸治病,她的家成了不挂牌的针灸门诊部。由于先生行政工作繁忙,找她针灸治病的人逐渐增多,难以满足患者的要求,1950年妇幼局成立了妇幼卫生工作大队,下设针灸小组。

1951年2月,《人民日报》连续4日登载朱琏针灸治病的事迹及她撰写的文章,引起巨大反响,要求针灸治病的人越来越多,故临时开设门诊部。门诊部最初有9人,后增至13人,但这仍不能满足群众看病的需要,成立专门机构来扩大治疗范围、提高治疗质量,便成了当务之急。在这种情况下,朱琏和她的同事们除了临床治疗大量患者外,还进行了针灸疗法实验所建所筹备工作。

3月7日,《人民日报》又发表了《群众迫切要求推广针灸疗法》一文,提出开办针灸学习班及增设针灸门诊的需求;同日中央卫生部召开"针灸疗法"座谈会,邀请在京的中西医专家和有关负责人20余人参加,朱琏在会上发言说:"要做好针灸的研究与提高工作,中西医必须很好的团结起来,在政府的领导下,分工合作。"会议委托朱琏负责针灸研究的指导工作。

3月,朱琏先生撰写的《新针灸学》由人民出版社出版。这是一本以科学原理去理解与解释针灸效应,从针灸实践出发,用西医知识去阐释、解读针灸的作用原理的中西汇通的著作。该书得到国内外的广泛关注和高度评价,朱德为其题词,董必武撰写序言。鲁之俊对其评价:"这本书,可以说是运用现代科学观点和方法,摸索提高针灸技术与科学原理的第一部重要著作,影响极其深远。这是朱琏同志对我国针灸医学作出的重要贡献。"

1951年7月,在朱琏先生的倡导与努力下,政务院文教委员会批准成立"中央人民政府卫生部针灸疗法实验所";8月2日,正式挂牌;10月20日,卫生部下批文任命妇幼卫生局副局长朱琏兼任针灸疗法实验所主任(首任所长)。

在朱琏的带领下,针灸疗法实验所率先在国内开展了较为系统的科学研究,如针灸防治疟疾临床观察、"补体"调整实验研究等。她高瞻远瞩的"新针灸学"科研思维,大胆探索针灸作用原理和治病特点,开启了中国针灸科研事业之门。实验所在先生的主持下还开展了一系列的针灸教育培训,培养了大量地方与部队针灸人才,为针灸疗法的推广与普及发挥了重要作用。

1951年夏,朱琏外出在列车上患急性肠炎,想用灸法又没带艾绒,便将香烟卷(她平时吸烟)点燃,对准大肠俞、足三里穴悬起熏烤,病症得到很好的缓解,香烟卷熏灸起到了与艾

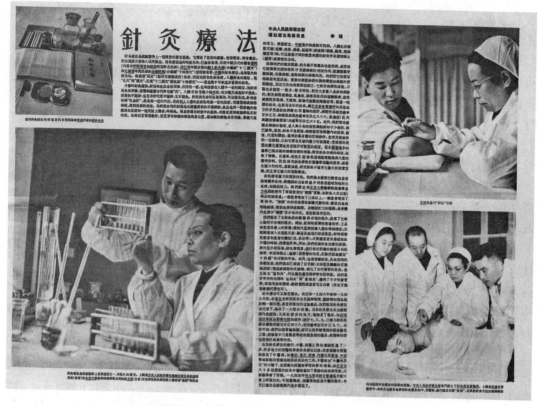

《人民画报》专版介绍朱琏与她的"新针灸疗法"（1952 年 1 月）

炷灸同样的疗效，而且使用更为方便，她指示针灸疗法实验所用手工式卷烟机把艾绒卷成纸烟形施行艾灸，并将其定名为"艾卷灸"，这就是后来我们所熟知的"艾条悬起灸法"的来源。

1953 年 9 月，朱琏先生当选为中华全国民主妇女联合会第二届执行委员（后又于 1957 年 9 月当选为第三届执委）。

1955 年 4 月 14 日，毛泽东主席在杭州接见朱琏（洪敏陪同）。在短暂等候接见的时间里，有关负责人向她讲到了毛主席关于针灸工作的一段指示：针灸是中医里面的精华之精华，要好好地推广、研究，它将来发展前途很广。15 日晚主席邀请朱琏等一起共进晚餐，席间毛主席说起了她的《新针灸学》一书，而且颇为赞同其中说到的针灸与西医学理论发展的关系。毛主席还站起来举杯说"今天——是祝针灸万岁！"接着又说，"针灸不是土东西，针灸是科学的，将来世界各国都要用它。"

6 月 4 日，在朱琏先生的主持下，"全国首届高等医学院校针灸师资训练班"开学，这个班的学员后来大多数成为全国各地著名中西医结合专家或针灸专家。

1955 年 12 月 19 日，在毛泽东主席和党中央的关怀和指示下，也在朱琏等老一辈创业者的艰苦努力下，中医研究院宣告正式成立，曾与朱琏一起在延安跟随任作田学习针灸的鲁之俊任中医研究院院长，先生任副院长。中医研究院成立前的筹备过程是艰难、漫长的，朱琏为此所作的工作是繁复而关键的，但她没有"自矜己德"，推荐鲁之俊做了院长，她和鲁之俊有着深厚的、真挚的友谊。在反右斗争中,鲁之俊曾被错划,朱琏不顾个人安危去找毛泽东主席说明情况,为鲁给予及时正名。

随着中医研究院(现为中国中医科学院)的成立,"中央卫生部针灸疗法实验所"正式更名为"中医研究院针灸研究所",朱琏先生兼任针灸研究所所长。针灸研究所在她的带领下,科研、医疗、教育、国际交流等各项事业蓬勃发展,她本人也在上述领域作出了很多开拓性工作。

同年冬,林伯渠(时任中央政治局委员)因病手术,术后患上顽固性呃逆,朱琏在用针灸给林老治疗时,发明"安全留针法",即埋针法。

1956年4月,苏联国家医学专家小组来华考察、学习针灸,朱琏先生全面负责并主持接待与培训,这也是新中国成立后第一个"国际针灸班",在针灸国际交流史上意义重大,被载入《建国以来医药卫生大事记》。

1958年4月,朱琏与毛泽东主席又一次在广州会面(洪敏陪同),见面后毛主席第一句话就问:"办了针灸学院吗?"其实她早在1951年成立针灸疗法实验所时,就有将来建立"针灸实验院"的想法与打算,她的计划是要建立大规模的针灸研究院,附设针灸学院和医院(已拟了针灸研究院草案)。事隔多年,朱琏一直都在为此事积极地努力争取着,毛主席关心针灸研究的发展,也一直记挂这件事。会谈中毛主席详细询问了苏联派来三位医学专家3个月学习针灸的情况和她们回去后开展的工作;询问了针灸治疗疟疾、痢疾、血吸虫工作,及针灸在各省市开展及开办训练班等……之后毛主席说道:"针灸大有名堂!"并感叹道"中医有几千年的历史了"。

1958年,在"双反"运动中、在全国中医中药保定会议以及1959年反右倾运动中,朱琏先生在运动中深受迫害,受到了严重的错误批判和审查,但她性格刚毅、为人正直,在上述运动中不接受一些莫须有的"罪名"(1962年6月,中共中医研究院委员会发文为朱琏甄别平反,决定撤销对她原来的错误结论),运动后期朱琏离开了中医研究院。1949年到1959年这10年的时间里,朱琏先生为中医研究院,为针灸研究所,为针灸事业的各项开拓性工作,为老百姓的健康等,付出了太多的精力与感情,"捧着一颗心来,不带半根草走",因政治运动的原因,她只能满怀着内心的伤痛与遗憾离开了针灸研究所,离开了北京。

(三) 半百远南下,在桂续针情

1960年10月,年过半百的朱琏先生与她的革命伴侣、情深伉俪陶希晋先生,远赴祖国的边陲之地——广西南宁履职。她任南宁市市委常委、副市长,分管文教卫生工作,将她的新针灸事业带到了广西,继续开展针灸临床、教育与研究。

1961年,朱琏先生创办南宁市针灸研究组,并任组长,1963年改称为南宁市针灸门诊部,远近求学与求诊者人数众多。她身为副市长,治病时不计患者身份高低贵贱,只要患者有需求,都一视同仁,如在她所居住的市政府院内,无论谁得了病,包括勤杂人员,只要她得知都亲自登门探视,为他们诊治。针灸治疗地点也不受限制,随处都可能成为她的诊疗室,如1961年的10月,比利时伊丽莎白王太后、公主及男爵一行到桂林参观访问,朱琏先生应邀做随行保健,在游船上设立临时针灸治疗室,为其一一针灸,离别前85岁的王太后要求她为其作全身点穴按摩,经点穴后,王太后自述"经中国医术治疗后,感觉年轻不少"。

1963年冬,从鸭绿江那边传来一条神秘的消息,说是经络已被朝鲜一位名叫金凤汉的搞清楚了,被命名为"凤汉系统",这个发现获当年的"金日成"奖。当各种报道喧嚣的时候,朱琏先生却提出不同看法,坚持自己的学术观点与理论,拒绝给金凤汉发祝贺电报的建议,她说:"我倒要看金凤汉如何下台",事实证实了她的判断是正确的。

　　1966 年 1 月,董必武(时任国家副主席)在广州突发旧病三叉神经痛,请朱琏前去诊治,经过她 20 多个日夜的精心针灸治疗,止住了病痛。事后董老在《赠朱琏同志》一文中说:"余久患三叉神经痛,剧发已二次矣。入今年又发,时在广州,请南宁市副市长朱琏同志为余针灸,二十余日而病愈。期间陶希晋同志常自南宁来电话询问治疗情况。陶朱夫妇深情妙计,均可感也。"此后不久董老又给她题诗:"万里传针灸,能人遍市乡。随身带工具,行匣即药囊。大众皆称便,孤贫更不忘。我邦古医术,赖尔好宣扬。"

　　1969 年下半年,在"文化大革命"极左思潮的影响下,由朱琏先生一手创办的南宁市针灸门诊部被迫撤销,医务人员被下放至农村、厂矿,很多病人求医无门,就蜂拥到朱琏和陶希晋家中请求诊治,陶、朱夫妇二人非常同情他们,在家中给他们解除病痛。

　　"文革"期间,朱琏还曾被任命为广西中医学院(现广西中医药大学)的革命委员会副主任。

　　1973 年 2 月,朱琏为韦国清(时任中共广西壮族自治区委第一书记)诊疗时,谈及恢复成立针灸研究机构一事,得到韦国清的重视与支持,随后开始筹建。1974 年,南宁市针灸门诊部首先恢复重建;1976 年元旦,南宁市针灸门诊部与南宁市第一人民医院共和门诊部合并,扩建更名为南宁市针灸研究所,成为广西壮族自治区第一个针灸研究机构,朱琏先生任所长。1976 年 3 月,她主持创办了"南宁针灸大学"(南宁市七二一针灸大学),兼任校长,并亲自授课,年近古稀的她,依然精神焕发,每天忙忙碌碌,甚至工作到深夜。

　　1978 年 1 月,朱琏先生由于过度劳累,突发脑溢血致昏迷,经抢救苏醒后,仍然继续工作,修改她的《新针灸学》(第 3 版)。她说:"这本书,我已修改完了五部分,只剩下最后一部分了。这一部分是治疗篇,都是我多年的临床经验。我必须亲自修改,抓紧时间搞完。"1978 年 5 月 18 日,再次发生脑溢血,在辞世前一天,仍在修订《新针灸学》的书稿。朱琏,这位为党的革命事业和医疗卫生事业奋斗了一生的女针灸学家,早离人世,享年 69 岁。她的遗体告别仪式,邓小平、陈云、徐向前、秦基伟、王震、宋任穷、江华、习仲勋、陈锡联、胡乔木、韦国清等老一辈革命家纷纷送去花圈。

(四) 学术未曾逝,精神亦永生

　　朱琏先生逝世后不久,在广西壮族自治区和南宁市领导的重视和支持下,她的遗著《新针灸学》第三版整理编写组成立,成员有薛崇成、许式谦、韦立富、黄鼎坚等人。编写组本着尊重朱琏先生原稿的基础上,继续完成《新针灸学》第三版的修订工作,于 1980 年由广西人民出版社出版发行。

　　1982 年,中共石家庄市委党史征编室编印了朱琏先生遗著《建国初期妇幼卫生工作》,这本文集是报刊所载的她相关工作的讲话稿、发言稿与健康科普文章等。

　　2002 年初,《石家庄日报》和河北省双凤山革命陵园管理处(即现河北省英烈纪念园)共同发起为朱琏先生修建纪念塑像,以弘扬革命文化、纪念这位石家庄第一位女共产党员。2013 年,双凤山革命陵园又建造了朱琏、陶希晋墓碑铜像。

　　2005 年 10 月 19 日,中国中医科学院针灸研究所所长朱兵教授一行专程前往双凤山陵园,祭拜朱琏先生,向她的塑像敬献鲜花。此后几乎每一年的清明节,针灸研究所党政领导及新老职工,都会到朱琏先生墓前去祭拜、瞻仰,寄托哀思。

2006年6月,石家庄组织评选市历史名人,朱琏先生被评为"十大革命名人"之一。

2008年7月,广西针灸学会和广西中医药大学针灸推拿学院在广西钦州联合举办"中国当代针灸学家——朱琏针灸学术思想研讨暨广西针灸学术发展年会",以纪念朱琏先生逝世30周年,缅怀她的崇高品德,继承与发扬其针灸学术思想。

2011年,南宁市第七人民医院(市中西医结合医院、南宁市针灸研究所)为纪念创始人朱琏先生,传扬朱琏精神,发展她的针灸学术,在其主楼大厅墙壁上铸建了"朱琏铜像"浮雕,雕像周围的文字简介她一生的光辉业绩。

2011年12月,"2011中国—东盟传统医药展"在南宁开展,南宁市第七人民医院通过展柜、展板等方式呈现了"朱琏针灸"的学术贡献,以及她曾经使用过的部分物品等。该医药展让更多国内外观展者了解了朱琏先生,感受了"朱琏针灸"的优势与风采。期间,于12月8日至9日举办"朱琏针灸特色技法体验展",由朱琏先生的弟子、全国名老中医专家韦立富领衔进行"朱琏针灸技法"的现场演示和体验。

2012年,南宁市人民政府发布《关于加快中医药民族医药发展的决定》,文件指出:要"传承和发扬'朱琏针灸'品牌和特色优势,加强市第七人民医院(市中西医结合医院)'朱琏针灸'品牌技术内涵建设,规划建设一家'朱琏针灸'特色突出的三级中西医结合医院。"

2013年,广西壮族自治区中医药管理局批准建设"朱琏针灸国际研究推广基地",该项目旨在"深入挖掘、整理和总结朱琏针灸学术思想及临床经验,培养传承人才,继续传承和创新朱琏针灸学术思想",总部研究基地设在南宁市第七人民医院,下设7个二级推广单位,韦立富等成为他们的学术指导老师。

2014年1月,为缅怀朱琏先生,弘扬朱琏敬业、奉献精神,深入研究先生生平事迹及学术思想,更好地为现代针灸学科发展服务,中国中医科学院针灸研究所专题立项——"朱琏生平与学术思想研究"。2015年,由针灸研究所张立剑主编、刘兵副主编的《朱琏与针灸》学术专著由人民卫生出版社出版发行。

二、学术思想

(一) 西医背景下的针灸理法认识

针灸理论自《黄帝内经》确立、《针灸甲乙经》系统构建后,历代医家多在此基础上延伸、发挥与丰富。直到明清、民国以来西学传入后,一些医家对传统针灸理论进行了"中西汇参"特殊视角下的认知与解读,朱琏先生即是其中颇具特色及较有成就者。她对针灸理论有许多创建性认识,以下按针灸理论体系的基本构成,即经络腧穴理论、刺灸法理论、针灸治疗理论,解读朱琏针灸技法以西医知识背景的特殊视角下对针灸理法的不同认识。

1. 经络腧穴理论　传统经络、腧穴理论基本上都是以"气血"为主要认识基点的,朱琏受西方生理、病理、解剖学影响,对经络、腧穴理论进行重新认知,以神经解剖分布对应经脉的实质,用神经、血管、肌肉等说明腧穴的构成。在她的《新针灸学》一书中即有如下"以西释中"的理论内容。

（1）认为经络功能与神经作用大体吻合：朱琏先生在《新针灸学》中提及传世经典经络学说有自己独特的理解，她认为神经学说可以解释一些针灸作用相关的整体联络规律。她在《我与针灸术》一文中说"中国古代针灸穴位根据十四经，即是分手三阴、足三阴、手三阳、足三阳和胸前背后的任脉督脉为十四经，按刺激神经来说，其分布范围大都是合乎科学的人体解剖，但经穴的起止行度有些就不免牵强附会。"归经于经脉上的腧穴与神经解剖也大致相符，并且她认为先有腧穴，后由腧穴连线成经脉，反映了她"重腧穴，轻经络"的深层次学术思想。朱琏认为经络、腧穴均与神经系统相关，古人没有条件懂得高级神经的作用，经络与脏腑的联系只是古人的经验总结，与事实并不能完全相符。

（2）以现代神经解剖认识腧穴内涵：受现代解剖学影响，朱琏先生从人体解剖部位和结构的角度来认识腧穴构成和作用。《新针灸学》没有将腧穴按十四经脉进行论述，而是按其所在解剖部位进行编排，首次对全身三百六十多个穴位标注局部解剖位置，包括血管、神经、肌肉、器官等结构，并附有穴位解剖位置彩绘图，且采用了通用的现代解剖术语。

她还从刺激神经的角度阐发腧穴作用："神经受到针灸的刺激，兴奋的传布常常放散到很大的范围，在很大的范围内发生调整作用。所以针灸的治效，常不限于穴位附近和神经径路的沿线，而可以影响很远很广。如刺脚趾，可以影响到头部。因此刺激一个穴位，功效也不是专治一种病，而是调整那个有关部位的神经功能，对有关部位的疾病，都能发生或多或少的效果"。

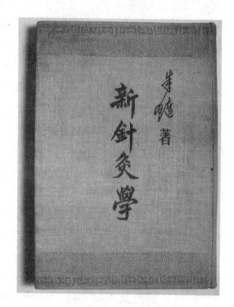

朱琏的著作《新针灸学》

朱琏认为把十四经穴和现代神经解剖与生理结合起来研究有利于揭示其作用原理。她将腧穴的作用类型分成局部性和全身性两类：局部性穴位，位于病灶处或其附近，也可有远隔作用；全身性穴位，通过神经系统的高级部位发生治疗作用或增强体质。她指出刺激一个穴位的作用不仅局限于局部神经通路，也对相应的大脑皮质有刺激作用，从而合理地解释了针灸一些腧穴可以治疗没有直接神经通路联系的、远端部位疾病的原因；这些独特见解具有科学性、前瞻性，并经得起实践检验。

2. 刺灸法理论　朱琏先生的刺灸法理论认识与传统中医医家有很多相似之处，如重视医者针灸时的治神，即施术时的态度，施术前的准备以及针刺的深浅、方向、进针法、进针后的手法、艾卷灸的操作等。不同的是，她提出了针灸刺激手法的三个关键因素，从神经生理学角度阐释针灸补泻为兴奋与抑制神经，针灸手法表述为较为简易、操作性较强的"强刺激"和"弱刺激"，这与传统理论中针刺补泻理论的诸多深奥、繁杂说法有别。此外，在针灸器具方面，朱琏还注重指针、皮肤针、圆利针等的运用。

（1）提出针灸刺激手法的三个关键因素：朱琏先生认为针灸治病的三个关键因素是刺激的手法、刺激的部位和刺激的时机。她是根据神经系统调控原理，提出了将针刺手法分为强刺激和弱刺激。强刺激是针刺取穴少，刺激量比较大，持续时间较长，频率快、患者的感觉较重;若灸则用温和灸或熨热灸 15~30min。对身体上的功能亢进现象起镇静、缓解、抑制作用,又称"抑制法"。反之则为"弱刺激",又称"兴奋法",针刺取穴较多,刺激量不大,时间短暂,患者感觉也不太重(或短暂的较重刺激);若灸则用雀啄灸 30~50 下。受巴甫洛夫高级神经学说影响后,朱琏将兴奋、抑制法与诱导法分开阐述,认为其都与高级神经中枢有关:"刺激的部位分为远距离刺激(过去把远距离刺激治疗的方法,称之为诱导法)和近距离刺激,它们在治疗过程中所起的作用,都是通过高级神经中枢而达到的"。

对于刺激的部位,朱琏先生将西医各系统器官疾病对应的取穴部位进行了归纳,虽然没有直接提及经络理论,但融合了古人总结的十四经脉与脏腑的联系规律,也包含了作者多年的实践体会:如"上呼吸道疾病主要取上肢肘关节以下的手掌桡侧线、手背桡侧线和正中线的穴位,以及口鼻区、颈前区的穴位。肺部疾病主要取背部第一到第五胸椎间各线和胸部乳房以上的穴位,以及上肢掌面桡侧线的穴位……耳病主要取耳区、颞区、头后区耳郭附近的穴位,上肢肘关节以下手背面桡侧线和正中线的穴位"。朱琏将刺激的部位分为局部性穴位和全身性穴位两类,治疗时可以单独用局部性的穴位或全身性穴位;也可以两者并用,还可以结合临床经验,选用特定的配穴。

朱琏先生认为治疗的时机与频度是依据病人的体质、功能状态、疾病病因与临床表现等情况分为几种类型来确定的:①慢性或者需要长期治疗的疾病,按疗程,每天针灸 1 次,连续针灸 10 天~半个月,间隔几天,再行下个疗程的针灸;②急性病症,1 天针灸 2~3 次,像服药一样;③周期或定时发作的疾病,症状发作前一段时间进行针灸治疗,持续至以往发病时期后停止,连续治疗若干周期,直至病愈。

(2) 将针刺补泻对应兴奋与抑制神经:朱琏先生认为针刺补泻手法的实质是对神经起兴奋或抑制作用,在《新针灸学》一书中对此有详细论述:"强刺激可使神经由高度兴奋转为抑制,所以强刺激又叫抑制法……弱刺激能使神经适当地兴奋,所以弱刺激又叫兴奋法""同一个穴位的神经,因刺激的轻重、久暂、捻动的方向,发生的作用就不相同……古针灸书上,把这个问题叫做补泻迎随,迎也就是泻的意思,随也就是补"。可见,她不同于以往医家从传统补气或泻气的角度认识针刺补泻,而明确针刺补泻是由于刺激的强弱不同,对神经产生镇静或兴奋的不同作用。因此,在针灸操作手法上,她主张立足于抑制或兴奋神经的不同目的,采用"强烈、持久"或"轻微、短暂"的不同操作。

(3) 对针具作用特点的西医解读:在刺灸法理论体系中,朱琏先生对针具的应用有着较为独特的思考与阐发,尤其对毫针、圆利针、皮肤针、指针、T 型针等都提出了带有明显西医思维特征的论述。她认为:毫针针体细,对内脏组织不起破坏作用,是最适用的,但需要慢慢进针穿透组织以达到刺激神经的目的;圆利针针质坚硬,适用于迅速短促的浅表神经的刺激;皮肤针(即小儿针)是在皮肤表面给以轻微的浅刺,因知觉神经(即感觉神经)末梢受刺激起反射作用而调整中枢神经的功能;指针"就是用手指尖去掐神经所在的穴位,不像金属针那样刺破组织,不论兴奋作用或镇静作用,往往也能收到良好效果……除腹部与有些深部神经指针不易达到外,一般的穴位必要时都可用指针代替灸与针刺"。

(4) 对灸疗作用的现代阐述:朱琏先生从刺激神经的角度对灸疗作用也进行了现代解读:"灸疗能够防治疾病的主要原理与针法相同,是由于它激发和调整人体神经系统功能的作用。这种作用,在于依靠集中在一定穴位上适当的温热刺激,通过神经系统的反射作用而达到的"。另外,她对灸法作了改进,提倡温和灸,以避免直接灸造成感染和灵活运用强刺激和弱刺激,用于需要起到缓解、镇静和抑制作用的疾病。

3. **针灸治疗理论** 传统针灸理论在解释针灸治病原理时,认为针灸是通过调和阴阳、扶正祛邪、疏通经络等作用途径以达到防治疾病的目的。朱琏将针灸作用归结于激发神经,"用针灸治病,不论是刺神经的针与出血针、皮肤针、串线针(在穴位的皮肤上,串入一线,坠以铜线,促使化脓)、火针(将针烧红刺入),也不论是瘢痕灸或无瘢痕灸,它所以能治病,主要是由于激发和调整身体内部神经的调节功能和管制功能。"在临床辨治理论方面,她主张"辨病不辨证",且以辨西医之病为主,如《新针灸学》一书"治疗编"完全采用西医病名与疾病分类体系。

(1) 从神经生理学角度阐释针灸治病原理:朱琏先生认为,中医与西医都是研究人体的学科,其间必有共同基础。人体必有一个起主导作用的调节系统,这只能是神经系统。所以,她注重从神经生理学角度阐释针灸作用机理,受当时西医水平不断发展的影响,朱琏对这方面的理解也不断深化。

20世纪50年代初,朱琏先生不仅沿用了日本学者对针灸治病原理的解释,也将苏联科学家巴甫洛大的高级神经活动学说与针灸治疗作用联系起来,她说:"巴甫洛夫的高级神经活动的学说对我们针灸疗法的研究工作可以有很多的宝贵的启发,而同时针灸疗法对巴甫洛夫的这一理论也可以提供更多的重要的实证"。受巴甫洛夫学说的启迪,朱琏发现针灸需要通过大脑皮质参与作用:"针或灸的刺激,作用于一定部位的皮肤和深部的神经结构,它的反射路径可能既通过躯体神经系,又通过植物神经系……必须有中枢神经的最高级部分——大脑皮质的指挥或参与",她从更高层次上对针灸治病原理进行了概括。现代有学者评价曰:"这一学术思想的形成,是严格遵循马克思主义、毛泽东思想唯物辩证法和周密而慎重地运用现代科学理论和方法,对针灸医学加以发掘、整理、提高的结果……这一科学原理的大胆提出,构成了我国现代针灸学家朱琏学术思想的精髓"。受西医东传影响,中西汇通医家对针灸机制的重新认知以来,她是率先指出针灸治病离不开大脑皮质高级中枢参与调控的医家,这堪称是针灸机制阐释中的一次突破。

(2) 以西医学疾病分类方法制定临床诊治思路:朱琏先生《新针灸学》治疗章节完全按照西医学的疾病分类体系进行编排,包括传染性疾病、内科疾病、神经精神科疾病、皮肤科疾病等13大类,每类疾病系统下又列举了不同组织器官疾病,如第二章"内科疾病"下列:消化器官疾病、呼吸器官疾病、泌尿生殖器官疾病、新陈代谢疾病、肌肉与关节疾病等八类,新陈代谢疾病又包含糖尿病、痛风两种。对于每种病的病因、病机、诊断,该书均结合了当时最新的西医理论知识,虽然这些内容相对于西医学认识显得有些简单、粗略,但相对此前的针灸著作已有很大进步,如慢性肾炎"初期无明显症状,逐渐发展到全身疲乏,消化不良,贫血,脸上与脚踝浮肿,尿少、红褐色、有沉渣。测量血压以及尿的化验检查等,较易诊断"。可见,《新针灸学》治疗篇已经包含许多西医医理,兼有一些实验室检验指标,容易被人们理解和接受,使读者对各种疾病能获得更科学、全面的认知。

朱琏先生运用针灸治疗时注重辨病不注重辨证。如慢性胃炎仅分为萎缩性胃炎、肥厚性胃炎两种;脑出血依据昏迷期与恢复期的不同,分别采用抑制法或兴奋法治疗。对于针灸刺激手法,她简单地叙述为兴奋法Ⅰ型、Ⅱ型或抑制法Ⅰ型、Ⅱ型。

朱琏先生拥有良好的西医知识背景,后来学习并长期运用针灸,从西学中的特殊视角对针灸理论有一些创建性的认识与发挥。这主要体现在她将西医生理、解剖学与经络腧穴、针刺补泻、针具作用、针灸治病原理等联系起来,对针灸理法有许多不同于传统认识的阐述,融入了当时最新的一些神经科学理论。由于她在当时针灸学术界的特殊地位和重要影响力,她的这些认识引导着针灸理论研究朝着中西医结合的方向发展,并对整个针灸学科的发展趋势产生显著影响。

(二) 针灸临床特色与经验

朱琏先生在针灸临床实践中,形成了颇有特色的针灸技法操作与临证思维,她用一生的时光以针灸之术,解除了无数患者的病苦,是一位名副其实的针灸临床家、实践家。通过探索朱琏先生"针灸人生",我们发现她在针灸科学研究、人才培养、国际交流等方面的瞩目成就,无一不是围绕着"针灸用于一线治病"这个核心与理念。临床上朱琏先生擅用针刺、艾灸、指针等方法治疗多种急性病、常见病及各科疑难杂症,尤其在针灸治疗消化系统、神经系统、运动系统等方面的疾病,均有独到的经验和良好的疗效。她在针灸临床的许多建树,对当今针灸临床与科研的发展,有着积极的示范与重要的推动作用。

1. 倡导消毒观念,改进针灸操作 20 世纪 50 年代初,朱琏先生提倡针灸的规范化操作、主张针刺严格消毒、注重施术部位解剖等。她说:"一般中医(笔者按:主要指当时的旧时中医)施用针灸,中医很少注意消毒,他们不熟悉生理解剖,虽有些经验,但有时引起化脓和其他恶果,因此又感到帮助中医改进提高,确是一件极重要的事。"因此,朱琏提出针灸消毒,她倡导用酒精作为消毒剂,并详细描述消毒的具体方法,要求施术者手持、捻针柄而不能直接接触针身及针尖,避免细菌感染,减少临床交叉感染的几率。

朱琏不仅在治病实践中重视针灸的消毒,还注意将这种观念推广落实到对旧有中医的"改造"以及一届届的针灸训练班中,如 1952 年她组织了北京市中医学会业余针灸研究班,对该班学员除了讲授医学理论和规范性操作外,还对消毒进行了专门调查,其结果显示:"学习以前能作好消毒者仅占总人数的 12.8%,而经过学习以后则增加到 82.8%"。

朱琏先生一方面重视对旧有中医从业人员针灸操作规范化要求,强调"不隔着衣服扎针""不乱针乱灸""要注意消毒"等,另一方面强调以西医医学理论来研究、认识中医治病的内涵与和优势,她提出"中医里面有丰富经验者不乏人,大多数是要求改造提高的,我们应当来注意帮助他们整理经验,加以科学化"。

2. 独创"缓慢捻进针法" 缓慢捻进针法是朱琏先生针刺手法的核心,其基本操作方法是:"执针要平肘、举腕和抬手,用拇、食、中三指执住针柄;当针尖还没有接触皮肤时,要'指实'执针;针尖接触皮肤时,要近、轻、稳;针尖接触皮肤后,要'指虚'执针,捻捻停停,停停捻捻,停时指实,捻时指虚,指实指虚交替运用,并稍加压力,逐渐把针捻进。缓慢捻进法一般分为皮肤、浅部和深部三层的操作过程,通过皮肤后要行针捻转探找感觉,并给一定的刺激量,最后捻进到预定的深度行针,使每层都产生针感。"

对此,朱琏先生的弟子们都有独特认识与较深体会,如韦立富认为:操作时,要细致并有耐心……针在原地"指虚"速捻,不急于立即进针,是给大脑皮质一种良性刺激,有一定的安慰和镇静、止痛作用,为下一步"指实"速捻进针打下基础;王登旗强调:当针接触皮肤后,要注意"直(针尖与皮肤要垂直)、虚(执针柄的手指要稍放松)、留(稍留针并观察皮肤有无抵触感)、捻(手指在原位上捻动针柄)";肖继芳认为,由于缓慢捻进手法轻柔,皮肤感觉舒适,进针疼痛感小,从而对病人起到安神定志的作用。朱琏的缓慢捻进针法经过其弟子及学生们 50

多年的努力传承而不断被深化,他们在国内外针灸界形成了独具特色的"广西针灸流派",也称"朱琏针法"。

3. **总结归纳13种"针感"与5种行针手法** 朱琏先生认为,只要针刺接触到神经,必然会出现针感,医者按不同的疾病采取不同的手法,从而控制对神经刺激的强弱,因而针刺时出现的针感也是多种多样的。她归纳出13种针感:酸、麻、痛、胀、痒、凉、热、抓紧、压重、舒松、触电样、线条牵扯样和线条样徐徐波动(波浪式地慢慢放散)。并总结针感出现的大体规律:针刺到深部时,胀感、抓紧感和压重感会同时或单独出现;而酸、麻、触电样、线条牵扯样和线条样徐徐波动或凉感在浅部出现,与针刺部位、手法、个体差异及精神状态有密切关系。她强调不要轻易使用快速的重刺激,尽量避免产生不必要的痛感、过重的胀感和强烈难受的触电感,只有这样才能使患者获得舒松的感觉。

朱琏先生在临床实践中将行针操作手法总结归纳为:进、退、捻、留、捣5种,她特别强调医者必须掌握其中的捻针技术,指实捻得快,角度大,连续捻动次数多,刺激强烈,针感较重;反之,指虚捻针,捻得慢,角度小,针感较轻。但是,在临床上也要根据病人当时的功能状态,灵活操作,且需要医者和患者密切配合,达到最佳效果。

4. **发明"埋针"技术** 1955年冬,林伯渠(时任中央政治局委员)因病手术,术后患上顽固性呃逆,朱琏在用针灸给林老治疗时,起初是用常规毫针针刺,采用长时间留针,发现每次留针时均能较好地抑制病情,但起针后不久又反复发作。林老主动提出刺入穴位内的毫针尽可能保持更长时间留针以缓解病痛,于是在朱琏等人的研究设计下,发明、赶制了第一根安全留针的横柄针(又称为丁字针或T型针,这枚金针今收藏在中国中医科学院针灸研究所),并用此T字针先后埋入中脘、足三里(创72小时留针记录)等穴,在采用此埋针方法长时间安全留针后,林老病情得到很好的控制。朱琏自此后对一些患顽固性疼痛、痉挛等病进行针刺治疗时,均给予长时间的留针即埋针法,大大提高与巩固了针刺所产生的疗效,她将此埋针法称为"安全留针法"。

在后续的临床实践中,朱琏等人又研制出皮下针、图钉形针等埋针针具。她倡导的"安全留针法"分2种方式:直接留针和间接留针,前者直接用埋针的针给患者以适当的刺激强度,产生应有的针感并消除症状以后把针固定起来;后者是先用普通毫针进针,用抑制手法待症状消除以后,再用埋针的针在针刺穴位附近或远离穴位进行留针。

5. **改进艾卷灸法** 目前针灸临床最为常见的艾条灸法,据考证也是朱琏先生改进的。艾条,又称作"艾卷",它首次出现于明清,但仅用于"雷火神针"或"太乙神针"的实按灸法,在朱琏之前,没有资料显示其被用作包含温和灸或雀啄灸的灸法,而且新中国成立之前,艾炷灸法一直是灸法临床的核心。

艾卷灸的起源也有一个小故事:1951年夏,朱琏外出在列车上患急性肠炎,想用灸法又没带艾绒,便将香烟卷点燃,在大肠俞、足三里穴熏烤,病症得到很好的缓解,香烟卷熏灸起到了与艾炷灸同样的疗效。经她反复试验,这种熏灸法不仅疗效确切,还可随时调整所需热力大小,减少了施灸中的许多麻烦。于是她指示针灸疗法实验所把此前常用的艾炷灸改为艾卷灸法:"用手工式卷烟机,把艾绒卷成纸烟形,长20cm,比纸烟略粗一些,持其一段,另一端燃着,接近皮肤施灸;朱琏把它定名为'艾卷灸',并提出两种分类方法:温和灸与雀啄灸"。针灸疗法实验所还对艾炷灸和艾卷灸进行了温度变化的比照实验,结果表明艾卷灸法不但使用方便,而且在调节温度上也比艾炷灸法优越。与此同时,在灸法"灸量"上又有了另外一个以时间(分钟)来计算的方法。

6. 重视指针点按术　　指针点按术是朱琏先生临床治病的又一特色,她认为对于许多常见病与急性病,均可使用指针代替针灸或配合针灸治疗,是治病最简便的一种方法,随时随地都可进行,方便、及时而又疗效迅速。她在《新针灸学》中专篇论述了"点按术",归纳有四种指针操作方法:①指尖掐法;②指面压法;③两指相夹法;④二三指掐压法;每种操作方法又各有兴奋与抑制两种手法;提出三个优势:①对于惧怕针刺的患者、小儿及老弱以及孕妇患者尤为适宜;②用于急救,比如野外或列车、飞机上,没有任何针灸器械和药品的时候;③禁针的穴位,可以用指针代替。

7. 规范针灸处方和发现新穴　　朱琏先生一贯秉承严谨的科学态度,在临床上,针对每个病人,都要求详细记录,包括病案、治疗前后对比、针灸治疗的取穴、针法、疗程、阶段等(时间)。现存她最早的医案是 1950 年治疗精神分裂症,该医案详细记录了她根据患者不同阶段的病情变化,分别制订相应治疗计划;细读《新针灸学》我们发现类似情况在她许多医案中都有记载。

朱琏在临床过程中通过反复实践摸索,发现了一些行之有效的新穴,如新建、新设、新社、新会、新主、新义、下巨髎、下禾髎、下睛明、下承浆、鼻梁、剑门、革门、内挨鼻等。其中,新建穴位于髂骨外侧,股骨大粗隆前上方,主治感冒、发热、股外侧皮神经痛、股关节炎;新设穴位于风池穴直下,第 4 颈椎旁开约 3.3cm,斜方肌外侧凹陷处,用该穴为主治疗神经根型颈椎病 62 例,总有效率达 93.6%。

(三) 开拓中国针灸科研事业

20 世纪 50 年代初,朱琏先生出版的《新针灸学》构建了其科学化针灸的学术体系,致力于建立针灸临床操作的科学规范,引入科学理论以解释针灸机理,推动针灸科研机构设立,并开始了系统的临床观察与严格的科学实验。朱琏所有的努力都是为了破除针灸界的旧俗,建立新的理论与秩序,以科学的方法研究针灸医学,从这一意义上来说,她可以说是我国针灸学界的第一人。

1. 构建"新针灸"科学思维　　朱琏先生坚持真理,崇尚科学,注重实践,强调客观、实证,这就让她在对古老针灸医学的理解与应用中能取其精华,去其糟粕。她认为"给有实际疗效的针灸疗法以科学的理论的说明,是奠定针灸疗法研究工作基础的必要条件。"她在整理针灸疗法的工作中,以辩证唯物主义的医学思想,对其中科学的部分进行了钻研、提高和推广。

朱琏先生提出的一些新观点至今影响着今天的广大针灸科研工作者。如她以神经立论解释针灸作用机理的学说,受到后世诸多学者的重视,大量与神经相关的针灸机理研究相继开展,目前外周和中枢神经系统在针灸效应中的作用已得到初步证实。又如,她提出的针灸治病的"三个关键"——刺激的手法、刺激的部位和刺激的时机,与现代针灸作用特点的研究结果基本一致。再如,她将刺激手法分为抑制法(强刺激)和兴奋法(又称弱刺激)两大类,认为"要发挥针灸治病的效果,必须使针灸对神经起到应有的兴奋或抑制作用",并指出在患侧局部或病灶附近的穴位多采用弱刺激手法,而在健侧或远隔部位的穴位,多采用强刺激手法,这一针刺手法的选取原则符合现代针刺镇痛研究的结论。朱琏以西医学解读针灸、认识针灸、研究针灸的科学思维,给后世针灸临床和基础科研工作带来了很多思考与启发。

2. 创立全国首个针灸科研机构　　1951 年,在朱琏先生的倡导与努力下,针灸疗法实验所得以成立,她亲自兼任所长,成为我国第一所针灸科研机构,为针灸疗法的更广泛应用与传播,及科学研究搭建了一个平台。初建的针灸疗法实验所其主要任务是:推广新针灸疗法,并开展部分科学实验和教学工作。朱琏重视科研团队的建设,创建初期,就设立了专门的研究组,她采用引进人才及挑选优秀训练班学员等方式组建科研团队,以现代科学的方法和理论来验证、研究针灸疗效和作用机理,带领他们开展了针灸临床研究,并作了一些医疗、科研相结合的尝试与探索,由此拉开了中国针灸科研之序幕。

3. 系统的针灸临床观察 "普遍治疗、重点研究"是朱琏先生在针灸临床和研究实践中的经验总结,即在广泛治疗、总结经验基础上,用现代科学理论和方法,对常见病、多发病或疑难病进行有目的、有计划的重点研究,以便从理论原理及疗效上得到提高。根据针灸疗法实验所一年及三年的工作概况得知,朱琏主持及领导下开展的针灸临床科研工作,虽受当时条件和认识所限,研究方法相对简单,多数为针灸疗效验证性试验研究,但研究的病种却十分丰富宽广,涉及内、外、妇、儿、五官、传染病等各科,研究对象样本也较为大量,科研态度严谨、客观、细致,一切以事实为依据,并体现出一定的科研水平及借鉴、参考价值。她强调搞研究不能脱离临床实践,研究的目的是为了更好地服务于临床,指导治疗和提高临床治疗水平。朱琏这一唯物辩证的思想指明了临床实践与科研之间互相联系、互相依存、互相促进的辩证关系,与20世纪90年代医学界所提出的"转化医学"理念是相一致的,也体现出她的高瞻远瞩和科学务实的工作态度。

4. 合作开展针灸科学研究 注重与科研机构合作,联合开展针灸研究。20世纪50年代初,科研条件十分简陋,但丝毫没有减弱朱琏先生追求真理、追求针灸"科学化"的执著与热情,她因地制宜,利用现有条件,结合西医机构科研有生力量,真正开始了针灸的科学实验,将针灸这一门传统的学问带入科学的殿堂。如1951年与北京大学医学院细菌学系合作,开展针灸对人体免疫功能影响的研究,初步观察针灸对"补体"的影响;同年与北京医学院寄生虫学系组成中西医结合治疗小组,到中南某地开展针灸防治疟疾的效果观察;与此同时与北大结核病院、协和医院、中央人民医院配合进行的治疗肺结核的研究合作;1954年与北京大学医学院生物学系、江西卫生厅、湖南医学院等,到江西浒坑钨矿进行针灸治疗疟疾的临床与实验研究;1959年与北京协和医院合作,开展针刺治疗阑尾炎、视神经萎缩的临床疗效观察研究;1959年与中国医学科学院生理系协作,得出诸如"内关穴与心脏之间有较密切的关系,即证明穴位有相对特异作用""针刺效果与自主神经系统的功能状态有密切关系"等重要研究结论。在朱琏领导下,针灸所与著名西医医学机构开展的科研合作,在整个针灸科研史上具有积极的开拓与示范意义。

在20世纪50年代,还进行了诸如"针灸对犬胃肠运动功能影响""针灸对蛙及蟾蜍心跳的影响""灸法对于免疫家兔抗体产生影响"等科学探索。朱琏等人开展的基础实验工作,在经络形态研究和针灸调节内脏功能等方面,也做出了一些开拓性工作,从尸体解剖、动物活体解剖,和组织学、组织化学的微观探索中去观察、寻找经络的实体形态结构,结果虽不尽如人意,但这种科学研究尝试的意义在当时来说是重大的。此外,对针灸穴位的解剖定位、针灸历史的考据、古代治疗经验的整理,也进行了一些初步的工作。

(四) 针灸教育理念与实践

朱琏先生重视针灸教育,无论是在战争年代,还是在她创建的针灸研究所,以及后来她调至广西任职的数十年间,她始终坚持针灸教育教学的实践,培养了大量针灸人才,为针灸疗法的推广与普及发挥了重要作用。她的教育理念形成了一个颇有特色的针灸教育模式,这个模式既有鲜明的时代特征,又有积极的现实启迪意义。

1. 多元化的教育培训

(1) 高等医学院校针灸师资培训:1955 年 6 月,由朱琏先生倡导及负责的首届"全国高等医学院校针灸师资训练班"开办,该训练班学员有来自高等医学院校的教授、讲师 25 人,其他医务人员 12 人,要求学员必须要有过硬的政治素养和医学素养。该师资培训班是当时"西医学习中医""团结中西医"及培养高级针灸师资力量的重要教育形式,也是"西医学习中医的开路先锋",在针灸教育史上具有划时代意义。针灸师资训练班为各医药院校培养了针灸人才,为以后各校开展针灸技术学习打下了基础。参加这届训练班的学员后来大多数成为全国知名中西医结合专家或针灸专家。

(2) 多形式、普及性针灸训练班:朱琏先生非常重视针灸教育的灵活性与因地制宜,开设多形式、普及性针灸培训,是她一贯秉持的教育理念,也是其培养针灸人才的重要特色。早在 1949 年,她即在其创办的华北卫生学校开设针灸班,培养了一批农村针灸医疗骨干。

1951 年至 1960 年期间,在朱琏领导下的针灸疗法实验所[中国中医研究院(现为中国中医科学院)针灸研究所],先后在所本部举办了 20 多期不同类型的针灸训练班,学员主要是来自西医医疗卫生单位的医务工作者,他们结业后大多回到各自原单位开展针灸医疗与科研工作。同时期,朱琏还派出医疗队到内蒙古、西康(今为四川省、西藏自治区部分地区)等少数民族地区及中南地区开展针灸医疗及培训工作,帮助这些地区培养针灸人才,为当地群众服务。

朱琏先生在广西工作的十多年时间里,依然积极探索不同规模、多种形式的针灸培训、讲座等,开办各类针灸训练班 20 多期,为广西培养了近千名针灸人才,她还先后应广西中医学院(现为广西中医药大学)和广西医学院的邀请,多次为这些院校的师生、越南留学生,以及广西举办的"西医学习中医班"等作针灸的专题讲座。在这些多形式的针灸培训模式对推动针灸疗法的普及与应用起到不可估量的作用。

(3) 帮助部队培训针灸人才:早在 1946 年朱琏就率先在军队开展针灸教育培训,推广针灸疗法。中华人民共和国成立后,她仍十分重视针灸医疗服务于部队,如 1953 年协助人民空军卫生处和公安医院等在现 302 医院所在地举办针灸训练班;1954 年协助各大军区、各军、兵种总部优秀军医在军委直属卫生处卫校开设短期针灸培训班;1957 年帮助中国人民解放军警备部卫生处举办针灸训练班。此外,新中国成立初期,部队也常派人到针灸所本部参加针灸培训学习。全军医院、疗养院均有了从事针灸疗法的专职军医,甚至卫生所、卫生队的军医也能掌握针灸疗法给部队官兵治病。

朱琏先生在广西期间,1969 年至 1971 年先后为驻邕空七军举办"航医针灸学习班"、为 18 师 54 大队基地飞行员举办针灸学习班;等等。

(4) 师承教育:朱琏先生还言传身教地带出了一批优秀弟子,如许式谦(著名针灸专家)、郭效宗(国家级名老中医)、戴玉勤(著名针灸专家)、田从豁(国家级名老中医)、夏玉卿(著名针灸专家)等。

广西任职期间,朱琏先生更是不忘针灸师承教育的重要性,将其学术与医术很好地亲授给了后来人,她的嫡传且较知名的弟子有:韦立富(全国名老中医、桂派"中医大师")、王登旗(广西名老中医)、肖继芳(广西名老中医)等,他们继承、发扬及不断深化针灸学家朱琏的学术思想和临床经验,并一代又一代地传承下去。2011 年 10 月,朱琏学术传承拜师仪式(朱链第二代及第三代弟子行传统拜师礼)在南宁市第七人民医院举行;2014 年 4 月,该医院再次举办拜师仪式,同时在广西各市县 7 所中医院建立"朱琏针灸"国际推广基地;2017 年 9 月,朱琏针灸学术第四代传承人拜师仪式举行,此次参拜的弟子是来自国际推广基地的学员以及马来西亚医师联合总会的中医从业人士。朱琏和她的弟子们通过不断努力,在国内外针灸界形成了独具特色的"新针灸学派""广西针灸流派"。

2. 颇具特色的"新针灸学"教学理念

(1) 注重实践,注重实用:针灸是一门重要的实践医学,朱琏的针灸教育教学理念里更强化了这一特点。在她所负责的"全国高等医学院校针灸师资训练班"的教学计划中,对学习要求的界定为:"了解现有的针灸理论,掌握实际操作技术,能独立进行针灸治疗工作和高等医学院校的针灸教研工作",由此可以看出,她对针灸实际操作技术的重视要大于对针灸理论的重视,前者要达到的目标是"掌握",而后者仅是"了解"。

在课程设置中,朱琏先生不仅重视对针术、灸术的讲解,还将病例讨论、经验介绍等临床治病能力的培养列为课程的重点内容,而实习时间约占课程总学时的 40%,这与当代院校针灸教育体系的教学目标和课程设置有着较大不同。尤其值得一提的是,她将针灸教学实践与解决群众疾苦紧密结合起来,使针灸技术实用化,如将实习学员组成卫生防疫队、医疗服务队,深入工厂、农村、军营等,直接面对和解决群众的实际疾患,通过这种实习训练,大大提升了学员的针灸治病能力和水平。

(2) 训练西医,学习中医:朱琏先生本人是"西学中"的代表,而她在对针灸的临床、教学、科研工作中,深刻体会到中医实践技术的优势与特色,因此朱琏积极响应当时国家政策所倡导的"训练西医,学习中医",也与她自身的经历不无关系。在她组织针灸学习的学员队伍中,绝大部分都是具有西医学基础的医务工作者,他们多来自高等医学院校或西医院,学习针灸等中医学技术操作及实际治疗层面的内容,并强化西医神经解剖和生理学的理论内容。

在朱琏先生针灸教育教学生涯中,她的《新针灸学》一书都作为针灸教学中的主要教材和参考书,应用于一届届针灸培训班,有效地指导学生学习针灸穴位定位、探讨针灸治病原理、掌握针灸操作技术和针灸防治疾病等。

3. 专业性针灸大学的创办 专业性针灸院校的教育,对于针灸学术的传承与发展具有特殊的意义。朱琏早在 1951 年创立针灸疗法实验所时即有设立国家针灸大学或学院的设想,但因当时各种条件所限,直至 1976 年元月,她才主持创办了"南宁市七二一针灸大学",了却了她 20 多年的一个夙愿。"针灸大学"于 3 月正式开课,首届学员来自广西各地、市、县、部队的医疗、教学单位,共 52 人,朱琏兼任针灸大学校长并主讲针灸课,第一届学员于 1977 年 4 月毕业,以后每年一届,至 1980 年共举办了四届,学员 148 人。南宁针灸大学创办后的第 10 个年头,全国性第一所针灸院校——北京针灸学院(后改为北京针灸骨伤学院)成立,该学院于 2000 年合并到北京中医药大学。

(五) 推动针灸国际交流与传播

朱琏先生被认为是"建国以来最早开展针灸国际交流的",建国初期有关针灸的一些涉外交流工作,很多是由她与卫生部洽谈促成的,她为加强针灸的对外交流与合作、推动针灸走向世界做出了积极贡献。

1. 率先开展针灸涉外医疗　1951 年至 1959 年期间,朱琏领导下的卫生部针灸疗法实验所及中医研究院针灸研究所,开设"高干外宾治疗室",为外国友人提供针灸治疗与保健服务,这在当时既是一项特殊的医疗工作,也是一项政治任务。这一时期,来就医的国外患者主要来自苏联、匈牙利、捷克、罗马尼亚、波兰、越南、印度、印度尼西亚、阿尔及利亚、锡兰、英国、日本等国家。"高干外宾治疗室"是朱琏重点抓的工作之一,由她亲自负责并出诊。朱琏"曾对一名外国大使孩子的半聋哑,针灸治疗两个月,基本治愈,这在国际上影响很大"。与此同时,针灸研究所还派出医生走出国门,到苏联、蒙古国、也门、越南等地开展医疗和讲学,并为一些外国政要、名流使用针灸方法治病。针灸的确切疗效不仅使国际友人感受到了中国传统医术的神奇,还具有一定的"针灸外交"意义。1953 年,朱琏在看到苏联领导人斯大林患脑溢血的报载新闻后,立即写信给时任中央书记处办公厅主任杨尚昆(并转中央),"请求中央考虑建议苏联以中国针灸疗法来配合治疗",由此可见朱琏针灸的外交魅力非同一般。

2. 积极推动针灸国际培训与交流　新中国成立之初,因于历史条件所限,在朱琏开展针灸国际交流与培训之前,并无太多的经验可以借鉴,然而就是在这样的情况下,她总是能够想方设法寻求机会,将针灸医学介绍给世界一些国家和地区,同时也引入国外医学的一些科学方法来进行传统针灸的研究。当时主要与苏联、朝鲜、印度等多个国家建有针灸的交流与合作,陆续接纳国外团体或个人来华学习及考察针灸疗法,积极推动针灸的国际传播。

朱琏先生尤其重视针灸医学在苏联的推广和应用,也注重苏联大力发展的西医学对针灸作用机理的阐释。如 1953 年 2 月,她在写给时任政务院秘书长习仲勋的信中提到:"中国是针灸的祖国,更应提高和推行,更重要的是苏联新医学理论可以解释针灸的作用,而针灸治疗又可对这个新医学理论提供丰富的有力的证明材料"。1956 年 4 月,根据中苏两国政府间协议,苏联国家医学专家小组来华考察、学习针灸,朱琏全面负责并主持接待与培训,这是建国后首个来华考察学习针灸疗法的外国专家小组,在针灸国际交流史上意义重大,被载入《建国以来医药卫生大事记》。苏联专家回国后,开展了针灸科研工作,开办了短期训练班,将针灸疗法在该国进行了广泛应用与研究。1956—1957 年间,朱琏对 22 名援华苏联医学专家进行了针灸疗法的介绍,并制作穴名录音带及针灸疗法幻灯片,作为国际交流赠礼及作为针灸教学辅助工具送给他们,为此后针灸疗法在苏联的传播和推广起到促进作用。1958 年 11 月,苏联医学科学院成立中医委员会,并在莫斯科、列宁格勒(今圣彼得堡)设立实验室,开展针灸医学等科学研究工作,并举办研讨会。曾在中国跟随朱琏学习的专家列举大量事实证明中国传统针灸疗法在医疗上有很大意义。

在针灸对外交流史上,印度援华医生巴苏是"第一个将中国针灸介绍到印度并大力传播的印度人",而朱琏在巴苏学习针灸的整个过程中起到了关键作用。巴苏曾在抗日战争时期到过延安,在朱琏主持的军委总卫生部门诊部工作过。1956 年,巴苏在参观中医研究院针灸所后表示,"针灸疗法如此简单有效,这在人口众多、经济落后的印度肯定会受欢迎",时任中医研究院院长鲁之俊当即推荐巴苏向朱琏学习针灸。1957 年秋,巴苏应邀来华,由朱琏安排在针灸所学习针灸治疗技术,共学习 6 个月,其间得到她的亲自指导与大力帮助,据巴苏自己介绍,"来中国之前对针灸一无所知,因为在印度传统医学文献中也没有任何记录"。1958年巴苏学成回国,他在印度加尔各答以柯棣华名字命名的诊所中,率先采用针灸方法为印度人民治疗疾病。中国驻加尔各答总领事张利忠在巴苏诞辰100周年纪念会上提到:巴苏"建立了针灸医疗中心,培养针灸医生,并在1977年成立了印度针灸协会,今天已发展成为有500多名会员的全国性组织,让更多的印度民众受益于中国传统医学的神奇疗效,在中印医学交流史上留下一段佳话"。

这一时期还与其他国家开展了针灸对外交流,这与朱琏的国际视野和宽广胸怀是密不可分的。新中国成立初期,既有外国学员来华参加培训学习,又有外国医学专家来参观、考察,如仅1955年即有20多次外宾来所参观、考察,朱琏等负责接待,罗马尼亚卫生部部长考察后还请求接受他们派医学专家来针灸所学习针灸疗法,并说"过去对中医不了解,现在才知道中医内容很丰富,应该好好研究,一定能丰富现代医学科学"。此外,朱琏还与苏联、朝鲜、法国、泰国、缅甸等国家在针灸学术上有书信的频繁往来,为他们答疑解惑。

三、代表著作与论文述评

朱琏先生一生致力于针灸的思考、研究、教育、临床及国际传播,在42岁时出版发行其个人的唯一一部学术专著——《新针灸学》,成为她此后开展各项针灸事业的"法宝",也是她"新针灸"学术思想的集中体现。

该专著是在1948年朱琏"华北卫生学校针灸训练班讲义"的基础上,经研究讨论、整理临床资料、参阅古籍及审定穴位编撰成书。首版于1951年3月由人民出版社出版;1954年10月由人民卫生出版社出版增订新版;1980年6月由广西人民出版社出版了第3版,2013年7月第2次印刷。《新针灸学》出版后,受到国内外的广泛关注和高度评价,先后被翻译为朝鲜、俄、越南等多国文字,当时在国际上有较大影响。

全书分为:绪论、针灸治疗原理、针灸术、孔穴各论、治疗等5部分,是以中西汇通及针灸"科学化"的视角,讨论针灸的理论原理、技术方法、切入角度、疾病治疗等各方面,也形成了颇具特色的"新针灸学"理论结构。

朱琏撰写《新针灸学》的想法在于:"我觉得针灸既然在实践中证明有它的作用,且对它的科学原理,又有了初步的理解。那么,为了继承和发扬中医学,促使它向现代化的方向前进,为了及时提出这一问题,供我们医学界同仁共同研究,以便将已得的经验,再拿到实际工作中去考验,此书的出版就具有重要意义。"朱琏朱琏一直以来的梦想就是要探求针灸的科学原理,《新针灸学》一书集中体现了她的针灸学术思想,自始至终贯穿着"科学化"的精神,它从实践与理论两个层面系统构建了朱琏在现代针灸学术史上独树一帜的"新针灸学"学术体系。

朱德亲自为该书题词:"中国的针灸治病,已有几千年的历史,他在使用方面,不仅简便经济,对一部分疾病确有疗效,这就是科学,希望中西医团结改造,更进一步地提高其技术与科学原理。"董必武还为该书写了序言,其中提到:"朱琏同志是学西医的,她用科学的方法研究针灸术多年,很有心得,想把这番心得写成一书问世,我鼓励她这样做。"1955年毛泽东主席在杭州接见朱琏时,提到《新针灸学》一书,主席不但将该书看了,而且颇为赞同其中说到的针灸与西医学理论发展的关系:"巴甫洛夫的高级神经活动学说的理论,对针灸治病的神秘提供了解释的钥匙,反过来针灸又能够给它提供丰富的实际材料。如进一步研究,一定可以发挥更大的效果,丰富与充实现代的医学。研究针灸,对医学理论的改革将发生极大的作用。"

　　20世纪50年代初,在政府的倡导下,中医进修活动在各地开展迅速,朱琏的《新针灸学》作为当时中医进修的针灸主要教材,应用于一届届的培训班中,而且一度作为官方推荐的针灸教材。1951年12月27日,《中央卫生部关于组织中医进修学校及进修班的规定》颁布,引人注目的是针灸研究专科班,"以《新针灸学》为讲授中心,并讲授简要基础医学(包括解剖、生理、病理、细菌、消毒法)"。又据当时湖南衡阳市卫生科林方梅的文章:"我们认为朱琏同志所著的《新针灸学》是富有科学内容的,所以决定择作教材",可见当时中医进修的运动中,朱琏的《新针灸学》是主要的教学材料,另外,在1956年苏联保健部派来3名医学专家来北京中国中医研究院针灸研究所学习针灸,朱琏也用《新针灸学》作为主要教材为其授课,这是当时中国的医疗界的一件大事。

　　关于《新针灸学》评价,有学者认为:"著者基于针灸疗法的实际与高级神经活动的规律的一致性,在《新针灸学》的理论部分贯通着这种先进的思想,这是本书很重要的一个特点,从针灸疗法的实践经验中提高到科学的理论上去。""朱琏著作的《新针灸学》可以说是一本严格的科学著作,具有划时代的意义,《新针灸学》不仅是一本可供西医学习针灸疗法的好教本,而且也是提高中医的理论与技术水平的优良读物。"马继兴撰写的书评指出"本书的出版是为了要向我们医学界同仁及时提出这一有效的疗法,指出它符合科学的地方,引起学习者们应有的重视,以作为进一步研究的基础。"

　　同时,《新针灸学》在国际上也产生了较大影响。1952年12月日本东京汉方杏林会出版的《针灸杂志》和《汉方杂志》上,以首页篇幅刊载着"针灸医学,在世界上今年有两件大事,一件是法国召开了十个国家的'针灸竞技会',一件是针灸大本营的中国,在北京出版了《新针灸学》的书,应该引起对针灸素有研究传统的日本医学界的注视"。法国一位研究中国针灸20多年的老教授,给卫生部马海德来信,说到法国医学界研究针灸中制造了多种针与灸的仪器,认为《新针灸学》给他的启发很大,并建议他教过的研究针灸疗法的几千名医师去尽量利用这本书。当时苏联医学科学院副院长恩·维·柯诺瓦洛夫也于1952年6月来信,说苏联医学界对中国古传的作用于神经系统的针灸疗法极为重视,并鼓励中国将《新针灸学》译成俄文本。朱琏在给柯诺瓦洛夫的复信中说:"拙著《新针灸学》拟现在正修订,俟修订后翻译成俄文,供研究参考。"

　　1954年,《新针灸学》第2版出版,其中增加了苏联生理学家巴甫洛夫的高级神经活动学说。巴甫洛夫是20世纪50年代备受中国科学界的尊崇的人物,朱琏作为科学化针灸的代表,被认为是有资格与苏联科学家对话的理想人选。

　　此外,朱琏先生还撰写了针灸的相关论述文章,如《我与针灸术》《针灸疗法的重要性及其原理》等,在报刊上发表。

参 考 文 献

［1］　达凤云.石家庄市第一位女共产党员朱琏[J].文史精华,2009(增刊1):19.

［2］　安飞麟,苏淑斋,冯书林.朱琏诊所[M].北京:研究出版社,2004.

［3］　朱琏.新针灸学[M].3版.南宁:广西科学技术出版社,1980.

［4］　麦阳,刘蓬.毛泽东在一九五八[M].北京:中国青年出版社,2008.

［5］ 朱琏.新针灸学[M].2版.北京:人民卫生出版社,1954.

［6］ 韦立富,岳进,潘小霞.现代针灸学家朱琏学术思想简介[J].中国针灸,2008,28(9):667-671.

［7］ 范郁山,廖宇衡,芮靖琳,等.肖继芳针灸学术思想浅析[J].中国针灸,2012,32(3):255.

［8］ 韦立富,岳进,潘小霞.现代针灸学家朱琏学术思想简介[J].中国针灸,2008,28(9):668-669.

［9］ 王登旗.学习朱琏老师针刺手法的体会[J].上海针灸杂志,2006,25(3):1.

［10］ 王雪苔.针灸学手册[M].北京:人民卫生出版社,1956:31-32.

［11］ 安徽省中医进修学校针灸科教研组.针灸疗法入门[M].合肥:安徽人民出版社,1958:370-371.

［12］ 潘小霞,岳进.朱琏新设穴针刺治疗神经根型颈椎病62例[J].中医药导报,2011,17(9):59.

［13］ 田从豁.针灸医学继承发展的新起点—忆五六十年代针灸医学的发展概况[J].中国针灸,2001,21(8):543.

［14］ 朱琏.针灸疗法的实验——介绍中央卫生部针灸疗法实验所成立一年来的工作概况[N].健康报,1952-10-16(1).

［15］ 王雪苔.针灸疗法实验疟疾研究小组[N].健康报,1955-10-14(2).

［16］ 严薇礓.针刺不同经络的穴位对心脏活动的影响[C]//中医研究院庆祝建国十周年论义选集.北京:人民卫生出版社,1960:192-203.

［17］ 王本显.针刺不同经穴对人的心电图,脑电波,呼吸以及皮肤电反射影响的研究[C]//中医研究院庆祝建国十周年论文选集.北京:人民卫生出版社,1960:203.

［18］ 许式谦.针灸疗法实验所三年来的工作概况[N].健康报,1954-10-29(2).

［19］ 白国云.针灸研究所初建之忆[M]//邹乃俐.难忘的四十年.北京:中医古籍出版社,1995.

［20］ 新华社.苏联加强中医研究工作[N].人民日报,1958-11-25(5).

［21］ 驻加尔各答总领馆.让中印友谊之花开放得更加鲜艳——驻加尔各答总领事张利忠在印度援华医疗队成员巴苏大夫诞辰一百周年纪念会上的讲话[EB/OL].2012-03-03. http://www.fmprc.gov.cn/mfa_chn/ywcf_602274/t910664.shtml.

［22］ 汪丝益.鲁之俊与针灸[J].中国针灸,2006,26(11):809-813.

［23］ B.K.Basu. My impression of acupuncture and moxibustion [J]. Chinese Medical Journal, 1959,78:580-581.

［24］ 白兴华.中国针灸交流通鉴·历史卷(下)[M].西安:西安交通大学出版社,2012.

［25］ 曹洪欣,李怀荣.中国中医研究院院史[M].北京:中医古籍出版社,2005.

［26］ 国家中医药管理局政策法规司.中华人民共和国现行中医药法规汇编(1949-1991)[M].北京:中国中医药出版社,1992.

［27］ 林方梅.针灸教学工作的体验[J].北京中医,1953(7):13-16.

［28］ 苏联专家来考察研究我国针灸疗法[N].人民日报,1956-04-21(3).

［29］ 周味辛.《新针灸学》评介[J].新中医药,1955(7):41-42.

［30］ 马继兴.学习中国针灸疗法的一本好书——《新针灸学(新一版)》[N],健康报,1954-10-29(4).

（整理:张立剑 刘兵 韦立富 李素云 张树剑 潘晓霞;审订:黄龙祥）

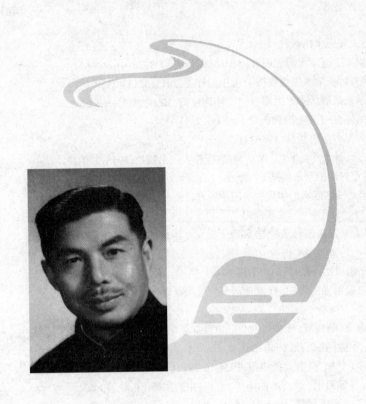

陈苏生

一、生平传记

陈苏生先生（1909—1999年），男，汉族，江苏省武进人，著名中医学家，上海市中医文献馆馆员，上海中医药大学专家委员会委员。从事中医工作60余年，在中医理论研究、教学和临床方面颇有建树。是1955年中国中医科学院（原中医研究院）建院时，奉召进京支援建设的首批专家，为中医药传承工作做出了重要贡献。

（一）幼年多舛，立志从医

陈苏生先生1909年3月26日生于苏州，父亲陈嘉祯，母亲石惠芳。因母死而复苏，起名为苏生。1916年在常州安家舍小学上学。1923年后家门屡遭不幸，怙恃继殁，寄养于姨母家，在上海闵行镇继续上学。其时，生活维艰，先生16岁即在油坊做学徒，因体羸多病，复患"肺痨"，致消瘦咳血，久久难已。未及一年，又得"软脚风"，脚软不能步履，邻医针灸治愈。未几，又得"伤寒"，高烧旬余不退，病几不起，经名医薛逸山调治而愈。痨病亦几经周折而后方愈，姨母曰："尔三代单丁，尔祖父死于是。今屡弱如斯，求学有困难。盍学医以求自存欤？"因悟"医乃仁术，可以活人，亦是以防病"，遂立业医之志。

（二）师侍三家，英年小成

陈苏生先生立志学医后，经人介绍拜上海幼科名医沈仲芳先生为师，半工半读。从师问业3年中，除了诵习老师指定的《内经知要》《汤头歌诀》《药性赋》《幼科痘疹金镜录》等医书外，还研读了四书五经、诸子百家的名著。在此期间，他刻苦学习，并认真做好笔记，嗣后返回常州尤墅村创办小学,自任教员,半耕半医。但因初出茅庐,求诊者本就不多,且尚有因无力买药而停诊停药者,因此疗效欠佳,此时医务收入几近于零。兼之年岁荒歉,生活无着落,只得背井离乡,再到上海谋生。到上海后,在一家公司当了一名小职员,专门誊写呈文信稿。虽然工薪微薄,仅足糊口,但有了栖身之处,但在他的内心终究难忘业医夙愿,于是重理医籍,顺便给同事们治些常见疾病,亦取得了一定疗效。也正因于此,得到了公司董事长钟符卿老先生(其医术在川中有神明之颂)的青睐。1931年钟老将陈苏生先生正式收为门生,从而得以重理旧业。

陈苏生先生从师学医,喜欢刨根究底,对老师的处方,从药味、配伍乃至用量都要仔细揣摸,稍有不解,便向老师请教或从书中寻求答案,渐渐医术大进。1932年,在钟师的督促下,先生参加上海市卫生局开业考试,并获取第一名的好成绩。钟师大喜,并于同年9月,斥资援助他独立开业,并请国学大师章太炎为他题写招牌,登报介绍,并将自己的亲人病友介绍前来诊疗,扩大在医界的声誉。自此,先生开始了独自探索岐黄真谛的历程。悬壶之后,陈苏生先生兢兢业业,白天应诊,晚上读书,长年不辍。历代经典如《重广补注黄帝内经素问》《黄帝内经太素》,以及金元四大家名著、《景岳全书》《通俗伤寒论》等。除攻研中医经典外,也涉猎《解剖学》《细胞学》《新药学》一类新著,接受了西医学的一些知识,加深了对中医学的理解,医名因而日著。先生读书喜欢独立思考,善索疑。在浏览古医籍时,发现有的地方互相矛盾,是非优劣难以区别,于是产生了寻师访友的念头,因此先后结识了徐相任、程门雪、章次公、徐衡之、叶劲秋、祝怀萱、张赞臣、姜春华等良师益友。

然而人生祸福难料,在陈苏生先生34岁时,其姨父及大表兄、二表兄先后罹染伤寒过世,均是先经他诊治未见大效,而后延请当时的一些名医专家救治,或邀西医会诊,竟都以失败告终。经历这三次教训,使他感到负疚在怀,常扪心自问:作为一个医生,如仅以治疗轻病浅疾,而不能拯救夭横,将何以为医?像姨丈一家那样惨遭病魔伤身者,全国不知将有多少啊!为此而使他萌发再访名师之意。

一次偶然的机会,陈苏生先生听闻上海名医徐小圃治小儿病有专长,其用药与沈仲芳先生不同,且有独到之处。经多方努力,在符铁年先生的介绍下,前去侍诊学习。然而历经几次,终未得其要领。后来探知徐小圃先生的用药是受到了祝味菊先生的影响。为了求知,他不揣冒昧独自去拜见了祝味菊先生。祝味菊先生个性很强,对中医颇有自信心,因他擅用附子而被时人誉为"祝附子"。二人通过几度长谈,使他茅塞顿开,并于1942年第三次拜师于祝味菊先生门下。当时,正值敌伪统治时期,民不聊生。然而,先生仍坚持每晚抽出一定时间到祝先生家,向祝师质疑问难,探求医学之真谛,陈先生与祝先生经常畅谈到深夜,并每天写好笔记,命名为《师门问答录》。前后3年,陈苏生先生将所录笔记仿《黄帝内经》问难的体裁,辑成《伤寒质难》一书,洋洋洒洒达28万字。该书拟创的伤寒"五段八纲"学说,得到祝师点首称善。尽管书中祝师的见解与传统的观点有所出入,但在先生其后几十年的临证实践中,证实祝师的观点是符合临床实际的,且行之有效。因师从祝味菊,先生处方用药一改旧观,当时曾引起一些人的不解和非议。

1946年年初,陈苏生先生当时年方38岁,先后师从三家,已颇有出蓝胜蓝之誉。是年,医学造诣甚高的陆渊雷先生,在自己患病时,毅然邀请陈苏生先生为自己诊治,体现了陆氏对陈苏生先生医学水平的肯定和信任。当时,陆渊雷先生喘息气短、咳嗽匝月,汗出溲白,诊断为支气管炎,并宿有疟疾病史。陈先生在诊断辨证后,拟方以扶阳纳肾、温肺降逆为主,并接受了业师祝味菊先生的建议,配合服用抗疟药物,使陆渊雷先生的病情得到迅速控制。

1949年,《伤寒质难》正式出版,次年再版,当时中外名医陆渊雷、徐相任、章次公、周宗琦、兰纳等都欣然为之作序。当年,陆渊雷进京参加全国第一届人民代表大会时,携此书在与会中西医同道中相赠,征求"《质难》之再质难",在医学界引起轰动,此书被评价为乃新中国成立后中医界主张中西医结合之早期佳作。

(三) 中西并重,唯效是瞻

然而,陈苏生先生并未满足于小有所成之中,他认为,只有博采众家,摒弃中西门户之见,唯效是尚,才能发扬国粹。遂于1951年参加同德医学院主办的中医进修班,进一步研习西医学。1953年先生发表在《同德医学院院刊》上的一篇短文《我对中医科学化的看法》中指出:对于中医学,既不能全盘肯定,也不能无是非、不加褒贬地调和,而是应采取唯物辩证的扬弃主义的科学方法,去掉不合理的旧说,保存合理的部分,使之成为合乎科学的东西。陈先生说:"这实际上出于祝老师的思想。我受祝师影响,至今仍持扬弃主义,主张一切以实用有效为标准,扬长弃短。尼采说:'现在是重新估量一切事物价值的时代。'因此,不论是工具,是方法,都要经受实践的检验,估量其价值的大小,甄别其理论的曲直。任何治疗理论只要能对临床起指导作用的,就是有实用价值;任何治疗工具(包括药物和针灸),凡能如实兑现其应用的都有它存在的价值。古为今用,学以致用嘛。用,就是关键所在。"他非常赞赏西医界的前辈,曾任北京人民卫生出版社副总编的周宗琦先生在《伤寒质难》卷首序言中所阐明的观点:整个科学的发展是一部工具论和方法论的发展史,每一种工具和方法都有它技穷的时候,如果竟有历万世而不变的工具与方法,这不是工具与方法的绝后空前,而是研究技能的故步自封。站在科技史的高度,看待中医继承与创新的关键问题。

(四) 奉召北上,共襄盛举

1954年,为发展中医学,中央决定在首都成立中医研究院,在全国范围内遴选出一批第一流的名中医进京开展中医研究工作,以推进中医药事业发展。当时,卫生部中医研究院筹备处委派陈邦贤、徐瑞杰先生专程赴上海延请中医名家。先生同秦伯未、章次公三人作为上海首批推荐代表,奉召进京。1955年9月,陈苏生先生正式参加北京卫生部中医研究院(现中国中医科学院)工作,担任西医学习中医研究班《黄帝内经》《金匮要略》《温病学》(此讲稿名《温病管窥》,课程后因故未能开讲)主讲,兼任卫生部协和医学院、

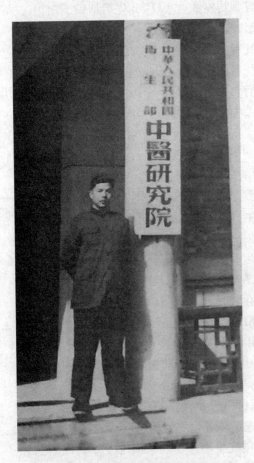

1957年,尚在中医研究院工作的陈苏生

北大中医研究班在职学习班主讲。同年 12 月 19 日,中医研究院正式成立并组成中医研究委员会,先生成为中医研究院建院奠基人之一。

翌年春,陈苏生先生受命创办面对西医的中医学术讲座,在系列讲座中,先生提出理、法、方、药是中医不可分割的完整体系的观点,连续在《中级医刊》上发表。是年秋,第一届西医学习中医研究班开学,他兼任该班之首席教授,并行临床指导。在编写教材和执教过程中,他坚持不懈地整理和总结自己的学术观点。这种观点可简要地概括为在整体观的指导下,实行"一本"(治病必求其本)、"二分"(掌握一分为二的哲学辩证方法)、"三辨"(辨证、辨病、辨人)、"四审"(审先后主次、主客标本、轻重异同,顺逆取舍)、"五段"(疾病发展之五个阶段)、"八纲"十二个字。在此后的一段期间,他的学术思想十分活跃,其许多观点深受领导的重视和同行的好评。1956 年又与于道济、余无言、谢仲墨、耿鉴庭等先生共同组建中医研究院编审室(成为后来中国医史文献研究所的前身)。

(五) 蒙垢赴边,医教精诚

然而,正当陈苏生先生踌躇满志地以极大的热情投身工作之时,政治风波袭来,在错误路线指导下的"反右"运动中,大批知识分子蒙垢,他因此于 1961 年 3 月被下放至新疆维吾尔自治区中医院。先生的学术生涯因之而变。

赴新疆后,陈苏生先生致力于病房医疗、门诊带徒、高干会诊等诊疗工作,刻苦自励,日诊患者百余人。大量的诊疗工作,使他的才能得到了极大的发挥,很快地就在一些疑难杂症上闯出了一条独具特色的路子。也正因于此,使先生深刻地认识到为医之关键在于"行之有效"。"学无古今,唯善是从;药无中西,唯效是尚"的观点,便成于此时。为了翔实地观察与核验疗效,他日间应诊,夜里如实地摘记,共成《医苗集》手稿 38 册,以此自鉴,亦以此课徒。直到 1973 年 10 月他因积劳成疾,咯血昏倒在门诊室,才负病返回上海疗养,算起来已是"西出玉门十三年"了。

(六) 老骥伏枥,鞠躬尽瘁

陈苏生先生回沪疗养,因身体原因向组织提出退休申请,1975 年 5 月新疆维吾尔自治区中医院批准退休,次年户口迁回上海。疾病初愈后,上海市卫生局即请其再度出山,1977 年 6 月陈苏生先生被聘为上海市卢湾区中心医院、上海市第一结核病医院中医顾问。此时他不但在理论上通过实践发挥出独特创见,在临床上也创立了不少有独特疗效的名方。他常言:"方药的组合配伍,其作用绝不等于单味作用的相加。药不执方,合宜而用,此方之不必有也;方以法立,法以制宜,此方之不可无也。"先生遣方用药不泥古,不媚俗,尚实效。他穷研古今,结合个人临床经验,根据中医基本理论和药物性味功能,灵活组方,充分发挥了药物性味功能的特长。他对于哮喘、肝胆病变、心脑血管病变、神经衰弱、慢性肾病诸病症,均创有验方。二麻四仁汤(麻黄、麻黄根、杏仁、桃仁、郁李仁、白果仁、百部、款冬花、车前草、生甘草)开合相济以平喘;舒肝和络饮(柴胡、生牡蛎、香附、乌药、郁金、石菖蒲、苍术、川厚朴、夜交藤、合欢皮等)"以通为用"治疗肝胆病;柴牡三角汤(柴胡、生牡蛎、山羊角、水牛角、生鹿角等)宣畅血络以改善脑血流治疗脑血管病;潜阳宁神煎(制附子、磁石、生龙骨、生牡蛎、远志、酸枣仁、夜交藤、合欢皮、茯神、北秫米、制半夏)以强心益智、潜阳宁神治疗神经衰弱等神志病;强肾泄浊煎(桑寄生、续断、狗脊、鹿衔草、土茯苓、忍冬藤、连翘、白薇)葆真泄浊以治疗慢性肾病等。

为响应国家号召，积极培养传承人。他在带教中经常鼓励门人主动提出问题。尝谓："治学之道，必须要疑；解惑释疑，必须要问。因而'学问'二字，经常联在一起，'学'是目的，'问'是手段。譬如叩钟，大叩则大鸣，小叩则小鸣，不叩则不鸣。如果有疑不问，则惑从何解？学从何进？"此实陈苏生先生一贯之治学之道，亦是他成功之道。

中医传承历来重视对于临床经验的理解和积累，陈苏生先生也有独到的认识，"所谓经验，是逐渐积累起来的，经过临床试用，经时间空间的检验。又受条件的影响，几十年乃至千百年后复演有效，才称得上成功的经验。""原始的经验往往是粗糙的，片面的，疗效可能是有反复的。因此，需要进行头脑加工，去伪存真，保留正确的成分，扬弃错误的成分。有的人凭一时之验就大肆渲染，势必夸张而失实。大多数人失败就失在对经验不适当估计。许多记载，包括历代文献，都是'隐恶扬善'，所以我们见到的大多是经验，而从来听不到'经不验'。其实经验都是从'经不验'开始的。古人曰：三折肱方为良医。良医的成功正是从碰钉子，吃牌头，'三折肱'的失败中获得的。世上很少有一帆风顺的事。中医以人的生命和健康为研究对象，如果只讲成功，不谈失败，那种经验就不全面。"先生直言，其早年经历的教训：当年姨丈、表兄均先后罹染伤寒而亡，非人不尽力，非医不悉心，也非治不宗经，所憾者实"经"有所不验耳！这也正是激励陈先生几十年来刻苦钻研、锐意进取、求实创新的精神动力之一。1981 年，他被聘为上海市中医文献馆馆员，上海中医学院专家委员会委员。

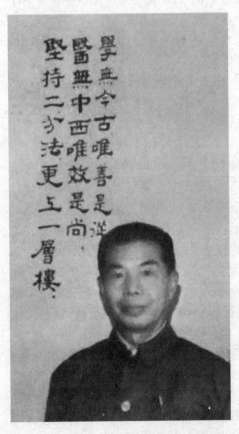

陈苏生及其书法作品

1989 年暮春，陈苏生先生因授课、应诊，操劳过度，不幸患脑溢血，右侧偏瘫、语言謇涩，继而嗜寐不语，神志昏迷。次晨溢血停止，神识稍清，即嘱家人取他自己苦心钻研所创的"柴牡三角汤"加味自服，不匝月即可下床行动，语言謇涩也有所改善。服至两月，症状已十去七八，每天可从三楼下庭院散步。两年后，竟又康复如初，创下了"医己"的奇迹，并恢复了专家咨询门诊，重新肩负起带教培育后人的任务。1990 年经国家人事部、卫生部、国家中医药管理局授予首届老中医药专家学术经验继承工作指导老师，1995 年被评为"上海市名中医"。

陈苏生先生从医 60 余年，他常说："高明的中医应该中西(医)文史哲五学俱全，因为学问的精与博需有一个深度和广度。医道的发展还必须引进和开放，因循守旧只能阻碍中医事业的进步。""'三人行必有我师'。只要有一技之长、一得之见，皆可师之，'择其善而从之'，以开拓自己的境界和见识。"有鉴于此，陈老除师事武进沈仲芳、海宁钟符卿、山阴祝味菊三位名家外，于行医之暇犹孜孜求教于当年中西医界周宗琦、余云岫、徐相任、陆渊雷诸前辈。陈苏生先生临证思维自成一家,而兼擅沈师之轻灵、钟师之和醇、祝师之刚健、周师之创新等。他说:"世人钦慕祝老师,因他善用附子而称之'祝附子',但我更佩服他的治学思想和方法。"可见先生对诸师之说并不墨守,而在实践中又不断有所创新和发展。比如,他主张临证中辨病、辨证、辨人三者相结合,他说:"有资料介绍,现在临床上辨病的约 86.8%,辨证的约 6.12%,辨病占绝对优势。姜春华主张辨病与辨证相结合,我也赞成。有病就有证,证是病的外部表现,正邪斗争的产物。研究致病因子而不去研究适应致病因子的人,那就不能认识病与证的来源。证不能脱离人而独立,辨病,辨证,更应辨人——辨人的正气盛衰。证由损害因子所产生,既然有损害因子,必然也有抗损害的正气存在。只讲病,不讲证;只讲证,不讲人,都不是整体观。人与病并不对立,病与证也不矛盾。正气存内,邪不可干;正气虚衰,才会生病;有何病,就有何证。对此古代经典著作早有记载——《伤寒论》实开辨证论治之先河,《金匮要略》乃讲究整体效应之滥觞,其中条文包含病脉证治四个方面。"

陈苏生先生生平以勤奋自励,除专家门诊带教学生外,笔耕不辍,欲将退休后二十年来的诊案重新整理,定名为《医苗续集》。正如他自己所说:"愿将有生余年,继续带好学生看好病,整理好自己行医的经验,作为提供后学研究中医学的参考资料。"他一生沉醉于中医事业,为中医学的继承与发扬做出了重大贡献。甘当人梯、安贫乐道,从不计较个人得失,87岁高龄仍参加门诊救治病人。1999 年 1 月 14 日,先生终因劳累过度,中风复发,与世长辞,享年 90 岁。

二、学 术 思 想

(一) 理法方药整体论

1. 理法方药的整体性是保持中医药体系之完整性的需要 中医在漫长的发展过程中,逐步形成了自己的学术体系,这个体系主要由理、法、方、药四个方面有机组合而成。

理是基本理论,法是治疗法则,方是方剂组成,药是药物应用。四者是不可分割的整体。理中有法,法中有理,理法的本身,又原本就是运用方药治疗疾病之临床实践的反映,然而它又反过来指导方与药的实践。因此,要研究中医,使中医事业进一步发展,就必须统观全局。如果只重方药,不问理法,硬把理法与方药割裂开来,是不全面的,也势必使整个中医学体系濒临解体。

当然,不能否认中医也有一方一药的研究,有时"单方一味,气死名医",但这毕竟是经验的反应,不能显示中医治病的规律和对疾病认识的全貌。陈苏生先生与其师祝味菊先生在《伤寒质难》中,把它称之为"效在于药"。实际上,中医治病除了方药,还有理论依据和治疗法则。如黄连止泻,这是一千年以前的经验方,但泻有寒热虚实之分及兼症之不同,如果都用黄连,效果就不好。早在宋代,寇宗奭就指出:"今人多用黄连治痢,盖执以苦燥之义,亦有但见肠虚渗泄,微似有血便即用之,又不顾寒热多少,惟欲尽剂,由是多致危困。若气实初病,热多血痢,服之便止,不必尽剂,若虚而冷者,慎勿轻用。"因此,必须在理论指导下,制定恰当治疗法则,结合有特殊疗效的方药,才能取得更好的效果,这就是"效在于法"。如果把中医研究单纯地局限于方药,就好比说"宰牛者是刀,而不是屠夫"了。诚然,从杀死牛的角度说,只要有刀,有力气,任何人只要肯干,肯定办得到,然而不掌握部位、深浅,必将事倍而功半。而若以方药治病,不在理法的指导下根据症情的轻重、病位的浅深、体质的强弱、病邪的性质以及时令的变化去灵活运用,而只是凭着黄连止痢、大黄通便的功能而去用药,那就不仅仅是是否能保持中医药体系的完整性问题,或是事倍功半和事半功倍的问题了。

2. 理法方药的整体性是发展中医理论、提高临床疗效和扩展药物效能的需要　中医理论,不仅是指几部经典著作,还包括历代医家的论述,并且仍在不断地发展和完善。

中医理论不是一成不变的,而是在长期的医疗实践中逐步形成和不断发展的。例如中风,唐代以前医家多以"虚中外风"立论,所以其治则和方药,都有驱风和扶正相兼的特点。宋元开始提出"内因说"。刘河间认为是"心火暴甚",李东垣认为是"本气自虚",朱丹溪则提出"湿土生痰",增加了滋阴清热、益气化痰等方法。清代王清任从气血理论着手,认为是气虚造成血瘀,故用益气活血法,发明了"补阳还五汤",重用黄芪,益气行血。清后期张伯龙、张寿颐等人,则根据《黄帝内经》"血之与气并走于上,则为大厥"的论述,结合西医知识,提出"气血交并于上,冲激脑气筋"之说,其治则强调"平肝潜阳,豁痰开窍"。随着后世理论发展,其治则和方药也渐渐与唐代以前大相径庭,疗效得到明显的提高。由此可见,徒有经验而不能提高理论水平者,虽美而不彰。

药物研究也是如此。仍以黄连为例,黄连在《神农本草经》中云其"味苦寒,主热气、目痛、眦伤泣出、明目、肠澼、腹痛下利、妇人阴中肿痛"。后世,张元素根据其"性寒味苦,气味俱厚,可升可降,阴中阳也,入手少阴经"的特点,分析它有6种功效:泻心脏火,一也;去中焦湿热,二也;诸疮必用,三也;去风湿,四也;赤眼暴发,五也;止中部见血,六也。王好古根据蛔得甘则动,得苦则安,指出黄连有安蛔之功(《本草纲目·黄连·发明》)。说明随着中医理论体系的发展,黄连的功能也在发展变化。由于黄连有这么多功能,因此临床出现许多由黄连配伍,治疗各种不同疾病的方剂,就不难理解。从中可以看出,中药的研究也不能脱离中医理、法、方、药体系的整体发展。

3. 理法方药的整体性体现了中医临床思维方法　中医临床一般均以证因法治为序。先列症状,包括舌苔、脉象,然后审证求因,分析病因病机,确定治疗法则,最后组方遣药,有的还附上医嘱。要审证求因,分析病因病机,确定治疗法则,势必要涉及邪正虚实、阴阳气血、脏腑经络等有关理论,在这些理论的指导下,进行辨证论治,组方遣药。所以,整个过程就体现了理法方药的思维过程。

历代著名医家,尽管他们研究范围各有侧重,但无一不是贯穿着理法方药思维的整体性,尤其是有创见发明、贡献较大的医家,大都是理论上有所突破,随之深化和扩大了某些治疗法则的应用,或创制了一些新的治则,并根据临床各种表现,研制和阐述体现自己学术思想的方剂和药物,使之形成一个完整的体系。金元四大家就是典型的例子。

刘河间在《素问》病机十九条的启示下,提出"六气皆能化火"之说,改变了当时喜用温燥药的习惯,根据祛风泻火、清热燥湿等治则,创用天水散、凉膈散等以寒凉为主的方剂,形成寒凉学派。

张从正根据"先论攻邪,邪去而元气自复"提出"汗、吐、下"祛邪三法,开拓了临床思路,丰富了有关方药的临床应用。

李东垣以脾胃升降为枢纽,进一步发展了脾胃学说,并研制了补中益气汤、升阳散火汤等与其理论相一体的方剂,丰富了黄芪、升麻、柴胡、葛根等药物的临床应用。

朱丹溪以"阳常有余,阴常不足"立论,以滋阴降火为原则,加深了后世对黄柏、知母、山栀子、黄芩、黄连等药的认识,被称为"滋阴派"。

上述四位医家从各个不同方面充实和发展了中医学术思想以及方剂药物的应用,就以药物研究为主的李时珍来说,《本草纲目》中也收集了大量方剂,并有许多组方用药的法则和理论。因此,可以这样认为:越是高明的医家,其理法方药的整体思维就越强,其临床疗效也就越显著。

4. **理法方药的整体性表明了中医区别于其他医学的特点** 陈苏生先生认为,中医的优势与特点有许多方面,但十分重要的一条,就是理法方药的整体性。因为,中医理法方药的整体性使临床的原则性与灵活性高度结合,能够充分发挥医生的主观能动作用。同样一个感冒病人,地处干燥的北方、地卑多湿的南方、年轻体壮与年迈体弱、有其他兼病和没有兼病,所处方药必须有所不同。但是,都符合中医理法方药的要求,都能把病治好,这就是灵活性。但是不管哪一种情况,有一个原则是必须共同遵守的,这就是都要"解表","解表"就体现了规律性。这种原则性与灵活性的高度结合,就体现了中医理法方药整体性的特点和优越性。

(二)调气解郁论

中医辨证在整体观念指导下,特别注意疾病共性与个性的相互参考。个性的表现可以因人、因时、因地而异。共性正好相反,往往是某一个病种,或某一类疾病,甚至大多数疾病都具有的共同表现。陈苏生先生认为,抓住共性,对认识疾病本质和确定治疗法则有极大的意义。

陈苏生先生通过 60 余年的临床实践探索,认为"郁"也属多种疾病的共性,提出"凡病多参郁,治郁当以调气为要"的学术观点。因此,先生在具体临证实践中倡导"解郁通障"。系针对现实的人,从整体角度疏通机能之障碍并予以调理。障碍者,郁滞也。郁滞不流通自须解郁通障。郁滞之部位不同,所用之方自亦有别。如脑部有郁,不管是积液、血肿、肿瘤,以柴牡三角汤加对症药主之;胸膈呼吸系统以二麻四仁汤为基本方;心血管疾病以风心保安汤(当归、白芍、炙麻黄、桂枝、丹参、桃仁、杏仁、远志、酸枣仁、磁石、茯苓)、舒冠顺气汤(柴胡、桂枝、香附、乌药、桃仁、红花、生龙骨、生牡蛎、丹参、白薇、赤芍、甘草)为基本方;肝胆系统或整体之障碍,则应之以舒肝和络饮。总而言之,疏调机体障碍的要点在于气血运行通达无碍。故先生主张以通为用,以祛障为手段,调和为目的。并经常以此来指导临床实践,治疗各种疾病,取得良好疗效。

1. **病多参郁** 陈苏生先生认为,人体的脏腑气血津液,无一不在升降出入运动之中,故内在环境,当以气血和谐为根本,若气血和畅则百病不生,如有怫郁,则诸病蜂起。如元·王安道在《医经溯洄集·五郁论》中就说:"凡病之起也,多由乎郁,郁者,滞而不通之义。"朱丹溪亦曾说:"人身诸病,多生于郁"(《丹溪心法·六郁》)。

气血津液是人体脏腑经络保持相互维系和沟通的物质基础,流通于人体脏腑经络之中,如环无端,周流不止。如果发生郁滞,即可出现气滞、湿阻、痰凝、血瘀等病理现象。因此,最畏郁滞,也最易郁滞。

"六腑以通为用",一旦郁滞不通,疾病生焉。对五脏之"藏而不泻",不能误解为既然是要藏,就不存在通。实质上这个"藏"是相对"泻"而言的。"泻"是治疗不当引起的损伤,与"通"是两个概念。《素问·五脏别论》言五脏"藏精气而不泻"是指五脏藏精气宜充盈,不宜损伤。因此，不能把"泻"与"通"等同起来。况且《黄帝内经》对此也有明确论述，《素问·调经论》说："五脏之道，皆出于经隧，以行于血气。血气不和，百病乃变化而生"。《素问·热论》说："营卫不行，五脏不通则死矣。"这里的"死"字表示了疾病的严重性。说明五脏之要，也在于通，五脏的精气不仅需要充盈，还要通畅无滞。《金匮要略·脏腑经络先后病》篇亦说"五脏元真通畅，人即安和。"更为明确地指出了五脏精气通畅的重要性。

人体五脏六腑气血津液的和畅在生理上的维持和保障陈苏生先生认为，主要依赖气机升降出入的正常运行。《素问·六微旨大论》说："出入废则神机化灭，升降息则气立孤危。故非出入则无以生长壮老已，非升降则无以生长化收藏。是以升降出入，无器不有。"将生长壮老已的生命过程，都归结为升降出入运动的结果。因此，人体的脏腑气血津液的升降出入过程就是这种生理功能的基本表现。如肺的宣发和肃降、脾胃的升清与降浊、心肾的阴阳既济、肝胆的疏泄与升降等，影响着全身气机的活动。精气由下焦向上，通过肝脾的升运，由心肺宣发全身，体现了向上、向外的特征；肺气的肃降、胆胃的和降、心气的下交、肾气的摄纳，又反映了向下、向内的趋向。为此古人把气机通畅看成是人体保持健康的必要保证。如朱丹溪提出"气血冲和，万病不生"，相反"一有怫郁，诸病生焉"（《丹溪心法·六郁》）。在外感病可表现为气机出入受阻，内伤病可表现为气机升降失常等。戴元礼在《金匮钩玄》中说："郁者，结聚而不得发越也，当升者不得升，当降者不得降，当变化者不得变化，故传化失常而郁病作矣"。因此，气机障碍可以说是所有疾病的基本病理过程之一，而障碍的主要表现就是郁滞。

2. 调气为要　由于气血郁滞常见于各种疾病之中，因此《素问·至真要大论》提出"疏其血气，令其条达，而至和平"的治疗原则，并根据五脏功能的特点，提出"达、发、夺、泄、折"五郁之治。《素问·六元正纪大论》所说"木郁达之，火郁发之，土郁夺之，金郁泄之，水郁折之。"意思是说，对于五脏之郁者，应当以疏导为治，肝胆气血郁结者，应疏泄条达；心经有热者，该透发于外；脾胃壅滞者，宜消导下夺；肺气闭郁者，当开泄肺气；肾水停蓄者，须利水渗湿。故明代刘纯说："木郁达之谓吐越，火郁发之乃汗泄，夺土下利令无壅，金泄渗利解表同，水郁折之充逆尔，治之大体须明此。"（《医经小学·卷五·治法》）实际上《黄帝内经》治郁不止此五者，"坚者削之，客者除之，结者散之，留者攻之，上之下之，摩之浴之，薄之劫之，开之发之"之类，均属于此，关键是使气血通利。气通血和，百病自消。

但是，气血是密切相关，相互为用的，气为血帅，气行则血行，气滞则血滞，气畅则津布，气郁则津聚，气在人体升降出入运动中居主导地位。因此，临床大都是先气郁而后引起血瘀，血瘀证多见于疾病的中后期，尤其是一些沉疴顽疾。而气郁证也多见于疾病早中期，其发病范围比血瘀证相对要早要广，并更具普遍性。故朱丹溪创气、血、痰、湿、热、食六郁说，而丹波元坚认为"郁之为病，气郁为最"（《杂病广要·郁证》）。现在临床将黄芪、郁金、降香作为活血化瘀药来研究，也说明活血化瘀与调畅气机有不可分割的关系。因此可以说治郁实应首重治气，以治气为要。而此治气实质上是调气。

人体气机的活动都有一定规律，稍有抑郁也有其自我调节康复痊愈的能力，陈苏生先生称此为"自然疗能"。医者当应顺人体气机的运动规律，调整全身的盛衰，诱导上下，开合升降，解除各种郁候，促使人体的自我痊愈能力复原，从而恢复健康。尤其要注意发挥脏腑气机的功能。如治肺部疾患应注意气机的宣发与肃降，宣降正常，则津气通畅，呼吸调匀。如肺失宣肃即出现呼吸不利，胸闷咳喘。脾胃为四运之轴，升降之根，升降正常，则水谷精微得以上输,浊气糟粕得以下降,如果脾胃升降失常,不仅水谷的运纳发生障碍,五脏气机的运转也受影响。肝胆有疏泄和降功能,如疏泄不足,生发之机被郁,即造成肝气郁结,女子尤为多见;如和降不足,升腾太过,又会造成肝气上亢,甚至血郁于上,使人薄厥,引起中风。心主血脉,全身的血液依赖心气推动,以渗灌、濡养全身。如心气不足,势必出现气血瘀滞、气机不畅,也会成为导致郁证的重要病理基础。肾主摄纳气化,水液能在体内运行不息,除了心肺推动布散之外,还有赖肾的蒸腾气化,才能正常升降出入,使"水精四布,五经并行"。若肾气失职,气化失常,升降紊乱,就会造成水液停滞,水停气阻。若脏腑各自的生理功能得以正常发挥,则各种郁滞所导致的疾病也就无从发生了。有鉴于此,先生从发挥脏腑气机的功能,亦即人体的自然疗能出发,针对"郁"在疾病中的共性,通过多年的丰富实践检验,提出了"宣畅气血"法,拟就了"舒肝和络饮",用诸临床相关疾病以调气解郁而收到较好效果。

3. 调治重点与方药　治郁须首重治气,治气实质上是指调气然而治郁之调气究竟当从何着手呢?

陈苏生先生认为,虽然郁有因病致郁(五气之郁)和因郁致病(情志之郁)之不同,亦即无论其为因为果,最终必然反映于具体的患者,亦即"人"的身上。因疾病不能离开人体而独立,故调气治郁的实质仍是辨"人"而论治。经数十年之临床观察,陈苏生先生认识到,无论是因病致郁还是因郁致病,都往往影响到患者的食欲、睡眠和大小便。而这三大生活常规,正是人体健康的基本保证。调整这三大常规,也正是先生在临床实践中辨"人"论治、调气解郁的一大特色。食欲不但反映患者营养摄入的水平,同时也体现对药物治疗接受的程度。因为脾胃为后天之本,是消化的主要枢纽,饮食或药物都必须经过脾胃的吸收、转输,才能发挥作用,机体所需的气血津液才有生化之源,故而食欲反映了体内气机之通阻情况。二便是人体湿浊糟粕之排泄出路,可以反映脏腑运行的情况。二便通调则糟粕得以及时排泄,不利则反映人体新陈代谢障碍。寐安则神佳,寐不安则神疲,神机不能自我调节,元气尚且不能恢复,病何能愈? 因此,郁虽有气、血、痰、火、湿、食、情志之不同,而先生治郁独倡"宣畅气血"法。在用药上,气分药多,血分药少;在方法上,升降通利者多而补益者少。其自拟之宣畅气血的经验方——舒肝和络饮(柴胡、生牡蛎、香附、乌药、郁金、石菖蒲、苍术、厚朴、夜交藤、合欢皮)。此方以"病多参郁,调气为要"为指导思想,以气药为主,重在解郁除烦,调畅气机,使体内气血津液流通正常,纳欲改善,睡眠安稳,二便通调,看似治标,实则治本。广泛用于治疗消化系统、神经精神系统、心血管系统、妇科月经不调等病症),即意在通过斡旋人体大气,来保障人体的食、寐、便这三大基本生理功能。人体的基本生理功能不失常度,自然气血和畅,诚如《医方论·越鞠丸》中所说:"气得流通,郁于何有?"

当然,在宣畅气血的基础上,针对具体的病种及致病因素,亦需选取对症或特效之药,不可因强调治人而忘病。至于郁之为病,因于情志者甚多,此类郁证除了药物之治疗外,精神治疗亦极为重要。正如《临证指南医案·郁证》所说"郁证全在病者能够移情易性。"故在临证时应关心患者之疾苦,做好思想疏导工作,使之解除顾虑,树立信心,身心并治以提高疗效。

(三) 病机五段说

1. 五段说之由来　陈苏生先生的老师,上海名医祝味菊先生,是近代中西医汇通的先驱者之一,富有开拓精神,崇尚西医所述之器质病理,主张以西学合理的阐释中医之病因病理,并著有《病理发挥》专书以补《黄帝内经》所述官能病理之不逮。受其师影响,早在20世纪50年代,先生与其老师祝味菊合著的《伤寒质难》一书中,就以中西医汇通之思路,援据西医之病理、病原,结合中医伤寒病之发病规律,创有病机"五段"之说。并以此作为划分和总结疾病发展各个阶段的邪正抗争特点的纲要,对理解病机的发展过程和指导临床实践,具有启发性。

2. 五段说之内容及应用

(1) 伤寒之五段说:祝味菊和陈苏生先生认为,客邪侵入人体,体内正气势必起来抗争,根据邪势和正气的盛衰变化,必然会出现各种复杂多变的证候。伤寒六经,就是从整体出发,根据所产生的各种证候特点,正气强弱,受邪轻重,病位深浅,以及病情的缓急,进行分析归纳,组成六个不同的证候类型;而五段之说则是把邪正相争分成五个不同的阶段。这五个阶段即太阳为开始抵抗,少阳为抵抗不济,阳明为抵抗太过,太阴、少阴为抵抗不足,厥阴为最后之抵抗。一切外感,足以激起正气之抵抗者,皆不出此五种阶段。

1) 第一阶段:开始抵抗。

太阳病,是正气受到邪气刺激而开始抵抗。初始,寒邪侵袭体表,固束腠理,出现卫障碍,人体放温官能低减,则发热无汗,法当表散,麻黄汤或桂枝汤主之。风邪疏泄腠理,人体放温官能亢进,则自汗而热,法当解肌,桂枝白芍主之。至于合病,也是表示人体抵抗能力盛衰的符号。

外邪入侵,人体正气奋起与邪抗争,能恰到好处,名曰适度抵抗,即所谓太阳伤寒;若抵抗断断续续,未能完成其任务,即所谓太阳少阳;至于其抵抗超越正常自卫之目的,邪机为之激化,正气为之扰乱,此即太阳阳明。

2) 第二阶段:抵抗不济。

少阳病,是正气抵抗时断时续,邪机屡进屡退,抵抗之力未能相继。邪气转入少阳有两种情况:一是人体本身气机障碍,正气未能协调,不足以敌邪,因而不能及时发挥作用。二是误用清法,损伤正气,导致抵抗不济。鉴于上述病理,法当和解。和者,和协之气;解者,解除其障碍。柴胡宣畅气血,散结调经,为少阳去障和解之专药。目的在于调节人体发挥之障碍,扶正而抗邪。

若还兼有余证则再辨证结合其他各药诱导治之。诱导疗法主要纠正人体正气的偏用,对应偏而未偏者,如表应充而不充,汗出不畅,用麻、桂、柴、葛,诱导气血向体表;不应偏而偏者,如溲渴多溺,机能偏于下,则用葛根升提诱导气血上行,即《黄帝内经》"高者抑之,下者举之"之谓也。

3) 第三阶段:抵抗太过。

阳明病,为正气抗邪太过。邪气转入阳明有多种情况:一是多发于体实气盛之人,因其正气对于邪气刺激反应过猛,形成抵抗太过;二是太阳病温法太过,壮实之人,气盛血旺,不当扶掖而扶掖之,则为抵抗太过,造成邪机益亢;三是急暴之病,气壅血乱,补之不当,造成邪机益张;四是太阳病应汗不汗,造成气机闭遏,里热不宣;五是应下不下,造成积滞逗留,郁蒸内燔。均可形成阳明病。阳明病其病机为"胃家实",然而根据来路不同,又有太阳阳明、少阳阳明、正阳阳明之分:

太阳阳明者,正气开始抵抗,见兴奋有余之象。因太阳伤寒,汗不如法,表气未和,热郁于里,系太阳续发。此又不同于少阳误用发汗、利小便胃中燥之转属阳明。

正阳阳明者,两阳合明是过彰也。阳用太过,不能自制,亢则为害也。抵抗有余,胃肠充实之候,但有经腑之分。在经者为生温升腾,在腑者为胃家实也。

少阳阳明者,有障碍而抵抗太过。此与正阳阳明"胃家实"不同之处在于,此为因正气先有障碍为少阳病,后因某种原因(发汗、利小便等)致使抵抗有余,转为阳明,系少阳续发;彼则为本经原发。

无论原发续发,阳明胃实病机则一。表气不宣者,其热亢越;精神异常者,易于谵妄;热结或津竭者,大便硬,腹满不通。治当抑其兴奋,宣其壅塞。表闭用辛,气盛用凉,表亢用甘,气刚用寒。辛甘理表,寒凉制亢。里闭用苦,气盛用凉。里亢用咸,气刚用寒。然偏性之药不可久服,中病即止。用之不当,贻害无穷。

4) 第四阶段:抵抗不足。

太阴病与少阴病,是正气懦怯,全体或局部之抵抗不足。言少阴而不及太阴者,少阴为全体,实已包含之,即简之也。少阴伤寒抵抗不足其因有二:一为形体虚弱,二为伤于药物。形体虚弱之人,在太阳开始抵抗之时,即有不足之征,此太阳少阴合病也,治以太阳伤寒之药加温壮之品,麻黄附子细辛汤即是一例。伤于药物者大都是久服寒凉、滥用攻下,或发汗太过、生冷无节等造成。

少阴伤寒,咎在不足,处治之法,始终宜温,阴质不足,佐以滋养;缓不济急,辅以注射;不足在表,温之以卫;不足在里,温之以壮;不足在心,温而运之;形不足者,温之以气;精不足者,温之以味。温即强壮,非温不足以振衰惫,非温不足以彰气化,振其功能,《黄帝内经》云:"劳者温之,怯者温之",此之谓也。

5) 第五阶段:最后反抗。

厥阴病,正邪相搏于存亡危急之秋,是人体正气最后反抗。其原因有三:一为因于药助,二为因于药误,三为因于自复。药助,即医生用兴奋回苏之药,应用于病势危急之时,即世俗所谓"扳药",服"扳药"造成厥阴,此决命争首,给病人带来一丝生机,于病人有利;药误者,乃少阴误清,以致转入厥阴,如生命之火,日益浇漓,以至湮没而不彰。自复者,少阴不药,迁延日久,阴极出阳,转为厥阴,此非正气之复,而是邪机之退,邪退而正复。

厥阴伤寒生死各半。逆转太阳者,不药而自愈,此谓正气来复。逆转阳明者,得凉则安,失凉则危,因其人体力未伤,因于药疲,郁极而扬,药误越久,暴动越厉,不转则已,转则气亢而势张,如虎出柙,如马脱缰,遏制无从,此时予羚、知、膏,如冷水灌顶,顿地清凉,可以恢复原来理智,从事正常抵抗,则病可愈也。逆转少阳者,宿障未去也。伤寒逆极发厥,厥后郁血未散,则顿乱不解,积垢未下,则晡热不休,胸有痰饮,络有凝瘀,皆足妨碍调节。是故热甚而衄,有因血散而瘥者;滞壅成热,有因攻下而愈者;痰阻成痞,服疏利即解;积瘀成痈,因毒溃而消。病之当愈不愈者,余障未除也,障去则愈矣。

大凡厥阴逆转之后,证见阳多者生,反之则死;气逆渐和者生,复之过甚者死。此即仲景"厥阴病热多厥少者生,厥多热少者死;厥回脉徐出者生,脉暴出者死"之意也。

(2) 温病之五段说:陈苏生先生总结其师祝味菊先生的学术思想,祝味菊主张温病的病理不出"五段"范畴。"一切外感(或伏气)无论其为何种有机之邪,苟其有激,正气未有不起抵抗者,其抵抗之趋势,不外五种阶段。今之所谓温热者,即病之偏于热也,亦即病者之反应,偏于亢盛也,非实有温热之邪也,亢盛之反应,即五段中之阳明(抵抗太过阶段)也。"先生评价道:"这种革新的理论,还未为一般学者所公认,仅足代表一家之言而已。""依照祝老师的意见,它的五段分类完全是以体力(自然疗能)为标志的,而体力的消长,是可以用药物来左右的。它的所谓太过不足,其出发点,仍旧是证候的疗法,仍旧不外乎辨证施治。"

由上点评可以看出,温病病理按五段划分,属于抵抗太过之有余阶段,有余而清,适得其平。但是这一学说很明显不能完全揭示温病的病因病机和疾病的发展全貌。所以陈苏生先生在综述温病与伤寒的病因病机源流后,将代表性医家关于温病的病机变化认识总结概括为:九传、六经、五段、四层、三焦、阴阳。而其中先生较为推崇的是清代俞根初根据伤寒温病的特征提出的阴阳八法,八法即表里寒热、气血虚实,按照八法分类,伤寒温病可以划分为:表寒证、里寒证、表里皆寒证、表热证、里热证、表里皆热证、表寒里热证、表热里寒证、里真寒而表假热证、里真热而表假寒证;气虚证、气实证、血虚证、血实证、气血皆虚证、气血皆实证、气虚血实证、气实血虚证、气真虚而血假实证、血真实而气假虚证等二十个证候。

陈苏生先生认为,六经、五段、四层、三焦等学说,总的一句话,都是中医治疗方面的一种标志符号,他们在一定的合适条件下,都曾起过一定作用的。如何把这些名家逻辑进一步加以整理提高,这就是现代医学科学工作者的任务了。

(3)杂病之五段说:五段学说以人体不同程度之脏器功能低落与整体抵抗能力不足为立论核心。《黄帝内经》所谓:"邪之所凑,其气必虚",因此,无论外感抑或内伤杂病,均可以此说分析疾病发病及病机特点分期,如陈苏生先生对于西医学之肝炎以此说重新审视后,作如此理解:

1)甲型急性黄疸型肝炎:是邪毒袭入肌体,正气产生应答性反应。此时病理的代谢产物相应地增多。治疗的对策,一般采用清化湿热以排泄秽废,在临床上有积极作用,处理得法,很少发展为"慢肝"或"肝硬化",其预后一般较好。此为第一阶段,即所谓"太阳病",用清肝疗法。

2)暴发型肝炎:发病急,病势猛,邪毒重,反应大。病邪来势汹汹,但正气奋发,激起之反应亦非常激昂。奈此时往往肝脏组织破坏太大,机体修复能力跟不上。此为第二阶段,即所谓"阳明病"。宜用清热解毒以抑制病毒,同时适当缓和机体过度之兴奋。这样的治疗,方称为有制之师。属清肝疗法。

3)乙型无黄疸型肝炎:是一种慢性病毒,当其侵入人体,早期并不妨碍正常生活,能吃能睡,二便自调,但是出现一种毫无理由的疲劳。这便是一种唤起人们注意的信息。此时邪正双方正在作"地下之较量",应调整其内在的抵抗力,使免疫反应保持在适度的水平,创造有利条件,提高抗病潜能。此为第三阶段,即所谓"少阳病",宜舒肝疗法。

4)迁延性肝炎:是邪毒稽留,正气已难及时发挥,属于"抵抗不济"的一个类型,邪毒不甚,正气亦不强,变成拖拖拉拉的局面。此亦属抵抗不济之第三阶段。此时的治疗对策,一方面要提高抵抗能力,另一方面要安抚、控制病邪的蠢动,着眼点在于调理。宜舒肝疗法。

5)慢性肝炎:肝病已成慢性,属退行性病变,一方面正气日渐低落难以修复,一方面慢性病变由于再感染也会出现急性活动。此时肝脏组织变性,肝脏功能混乱,而且可以牵涉影响到多脏器。邪正混淆,虚中夹实。此时调理比较复杂,所需时间也较长。这决不是单一脏器之病变,应当侧重于整体疗法。纯补纯攻,大寒大热,都容易偾事。此为第四阶段,即所谓"太阴、少阴病",宜舒肝保肝交互参合而用。

6)肝硬化肝昏迷:此时肝功能明显低落,不能代偿。若至肝昏迷,说明机体在作最后之抵抗且已显不支,为第五阶段,亦即所谓"厥阴病"。此时大法不离舒肝保肝。然已至最紧要关头,亟须力挽狂澜于既倒,而予中西医结合抢救,不必拘泥于中医治疗为主抑或中医治疗之何法为主也。

3. 五段说之评价

(1) 人体对外邪侵袭有自愈康复的能力,祝氏称其为自然疗能。五段说的特点是从邪正相争的角度,调整太过与不及,使正复邪退而病愈。体现了应顺人体自然疗能的学术思想,它使"六经"邪正相争的本质更明朗化、具体化,更加容易理解与掌握。

(2) 陈苏生先生认为,医疗的起点有两个,一方面是"人",一方面是"病",治疗的方针,不是医"病",即是医"人",对于病人来说,人与病二者不可分割,治病不治人,其失必多,治人不治病,其弊亦相等,只有人病兼治,才会效捷而功全。立"五段"说以分正气之强弱,其目的也是治人。《伤寒论》以寒邪为代表而论之,因此大都病证表现为阳气受损,其间虽有热证但究其成因,则多属于外因之寒邪,随内因机体之阳盛抵抗太过而演变化热,因此伤寒中以损阳为重。

(3)《伤寒质难》特别指出:"五段为抗力消长之符号,抗力消长,阳气主持,阳气者,抗力之枢纽也。气实则实,气虚则虚,伤寒为战斗行动,故首当重阳气,善理阳气,则五段疗法思过半矣。"提出"五段疗法,不外扶抑阳气",把扶抑阳气作为五段疗法的关键。

(4) 伤寒五段是按外感热病发病过程中邪正斗争中状况,分成五个不同的阶段,其源于《伤寒论》六经,而突出邪正变化,以便顺应伤寒发病的规律,利用药物的四气五味,开合升降,诱导上下,以调整体力的盛衰,使其发挥人体内部的自然疗能,创造人病相争的有利条件,解除各种证候,使其成为适度的抵抗,减少损害,缩短病程,减少痛苦,促使患者早日康复。从重视人体邪正消长的角度来看,这不但是伤寒,也可以作为治疗其他疾病的指导思想。

三、代表著作与论文述评

(一) 著作

1.《伤寒质难》 本书系陈苏生先生到祝味菊家中探讨学问,反复辨难,积3年功夫,仿《黄帝内经》问答形式笔录整理而成。全书不分卷,分为发凡篇、客邪区分有机无机篇、潜伏期篇、前驱期篇、进行期篇、极期篇、进行期及恢复期篇、伤寒五段大纲篇、太阳篇、附辨温热病篇、少阳上篇、少阳下篇、阳明上篇、阳明下篇、少阴上篇、少阴下篇、厥阴上篇、厥阴下篇等。此书最大的贡献是提出以八纲论杂病、以五段论伤寒的辨证方法。治疗上,强调匡扶正气之法,擅用附子等温阳之药。并根据自己的经验和学识,对温热病的病因、截断、逆转等问题,提出了质疑。

由于祝味菊先生精深的中西医造诣,加上陈苏生先生精湛流畅的文笔,因此该书出版后,在当时医学界引起很大的震动。随后,陆渊雷进京参加第一届全国卫生会议时,曾携此书向在会的西医同道征求《伤寒质难》之质难,在医学界又引起了极大的轰动,被认为是新中国成立后的中医界主张中西医结合的早期佳作。本书以问答形式阐发了祝氏对仲景学说的见解,并以当时诸多科学实证阐释中医和《伤寒论》,其中观点多令人耳目一新,是近代中西医汇通学说中影响较大的一部著作。

2.《温病管窥》 原稿为 1956 年 12 月 26 日油印件,名为《温病治疗方法概论》,北京中医学会印制,共 38 页。后经张建君整理,1983 年浙江省新昌县印行。该书分为:温病学说产生、病因、病理、职责等四章,每章又分为若干节,共二十余节。总结了六经、五段、四层、三焦的分治说;从温病源流、各家论述、个人见解,以伤寒温病统一观加以系统的阐述,有论有证,有方有法,见解新颖,颇有创见。

3.《医苗集》《医苗续集》 系陈苏生先生临诊医案集,详细记录了先生治疗的病案,内容涉及临床各科,并对经治病例取效或不效的原因做了认真细致的分析。可惜至今并未正式出版。

(二) 论文

1. 陈苏生. 中医的基本理论——阴阳和治疗法则 // 中医学习讲座之一[J]. 中级医刊,1956,6(5):46-49.

2. 陈苏生. 祖国医学的治疗法则 // 中医学习讲座之二[J]. 中级医刊,1956,6(6):38-42.

3. 陈苏生,冉小峰. 中医的方剂组成 // 中医学习讲座之三[J]. 中级医刊,1956,6(7):47-51.

4. 陈苏生,曲祖贻. 祖国医学的药物应用 // 中医学习讲座之四[J]. 中级医刊,1956,6(9):57-59.

以上四篇连载于《中级医刊》,属于“中医学习讲座”系列文章,在文中陈苏生先生深入浅出的介绍了中医学的基本理论、防治原则、治法与方药运用的体会,对于当时缺少专业书籍的学习中医者,普及和培训中医基本知识具有指导意义。

5. 陈苏生. 学习祖国医学——内经知要[J]. 江西中医药,1956,4(10):1-7.

本文以名代名医李中梓的《内经知要》为纲,介绍了书中选辑《黄帝内经》的重要篇章的主旨思想,并对《黄帝内经》的中心思想予以评介,倡导学习和发扬《黄帝内经》。

6. 陈苏生. 浅谈附子的作用及其临床应用[J]. 中医杂志,1979,20(10):46-48,35.

本文分为四个方面:关于附子的性用;关于附子的临床适应症;附子在临床上的配伍;附子的药用剂量和毒性反应。文中就有关附子性用以及临床应用方面的历代部分文献,结合近代学者的经验,予以整理,以供初学者的参考。

7. 陈苏生. 谈“辨证论治”[J]. 山东中医学院学报,1982,6(2):35-39.

本文探讨了辨证论治的基本内涵,并以图表注释的方式揭示了中医辨证论治的基本规律和方法。

8. 陈熠,陈苏生. 伤寒之“五段说”.[J]. 中医杂志,1993,34(5):264-266.

本文阐介《伤寒质难》中由祝味菊先生提出、陈苏生先生整理的伤寒“五段说”,即将伤寒划分为五个阶段的主要内容,即:太阳为开始抵抗,少阳为抵抗不济,阳明为抵抗太过,太阴、少阴为抵抗不足,厥阴为最后之抵抗,并对指导用药有一定意义。

参 考 文 献

[1] 周凤梧,张奇文,丛林. 名老中医之路[M]. 济南:山东科学技术出版社,2011.

［2］　蔡寿祥.杏林知己墨韵流芳——陈苏生先生诊治名医陆渊雷墨迹介绍［J］.浙江中医杂志,2001,36
　　　(2):1.

［3］　楼绍来.医存中西,唯效是尚——访中国中医研究院陈苏生研究员［J］.上海中医药杂志,1989(10):8.

［4］　陈熠,陈明华,陈建平.陈苏生医集纂要［M］.上海:上海科学技术出版社,1994.

［5］　李鸿涛,张家玮.祝味菊医书四种合集［M］.天津:天津科学技术出版社,2008.

［6］　陈熠,陈苏生.伤寒之"五段说"［J］.中医杂志,1993,34(5):264-266.

［7］　陈苏生,张建君.温病管窥［J］.浙江省新昌县中医院.1983(3):17,29-38.

［8］　陈熠.中国百年百名中医临床家丛书:陈苏生［M］.北京:中国中医药出版社,2001.

（整理:李鸿涛;审订:陈明华）

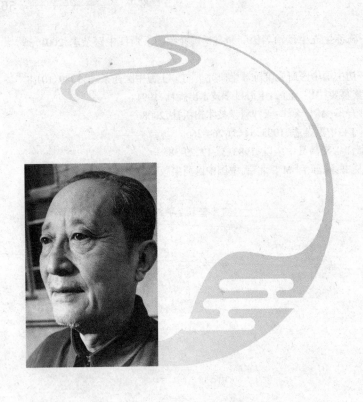

王伯岳

一、生平传记

(一) 幼承庭训学有宗,先药后医两相成

王伯岳先生(1912—1987年),男,汉族,字志崇,号药翁,四川中江县人。我国当代著名中医儿科专家,中医药学家和中医教育家。

王伯岳先生出生于三世医家,祖籍四川中江县(今四川省德阳市中江县)。曾祖父早殁,祖父王焜山八岁即孤,后于光绪年间,举家逃荒至成都,时处清末兵乱之年,念众生缺医少药之苦,不辞艰辛,种药贩药,学医行医,立下以医药救人,不慕名利之大志。其父王朴诚,早年在丰都县陈家"福源长"中药栈学徒,师满后回成都,创立"王荣丰堂"药店行医治病,由于其待病人如亲人,视患儿如己出,医德高尚,医术精湛,被成都百姓誉为"王小儿"。

先生自幼聪敏,受家庭熏陶,6岁时被其父送到四川高等师范学校(现四川大学前身)刘洙源处读私塾,从先秦至唐宋,洙源师讲解了上百篇的传世文章,同时,以圈点《资治通鉴》及"四史"为自学常课。先生说他后来学医,读中医古籍经典著作,能闯过"文字关",实源于洙源师的教益。先生在日后的诊余还撰写了大量的随笔和诗词,在当时中医界也是少见的。他一生酷爱读书,对文史哲、诗书画、金石、戏剧均有研究,而且见解独到,他的很多朋友都是我国一流的文人雅士,"蜀山燕云,高谈惊座,浅斟低吟","暇时风檐展书,寻章摘句,无争无悔,聊以自娱"。先生二八时,立志学医,其父王朴诚认为医生的儿子不能单凭上辈的声望去行医,还主张学医应先学药,所以又送先生去位于成都东城,历史悠久的老药店"两益合"当学徒。先生自述他在药店的第一年,只是做些药材的搬运和加工等粗活。后来,逐渐学习丸、散、膏、丹的配制,并到柜台上进行配方,在配方的时候,会接触到不少名医的处方,对他有很大启发。学徒期间,先生还经常跟随师傅去药栈采购药材,在识别药材真伪、优劣及药物的标准、规格方面都积累了丰富的经验。在"两益合"当学徒的四年,先生总是白天劳动,夜间读书,青灯黄卷,以待黎明,坚持不懈,持之以恒。他常以"业精于勤"而自勉,以"日知其所无,月无忘其所能"而律己。除了遍读《本草备要》《药性赋》《汤头歌括》《医学三字经》等入门之著,还手抄《膏、丹、丸、散配方》等秘本。

先生从"两益合"学徒师满后,其父已经是成都妇孺咸知的儿科医生了。但其父王朴诚先生本着"易子而教"的原则,为年轻的王伯岳先生择师于成都名医廖蓂阶先生,廖老是一位精通中医理论和富有临床经验的老中医,并擅长于教学,从《伤寒杂病论》入手,然后进一步勤求古训,旁及各家。同时,廖老擅长温病学。他对吴又可、叶天士、薛生白、陈平伯、余师愚、吴鞠通、王孟英、雷少逸等各家学说,深入研究,取各家之长而有所发挥,撰成《时病纲要》一书,廖老本此书精义,传授生徒,嘉惠后进。故先生尽得廖老研究仲景学说和治疗温热病之经验,先生认为廖老是他收益最多、终身难忘的好老师。

先生从开始学医,其父和老师都要求他写笔记和日记。一方面便于老师督促检查,一方面便于复习,同时,勤于动笔,既能加深理解,又可增强记忆。所谓"日知其所无,月无忘其所能。"先生说十年浩劫中,他的学习笔记和常年的日记,都付之一炬,但从中所得的教益则是尚未全忘的。先生跟随廖老师学习一段时间后,由于其父王朴诚业务较忙,学习方式有所改变,上午随父侍诊以承家学,下午听廖师之课以求解惑,打下了扎实的中医功底。当时抄方写书都是用毛笔,其父要求他写字一定要一丝不苟,不求做个书法家,但求做个有责任感的中医。因为医师如果开处方时字迹潦草,配方的人看不清楚,那就关系到病人的安全。所以要求先生在写处方时,病人的姓名、性别、年龄、证因脉治,及药味、剂量,都要写得清清楚楚,并且亲自过目,有一点不合格,都要先生重新抄过,可谓"驽马十驾,功在不舍"。故先生说他体会给老一辈抄方,是最好的学习。

(二)勤求博采集众长,慈幼保赤裕后昆

1932年,先生经过考试获得了中医师从业资格,在成都悬壶应诊。先生说他从学药、学医、给父亲助诊,到后来独立应诊,经历了三个阶段:第一阶段是自是不彰,如"初生之犊",自认为什么病都敢治,都能治,"有点不知天高地厚"。第二阶段是从失败中吸取教训,如一些常见病,照书本上学过的处理,但疗效不遂人意,甚至有的还适得其反,而没有学过的,或是不常见的疾病,就更感棘手。深切感悟到秦越人"人之所病病疾多,医之所病病道少"这句话的真实意义。第三阶段是活到老学到老,要想治人之病,先要治己"道少"之病。先生独立应诊后仍然从廖老学习,求他解惑,并经常过从当时的名医,如卓雨农、唐伯渊、张澄庵、廖宾甫、陆仲鹤、曾念适等,有时还在一起会诊,可谓"采百家之长,修一家之术"。此外,廖老要求他除儿科专著而外,多看历代各家学说,因历代各家大都兼长各科,尤其重视儿科,收集散在各书中有关小儿的论述,就是内科方面的诸多治法,以及很多学术见解,都可以用于儿科,开阔视野,增强见识,提高临床疗效。功夫不负有心人,年轻的先生在乡里也取得了"小王小儿"的美名。

在先生开始独立应诊的时候,其父王朴诚给他约法三章:不定诊费,不计报酬;不定时间,随到随看;不说人短,不道己长。这三条是王朴诚老先生行医时秉行的一贯作风,他也要

求年轻的王伯岳先生萧规曹随，作为家风和医德传承。

抗日战争期间，先生和父亲王朴诚一起多次参加支持抗战的义诊，得以结识凌子风、谢无量、刘开渠、吴印咸、张大千、董寿平等爱国艺术家，遂相与为友。1949年四川解放时，先生已是成都名医，并担任成都市卫生工作者协会秘书长一职。

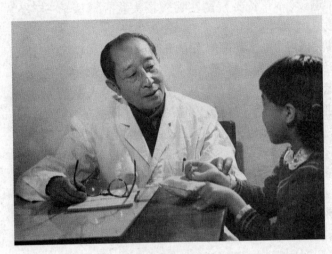

王伯岳在诊疗患儿

1952年，成都地区突发麻疹和麻疹肺炎，外县亦有乙型脑炎流行。根据成都市卫生局的安排，其父王朴诚留在成都救治麻疹和麻疹肺炎的患儿，先生则率医疗队赴外地抢救乙型脑炎患者。王朴诚父子将乙脑病分轻、重、极重三种类型，制定了三种经验方，并煎成汤药备用。凡有乙脑患儿就诊时，根据病情立即让患儿服用，疗效既高又快，迅速制止了乙脑在当地的流行。为了表彰王朴诚父子的功绩，四川省行署领导曾亲自致函慰问。

1955年，卫生部组建中医研究院（现中国中医科学院），先生与父亲王朴诚老先生一同奉调进京参加工作，那一年，先生43岁，其父王朴诚78岁。王朴诚老先生当时进入中医研究院直属广安门医院儿科，负责门诊、科研和教学工作。先生则被分配在中医研究院科研处，担任研究院学术秘书处秘书。

1957年7月，北京和石家庄地区均发生了乙脑疫情。先生在北京地区参加乙脑救治，后来又参加了中医研究院"乙脑救治医疗组"远赴东北，在沈阳进行乙脑救治也取得了理想效果。应《中医杂志》之约，先生在1957年第8期《中医杂志》上发表了题为"对于流行性乙型脑炎中医治疗法则的探讨"一文。文章详述了乙脑发病的特定证候、病情发展规律，以及流行的季节，指出中医治疗乙脑必须根据病情表现，按照中医辨证施治的原则，分别采用辛凉透邪、芳香开窍、清热解毒、平肝息风、养阴存液等法选方用药，并在文中详细介绍了治疗乙脑的常用药物、方剂和中成药。这篇文章让更多人了解到，中医药是我国宝贵的医学财富，不仅能治普通病，对各种烈性传染病也有很好疗效。

1962年，为充实临床力量，先生调入中国中医研究院西苑医院儿科研究室，历任副主任、主任、研究员、研究生导师等，并继续从事中医儿科的临床医疗、科学研究和教学工作，与同室人员一起着重对小儿麻疹合并肺炎、病毒性肺炎、痢疾、小儿肾炎、心肌炎、贫血、肠胃病等疾病进行深入研究。

1964年卫生部在北京召开麻疹经验交流会，大会决定由先生与江育仁教授共同起草《麻疹合并肺炎中医诊疗方案》，并于1965年在《中医杂志》上发表。1966年2月，先生担任"麻疹肺炎专题医疗组"组长，到山西省万荣县和稷山县开展麻疹肺炎的防治工作。在短短37天的时间里，先后诊治了7 200多人次，并举办了多场学术讲座。此后，先生还多次参加基层医疗队工作，为农村患者义诊，培训农村基层卫生工作人员，将丰富的临床经验毫无保留地传授给农村基层医务工作者,提高他们的中医理论和临床知识。《赤脚医生杂志》约先生为"中医儿科临床浅解"专栏写文章介绍儿科疾病的治疗经验,先生用通俗浅显的文字,生动实用的病例连载了多期。人民卫生出版社于1976年将讲座文章编纂成册,单独发行,书名为《中医儿科临床浅解》,首发43万余册,很快售罄。对于慕名求医之信件,先生必封封过目,并一一亲自回复,从不假手于人。他说,群众来信一定是有急难之事,我们一定要设法为患者解除病痛,让患者家属安心,才不愧为人民的医生。先生诊务、政务和教学任务都很繁忙,但他仍然把群众回信作为每日常课,一直坚持到病故前夕。

1978年7月,先生被推选为北京市中医学会副理事长,兼儿科委员会主任委员。同年12月,受《中国医学百科全书》编委会聘请,担任《中医儿科学》分卷主审。1979年,先生应邀参加了《中医大辞典》妇科、儿科分册的审稿、定稿工作。同年5月,先生受聘为卫生部《中华人民共和国药典》委员会委员。1980年2月,先生以中国中药专家组成员身份,参加了在日本举行的"今日中国中药展览会",在东京、名古屋和大阪等地为日本友人诊治疾病,并做了"从温胆汤和二陈汤谈中药方剂的发展"等多场学术演讲。

1983年,先生当选为第六届中国人民政治协商会议全国委员会委员,并担任全国政协医药卫生组副组长。在任期间,先生与医药卫生组负责人杨放之、吕炳奎一起,对当时中医药界存在的问题进行了深入的调查研究。在政协会议上,先生分别以"克服忽视中医学宝库的现象""关于传统医学科学发展问题""当前中医工作情况及其存在问题"和"加快解决中医后继乏人问题的初步设想"为题上交提案或大会发言。先生以高度的爱国爱中医的热情参政议政,为促进中医药事业的发展做出了积极的贡献。

由于历史的原因,我国历代中医儿科著作很多,但缺乏系统整理发掘和提高。随着中医事业的不断发展,国内外儿科学者都希望有一部内容全面、论述翔实、科学性和实用性均强的中医儿科学参考书。为填补这一空白,先生和南京中医学院的江育仁教授,共同主编了《中医儿科学》,几经寒暑,三易其稿,终于在1984年编写成中医儿科学专著——《中医儿科学》,为中医儿科事业的发展做出了不可磨灭的贡献。直至现在,该书仍具有较高学术价值。此外,先生为了更好地促进中医儿科学发展,晚年不顾年高体弱,发动并联合各地的中医儿科老中青学者,成立了中华中医学会儿科分会,并荣任第一任主任委员。

1987年6月28日,先生当日上午接诊看病后,午餐时突发脑出血,经抢救无效病逝。先生学识渊博,忠贞刚正,儒雅风范,先生曾说:"人总是逃不脱自然规律的。耿耿于怀不是个人的生死问题,而是这一生中究竟做了哪些有益于群众的事,还有哪些该做而尚未做的事。如果一事无成,撒手而去,那才会抱恨终天。"先生的一生是为人民服务的一生,是为中医事业奋斗的一生。

(三)德高身正垂师范,磊落光明照苍穹

先生从医50余载,对于研究生的培养,总是言传身教,一丝不苟。他热爱祖国中医药事业,渴望中医药事业后继有人、后继有术。他常说"但开风气不为师""师不必贤于弟子,弟子不必不如师",学生应该"青出于蓝而胜于蓝"。他总是毫无保留地将自己毕生的临床经验和学术体会认真传授给学生,希望他们早日成才,服务社会。他的诊室,既是书斋,也是卧室,同时也是给进修生、研究生讲学的讲堂。室内墙壁上悬挂的"慈幼堂"三个大字横匾和"开门问疾苦,闭户阅沧桑"的条幅,正是他精擅儿科、慈爱为怀、济世救人、精益求精的象征,也

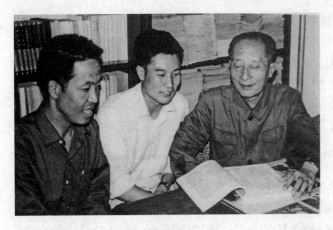

王伯岳带徒

是他循循善诱、诲人不倦、德高为师、身正为范、为人师表的镜鉴。先生还教导众弟子："多读书,认真写读书笔记;多临床,认真总结经验;多讲课,认真温故而知新。能治病救人,能精通理论,能写大块文章,具此三能,便是全才。"先生在临床医疗的带教方法方面别树一帜。凡是请先生看病的患儿让几位学生先看,将门诊病历写好,开出处方,然后再由先生重新诊治。先生看过学生的书写病历后进行修改,并做解释,内容包括四诊是否齐全确切,理法方药是否妥帖等,然后亲自为病孩处方,交由学生誊写,经先生签字后交家长。这种带教方法,使先生的学生们领悟到导师的真知灼见与自己的不当或谬误之处,不失为传授学术思想与临床经验的最佳带教方案。既能使病家满意,又能使学生有学习锻炼的机会,还可从中继承导师的学术专长。

王伯岳先生先后带教4批研究生和徒弟,共计十余人,再传弟子近百人。先生的弟子们在他的带领和影响下,秉承了他严谨的治学态度及仁医风范,并一代一代传承下去,他们先后培养了中医儿科硕士、博士、博士后近百名,其中不乏港澳台和海外学生,为中医学在海外的传播做出了贡献。

先生曾是全国政协委员、全国政协医药卫生工作组副组长,还担任中医界多种社会职务。他真正经历了旧社会中医衰退和新社会中医振兴的各个时期,这些经历坚定了他对中医的信念与忠诚。先生曾说:"中医不会亡,中医若亡,必亡于中医本身。这非愤懑之辞,德之不修,业之不讲,确令人悲。"他认为中医药要立于世界医学之林,必须加强中医自身的建设,不断提高中医的学术水平和医疗技术水平。他不但亲手筹建了中华中医药学会儿科专业委员会,而且还提出要"建立一个务实的专科学会"。他在筹建学会之时就告诫:"社会主义的学会,不同于资本主义的学会。不是为了树立学术权威,不搞学术垄断,不是拉帮结派,更不是行会、帮会那样的组织。要把学会办成一个专业性强的大学校。"直至现在,学会每年都举办学术年会,为全国中医儿科同仁搭建了良好的交流平台。

同时,先生根据中医药发展的历史和现状向全国政协提出"中医院校办少年班"的建议和设想,也是从根本上解决中医后继乏人、后继乏术的一条很好的途径和措施。先生为之奔走呼号,说服动员,得到中医界的共鸣,终于在1985年,时任山东中医学院(今山东中医药大学)党委书记张奇文教授付诸实施,在山东中医学院设立8年制少年班,成为中医高等教育的一大创举。

二、学术思想

(一) 精研经典法仲圣,博采众长为我用

中医学源远流长,在漫长的岁月中形成众多学术流派,历代医著汗牛充栋。在如此浩瀚

的书的海洋中,如何入其堂奥再出英华,首要的问题是正确的治学方法。先生出身于三世医家,从小受到川医名师之指点,就非常重视对《黄帝内经》《难经》《伤寒论》等古典医著的研习。他常说,不学好《黄帝内经》,临床辨证就无"法"可依;不懂得仲景学说,临证施治就无"方"可循。他还认为,《伤寒论》上承《黄帝内经》《难经》,下启后世诸家,是理、法、方、药齐备的临床实践医学。从《伤寒论》入手,结合临床,再精研《灵枢》《素问》,自然收到事半功倍的效果。所以,先生从年轻时起,就总是青灯黄卷,以待黎明,坚持不懈,持之以恒,在经典医著的学习上狠下工夫。他常说,只有勤苦方能"日知其所无,月无忘其所能",他不仅遍读《灵枢》《素问》《伤寒论》《金匮要略》《神农本草经》,及后世诸家之作,而且还对二十六史中有关医学史料亦进行了一定的研究。有些经文、章句,古稀之年仍能随口成诵、信手拈来。

先生认为,术业有专攻,但必须有深厚坚实的理论功底作基础,才能有所发挥,有所成就,学习应"集百家之长,不拘一家之言"。他在勤求古训的基础上,博采诸家之长以充实自己。只有勤求博采、集百家之言,方能助其源路、添其活水,俾思路滚滚,临证自然道多。

先生认为,仲景之学,是继承与发扬中医的典范。仲景"勤求古训、博采众方",善于实践,善于运用。《伤寒杂病论》全书没有一处明文引经据典,但又处处依据《黄帝内经》,发《灵枢》《素问》之未发。学习《伤寒论》,就要学习仲景这种理论联系实际,注重灵活运用的治学精神。先生曾治疗一自主神经紊乱、半边身子出汗的患者,投以桂枝汤原方则愈,其辨证的思路就在于,该例患者虽不属外感风邪表证,但其汗出不彻、阴阳不和、营卫不调之病机,则与桂枝汤证相符,故取原方调其营卫,和其阴阳,其病自除。

又如,有些人认为,小儿热病居多,而仲景方多用以治疗伤寒为病,故于儿科不太适用。但先生的看法则不同。他认为,钱乙的许多立论和制方,都依据《伤寒杂病论》,如著名的"六味地黄丸",就是从"金匮肾气丸"化裁而来的。钱乙的"调中丸""温中丸""麻黄汤""甘桔汤""泻心汤""二圣丸""三黄丸""玉露散"等,也都源于仲景,《小儿药证直诀》钱氏87方中,就有10余首方是在仲景方的基础上发展变化而成,甚至是完全引用的,阎氏附方43首中也有8首是仲景原方或化裁方,这足以说明,从事儿科临床,同样不能脱离仲景学说。先生在其几十年的临床实践中,每多师法仲景,同时又博采众长,熔各家经验于一炉,堪称后学之楷模。

关于儿科本业,先生尤其崇尚钱氏仲阳之说。对于《小儿药证直诀》线装书反复研读,经常手不释卷,尝谓:"好书不厌百回读",其中紧要之处,圈点精读,烂熟胸中。如关于小儿的生理体质特点早在《黄帝内经》中就有记载,钱乙提出小儿"五脏六腑,成而未全,全而未壮""脏腑柔弱,肌肤脆薄",实即从《灵枢·逆顺肥瘦》"婴儿者,其肉脆血少气弱"的认识中发展而来,由此,钱乙还悟出小儿"易虚易实,易寒易热"的病理特点,钱乙对中医学贡献最大的"小儿五脏虚实寒热辨证"学说,也是源于《黄帝内经》,本于仲景,仲景《金匮要略》就是将脏腑辨证运用于临床的先导,至于钱乙运用五脏生克制化关系治疗疾病和推断预后,则更是体现了《黄帝内经》的精神。

同时先生对宋以后儿科名家之作,如元代曾世荣的《活幼心书》,明代薛氏父子的《保婴撮要》、鲁伯嗣的《婴童百问》、明代万全的《幼科发挥》《育婴家秘》、清代陈复正的《幼幼集成》《医宗金鉴·幼科心法》等进行过详尽的研究。先生常说,中医各种学术流派及其学说的形成,是社会发展到一定时期特定历史条件下的产物,各家学说,均各有所宗,各有所长,各从不同角度、不同层面,共同丰富了中医学这一伟大宝库,尤其是金元四大家学说,在整个中医学术史上占有相当重要的地位,对于中医理论和临床都有着积极的指导意义。同样,对于中医儿科学术的发展也具有深远的影响。

先生将金元四家学说,灵活运用于儿科,从理论到临床,都有独特的理解和阐发。先生提出,丹溪学说中最著名的论点是"阳常有余,阴常不足"。丹溪认为"天主生物,故恒与动,人有此生,亦恒于动。"丹溪的这一观点,用以说明小儿的体质或生理特点,十分恰当。先生认为,决不能把小儿简单地看做成人的缩影。呱呱小儿,虽有五脏六腑,但与成人相比,则是"成而未全,全而未壮",正处在生长发育阶段。从整体上看,小儿生机蓬勃,发育迅速,表现出阳气旺盛,阳动不已,蒸蒸日上之状,故亦属"阳常有余"。但另一方面,小儿机体形质,稚嫩幼小,脆薄柔弱,加之由于发育迅速,对于水谷精微、营养物质的需求则尤为迫切,故其体内的精、血、津、液等常处于供不应求的相对不足状态,需要随时给予足够的补充。又都构成了小儿"阴常不足"的一面。这种小儿相对的"阳旺阴弱""动多静少"的生理状态和体质特点,用"阳常有余,阴常不足"来表述,则较之比"纯阳"二字更为完整,更为准确。结合临床来看,小儿这种有余、不足,既是生理特点的概念,同时,也包含有病理意义,决定了小儿在发热时常表现为"阳易亢,阴易乏"的病理特点。如小儿热病较多,患病后又极易化火动风,伤津耗液。丹溪所说的"肝只是有余,肾只是不足","小儿易怒,肝病最多"等,都是符合儿科临床实际的。"阳常有余",故病邪多从热化;"阴常不足",故病则易耗阴液。因此,清热泻火,平肝息风,滋阴养液等治法既为儿科临床常用,亦为儿科医家所重视。

先生治学,勤于思考,善于总结。他将明代儿科医家万全提出的小儿五脏有余不足的生理特点,与丹溪学术融合一起,确立了小儿生理和体质特点的"三有余四不足",即"阳常有余""肝常有余""心火有余";"阴常不足""脾常不足""肺常不足""肾常不足"。先生这一认识,即是以阴阳学说为指导,从五脏相关的整体观念出发,对小儿生理、病理特点的高度概括。它不仅丰富了中医儿科学的理论和临床内容,而且对于现今很多中医儿科书籍中只提到"肝常有余,脾常不足"起到了补偏救弊的作用。

河间学说的核心是"六气皆可化火",认为六气为病,多从火化,临床疾病,以热证居多。先生认为,这一观点同样对于儿科有一定指导意义。河间曾说:"大概小儿病者纯阳,热多冷少也"。清代温病学家叶天士在其《幼科要略》中也说"六气之邪,皆从火化;饮食停留,郁蒸化热;惊恐内迫,五志动极皆阳",并指出"襁褓小儿,所患热病最多"。可见小儿之病,热证多、实证多、易化火的生理病理特点,为历代医家所共识。先生认为,小儿之病,非外感风邪,即内伤饮食,临床上表里兼病、寒热夹杂、虚实互见的情况十分常见,因此,表里双解、寒热并用、补泻兼施以及肺胃同治等,即成为儿科临床重要的治疗大法。有鉴于此,先生对于河间创立的"双解散"等著名方剂及其组方原则十分赞赏,并认为这种双解、并治的原则,实为中医儿科治疗学别开一大法门。

东垣学说以脾胃立论,脾胃对于小儿尤为重要,故历代医家对小儿脾胃十分重视。明代医家万全提出小儿"脾常不足",就是继承东垣脾胃学说,而在儿科方面的进一步发展。而东垣对于脾胃升降理论和治则的阐发运用,又与其受钱乙脾胃观的影响甚为密切。钱乙创制的七味白术散、五味异功散,以及益黄散等著名方剂所体现的温运升提、健脾和胃的治疗大法,为东垣老人所继承,在此基础上又创立了补中益气汤等很多调治脾胃的名方。先生悉宗东垣脾胃学说,强调脾胃乃后天之本,气血生化之源,小儿生长发育,全赖脾胃之健运。但是,小儿"脾常不足",运化功能相对薄弱,最易为各种因素所伤,故调治小儿脾胃是临床常用之法。先生还强调,调治小儿脾胃,切不可一味蛮补,而是以调理为主。所谓调理,则须从脾胃本身的特点入手。脾胃功能的健全与否,主要体现在"纳化""升降""燥湿"三个方面的共济协调。举凡能使脾胃恢复纳化健运、升降协调、燥润相济的治疗方法,都属于调理的范畴。如脾胃寒湿者,治以温燥升运;脾胃燥热者,治以甘寒滋润;脾胃壅滞者,行滞以助运;脾胃虚弱者,甘温以补虚等。总之,调理之法,贵在健运,方须平正,药宜中和。

子和学说强调汗、吐、下三法,以攻邪为主,"邪去而正安"。这一学说,初看起来,似乎不适用于小儿,因为小儿体质柔嫩,不耐汗下攻伐。其实,证诸临床,则不尽然。先生认为小儿所患热证多、实证多,故其治法亦以除实祛邪为常用,如邪在表者,宜汗宜表;邪在里者,宜攻宜下;饮食停滞者,或引而吐之,或导而下之,总以有是证用是法为原则。当然,也正如明代医家万全所说,小儿之病,"不可喜补而恶攻",亦"不可喜攻而恶补",关键在于把握病机,适时而施,中病即止。子和虽以"攻邪"而著称,但对小儿之治,亦很注意攻不伤正,他说"凡治小儿之法,不可用极寒、极热之药及峻补峻泻剂""小儿易虚易实,胃肠嫩弱,不胜其毒。"先生对于子和此说甚为赞崇,在治疗小儿疾病时,十分注重调理,很少单纯用补,或单纯用攻,而是重视祛除病邪,调整功能。先生常告诫学生:小儿胃肠娇嫩,最易为药物所伤,举凡大苦大寒、辛香燥烈、攻削克伐、金石重坠及有毒之品,皆当谨慎使用,只宜中病即止,切勿过剂而伤正,临证遣方用药,要特别注意配伍合理,制方严谨,药宜中和,方贵简洁,攻不伤正,补不碍滞,切记避免使小儿"一伤于病,再伤于药"。

总之,先生认为,金元四家的学术思想对儿科的影响深远,他们的理论和观点,虽然各有侧重,但运用于儿科临床,却能互相补充,为我所用。

先生对于历代医家的学术思想和医疗经验都非常重视,尤其对温病学在儿科临床中的运用造诣更深。他的老师,成都名医廖蓂阶老先生就是温病学大家,廖老对吴又可、叶天士、薛生白、陈平伯、余师愚、吴鞠通、王孟英、雷少逸等各家学说深入研究,取各家之长而有所发挥,撰成《时病纲要》一书,廖老本此书精义,传授生徒,嘉惠后进。廖老对先生的影响很大,所以先生在给研究生讲课时常说:"小儿外感之病十之八九属温病,历史上很多著名儿科医家都有精深的温病学术造诣,而很多温病学家又同时是儿科高手,如叶天士、吴鞠通等。叶天士的名篇《三时外感伏气篇》就是王孟英根据叶天士的原著《幼科要略》删节而成,《幼科要略》是叶氏唯一亲手撰著的传世之作,并被后人评为'字字金玉,可法可传'。"

先生还经常强调,作为一个儿科医生,应该是全科医生,因为小儿病,从胎儿期、围产期,以至于长大到十五六岁,涵盖了内、外、妇、儿、五官、皮肤等各科的病种或疾病谱在内。业专儿科者,亦应博览各科医著,掌握各种治疗要领和常规处理,可在条件不允许分科就医的情况下,能够给患儿以及时的治疗,不至于因自己不懂而贻误病情。先生治学正因如此,方得由博返约,由约而精,使学业造诣达到上乘境界。

(二) 精于辨证重实践,用药审慎立法严

先生不仅在学术理论方面造诣深厚,而且十分重视临床实践,强调理论联系实际,实践出真知。他常说,作为一个医生,首先是要会看病,医学本身就是一门实践性很强的应用科学,只有通过实践才能加深对理论的理解,也才能使理论进一步深化和得到更好的发挥,否则,就会走向"读书三年,便谓天下无病可治"的可笑地步。他经常用自己的亲身体会来教

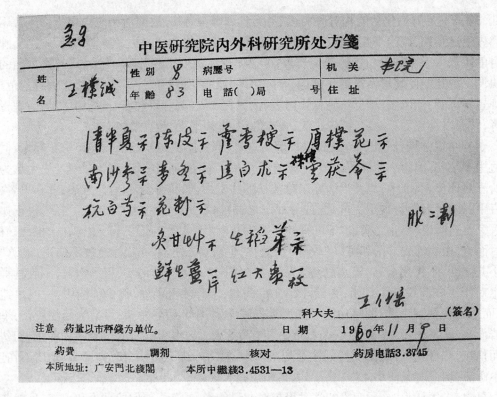

王伯岳亲笔处方笺

育后学,谦虚地对学生说:"我的学医道路,经历了初期如初生之犊;继则如鼠,五技而穷;最后才歧路知返的曲折过程,也即是知与行的过程。实践告诉我们,只有理论联系实际才行。"

辨证论治是中医学的基本特点之一,辨证是前提,论治是实施。李中梓说:"病不辨则无以治。"先生于临证辨治,十分重视基本功的训练。先生强调,八纲辨证、六经辨证、卫气营血辨证、三焦辨证、脏腑辨证以及病因辨证等,都是中医辨证的基本功。对于每一个病证,必须从掌握它的基本病机和传变规律入手,知常进而达变,对于每一病证,首先要做到识病明理,进一步辨证求因,审因论治,才能使辨证精细准确,论治恰当有效。先生强调,儿科辨证,对于四诊的原始资料要注意取舍,注意去伪存真,去粗取精。比如有一次接诊女孩,照例先由学生初诊,学生见患儿面色有些苍黄,便在病历上写下"面色苍黄",而先师审证时却在教学病历上批曰:"此例面色尚红润,并不苍黄。女儿多静,如加上外面风冷,初始或可见青苍之色,非病色也,不可不辨。"待学生重新观察时,患儿的面色的确并不苍黄。又如一例咳嗽患儿,家长代诉"患儿咳嗽已两个多月,时作时休,好一阵坏一阵",有位学生接诊时就在病历上记载"阵咳两月余"。先师看后说:"咳嗽有久暂之分,家长代诉'阵咳两月余',是指两个月中反复感冒,反复咳嗽而言,非指'阵咳''久咳'。所谓'阵咳',乃中医'顿咳'之症,与一般咳嗽有异。此例不可作久咳伤肺治。"他还告诫说:"临证若辨证不精,审证不细,开口动手便错。"真是经验之谈。

在论治上,先生立法严谨,用药审慎。先生认为,中医治法虽有汗、吐、下、和、温、清、消、补八法不同,但不外《黄帝内经》"损有余,补不足"两大法门。所以,补泻是总纲,临证需根据阴阳表里寒热虚实的变化，或先补后泻，或先泻后补，或补泻兼施，寓泻于补，寓补于泻，均需分别轻重缓急、标本先后、正邪消长的主次，处理好扶正与祛邪的关系。

先生用药，知常达变，十分精辟。他从小学药，对药物的形态、功用、炮制、采集，均十分熟悉。他的处方，看似平淡无奇，但却内涵深刻，切中病机，丝丝入扣。如麻杏石甘汤，先生的经验是麻黄与甘草要等量，麻黄辛以开之，甘草甘以润之，合乎肺的生理需要，等量应用，可以防止麻黄辛散之偏，相辅相成，相得益彰。又如用姜，生姜散寒止呕，用于风寒外袭或胃中停饮之证；干姜温里祛寒，用于虚寒内盛之证；炮姜经过炮煨，去其辛燥之弊而力专于温中止泻。小儿脾胃虚寒腹泻多用炮姜，是因其性味较干姜温和而于脾胃无碍；干姜则温阳祛寒之力强峻，适用于脾肾阳虚而偏于肾的虚寒者，如四逆汤中即用干姜而不用炮姜。干姜也常用于寒痰哮喘，如小青龙汤，取其辛燥峻烈以温化寒痰内饮。再如治疗小儿积滞，常用行气导滞之品，其中槟榔力峻，体质尚壮盛者多用之；体虚胃弱者多用枳壳；其他行气导滞之品如厚朴、枳实、莪术、三棱，以及木香、香附、陈皮、佛手等，均可量其虚实大小而用之，做到攻不伤正为宜。先生治疗一例因中毒性脑病致智力低下的患儿，按一般而论，治疗当从补益肝肾、填精生髓入手，但他认为此种病证多有高热、频繁抽搐，乃热极动风，肝风夹痰热上蒙清窍，病之后期热虽平，但痰瘀闭阻清窍未除，故有神明不聪。以温胆汤加胆南星、石菖蒲、远志、丹参等品，化痰通癖、益智开窍，取得明显的疗效。先生在精于辨证的同时，也很重视采用现代中医研究成果。如麻杏石甘汤辛凉甘润，有宣肺解表、降逆平喘之功，是治疗小儿肺炎的有效方剂。由于肺炎的病源不同，许多中药对不同的病源作用各异，所以，先生认为应把这些研究成果吸收进来。他对于细菌性肺炎，以麻杏石甘汤配伍金银花、连翘、鱼腥草、黄芩等药物，对于病毒性肺炎则配伍大青叶、板蓝根、白僵蚕之属，每每收到良好效果。虽然如此，但绝非以药试病对号入座，而是在中医辨证论治思想指导下遣方用药、灵活化裁。先生晚年还对西医学的许多急、危、重症从中医学理论角度加以探讨，力求运用中医中药进行有效的防治。如小儿感染性休克一症，根据中医厥、闭、脱证的理论，对此进行了深入的研究，写出《中医厥闭脱证与感染休克的关系》一文。认为感染性休克的早期相当于中医的闭证，治疗宜清热开闭；而晚期则相当于中医的厥脱证，治疗宜回阳固脱。先生常说："工欲善其事，必先利其器。"治病用药，应充分了解药物性味功效、炮制用法，以期药证相符，才能提高疗效。这种融古贯今，深入研究中医中药理论，促进中医学发展的进步思想是值得称道的。

（三）精专儿科重脾胃，善用补泻顾正气

先生秉承家学，精专儿科，尤为重视小儿脾胃的调理。他强调，脾胃为后天之本，气血生化之源。人之所以能由小而壮，由壮而老，生生不息，全赖脾胃生化气血的滋养温煦。小儿脾胃运化功能薄弱，易为各种因素所伤，一旦失调则诸病丛生。明代万全指出："人以脾胃为本，所当调理，小儿脾常不足，尤不可不调理也""调理脾胃者，医中之王道也。"强调了调理脾胃在儿科临床上的重要性。据此，先生上探《内》《难》之论，下承诸贤之说，参以临证心得，提出调理小儿脾胃的原则与方法。

先生认为调理脾胃应从脾胃本身的特点着眼。即从升降、纳化、燥湿三个方面入手，举凡能使脾胃升降协调、纳化健运、燥湿相济的方法都属于调理之范畴，故"调理"的含义是广泛的，并非仅指"补益"而言。在具体遣方用药方面，如脾虚泄泻，清阳不升者，每于益气健

脾的七味白术散中重用葛根，配伍桔梗，意在升清。桔梗虽为肺经药，能开提肺气，疏通胃肠，但开肺气亦即是升提，既有升举清气之功，又无柴胡、升麻过于升散之弊。对于饮食积滞者，在消食导滞药中喜用焦槟榔、炒枳壳，意在利气降浊行滞消积，并认为枳壳行滞而不伤气，于小儿尤为适宜。理气舒郁多用陈皮、香附、佛手、香橼等品，化湿和中多用藿香、紫苏梗、苍术之类，多属冲和之品，旨在防止攻伐太过之弊。

脾胃相依，和脾必须养胃。脾胃两者同居中焦以膜相连，相互依存，相互为用。先生强调治脾应当顾胃，即和脾必须养胃。胃气强盛才能纳食，能纳食才能有所补充，否则，光消耗而无补充虚证由是而生，用药主张以甘温之品补益脾气，如太子参、黄芪、白术等；甘淡之品益脾阴，如生山药、白扁豆、莲子肉、薏苡仁、白茯苓等；甘凉之品生津养胃，如沙参、麦冬、石斛、天花粉；酸甘之品养阴开胃，如乌梅、生白芍、甘草等；芳香之品化湿和胃，如藿香、佩兰、厚朴、苍术等。

临证治病即用药物的不同性味去调整失衡的阴阳，使之恢复到"阴平阳秘"的协调状态，达到治疗的目的，但用之失当则能伤人，故《黄帝内经》有"大毒治病，十去其六；常毒治病，十去其七；小毒治病，十去其八；无毒治病，十去其九……无使过之，伤其正也"之论，小儿胃肠娇嫩，最易为药物所伤。先生认为，大苦大寒、辛香燥烈、攻消克伐、金石重坠及有毒之品皆能损伤脾胃。临证用药宜审慎，应根据病情严格掌握剂量，中病即止，不可过剂。谨防"一伤于病，再伤于药"。就是在剂量适当的情况下，也要尽量注意配伍合理，如治疗热性病用生石膏喜配伍生稻芽，目的在顾护脾胃之气；补益脾胃以白术配枳壳，以减少壅滞之弊。

张某，男，3个月，1986年10月16日首诊。患儿因新生儿败血症后，喂养不当，反复腹泻，日7~10行，量多，呈稀水样便，无脓血及黏液，经某医院诊断为"腹泻"住院治疗半个月，大便日4~5次，量多，出院后因腹泻又作，二次入院，诊断为"新生儿腹泻""中度脱水"，用"庆大""先锋"等治疗无效，至今反复腹泻2个月余，经门诊诊断为腹泻，营养不良Ⅲ度，收住院治疗。当时患儿表现有发热，精神萎顿，发育极差，皮下脂肪缺如，头发稀少，呈老人貌，皮肤干燥无弹性，腹胀纳差，奶日摄入量100ml，大便日20余次，呈稀水样，量多，舌红苔黄，指纹青紫。查体：体温38.5℃，脉搏160次/min，呼吸浅，38次/min。心音低钝，节律齐，心率160次/min，未闻病理性杂音，二肺呼吸音无异常，肝肋下2cm，脾未扪及，体重3kg。血常规：白细胞17×10⁹/L，中性粒细胞49%，淋巴细胞50%，嗜酸性粒细胞1%，血红蛋白104g/L。大便常规可见脂肪滴。西医诊断：腹泻，Ⅲ度营养不良。先生辨证属脾胃气虚，余热未净。治宜健脾益气，渗湿止泻，佐以清热。方用七味白术散加减：人参（另煎）2g，茯苓、葛根、白术、泽泻、赤石脂各6g，藿香、分心木、川连各3g，生石膏10g，鸡内金4g（分冲）。日1剂，水煎服。并输全血150ml。3剂后，热退，诸症减轻，精神转佳，上方去生石膏5剂后，大便次数减少。继用原法出入治疗近2月，大便日2次，性状可，纳增，奶日摄入量520ml，面色转润，皮毛光泽，目光有神，腹胀消，舌淡红，苔薄白，体重增加3kg，痊愈出院。

【按】 本例患儿西医诊断腹泻，营养不良Ⅲ度，属中医疳证。败血症后热伤营血，余邪未净，且幼儿脾常不足，加之喂养不当，遂至腹泻久久不已，乃至化源不足，津液下流，气血更亏，脏腑组织失于滋养，而酿成疳证。王老抓住健脾胃这一大法，并取西医学之长，相辅为用，取得了显著疗效。

总之，先生临证处方用药，十分注意宜忌，重视药物搭配，时刻以攻补得宜、顾护正气、无损脾胃为原则。这种治病首重胃气的思想对小儿来说有着十分重要的意义。

(四) 精辨表里察时气,注意预防善调理

中医辨证,自明代张景岳大力提倡表里寒热虚实辨证后,对后世医家影响很大。先生认为,这一辨证原则言简意赅,便于掌握,尤其切合儿科临床应用。他强调,以往医家多重视寒热虚实的辨证,而对于表里辨证则重视不够。其实在儿科临床上,表里十分重要。先生说,表里不单指外感内伤,也不单指疾病的部位层次深浅,重要的是,疾病的发生发展的病机变化关系着表里,疾病的轻重缓急以及相应的治法关系着表里。一部《伤寒论》就是围绕着表里而讨论的,治法用药也是以表里为依据而确定的。是先当救表,还是先当救里,或是表里兼治,都要以表里辨证的结果为准绳。在六经中,表里还分出更细的层次。如三阳为表,三阴为里;而在三阳之中,又有太阳为表,阳明为里,少阳为半表半里之说,三阴亦然。如此足见,表里辨证之重要。

关于如何辨治表里的问题,先生认为《伤寒论》《温病条辨》《温热经纬》等医著论述甚详,可资借鉴,这些经典名著,有的虽然没有明确标出表里,但所论病证,层次分明,缓急标本,十分精辟。从治法上讲,表证明显者,当以解表为主,里证明显者,当以治里为主,但对于小儿来说,表里同病的情况更为多见。表证有风寒外感,亦有风热外感,更有风寒、风热相兼而形成寒热杂感之证,或因感受风寒,而从阳化热;或因素有里热,而热为寒闭,这些又均能形成寒热夹杂之证。对于表里同病者,先生强调,必须表里双解。如表邪入里,表里同病之外感发热,临床表现除可见发热无汗、鼻流清涕、咳嗽声重、头痛身疼等表证而外,尚兼唇红、口渴、烦躁较著、腹胀、腹痛、便秘、溲赤或纳呆、呕吐、痰多色黄等里证。对此治疗,先生采取表里双解之法,具体又可分为三种情况:

一则由寒化热入里,或因素体内热,里热明显者,在解表方的基础上常酌加生石膏、寒水石(热胜者两药同用)、知母、黄芩、天花粉。里热甚,除寒凉直折外,还应注意逐邪外出,如利尿导赤(合导赤散)、通腑泻火(合承气汤),同时加强透散之力,用淡竹叶、薄荷之类。

一则热邪郁而成毒,症见腮肿、疮痈者,则用紫花地丁、大青叶、板蓝根、金银花、连翘、黄芩、黄连、黄柏之类,或以三黄石膏汤为主治之。

一则兼夹里滞,食积内蕴者,治以消导清热,轻则合用保和丸,重则加用承气汤或枳实导滞丸;兼有痰盛,发为肺炎喘嗽者,治以麻杏石甘汤为主,酌加葶苈子、莱菔子、瓜蒌、贝母、黛蛤粉等,便秘加二丑、生大黄。

总之,对于这些表里同病,表里不和之证,单独解表,往往汗出热退,汗后复热,病必不除。所以,必须于解表药的同时,佐以清泄里热之药,或有食滞,则应佐以消导之品,方能收到满意疗效。

此外,先生还强调,在辨治小儿外感时,要注意切不可以发热的高低、久暂来区分寒热的属性,而是应辨别寒郁热闭的轻重程度。寒郁于表,应从小儿的面色苍黄、畏寒无汗等方面去辨别。寒郁表闭越重,发热则越高,这时应不失时机地重用辛温解表,发汗达邪。荆芥、防风是一对药,用于一般表寒郁闭者;紫苏、羌活,又是一对药,用于表寒郁闭较重者;若更有甚者,则四药同用;兼喘者,则麻、桂也可酌用。

患儿,孟某,男,2个月,北京儿童医院住院,住院日期1982年9月6日。患儿因"发热1周"以"发热原因待查"收入病房。入院时精神食欲正常,体温波动于37~38℃。当时仅咽红,心、肺、腹无阳性体征,以"上呼吸道感染"并肌注青霉素治疗1周,未见效果,身热仍然不退。

住院第 27 天,血培养结果为白色葡萄球菌,以后多次培养为该菌,故按急性感染——败血症治疗。选用新青霉素Ⅱ、庆大霉素、氨苄西林等交替静脉给药,并配合中药治疗 3 月,效果不佳,体温一直持续在 38℃ 以上。患儿一般情况逐渐转为衰弱,面色晦黯,不思饮食,肝脏增大至肋下 3.5cm,剑突下 2cm,脾脏不大。考虑可能有胆道感染,做十二指肠引流,A、B、C3 管均培养为大肠杆菌,但无敏感药物,引流液常规镜下检查示脓细胞成堆,以后每周引流 1 次,共 7 次,继续抗生素配合中药利胆清热化湿之法治疗 2 月,效果仍然不显著,体温不见下降,有时反而高达 40-41℃,患儿壮热寒战,神形更趋衰弱,即下病危通知。这期间曾多次合并肺部及肠道感染,发热时伴有皮疹,抗生素治疗无效,实验室检查除血沉正常外,均支持"亚急性变应性败血症"的诊断。用地塞米松治疗,体温仍无法控制。期间又测 IgA 微量,曾考虑为"选择性 IgA 缺乏症"等。在中西药物治疗效果均不显著的情况下,请王伯岳先生,希望他能亲临病房诊治,排除疑难,解除患儿的危重病情。1983 年 3 月 15 日先生不顾年高体弱,亲临医院,详细了解病情,认真细致地检查患儿,首诊记录如下:经诊视,患儿纹紫面滞,舌淡红,舌上津少,唇干而不焦,哭时有泪,大便日数行,偶有奶瓣,余为水泻,手心热,体温午后偏高,神志较为安静,两眼有神,目前仍应以清利湿热佐以扶正为治,暂不单一用补,俟其邪去正安再行扶脾。处方如下:太子参 9g,麦冬 6g,五味子 6g,青蒿 9g,鳖甲 9g,知母 6g,生稻芽 9g,白芍 6g,云茯苓 9g,泽泻 6g,桔梗 6g,甘草 3g,3 剂。患儿服王老中药前最高体温高达 39.5℃,3 剂药服后体温开始下降,最高体温已不超过 39℃。王老继来会诊,嘱原方去知母,加用葛根 9g,黄连根 9g,又服 3 剂,患儿精神食欲开始好转,体温继续下降至 38℃ 以下。随后王老又以清解余热、调理脾胃为主,改方如下:金银花 9g,连翘 9g,茯苓 9g,黄连 3g,黄柏 6g,黄芩 6g,蝉蜕 3g,蒲公英 6g,焦山楂 6g,炒麦芽 9g,葛根 6g,生甘草 6g。以上方为主加减共服药 10 余剂,直至患儿体温正常 8 天,精神食欲明显好转,体质量增加,心肺腹无阳性体征,肝脏缩小,仅剑突下能触及 2cm,肋下未触及,临床基本治愈,于 3 月 26 日出院。

先生在治疗小儿外感病时,不仅重视表里辨治,善于表里双解、寒热并用。而且也非常重视对四时气候变化的观察。先生根据《素问·移精变气论》中所说"治不本四时,不知日月,不审逆从,故病未已,新病复起"的理论,认为小儿外感之证多,六淫不同,证治亦各有异。大抵春伤风、夏伤暑、秋伤燥、冬伤寒、长夏伤湿,这是其常。还有节气交替,非时之气杂至,则六淫之邪为患更甚。小儿稚阴稚阳,卫外不固,尤易发病。临床辨证,更应察四时气候变化,做到"必先岁气,无伐天和",才能治疗对症,保证疗效。

先生这一学术思想,体现在他于临证时,常常结合时令气候的变化加减用药。如冬春寒甚,多用荆芥、防风、紫苏,辛温发散,甚则麻黄、桂枝、细辛,亦常选用;夏多暑湿,常伍藿香、佩兰、香薷,芳香透泄,以及滑石、芦根、薏苡仁、扁豆之类,淡渗疏利;秋多燥气,常用桑叶、菊花、芦根、沙参、麦冬之类,辛凉甘润。先生还说,某些慢性疾病,若病情变化与时令相关,则亦必须结合时令主气予以调治。例如诊治一肾炎恢复期患儿,予以滋肾健脾利湿调理,但近日秋燥风胜,小便化验又出现红细胞增多,而患儿自觉症状无异,先生对此分析认为,系由风燥则血动,肾阴受损,纳摄不固所致,遂于滋肾纳摄的基础上又佐以清燥,适当加入桑叶、菊花、玄参、麦冬,而使红细胞很快转阴。

先生精于儿科,不仅在辨证治疗上有其丰富的临床经验和精湛的医疗技术,而且非常重视疾病的预防和善后调理。《黄帝内经》强调"不治已病治未病",主张未病先防,既病防变,这一点对于儿科来说尤为重要,正如万全所说:"医道至博,幼科最难,如草木之芽兮,贵于调养;似蚕之苗兮,甚于保全"。先生认为,要保证小儿健康,贵在善于调养。所谓调养,简单说,就是"慎风寒,节饮食"。慎风寒,就是要顺乎四时气候变化,虚邪贼风,避之有时;节饮食,就是要注意饮食调节,乳贵有时,食贵有节,营养搭配,要全面合理。要教育小儿不要挑食,少吃零食。先生临证时,就经常对患儿家长宣传多吃蔬菜瓜果的好处,以及过食生冷冰镇食品、饮料和肥甘厚味饮食的坏处,指出蔬菜瓜果,可以对脾胃运化功能起到调节作用,肥甘厚味食物,易损伤脾胃,导致积滞内热,强调只有随时做到小儿"慎风寒,节饮食",才能预防小儿患病,保证小儿健康。

先生还主张,小儿患病之后,更应重视调理。俗话说:"三分医药,七分调理",这不是说不要医药,而是说调理很重要,即使用药,也要重视药物的调理性应用,小儿脏气轻灵,随拨随应,生机旺盛,康复能力强,只要把致病因素排除掉,机体很快就会恢复,而在这个恢复过程中,善后的调理显得格外重要。

三、代表著作与论文述评

(一) 学术著作

1.《中医儿科学》 是王伯岳先生和江育仁教授共同主编的大型中医儿科著作,从筹划到撰写完成历时3年余,1984年6月由人民卫生出版社正式发行。该书为16开本,全书136万余字,以中医基本理论为指导,以小儿生理、病理为基础,以辨证论治为核心,突出中医儿科理、法、方、药的特点,分上下两篇论述。上篇是总论,系统论述了儿童保育、护理、儿科诊断、辨证及治疗要点;下篇各论则介绍了初生儿疾病、传染病、时令病及内、外、五官各科病证共160多种,具体分析了每种病证的历史源流、病因病机、辨证要点、治疗总则、分证施治、单方验方及预防护理,并摘编了大量文献参考资料。书后还附录了46篇历代中医儿科重要著作和中药方剂742首,"可以说《中医儿科学》是一部形式与内容统一、理论和实践结合、集古用今、非常实用、学术价值很高的大型中医儿科临床全书。"

2.《中医儿科临证浅解》 是王伯岳先生在1974年前后为《赤脚医生杂志》撰写的"临床讲座"连载稿,简切实用,影响甚大,后由人民卫生出版社集成专著出版。全书共介绍了小儿常见疾病19种,分别是小儿感冒、咳嗽、哮喘、肺炎、顿咳、痄腮、麻疹、喉痧、腹泻、肝炎、暑热、流行性乙型脑炎、急性肾炎、痹症、癫痫、蛔虫证及蛲虫证。该书分为"治法述要""例方选介""简易方选介""成药选介"和"预防方法"等方面撰写。

3.《中医防治麻疹的方法》 该书是王伯岳先生应科学普及出版社的邀请,于1958年6月撰写的小册子。"书中所载基本上都是他们父子多年来治疗麻疹和麻疹肺炎等各种并发症经验的总结,以及预防麻疹的方法,1965年再版3万册,很快又被售罄。"

(二) 学术论文

1.《对于"流行性乙型脑炎中医治疗法则"的探讨》 王伯岳先生提出"中医是以治疗温热病的方法来治疗脑炎的""脑炎应属于温病暑证的范畴""脑炎应以辛凉为主来定治疗原则""在一定的原则下必须辨证施治;施治的基础在于辨证"并列举了治疗流行性乙型脑炎的"常用方药"和"备用成药"。

2.《儿科病治疗原则的体会》 王伯岳先生根据小儿的生理和病理特点,提出"儿科临床治疗大法可以'一补''一泻'概括之""只要能通过各种途径驱除病邪,助患儿身体康复,解除病痛之法,皆可泛称为'泻'法。'补'主要是补其不足,以滋补之品达到培补目的者,为正补法。"此外,还有"以泻为补,如攻其食而脾自健,助其土而水自消是也。临证治时,要辨明疾病性质之虚实,既有纯虚证也有纯实证,更多虚实夹杂之证,关键在于辨证精当,活用补泻两法,才能获得预期的治疗效果。"先生很提倡治未病,提出"对于儿科诸病要贯彻以预防为主的方针,防患于未然。特别强调要注意到存阴、养阴育阴等问题,其重点又在于保存胃阴。所以用药时应注意不可过于温燥伤阴,也不要过于滋腻碍阳,而滋腻之品尤易妨碍脾之运化功能。"先生指出在选方用药时,一定要结合实际,要学好中药,弄清中药的形色气味及主治重点等;一定要认真地学习和研究中医中药理论和实践经验,这样在临床上才能运用自如,并取得应有的疗效。

3.《痰证对小儿疾病的影响及其治法探讨》 是王伯岳先生给中国中医研究院的研究生授课时的讲稿,文章从痰证产生的原因及其与脏腑的关系、痰证治法初探、治疗痰证常用方药、温胆汤及二陈汤加减方在儿科临床上的应用进行了详细论述。

4.《试论厥、闭、脱与微循环障碍的关系》 是王伯岳先生晚年撰写的一篇文章,先生认为"一些急性温热病在临床上出现的厥证、闭证、脱证,与感染性休克颇多相似之处""从中医学里发掘有关近似于感染性休克疾病的认识,从而发掘出对这类疾病的治法及其有效的方药,进一步发展中西医在理论方面和医疗实践方面的结合,是需要的。"认为"感染性休克的早期相当于中医的闭证,疗宜清热开闭;晚期则相当于中医的厥脱证,疗宜回阳固脱。这种融古贯今,深入研究中医中药理论,促进中医学发展的进步思想是值得称道的。"

5.《略谈小儿肺炎中医疗法》 王伯岳先生从"中医对本病的认识""关于小儿肺炎病因病机初探"和"关于小儿肺炎的辨证论治"这三个方面进行了论述。先生认为"小儿肺炎,属于中医温病的范畴。"文章最后总结到"小儿肺炎这类病,由于发病急、变化快,合并证多。所以,治疗必须及时,在治疗过程中,要加强医护合作,特别注意护理。中医认为:小儿生理病理的特点是'易虚易实,易寒易热。'原则上肺炎这类病以热证、实证为多,而初起病时皆源于外邪形成的表证。但由于变化快,故实际多见表里兼病、寒热夹杂、虚实互见之证。说明有它一定的复杂性。所以,应当着重于辨证论治。小儿的体质有强弱的不同,同样一个病在不同体质的患儿身上也有轻重之别。同时,疾病总是要传变的,不退则进,不进则退,很难停留在一个定型上。一般以轻、中、重分别论治较好。"

6.《谈脾胃学说在儿科临床上的应用》 王伯岳先生在文章中提出"脾胃学说,在中医儿科临床诊治方面是十分重要的。'脾胃为后天之本。'小儿在幼小时候,脏腑气血未充,稍长则生长旺盛,这是他生理上的特点,而在其生长发育过程,从哺乳以至成人,除阳光、空气而外,主要依靠饮食营养。消化、吸收能力之是否正常,直接关系着他的生长发育,因此,如何保持脾胃运化功能及加强其日趋完善,对于维护儿童的健康,就显得十分重要了。"此外,"小儿脏腑娇嫩,发育未全,主要是脾胃运化功能尚未充足,一旦失调则表现为易虚易实,在病情上则表现为易寒易热。除消化道本身的疾病而外,很多疾病也与脾胃有关,因此,调理脾胃在治疗其他疾病方面,也是个重要的方法。"全文从"呼吸道疾病调理脾胃方法的应用""'治肝病,实脾土'的实际应用""调整脾胃对小儿肾炎治疗的应用"和"小儿消化不良调理脾胃的方法"四个方面进行了论述。

参 考 文 献

［1］ 朱锦善,王学清,路瑜.王伯岳医学全集[M].北京:中国中医药出版社,2012.

［2］ 张士卿.保婴泰斗王伯岳[J].中医儿科杂志,2006,2(1):1-2.

［3］ 朱锦善.恩师百年恩泽绵长:纪念一代名医王伯岳百年诞辰[J].中医儿科杂志,2012,8(5):1-5.

［4］ 俞景茂.保婴泰斗后学楷模:纪念恩师王伯岳诞辰100周年[J].浙江中医药大学学报,2009,33(5):705-708.

［5］ 安效先.王伯岳老中医学术思想和医疗经验简介[J].北京中医,1988(2):9-11.

［6］ 张士卿.师恩难忘师德永昭——先师王伯岳学术思想撷要[J].中医儿科杂志,2012,8(5):7-10.

［7］ 张世卿等.中国百年百名中医临床家丛书王伯岳[M].北京:中国中医药出版社,2001.

［8］ 胡瑾,连伟,邵玉宝.王伯岳儿科医案[J].四川中医,1989(9):10-11.

［9］ 陈昭定,侯林毅,闫慧敏.王伯岳教授治愈小儿长期高热验案1例[J].中医儿科杂志,2012,8(5):10-11.

［10］ 王伯岳.对于"流行性乙型脑炎中医治疗法则"的探讨[J].中医杂志,1957(8):406-408.

［11］ 王伯岳.儿科病治疗原则的体会[J].云南中医杂志,1981(1):13,17,18.

［12］ 王伯岳.略谈小儿肺炎中医疗法[J].北京中医,1982(1):21-23.

［13］ 王伯岳.谈脾胃学说在儿科临床上的应用[J].中医药研究杂志,1987(1):7-10.

（整理:潘璐;审订:安效先）

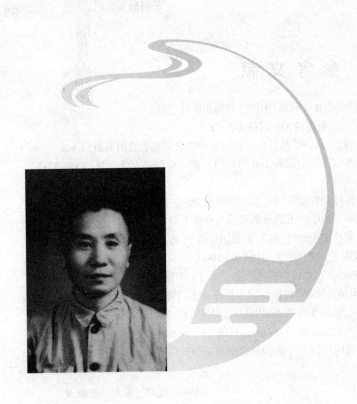

谢仲墨

一、生平传记

谢仲墨先生生于 1912 年, 1971 年("文化大革命"中)从现在的大白楼五楼(中国中医科学院主楼)自己的办公室跳下坠亡,与自己心心相系的中医事业告别,结束了自己的生命,时年 59 周岁。谢仲墨在 20 世纪 30~40 年代中医发展最困难时起步,勤劳耕耘,努力成材,以敏锐的眼光搜寻着中医发展的突破口。从青年时期就在中医文献领域多有成果。他流传于世的几部学术著作:《国药之历史观与改进论》《中国历代医学伪书考》《中医病名之研究》《温病论衡》等,即使在今天,在学术上也具有重要的参考价值,这些著作也是留给我们的宝贵财富。谢仲墨没有显赫的家世,仅凭个人的努力在中医界崭露头角,在学术上最有发展的年龄遇到了政治风浪,以至英年早逝。

因谢仲墨的主要研究方向在于中医文献,接触的人很少,干的是坐冷板凳的工作,不被很多人所知晓。在建国前所从事的各项文献研究项目在建国后虽有进一步的完善,但均未能得到更多的展示和出版发行。今天的中医工作者大多已不知道谢仲墨在中医文献领域所做的研究工作及成就。我们从建国前众多的中医期刊中收集到了近百篇先生的学术论文、笔记、书稿,得以能认真审视谢先生的生平、志向、为人,及尚能留于世的学术成就。谢先生勤于笔耕,除留下了学术著作、医学论文,还有大量的读书笔记,字里行间中记述了自己求学的艰难,生活的奔波,对中医事业的热爱与追求,做事一丝不苟的风格……以这些为依据,略向大家描述一位中医文献大师的从医经历、生平志向、治学方法和学术成果。

中国中医科学院的医史人物传里有简单的谢仲墨相关材料介绍。

谢仲墨,字诵穆(其撰文著述时多用其字),生于 1912 年,卒于 1971 年。浙江萧山人。

小时候和当时许多人一样,读私塾,念古文或时文。后来随父亲迁居安徽怀宁、广德等地,在学习古文的同时,开始自学中医。谢先生为人勤谨努力,年纪轻轻就打下了非常扎实的文字功底,写得一手好文章,这也是他后来发展的重要根基。

1930年,为衣食计,他投考了章次公、陆渊雷创办的上海国医学院。他对中医的热爱和刻苦用功,很快获得老师们的赏识。毕业后章次公先生推荐他到世界红十字会上海分会医院任职。书富五车,又写得一手好文章,在学医、行医的同时,开始用他的笔,随时总结自己的临床经验。从谢先生进入中医界开始,他的医学文章就频频见诸学术刊物。最初的文章多为临证与医疗经验的介绍。不过他对疾病史的关注和研究已经从此时起步,那时的谢仲墨,才不过十八九岁,一个初出茅庐的青年学子而已。

1932年,谢仲墨的老师陆渊雷举办中医"遥从部"(即函授部),创刊杂志《中医新生命》。陆氏诸事繁忙,打理不过来,于是在1933年,聘请谢仲墨来帮助编辑《中医新生命》杂志,并协助举办中医函授。谢先生一下子变得异常繁忙。他一生正式发表的中医学术论文,绝大多数集中在1933—1937年这几年之间。其时的谢仲墨,也才不过22~26岁。

谢仲墨的才气人品与任劳任怨的工作作风,很得陆渊雷赏识。陆氏曾在一篇文章中提到门人谢仲墨:"予懒废,本刊(指《中医新生命》——笔者注)编撰事,悉委之谢子诵穆。诵穆取予旧稿(如《流行病须知》等)充篇,不足则自撰焉。终日埋头,极劳苦!"从陆氏的介绍中,可以知道谢仲墨实际上担负着编辑《中医新生命》的重担。杂志文章不够凑数时,他就自己动手撰写。"终日埋头,极劳苦",区区七个字,可以想见20多岁的谢仲墨,居然有如此的定力和耐心,终日伏案,劳作不已。

陆渊雷还曾经专门比较过他的两位在当时小有名气的门人,一位是谢仲墨(诵穆)、一位是范式(行准)。他说:"吾门擅文笔而长考据者,得二人焉:曰谢仲墨,曰范式。谢之著作,本刊常见。范之著作,昔载一出乍停之《国医评论》。今载《中西医药》,署名范天磬、范行准者是也。阅览之博,搜讨之精,谢不如范;取其大意,弃其饾饤,范亦不如谢。谢谦卑自牧,孜孜愿作良医。昔助次公,今居敝处,皆颇得教学相长之效……"此处字里行间,透发着对谢仲墨的喜爱。其中提到谢的长处是文笔简洁,尤其是作考据文章时,能把握问题的实质,舍弃细枝末节,不作堆砌之文。这就是陆渊雷所说"取其大意,弃其饾饤"。

谢仲墨年轻有为、才气横溢,但为人却非常谦卑,一心只想做一个好医生。所以他的文章虽然在很多学术观点上师从陆渊雷,但行文风格却迥然不同于陆氏,他的文章敦厚谦逊,多以谈学术为主。

1933—1937年,是谢先生一生最为勤苦,也是最为辉煌的几年。他一生正式发表的论文多在这几年。从这些文著中,已经可以看出他治学与专攻的取向。在临床诊治研究方面,他下功夫最多的是温病。其治学方法最擅长的是文献考据,在考据中医病名、本草文献、伪书考证等方面多有建树。谢先生深厚的文史学功底,使之在中国医史文献研究、中医书籍刊订等方面游刃有余。约于1935年,谢先生编印了《金匮补充讲义》,今仅存石印本残卷。1936年,谢先生将其在《中医新生命》发表的温病考证连载文章,结集修订为《温病论衡》一书,由上海知行医学社出版铅印本,这是谢先生存世不多的正式出版物之一。

1937年,日寇侵华,战火已经蔓延到了上海。谢仲墨结束了在上海操办《中医新生命》及函授的工作,返回老家浙江,在杭州浙江中医专门学校担任教授,在这段时间内,他还协助裘吉生先生编辑《珍本医书集成》的医书提要。直到抗战胜利以后的1947年,谢先生的零星文章才在《华西医药杂志》《医史杂志》上发表,其内容仍是旧日所做的医学伪书考,并没有开拓新的研究领域。

1949年新中国成立以后,大概是因为谢先生长期在浙江从事文史教学,因而被调到浙江省人民政府教育厅工作。然而不久谢先生就复操旧业,回到原籍,担任浙江萧山师范语文教师。谢先生的《鲁迅与儿童文学》(1955)大约就是在萧山任教时完成的。

1955年原卫生部所属中医研究院成立,谢先生在这一年的7月,由浙江调至中医研究院,成为首批应召入京的中医专家,在院学术秘书处编审室,从事中医文献整理研究工作。后来辗转与医史研究室合并而为医史文献研究室,此即1982年成立的中国医史文献研究所的前身。谢先生在编审室从事中医文献研究,可以说是如鱼入水,得其所哉!他又开始陆续在医药杂志发表论著,并埋头完成了《温病要义》(1956)、《历代医书丛考》(1963年)。由于20世纪50~60年代,适逢所谓"三年自然灾害"时期,所以先生当年对中医文献的几个研究项目都没有机会铅印出版,仅以油印本的形式内部交流。1966年进入"文革"时期,直到1971年谢先生撒手尘寰,他的著作就再也找不到出版的机会了。谢先生的《历代医书丛考》2卷,是其毕生力作。该书考证了古代医学伪书近百种,其中谢先生对诸多医学伪书的价值表达了他自己的见解。该书浸透了谢先生考证文献的心血,内有许多考证文献的方法,很值得后人参考。可惜此书存世甚少,所以影响不大。

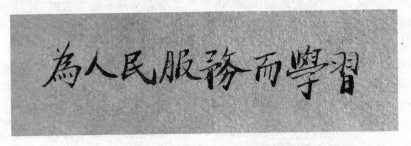

谢仲墨工笔小楷手迹,题写在1958年的谢仲墨履历登记表中　　　　谢仲墨方印

二、学术思想

(一) 阐明中医文献研究之方法,中医从研究中医病名始

早在1931年初始,谢仲墨就不只提出"中医向何处去",而且身体力行为中医的继承与发展,开始了对中医病名之研究。谢先生认为:"西法诊断中之名词意义,往往与国医旧说不合。生理之大脑,乃国医旧说之心与心包;生理之运动神经,乃国医旧说之所谓肝;此其最显者,其他名实乖异极多,近人颇有论撰,仍多附会错误,若不一一疏证明白,则科学终不得连用于国医学也。至国医常用之学术语,如阳盛阳虚,阴亏阴盛,痞硬动悸,心肾不交,热入血室,以及瘀血湿邪、痰饮肝气之等,自科学头脑者视之,莫不突兀难晓。然国医学之特长,往往在此等处,若不用科学原理详释之,则国医终不得世界学者之信仰也,此皆须编纂专书者也。"要摆脱当时中医在社会上生存的困境,首先要让西医认识和理解中医,中医要进一步发展,在社会争得自己的一席之地,也要接受新思想和新事物,首先要做的就是统一中医病名,这一工作至今都还有人在做,可想而知这是很多中医人多年来的一种共识。为赢得更多人

的理解和参与,谢先生向大家介绍:愚所科学之方法,指切实之方法,凡切实之方法,皆得归纳于科学之范围以内。治医学之方法,与治病之方法,其范围不同,质言之,治医学之方法,即研究"治病名论、治病方法"之方法。犹逻辑为科学中之科学,研究科学之方法,有一定之原则,即所谓逻辑。研究医学,亦有种种切实方法,与逻辑相默契之方法,作为工具,犹开矿之有器械,此即愚所举之科学方法,此即愚所举之治学方法,综言之,则曰科学的研究医学之方法。

愚所举之方法,略分两种:一曰考据之方法。一曰统计之方法。考据之方法,略带演绎性;统计之方法,纯为归纳性。

对中医文献研究的这一考据的方法,时至今日仍在使用,对于让西医同道看懂中医,理解中医,对于中医病名研究这一课题至今也仍在探研,努力沟通。当时谢先生对众多繁杂的中医病名形成做了归纳,认为可以归纳为七类:①以解剖部位命名的,如胃脘痛;②以病因命名的,如中暑;③以病理命名的,如痰饮;④以证候命名的,如咳嗽;⑤以时令命名的,如春温;⑥以地域命名的,如广疮(即杨梅疮,首先从广东传入);⑦以迷信命名的,如鬼击。中医一种病名中可包括西医若干种病,亦有若干中医病名包括在一种西医病种。中医以一个证候为一病名,如头痛;而西医的多种病中都可以有头痛症状(如脑炎,神经性、感冒性等都会有头痛的症状)。如中医的咳嗽,在西医又可分为感冒咳嗽、百日咳、肺结核、咳嗽等。西医之丹毒即中医之大头瘟、赤游丹火等。中医以发在头部为大头瘟,在胫者为流火,在身者为赤游丹。随着时代变迁,病名所表达的含义也有所变化,如古之"疝"的病名,为"腹痛、小腹痛"之称,而今天多只指"小肠急痛"。另如"痰饮",又称"淡饮",古时指"水流肠间",为消化器病。而后呼吸器一部分症状亦归于痰饮之内。今人所谓痰,亦是《金匮要略》所指"浊唾"。再以"疹"为例:浙江曰"瘄子",以其忌用醋,恐酸敛不发也。江西曰"麻子",以其粒如麻子也。吴人曰"痧子",以其碎如泥也。四川曰"麸子",以其如麦之麸壳在皮肤也。湖南曰"瘙子",以其如蚤咬之迹也。总名疹子,其形证治法皆同也。又有两地虽说之病名相同,而所指之疾病却不同,譬如吴鞠通在甲地著书,称"发颐"为"温毒",乙地则仍以温毒为温病之重症,是甲乙两地病名虽同,而所指之病则异,这有地理的原因,也有随着时代变迁,认识也随之改变的意思。谢先生在中医病名的研究中尤注意对传染病病名的研究统一,如对丹毒,首先定义为一种连锁状球菌,并称据近代细菌学家研究,则丹毒连锁状球菌实无异于化脓性连锁状球菌,所差异者,彼则常于皮肤淋巴道内繁殖,而此则多在组织实质内发现耳。对中医则称:中医所谓丹毒,其名至隋唐以后而始著,所含之病,亦非纯为丹毒也。并引诸书以证实:《素问·至真要大论》云"少阳司天,则丹疹外发,及为丹熛",熛,飞火也。《史记》云"熛至风起"。《文选思之赋》云"扬芒熛而绛天",谓飞火烛天,天色为赤也。是熛之为字,含有焮赤炎热的形义。故或谓丹熛即丹毒。《诸病源候论》曰:"丹者,人身体忽然丹赤,如丹涂之状,故谓之丹,或发手足,或发腹上,如手掌大,皆风热毒所为。"《外台秘要》引《小品方》曰:"丹毒,一名天火也……"丹毒潮红之部分,以指压之则退色,去指则复原。此种单纯之丹毒,名红斑丹毒。基始以小淋巴细管网发炎……刘河间谓之大头;李东垣谓之大头天行;喻嘉言、沈金鳌谓之大头瘟,陈实功《外科正宗》谓之时毒,名虽不同,实皆头部之丹毒也。在西医基础则强调是某细菌所感染。从此一病名之考证,谢仲墨以从古至今的文史书、中医书来印证一个病名的起始、发展、流传和病证表现,从西医的病理和中医的病理来说明疾病的本质,一丝不苟地诠释,切切实实地为发展和光大中医做着最大的努力。这些80年前的考证方法,

80年前的总结和结论对今天我们研究中医病名仍然有着重要的引领和启迪作用。依这样的思路,对100余种疾病病名做了考证,非常可惜的是,先生这部重要的《中医病名研究》却因为生不逢时一直未能正式出版。

中医的改革,让西医理解中医,让全国人民懂得中医,让中医走出国门,走向全世界,这不只是个美好的愿望,而是要全体中医人脚踏实地地去干,先从文献入手,从中西医的病名统一、理解入手,从中医古籍的辨伪考证入手,不断提高中医的影响力,是谢先生至死不渝的心愿。

(二)中医文献研究及伪书考

1935年,谢先生首次以《中医伪书考》为名,开启了他考证中医伪书的研究。他在该文之前,先梳理了中国伪书考证的历史,其中提到:"明初宋濂著《诸子辨》,晚明胡麟著《四书辨伪》,辨伪之学始专。清·姚立方际恒,著有《尚书通论》,辨伪古文;有《礼经通论》,辨《周礼》与《礼记》之一部分;有《诗经通论》,辨毛序。其专为辨伪作者,有《古今伪书考》,列书九十一部,虽体例凌杂,篇帙简单,要亦绝有价值之作也。"谢仲墨是中医文献的有心人,正因其通晓文史杂书,在上了国医学院之后,更靠自己的勤奋读书,良好的读书习惯使得谢先生更重视对中医古书的比较研究,而他也坚信一本好的医书会对读者有更大的帮助。故而从年轻时起,就开始进入对中医古书的辨伪考证。这方面既有谢仲墨重要的学术成果,也充分显示了其深厚的文献功底,表现其严谨的治学态度,也是对中医文献考证方面的一重要贡献。谢先生认为"无论做哪门学问,总须以别伪求真为基本工作。因为所凭借的资料,若属虚伪,则研究出来的结果,当然也随而虚伪,研究的工作,便算白费。所以辨伪书为整理旧学里头很重要的一件事"。这一重要性即使今日也并非中医人都能认识到。谢先生不只是认识到这一点,而且以为继承并发展中医,首先就要从这些最基础的方面入手。辨别伪书,需要多方面的知识,不只要有广泛的阅读量,而且要具备历史的、文字的多方面修养,且对伪书也不是一棒子打死,而是分析其做伪动机,内容之真假,许多卓见对今天的读者是很有意义的。谢仲墨说:"余喜读中国医书,寝馈有年。医书之外,亦喜考据,于辨伪之业,略涉藩篱,恒思以辨伪之方法,衡鉴旧有医书。以为中国医学,有相当之价值,如采矿之山,煮盐之海,蕴藏至富,取汲无穷,但历世既久,伪造之医书滋多,往往真伪两书之理解,歧出而相矛盾,使学者有模糊无所适从之憾,歧途依违……伪托之医书,其简端标题之撰人,什九假名大医,以行其欺谩之术,设其书自具心得,精当可法,则虽厚诬古人,亦有可原,然陋劣滥竽者,累累皆是,习医日浅学力不足者,震于撰人之盛名,并伪书亦笃信之而不疑,日记览而瞢然不知,且施之于治疗,则影响尤钜,其害尤甚矣。故辨明古代医书之真伪,足以甄汰陋劣之伪书,廓清学者之头脑,发古人之虚妄,解后学之大惑,诚为切要之图,固不仅考证医学进化之历程,求医学史上记载之真实而已。频年涉猎,发见伪医书不少,考索所得,条次成册,凡三卷,辨医书百四十余种,厘为本草、方剂、诊法、伤寒、杂病、女科、医经、医史、医论等二十二类,颜曰《中国历代医学伪书考》。《难经》虽然是伪作,然而一书之价值,并不因真伪而决定,真的不一定好,伪的不一定坏,书的本身如果有价值,那么就是伪也没有关系,书的本身如果没有价值,就是真也不足以增高其地位,所以《难经》的价值,是要以他自己的内容来估定的。"

从谢仲墨文章的字里行间不但能看到作者一丝不苟做学问的态度,而且将满腔改革中医的愿望化作踏踏实实的行动,以独特的眼光评价真伪医书的价值,努力为中医古籍的辨伪工作开辟一条新路。谢先生的意见是:"本书所列医书,有书不伪,后人误疑其伪者,如孙思邈之《千金翼方》是也。有书虽出于伪托,而其言不可废者,如依附褚澄之《褚氏遗书》是也。有书既出于伪托,而其说亦不足取者,如依附叶天士之《医效秘传》是也。良莠不齐,当分别观之矣。"对古书的考证不只有内容的辨伪,也包括对年代的辨伪,如对中医经典《神农本草经》《黄帝内经》成书年代的辨伪,通过书中内容引证成书年代,都是需要大量文献功底的。可以想见,谢先生非家学出身,又年纪轻轻,竟然阅读了如此多的中医书,再看旁搜博引的大量文史、文字、文学古书,以此来研究考证中医古书,不能不令人敬重。众所周知,这是一项坐冷板凳的工作,且谢仲墨日常生活都一直很拮据,如果没有一种强烈的热爱中医的使命感,和孜孜不倦、一丝不苟的工作态度是无法完成这一艰难工作的。

谢仲墨先生文献考订最显功力的文著,即为中医伪书考证。而中医伪书确为不少,"如叶天士之书,多为伪托。读者不察,遽信为叶氏手泽,以为叶氏之主张当如是,则流毒难尽矣。因仿姚际恒《古今伪书考》之例,辑为本篇。然医书之价值,往往与真伪无关。若以为伪者必一无足观,遽废弃不读,则非作者之初意也"。

在谢先生列举的伪书中,有《神农本草经》《黄帝内经》等经典名著,也有清代的《叶天士遗书》等,对叶天士的著作,谢先生在引述诸家评论之后指出:"盖叶天士书除《临证指南医案》《叶桂医案存真》《温热论》《幼科要略》外,其余皆后人伪造也。"

1935 年谢仲墨就已经提到:"鄙人所搜集之伪医书达三百种,拟多集参考材料,再行执笔。"可见当时的《中医伪书考》不过是小试锋芒而已。据谢氏《中国历代医学伪书考》1937年 11 月写就的自序,可知其时谢氏已经完成了《中国历代医学伪书考》一书。该书分为三卷,辨医书 140 余种,分为本草、方剂、诊法、伤寒、杂病、女科、医经、医史、医论等 22 类。但因时局动荡,此书的自序和例言一直到抗战胜利后的 1947 年才发表于《医史杂志》。其全文在建国后有油印本,内部交流,从未正式出版。

谢先生的《中国历代医学伪书考》在 1963 年油印时更名《历代医书丛考》2 卷。该书流布很少,但所幸在建国以后,中医文献研究者日多,对常用中医文献的研究取得了长足的进步。谢先生当年考订的许多伪书,现在的中医界也大多能有正确的认识。若天假谢先生以年,也许能有许多学子跟随先生学习医书辨伪的方法,将其多年研究的心得发扬光大。可惜时光不能逆转,唯愿谢先生遗留的《历代医书丛考》有朝一日能正式出版,使后来者能从中得到裨益。

(三)温病研究

谢仲墨对温病的研究始于 1930 年。其时他发表了论文《瘟疫研究》(连载)。他之所以用"瘟疫"为文名,也经过一番考证。他认为"所谓瘟疫,是有传染性的疾病。直接地说,就是传染病。"之所以不用"温"字,是因为用温字容易引起误解。1930 年,谢先生才只有 18 岁。但从他的研究思路来看,却绝对是一条正道。谢先生虽并非家学,进入上海国医学院之后,又以文献考证为自己所长,但其在临床上也颇为认真,随时都会把临床上的体会著于文字,和同行讨论,除在期刊上多发一些文献类的相关文章外,也有关于"腹诊""痞病""传染病"的临床文章,足以显示谢先生在中医临床上也是个有心人。尤其是对于温病,谢先生与大量温病、瘟疫文献相结合,以自己的临床体会,写下了近十万字的《温病论衡》一书。

在这之前谢先生还曾发表过《瘟疫研究》一文,谢先生设立了"释名"一项,举凡与传染病相关的名称都在其考证之列。当时谢先生已经把"瘟疫史"作为其《瘟疫研究》的篇目,并从历代正史中搜集了部分瘟疫流行史料。谢先生《瘟疫研究》一文中的内容,以现在的眼光来看,虽然还不十分成熟,但他设计的研究框架,却已经像模像样了。到1935年,经过数年的锻炼,谢先生完成了《温病论衡》,该书的考据结果令人对他的学识刮目相看。

在《温病论衡》中,谢先生将清代著名温病大家的重要观点逐一评述,其中有叶天士、薛生白、吴鞠通、章虚谷、王孟英、陈祖恭、柳宝诒、戴天章、陆九芝等。谢先生分别研究他们的温热观,采用的研究法则是他极力倡导的考据法。谢先生引吴鞠通的温病观,列温病之大纲凡九,曰:风温、温热、温疫、温毒、暑温、湿温、秋燥、冬温、温疟。

引章虚谷的温病观:章氏曰,夫经论伏邪为病,四时皆有,唯温病则有内伏而发外者,有外感虚风贼邪,随时气而成温病者,其由内而伏发外者,又有虚实两证,如经所云,冬伤于寒,春必温病,是冬寒伏于少阴,郁而化热,乘春阳上升而外发者为实证。

王孟英的温病观:士雄所著,有《温热经纬》四卷,经纬者,以《黄帝内经》、仲景之文为经,以叶、薛诸家之说为纬也……故仲圣著论,亦以伤寒统之。而条分中风、伤寒、温病、湿、暍五者之证治。与《黄帝内经》《难经》渊源一辙,法虽未尽,名也备焉。

柳宝诒之温病观:著《温热逢源》三卷,论伏气外感之义,亦无创见,唯谓六经形证,伤寒与温病不殊,是其特异处。

戴北山之温病观:著《广瘟疫论》四卷。陆九芝先生谓此书所论,实为温病,因改题《广温热论》。议论治法,虽不尽善,而可以表里两证为纲领,则条理清晰,有足多者。

在研究温病学说之变迁之后,谢先生得出的结论是:"其最可注意者为王安道、叶天士、陆九芝三人。温病学说之剧变,王安道启其端。温病名实之淆乱,叶天士为祸首(虽不止天士一人,而天士之过最大)。处叶、吴学说积威之下,作大举之驳击,则陆九芝殿其后。"

谢先生对温病的整理,侧重在温病病名的名实考订。他不仅考订了湿温、风温、温毒、温疟、冬温等病名的异同,也进而考订了伏气、外感两种温病病因的发展源流。谢先生在温病的论述中同样是用的考证的方法,将清病名,讨论实质,归纳现实温病病名名实之异:

1. **湿温** 章太炎先生曰:夏秋之交,有病寒热往来如疟,胸中满闷者,久久不治。或致小肠蓄血,始作时,时师辄谓之湿温。

2. **风温** 取仲景、叔和之风温,与天士、平伯之风温,较而论之,则此数者之证治,大相悬异。仲景之言风温曰:太阳病发热而渴,不恶寒者为温病,若发汗已,身灼热者,名曰风温。风温为病,脉阴阳俱浮,自汗出,身重多眠睡,鼻息必鼾,语言难出……陈平伯云:风温为病,春月与冬季居多,或不恶风,必身热咳嗽烦渴,此风温证之提纲也。

3. **温毒** 伤寒例曰:阳脉洪数,阴脉实大,更遇温热,变为温毒。温毒为病最重也。吴鞠通曰:温毒咽痛喉肿,耳前耳后肿,颊肿面正赤,或喉不痛,但外肿甚则耳聋,俗名大头瘟、虾蟆瘟者。

4. **温疟** 《金匮要略》曰:温疟者,其脉如平,身无寒但热,骨节疼烦时呕,白虎加桂枝汤主之。渊雷夫子云:疟论,以先热后寒者,为温疟,但热不寒者,为瘅疟。《金匮》则瘅疟似无别。

5. **冬温** 《小品方》之冬温,若以后世言伏气者观之,可假称之为伏气冬温。吴坤安之冬温,殆所谓新感冬温矣。

又案:如第一条之湿温,病名相同而证状不同,是谓名同而实异。如第五条之《小品方》冬温,与《活人书》之温毒,病名虽异,而症状则大致相同,是谓名异而实同,亦不可以辨。

谢仲墨坚持:如上所陈,则伤寒与温病,温病与时行,时行与伤寒,循环校验,皆无明确之界限也。主张伤寒与温病有区别者之学说:清以前论伤寒、温病之区别者,综合之约有四点:为病因说、病理说、证状说、治疗说。

最后的意见是:三者之所包罗,既不止一病,则所包之病,得无有相同者,或伤寒与温病同,温病与时行同,时行与伤寒同,苟有所同,则三者差异之藩篱,即有崩决之倾向,而以温病与伤寒对抗者,将自显其悠谬。以时行与伤寒为绝相同者,亦将自呈其败缺也。

丁福保以肠窒扶斯为伤寒,其师渊雷以湿温为肠窒扶斯,章师次公以肠窒扶斯为湿温,其所编之医案讲义中有曰:"湿温症 ……"按之西医,亦甚吻合,已故西医钱崇润言曰:"伤寒病人之心脏,易为伤寒杆菌所侵害,故易于心脏衰弱。"

谢先生认为,"湿温"症状表明,该病就是西医的"肠窒扶斯"(肠伤寒),有人将此病归于温病,有人却归于伤寒。于是导致"伤寒、湿温、肠窒扶斯者,一病而三名也"。类似这样的考订,在《温病论衡》中比比皆是。若非专门研究温病、伤寒者,未必能有耐心去细读此文。现代的温病研究者们读过谢仲墨此文者恐怕不多,因此该文集的出版,可以为当今研究伤寒、温病之类的疾病提供参考。

(四) 国药之历史与药物文献研究

《国药之历史观与改进论》是先生于 1934~1937 年发表在《神州国医学报》的一篇连载的文题。这篇文章连载了 34 期,发表时间持续 3、4 年,洋洋近 10 万字,在谢先生发表论文中篇幅最长,若结集出版,实际上就是一本小书。近年对本草颇有建树和研究的郑金生教授在看过此文后曾下结论:此文可以说是我国近代史最早的系统本草历史探讨。

谢仲墨为什么要撰写国药历史?用谢先生自己的话来说,就是"时势之所急须"。在民国初期,某些西医一边指责"国医之学理荒诞",但一边又承认"国药之功效确实"。这种废医存药的论调为谢先生所不齿。谢先生认为:"吾中国之药学,有广漠无涯之历史。吾中国之药学,经千万亿人之实验。发挥之,光大之,吾侪之责。"正是出于发扬光大的责任,谢先生写下了这篇中国药学史的长文。在此文之初,谢先生就指出:"史学之志切求真,亦正与其他科学之精神无异。"也就是说,他把为中国药学撰史,作为科学整理的一个方面。其目的在于:"拟以史学之方法,作一鸟瞰式之观察,以研究药学发达变迁之沿革。于古来药学界之文献,就所知者,网罗排比,参稽互察,冀能予以新意义,予以新价值,以求其会通因仍之道,以求其盛衰张弛之故。"在进行史学的纵向研究之后,再进而横向观察社会研究药学之状况。析其利弊,促其改进,这就是谢先生撰写此文的深刻用意之所在。

大半个世纪过去了,当今再来审视这篇文章,可以说是瑕瑜互见。该文在后世本草文献的研究方面不免显得粗浅,具体表现在对多数本草著作的介绍不过是罗列序言和梗概,并没有触及其特色及学术源流。但不可否定的是,该文筚路蓝缕,已经勾画出了整个中国药学史的主要脉络,其中尤其是对药学发展早期历史探讨更为深入。

关于"药物之起源",自古以"神农尝百草"、始有医药的观点最为盛行,也最为权威。针对此说,谢先生详尽地罗列了古代关于神农尝药的各种历史记载,以及清末以来诸家对此说的考订,指出神农尝百草的神话传说,原本是说明先民寻求食物的过程,并非为发明医药而尝草。神农是一个神话人物,单凭一人尝百草而发明医药是不可信。何况药物也不限于只有可尝味的植物。神农时代文字还没有造出来,自然不会有《神农本草经》之类的书。

　　谢先生认为，"一种事物的发现，决不是从天空里掉下来的"。既然中国的药物学不是神农尝出来的，那它总会有个源头。谢先生把药物的起源，还是归结为找寻食料的过程，并把这过程分为迷惘、怀疑、认识、应用、研究。从无意识的为寻求食物，到意外发现药性，引起怀疑注意，并有意识地进行试验和应用，最后加以研究，并用文字记录下来。因此药物学是"牺牲了不少先民的生命，经过了千百次的试验，结合了无数无名药物学家的心血成功的"。其起源时代可以推溯到有史以前，早于神农时代。

　　关于方、药发明的先后，谢先生同意章太炎的说法，单方在先，药书在后。药物的性能，并非都是因为寻求食物而发现，也有时是在病人自我抗击疾病过程中发现的。药物起源方式多样，大致以碰彩（偶然机遇）、食饵疗法、毒药之认识三种最为常见。为此，谢仲墨先生在先后这一时期也发表了有关对药物及方剂 的研究文章，引述了许多中国古代食疗法与食疗书产生的历史，也大量引用了中日学者关于毒物发现与运用的研究所得，可以说此篇著作也是在多项相关多角度的研究中而集中为一篇的研究成果。

　　谢先生探讨药学史的视野非常广阔。他在80多年前，就能注意到宗教与药学的关系，尤其是早期中国医药与巫觋之间的某些渊源纠葛，充分认识到中医药的发展是受到巫觋、宗教各方面的影响：自是以来，巫废而医孤行，故就其初而言，则巫与医，皆圣人为之者也。极其末流，则巫堕而医贵，始合而终离也。……回族至今人人犹尊奉可兰宝典，以医为业者，亦皆教民。印度之佛教，自玄奘游学而后，外道盛行，佛教反见衰微，故回教与医学，今犹杂糅不分。佛教则以自身之衰落，而无形与医学脱离矣。文中除引用了《说文解字》《太平御览》《玉海》《山海经》外，还旁引了日本僧侣及印度耆婆、基督教、回教等对中医的影响。

　　这些认识确属难能可贵。谢先生的史学视野受当时西洋、日本学者的影响比较大，因此他治史并不拘于中国传统的旧史学套路。

　　此外，谢先生也注意将中国药学发展与西洋古代药学发展相比较。例如其中谈到"药物学上之表征说、形象说"时，谢先生就引用了《英文医学辞典》。

　　在史料方面，谢先生与其他民国时期前辈学者一样，善于从文史资料中发掘药物史料，对先秦时代药物史料发掘更是细致入微。今人研究古代药物史，多得益于前辈学者发掘之功。例如关于"本草"二字的来历，早在民国间已经比较清楚，至今没有发现更新的史料。《神农本草经》被视为中国本草的源头，对此书的研究向来为本草学者所重视。谢仲墨也不例外，他广采博集有关的研究成果，加上自己的研究心得，对神农之名字沿革及托名神农之书、《神农食禁》是否即《神农本草》《博物志》所引之《神农经》等《神农本草经》佚文、《神农本草经》之辑本以及该书成书年代、内容与体例等，均有比较详细的论述。

　　谢先生在该文穿插了许多新颖的主题，对后世学者有很多启示。例如该文设计了"道家与药学""佛教与药学""外来药物之输入""医与药之分途""理学与药学之关系"等主题，都非常有意思，这可能与当时的社会氛围与发展有关，很值得后人继续拓展研究。

　　该文在后世本草文献的研究方面虽显得粗浅，具体表现在对多数本草著作的介绍不过是罗列序言和梗概，并没有触及其特色及学术源流。但总体已经勾画出了整个中国药学史的主要脉络，其中尤其是对药学发展早期历史探讨更为深入。从学术研究角度来看，谢先生所撰国药历史，综述多于研究，但他在此文中涉及的药物学史诸多主题，至今没有一部药物学史著作能对这些主题进行全面深入的研究。从这一角度来看，谢先生在中国药学史研究领域的研究功不可没。

除以上诸项研究成果外,谢先生相继还曾发表过数篇中医文献的考证文章。由于其平时读书非常认真,常有旁人所未查之收获,如谢先生的《医家座右铭》一文,介绍了古今许多医学名家的言论心得,发人深省。该文分为学医、医范、修养、临症四类,摘取前人的一些警句名言,其中有些言谈看似琐屑,实则为医家最为实在的心得体会。如:

裴执中云:"医者常须爱养自家精力。精力不足则倦,倦生厌,厌生躁,厌躁相乘,则审脉辨证处方,皆苟率而无精意矣。思欲救死全生,庸可期乎?今之医者,鲜不以奔竞为专务,徒劳苦而不自知,大戒也!《言医选评》

又云:医之误人有六:有学无识一也,有识无胆二也,知常不知变三也,意有他属四也,心烦冗沓时五也,偶值精神疲倦六也。

陆以恬云"作事宜从容详慎,为医尤甚。不特审病为然,即立方亦不可欲速,以致贻误。杭州某医治热病,用犀角(现已禁用)七分,误书七钱;某医治暑症用六一散,又用滑石,大为病家所诟病——此皆由疏忽致咎也"。《冷庐医话》

谢先生的《读书随笔》在期刊中也曾连载多期,其内容为在读书之余的笔记。谢先生读书面非常广泛,举凡经史子集,凡与医学相关的内容,都曾涉猎。因此这些笔记囊括的内容十分广泛,有书籍、人物、故事、新闻、方剂、药物、治疗经验、医学趣闻等,很受读者欢迎。即便是今日来读这些笔记,依然令人兴趣盎然。由此也可知谢先生读书之广,用功之勤,足可为后学之楷模。

三、代表著作与论文述评

从谢先生一生中的数十篇论文和四部著作看,从年轻时跻身中医界始,谢先生即热爱中医,并以自己的文字、史学为特长,对中医文献的整理研究有着浓厚的兴趣。论文中少数文章表达了作者对中医的强烈责任感,对中医改革的极力支持,并愿意为继承发展中医努力工作,如1931年发表的"对于国医馆的欢呼与讴歌"、1934年发表的"中医向何处去",都表达了年轻的中医工作者这样一种胸怀。大多数论文还是与作者主要的四项研究课题有关,如"古代医学与宗教关系""叶天士临证指南""痘病诊疗法之检阅""传染病文献之搜集"等,说明作者对自己的研究无处不在进行,善于思考,善于总结。而对建国前主要进行的四个研究项目可以这样评注:

中医病名研究:在20世纪30年代西医东渐,中医在社会上的地位是岌岌可危的艰难境地。中医为自保,为站稳脚跟,为发展中医,业内有志者在这一背景下各尽所能,谢先生首先提出对数以万计、混乱庞杂的中医病(证)名予以研究统一。他认为要让西医了解中医,让老百姓真正的使用中医,都必须先使中医病(证)名规范化、通俗化(科学化),谢先生将万余种病证名做了归纳分类,分为七类:①以解剖部位命名的,如胃脘痛;②以病因命名的,如中暑;③以病理命名的,如痰饮;④以证候命名的,如咳嗽;⑤以时令命名的,如春温;⑥以地域命名的,如广疮(即杨梅疮,首先从广东传入);⑦以迷信命名的,如鬼击。其次对各种异名、地方名,逐条予以统一,这些工作琐碎繁杂,又要有很高的学术意识和临床鉴别能力。直至今天,在中医力图走向世界之际,这依然是个热门课题。谢先生的研究虽不完备,但所提出的问题、解决的方案,已提出的目标为今天的研究者无疑提供了不可否认的借鉴,这一课题仍在进行,还需要现在的科研人员不断努力。

中医伪书考：应该说，这类研究体现了文献工作者的最高学术水平。这种研究要求作者要有深厚的文史、文字功底，能够博览群书，要有一定的鉴赏和对专业书的识别能力。这类著作也是对专业人员和非专业人员进行阅读和考证最好的工具参考书。谢先生年轻时就涉足这一领域说明其对自己文字功底的一种自信，在这部著作中，谢先生也提出了与众不同的一些观点。如："无论做哪门学问，总须以别伪求真为基本工作。因为所凭借的资料，若属虚伪，则研究出来的结果，当然也随而虚伪，研究的工作，便算白费。所以辨伪书为整理旧学里头很重要的一件事""故辨明古代医书之真伪，足以甄汰陋劣之伪书，廓清学者之头脑，发古人之虚妄，解后学之大惑，诚为切要之图，固不仅考证医学进化之历程，求医学史上记载之真实而已。""《难经》虽然是伪作，然而一书之价值，并不因真伪而决定，真的不一定好，伪的不一定坏，书的本身如果有价值，那么就是伪也没有关系，书的本身如果没有价值，就是真也不足以增高其地位，所以《难经》的价值，是要以他自己的内容来估定的。"可惜的是这部书已很少有人能看到，希望通过我们的能力，能让这部著作为今后大家的工作学习提供帮助。

温病论衡：温病研究数百年来代代都有，并不是什么新鲜课题。仅以这部书而言，谢先生的研究还是偏重于温病文献的研究和梳理。谢先生的重点虽不在临床，但因其有的放矢的进行了临床的观察与实践，因而对温病文献的研究也就更加得心应手，加之20世纪30年代中医研究也受到一些西医的影响，故谢先生的研究较之完全中医的研究也有了些许不同，单就对温病著作的梳理、批判、鉴别，对今天研究温病的业内学者肯定会有不一样的启迪和收获。

国药之历史观与改进论：这部著作可以说是我国近代史中最早的对系统本草历史的探讨。作者本意是为了驳斥他所在的那个时代某些人废医存药的错误论调而由感而发的。谢老把为中国药学撰史作为科学整理的一个方面，以对学术极其认真的态度，从《神农本草经》开始，梳理了整个中药发展的历史。在这个过程中，作者除纵向的研究外，尚以横向的研究观察社会与药学发展的关系，提出了许多促进药学发展的关注点，极大地丰富了横向研究的范围，提出了许多后世可继续关注的课题，如宗教与药学（佛教、道教与药学）、巫觋对药学发展的影响、外来药物的输入、医与药的分途、理学与药物的关系；也涉及了中国药学的发展与西洋古代医学发展的比较。整部著作总体上已勾画出了中国药学史发展的主要脉络。其不足是对各本草文献的特色及整个药物发展的学术特点还没有足够的分析研究。对后世的药物研究还是有许多可借鉴之处，也为后人提出了很多有待探讨研究的课题，值得一读。

后言：谢先生早年的研究项目虽个别有过出版或油印以内部参考，终因量少、年代久远，已不为广大中医同道所知晓。借此次收集谢先生的建国前期刊所发文章之际，我们将谢先生早期研究项目的期刊连载（包括"读书随笔"），多则十余万字，少则数万字，将会辑录陆续发表，以备广大读者参阅，来纪念这位早逝的中医文献学家。

（本文参考了《谢仲墨医学论文集》中郑金生教授所撰"生平"一文，特此感谢。）

参 考 文 献

王咪咪.谢仲墨医学论文集[M].北京:学苑出版社,2010.

（整理：王咪咪　张妮楠；审订：李经纬）

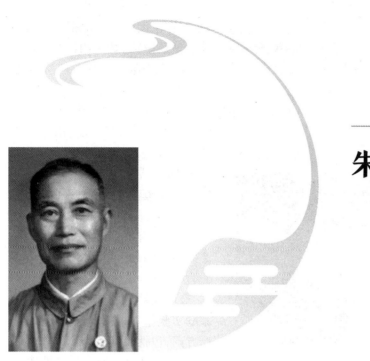

朱 颜

一、生平传记

朱颜又名朱云高(1913—1972 年),字亦丹,终年 59 岁,浙江省金华县王柴头村人,金元四大家之一朱丹溪之后裔。著名中西医结合药学家、临床家。

朱颜先生 6 岁丧父,因家境困难,初中毕业后拜江浙名医赵霭堂先生门下学医。学后独立开业行医,悬壶金华县城,很快成为当地名医,被选为金华国医公会执行委员。为了探索医学的奥秘,更好地继承和发扬中医学遗产,在其 32 岁时,他还毅然抛弃名利地位考进原国立中正医学院(第三军医大前身)攻读西医,在精通中医的基础上又牢固地掌握了西医知识。国立中正医学院毕业后,到中国协和医学院师从著名药学家周金黄进修现代药理学。

1952 年任北京中医进修学校副教务主任,1955 年任中国中医研究院(现为中国中医科学院)中药研究所药理研究室副主任、西苑医院内科研究室副主任、血液病研究室主任等职。他相继被选为北京市人民代表大会代表、第三届全国人民代表大会代表、卫生部医学科学委员会委员、中华人民共和国药典委员会委员、九三学社北京分社委员、中国科普协会中医学宣传组组长、中药学会委员等职务。

(一) 严谨的治学态度

朱颜先生学习注重理论和实践相结合。他在跟赵霭堂老师学徒初期,正值春季,城乡流行伤风、麻疹、天花等传染病,他一方面努力钻研先贤吴又可、叶天士、王孟英、吴鞠通等"瘟疫""温热"的理论;一方面留心观察,琢磨赵老的临床实践,常把两者结合在一起,对比学习,认真钻研,从而对时行温病的诊治有了较深的理解和认识。在学习本草药性时,常到中药店去见习,并亲自上山采集中草药标本。在学习《伤寒论》《金匮要略》临床课程时,就与跟师诊治的病情联系在一起学习,使理、法、方、药融为一体。他还博览《黄帝内经》《难经》《脉经》等古典医籍,撷英咀华,吸取众长,结合个人体会和见解,在医学上独具一格,成为业师徒弟中的佼佼者,经常受到老师表扬。

朱颜先生从不满足已有的知识,从青年时代就用现代科学手段研究中医中药:怎样认识药性药物、如何配伍、用什么方法科学地整理中药理论等。强烈的求知欲,常使他废寝忘食,在几次建立家庭实验室中倾注了大量心血。抗日战争初期,他在金华任校医,这里有藏书比较丰富的图书馆,有理化教员可以请教,他节衣缩食,自筹资金,购置显微镜、天平、玻璃仪器、试剂等,第一次建立家庭实验室。根据自己的经验,选择方药,包括民间单方草药作为研究材料,用物理化学方法提取其"总成分",按照经验试用于临床,统计其疗效,对疟疾、痢疾、结核病

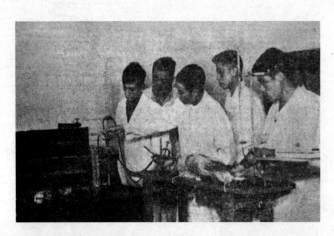

北京中医进修学校教育副主任朱颜在实验室给学员讲解用中药降压的原理。载于 1953 年 12 月 17 日《健康报》

进行了 4~5 年的研究。长期的实验,丰富了药理、化学、临床等方面的知识,但终因设备简陋及个人经济条件所限而未能大量使用。抗日战争最艰苦的年代,他到金华浦山区行医,他再次建立家庭实验室,还从田间捉青蛙,进行药理实验,获得了丰富的药化知识和临床经验,写成《双溪医案》。新中国成立后,他调至北京工作,利用业余时间,不辞劳苦,不畏拮据,又一次建立家庭实验室,在家做中药药理实验,他仍然自己花钱买鼠笼,鼠罐及三四百只小白鼠,观察记录用药后小白鼠的反应等,这些实验结果对他后来的工作大有裨益。朱颜先生这种严谨的学风和积极进取的精神是极其难能可贵。

朱颜先生有着丰富的中西医学知识和临床经验,医古文和英语水平也较高。当时国内应用现代药理学方法研究中药的学者为数不多,他已在医学界、药学界显露才华。他非常重视中医药事业的发展。当他掌握了中西医两套技术和药理学的研究方法以后,就决心先从中药的研究入手。他认为牢固掌握中医的理论知识和辨证施治的方法,并能把中药药理作用阐明,看病时就能得心应手,有的放矢。实际上,他早已孕育了治病需要辨证与辨病相结合的思想。朱颜先生来京后,拜访本草学家赵燏黄老先生,他们二人一见如故,畅谈中药整理研究之设想,十分默契,相见恨晚。这次谈话的主要内容,经过朱颜先生的整理,发表在中医杂志 1953 年 10 月号中,题目为"我对中药研究工作的几点意见"。文章发表后,引起有关部门的关注,有些建设性意见,诸如建议编纂中药志、整理各地区药材、编写全国药材汇编、编写全国中成药处方集、修订陈存仁主编的中国药学大辞典、编写新本草纲目等,后来大多付诸实施。不久他担任原卫生部中医进修学校教务长兼教师,他写了不少论述中医的发扬与中药整理问题等方面的文章,成为建国初期制定卫生政策的参考。如 1954 年 10 月 20 日《人民日报》"贯彻对待中医的正确政策"一文,就是由他执笔的。

1955 年,中国中医研究院(现为中国中医科学院)成立,朱颜先生调至中药研究所负责药理研究室工作,对该室的创建、布局、研究方向,多所建树。他在任药理研究工作同时还担任保健门诊工作;积累资料、从事写作及修改旧稿,指导青年研究人员,争分夺秒,全力以赴,对中药药理进行了大量的研究工作,汇集国内外中药药理资料,编著成《中药的药理与应用》一书。该书收集中药 138 种,并根据主要药理作用进行分类,记录每种中药的化学成分、药理、毒性及临床应用。这是一本中西医药的综合性中药药理著作,这本著作对中药药理研究和临床研究,提供了丰富的资料,颇受中医界欢迎,成为当时的畅销书籍。在他晚年身患重疾期间,虽抱病在家,却依然完成《中华人民共和国药典》中医部分的校正修改工作,为此书的出版做出了重大贡献。

1956 年北京中医学院新建,他兼任《中药学》课程教学。至今全国统编教材,不论教学大纲、章节内容、课程设置、时间安排等仍有很大部分内容是他的心血结晶。

(二)高尚的医德情操

朱颜先生虽然学识渊博,但从不满足,他一向虚怀若谷,钻研学问。他很重视记笔记,摘卡片,认为坚持日积月累,可以学与日进。同志们向他请教,他总是详为解答,诲人不倦,他把丰富的经验和医疗技术毫不保留地奉献给后世学者。他的好学精神,珍惜时间的美德,为大家树立了榜样。

他在工作中也一贯勤勤恳恳,认真负责,一丝不苟。虽患高血压、冠状动脉粥样硬化性心脏病、脱肛症,但他很少顾及自身安危。他除了查房,还定期门诊。他检查病人认真细致,辨证论治丝丝入扣,处方用药详斟细酌。对待病人和蔼可亲,体贴入微。他曾告诫医者要向祖国古代医务工作者学习,"我们应当很好地学习他们救死扶伤的人道主义精神……不断提高技术,为增进劳动人民的健康而奋斗。"他用毕生抒写"大医精诚、悬壶济世"的典范。

业师赵霭堂老先生不幸于 1933 年病故,师母悲痛万分,生活失去依靠,年仅 20 岁的朱颜先生毅然主动地担负起赡养师母重责,受到人们的赞颂。朱颜先生乃朱丹溪后裔,丹溪翁为治师疾发奋学医,朱颜先生赡养师母不辞劳苦,这看似偶然的背后,有家风、家学的必然。

朱颜先生调至北京后在中国中医研究院西苑医院上班,距家 30 余里,每日清晨乘坐头班公交车,早饭前第一个赶到医院,吃一点干粮,喝一杯开水,就去病房查房,在早晨八点钟交班之前,他已查过一遍重病人。他对生活不能自理的病人,有时给他们煎药、送药、打水、喂饭,还给病人洗脸、洗脚、擦身、剪指甲,病人都甚为感动。

朱颜先生生活简朴,不嗜烟酒,把节约下来的钱全部用来购买书籍和搞科学实验上。他待人诚恳,对待病人不分门第高低,尤其重视农村医疗。他常说:"农民远出就医看病很不方便,很不容易,特别是一些贫下中农,由于劳动力少,子女多,生活还不富裕,有病拖延不治,往往小病酿成大病,他们多么需要送医药上门,为他们解除痛苦……我们采取了定点和巡回医疗相结合,把医药送上门去。""农民治疗要求普、验、便、廉。针灸疗法应用广,既省钱又有效,农民非常欢迎,我们尽量采用针灸疗法。""千方百计为病人想办法解除痛苦,急病人之急,痛病人之痛,一专多能的多面手是可以学到的,是可以更有效地为贫下中农服务的。"他响应号召,经常到北京远郊县农村和山西稷山等地农村,为农民防病治病。他一切为病人着想,处处方便病人,不论清晨与夜间,均能做到随到随看,用小方小药为广大农民防病治病,药价低廉,服用方便,疗效显著。如用甘草干姜汤治疗胃脘虚寒痛,疗效颇佳,既节约药材,又减少群众开支,深受患者欢迎。他总结小方治病经验,发表在杂志上,为减少国家公费医疗的开支做出了贡献。他同时积极向当地群众普及按摩、刮痧等物理疗法,因时制宜、因地制宜、就地取材,解决问题。

朱颜先生中医理论造诣很深,临床经验丰富。他为把自己掌握的医学理论传给后学,常不顾患有高血压、动脉硬化、脱肛等疾患之躯,抱病讲授中医《伤寒论》等经典著作。他上课虽常常气喘吁吁,但他以精辟、生动、形象的语言,深入浅出地讲解,使受过他教诲的人都受益颇深。他从事中医事业,一贯勤勤恳恳,认真负责,一丝不苟,为后世学者树立了楷模。

1959年在中医研究院王文鼎主持的一次规划会议上,与会者每人分一研究题目,提出初步设想,制订中医10年规划草案,供有关方面研究讨论。朱颜先生文字清爽,条目整齐,重点扼要,最合乎要求。他在交卷后主动帮助谢海洲等人斟酌字句,顺改条目,使之受益匪浅。

他发表了许多文章,其中既有具有学术价值的论文,如"止痉散抗惊厥作用的研究";又有很多科普性的创作。他的学术活动范围是多方面的,他既做学术专业性报告,又做通俗系统性讲座,为普及中医药知识、促进中西医结合做出了杰出贡献。

(三) 人物轶事

一个由卫生部介绍来的系统性红斑狼疮病人,经北京一所著名医院诊断并住院治疗,高烧月余未退。朱颜先生接诊后,停用所有西药,用中医辨证论治,重点补气血、益肾阴,并亲自为患者煎药。患者经他治疗后热退,转危为安,病情恢复出院。随访十年余,病情稳定。朱颜先生不仅在医药学方面有很深的见地,还精通英语。1959年,有一次招待巴基斯坦医学专家访问,贵宾操流利的英语,讲述印度、巴基斯坦民间传统医学,医学词汇甚多,我方翻译同志甚感吃力,几乎难以进行下去。他自告奋勇,离座担当翻译工作,打破了这场僵局,在座中外专家为之惊诧不已。朱颜先生不仅英语流利,发音准确,谈笑风生。而且有关印度、巴基斯坦民间传统医学情况,甚至风土人情,亦颇有了解。

二、学 术 思 想

朱颜先生近40年的行医生涯,给我们留下了宝贵的经验。

(一) 补肾为主治疗再生障碍性贫血

1962年他调至西苑医院任首届血液病研究室主任。他主张要搞研究,除有病床外,还要有自己的实验室。该室由建室时的40张病床及2台显微镜起家,首先开展与血液病诊断相关的实验,比如骨髓细胞形态学、出凝血的检查,以后发展做到高新尖级与科研相关的药理、毒理研究。看到血液病实验室的优越性,医院各大科室也如雨后春笋纷纷成立实验室。

临床方面,在普遍治疗、重点研究的思想指导下,根据抗美援朝的环境,选择了与放射病类似的再生障碍性贫血的课题。再生障碍性贫血,简称再障,是由多种原因引起的骨髓造血干细胞缺陷、造血微环境损伤以及免疫机制改变,导致骨髓造血功能衰竭,主要临床表现为重度贫血、白细胞及血小板减少。该病治疗难度大,严重影响患者生存质量。本病在1960年以前大多数用补养气血的办法来治疗,疗效有限。朱颜先生仔细观察病人的脉证,认为气血两虚是标,本质主要是以肾阳虚为主证,肾虚不能生髓,以致影响造血,治疗应抓住治肾这个本质。根据中医"肾主骨生髓"的理论,他带领全科从古代医书中找出治疗虚劳的补肾方"大菟丝子饮"作为治疗再障的研究课题,在他的指导下,经过全科同志的反复临床实践,对再生障碍性贫血治疗有了较好疗效,不少濒于绝望的病人服用此方后,病情化险为夷,并重新回到了工作岗位。经过系列研究,先后获得1978年全国医药卫生科学大会奖,1986年度全国(部级)中医药重大科技成果乙级奖,中国中医研究院科技进步二等奖两次,三等奖一次。1979年在苏州召开了全国首届中西医结合治疗再生障碍性贫血研讨会,西苑医院血液科提出了再生障碍性贫血的辨证分型在全国再生障碍性贫血的中医治疗具有里程碑的意义,中国中西医结合学会血液学专业委员会于1986年在大连召开的全国中西医结合血液病学术会议上提倡以肾为中心将再障分为肾阴虚、肾阳虚和肾阴阳两虚三型,统一了国内对再障中医辨证分型的认识。自20世纪90年代初西苑医院血液科在国内率先应用补肾中药联合ATG/ALG治疗重型再障,取得了较好的疗效:补肾中药联合ATG/ALG的总有效率为83.1%,大人提高重型再障有效率及有效程度,复发率低。21世纪初,西苑医院负责编写WHO西太区再生障碍性贫血治疗指南《中医循证临床实践指南》(中国中医药出版社2011年)再度引领中国再生障碍性贫血的中西结合治疗。同时也为西苑医院血液科奠定了行业地位。这些成果都是朱颜先生奠定的基础,由先生创建的西苑医院血液病研究室1996年由国家中医药管理局命名为"全国血液病医疗中心"。2003年由国家中医药管理局认定为中医血液病重点专科,2004年由国家中医药管理局认定为中医血液学重点学科,2010年为国家临床重点专科。"大菟丝子饮"也被制成中成药,广泛用于治疗再生障碍性贫血、骨髓增生异常综合征、化疗后骨髓抑制等,大大提高患者的生活质量,减少治疗成本。

(二) 滋阴为主治疗内科杂病

朱颜先生乃朱丹溪后代,秉承丹溪翁滋阴降火治疗内科杂病的学术思想,但又不拘泥于此法治疗疾病。先生临证强调根据望、闻、问、切四诊所收集到的资料及西医学的一些检查结果,详细分析,综合辨证。也就是说,要先审察疾病发生发展的规律而从根本上去治疗疾病。他这一中西双解的求本观点,为中西医临床层面的结合提供了理论依据。他认为"治病必求其本",对此颇有研究。他认为疾病所反映出的现象各异,本质大同,同治其"本",各病皆愈。他列举高血压、糖尿病、神经衰弱、慢性肾炎等病,表现证候尽管不同,如果其"本"同为阴精虚耗,皆宜"壮水之主,以制阳光""精不足者补之以味"。如果单纯阴虚,则养阴即可。如果阴虚阳亢,则宜养阴抑阳。如果阴虚阳亦渐亏,又宜阴阳两补而以养阴为主。他按此原则以滋肾养阴为法,治疗结核病、糖尿病、高血压、神经衰弱、慢性肾炎等,均获良效。

治病必求于本:他认为"本"之意实为阴阳,总的说"本"就是阴阳可以概括的生命活动的根本规律,具体地说就是阴阳、寒热、表里、虚实八个概念所反映的错综复杂的病理过程、临床表现。

阴阳为医理之总纲,大则无所不指,小则可指阴精和阳气。阴精可以理解为生命活动所需的精微物质,包括精血、津液等;阳气为对周围环境的适应,对寒暑湿等外界病因的防御,以及烦劳、惊怒等精神因素的反应和体力活动的维持等生理功能。阴精为体,阳气为用,阴精为物质,阳气为功能。两者若油之与火,既相对,又互根。油充火足,油火相济则无病;油漫火微,犹水泛火戢,是"阴盛则阳病",其本质为全身功能衰退的病理过程,表现为新陈代谢降低、畏冷、精神萎靡、乏力,对外界刺激防御能力低落、循环衰弱、短气等。进一步发展,火微不燃,必至火熄油凝,阴盛格阳而脱。火炽油消,是"阳胜则阴病",其本质为全身功能亢进的病理过程。表现为新陈代谢增高、怕热、情绪激动、口渴引饮消谷善饥等。再进一步发展,火炽不戢,必至油尽火灭,阳极似阴而绝。从病理生理现象来看,阴胜也可以表现为副交感神经活动占优势或甲状腺、肾上腺皮质功能不足,阳盛也可以表现为交感神经活动占优势或甲状腺、肾上腺皮质等功能亢进等。

寒热是指疾病的性质。张景岳说:"寒热者,阴阳之化也。"由此可见,阴盛阳病为阴证,也包括寒证。阳胜阴病为阳证,也包括热证。

虚实是指外来致病因素与人体功能包括抵抗力之间的力量对比关系。《素问》云:"邪气盛则实,精气夺则虚。"精气就是正气亦即元气,包括前面说的阴精和阳气。亡精失血,用力劳神,则正气内夺;汗吐下,亡津液,则正气外夺,因而致虚,所以说虚指正气虚。而实则是邪气实。邪气有广狭二义。狭义之邪气,即四时不正之气,指风、寒、暑、湿、燥、火而言。广义的邪则包括一切对正气有害的因素,例如痰饮、蓄水、痈脓、虫蛊、疢癖、癥瘕、瘀血等原非脏腑、经络、肌肉之间素有之物。但是这一类东西都是病理产物,或因六淫外侵,或因七情内伤,或因饮食停滞而成。邪之与正,在病理过程中,相互交争,互为胜负,反映病情轻重。邪正消长关系可用邪气毒力和正气强度的对比关系来反映,即病情的严重程度与邪气毒力成正比,与正气强度成反比。其中,正气在这一关系中是主体,对疾病的发展起主导作用。

表里是部位的概念。大体来说,毛发肌腠为表,脏腑为里。六淫外感多由表入,七情内伤总由里发,表和里均可有阴阳寒热、正虚邪实。

治病求"本",就是根据望、闻、问、切四诊所收集的资料及西医学的一些检查结果,详细分析,综合辨证,明晰疾病的阴阳寒热属性和病变部位之表里及致病因素的虚实情况,采取针对疾病本质的治疗措施,以达愈病之目的。治本之要正如《医宗必读》所云:"见痰休治痰,见血休治血,无汗不发汗,有热莫攻热,喘生毋耗气,遗精勿涩泄,明得个中趣,方是医中杰"。

1. 结核病证治　结核病是由结核分枝杆菌引起的严重危害人类健康的慢性传染病。我国是世界上仅次于印度的结核病高负担国家之一。该病根据部位不同,分为肺结核和肺外结核。80%肺外结核患者肺内都有结核病的症状,故解决结核病需要从肺入手。结核病的彻底消灭,不能单靠治疗,当预防与治疗并重。结核病在我国源远流长,传统中医的辨证论治,为结核病人保驾护航。朱颜先生综述了中医学对肺结核病咳嗽的处理,并且传承朱丹溪的"阳常有余阴常不足"的学术思想,将肺结核分为肺脾型、心肺型、心脾型三型,肺脾型用朱丹溪名方"琼玉膏"、心肺型用"参麦饮"、心脾型用"归脾丸"。他观察22例病例,总有效率82%,其中钙化占59%,显效占23%。尽管治疗肺结核取得良好疗效,但先生仍积极向苏联专家学习,他认为肺结核当中西医结合治疗,他向国内医者介绍了苏联以"链霉素"为主治疗肺结核的经验,同时介绍了应用链霉素的紧急适应证。

2. 糖尿病的证治　从临证来看,糖尿病属《灵枢·五变》云:"五脏皆柔弱者,善病消瘅。"《素问·奇病论》云:"素食甘美而肥,肥令人内热,甘者令人中满,故其气上溢,转为消渴"。《备急千金要方》归于中医"消渴""消瘅"范畴。其主要病因有:"凡积久饮酒,未能不成消渴。"治疗糖尿病的原则:适量限制病人饮食,饭后散步,忌饮酒,忌咸食,稳定病人情绪,忌房事。预防感染。治疗方法:

(1) 食饵疗法:①《三因极一病证方论》猪脊汤:猪脊骨1尺2寸(约有瘦肉四两),大枣49枚,新莲肉49枚,甘草三两,西木香一钱。②《外台秘要》:"又宜食者,每隔五六日,空腹食饼,以精牛肉及黄雌鸡为臛","不食肉,食菜者,宜煮牛膝、韭、蔓菁,又宜鸡子、马肉。"

(2) 药物治疗:中医对糖尿病的药物治疗,往往采用多种药物的综合治疗,而且按疾病发展的情况和不同类型有不同处方,今举例如下:①黄连丸(《备急千金要方》):适于糖尿病无合并症者。黄连,生地黄各一斤,后地黄汁渍黄连,取出晒干,再入汁中,使汁吸尽,晒干为末,蜜丸如梧桐子大,每服 20 丸,每日 3 次。②党参一斤,研末,蒸熟,蜜丸梧桐子大,初服 5 丸,每日增加 5 丸,加至每日 30 丸为度,继续服至症状有退。③六味地黄丸(钱乙方):适用于后期糖尿病,有眼目昏花、腰脚软弱等症状者。熟地黄八两,山萸肉、山药各四两,牡丹皮、茯苓、泽泻各三两,后五味研末和熟地黄捣膏,加蜜为丸如梧桐子大,每服 70~80 丸(2~3 钱),空腹水送下,每日 2~3 次,口渴甚者用麦冬和五味子各 3~5 钱煎汤吞服。④黄芪六一汤(《太平惠民和剂局方》):适用于先发糖尿病而后并发痈疽疮疖,或先发痈疽疮疖而后发现糖尿病,阴部多汗,瘙痒。黄芪(蜜炙)六两,甘草(半生半炙)一两共研细末,每服二钱,开水吞服,晨、午各一次。⑤七味白术散(《六科准绳方》):治糖尿病日久小便甜者。白术、茯苓、人参各七钱,甘草一两五钱,木香二钱五分,藿香叶五钱,葛根一两,共研细末,每服 3~5 钱,开水送服。

病案举例:男性,60 岁,小便混浊有香味,次数频多,尿于地上,蜂蝇围集,皮肤有细小疖疮,口渴,吃饭后嗜眠,给以下处方:生熟地黄各四两,黄芪四两,川连末三钱。用水六碗,先煎地黄、黄芪,煎取汁 3 碗,再加水 4 碗,煎取 2 碗,两次共煎汁 5 碗,分成 3 份,每服一份调川黄连末一钱,口服,每日三服。连服 2 周,口渴大减,小便次数减少,再将前药炼蜜为丸,每服五钱,每日 3 次,又经 2 周,全身疮疖痊愈,口渴亦除,小便不复引蜂蝇。

(三)主张中西汇通

朱颜先生精通中西两门医学,他认为医学是自然科学和社会科学的综合体,医学的发展规律就是社会发展在人类保健事业方面的反映。中医是中华民族几千年来与疾病做斗争的产物,它是经验的积累,受中国传统生产方式的影响。"中医要科学化"而非"中医西医化"。后世医者"应当继承祖先的优秀科学传统,在他们遗留下来的光荣成就的基础上,利用现代科学工具,进一步地来创造自己一代的医学,来完成自己一代的历史任务。"关于中西汇通,先生当时主张如下:

1. **要整理中医的经验** 中国医学偏重经验,许多宝贵的治疗经验为现在的中医师所掌握。对于我们说来,直接经验最为可贵,因为它是"活"的经验,它具有现实的意义——实用价值。合理而有效地处理这些"活"的经验,乃是整理医学遗产工作中的主要内容。因此,应该用各种方法把一切好的经验集中起来,加以整理。但是,在中医"活"的经验中,也有许多是效果不确定或无效的。要把这些直接医疗经验集中起来加以整理,并肯定其有效的部分和否定其无效的部分。最有效的办法是临床观察。这就需要集中一些有治疗经验的中医师,有重点地对某几种疾病进行临床研究(通过中医院),用科学的诊断方法获得明确诊断后进行治疗,观察和记录其效果,同时通过实验室的实验来控制药物的性能,决定药物的安全剂量,研究治疗效果产生的过程。只有这样,才能从中国医药学术里发现有科学价值的东西。如果能有重点地做临床研究,一定会有成绩。譬如,今年研究胃溃疡、高血压,明年再研究肝硬化、肾脏炎,在三五年内可以解决不少的问题。

2. **要整理中国医药学术文献** 这是一种极为繁杂的工作。因为中国医药学术的旧有文献,虽然很丰富,但都是分散的,要把它们系统地整理出来不是容易的。因此,只能有重点地加以整理。此外,还应当征集散在民间的单方和经验疗法,有重点地加以整理,把它作为进一步研究的参考资料,因为这些都是一向未被重视的宝贵经验。

3. 适当地改进中药的剂型　根据大多数中医和病人的意见,中药对某些病是有效的,但熬药不便。有重点地改进中药的剂型是可能的,"止嗽散"就是一个例子,把它改成片剂,形成后来北京同仁堂提炼厂生产的"六四止咳片",成为深受群众欢迎的新中成药。中药在改型以后,不仅服用方便,剂量和效力也比较容易控制。剂型改变后,中医固能使用它,西医也能使用。这就解决了西药复方甘草合剂和陀佛氏散的代用问题。

朱颜先生在临床实际经验中体会到中医在医疗上对某些疾病是能解决问题的,而理论部分有许多地方是玄虚不切实际的,同时认识到要从这些古代流传下来的民族医术中"披砂获金",没有现代的科学知识和掌握现代科学工具是不行的,他经过六年的系统西医学习,初步摸索到现代科学医学的门径,才领会到中医要走向科学化的道路,必须首先在旧有的临床经验基础上接受现代科学医学的学理与诊疗技术,再运用这些科学武器回过头来整理自己的旧有经验,使它们从旧的范畴提高到科学的领域,旧有的临床经验和新的科学知识在同一个人身上的并存,对中医科学化的推进具有决定性的意义。朱颜先生强调中西医结合应当从下面几项做起:

1. 病名、病源、病理　应当完全根据现代科学医学,因为中医原来的病名极不统一;病源,特别是传染病的病源由于诊断器械的条件所限,也都没有具体认识;病理也是臆测的居多,所以这三项在临床上应当服从现代学理。

2. 症状的表现　应当力求科学的解释分析。例如中医所谓"肺塌为肺绝",为呼吸困难和缺氧的症状,"四肢厥逆""脉微细",为循环衰竭的表现等。

3. 诊断方面　除了运用中医原有的"望闻问切"的诊断方法外,尽量采用科学的诊断技术。如血液、大小便、痰液等的检验,听诊,叩诊甚至透视,心电图等,来扩大观察的范围和深度。一方面用科学的诊断方法来确定病名,了解病理变化及病源,另一方面通过由"望闻问切"所得症状的分析和解释,使处理方法的决定逐渐获得新的标准和尺度。例如"脉弦,眩晕",中医叫做"肝气",常用牡蛎、石决明、白菊花等来治疗,如果同时也用了科学的诊断方法去测量一下血压,就可以了解"脉弦,眩晕"是否是高血压的现象,如果是高血压,而且用这些方药治愈了,就可以获得治疗高血压的有效方药和决定这种方药的新标准,也提高了治疗用药的正确性和一致性。

4. 治疗的选择　应当以可能的效果为尺度,不应当在中药西药的名义上固执成见。凡是可以用中药治愈的,尽量采用中药,中药不能解决问题的,不妨采用西药。大致说来,一般急性传染病,以采用西药即化学治疗为主,其他一切慢性病,可以适当地运用中药治疗。在中药的应用上也应当加以重点的改进。如处方的简化和剂型的改变,并且应当用科学的药理学观点来认识中药的疗效和安全而有效的剂量。从实际需要出发,以解决问题为目标,中西医术就在临床实践中逐渐地结合起来,其他医疗技术也一样。

5. 关于预后及预防方面　也应当以现代科学医学为主,预后系医生对疾病发展的科学预见,需要对整个病情变化有透彻的理解,才不致有误,因此,必须依靠现代的基础医学为根据,而以中医经验为参考,至于预防特别是传染病的预防,中医是比较残缺不全的,应当完全采用新的科学方法,如预防注射、消毒、灭菌等。

总的来说,中西医在临床上的结合,应当从技术合作开始,逐渐走向中医本身能够掌握科学诊断方法及用新的观点来使用中药或其他治疗技术的道路。

(四) 开展中西医结合中药药理学研究

朱颜先生金华行医十年后毅然停业,全身心投入国立中正医学院,系统学习西医 6 年,可算是"中西医结合"的代表人物。他认为中药为中医的物质基础,也是中医学术的价值所在,所以中医科学化的具体工作,必须包括中药的研究。对中药本身的认识是研究中药工作中最基本的问题,但是研究中药的目的不仅仅是为了认识中药,而且必须了解中药与生物之间的相互关系,特别是对人体从病理状态恢复到生理状态所起的作用。他从青年时代就用现代科学手段研究中医中药,在几次建立家庭实验室中倾注了大量心血,获得了丰富的药化知识和临床经验,写成《双溪医案》。新中国成立后又师从周金黄,在药理学方面有着丰富的经验。

他认为研究中药的具体步骤应当包括文献的查考、生药的鉴定、临床疗效的观察、药理学的试验及有效成分的提出和制造。

1. 文献的查考 中药在临床上的应用,已有悠久的历史,关于中药的文献记载极其丰富,而且大部分是前人的经验积累。国内外科学工作者也不断地在进行中药的研究,取得不少成绩,所以在进行某一种中药的研究以前,必先查考这些古代的和近代的文献记载,然后在前人的工作经验基础上考虑进行研究工作。

2. 生药的鉴定 中药绝大部分是生药,而且植物性生药又占最多数,因此,实际的研究工作,应从生药的鉴定开始。中药往往有名字相同而实物不同的,也有同一药物而有许多别名的,即同一药物在植物学上也有许多变种。如果研究植物性中药不事先很谨慎地把原植物搞清楚,往往得不到有用的结果。例如,中药五加皮是五加科植物,而多数中药铺中的五加皮是萝藦科的杠柳皮,前者无毒,后者有剧毒。如不了解这一点,研究的结果就宣判五加皮有毒不能使用,而冤枉了真正的五加皮。非但植物品种要首先弄清楚,而且对药物品质也要加以辨认。例如,雷丸的驱虫成分是一种蛋白分解酶,如果这种药物放在太热的地方,或已加烘炒,其有效成分就要被破坏,使研究不能得到正确的结果。又如槟榔子在中药铺里切片之前,需要用水浸渍半月左右,然后再切。因此,丧失一部分有效成分,如经发霉更要使大部分有效成分破坏,若取这种槟榔片来做研究,也会使结果不正确。临床上如用槟榔治绦虫需要 120g 左右的量,如把原槟榔子打碎使用,有效剂量只要 30g 左右。因此,开始研究中药时必须团结植物学家、生药学家和药剂师,首先要把进行研究的中药品质及其原植物辨认清楚。

3. 临床疗效的观察 有些中药在实验室中研究不出正面的结果,而在临床上却有经验的疗效,因此研究某些中药有时必须通过临床观察。例如余云岫曾用马齿苋治愈了杆菌性痢疾,而徐仲吕报告马齿苋在试管中对痢疾杆菌并未发现有任何抗菌效力。又如黄芩能使高血压患者的血压降低而消除了不适的主观症状,但在麻醉动物试验上并未能表现有降低血压的作用。因为实验室的研究方法有时没有掌握得当,不能使中药在治疗上的效果表现出来。而临床实用是药物的终极实践过程,是检查和考验药物治疗价值的最高科学标准。因此,研究中药在一定的安全限度内,可以通过临床使用来观察和证实其药效。这种安全限度的控制有两种标准:一种是中医旧有临床经验,一种是毒性的生物鉴定。同时可按照一般药物的发展规律适当地改进其剂型,如配剂、流浸膏、浸膏甚至单纯成分等。因为中药是几千年在人身上使用过的东西,根据中医经验,用中药(包括改变剂型而不增加原来剂量含药量的中药)在临床上反复使用(必要时可用动物进行毒性测定试验),所以也不会有什么危险,而且苏联医学如组织疗法，也是在不断的临床使用中发展起来的，如果研究中药，能够结合临床观察，在现实意义上将有较大的成绩。

4. 药理学研究 药理学的研究应与临床观察结合起来进行，因此，有两个目的，第一是寻求中药临床疗效的理论根据，就是分析研究其发生疗效的物质基础及其作用机制，第二是从生物实验上得到提示，以充实临床应用和观察的材料，而整个药理学研究过程中，都必须按照一般药物的发展规律来进行，就是第一步要从生药的原料形式做起，其次是单纯成分，或单纯成分的合并使用，其顺序如下：

（1）总体检查：用动物实验或细菌学实验来研究中药或其处方的药理作用时，必先用适当的方法提取其总的成分来做实验的材料，可以参考中医的经验用法和药物的理化性质，制成浸剂、煎剂、配剂，或流浸膏等，进行总体的检查。如果总的成分都得不到正面结果，可能是整个药物或处方都没有真正的效用，或有效成分已在制剂时丧失，或是实验的方法不适当，如果总的成分产生正面结果，就可以初步肯定其中起码有一种或多种有效的东西，而进行第二步工作。

（2）分析检查：总体检查发生效验以后，应进一步运用物理化学的知识和技术从总的成分里分出各个组成的化合物，加以纯化，施以和总体检查同样的药理学实验，最后找出在总体中发挥药理效用的主要成分。如不能在实验中找出哪一种个体成分是主要有效成分，可能是分析和提纯的技术问题，也可能是这些个体成分只在两种或数种并存的成分一起才能产生前次那样的药理作用，因此，又当进行第三个步骤。

（3）合并实验：如单独一种个体成分不能在药理实验中产生类似临床疗效的作用时，可把两种或数种或全部组成某药或某处方的成分合并起来进行如前同样的实验，找寻具有协同作用的几种有效成分。如在总体成分实验时有效，而经过分析而提出的个体成分合并实验时不能获得同样效果，一定是有效成分在分析提炼中丧失或破坏了，在实验室可以继续从事分析提炼方法的研究，而临床上就只能使用含有总体成分的粗制剂型。

（4）药理作用机制研究：如从分析检查或合并实验等研究过程中找到有效成分之后，可以进一步从事药理作用机制的研究。例如，某种药物的成分在麻醉动物身上有降低血压的药理现象，应进一步研究其作用究竟在哪里，可以切断两侧迷走神经，再观察是否仍有同样的降低血压现象。如降低血压现象消失或减退，就可推知其作用在迷走神经中枢，如降压作用不受迷走神经切断的影响，可先用足量的阿托品后再进行同样试验，如降压作用能被阿托品所取消或减低，就可推知其作用在迷走神经和其他副交感神经的末梢，如不受阿托品的影响，其降压作用可能是对心肌或血管壁平滑肌有直接抑制作用，可用血管灌流及离体心脏等实验证实。其他如麻醉药、抗生素、驱虫药等都可运用生理学、细菌学、生物化学（包括酶学）的知识和技术，通过各种实验来分析研究某种药物有效成分产生药理效用的原理，使中药从经验的认识基础上提高到理论的认识水平上来，成为完美的科学知识。

（5）毒性试验：经过各种步骤的药理学实验，最后找出某种中药或处方的有效成分（包括总体成分和单个组成成分）之后，就可通过生物鉴定及毒性测验方法，初步测定安全而有效的剂量，按目前对该药认识的程度制成粉剂、配剂、浸膏等粗糙剂型或纯粹的成分再使用于临床，通过临床实践来检查和证实这一系列的理论研究成果是否正确，同时使中药在经过实验的科学理论指导下面发挥更高的治疗效率。

5. 中药有效成分理化性质的研究 从某种中药里找到药理学上有效的纯粹成分之后，就要开始对这种有效成分进一步地研究，最基本的工作是测定熔点、旋光度、比重、溶解性等,及定出化学分子式乃至化学构造式,再用综合化学的知识和技术来模仿或改造这种天然存在的化学成分,使中药的生产逐渐变成工业化。

朱颜先生同时指出研究中药的目的在于发扬中医药学,使它更有效地为人民的健康服务。研究中药需要注意以下几点:①研究中药应重视中医的医疗经验。②研究中药应注意中医的给药法。③研究中药应考虑合并使用后的综合效果。④研究中药必须结合临床实用。各个部门通力协作。植物学、生药学工作者应当把中药首先是植物部分加以科学地鉴定和分类,临床医学工作者应把中药在临床上的经验疗效及使用方法介绍出来,并且继续把经过研究和改进剂型的中药进行临床疗效的科学观察,药理学细菌学和生物化学工作者应配合临床需要进行重点的实验室实验,把最常用而有经验疗效的中药找出产生疗效的物质及其理论根据,药学和理化学工作者应帮助中药的提炼及有效成分的制造工作,农学工作者应研究中药的栽培来增加产量,并且要经常地通过各种形式的通讯、报道、集会等来交换各部门的研究成果和工作经验,使中药的研究工作成为一个有目的、有组织的有机体,发挥集体的力量把中药的研究工作搞得更好。

三、代表著作与论文述评

朱颜先生一生热心于学术及科普创作,在《大众医学》《中级医刊》《药学通报》《中药通报》《护理杂志》《人民保健》等刊物上上发表学术论文百余篇,科普知识200余篇。出版著作《中药的药理与应用》《日常中药常识》《药物学讲义》《几种重要传染病的认识及处理(附中药治疗)》《中医学术研究》《中国古代医学的成就》等,他还参加过50年代周金黄教授主编的《药理学》中药药理部分的编写及诸福棠教授主编的《儿科学》中医部分的编写;晚年重病期间,还完成了《中华人民共和国药典》中药部分的审校修改工作。

(一) 现存发表的论文及其评述

1. 中药知识相关

(1) 朱颜. 日用中药常识(一)[J]. 中级医刊,1955(2):40-48.

(2) 朱颜. 日用中药常识(二)[J]. 中级医刊,1955(3):40-44.

(3) 朱颜. 日用中药常识(三)[J]. 中级医刊,1955(4):44-50.

(4) 朱颜. 日用中药常识(四)[J]. 中级医刊,1955(6):46-51.

(5) 朱颜. 日用中药常识(五)[J]. 中级医刊,1955(7):46-48.

(6) 朱颜. 日用中药常识(六)[J]. 中级医刊,1955(8):46-49.

(7) 朱颜. 日用中药常识(七)[J]. 中级医刊,1955(9):46-49.

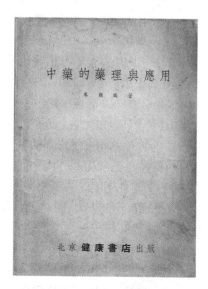

1958 年,朱颜所撰的《中药的药理与应用》一书由北京健康书店出版

（8）朱颜．日用中药常识（八）［J］．中级医刊，1955（9）：46-49.

（9）朱颜．日用中药常识（九）［J］．中级医刊，1955（12）：41-46.

（10）朱颜．日用中药常识（十）［J］．中级医刊，1956（1）：44-48.

（11）朱颜．日用中药常识（十一）［J］．中级医刊，1956（2）：119-123.

（12）朱颜．日用中药常识（十二）［J］．中级医刊，1956（3）：187-191.

（13）景厚德，朱颜．人参的药理［J］．中药通报，1957，3（1）：27-31.

（14）朱颜．五味子的成分药理和应用［J］．江西中医药，1954（1）：20-21.

（15）朱颜，屠国瑞．两位苏联学者关于研究植物药的意见［J］．中药通报．1958，4（3）：73-75（翻译）.

（16）朱颜．当归的药理与临床应用［J］．北京中医，1954（2）：22-23.

述评："日用中药常识"系列一至十二主要系统阐述中药的知识，主要包括中药的起源，中药学的发展，中药的产地、采集、炮制、剂型、配伍、用法用量、服用方法及近代的中药研究。随后根据作用人体系统的不同分别阐述中药的基本信息、成分、药理、临床应用、附方等。"人参的药理"一文为综述，阐述近代国内外学者对人参进行的动物研究结果。"五味子的成分药理与应用"及"当归的药理与临床应用"阐述了五味子、当归的基本信息（科属、产地、主治功效）、成分、药理、应用及处方应用。朱颜先生还向国内学者传授苏联学者研究药物的方法。

2.《伤寒论》阐发

（1）朱颜．伤寒杂病论集今译［J］．中医杂病，1956（8）：438-440.

（2）朱颜．关于学习伤寒论辨六经病脉症并治八篇的一些意见（中医经典著作学习讲座一）［J］．中级医刊，1956（8）：46-49.

（3）朱颜．关于学习伤寒论辨六经病脉症并治八篇的一些意见（中医经典著作学习讲座二）［J］．中级医刊，1956（9）：60-63.

（4）朱颜．关于学习伤寒论辨六经病脉症并治八篇的一些意见（中医经典著作学习讲座三）［J］．中级医刊，1956（10）：60-63.

（5）朱颜．关于学习伤寒论辨六经病脉症并治八篇的一些意见（中医经典著作学习讲座四）［J］．中级医刊，1956（11）：53-57.

（6）朱颜．关于学习伤寒论辨六经病脉症并治八篇的一些意见（中医经典著作学习讲座五）［J］．中级医刊，1956（12）：45-48.

（7）朱颜．关于伤寒论中一些术语的问题［J］．江西中医药，1955（6）：1-6.

述评：朱颜先生在《伤寒论》系列学习讲座中，全文翻译了《伤寒杂病论》的开篇，并指出，后世学者应该接受古人的宝贵经验，吸取当时有效医方，通过自己的临床实践，不断丰富自己，提高自己。朱颜先生讨论了"六经"与"六经病"的初步认识，并且说明六经病的"辨证"上的意义。他阐明了古人对疾病发展变化的看法，给"随证治之"的灵活性提供一些初步依据。他介绍了六经病的一般治疗原则，同时举例六经病的具体方药。他同时还介绍了六经病脉证并治 8 篇以外的学习心得。

3. 中医基础理论

（1）朱颜．中医是怎样看病的（中医讲座第一讲）［J］．中级医刊，1958（4）：60-62.

（2）朱颜．中医是怎样看病的（中医讲座第二讲）［J］．中级医刊，1958（5）：60-61.

（3）朱颜．中医是怎样看病的（中医讲座第三讲）［J］．中级医刊，1958（6）：62-63.

（4）朱颜.中医是怎样看病的（中医讲座第四讲）[J].中级医刊,1958(7):56-58.

（5）朱颜.谈谈中医辨证论治的基础[J].天津医药杂志,1961(2):65-69.

（6）朱颜.中国古典医学的诊断和治疗[J].人民军医,1957(1):58-61.

述评:"中医是怎样看病"系列讲座及另外两篇论文,从"脏腑""病因""辨证""诊法""治则"五个方面系统的介绍了中医基础理论。

4. 古籍知识相关

（1）朱颜.介绍本草纲目[J].中级医刊,1954(10):15-17.

（2）朱颜.李时珍的"本草纲目"[J].读书月刊,1956(3):26-27.

（3）朱颜.介绍几种中国医学的古典著作[J].读书月报,1956(6):17-18.

（4）朱颜.纪念唐代王冰次注《素问》一千二百周年[J].中医杂志,1962(8):33-34.

（5）朱颜.《著园医话》拾遗[J].中医杂志,1963(5):29-30.

（6）朱颜.中医学和护理工作[J].护理杂志,1955(1):4-6.

（7）朱颜.中医学在传染病的认识和防治方面的成就[J].中医杂志,1955(8):5-9.

（8）朱颜,高辉远,李经纬.关于中医文献整理及理论研究的讨论[J].中医杂志,1962(4):5-6

述评:朱颜先生在这8篇论述中向读者介绍了《本草纲目》《黄帝内经》《伤寒杂病论》《神农本草经》《脉经》《诸病源候论》《著园医话》的主要内容,介绍中国的古代几位名医。同时介绍了古代中医护理常识、传染病认识和防病的成就,介绍了中医文献的整理与研究的方法。

5. 肺结核治疗

（1）朱颜.关于急需应用链霉素的适应证问题[J].护士杂志,1953(1):53.

（2）高尔德·希金,朱颜.苏联医学介绍关于急需应用链霉素的适应证问题[J].中级医刊,1953(6):25.

（3）朱颜.中医学对肺结核病咳嗽的处理[J].中华结核和呼吸杂志,1956,4(2):103.

（4）朱颜.中医治疗肺结核22例[J].中医杂志,1959(3):36-37.

述评:朱颜先生介绍了肺结核的中西医治疗方法,他首先综述了肺结核咳嗽的中医处理,然后介绍链霉素在肺结核中应用,最后介绍自己治疗肺结核的经验。他认为肺结核主要分为肺脾型、心肺型、心脾型。以滋阴为主治疗22例患者,总有效率82%。

6. 杂病治疗

（1）朱颜.中医对麻疹的预防和治疗[J].中医杂志,1960(1):51-56.

（2）朱颜.腹泻的认识和处理[J].北京中医,1953(5):9-12.

（3）朱颜.无脉症一例报告[J].中医杂志,1956(1):11-13.

（4）朱颜,陆天鑫.清热化湿二法在慢性肝炎治疗上的应用[J].中医杂志,1962(7):6-8.

（5）朱颜,陆天鑫.辨"肝热脾湿之证"[J].中医杂志,1962(10):32-34.

（6）朱颜.甘草干姜汤治疗寒症34例报告[J].中医杂志,1965(11):6-7.

（7）朱颜,周蔼祥.尿崩症一例治疗介绍[J].中医杂志,1964(8):13-14.

（8）朱颜.中医对高血压症的认识和治疗[J].北京中医,1953(7):3-6.

（9）朱颜.中医对糖尿病的认识和治疗[J].北京中医,1953(9):8-11.

（10）朱颜.中国古代医学中关于消化性溃疡的认识问题[J].北京中医,1954(10):9-10.

（11）朱颜．麻黄连翘赤小豆汤的启示［J］．中医杂志，1964（2）：29．

（12）朱颜．用槟榔驱除肠内寄生虫的介绍［J］，北京中医，1953（6）：23-24．

（13）朱颜．介绍大蒜疗法［J］．北京中医，1953（2）：13-14．

（14）颜行伍，屠国瑞，李澤琳，等．止痉散抗惊厥作用之研究［J］．中医杂志，1960（6）：38-40．

（15）朱颜．辛辣刺激对健康人血压的影响［J］．中医杂志，1960（6）：36．

述评：这15篇论文主要讲述朱颜先生用甘草干姜汤治疗胃脘痛、眩晕等寒证，用清热化湿法治疗慢性肝炎，平肝息风、逐瘀通络法治疗无脉症，六味地黄丸加减治疗尿崩症。朱颜先生介绍了高血压、糖尿病、消化性溃疡、麻疹的诊治及预后，腹泻的临床分型与治疗原则。槟榔、大蒜的主治症，以及止痉散抗惊厥的药理研究，辛辣药物对血压的影响。

7. 其他

（1）朱颜．一个中医学习西医的经过［J］．北京中医，1953（4）：10-12．

（2）朱颜．一生中有意义的一件事［J］．中医杂志，1965（10）：9-11．

（3）朱颜．"求"和"送"［J］．前线，1965（9）：9．

（4）朱颜．农村是药学工作者的广泛天地［J］．药学学报，1966，13（1）：2-5．

（5）朱颜．学习祖国古代医学家救死扶伤的人道主义精神［J］．中医杂志，1955（5）：44-45．

（6）朱颜．家庭常用中药简介［J］．护理杂志，1965（1）：55-57．

（7）朱颜．介绍几个防治中暑的中药方剂［J］．中国药学杂志，1959（6）：265-267．

（8）朱颜．巴甫洛夫学说介绍（续）［J］．北京中医，1954（12）：5-6．

（9）朱颜．中医进修与中医学术研究［J］．北京中医，1954（3）：5-9．

（10）朱颜．药物的发展规律与研究中药的步骤［J］．北京中医，1954，3（1）：9-12．

述评：以上论文朱颜先生介绍了自己学习西医的过程，自己对中医的传承与发展的思考，再三告诫后世医者要大医精诚，博采众方；心系患者，用小方治大病。还介绍了俄国生理学家巴普洛夫的高级神经活动学说，介绍了药物发展规律与研究中药的步骤。同时用通俗易懂的语言向百姓介绍了家庭常用中药的用法、用量及注意事项。

（二）现存著作及其述评

1.《儿科学》，人民卫生出版社，1954年出版。

2.《中药的药理与应用》，健康书店，1954年出版。

3.《中药的药理与应用》，人民卫生出版社，1958年出版。

4.《日用中药常识》，人民卫生出版社，1957年出版。

5.《中国古代医学的成就》，科学普及出版社，1955年出版。

6.《药理学》，人民卫生出版社，1954年出版。

7.《医务人员手册》，健康书店，1953年出版。

8.《中医学术研究》，健康书店，1952年出版。

9.《几种重要传染病的认识及处理》，健康书店，1952年出版。

述评：以上这几本书均为教材，《儿科学》介绍了儿童营养、新生婴儿疾病、消化系统疾病、寄生虫病、麻疹、天花、水痘、急性上呼吸道传染、白喉、百日咳、各种肺炎及脑膜炎的证治。结核与先天性梅毒、惊风与精神病的诊治。《几种重要传染病的认识及处理》介绍了霍乱、猩红热等几种重大传染病的流行病学、发展规律与诊治方法。《中药的药理与应用》介绍一百多种中药的药理研究,包括品种鉴定、化学成分、药理作用和临床用途。《药理学》介绍西药的药理学。《日用中药常识》介绍常见中药的用法、用量与临床经验。《中医学术研究》是第一次遵照中央人民政府卫生部颁发中医进修学校课程标准进行的初步讲演提纲,是一种以启发和培养学员研究能力和积极性为主要目的的课程。本书首先确定了中医学术研究的方向和步骤,开始讨论中医的治疗技术,特别是药物治疗;随后再谈一些和治疗技术有关的基础医学;最后把整个中医学术思想加以分析和批判。《中国古代医学的成就》把我国古代医学的各种成就加以简明叙述:主要概括了我国古代医学在解剖学、生理、病理、诊断学的成就;内、外、妇、儿、针灸、推拿、导引、正骨及其他治疗技术的辉煌成就;预防医学、有效药物的发现的成就;提出我国医学的特殊优点和价值,并介绍了我国古代名医的一些理论和事迹,使读者能概括的了解我国古代医学的辉煌成就。《医务人员手册》叙述了一些常用的诊断、治疗及护理方面的一般理论和操作技术,列入护理工作中一些常见碰到的容易忘记的常数。《朱颜论医药》一本书为朱世增主编,该书详细记录了许多关于朱颜先生的论文、报告,还记载了有些已无法从现有的搜索平台得到的论文,值得我们学习。

朱颜先生一生热爱中医药事业,他对中医经典著作及各家学说颇有研究,对中药药理、药化等亦有较深造诣。其知识渊博,学贯中西,可说是新中国成立后中西医结合工作的开拓者,堪称"中西医结合的高明理论家"。他在培养中医人才,传播中医药知识,开展中西医学术交流,以及中医临床、基础科研工作中,均有卓越贡献,为我们留下了珍贵经验。他是一位有理想、有抱负、事业心很强的医药学家,把自己毕生的精力奉献给了我国的中医药事业。1972年,朱颜先生不幸患脑溢血去世,享年59岁,是中医界的极大损失。

参 考 文 献

[1] 谢海洲.忆朱颜大夫[J].药学通报,1988,23(5):319-320.

[2] 周霭祥,郑金福.朱颜生平及学术思想简介[J].国医论坛,1989(1):17-20.

[3] 朱颜.中医治疗肺结核22例[J].中医杂志,1959(3):36-37.

[4] 朱颜.中医对糖尿病的认识和治疗[J].北京中医,1953(9):8-11

[5] 朱世增.朱颜论医药[M].上海:上海中医药大学出版社,2009.

[6] 颜行伍,屠国瑞,李泽琳,等.止痉散抗惊厥作用之研究[J].中医杂志,1960(6):38-40.

[7] 朱世增.朱颜论医药[M].上海:上海中医药大学出版社,2009.

[8] 王药雨,董德懋,谢海洲,等.正确地对待中国医学遗产[J].中医杂志,1953(9):1-2.

[9] 朱颜.药物的发展规律与研究中药的步骤[J].北京中医,1954,3(1):9-12.

(整理:郭小青 胡晓梅;审订:周霭祥 邓成珊 麻柔)

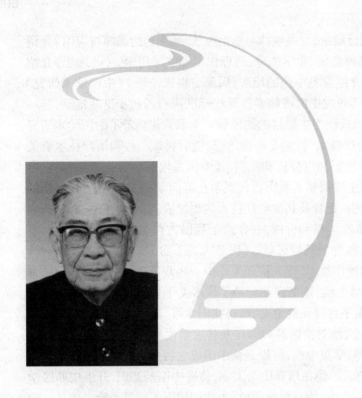

祝谌予

一、生 平 传 记

祝谌予先生(1914—1999年),名续,字慎余(后改为谌予),北京市人。著名中医临床家和教育家,中西医结合专家。为首批全国老中医药专家学术经验继承工作指导老师,享受国务院颁发的政府特殊津贴。

1955年卫生部为培养国家高级中医人才,在中医研究院(现中国中医科学院)举办"西医学习中医研究班",祝谌予先生担任专职教学工作。1957年调卫生部直属北京中医学院(1993年更名为北京中医药大学)任第一教务长,兼任金匮要略教研组组长。1975年任北京协和医院中医科主任。

(一) 拜入施门

祝氏家族为北平望族。祝谌予先生19岁那年(1933年),母亲病重,请到施今墨先生诊治,施今墨先生高明的医术使祝谌予先生十分钦佩。在为母亲求医过程中,先生看到诸医者参差不齐的医疗水平和医德。母亲的病再度复发时,恰逢施今墨先生在南京出诊。再延他医,终致无救而逝。先生悲痛至极,也深感震撼。心中发誓一定要当一个真正治病救人的医生。先生此次亲眼看到施今墨先生仪态谦和,诊查细致,疗效显著。于是,先生拜施今墨先生为师,笃志学习中医。施今墨先生为京城四大名医之一,医德高尚,医术精湛,将先生收为第一个入门弟子。19岁的先生自1933年拜入施今墨先生门下,开始了他的杏林生涯。

施今墨先生临诊不问贫富贵贱,均尽力救治,求诊者摩肩接踵,日诊百余人次。祝谌予先生与师弟李介鸣、张遂初和张宗毅上午随侍施今墨先生门诊,下午跟随施今墨先生外出诊病,晚间听医界名宿周介人等老师讲解《黄帝内经》《难经》《伤寒论》和《金匮要略》等中医经典著作。日复一日,风雨寒暑从未间断。在施今墨先生指导下,先生还遍览《肘后备急方》《备急千金要方》《千金翼方》《外台秘要》《赤水玄珠》《张氏医通》《医贯》和《医林改错》等历代医著。

祝谌予先生入门拜师后,白天兢兢业业侍诊于侧,晚间在家秉烛夜读,直至深更半夜。先生在侍诊时,发现施今墨先生处方时总习惯双药并书(每对药或一气药一血,或一升药一降,或一脏药一腑,或一散药一收等),便留心收集。数年中收集到"药对"百余对,将这些古方之精华取名为"施氏药对"。之后开始对施今墨先生的医案进行整理。从数万个病案中选择完整病例,再从中挑选典型病例进行编辑;按照西医系统分类,对每个病例加注按语。这些体现了先生对施今墨先生学术思想的深刻体会和理解,按语起到画龙点睛的作用。1940年《祝选施今墨医案》出版。

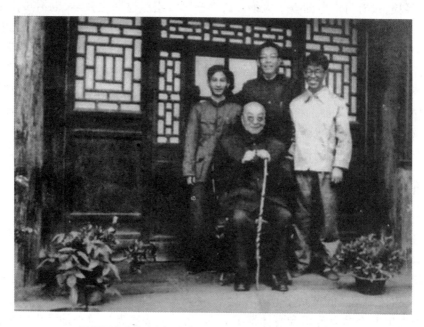

祝谌予(后排中)与施今墨(前坐者)及同门师弟在一起

(二) 学贯中西

1937年"七七事变"后,祝谌予先生曾随施今墨先生至天津,以后便独立应诊。应诊时运用施今墨先生辨证论治的思路,疗效颇佳,来诊者日众。此时先生感到自己只是模仿老师的套路,知其然而不知所以然,意欲深究医理。在施今墨先生的支持下,1939年先生携夫人施越华(施今墨先生长女)赴日本入金泽医科大学学习西医。在日本,他勤奋好学,仅用三个月,即可听懂日本教授讲课,可用日文做笔记。1943年毕业时,日本教授没能挽留住成绩常居榜首的先生,先生毅然回国。经一年多准备,先生在北京北池子大街文书馆胡同悬壶开诊。先生临诊采用西医检查手段及诊断,以中医辨证施治,疗效甚好。

国民政府交通部某公路局局长之子身患骨结核病,经祝谌予先生借助西医诊断,中西医方法结合进行治疗,始得痊愈。后来该局长调任昆明,特邀先生前往。为了生计,1947年先生应邀携妻带子举家迁往昆明,任第四区公路局医务室主任。新中国成立后,先生任中国交通部第三公路工程局医务室主任。工程局受命修筑昆洛国防公路,先生任筑路医院院长。在极其险恶的自然环境下,先生和各诊所的同志们克服交通不便、医疗器械缺乏和药品短缺等困难,采用验方与草药,中西医各种方法,历尽艰辛努力完成任务。通过修筑昆洛国防公路,先生亲身感受到了共产党的亲切和温暖,第一次写出了入党申请书。

在医学实践方法上,祝谌予先生主张"学贯中西,取舍扬弃"。先生用西医来审视中医,并应用于临床。他对许多问题有了新的认识。所以他看病常是两种思路,不是单纯的中医,也不是单纯的西医,这两种思路很自然就结合起来。

(三) 执教高校

北京中医学院建院初期,授课课程只有《黄帝内经》《伤寒论》《金匮要略》和《神农本草经》四部经典,没有可借鉴的教学大纲。许多教师没组织过课堂教学,也不知备课写教案。身为教务长的祝谌予先生,看到这些情况,反映到卫生部。在卫生部副部长郭子化的主持下,会同上海中医学院、广州中医学院和成都中医学院,共商教学计划、统一制订教学大纲和安排课程设置,形成了一套前所未有的中医大专院校教学体系。

祝谌予先生办学的指导思想是培养中医,即:中医学院的毕业生出来就是中医师,在临床上能独立应诊,独当一面,能够满足社会的需求。主张学生入学后就要见习,看老师怎样看病,首先获得感性认识。以后随着学习的深入,渐渐安排实习。学习的最后一年,要求每一位老师带教两名毕业生临床诊病。

(四) 服务人民

1970—1989 年,在东直门内北新仓有一间非常出名的诊室——那也是先生的只有30平方米的家。先生多年来在这个家中业余义务诊病约有 5 万人次之多,分文不取。病人走后又回答学生的问题。因住房过于拥挤,很晚再回到北京协和医院休息。

学生刘莉说:"在众多的病人当中,既有坐高级轿车求诊的,也有坐平板车的平民百姓,老师从来一视同仁,无高低贫富之分。"

祝谌予先生不论多么劳累和身体情况如何,从不推诿患者。对外地病人以来信必复的方式免费出方。

北京协和医院的学生梁晓春说:"耄耋之年仍然坚持培养研究生并指导继承和整理学术经验,为培养中西医结合人才竭尽全力,真可谓'春蚕到死丝方尽'。"

祝谌予先生之子祝肇刚表示想学医时,先生对他说:你想当医生,就要有从此没有休息时间的思想准备。先生用自己的一生诠释了这句话。祝肇刚承袭父业,发挥"认认真真看病,老老实实做人"的医风,先生家学家风已有传人。

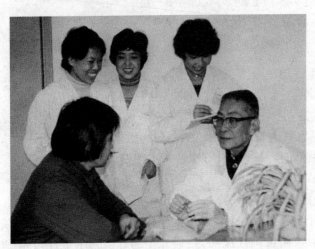

祝谌予指导学生

（五）薪火相传

　　1975 年祝谌予先生任北京协和医院中医科主任时,带教研究生,带培进修生。业余时间诊病时,以师带徒方式带教学生。先生一生带教弟子无数,较著名的有:吕景山、吕仁和、薛钜夫和董振华等。祝氏后人从事中医工作的有祝肇刚。

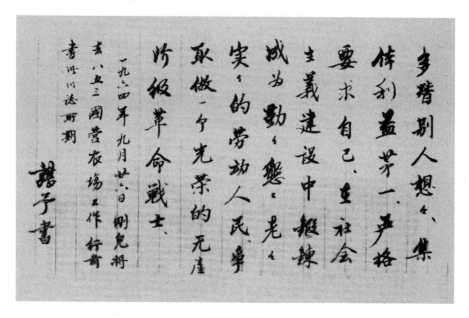

祝谌予手迹

　　祝谌予先生一生勤勉,于中医内科、妇科和儿科等诸多领域颇多建树,尤其是在中医诊断治疗糖尿病领域,率先提出糖尿病中医诊断辨证分型,并提出"活血化瘀法"治疗糖尿病的中医新途径,同时结合西医诊断学和药理学,研制出治疗糖尿病切实有效的中药方剂,为中西医结合治疗糖尿病奠定了基础,做出了很大贡献。

二、学术思想

（一）发挥中医特色,力倡中西医结合

　　祝谌予先生的学术思想主要是继承了老师施今墨先生的思想,概括起来有两点:一是力倡中西医结合;二是强调辨证论治。

　　祝谌予先生认为中医必须坚持辨证论治。所谓辨证,就是寻找病因病机及治疗规律的过程。有的疾病只能辨出几个证型,每个证型可以拟出一个合适的方剂进行加减治疗,这就是这种疾病的治疗规律。因此,必须辨证与辨病相结合。

　　祝谌予先生认为,中西医各有所长,也各有所短,只有相互佐证和补充,扬长避短,才能发挥中西医结合的优势,提高疗效。在临床中,遇到疑难杂病或未见过的病症,先生认为:"脚踏实地地辨证论治。辨证论治是中医学的灵魂。只要能正确地运用中医理论知识,有根有据地一步步辨证,然后论治选方选药,都会有好的临床疗效的。"先生认为,治病首先要辨证

明确,其次就要精通治法,精通的目的在于应用。

同时,祝谌予先生认为,临床中必须做到中西医结合,中西医结合主要体现在三个方面:第一方面,即最早的结合是西医诊断,中医治疗。第二方面是同时在一个病人身上用中西两种药物。如先生在治疗糖尿病出现酮体时,就把胰岛素与中药合用。第三方面就是理论上的中西医结合。如用现代医学研究中医的阴阳,通过内分泌和生物细胞学等多方面研究,可以看出阴阳并不是虚无缥缈的。

祝谌予先生指出:"过去中医治病由于客观条件所限,没有或者不懂得用西医化验指标来参照,对疾病的疗效判定只能依据主观症状的改善或消除,实际上是不够完善的。"因此,先生在临证时始终遵循中医辨证与西医辨病相结合的原则。每遇疑难病症,首先采用西医各种检查手段,明确诊断,然后再进行中医辨证,确立治疗方案,因此疗效卓著。在方药应用方面,先生尊古而不泥古,敢于创新,遣方用药,既根据中药的性味归经,又参考中药药理研究成果,善组药对,融会贯通。先生不仅在辨证原则指导下善用古方化裁治疗现代常见病,而且常常参考药理研究,将某些确有药理实验依据的方药应用于实践。

祝谌予先生将现代西医的医理和药理纳入中医的辨证内容来考虑,可以使古方为今所用。

祝谌予先生所指的古方基本上是"经方",即张仲景所著《伤寒论》和《金匮要略》中的方剂,同时也有古代医家的名方。先生认为对于经方的运用,不能照搬照用,更不能当成"特效方"运用。必须要辨证与辨病相结合。如《伤寒论》原文"太阳病,头痛,发热,汗出,恶风,桂枝汤主之。"桂枝汤是治疗太阳表证,调和营卫的方剂。先生根据临床观察认为,桂枝汤和营卫实际上是和脾胃。先生结合中药药理认为,桂枝汤不是发汗剂,而是强壮剂。

此外,祝谌予先生还创拟了归芪建中汤,即《金匮要略》的黄芪建中汤和当归建中汤的合方,用于治疗外科常见的疖、痔和瘘等久治不愈之证,以及慢性溃疡性结肠炎等。

祝谌予先生所著医论、医话和经验方,绝少空话,每多经验之谈。先生的古方今用,拓展了原方的治疗范围,临床疗效显著。这是先生对中医临床思维方法的重大突破。

祝谌予先生擅长治疗内科杂病,潜心研究糖尿病的中医药治疗。先生将糖尿病分为气阴两虚、阴虚火旺、燥热入血、阴阳俱虚和瘀血阻络五型。提出糖尿病按气阴两伤和气虚血瘀辨证,认为气阴两伤、脾肾虚损兼夹血瘀是基本病机。通过细致观察,发现糖尿病合并有大血管或微血管病变者,大多具有中医的血瘀表现,并参照血液流变学和微循环检测的异常,率先应用活血化瘀法治疗糖尿病,并自拟降糖对药方、降糖活血方。组方严谨,用药精炼,颇具实效。先生运用观察糖尿病患者的微循环,发现一部分糖尿病患者有微循环障碍,血流有异常改变,据此辨证为血瘀证。用活血化瘀法治疗,不但微循环障碍解除,血糖也降下来了。因而创出一条以活血化瘀法治疗糖尿病的新途径。

祝谌予先生治疗妇科疾病也有丰富的经验,提出"调气血、和脾胃、理肝肾、固冲任"为治疗妇女经、带、胎及产疾病的原则,颇具临床指导意义。经过多年临床实践,先生总结出一套治疗妇科病的方法,独具特色。

在中西医结合上,祝谌予先生认为有几个必由途径:首先要认真学好中医和西医的基本理论。在此基础上,通过临床实践逐步加深对其理论体系的认识。在中西医结合的过程中,大致上要经历低层次和较高层次的中西医结合实践,进而发展到探索理论上相结合的高层次阶段。

1. 低层次中西医结合的实践

(1) 中药与西药混用:用中药又用西药,如张锡纯的石膏阿司匹林汤。

（2）中药新用：提炼中药某些成分，依药理选用。如复方丹参滴丸治疗冠心病。

（3）按中医辨证定方，依现代药理选择药物加减：如气管炎属于风寒袭肺停饮者，可选用"小青龙汤加鱼腥草"等。在这个低层次结合中，观察有效病例，总结出规律并且上升到理论。

2. 较高层次的中西医结合的实践　这个层次的实践，就是要将西医诊断和化验指标纳入中医辨证，将西药定性纳入"西药中用"。即用中医理论指导运用中西药物。传统上中医讲求辨证论治，即使以前没有见过的病，只要有症状，就可以辨证，就可以出方。

1978 年，北京协和医院曾经收治 1 例"肺泡蛋白沉着症"患者。这种病在国内外报告不多，北京协和医院也仅仅见到 2 例。患者于 1978 年 3 月突发高热伴咳嗽，咯痰呈白色泡沫状，每天十余口，胸胁疼痛，疲乏无力，胸闷气短，行路快或者上几层楼即喘甚。发育和营养正常，神清合作，面部皮肤较黑，口唇及指甲轻微发绀，杵状指。两肺可闻及散在干啰音，双肺底可闻及湿啰音，呼吸音较低。胸片显示两肺中下野均有广泛片状浸润阴影，边缘模糊，下野有部分融合，无明显肺间质纤维化及肺动脉高压表现。4 月 10 日开胸做肺活检，病理报告证实为肺泡蛋白沉着症。5 月 6 日开始用肝素、糜蛋白酶溶丁生理盐水超声雾化吸入，服活血化瘀中药 6 剂，病情未见明显改善。6 月 16 日邀请先生会诊。症见：咳嗽，白黏痰不易咯出，胸闷气短，两胁隐痛，乏力，纳差，面色不华，唇甲青紫，二便可，舌胖边有齿痕，舌下静脉怒张，脉沉细弦滑。辨证为：胸中大气下陷，瘀血阻络，痰浊不化。选张锡纯"升陷汤"为主方加味。处方：生黄芪 25g、知母 10g、升麻 3g、当归 10g、川芎 10g、丹参 15g、旋覆花（布包）10g、葶苈子海浮石（布包）10g、生薏苡仁 25g，每天 1 剂，水煎服。同时配合西药超声雾化吸入。服药 1 周后，气喘明显减轻，痰量同前。原方加杏仁，继续服用 30 剂，患者饮食增加，行动及上楼亦不气短。7 月 14 日开始慢跑锻炼，7 月 26 日以后，每天清晨慢跑 3 000 米。肺功能已经改善。胸片复查：肺内阴影无显著改变。由于病情平稳，患者于 1978 年 7 月 27 日带方出院。处方：生黄芪 25g、党参 15g、知母 10g、桔梗 10g、柴胡 10g、升麻 3g、旋覆花（布包）3g、黛蛤散（布包）15g、冬瓜子（打）30g、紫菀 10g、杏仁（后下）10g、白前 10g。每日 1 剂，水煎服，服到自愿停止。出院 1 年后随访，病情稳定。

按：此病例西医治疗经验很少，中医亦无此病名。但是由于中西医结合进行治疗，通过中医辨证论治和西医对症用药，最后取得明显疗效。祝谌予先生认为，对于一些少见病和疑难病症必须中西医结合，共同探讨治疗途径是大有可为的。

3. 高层次中西医结合的实践——理论上结合的探索　祝谌予先生认为，中西医结合无论是对中医还是对西医，无论是临床或理论，以及对医学的发展，都有深远的意义。

理论上的中西医结合比较困难，近些年很多专家学者进行了大量探索。如针对中医阴阳学说，通过内分泌和生物细胞学等多方面探索和研究，初步取得一些成果，可以得知阴阳并不是虚无缥缈的。

祝谌予先生运用观察糖尿病患者的微循环，发现一部分糖尿病患者有微循环障碍，血流有异常改变；据此辨证为血瘀证；用活血化瘀法治疗，不但微循环障碍解除，血糖也降下来了，因而走出了一条以活血化瘀法治疗糖尿病的新路。李振中根据先生提出的活血化瘀法治疗糖尿病的理论以及筛选的药物，发展了糖尿病视网膜病变的理论与治疗。可以看出，以现代科学对中医理论进行研究是大有可为的。中西医理论结合也是很有探索价值的。

祝谌予先生主张：我们应当消除中西医之间及各门派之间的不理解和不信任，加强医学界的相互学习和相互交流。先生在制定中医糖尿病诊断及分型标准时，曾与西医糖尿病专家池芝盛商讨并共同研究,为中西医结合做出了榜样。

中西医结合同时坚持辨证论治也是祝谌予先生的成就与贡献。先生认为,辨证论治是中医的特色。所谓辨证,就是寻找病因病机及治疗规律的过程。临床中有些疾病辨出几个证型,根据证型的不同拟出不同的方子治疗。什么是病? 即人体阴阳失去平衡,脏腑经络功能出现太过与不及。太过,就会产生实证与热证;不及,就会产生虚证与寒证。中医治病就是调节这种太过与不及,使之趋于平衡。中医治则中的寒者热之、热者寒之、实则泻之及虚则补之就是这个道理。

(二) 博采诸家特长,精研方获真知

祝谌予先生认为用药如用兵,即医家治病需通晓药性,用之得当,则疾病立消,有如兵家用兵,用之得当,则旗开得胜。历代医家有名者,无不精于用药。

祝谌予先生很赞赏张仲景在《伤寒论杂病·原序》中的"勤求古训,博采众方"这句话。先生认为《伤寒论》《金匮要略》之经方和唐宋金元以降之时方,都是前贤在临床上经过千锤百炼积累而来的,显示出卓越的疗效。至今仍屡用不爽,备受推崇。应该认真学习,悉心体会。但是古代疾病种类不如现代广泛,古人认识和检查疾病的手段不如今人,再者古代社会环境也不如现代复杂,所以使用古方时要经过思考和运化,从而扩大它的治疗范围。例如,苓桂术甘汤原为张仲景治疗"心下有痰饮,胸胁支满,目眩"的通阳化饮方,先生常用其合小半夏加茯苓汤治疗梅尼埃病引起的眩晕和呕吐,效果很理想。当归六黄汤出自《兰室秘藏》,原治阴虚盗汗,汗出沾衣,淅淅而燥热者。先生在临床上见不少甲状腺功能亢进病人燥热多汗、心烦易怒、心慌失眠等阴虚内热之象,于是选其加沙参、麦冬、五味子和生牡蛎等治疗,很快就控制了症状。这也是古方今用。

至于博采众方,祝谌予先生认为应向现代名家虚心求教,不耻下问。无论是哪一级的医生,或者书刊和杂志所载,甚至民间流传的,只要一方一药有效,就要取其所长,化为己用。如验方过敏煎,是先生从杂志上看到的,经过先生体会和运化之后,治疗荨麻疹、湿疹、支气管哮喘和过敏性紫癜等确有实效。

(三) 坚持病证结合,经验本于实践

祝谌予先生生平主张中西医结合和病证结合,在长达 60 余年的临证实践中,积累了丰富的临床经验,他认为,疾病的规律和治疗方法应该通过长期的临证摸索和体会,然后再经过总结和验证,方能获得较好的疗效。现将先生的临证经验,举例介绍如下。

1. 哮喘病的辨证论治

(1) 以发止辨析虚实,脾虚为本:前人治喘分为虚实两型。一般新喘或体壮者属实证;久喘或体弱者属虚证。祝谌予先生常根据本病的发作期与缓解期交替的特点进行虚实辨证,确定立法。

哮喘病在发作期不论病程新久,均应按实证论治。因本病或因感寒而诱发,或引动内邪,或为郁火之体,内外和邪,痰气交阻,上逆气道而哮喘发作。治宜表里双解,内外兼治。外寒内饮者用小青龙汤或射干麻黄汤外散风寒、内蠲痰饮;外寒内热者用麻杏石甘汤或定喘汤加减以宣泄肺热、化痰平喘。祝谌予先生认为,麻黄为治疗肺实哮喘之良药,唯因其发越阳气,体虚之人服后易致心慌、烦躁,可伍用生石膏、白芍和五味子等药监制之,有时亦可用苏叶代

之。痰多常加炙紫苏子和化橘红,胸闷加厚朴和陈皮。

哮喘病的缓解期多属虚证,初病在肺,次则延及脾肾。脾为生痰之源,肾为元气之根,培补脾肾固本中冀杜其夙根。如肺卫不固,腠理不密,屡易外感者常用升陷汤或生脉散加减实卫固表,气阴双补;脾不健运,痰湿内生,纳差便溏者常用香砂六君子汤及参苓白术散以健脾化痰,培土生金;肾失摄纳,呼多吸少,肢冷浮肿者常用真武汤或桂附地黄汤与七味都气丸等温肾纳气,补益下元。祝谌予先生认为,鉴于本病多属沉疴痼疾,故常加补骨脂、胡桃肉、女贞子、菟丝子、紫河车及大蛤蚧等纳气定喘之药配成蜜丸,以缓图竟功。

(2) 以治痰为平喘要法,调畅气机:祝谌予先生认为,肺脏所伏之痰浊水饮是哮喘屡发屡止的潜在病因。此即《金匮要略》所说之“留饮”和“伏饮”,后世所称之“窠囊之痰”。痰浊水饮久踞肺脏,每因感受寒邪、饮食劳倦或情志变动而诱发,搏击气道则出现痰涎涌盛、黏稠不爽、胸膈满闷、纳差便秘及苔腻脉滑等症。先生常谓“治喘先治痰、治痰宜调气”,自拟五子定喘汤加味治疗痰喘。本方以豁痰下气的三子养亲汤为基础,加杏仁宣肺平喘,葶苈子泻肺行水,一宣一泻,气机通畅则哮喘自平,但宜在无表邪情况下应用,若属风寒闭肺则非所宜。兼咳嗽加前胡、白前、紫菀及款冬花;食少加石菖蒲与佩兰;胸闷加厚朴与陈皮;便秘加全瓜蒌与薤白。

哮喘因痰浊阻肺者固多,然因肺胃气逆或肝经郁火致病者亦不少。祝谌予先生治喘时非常重视人身气机的调畅,除宣肺与肃肺之外,还常以降胃气、舒肝气为主治喘。如旋覆代赭汤在《伤寒论》中本治呕吐与呃逆等胃肠疾患,而先生独用其治肺胃气逆之喘证,旋覆花及代赭石有镇喘降气之功。又如他对因精神紧张或情志不遂诱发哮喘者,常用逍遥散加牡丹皮、黄芩、钩藤、地龙、杏仁、前胡及白前等平肝解痉,宣肺止咳,寓有调畅气机,气顺痰消的含义,体现审证求因的精神。

(3) 以抗敏解痉为辨证用药,辅以活血:典型的季节性哮喘与过敏因素关系密切,患者由于接触花粉、尘螨、药物等变应原后,引起支气管平滑肌痉挛和管腔狭窄,导致哮喘发作,故又称为过敏性哮喘,大多见于儿童和青少年。先生在治疗时主张要辨病用药,常选本方或脱敏煎(香附 10g,五灵脂 10g 及黑丑与白丑各 3g)以抗敏解痉、止咳平喘,尤其是脱敏煎对闻油烟等刺激性气体过敏者有较好效果。随证加钩藤、薄荷、蝉蜕及地龙等解痉药。

部分哮喘患者经西医确诊为肺气肿、肺心痛、肺间质纤维化或心功能不全,病程日久可见唇甲青紫、面色晦黯、舌质黯红或有瘀斑,属气虚血瘀之候,盖因肺主气,助心脏以行血脉,肺病日久,气虚无力以畅血行则致血脉瘀阻。祝谌予先生认为宜从活血化瘀治疗,常随证加当归、川芎及丹参三药,用川芎走上,当归行下,丹参活一身之血,或用桃红四物汤为主方活血化瘀治标,辅以益气补肺治本,这种气分病从血分论治的方法,值得效法。

2. 顽固性呃逆的辨证施治 呃逆是膈肌痉挛的一种表现,发作时患者呃呃连声,不能自制,非常痛苦。其病机为胃气上逆动膈所致,治疗多以降胃气为大法。但呃逆并非单纯胃腑一脏致病,常常可由他脏病变影响于胃而致。因此,单从胃治并非治本之法。先生从医半个多世纪,在治疗该证方面积累了丰富的临床经验,认为脾胃虽为气机升降之枢纽,但肝之疏泄实为保持脾胃升降正常的重要条件。因此,治疗呃逆注重调肝是先生的独到之处。如治疗巴某,男,41 岁。1979 年 2 月 23 日因频繁呃逆 8 个月,影响工作与睡眠前来北京协和医院中医科就诊。呃逆每次发作持续 3~30 天,发作后间隔 5~6 天,曾进行多方面检查,原因不明,先后服用降胃气之中药 10 余剂,同时配合针灸与西药镇静治疗,效果不佳。此次发作已 1 周,呃逆频作,无休无止,昼不能劳,夜不能寐,胃脘嘈杂,胸胁胀满,心烦易怒,乏力倦怠,偶有畏寒之感,二便调。舌质淡,苔白,脉细弦。辨证为肝胃不和,气机不调。治以调肝和胃,畅通气机。处方:桔梗 10g,枳实 10g,杏仁 15g,薤白 6g,柴胡 10g,黄芩 10g,半夏 10g,党参 10g,桂枝 10g,白芍 10g,甘草 6g,牛膝 10g,生姜 3 片,大枣 5 枚。7 剂,水煎服。1979年 3 月 2 日二诊:药后诸症减轻,但呃逆仍未完全消失。舌质淡黯,脉细弦。予上方加白芝麻 30g 及柿蒂 30g。1979 年 3 月 16 日三诊:上方服 14 剂,呃逆基本消失。为巩固疗效,守方加茯苓 20g 及白术 15g,服 7 剂,诸症皆消。先生认为,本案顽固的胃气上逆之证,病程较长。仔细审证,不效之关键在于未抓住病之根本,患者初诊时胸胁胀满,胃脘堵闷,心烦易怒,夜不能寐,均为肝胃二经之证候。肝经循行两胁,肝气不舒,则有胸胁满;肝郁化火,则急躁易怒;热扰心神,则夜不能寐;木旺克土,脾胃失健,气机不畅,则胃脘堵闷,呃逆频作,无休无止;患者偶有畏寒之感,说明少阳失和。而所有这些,病之根本为肝气郁结,少阳枢机不利所致。故治疗选用了小柴胡汤,以疏肝理气,和解少阳。正如仲景所云:“……与小柴胡汤,上焦得通,津液得下,胃气因和。”又加先生自拟的“上下左右方”,使中焦气机疏畅不滞,升降出入有序。同时方中又以桂枝汤调和营卫,顾护中州,体现了治病不忘治本之整体观念。二诊时又加用白芝麻及柿蒂加强了和胃降逆与镇纳止呃之力量。服后呃逆大减。三诊时加茯苓及白术加强健脾除湿之功,服半月,诸证皆除。

又如治疗兰某,男,43 岁。1979 年 6 月 5 日因频繁呃逆 1 周前来就诊。患者呃逆发作多在饮水之后,并伴有胁下痛,面色苍白,精神不振,既往有风心病史,时发生心前区绞痛,心慌,汗出,腹胀满,进食差,矢气少,大便难。发作时服复方氢氧化钠和甲氧氯普胺等不效。舌质淡,苔白,脉弦。辨证为脾胃虚弱,胃气上逆。治以益气和胃,降逆止呃。处方:旋覆花 10g,代赭石(先下)30g,党参 10g,半夏 10g,莱菔子 10g,甘草 6g,丁香 5g,柿蒂 20g。6 剂,水煎服。1979 年 6 月 12 日二诊:药后呃逆未止。左胁下仍痛,腹满恶心,纳呆,眠差,胃脘疼痛,矢气少,舌淡苔白,脉弦。辨证为肝胃不和,气机不畅。治以调肝和胃,降逆止呃。处方:桔梗 10g,枳实 10g,杏仁 10g,薤白 6g,柴胡 10g,白芍 10g,川芎 10g,陈皮 10g,半夏 10g,香附 10g,甘草 6g 及当归 10g。3 剂,水煎服。呃逆止。本案患者平素气血不足,心脾两虚,故见心慌,气短,汗出,面白肢冷等症;呃逆发作多在饮水之后,提示脾气已虚,饮水湿更甚,湿浊碍脾,脾之升清降浊功能下降使气机阻滞。患者呃逆发作时伴有胁下疼痛,说明肝之疏泄功能确有障碍。综上分析,本例实因木旺乘土而致呃逆频作。但选用偏于主治胃虚痰阻的旋覆代赭汤疗效不佳。二诊时仔细审证求因,改用柴胡舒肝散加用“上下左右方”,行疏肝理脾,调和气机之功,同时加半夏,配方中陈皮以燥湿健脾,降气和胃;又考虑患者平素气血不足,心失所养而致心慌,心悸,故加当归补血和血,协治兼证,组方严密,药到病除。

祝谌予先生的体会,《素问》云:“非出入则无以生长壮老已,非升降则无以生长化收藏。”说明气机调畅之重要性,为使气机调畅,选用辛散宣通肺气,以上行之力为最的桔梗;又选性苦温,理气消胀、宽胸快膈,以下降行散为著的枳壳,二药参合,一上一下,一升一降,相互制约,相互为用。再选薤白与杏仁,前者辛温,行气于左,温中通阳,行气散结;后者苦温,行气于右,润肠通便。二药伍用,一左一右,理气宽中,消胀除满相得益彰。先生坚持中医的整体观念,严格而又灵活地运用辨证施治,2 例虽然都从肝论治,但是,其一合用了小柴胡汤,一则合用了柴胡舒肝散,1例和解,1 例疏郁,均取得了良好的效果,说明中医治疗贵在辨证准确,灵活用药,融汇变通。

3. 痛经的辨证施治　痛经是妇科常见病,是指月经来潮前后的少腹疼痛。疼痛发生的时间,或在经前,或在经后;疼痛的性质有绞痛、酸痛、胀痛等。由于年龄的大小、身体素质的差异,致病因素的不同,临床表现有轻重缓急之分,轻者疼痛虽尚可忍受,但由于疼痛伴全身不适,如精神紧张、恐慌、烦躁失眠等,常常影响工作及休息;重者疼痛难忍,发作时常大声呻吟,起卧不安,甚至一般止痛药不能解除痛苦,需哌替啶或吗啡才行。疼痛的部位有的在少腹,有的在少腹两侧或一侧,也有痛连胁背和腰腿的。临证,可根据疼痛的性质与发生的时间来分别虚实。张景岳认为,实痛多于未行经之前,经通而痛自减;虚痛者,痛于经行之后,血去而痛未止,或血去而痛益甚。

祝谌予先生根据前人的论述,结合自己的经验诊治疗大量痛经患者,取得了满意的疗效。他认为,治疗痛经的关键在于详问病史,抓住主证,结合舌象脉象,审证求因,归纳综合分析,然后立法组方。临床上常把痛经归纳为经前痛和经后痛两种。经前痛有气滞型、血瘀型、热郁型及寒湿凝滞型 4 种。经后痛有肝肾阴亏型和气血两虚型 2 种。

(1) 经前痛

1) 气滞型:主要表现为经前烦躁易怒,乳房胀痛,两胁胀满或经间少腹疼痛,行经后则痛减或消失;月经量少或有血块,痛甚伴有头痛,恶心呕吐,全身不适;舌质偏红,少苔;脉弦。祝谌予先生认为辨证除注意经前或经间少腹痛之外,重点要抓住经前烦躁易怒,两胁胀痛,脉弦等肝郁气滞之症。主证明确才能有纲有目,方能立法组方。气滞型临床辨证为肝气郁滞,治以疏肝理气、活血,常以柴胡疏肝散(柴胡、陈皮、白芍、枳壳、炙甘草、川芎及香附)合金铃子散(金铃子及延胡索)为主方随证加减。痛甚加橘核、荔枝核、延胡索以及白芍(剂量可用到 30~50g),胀甚加乌药与木香,恶心加半夏、生姜与竹茹,血瘀加丹参、泽兰、蒲黄、五灵脂及益母草等,食欲不振加焦三仙及炒莱菔子等。也可以将上方三倍量配成丸药,长期服用至痛经消失为止,汤药每次月经前 1 周每日 1 剂,月经干净后,可服丸药。

2) 血瘀型:凡气滞型痛经病人,日久不愈即可能出现血瘀症状。临床表现主要是少腹疼痛拒按;经行不畅且量少;经色黑紫有块;经前乳房、胸胁胀痛,眼眶黑暗;舌质黯有瘀点或瘀斑,舌下静脉青紫,明显曲张;脉沉涩。先生认为,辨证时要抓住少腹痛拒按,经行不畅,经色紫黑,舌质黯,舌下静脉青紫血瘀之特点,尤其应把舌下静脉青紫或曲张作为辨血瘀证的一个主要依据。

血瘀痛经的治法是活血化瘀,行气止痛。祝谌予先生常以血府逐瘀汤合失笑散为主方,随证加减变化。血府逐瘀汤是清代王清任著《医林改错》中一张活血祛瘀的著名方剂,被后世广泛应用于临床。本方系桃红四物汤加柴胡、桔梗、枳壳、牛膝及甘草组成。方中当归、川芎、赤芍、桃仁及红花活血祛瘀;牛膝祛瘀血,通血脉,并引瘀血下行,为方中之主药;柴胡疏肝解郁调冲任;桔梗与枳壳开胸顺气,使气行则血行;生地黄凉血清热使本方祛瘀又不伤阴;甘草调和诸药。失笑散由蒲黄及五灵脂两味药组成,本方功专祛瘀生新,与血府逐瘀汤合用是治疗血瘀型痛经的有效方剂。瘀血较重者,上方如不能奏效,可在原方基础上加三棱、莪术、土鳖虫之类,以增强活血祛瘀止痛的作用。这些药味系活血破瘀之峻剂,临床应用时的剂量大小要慎重。

3) 热郁型:素体阴虚或肝郁化火损伤冲任所致。临床多见于未婚青年。主要表现少腹刺痛,有灼热感;平素白带多而黏稠或有腥臭味,月经提前,经量多,也有患者表现为经量少,行经期长或淋漓不尽,有血块;口干烦躁,大便干,小便黄;舌质红绛,脉细数。此型患者性情都比较急躁,易怒。治以清热凉血,化瘀止痛。先生常用验方老八味(上海华山医院方:生地黄、白芍、槐花、茜草、女贞子、旱莲草、蒲黄及大、小蓟)和清热凉血汤(桃红四物汤加牡丹皮、黄连、延胡索、莪术、香附)为主方,再随症加减。老八味方中生地黄、白芍、槐花、茜草、女贞子、旱莲草、大蓟及小蓟清热凉血以止血;白芍、茜草及蒲黄活血祛瘀以生血;诸药相参清热凉血能止血,活血祛瘀能生血。先生认为本方适应于郁热型痛经而月经量多的患者。清热凉血汤方中牡丹皮与黄连是清热凉血之良药,与桃红四物汤相合具有清热凉血化瘀止痛之功能。热象多可加白薇与黄芩,口干舌燥咽喉痛加知母与玄参,低烧加银柴胡与鳖甲,腰痛加杜仲、牛膝、女贞子及菟丝子。服药期间禁忌辛辣之品,以防辛散耗血动血助火伤阴,损伤血络,加重病情。

4) 寒湿凝滞型:本型痛经临床颇为多见。经期淋雨,着冷水以及饮食生冷等是导致本病的主要原因。临床表现平素怕冷,少腹冷痛,经前或经期冷痛加重,遇寒则重,遇温则减,按之痛甚,经色黑有块,经水少,头痛,困倦乏力,腰酸腿软。有的患者可有食欲不振,大便不成形等症。舌边紫黯,苔白腻;脉沉或细滑。治以温经散寒、利湿、活血化瘀。如寒多于瘀常用《金匮要略》温经汤(吴茱萸、当归、牡丹皮、生姜、人参(可用党参代)、桂枝、阿胶、白芍、川芎、甘草、半夏及麦冬)为主方。方中吴茱萸与桂枝温经散寒,通利血脉;当归与川芎活血祛瘀,养血调经;白芍、阿胶及麦冬合当归以养血益阴;牡丹皮助桂枝与川芎活血祛瘀;人参、甘草、生姜、大枣及半夏益气和胃以资生化之源。各药合用温经散寒,养血祛瘀,调经止痛。白带多加土茯苓、柴胡、生牡蛎或牛膝、苍术及白术,下肢肿加猪苓与车前子,少腹冷痛重者去牡丹皮与麦冬,加艾叶与肉桂,以加强止痛之功,气滞者加香附与乌药以理气止痛。如瘀甚于寒则以少腹逐瘀汤(小茴香、干姜、延胡索、没药、当归、川芎、官桂、赤芍、蒲黄及五灵脂)为主方随症加减。本方活血祛瘀,温经止痛。主治月经不调,经色或黑或紫,以及少腹瘀血积块疼痛等。

寒湿凝滞型痛经一般病程比较长,治愈较其他型慢,因寒湿均为阴邪,寒伤阳气,湿性黏腻难去,故寒湿性痛经治疗时间要较其他型为长。由于病程长,治愈慢,病人长期服药很难坚持,祝谌予先生常要求病人汤药、丸药交替服用。

(2) 经后痛:经后痛为已婚妇女所常见,临床上多按虚证辨证治疗。祝谌予先生认为分如下两型。

1) 肝肾亏损型:一般认为由于生育过多或多次人工流产导致肝肾两亏,冲任不足而致。主要表现为月经干净后少腹疼痛,周身不适,腰酸腿软,头晕乏力,咽干口燥;舌红少津;脉沉细或虚弦。临证重点抓住经后少腹痛,腰酸腿软,脉沉细或虚弦等症。治以滋补肝肾,调经止痛。常以一贯煎(北沙参、麦冬、生地黄、当归、枸杞子及川楝子)为主方,随证加减。本方宜滋肝肾,疏肝气。祝谌予先生常把生地黄的量加大,有时可用到50g。先生认为,生地黄有滋阴养血补肝肾的作用;沙参、麦冬、当归及枸杞子益阴而柔肝,与生地黄相配以滋阴养血生津,配少量的川楝子疏肝理气;诸药相合,达到滋养肝肾之阴,冲任得养,肝气和疏,正气得复的目的。如痛甚加白芍、甘草,口苦咽燥甚者加少量黄芩,大便秘结加瓜蒌仁与火麻仁,盗汗加地骨皮与知母;不寐加酸枣仁;腰痛甚者加桑寄生与牛膝。

2) 气血两虚型:常见于久病之后,以及平素月经量多者。由于气血耗伤,体质虚弱,气血循行不畅导致冲任不足引起。主要表现为经后少腹空痛,经量或多或少,经色淡而稀如洗肉水;面色苍白不华,精神困倦,头晕乏力,如心悸气短;口淡乏味,食欲不振;大便溏泄或干燥;舌苔白,舌质淡;脉沉弱。病情严重者可有皮肤浮肿,四肢冷等症。祝谌予先生认为治法有两种,气虚为主者益气补血;血虚为主者补血益气。前者以八珍益母汤加黄芪为主方;后者以三才大补丸(党参、黄芪、白术、山药、川芎、熟地黄、当归、白芍、阿胶、杜仲、艾叶、香附及补骨脂)为主方随症加减。血瘀明显加泽兰与丹参,气滞加木香与香附;痛甚加延胡索、制乳香及没药;腹胀加陈皮与焦三仙;浮肿加猪苓、茯苓及泽泻。

4. 崩漏的辨证施治　崩漏是妇科常见疾病,包括西医学所指的功能失调性子宫出血,女性生殖器炎症及良、恶性肿瘤等。其主要表现为带经期长或周期缩短,经量或多或少。中医认为引起该病的主要原因有脾气虚弱,不能摄血;或肝郁化火,热迫血妄行;或肾虚不固,冲任失调;或瘀血内阻,新血不得归经等。因此,崩漏之证往往与统血之脾,藏血之肝,生殖总司之肾的关系甚为密切。

祝谌予先生认为引起崩漏的原因很多,然脾气的统摄和升清功能下降尤为重要。肾主生殖,调冲任,但需后天之脾不断充养。脾虚气陷,统摄无权,冲任失调,可导致崩漏的发生。因此治疗宜从治脾入手。先生以补中升清法治疗崩漏,收效甚佳。其药物组成为:党参、黄芪、柴胡、黑升麻、黑荆芥穗、生地黄、熟地黄、续断、桑寄生。方中党参与黄芪健脾益气,使中强气升而摄血;同时脾为生血之源,气血充沛而固本;升麻与柴胡助党参及黄芪升举阳气,使下陷之气得以升提。又根据"血见黑则止"的理论,选用黑升麻与黑荆芥穗,既可升阳举陷,又可止血,一举双得;再用生熟地黄、续断及桑寄生益肾以固冲任,组成一个完整的补中升清,健脾益肾之方。另外,还可根据病人的兼证加减进退。如伴有阴虚者加女贞子、旱莲草及菟丝子;伴有血热者加黄芩、生地榆;伴有血瘀者加茜草与泽兰;伴有少腹冷痛者加艾叶与香附;伴有白带多者加苍术与山药。若患者血多不止则加三七粉、黄鱼鳔及白果以顾标急。血止后服用宁坤养血丸及人参归脾丸以补气和血,调理月经,巩固疗效。

如治疗过某,女,22岁,未婚。因月经频至,量多近1年。此次行经第5天,量仍不见少。平素月经周期10余天,带经期7~8天,量多、色黯,有少量血块,周身无力,性情急躁,小腹胀痛,白带多,质稀色白。舌质淡,苔薄白,脉沉细。证属气虚失摄,脾肾双亏。治法:宜补中升清,健脾益肾。处方:党参10g,黄芪30g,黑升麻4g,黑荆芥穗10g,柴胡10g,续断10g,山药15g,苍术与白术各10g,陈皮10g,黄芩10g,生白果10g,车前子(包煎)10g。二诊:服上方5剂血止。因少腹酸胀,心烦气躁前来复诊,诊时见舌质淡、边尖红,苔薄白,脉沉细。此属气血双亏,阴虚肝旺,故投原方加白芍10g及香附10g。服6剂,诸症皆除。三诊:于月经应至之际投与艾附四物汤加味:党参10g,生黄芪30g,当归5g,川芎5g,生地黄与熟地黄各10g,阿胶(烊化)10g,艾叶炭10g,荆芥炭10g,熟附片6g,续断10g及桑寄生20g。服3剂后行经。再投初诊方,经血如期净。随诊1年,月经正常。

该患者因气虚下陷,血失统摄而致月经频至,脾虚水谷不化,反停为湿,湿浊下注,所以白带多。因此在补中升清之药中加用苍术、白术、车前子及生白果等利湿固涩之品合"完带汤"之意,共奏补中升清,健脾益肾,利湿止带之功。又因月经量多,造成血不养肝,出现心烦气急之证。故在二诊时加白芍与香附柔肝理气,既巩固疗效,又消除余症。再次行经时又复用补中升清法调整经期经量,巩固疗效。

三、代表著作与论文述评

祝谌予先生在学术上提倡中西医结合,强调辨证论治。行医60年,擅长糖尿病、脾胃病、妇科病和疑难病症的中医治疗。主要著作有《祝选施今墨医案》《施今墨临床常用药物配伍经验》和《施今墨临床经验集》,并在国内多种专业期刊发表学术论文数十篇。

(一) 著作

1.《祝选施今墨医案》 1940年2月1日,该书由"中医联合诊所"发行,"金华印书局"

承印。共四卷,线装本,施今墨先生的门人张遂初、李介鸣和张宗毅三人参订。祝谌予先生跟随施今墨先生侍诊六载,累积病历甚多,遂分门别类,整理成祝选施今墨医案 4 册,共分九章,有医案 100 余例。编写方法以西医论病,中医辨证处方,创前人未有之先例。本书为了突现施今墨先生的临证特点,打破常规而采用"按西医规律化之分门别类"使施今墨先生"西医辨病、中医辨证"的学术特色,得以彰显,为以后施派学术思想的形成和传承奠定了基础。这种中西结合的医案体例也是中医医案编写历史上的创举,在当时医界,可谓凤毛麟角。本书共载 102 种病证,编构与普通医案稍异,可当医案读,亦可作临证医典看。临证医典,即是临证时的工具书。

2.《施今墨临床常用药物配伍经验》 1959 年著。该书收编对药 277 对,按照药物功能和主治分为 24 类,每组对药均介绍其组成、单味功用、主治病证、常用剂量及临证经验,条分缕析,详明具体。本书荣获 1982 年度全国优秀科技图书一等奖。在颁奖大会上,当时的卫生部部长沈鸿代表评委会讲话,高度评价了《施氏对药》(1961 年定名为《施今墨临床常用药物配伍经验集》,1978 年定名为《施今墨对药临床经验集》)。本书不仅填补了自南北朝迄今 1 400 多年来药物配伍专辑的空白,而且对诱掖后学和指定临床实践起到重要作用,对丰富祖国医学是一项有意义的贡献。

3.《施今墨临床经验集》 1982 年著。该书收集整理了施今墨先生建国以来较完整的病案 212 例,记述了施今墨先生独特的学术思想和临床经验。该书的出版,为发掘、继承和丰实中医学宝库迈出了可喜的一步。

该书是以病案总结的形式,将 212 个病例分列于内、妇、儿及其他疾病 4 大门之中。内科病分为外感病和按西医学的生理系统分类。如呼吸、消化及泌尿系统。有的则按病种分类,如风湿病、糖尿病及神经衰弱症等共计 135 案;妇科分为经、带、胎、产和妇人杂病,共计 26 案;儿科疾病中包括外感、麻疹及惊风瘟毒等融为 1 篇,共计 19 案。而把不易归于上述门类之中的病案,列入"其他疾病"之中,共计 31 案。

该书凡某系统或某病之首,皆冠以《论……病症治》一节。对上自《黄帝内经》,下及近代的著作,撮其大要,陈之以理,晓之以法,重点突出地介绍施今墨先生对本系统或某病的独特见解和辨证论治的经验,使读者在未阅医案之前,先有一个简明的轮廓,具有提纲挈领之妙。其后以中医辨证分为若干证型,凡经西医诊断者,明确有西医病名者,则在证型之后附于括号之中。如心脏病,先论心脏病的证治,下则分别介绍"心阳不振心悸水肿案""风湿入络身痛心悸案(风湿性心脏病)""营血亏虚心悸目弱案(风湿性心脏病)"等,每例案后附有按语,明示其长,便于得其要领。

本书忠实反映了施今墨先生的学术见解和医疗经验,对于学习继承名老中医经验可谓弥足珍贵。

(二) 论文

祝谌予先生发表数十篇论文,下面分类加以述评:

1. 施今墨学术思想研究

(1) 祝谌予. 一代名医——施今墨——不断革新,不断进取的一生[J]. 山东中医杂志,1984(2):42-43.

(2) 祝谌予. 施今墨治疗胃肠病之经验[J]. 中医杂志,1985(12):8.

(3) 祝谌予. 施今墨先生的中西医结合思想和我对中西医结合的看法[J]. 中西医结合

杂志,1985(9):518-519.

(4) 祝谌予.施今墨先生的学术思想[J].湖南中医学院学报,1985(3):9-10.

评述:祝谌予先生总结施今墨先生学术思想有三点:主张中西医要相互学习,要中西医结合;治外感病应注重内因;治慢性病健脾补肾为大法。施今墨先生精通中医四诊,推崇应用现代科学仪器,明确诊断。

2. 对中西医结合的认识

(1) 祝谌予.谈谈我的学术思想[J].山西中医,1985(2):12-13.

(2) 祝谌予.从临床实践谈中西医结合问题[J].北京医学,1987(4):230-231.

(3) 祝谌予.坚决走中西医结合道路[J].中国中医药信息杂志,1997(6):6.

(4) 祝谌予.扬长避短共同发展[J].中国中西医结合杂志,1998(11):643-644.

(5) 祝谌予.历史的使命——我看中西医结合研究[J].上海中医药杂志,2001,22(3):4-6.

(6) 祝谌予.中医的辨证论治[J].前进论坛,1996(10):28-29.

评述:祝谌予先生力倡中西医结合,同时强调辨证论治。祝谌予先生认为,临床中必须做到中西医结合,中西医结合主要体现在三个方面:最早的结合是西医诊断,中医治疗。另一方面是同时在一个病人身上用中西两种药物。第三方面就是理论上的中西医结合。祝谌予先生认为中医必须坚持辨证论治。所谓辨证,就是寻找病因病机及治疗规律的过程。有的疾病只能辨出几个证型,每个证型可以拟出一个合适的方剂进行加减治疗,这就是这种疾病的治疗规律。因此,必须辨证与辨病相结合。

3. 古方今用介绍

(1) 祝谌予.若干古方之今用[J].中级医刊,1979(1):45-47.

(2) 祝谌予.若干古方之今用(续一)[J].中级医刊,1979(10):46-47.

(3) 祝谌予.若干古方之今用(续二)[J].中国医刊,1980(1):38-39.

(4) 祝谌予.若干古方之今用(续三)[J].中国医刊,1980(9):62-63.

评述:"古方"是指《伤寒论》《金匮要略》所载的方。经过千余年临床实践验证,有许多处方,疗效显著,而后世医家应用"古方"都有所发展,治疗范围较原著所提示的要广泛。祝谌予先生将自己运用若干古方的体会总结至本文。祝谌予先生认为对于经方的运用,不能照搬照用,更不能当成"特效方"运用。必须要辨证与辨病相结合。

4. 糖尿病治疗总结

(1) 祝谌予.用活血化瘀法为主治疗糖尿病病例报告[J].新医药学杂志,1978(5):8-9.

(2) 祝谌予.对糖尿病中医辨证指标及施治方药的探讨[J].上海中医药杂志,1982(6):5-6.

(3) 祝谌予.糖尿病患者的血液流变性及中西医结合治疗前后变化的观察[J].中西医结合杂志,1983(3):143-145.

(4) 祝谌予.对活血化瘀疗法的管见[J].中级医刊,1983(5):7-9.

(5) 祝谌予.王清任对活血化淤的贡献[J].山西医药杂志,1985(2):109-110.

(6) 祝谌予.糖尿病辨治四案[J].中医药研究杂志,1985(Z1):58-59.

(7) 祝谌予.降糖活血方治疗糖尿病[J].北京中医,1989(4):3-4.

评述:祝谌予先生将糖尿病分为气阴两虚、阴虚火旺、燥热入血、阴阳俱虚和瘀血阻络五型。提出糖尿病按气阴两伤和气虚血瘀辨证,认为气阴两伤、脾肾虚损兼夹血瘀是基本病机。通过细致观察,发现糖尿病合并有大血管或微血管病变者,大多具有中医的血瘀表现,并参照血液流变学和微循环检测的异常,率先应用活血化瘀法治疗糖尿病,并自拟降糖对药方、降糖活血方。组方严谨,用药精炼,颇具实效。

5. 妇科病治疗体会

(1) 祝谌予. 痛经基本方疗效观察[J]. 山东中医杂志,1982(5):280-282.

(2) 祝谌予. 芩连四物汤——加味治疗妇女更年期综合征[J]. 北京中医,1983(1):7.

(3) 祝谌予. 治疗乳腺增生的体会[J]. 山西中医,1985(4):28.

(4) 祝谌予. 中医中药治疗多囊卵巢一例[J]. 黑龙江中医药,1985(4):39.

(5) 祝谌予. 妇科疑难症治验两则[J]. 山东中医学院学报,1986(3):69,54.

评述:祝谌予先生治疗妇科疾病有丰富的经验,提出"调气血、和脾胃、理肝肾、固冲任"为治疗妇女经、带、胎、产疾病的原则,颇具临床指导意义。经过多年临床实践,祝谌予先生总结出一套治疗妇科病的方法,独具特色。

6. 其他

(1) 祝谌予. 中医对于中暑病的简易防治法[J]. 中华护理杂志,1966(3):156.

(2) 祝谌予. 慢性精囊炎 1 例治验[J]. 中级医刊,1981(8):34.

(3) 祝谌予. 独活寄生汤加味治疗骨质增生两例治验[J]. 中级医刊,1982(5):23-24.

(4) 祝谌予. 补阳还五汤的临床应用[J]. 湖南中医学院学报,1984(Z1):67-68.

(5) 祝谌予. 从过敏煎的运用谈辨病用药与辨证用药[J]. 中级医刊,1985(4):59.

(6) 祝谌予. 农村常用经验小方简介[J]. 中西医结合杂志,1987(3):178.

(7) 祝谌予. 临床用药经验两则[J]. 山西中医,1989(1):4-5.

(8) 祝谌予. 临证治验二则[J]. 山西中医,1989(2):3-4.

评述:上述论文分别总结了临床治疗中暑病、慢性精囊炎、骨质增生等疾病及临床运用一些方剂的经验。中暑病属于夏季常见病,病情轻重不一。祝谌予先生结合自己的临床经验,介绍了几种防治中暑的简易方法,简便、实用和有效。中医对骨质增生有一定的治疗方法,但尚缺乏理想的疗效。祝谌予先生临床运用独活寄生汤加味治疗骨质增生,疗效较为满意,对其中两例做了介绍。过敏煎是上海某医院通过实验研究和临床实践证实有抗过敏作用的一贴经验方,作者在本文介绍了用过敏煎的体会。农村医疗条件不如城市,看一次病要跑很多路,而且有些小病,远路投医也不值得。祝谌予先生根据数十年经验,总结出一些治疗小病的小方,临床屡试不爽,特作此文。

参 考 文 献

[1] 张镜源. 中华中医昆仑[M]. 北京:中国中医药出版社,2012.

[2] 吕景山. 评《施今墨对药临床经验集》[J]. 山西中医,1986,2(2):39.

(整理:徐俊 赵英凯 刘扬 李霞;审订:徐世杰)

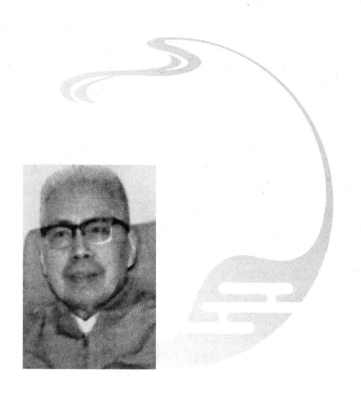

何时希

一、生平传记

何时希先生(1915—1997年),名维杰,号雪斋,出生于上海市青浦县重固镇,著名中医学家。曾任卫生部中医研究院(今中国中医科学院)研究员、上海中医学院(今上海中医药大学)学术委员会委员、上海中医文献研究所学术顾问、上海市人民政府参事等职,并兼任上海第一医科大学附属华山医院、上海第二医科大学附属瑞金医院、第二军医大学附属长海医院中医顾问等。

何时希先生是江南何氏世医第28代传人,7岁随祖父学医,主要学习其六世祖何书田的遗作及国学知识等;15岁考入私立上海中医专门学校,17岁悬壶应诊,19岁毕业后留校任教,并拜沪上名医程门雪为师,学习20余年,期间经程门雪推荐,又向沈芝九、秦伯未、蔡香荪、虞佐唐等名家学习女科或代理诊务。40岁时,奉卫生部调令,赴京参加卫生部中医研究院相关工作;50岁返回上海,先后在上海中医学院中医研究所、文献所工作。他一生精勤不倦,医术超卓,在治疗内、妇科疾病方面尤有心得,对哮喘、矽肺、冠心病、高血压、胃肠病、月经病、胎产病等有独到见解,疗效卓著。

何时希先生博学多才,笔耕不辍,编著《何氏历代医学丛书》42种,晚年陆续出版,获1985年上海市卫生局科技一等奖和上海中医学院科技一等奖。经30年辑集、于1988年完稿的《中国历代医家传录》,共350万字,献予国家中医药管理局,获荣誉证书。

何时希先生品格高尚,大公无私,自1984年起,将其收藏的祖传文献、文物数百件先后捐献给中国中医研究院、上海市档案馆、上海中医药大学博物馆、上海市青浦区博物馆等单位,并把获得的奖金用于成立研究生奖学金等各项基金,以冀发扬中医药事业。他博学多艺,善诗文、戏曲、书法、篆刻、武术等,对京剧小生表演艺术、京剧史研究有较深造诣,撰写相关著作多部,曾把 2 600 件戏剧文物捐献给天津戏剧博物馆,奖金亦捐该馆,作为奖励和发展基金,曾兼任北京戏曲研究所特约研究员等。

(一) 何氏世医八百载,家风名扬代代传

在医学史上,能传承百年的医学世家少见,而何氏世医迄今已绵延八百余年,传承 30 代,实属罕见。何氏医学世袭传承脉络主要有 5 支,分别聚族居于镇江、松江、奉贤庄行镇、青浦北竿山和青浦重固镇等,亦有散在江浙一带、北京等地行医者。何时希先生属青浦重固镇分支,至先生已第 28 代。据其文《我的七十年——中医与京剧》记载,何氏家谱上最早的始祖为晋代何无忌,曾与刘裕等起兵镇江,讨灭恒玄,官江东五郡都督,后家于汴梁(今开封)。史载,何氏世医始祖是何公务,宋绍兴中任德寿宫太医院医使,医术精良,其子朝柱、曾孙光启亦为医。而何氏家谱记载,世医始祖是何公务四世孙何易宇、何栯、何彦猷三兄弟(光启之子,第一世,宋)。宋代金兵占领中国北部,何氏三兄弟随宋高祖赵构南渡,立南宋朝廷于临安(今杭州),何易宇以医名,通易学;何栯官吏部侍郎,因忤秦桧而隐于医;何彦猷官大理寺寺丞,于审讯岳飞冤狱时,力辨岳飞无罪,被劾,1141 年岳飞蒙冤被害,何彦猷为避秦桧迫害,逃往镇江,居十字街为医,成为镇江一支的始祖。1141 年,何栯、何彦猷兄弟皆归隐于医,故以此年为何氏医学的开始。

自何彦猷兄弟之后,何氏子孙繁衍昌盛,何彦猷堂兄弟何沧从汴梁(许昌长葛)迁居青浦县(青浦旧属华亭,于明代嘉靖间始建为县)青龙镇开宗,何沧的曾孙何侃(第四世,宋)后迁至松江开宗,何沧的十六世孙何应宰(第十六世,1591—1672 年,明)又迁至奉贤庄行开宗,何应宰的五世孙何王模(清代,第二十世,1703—1783 年)则迁往青浦竹竿山开宗,何王模之孙何世仁(元长,清代,第二十二世,1752—1806 年)则成为青浦重固一支的始祖,先生即何世仁的七世孙。

何氏医学亦广泛发展。有医传可考者 350 余人,其第十六、十七世两代(约明天启至清乾隆年间),每代行医者都有近 40 人。在宋、元、明三代任太医院院使者 6 人、副使 3 人,任太医院职务者 19 人,任其他医务公职者 20 余人。其支派分迁松江、奉贤、青浦、丹徒、扬州、盐城、南京、孟河、吴江、嘉善、苏州等地,还有寓医于溧阳、浦南、江淮、句容、西湖、浙右、上海、北京等地。其中又以青浦重固一支对近现代影响最大,第二十二世何元长、二十三世何书田、二十四世何鸿舫尤为著名。《青浦县志·文苑》记载何书田"何元长子也,医能世其传,名满江浙"。秦伯未赞何书田"起疾如神,为嘉道间吴下名医之冠"(《清代名医医案精华》)。何书田与民族英雄林则徐交往甚好,为禁鸦片,曾受林所托,撰定"救迷良方",为戒烟者治疗,颇著功效,林则徐亲笔赞其"读史有怀经世略,检方常著活人书"。林则徐曾因操劳过度患"软脚病",何氏为其治愈,林则徐感而赠联:"菊井活人真寿客,竿山编集老诗豪。"何书田去世时,林则徐极为悲伤,赋长歌以志哀痛。在何氏世医中不乏救死扶伤,关心民瘼,甚至染疫身死的感人事迹。

正如范行准《中国医学史略》所说:"青浦北竿山何氏……他们虽无南北朝世医那样高官显爵,但论世泽之长,都远远超过此期世医,且为广大人民服务,而这些又都是世界各国医学历史上所罕见的史迹。"

何氏医学以内科、妇科见长,从现存医著文献看,涉及外感、内伤病种繁多,如肺痨、鼓胀、哮喘、中风、癫痫、痹证、月经不调、胎前产后病等。对外感病的治疗,何氏医家崇尚《伤寒

论》辨治方法,并撰写不少专著,如第六世何渊著《伤寒海底眼》,在仲景113方基础上,吸收后世方以及自己的经验方,增补至约有500方,其随证加减的药味有数百种。又如第十七世何汝阖(1618—1693年),著《伤寒纂要》,详论发热、发斑、温毒、疫疠等辨治,此书与吴又可的《温疫论》同时代,亦可称为最早的温病著作之一。二十四世何鸿舫在世时,血吸虫病蔓延青浦县,何鸿舫以治疗鼓胀的方法治之常效。后沪上名医程门雪赞其"治在肝脾,法重温疏,有规律,有变化,名家手眼,不同凡响,可云中医之宝贵材料"。妇科论著方面,如十三世何继充所著《医方捷径》,记载了妇女经、带、胎、产病证诊治方药等,多以歌诀概括,颇有特色。何书田、何鸿舫在妇科诊治方面成绩亦很突出。

此外,何氏医家大都擅长诗词书画,据何时希先生捐献给中国中医科学院的图书目录记载,何氏世医的诗文著作有何其章的《七榆草堂诗稿》、何二膺等的《三何吟草》、何书田的《竹竿山人吟稿》《姑存草》、何鸿舫的《还如阁诗存》、何其超的《青浦续诗传》等,先生还曾辑录有《名医何鸿舫墨迹及诗集》。何鸿舫的弟子遍及江苏、浙江、安徽等地,他的书法尤为出名,时人获其药方,珍若拱璧。据传民国初年,日本人对其书法特别喜爱,每到上海古玩市场大量收购,每纸有售至银元十枚,少者亦有四五枚。先生在此熏陶下,潜移默化,亦善诗文,练得一手好书法。

何时希先生7岁时,祖父即授以家传医学,并学习《四言脉诀》《药性赋》《汤头歌诀》等,又通过6年私塾学习古文,使其医学和国学功底都十分深厚,为他日后发展打下了良好基础。先生在上海中医专门学校求学时,寒暑假返乡,必去外祖父的仁寿堂药号帮忙,耳濡目染,医道渐长,医志弥坚。

古语尝云:"医不三世,不服其药。"世医家传,一般有三大优势:一是医学启蒙教育较早,二是家族医者随时随地予以指点,三是医者可继承家传绝技秘方。何时希先生聪颖好学,医文精通,品格高雅,立志济民,都受何氏家传的深刻影响。何氏世医从事的虽是平凡事业,但他们的家国情怀和救济苍生的品格,他们的高尚医德和精湛医术却代代相传,备受世人崇敬和赞叹。

(二)喜读群书博而专,勤思妙手著文章

何氏家风淳朴,重视教育。何时希先生幼年时即在家族教育下,读书习文。15岁考入上海中医专门学校后,先生更是以读书为第一乐事,他常把上学车费用来买书,有时坐在书摊上读书也是一读就两三小时。在学校附近有一饭店,他常在店中读书,至天黑才回家,时间久了,小店掌柜专门为他准备一小柜存放书籍。先生认为读书要杂而博,且能由博而约,由约而专,由专而深。他又将读书分为三个阶段,一是求多,求果腹,如蚕之"食桑";二是稍别美恶,识其当否,以为教学所用,如蚕之"吐丝";三是采集各家注解,如五彩纷呈,以供"织绢"。

1956年,何时希先生时年四十,奉卫生部之召,进京调入中医研究院工作,当时调入者多为高龄的中医大家,先生也因之成为当时全院老大夫中年事最轻者,被称为"何首乌"。他在此工作10余年,先后承担哮喘、矽肺、痛经、慢性盆腔炎、妊娠中毒症等多种科研项目,研究之余曾作过多次大型学术报告。在临床中,由于诊治常效,独具匠心,为广大患者所称颂。

何时希先生到北京最大的乐趣是可以在书海里遨游。当时的中医研究院图书馆馆藏中医书籍精且富,为全国乃至世界之冠,老专家们诊疗之余可自由借阅。北京的旧书店服务亦颇周到,只要开个书目寄去,就会送书上门。除大量医书外,在图书馆也能借到《知不足斋丛书》《粤

雅堂丛书》《太平广记》《宝颜堂秘笈》等文史哲丛书。何时希先生自称这一时期为"享受读书之乐的十年"。他在此读书,如鱼得水,废寝忘食,勤作笔记,为之后著成出版《何氏历代医学丛书》《中国历代医家传录》《历代无名医家验案》和《万医传》等做了大量工作。

何时希先生晚年成书出版的《近代医林轶事》亦是其读书广博的一大明证。他在读数百种方志时发现医林人物记传甚少,故欲撰文以裨补遗缺。《近代医林轶事》除依据以往读书笔记外,还融入他的经历和记忆。他认为此书与《中国历代医家传录》不同,此书是走出学术与传记的框子,从轶事及琐谈来自由骋笔,无所拘束;而《中国历代医家传录》则集录医家两万余人,得近四万条目,以省府县志各家传记志表为主,取当时人记当时事,翔实可信。前者妙趣横生,可读性强;后者细致严谨,为学术所需之重要资料。

在学习工作中,何时希先生一贯遵循"思穷而后通"的法则,他认为只有通过"穷而后学,学而后通"的过程,才能达"不惑"之境。学医者常有这样的经历:埋首于浩如烟海的医书、数以万计的药方中,殚精竭虑,却迷失其中,困惑无定。先生认为通过"思穷而后通"可以走出这个困境。例如,他从汉代张仲景经方选药的严谨洗练及其相辅相成、相反相须、加减增损等处理中,找到了读方选药、组织主方和配伍的方法。他所著《六合汤类方释义》一书,受王海藏《医垒元戎》三十余首"六合汤"启发,取血分病主方四物汤打底,在此基础上,采用药对(即两味药)选药方法,从数十种主要妇科、内科名著中选得280组针对某病或某症有特效的药对,以适应于各种病症。他认为药对的配伍和变化当与脏腑功能相合,从而达到纠正脏腑病理改变的目的。读此书,不仅可浏览大量何氏所苦心搜集的有关六合汤的资料,亦可学到中医治学的一条门径,不亦悦乎!

对人体脏腑的认识,何时希先生不囿于中医理论,常结合西医生理、病理予以解析,时有独到的见解。如"心主血脉",这一功能的实现,有赖于心的舒张收缩,在中药里有好多药对可用,舒张者以辛芳为主,如川芎、远志、丹参、郁金、石菖蒲,乃至芳香开窍药;收缩者以酸敛为主,如酸枣仁、五味子等。在常用的汤方中,仲景酸枣仁汤是川芎与酸枣仁为对;珍珠母丸是沉香与酸枣仁为对;归脾汤是远志与酸枣仁为对。其中远志与酸枣仁为对为多,如局方镇心丹、济生养营汤、百一方补心神效丸、安神养血汤、人参琥珀丸、十味温胆汤、远志饮子等,皆可选择为舒缩心脏之用。他对自己这种事半功倍的方法常津津乐道,这也彰显了他好学深思、闻道则喜的精神。

(三) 教学相长育桃李,推陈出新融古今

1930年,何时希先生考入上海中医专门学校,成绩名列前茅,受到程门雪先生激赏,后拜程为师,侍诊20多年,执弟子礼不衰。毕业后于1938年起留任上海中医专门学校执教10余年。先生当时负责讲授《金匮要略》,考虑到阐述《金匮要略》复杂文句和片段时,如果只讲一家之言,或言必称《黄帝内经》《难经》,学生不易接受,因此采用授课与读书并举的方法,广泛搜集各家学说,认为多多益善,有尤在泾的高论,也有赵以德、周扬俊等的博识,有正面见解,也有反面认识,有言之成理,也有自圆其说,兼收并蓄,旁征博引,博涉精取,深入浅出,使闻者津津有味。个人的见解可能偏窄,对真理的理解和认识水平因时因地而异,只有集众家之言,才能甄别比勘,作出较公允的评判。只有随时间的推移,知识的积累,才能不断加深认识。1985年先生所著《读金匮札记》完稿时,40年前曾任中国医学院教务长的吴克潜教授题赠诗云:"常忆当年共事时,俨然白袷讲经师,赢得一堂声寂静,是何语妙竟能斯。"

除在中医专门学校讲课外,何时希先生当时还在中国医学院(1927年创设,首任校长章太炎)、中华国医专科学校(系"中国医学院"附设之夜校)兼《金匮要略》及《伤寒论》,每周2天,每天5节课,上课时,学生满堂,聚精会神,肃然无声,勤作笔记,以证其讲课之精彩。先生讲课常采用启发式、自悟式教学方法,而不是填鸭式、灌输式,这受到其先祖何鸿舫的影响。先生曾读何鸿舫的一则医案:"有一妇人患晨泻5年,起自产后,纳呆,形瘦,足浮肿,日甚一日。前医曾用培中、分利之药罔效。询系每在五更必腹中雷鸣切痛,晨起一泻之后,痛除而竟日安然。"何鸿舫医案写到此,进一步分析:"脉已濡细,又非夹滞,其痛也始终不更,其泻也不专责于脾矣。产之时痧子杂来,产后5年中,风痧频发。个中有奥妙焉,且不道破,俟同学见之一想。"遂处方:"土

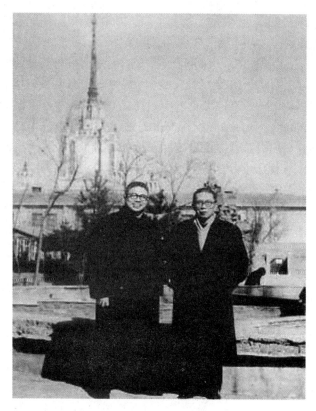

1962年程门雪与何时希

炒白术一钱半,煨肉果四分,荆芥炭一钱,炒防风一钱半,生甘草三分,桂柳炭一钱半,桔梗一钱,霞天曲(为半夏等药和霞天膏制成的曲剂,霞天膏是黄牛肉经熬炼而成的膏)一钱半(炒),牡丹皮炭一线,小赤豆三钱(无剂数)。"复诊,病人来诉:五载之累,一朝顿释。何鸿舫按言:"盖晨泻一症,腹膨胀则有之,而必雷鸣腹痛者甚少。是以不专责于脾胃,而旁敲侧击,庶得窥其真谛,信哉临证之望闻问切四字不可缺一也。药既涉想见效,不必更易方药,就原方再服10剂,可以拔其根也。"先生思考其方以荆防败毒散为主,二神丸为辅,盖因"产之时痧子杂来,产后五年风痧频发",痧子余毒乘产后之虚而下结肠中,历年不清,蕴毒湿热外发则为风疹,可见虽有五年之虚,而肠中结毒不清,故痛泻不止,风疹之发,则是结毒之外证,诊断之凭据。所以培中但治其虚而滞邪,分利徒耗水液而蕴毒依然。如以五更泻责之脾肾虚寒,则风疹频发便无理据。关键是腹痛和风疹同思,悟其为肠中蕴毒湿热,则一切迎刃而解,所以能以一方而愈五年沉疴。先生受此案启发,对何鸿舫的教育方法甚为推崇,认为启发式、自悟式教育更能激发学生求知欲,促使学生积极动脑思考。

在教学中,何时希先生注重知识的不断推陈出新,他曾说:"今天你可以作出自己的论断,他日多读书,多体会,或学习过不同的论断,于是可以推翻你过去的论断,这不是错误,是进步,是唯物辩证法。"《读金匮札记》这部书就是他从学习《金匮要略》,到讲授《金匮要略》,历50余年的反复学习,然后跳出旧框,自立而成的。书中对病种的分类、条文的归类不拘一格,尤其在理论发挥上,颇有价值。又如《妊娠识要》一书是从20世纪30年代开始撰写,分5次方完稿:最初是1938年以后他在上海三所中医院校教学时,为讲授妊娠禁忌药所需而

编写的讲义,仅数千字;其二是1960年在中医研究院工作,为北京市妇产科西医学习中医班讲课所编的《胎前病讲义》,约6万字;第三是1959—1960年在中医研究院妇科组与协和医院妇产科、北京市妇产医院协作,专题研究妊娠中毒症所编《妊娠中毒症用方选辑》,约7 000字;其四是1972年编成的《计划生育中医药6 000余种资料研究》,约13万字;最后汇总完稿则是在1983年,他自叹身虽老弱,但脑力还健敏,经整理修改,既删且补而成。他的体会是,沉湎到百余种妇科书里去钻研,再到妇科病数万诊次中去实践,最后要到内科领域找养料,还要向西医学习,才能取长补短,拾遗补阙。可见要达到融会贯通、推陈出新诚为不易。

何氏十分重视近现代中医教育事业之发展,常以此为己任。清季以降,中医渐处存亡之秋,中医有识之士愤然而起,以办学校、举学社的方式,力图通过教育途径,振兴中医。诸多壮举可歌可泣,更重要的是,培育了一批批人才,成为中医薪传中坚。作为一代名医和当年教育者之一,先生深感清季、民国时期中医之办学,具有重大历史意义和学术价值,应载入史册。故而先记叙41所中医药学校的办学简况,发表在《上海中医药报》1994年第10期上,继而又撰写从光绪时代的温州利济医学堂至1947年时逸人在上海创办的复兴中医专门学校共162所的相关事迹,其文载入《近代医林轶事》,读者可参看。

(四) 转益多师勤临证,博采众长术精良

何时希先生17岁时,即开始在广益中医院、同仁辅元堂出诊。19岁时拜程门雪为师,

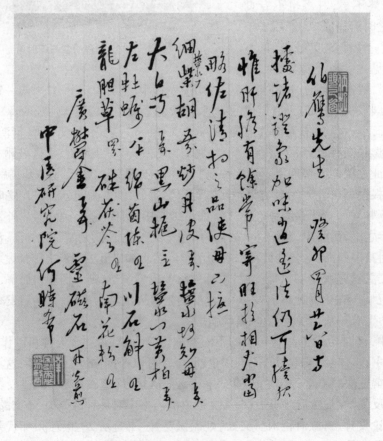

何时希亲笔处方

侍诊20余年,常代为诊务。程门雪对何书田、何鸿舫推崇备至,爱屋及乌,对先生亦深加爱护,赠诗颇多,称他是"少年奇气称才华"。先生亦不负师恩,对程门雪的学术思想领悟颇深。他存留了大量程门雪医稿,后来倾力整理出版,约有12种,200余万字。

程门雪主张学术上要多能而一专,何时希先生谨遵师训,初涉临床时,自知经验不足,除向程师请教外,经引荐又先后师从沈芝九、秦伯未、蔡香荪、虞佐唐等名医学习女科,博采众长而自成一家。此外,在丁甘仁创建的学术团体国医学会中,20岁的先生即被选为该会理事,丁济万(丁甘仁之长孙,上海中医专门学校校长)时任理事长。学会每两周举行一次学术聚会,一批医术高深的医家如叶熙春、丁济万、张赞臣、陆士谔、陈耀堂等常到场发言,这使得先生又广增学识,受益良多。

40岁时,何时希先生奉调到中医研究院工作,这里聚集了当时全国一流中医名家,此又是他博采众长的好机缘。如他早年诊病,常以左手诊脉,右手执笔,同时耳口闻问,这样时间是争取了,但疏忽在所难免,正犯了张仲景所批评的"按脉动息,不及五十""持寸不及尺""相对斯须,便处方药"的坏习惯。当时中医科学院有位同仁的诊脉法是左取其右,右取其左,必以食指定寸位,所以医生与病人常需互易座位。先生通过观察学习,悟出"上下左右推寻""左右手同取"等诊脉法,进一步完善自己的诊法,在临床中逐渐形成了自己的特色。何氏医学第二十九代传人何新慧把先生的临证特色总结为五方面:一是重视张仲景治未病的思想,察病于机先,治病于已发。二是治病分"进、守、退"三步疗法,"急则治标,平则调理,缓则治本",治标是对症期,先治今日之病;调理是缓解期,即善后之调理;治本是巩固和康复期,拔治病之根,以杜复发。三是调和气血阴阳以求平衡。在辨证论治中十分重视人体五脏生克及阴阳的动态平衡,认为临证中要使五脏阴阳及相生相克绝对平衡似不可能,但相对平衡则是治疗之目的。四是因证善用药对,常在传统名方或后世验方基础上,根据病症需要,加入具有特效的药对,起到左右逢源,方因证设的理想效果。五是制方治专病,常在辨证与辨病相结合的基础上自行拟定专方以治某病证。专方治病虽针对性较强,但运用时仍讲究辨证论治,在解决主要病变的基础上随症加减。先生的这种临证思路是经过多年临床经验的积累形成的,亦使其在临床上成效卓著,广受赞誉。

在中医研究院(现中国中医科学院)工作期间,何时希先生先后承担了矽肺、慢支、哮喘、痛经、妊娠中毒等病证研究任务,这也使他得到更多历练,学术水平得到很大提高,在科研、教学、临床等各方面硕果累累。他的许多著作也在共同工作的良师益友帮助下完成。如《女科三书评按》就是一年夏天他在西苑医院休养时,受益于同仁帮助而完成的。当时他常把批校古书遇到的疑难问题请教于西苑的赵锡武、钱伯煊、岳美中等同仁,大家共同交流商榷。该书包括《经效产宝》《产科备要》《女科经纶》三书,前两书偏于证治方药,后一书偏于理论,其评按,有赞赏,也异议;有阐发原著精义,也有罗列别家意见以证其非;也有折衷各家,得其中肯;或作者自立新意,以为补充的,博采众长,自成风格。

二、学 术 思 想

(一)学术尤善妇科,西学常为中用

何氏世医涉及临床各科,尤以妇科、内科见长。何时希先生幼承家训,知其先祖何书田妇科最精,故自幼喜学妇科。19岁拜程门雪为师,程师亦劝其专攻女科,并介绍两位妇科老师蔡香荪和沈芝九。蔡香荪正是学于书田公之江湾嫡派,已是上海蔡氏女科代表;沈芝九以善用当归生姜羊肉汤闻名,且对《叶氏医案》及《黄帝内经》颇富心得。后来先生又拜妇科名家虞佐唐为师,并为虞师代诊多年,诊治危难重症常得虞师指点,受益匪浅。再加上先生自身丰富的临证经验及在中医研究院期间承担的大量妇科研究任务,使其在中医妇科上积累了丰富的学术经验。他深得《金匮要略》妇科要旨,吸收古今医学之长,诊治方法独到,留下许多宝贵医案,并出版了数部妇科专著,发表多篇相关论文,提出很多理论见解,作为当代妇科大家,当之无愧。

在妇科病证中,何氏尤其善治痛经、盆腔炎、不孕症、崩漏、妊娠中毒症、更年期综合征等,限于篇幅,略述其要,以窥一斑。

1. 月经病论治

(1) 寒热同方治痛经:何时希先生治痛经颇有心得。他认为痛经之痛与血块不下有关,《金匮要略》言:"腹中有干血着脐下""其癥不去,当下其癥"。痛经甚者,虽"衃以留止""癥着脐下"是肯定的,从西医角度看,症如子宫内膜异位症、子宫肌腺症等疾病,患者常伴有不孕症。

治疗用方何时希先生自谕平常,只在《金匮要略》及《千金方》诸方中徘徊,如《金匮要略》中的温经汤、芎归胶艾汤、桂枝茯苓丸诸法,然亦每每奏效。他体会到,治病当从整体论,如专于温下,不顾及机体中阴虚、伏热、郁火诸因素,即使宫寒得到改善,但温下之药必能助火灼阴,则虽孕而难留。所以温经汤中用牡丹皮、麦冬,桂枝茯苓丸用牡丹皮,奇效四物汤用黄芩,均属寒热同方,取其拮抗之意,以治疗其阴虚、伏热、郁火等次症,这是不容忽视的配合。他在临床上偏喜黄芩,因其能清三焦之热,炒炭则入血分以清血热;而牡丹皮则仅能清血热,适应面偏狭,且须注意行血祛瘀、落胎下胞的副作用,如症状略有怀孕可疑者,即不可用。对肥胖者须顾其痰湿阻宫,难以受孕,故用枳壳宽宫(枳壳、甘草,唐人称为缩胎丸,实是理气宽宫)。常用石类药以温经,则取法《备急千金要方》,取其质重能入下焦,并引诸药下行。但遇有怀孕迹象时,紫石英、云母石温而重坠,则以慎用为妥。

何时希先生在中医研究院工作期间,曾见某名医用化癥回生丹治痛经,此方出自《温病条辨》,以《金匮要略》鳖甲煎丸合《万病回春》回生丹加减化裁而成,药凡35味,均非怪僻药,何氏认为其中人参、肉桂、两头尖、姜黄、公丁香、川椒、蒲黄、红花、苏木、桃仁、五灵脂、降香、当归尾、没药、白芍、香附、吴茱萸、延胡索、茴香、川芎、乳香、高良姜、艾炭、益母膏、地黄、鳖甲、大黄等皆常用药;独麝香、虻虫、水蛭、阿魏、三棱、紫苏子、干漆、杏仁等则自惭不擅用,故又从中学得治疗痛经的一种方法。

1954年,何时希先生曾治愈一顽固慢性盆腔炎并发痛经不孕患者,患者不仅炎症、痛经得解,还得以怀孕。这大得西医瞿君之赞赏,故二人开展合作研究,此可谓中西医结合之尝试。最初二人从普通门诊中筛选病人作专题研究,对案会诊时,多先经西医检验做出诊断,急性发作时由西医处理,亚急性与慢性期则由先生治之。先生的治疗思路是痛者止之,阻塞者通之,内膜粗糙不能受精者,气以煦之,血以润之;炎症者清之,带多者束之,腰脊酸者固奇脉以约之,宫寒者温煦之,郁者达之。以疗效增加信心,排除其怀疑,振奋其精神,挽回其颓唐。当月经改善,腹痛若失,而忽然有孕,则愉悦之情自不待言。对于亚急性发作,常用丹栀逍遥散合大补阴丸;又助西医治急性发作用青霉素之"单打一",以龙胆泻肝汤合当归龙荟丸助之,效亦见速。如是逾半载,效果良显,患者怀孕渐多,在合作研究过程中,两人互相学习,取长补短,瞿君悉心以西医妇、产两科相授,使先生获益匪浅,这不仅裨助他当时临床诊治,而且日后在教授西学中学生、研究生时也有了更多的共同语言。

(2)通因通用疗崩漏:对于崩漏的论治,何时希先生善用通因通用法以攻坚。他曾遇漏下淋漓之症,迁延无休止者十余月,历更诸医,凡归脾汤、补中益气汤、杜仲丸、菟丝子丸、震灵丹、十灰丸、荆芩四物汤、胶艾汤之属皆用之而无奏效。其淋漓时见小血块为最平稳,若稍得休止,必有大冲随之,故病者不敢奢求遏止,但望能维持体力则足。何氏详细诊治,思其必有瘀血留止,但体已大虚,攻之则愈伤正,直补又无法通瘀,乃虑结合经期攻补兼施,但问患者经期,则忘之久矣,遂嘱其细心自察,一月之中,若有数天昏昏倦懒,如寒如热,或情绪无常,或腰肢酸软,困顿无力,或乳中、腹中不适,一切若往时行经之状时,则速来就诊,平时仍以归脾、补中、扶益气血诸法治之。一日,患者言似有经临之感而淋漓如常,何氏即遵《黄帝内经》通因通用之意,以胶艾四物汤、桂枝茯苓丸加山楂、麦芽、炮姜等化瘀药用之,并以大黄䗪虫丸三钱包煎。服后数下血瘀,7日后经自止。次月经水如期,复与前法治之而愈。后何氏遇此类病证,如患者能以经期告者,施此通因通用法常常奏效,然亦嘱医者须细察患者调补后体力恢复如何,能胜攻者攻之,若虚象仍甚者,俟一月亦无妨,不可急于攻伐而虚其虚。

(3)甘平淡润安更年:妇女更年期综合征在临床中多见,何时希先生认为其表现与《金匮要略》中脏躁证颇为相似。其病机多系心经气血两虚,血不养心则心神不安而惊惕烦扰;血不濡肝则肝魂不安而眠不宁,则君相二火同炎。火旺则克金,木旺亦反侮于金,导致肺气不清,肺魄不静。由此可知,百合病与脏躁病有相关之病理,相互配合之治法也。方药以甘平淡润为主,勿用滋腻甘温之品,故仲景于甘麦大枣汤服法下有"亦补脾气"四字,意即甘草、大枣与小麦已足以补脾,培土生金,无需再用甘温之品。需要注意的是,脏躁以绝经期前后多见,与内分泌紊乱相关,故其表现先见阴虚阳亢症,应以阴平阳秘为之善后,则淫羊藿、肉苁蓉、巴戟天之阳药,与龟甲、地黄、萸肉之阴药配合,亦当为应备之一法。

2.妊娠病论治

(1)中西共研妊娠症:在中医研究院时,何时希先生与钱伯煊等老中医共同组建妇科病症专题研究组,曾与北京妇产医院、协和医院林巧稚等名医合作研究妊娠中毒症等,这段再次与西医共事的工作经历对他触动很大,他认识到作为一名中医,若囿于一家一派成法,常常易一叶蔽目,不见全局。他从西医同道中又学到了许多西医知识,再结合中医理论加以研究,这样重新得出的对疾病的认识程度就比以前更为深刻进步。当时北京妇产医院和协和医院妇产科举办西学中研修班,何时希先生与钱伯煊等均为之授课,亦有许多与西医学员讨论的机会。比如他在编制"妊娠中毒症发病机制图"时,就集思广益,吸收了全班西医学员的意见。他在编写《妊娠识要》一书时,第六、七章就专门讨论了妊娠中毒症的病因病机认识和用方选辑等。又如,他在理论和实践中体会到,子痫病因中肝的疏泄功能至关重要:肝气郁结,木旺则生火,火盛则生风;同时火热犯心,心肝风热,症见眩晕,头痛头热,烦躁不眠,面红目赤,肢麻筋惕等,即先兆子痫;进一步心肝风火交炽,症见神志昏迷,痉挛口噤,角弓反张,四肢抽搐,气急痰声,或时迷时醒,则是子痫重症。治当息风清火,开窍豁痰,方先用自创羚珀散(由天竺黄、天麻、羚羊角、琥珀、蝉蜕、地龙等药组成),次用自制羚羊角汤(由天竺黄、鲜石菖蒲、郁金、地龙、黄连、全蝎等药组成)。昏迷者加用至宝丹,痰盛者加安宫牛黄丸,热盛者加局方牛黄清心丸。

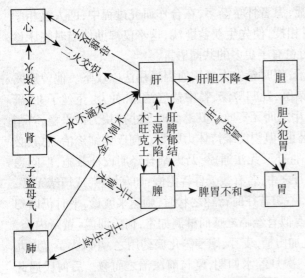

何时希与西医学员共制的妊娠中毒症发病机制图

子痫病虽以心肝风热或风火实证为主,但何时希先生认为,火热耗伤心血心气,造成心营不足,心气虚怯,对妊娠后期胎儿能否安固、临产情绪能否稳定有一定关系。另一方面子痫发作后,除药物治疗以外,还要靠孕妇主观能动力,此可为其心脏后备力量。所以在子痫治本法中,常用复脉汤、生脉散、黄连阿胶汤等养心血、补心气之品,亦常配用介类、金石类药品以安神定志。又可配其他补肾药同用,以收滋水济火,水火既济之功。另外,滋水则能涵木,肝肾阴虚,浮阳妄动,必以滋其真阴,为善后之要,方能巩固疗效和防止再发。

(2) 善辨孕脉治未病:关于孕脉,何时希先生亦结合多年读书和临证所得,颇有体会。他善于通过对孕脉的辨识来预判孕妇和胎儿的健康状态,从而达到提前干预的治未病目的。他认为,寸脉浮动、尺脉搏指,三部脉弦、数、滑,为常见的胎脉。一般在四五个月以后,胎脉可由弦紧而转为松缓,或者散大;数脉也逐渐减退,或不数。偶然也见数至或数十至而一止的"代脉",关滑如豆的"动脉"和《医学心悟》所谓流利跃动的"雀啄脉"。而调长有力、流利舒畅、生机盎然,又有冲和气象,则最为重要。如果微细无力、生气萧条,便是母体气血不足,必须及早治疗,以免对胎儿成长有碍。若始终细弱短小,沉涩不畅,毫无活泼流利之象者,须防胎萎。若见沉、牢、微、细,须防死胎。但先生也认为,辨胎的方法,不能全凭脉法,必须将"望问闻切"四诊合参,参考借鉴西医诊查方法,中西医结合,才能更加准确。

(3) 有故无殒巧安胎:关于安胎,何时希先生认为,如果孕妇无病而服药,应以平稳为主,用药需注意:补则壅中,即采用补法,在三四月胎儿需要营养不多时,由母体吸收,至四五月以后,则大半由胎儿吸收,所以"早则补母,晚则肥子",胎儿过分肥大,于生产有碍;攻则伤胎,寒则凉胎,此恐造成胎儿萎缩不长;热则血易妄行,而防其堕胎。如因用药偏胜,造成脏腑失去平衡,产生弊端,反不如不服药了。由此可见,医者把握妊娠用药的适度宜忌是相当重要的,在《妊娠识要》一书中,他广泛搜集整理,罗列了妊娠慎用药448种,慎服食物161种,安胎药105种,宜服食物53种,供孕妇参考。对胎前禁忌药,从其性能来说,主要是忌"活血、破气、攻下、大热、大寒、有毒"之品。例如咳嗽避去麻黄、前胡、牛蒡子、贝母、半夏、蛤壳、射干等,可用杏仁、橘红、冬瓜子、竹茹、竹沥、紫菀、款冬花、百部、白前、甘草之类;如痢疾避去大黄、枳实、青皮、山楂炭、神曲、麦芽、赤芍、牡丹皮等,可用煨葛根、黄芩炭、黄连、荠菜花、扁豆花、金银花炭、马齿苋、蔻壳、砂仁、陈皮、腹皮、荷叶等药。

此外,何时希先生主张保胎先须保母,胎儿的安全是建立在母体安全基础上的。如果母病危急,已到"安胎即不能顾母,顾母即不能保胎"的程度时,医者就不能为"妊娠忌药"所束,《黄帝内经》说:"妇人重身,毒之如何? 曰:有故无殒,亦无殒也。"殒是死亡或堕胎之意,第一句是说"有病则病当之",虽犯了用药的禁忌,不会出事故的;第二句则是告诫人们不要无所顾忌,不加节制而造成事故。《黄帝内经》亦言:"大积大聚,岂可犯也,衰其大半而止,过者死。"指出治病需机立断,当用则用,又要斟酌情况,中病即止,灵活施治。

如 20 世纪 50 年代初,何时希先生曾代虞佐唐出诊,遇到一位妊娠水肿重症患者,书脉案毕,借磨墨之时,沉思方药,一则"有故无殒""有病则病当之",即用重药亦无忌;二则诊其脉,右大于左,阳旺于阴,若为男胎有所触损,岂不遭病家唾骂?欲保胎而不用葶苈、桂枝、附子,但用五皮饮、五苓散太轻,治不了急重症,似无良法,犹豫不决,遂以示意抄方学生上楼请示虞师,顷刻间于虞师掌中见"白术、茯苓各一两"数字,乃豁然茅塞顿开,振笔疾书,处方付之。盖所示为全生白术散法,二味运脾利水而无所伤,以此起悟,初觉五苓散、五皮饮太轻者,得大剂量苓、术以为君,则相得益彰,另外,五皮饮的桑白皮,肃肺以利水道,意义可取。五苓散之桂枝,初思不用,继以胎动不甚,得此或可振之,助膀胱气化以利水,比之《备急千金要方》鲤鱼汤之用当归入血活血者为胜。又天仙藤散之香附、乌药理气行水,亦为上选之药,后患者经治而愈。

何时希先生曾治一严重恶阻(妊娠呕吐)患者,水液不得入,唯吐黄苦水,诸医多用苦寒药而不能受,甚至强灌而入,亦不能安胃片时。先生察其脉濡弱无力,细按则弦滑之意仍存。于是处方:野山参 3g 煎取浓汁,取一部分,掺入冷开水使淡,慢慢服之,果然能受,又加浓些,仍冷服,渐能进浓汁。再煎二服,能通口饮之。次日,再与野山参 3g 服完而吐全止,能酣睡,醒则索食。当时有医反对,谓水浆及诸药均不能受,人参大补,岂能受之?又有谓参者升也,恶阻者胃气逆上,胎气(指浊气)上升,降之清之且不暇,用人参正与之相悖。是不知吐伤胃气,苦寒药多用亦败胃,胎气已弱,人参补中气、安胃气、固胎气,助其母子生生之气,药证正相合。若再用苦寒,则胃气衰败,胎萎脉静,母子俱损,故医者不可执经泥书,胶柱鼓瑟而不知权变。可见先生治疗恶阻(妊娠呕吐),善于分析症状关联和主次,从而针对主症治疗,这也得益于西医的一些方法,比如,只要胎儿尚好,维护母体的营养是首要的,反之,堕胎则呕吐立止。因此,症见呕吐是胎气尚健的表现,不用刻意去止呕。同理,恶阻与胎漏(漏红)同见的治疗亦以安胎止红为第一要义,如反置泛恶纳食于第一,血不止,恶阻反止,则胎萎不举而难保也。

治疗胎漏,何时希先生主张"见动却安,见红即止",予以紧急处理。临证善用仲景胶艾汤,认为方中地黄、阿胶为妇科止血妙药,当归(炒炭止血)、芍药、川芎、艾叶(炒炭止血)4 味善治腹痛,但川芎能行血、艾叶能温血,在此时不甚适宜。十圣散(人参、黄芪、白术、甘草、四物、砂仁、续断)、安胎散(胶艾四物、甘草、黄芪、地榆)等,也是常用的名方。对常用治法和药物亦予以总结:①止血:荆芥炭、黄芩炭、藕节炭、细生地黄炭、莲房炭、竹茹、地榆炭、大蓟炭(安胎止血,而小蓟则堕胎下血,是忌药)、陈棕炭、侧柏炭等属凉性药。蒲黄炭(生用则破血消瘀,是忌药)、阿胶珠、生地黄炭等属平性药。龙骨、牛角胶、炮姜炭、广艾炭、熟地黄炭等属温性药。②补肾:熟地黄、狗脊、川断、桑寄生、巴戟天、枸杞子、山萸肉、黑料豆等。③固奇脉:金樱子、菟丝子、桑螵蛸、五味子、覆盆子、鹿茸、鹿角胶等。④补脾统血:人参或党参、黄芪、白术、山药、炙甘草等。⑤升提:升麻、柴胡、煨葛根、桔梗等。

3. 产后病论治　妇人产后病何时希先生诊治颇多,并予以深入研究,积累了丰富的学术经验。如产褥热一证,先生认为要领有四辨:

一要辨病程。产后须分期,初产至 7 日为 1 期,7~14 日为 2 期,满月为 3 期,百日或至 1 年为 4 期。首 7 日以畅行恶露、通行乳汁为第一义,此 7 日得恶露畅,后 7 日为余波,可置勿理;乳汁不多者须多饮营养流质以增来源,若因不通而红肿、胀痛,因气血壅滞而发热为炎症者,则退热须以通乳为主,虽属外科范围,服药亦可通乳退热。14日内如乳通,恶露渐净,产后之期渐入平安,需注意防护风寒、夹食、夹气等。15~30日中,亲水沐浴可以无忌,古人卫生条件差,故须待满月,俗谓"坐月子",即月内须坐困室中。至于百日或1年,则指产后留遗之肝气痞块、关节寒湿,或多坐而腰痛,或多言而喑哑,或多视听而耳鸣目昏等,期以百天或1年必望治愈,否则病根痼入本原则难调治,需考虑气血、肝肾之亏,补虚然后方能渐拔其根,不能专于治实。

二要辨病邪。纯属外感病邪者,当分清风、寒、暑、湿、燥、火六淫以对治。如风邪袭肺而作咳,治咳不难,开肺可以通下窍,无碍于恶露及大、小便,但须忌哺乳,以免传及婴儿。还需注意产妇阴血不足,慎用峻汗法,因热高耗液,发汗则重伤其津。

三要辨虚实。产褥热是产后血虚、阴虚发热,还是乳汁不畅的奶积发热需辨清其虚实,古人"产后忌凉"一语当活看。若是产后血虚、阴虚发热,需育阴养血以退虚热,治之甚易;若是奶积发热,当看有无肿块灼热、焮红胀痛,如有则可确诊,治疗需注意的是恶露是否已畅,如已畅通则施用寒凉药可无所顾忌,石膏、知母、黄芩、山栀子、石斛、天花粉、沙参、芦根等均为清润上、中焦的气分药,用亦无妨。

四要辨产后三大症。《金匮要略·妇人产后病脉证并治》言:"新产妇人有三病,一者病痉,二者病郁冒,三者大便难。"何时希先生认为,产后三大症的产生是有相互关系的,产后虚汗亡阴,大便难为常见症,加上产后补充营养,多食滋补导致积滞热郁,气阻不通,阳气不达于上,故常郁冒昏眩,甚者致痉。三症可相因而同发,若属实者,通腑泻热一法即可治其三症,张仲景大承气汤之法先生颇喜用之。

何时希先生在诊治女科病证中心得经验颇多,因此著书亦丰,如《女科一知集》《妊娠识要》《女科三书评按》等,可见他不负众师之望,贯通中西之学,博采众长,博学而能精专,在中医妇科上取得了丰硕的成就,成其一家之言。

(二) 精研内科杂病,创制良效名方

何时希先生之学术,既传承了何氏世医之精华,又融合了其他中医名家经验之长,更有他独到的认识和方法。因此,在临证中,他能循其规矩而不墨守,推陈出新而成良方,他对哮喘、冠心病、病毒性心肌炎、高血压、萎缩性胃炎、慢性肝炎等内科常见病和疑难杂症等均有专门研究,有法有方,融汇古今,限于篇幅,略具部分内科临证特色如下,以窥一斑。

1. **抢时进补治哮喘** 在中医研究院工作期间,何时希先生曾对哮喘进行专题研究。经研究他发现定喘不为难事,平咳化痰亦尚易,而难在杜其复发,巩固疗效。

治哮喘,中医素有发作期宜攻邪、缓解期宜扶正的说法,何时希先生从临床观察诊治中得出自己的认识:哮喘初发属实,久发则本元必虚。初发宜祛邪为先,稍缓即须攻补兼施,喘定急须全力进补;尤当认识到进补是根治之法,而非善后之缓图,要抢时间随时插入;一失时机,则愈发愈虚,愈虚愈频。何氏考虑到气候对哮喘的影响,寒露以后,气候逐渐变冷,于喘家不利,北方尤为明显,感冒咳喘,一波未平,一波又起,因此,抢时间进补,即是增加抵抗力,以防止复发。

基于抢时间随时进补的指导思想,何时希先生制订了一张哮喘专用膏方,名为"安金膏",可止咳平喘,并可增强肺部抵抗力,对哮喘缓解期略存咳嗽症状者尤适。

方用生黄芪 240g,炒防风 90g,南沙参、北沙参各 120g,天冬、麦冬各 120g,淮小麦 300g,炒党参 120g,野百合 180g,炙麻黄 30g,白杏仁 180g,生石膏 240g,生甘草 120g,炙乌梅 90g,北细辛 60g,五味子 90g,清半夏 90g,化橘红 90g。煎 3 次,取浓汁,滤净去渣,加白蜜适量收膏,似滴水成珠为度。每日早、晚分冲 50~100g,合川贝末 6g 同冲更佳。

方中含玉屏风散、生脉饮、小青龙汤、二陈汤诸方配合之意。何时希先生对玉屏风散情有独钟,认为方中黄芪补肺固皮毛,白术(改苍术,或茅术,或於术)健脾肥肌肉,芪、术同用则密腠理而防表邪,止虚汗;配合防风,可引芪、术以走表,作为引经药,又可以祛微邪。三药虚实兼顾,相得益彰。生脉饮可润肺体,大凡久咳而肺体受伤,也减弱肺之肃降的本能,更因张口喘气,耗其上焦之津液,导致咽喉失润作喘,故润肺滋喉对根治哮喘十分重要,诸如沙参、麦冬、白蜜、冰糖、梨膏、荸荠等品均可随症选用。小青龙汤方义最妙,他十分欣赏其药物配伍有利于肺功能的恢复。肺主气,司呼吸,一呼一吸,肺气有宣有肃,肺因此有开张、有收缩,故为开阖之官。哮喘病发作时,咳喘频作则呼吸贲急,久则肺泡无以适应而受伤破坏。肺纹理增生,渐致肺气肿,减弱了呼吸功能,且咳喘者多为肺气上逆,治疗首要是增肺治节之令,复其肃降之权,用药应当具有助其开阖、肃降的作用。小青龙汤中芍药、五味子之酸以敛其肺体,桂枝、干姜、细辛之辛以强其肺用,肺的吸入、收缩功能是其"体",肺之呼出、开阖功能是其"用",体用统一,不可偏废。此亦宗于《素问·脏气法时论》"肺欲收,急食酸以收之,用酸补之,辛泻之"。方中酸辛合用,则肺叶之张举、肺气之耗散者能收;肺功能的开阖,使邪无逗留之余地。思路奇妙,令人叹服。由小青龙方法而触类旁通,则白果、胡桃肉、诃子、乌梅的酸涩,防风、紫菀、百部的辛通,均可备用。

此外,何时希先生还认为,咳与喘虽出于肺,而根在肾,因肾为纳气之本也。古人所谓"肺司呼出,肾司吸入""肺主出气,肾主纳气",合之临床,正是此理。肾气虚乏,则吸气不能至肾,至膈中而还,故吸气短;短则频频换气,而息喘促。所以哮喘的诱因,房劳、遗泄、月经失调皆可引发。而哮喘缓解后必待肾气足而后方能巩固,所以六味地黄丸、八味肾气丸、人参鹿茸丸、河车全鹿丸、左归丸、右归丸,以及黑锡丹、紫石英、钟乳石、紫河车、坎炁、补骨脂、五味子等,凡具滋肾、温阳、重镇、摄纳之能者,皆可斟酌取用。

2. **标实本虚论治冠心病** 20 世纪 70 年代,《金匮要略》治胸痹的瓜蒌薤白桂枝汤等类方常用于治疗冠心病,其效活血展痹,成为风行一时的名方,而后在活血祛瘀药方面发展至水蛭、穿山甲等,多用"去实"一类方法去治疗,且去实也即祛瘀,一祛到底,丹参用至数年是寻常的事。然而他在临床中发现,有许多病例转为贫血(红细胞破碎不全),或抢救过来后因体力不继而终于再发再危,所以他认为,冠心病是"标实而本虚",本体之虚是其实质,是不容忽视的重点,"虚中夹实"是最为严格合理的诊断。补气血乃至补肾阴肾阳,使脏器取得平衡,是康复最好的疗法,若仅用祛瘀一法,是只治其标,忽略其本。所以他治冠心病心绞痛频繁者,一见冷汗,即用人参;脱离险境后,即减少苏合香等香窜破气药,同时增入补气血药,以资于治实中兼顾其虚;但有可补之机会(即能纳食,咯痰减少)即虚实并顾;进一步则大补小攻(攻,指展痹祛瘀),这样必有利于康复。或边服药边上班,这类病员最多,照样能耐受繁重与紧张的思维工作。

通过这样的临床探索,何时希先生提出了治疗冠心病分下列 4 个阶段:一是严重绞痛阶段,取治实法,用芳香开窍走窜和祛瘀止痛之药;二是虚脱阶段,宜固脱,人参和参附龙牡汤是必要的,稍缓则生脉散、复脉汤,干姜、桂枝也在必用,此时最忌增加有凝血力的药物,而阿胶性黏,此时不用为好;三是脱险阶段,当虚实兼顾,一般以胸痹症状为显著,须祛瘀药减量,展痹和补气血药加量;四是恢复阶段,治虚为主,以补气血图康复为要,勿全撤展痹祛瘀之药。此外,冠心病能够稳定、少发乃至不发,依赖阴阳之平衡,所必应补气血为先,而补肾乃是治本之法,为巩固疗效所必要。

对冠心病脂肪斑块沉积,何时希先生认为:此为机体之污浊,或在气血正常运转时留下的老化废物,或为痰湿留积,机体运动中偶然闪挫而造成的小量瘀血,几种东西并合,日积月累而沉积在冠状动脉中了。要祛除斑块,中医方法良多,他曾提出 20 多种,如祛脂、行瘀、活血、通阳、利尿、开阖、止痛、开窍、行痹、化痰、解郁、复脉、柔筋、软坚、展痹、补气、养血、理气、退肿、安神、清心、育阴、补肺、补肾、平衡阴阳、温阳、固脱等,包括了发作期、缓解期、康复期、巩固期的用药。

何时希先生还特别提出"除斑块"要注意的问题。如有人曾用泽泻降脂,用量高至常用量之 10 倍(120g),又是久服而非暂用,结果导致患者肾衰竭。又如,既是斑块,体积恐非微小,能不能化整为零,逐步消除? 若大块脱落,循血脉而行,堵塞心区则其害危急。上行至脑,则血栓形成,其祸非小。如中医用小剂量治之,然后日日消蚀之。一旦有大块脱落,必须在病房抢救。

3. 形神同调治病毒性心肌炎　何时希先生对于病毒性心肌炎后遗症的治疗也积累了丰富经验。他认为,病毒性心肌炎在中医当视为风热、温热之异气所侵,其性猛,其变急,故由气入血而迅即侵入心包,虽曰实邪,热毒伤阴,久当属虚。故治后遗症,清热解毒不能作为专主之治,必须养血以补心体,宁神以安心神,解郁宽胸以展心用,方能恢复。《伤寒论》"脉结代,心动悸"之主症,一般视为汗后伤心之原因,与心肌炎后遗症得之于发热后者,病因亦自相类,炙甘草汤实为可以信用之方。

由于病毒性心肌炎后遗症易于反复,病程缠绵,因此患者往往失去信心,从而使疾病更加不易治愈。他曾遇一病人,是一位 21 岁的男青年,患病数年,屡次住院,然心悸、胸闷时痛之症状不减,心电图示早搏二联律,18 次 /min。还伴有夜热盗汗、纳食不香、咽喉时痛、口疮溃疡、睡少心烦等症。患者因此精神不振,读书游乐皆无兴致,时萌厌世之念。何时希先生思忖,此症不仅表现在心脏,而且出现情绪反常,产生多种幻想,意志消沉,不能振作,即使予以鼓励,也作用不大,若无疗效以挽回之,结论堪悲。回想经他治愈的许多病例,都曾有过或多或少"缺乏希望"的过程。于是他一边以长者的态度呵责青年人轻生的妄念,一边予以治疗,以良好的疗效来建立病人的信心和希望。一诊的处方是:太子参 15g,天冬、麦冬各 12g,南沙参、北沙参各 12g,生甘草、炙甘草各 6g,玄参 12g,射干 6g,牡丹皮、丹参各 9g,石菖蒲12g,远志 6g,郁金 9g,地鳖虫 12g,乳香 6g(包煎),五灵脂 15g(包煎),7 剂。二诊症状觉有好转,胸部尤觉开朗,稍有兴趣,能定心看书,诊之脉结代见少,舌边尖仍红。于是上方加入生地黄12g,百合 15g,淮小麦 30g,桃仁 12g,去射干、玄参,7 剂。以后随证加减,服 49 剂后症状基本消失,用丸药调治善后。

4. 多法并用治高血压　何时希先生论治高血压,一般采用介类潜降、石类镇定、引阳归下、辛凉泄风、散之四肢、清肝泄热和软坚柔脉等 7 法。如有兼症者治其兼症,待标症平则治其本,也有数法:一为柔肝养肝;二为滋肾清肝;三为润肺平肝,则木能受制;四为养心息火,则火不燔木。

例如其曾治一老年男性高血压患者,血压波动,时高时低,伴耳鸣重听,夜尿达七八次。

他分析认为,患者血压波动,在于肝虚而失持平,故用柔肝而得效;夜尿七八次乃前列腺肥大所致,未尝用消肿理气药,亦不用滋肾通关法,全见效于补肾固涩法;其耳鸣重听,得镇肝潜降而复聪,经诊治后效果甚佳。由此得出治高血压要重在治肝肾,尤需调肝。于是他根据病情的轻重缓急,病证的寒热虚实不同,制订了"三龙三甲汤""四桑饮"等专方。"三龙三甲汤"由龙骨、龙胆草、地龙、石决明、珍珠母、牡蛎等6味药组成,何时希先生认为地龙不仅有咸寒润下之功,且具软坚之效,又因其柔软屈曲,能伸能缩,颇具人类脉管曲张伸缩之态,于高血压、心血管疾患用之,甚为得力,如炮制得法,并无土腥之气。本方适用于肝阳上亢,头痛眩晕,面热目赤,颈项牵强,或伴心悸、不寐等症。如血压过高者,为应急计,可加羚羊角粉1~3g,吞服,日2~3次。如手指麻,四肢略有不利者,加桑枝、牛膝。如见头面热痒,烘热上升者,降阳潜阳之药不能取得急效者,可泄僭上之风热,如用薄荷、蔓荆子、钩藤、桑叶等药使上热浮风得辛凉之药而从上泄,即古说"鸟巢高枝,射而去之"法。亦如《黄帝内经》所言"在上者因而越之","越"字应有催吐与发越诸义。兼心悸少眠者,配茯神、远志、酸枣仁,或用甘麦大枣汤(炙甘草、淮小麦、酸枣仁)等安神养心之法。兼尿频者,则用"四桑饮",方中桑叶清泄,桑枝横散,桑寄生补肾,桑螵蛸涩泉,诸药合用益肾而能降压。

5. **降燥润枯治萎胃** 萎缩性胃炎是临床常见病、多发病之一,中医常用的治疗方法有补脾养胃、理气活血等。然何时希先生考虑的重点是怎样激活萎缩的胃黏膜,所谓"降燥润枯",一方面要补气,另一方面要推陈出新。于是他想到外科的"去腐生肌"药,如乳香、没药、五灵脂、蒲黄、血竭等;他认为乌梅丸采用辛酸甘苦、寒热、气血等多方兼顾,复方反佐配合组成,用以促进胃酸的分泌,是可信之效方。在这样的思路指导下,又经临床实践证明疗效,他创制出一张经验方——"胃痛象乌蜜"方,药味有:象皮(研细末)30g,乌贼骨(煅去腥)50g,五灵脂50g,乳香30g,败酱草50g,生甘草30g,蜂蜜适量。诸药经研细、过细筛后,先以蜂蜜500g拌和之,过1周,药与蜜已融透,如太稠,可再加蜂蜜250g以稀释之,2周即可服用。服法:每食前半小时,以瓷匙取一匙,入口含化咽下。最好不用开水冲服,因水冲则稀释,而乌贼骨、五灵脂等粉剂,均失去附着之作用。甘草与蜂蜜甘以缓中,须使其附着于胃壁上,与诸药同起效用。甘草、蜂蜜又能解毒消炎、生肌,有助溃疡愈合的作用。本方适用于长期胃痛,吐酸(或不吐酸),痞胀,嗳气,西医诊断为胃炎、萎缩性胃炎、胃窦炎等病。方中所用象皮,先生颇有体悟,其认为象皮是外科生肌妙药,对胃、肠横纹肌的出血性、溃疡性病变有效。他施用于慢性胃炎、萎缩性胃炎、胃窦炎等,有意外的效果。其中有2个病例比较严重,胃镜示胃黏膜溃疡,已有间质性病变,服"胃痛象乌蜜"2周而症状全失。患者服药后感觉凉润舒服,4个月后胃镜探视,病灶已找不到了。其方选用外科之药治疗内科之病,亦可见先生医学上之善思善学善用了。

6. **一二六复方治肝炎** 何时希先生认为,在临床中,医者治疗肝炎患者,多见其肝亢实证的表现,如烦躁、善怒、目赤、口苦等症,一般治疗只局限于肝的"亢则害"一面,而忽略"承乃制"这更重要的一面。如此对症治疗不及他脏虚实,所以复发或缠绵不愈就难免了。慢性肝炎患者,实证已衰,肝体已虚,肝虚以阴与血为主,滋肝阴之法以一贯煎、二至丸为上剂,故何氏在临证中自拟"一二六复方"以治疗慢性肝炎病人,取得良效。"一二六复方"由3张方子复合而成,"一"是一贯煎,"二"是二至丸,"六"是香砂六君丸。其认为一贯煎首先能补肺生金,金能生水,遂能滋木,而肝体能柔;肝阴得养,肝用遂平,此相生方面之"一贯"方法;其次是木旺反侮于金,清润肺金,使复能制木,而肝遂不旺;木柔则不致侮土,而脾胃之气渐舒,水谷之精微日以化生;又用黄连以制火,则火不克金,金能制木,此相克方面之"一贯"方法,由此思之,"一贯"之义盖五脏动态平衡之理。而二至丸中之女贞子,为养目之上品,肝开窍于目,肝病者多有目力酸疲之症;旱莲草养肝而具止血之功,对血小板之减弱者尤益。香砂六君丸中,以四君子汤大补脾胃之中气,裕其生化之源,又能御木之侮;木香、砂仁等虽略嫌香燥,然非香无以推动胃气,少用可培土以生金,补土以御木。

在临床应用中,何时希先生用"一二六复方"一般选 14 味药:南沙参 15g,麦冬 12g,生地黄 15g,黄连 3g,金铃子 9g,女贞子 15g,旱莲草 15g,木香 3g,砂仁 3g,陈皮 6g,党参 12g(或用太子参 15g 代之亦可),白术 12g,茯苓 12g,炙甘草 6g(尚有炎症而口臭者用生甘草)。适用于慢性肝炎之康复期,症见胁痛隐隐,纳食不香,睡眠不稳,口干苦腻,疲乏不振者。

何时希先生曾将自己临证 60 余年来验案精选 100 余例,结集出版,书名《医效选录》。书中病证涉及伤寒、温病、哮喘、咳嗽、冠心病、高血压、风心病、病毒性心肌炎、胃肠炎、肿瘤、月经病、不孕症、胎产病、脉管炎、中毒症、皮癣、湿疹等,内容翔实,经验卓著,读者可参阅之。先生中医理论功底深厚,临证诊治病证又常有独特见解和缜密技巧,这得益于他结合家传、师长指点、博览群书和自己临证经验的广泛积累,也因此而成为一位理论与临床俱优的中医大家。

(三)博学文武双全,多艺尤嗜梨园

何时希先生年逾古稀之年,雪发霜鬓,但依然皮肤白净,脸色红润,身板挺拔,精神矍铄。能有这样的形象,十分令人羡慕,究其原因,与他养生有道相关。早在上海老西门石皮弄中

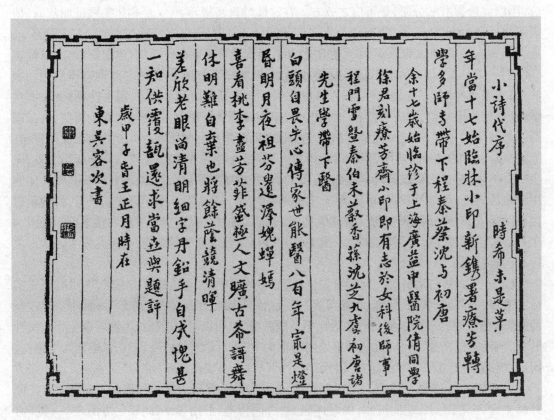

何时希手迹

医专门学校读书时,何时希先生就对体育课情有独钟,成绩出众。在他17岁时,曾拜沪上著名武术家、伤科大师王子平先生为师,王子平悉心教授以"王家十八法",先生勤学苦练,尽得真传。在他80岁时,罹患漏肩风,仅用"王家十八法"中"托天""举鼎""弯弓"等数法练之数月即愈。

何时希先生博学多艺,兴趣广泛,在中医事业之余,常以诗文、书画、篆刻、戏剧陶冶性情。他嗜好文物,在北京工作期间,常到琉璃厂学习文物知识,因他自幼看到先祖留下的笔筒、笔山、印缸、印章等物,常爱不释手,不胜喜欢,故渴求增长相关知识。他抱着"好之者不如爱之者,爱之者不如乐之者"的态度去嗜好文物,使一个整天专心于辨证论治、理法方药中的医生,找到一种舒松其神经、丰富其情怀的方式,插入其呆板的生活,适时潇洒一回,这对其身体康健十分有益,另一方面也促进了他对祖上文化遗产的理解。他未曾立志当收藏家,但久而久之却把自己造就成一个文物收藏家。

他喜好诗文,留下数十首别具韵意的诗词名句,其原因一是源于自家学,二是老师程门雪亦擅长作词吟诗,师生间经常步韵吟唱。1941年程师赠诗先生:"芊山诗老旧名家,后起能贤语未夸。不负聪明冰雪质,少年奇气称才华。"先生回诗:"年传八百世医家,老我无成尽自嗟。有愧师门多奖饰,少年奇气称才华。"

他十分感恩程门雪等老师对他的培养,曾作诗云:"缅怀承欢绕膝时,匆匆学舍四年移。程门廿载曾深雪,转益多师学女医。"

他酷爱书法,写得一手苍劲有力的毛笔字。家学时临王羲之、赵孟頫之帖,师事程门雪后也学"颜底魏面"的赵之谦。其诗联中又可见楷书功力。他所编撰的《何氏历代医学丛书》42种的封面,书名毛笔字大多是他自己书写。丛书中有不少书籍是手写楷书影印而成的,其中有多本书如《六合汤类方释义》《女科一知集》《女科三书评按》等均由他亲自书写。

他善于著述,曾言追忆是有好处的,使大脑思维运动活跃,健脑之法不在补药,而在于运动。晚年他就是利用追忆,加上以往的笔记,写出很多书籍,如《近代医林轶事》《医效选录》等。

在诸多爱好中,他尤其喜爱京剧艺术,是名闻京沪的小生名票。在大学二年级时,上海国医学会庆祝纪念大会上,他除与王子平师傅的武术表演外,还有京胡独奏"夜深沉"及"柳摇金"等剧目。后来,又请教姜妙香、张荣奎、顾赞臣、瑞德宝、周传瑛、萧长华等梨园名师,重点学习文武小生。京剧与中医都是国粹,二者颇有许多相同之处,相得益彰,也成了他在工作之余最大的艺术享受和精神寄托。他也因此结交了不少梨园良友,时有嗓音不佳者求治,于是他创制开音丸以供用之。方由玄参、麦冬、生甘草、川贝、桔梗、射干、诃子肉、薄荷、冰硼散、青黛组成。前8味药研极细末,然后将后2味同研极匀,清蜜和丸如桂圆肉大,噙化,晨夜各1丸;或遇暗哑,可连噙2~3丸。此方大得患者之欣赏,被称为"保嗓之宝"。

1980年,何时希先生受聘担任北京戏曲研究所研究员,先后写成多部戏剧著作,并有《京剧的形成、繁盛和衰落史》《京剧史料丛编》等著作,包括《小生旧闻录》《票房与票友》《戏园和戏班》《梨园旧闻》《芙蓉草传记》等17种。还有《小生丛谭》《京剧小生唱腔集》等,以上著作总计400余万字。先生亦收藏了许多戏剧文物,但1989年3月,他将2 600件戏剧文物捐献给天津戏剧博物馆,奖金亦捐该馆,作为奖励和发展基金。

何时希先生认为,任何珍贵的书籍文物,尤其是具有文献价值的东西,由先代留传或个人所得,其珍惜爱玩而自藏,无可非议,自受法律保护。但经历人生风雨后,他认为让国家来保管,人民普遍可以览赏,似乎更为妥善有益。于是在 1984 年 10 月,他将先祖遗留下来的几十部遗著孤本,以及文献、文物等 400 余件,毅然捐赠给中医研究院(现中国中医科学院),并将国家给他的奖金捐献成立中医研究院研究生部优秀生奖学基金,以及作为塑造图书情报研究所中国历代十大名医塑像的准备金。中医研究院举行了隆重庄严、令他终生难忘的献书、捐款大会,中央电视台、中央人民广播电台和北京广播电台均有报道。后来他还将不少文献和文物陆续捐献给上海市档案馆、上海中医药大学博物馆、上海市青浦区博物馆等单位,并将获得的奖金捐献成立研究生奖励基金。这些凝聚了先生数十年心血乃至毕生精力的祖传书籍文物,终于得到了保护和继承。

何时希先生博学多艺,大公无私,性情超脱,康寿晚年,其学其才亦为中医后辈所敬仰。

三、代表著作与论文述评

何时希先生出身于中医世家,一生笔耕不辍,著作等身,涉及中医医史文献、基础理论及各科临床证治等内容,为中医药学术的传承和发展做出了卓越贡献。

(一) 代表著作

1.《何氏历代医学丛书》《何氏历代医学丛书》为何时希先生最具代表性的著作,该丛书初版目录共收辑何氏家族二十八代医家的医学典籍 42 种约 400 万字。其中先生先祖著作 29 种:明·何渊《伤寒海底眼》,清·何汝阈《伤寒纂要》《何氏伤寒家课》《何氏药性赋(又一本)》,清·何炫《虚劳心传》《何嗣宗医案》,清·何元长《治病要言》《伤寒辨类》,清·何世仁《何元长医案》,清·何书田《杂症总诀》《何氏四言脉诀》《汤方简歌》《药性赋》《救迷良方》《杂证歌括》《删订医方汤头歌诀》《添岁记》《竹竿山人医案》,清·何古心《春熙室医论》《春煦室医案》《藏斋医案》,何平子《壶春丹房医案》《温热暑疫两种》(《温热暑疫节要》《瘟疫编诀》),清·何长治《何鸿舫先生手书方笺册》《清代名医何鸿舫医案》,清·何昌龄《何端叔医案》,清·何元长等《重古(固)三何医案》,清·何平子等《重古(固)三何医案续编》等。先生本人著作 13 种:《雪斋读医小记》《读金匮劄记》《女科三书评按》《妊娠识要》《女科一知集》《六合汤类方释义》《医效选录》《何氏八百年医学》《何氏世医文物集册》《何氏历代医学著述考》(上两书后作为《何氏八百年医学》的内容一同出版)《何书田年谱》《何鸿舫事略及墨迹》《珍本女科医书辑佚八种》等。自 1981 年始,先后由上海学林出版社分册出版,1994 年上海科学技术出版社又予以整理续编出版。

关于何氏世医的主要资料来源于家传的一箱文物。据何时希先生本人所述,他 11 岁时,祖父逝世,他在家后园发现一只棕箱,祖母说里面尽是破烂,不让开启。一日先生大胆打开,赫然见到许多自家世代医学著作和诗稿、诗笺、信札、字幅等,由是知晓一箱全是宝物,乃妥善收藏起来。1956 年先生来京工作,访得裱书行家魏师傅,得将祖传医稿资料补旧缀残,裱成"金镶玉"式,计 60 余本册,又用四合式布套包装,分装 10 余函,使这些书全部"复活",重放光芒,并可保百年不损,先生开始对各书作者(祖先)一一考证、题跋,历经六七年才完成。在 20 世纪 60~70 年代,"文革"浩劫,先生回沪休养,十分担心这些珍藏的文物资料被毁,幸得一位曾向他学习小生戏的学生郭益均带了些人明目张胆地把文物"抄"走并保存,等动荡过后,又完好无损地归还,对这位学生,先生常存感激怀念之情。

　　何时希先生先后花了 9 年时间,完成了《何氏历代医学丛书》的编撰工作,并在 1984 年与学林出版社签订自费出版合同。为完成这部丛书,他专心治学,闭门谢客,并先后迁居 10 余处,以求得一清静环境。为了在有生之年让祖先的学术经验早日问世,他日夜笔耕,甚至胳膊肘被玻璃板磨破出血亦不顾,他自题 16 字以明志:"倾家荡产,精疲力竭,鞠躬尽瘁,死而后已。"

　　限于篇幅,本文仅对何时希先生本人著作予以简介。

　　(1)《何氏八百年医学》:本书共 8 卷,内容包括《何氏世医文物集册》和《何氏历代医学著述考》。辑集了何氏医家自南宋绍兴十一年(1141 年)起,绵延 840 余年、28 代的医学史,并记载了何氏先人与岳飞、林则徐、龚自珍等历史文化名人交往之迹,以及各种相关文章诗词、金石书画等。其内容丰富多彩,主要分为三个方面。一是"何氏世医文物集册":收集有关何医的诗文书画墨迹,如清代张照、梁山舟、王梦楼、桂未谷、郭频迦、王惕夫、龚自珍等,近现代吴眉孙、陈蒙安、潘伯鹰、陈文无、蔡正华、吴昌硕、王个簃、邓怀农、沙孟海、赵朴初、叶圣陶、俞平伯等人的精湛艺术作品,用彩色版、红黑版、黑白版多种印色刊印。二是"何氏历代医家传略":辑录何氏 28 代 350 余位医家传记。内容涉及医德事迹、世系传承脉络考证、何氏医学经验和学说流传等,还绘制了何氏医学自宋至今的"医家世系图"。三是"何氏历代医学著述考",著录 130 余种历代医著情况,包括已刊、未刊、重刊、木刻、石印、影印、排印等版本和一些序跋。

　　何时希先生编写该书,主要是受了程门雪、章次公、秦伯未三位师辈的重视,还与近代医史学家朱孔阳、陈邦贤、范行准等先后发表的报道文章有关。朱孔阳在 1954 年 3 月的《中华医史杂志》上发表《历宋元明清二十余代重固名医何氏世系考》一文,认为:"如重固何氏者,不仅在我国历史上诚无多见,即在世界医史上,亦从未之闻。"陈邦贤在其《江南二十八代世医访问记》中说:"江南何氏从南宋初年到现在,八百余年间产生了 350 余位医生,绵延不断,世世相承地热爱自己的专业,决心以救死扶伤的技术,始终不懈地为民众服务,这种伟大而动人的事实,秦伯未曾在《健康报》作过介绍。这不仅是中医学史上难能可贵的资料,也将是国际医学界上少见的奇迹。"范行准在《中国医学史略》中亦对何氏世医赞叹有加。由此,先生撰写了《何氏八百年医学》以及《何书田年谱》《何鸿舫事略事及墨迹》等三书,简称"何氏医学三史"。

　　该书为《何氏历代医学丛书》之 36~38 册,于 1987 年 12 月由学林出版社出版,书名由赵朴初题写,诸多名人墨客题写扉页、诗词、序跋及字画等。

　　(2)《何书田年谱》:又名《清代名医何书田年谱》,系介绍何氏世医 23 世何其伟(书田,号竹竿山人)之年谱。本书包括何氏医学世系、何书田传略和何书田年谱三个部分,内有林则徐书赠何书田联等十幅墨迹,并附有何书田毕生交游、生平事迹资料、著述考等。

　　本书系《何氏历代医学丛书》之 40 册,于 1987 年 12 月由学林出版社出版。

　　(3)《清代名医何鸿舫事略及墨迹》:又名《名医何鸿舫事略及墨迹》,系介绍何氏世医何鸿舫(何书田之子)生平事略及墨迹。内容分为墨迹图版和事略两部分,内有程门雪题序及诗、跋等。

　　本书系《何氏历代医学丛书》之 41 册,于 1988 年 4 月由学林出版社出版。

　　(4)《雪斋读医小记》:该书共三卷,是何时希先生数十年从事教学、临床、科研工作中选读的 70 余种中医古籍,包括精读和参考了其中一些章节而写成的著作,共分为《饮食宜忌篇》《解毒编序例》《亢则害承乃制浅解》《诊法学习篇》《韩氏医通读记》《温热篇》《疟病篇》七篇。前有陈苏生作序。

本书为《何氏历代医学丛书》之26册,于1985年学林出版社出版。

(5)《读金匮札记》:该书共3卷,为何时希先生学习《金匮要略》到讲授课程,经过50多年的学习再学习的心得体会。先生认为他学习《金匮要略》经历了三个阶段,一是求多求果腹,如蚕食桑;二是稍别美恶当否,可为讲课,如蚕吐丝;三位采集各家注解,五彩纷呈,以供织绢。该书对病种的分类和条文归类不拘旧格,颇有特色。

本书为《何氏历代医学丛书》之27册,于1988年学林出版社出版。

(6)《医效选录》:本书为作者自17岁开始临床,60余年来验案精选,共收伤寒、温病、哮喘、咳嗽、冠心病、高血压、风心病、病毒性心肌炎、胃肠炎、肿瘤、月经病、不孕症、胎产病、脉管炎、中毒症、皮癣、湿疹等各种病例105例。书末有何时希先生本人于1992年撰写的后记,言其所选医案多在数十年前,有些都需要追忆,力求翔实,有条理地补记,以作为其医案医话。

本书原为《何氏历代医学丛书》初版书目之32册,后作为《何氏历代医学丛书》续编之三,于1994年由上海科学技术出版社出版。

(7)《女科一知集》:该书共三卷,卷一主要论述妇产科疾病的诊治,如治病当设三步法、妇女病有四期、经闭与浮肿、通因通用法治崩漏、苏合香丸治痛经、慢性盆腔炎、泛恶与漏红、胎水肿满、产后感冒发热、更年期汗多症。内容涉及经带胎产。卷二主要是对古医籍的评议,如济生方妊娠门评按、徐之才逐月养胎方议、《妇人大全良方》五种辨惑、“胞”字有子宫胞衣膀胱三解。卷三则系统搜集、整理了奇经、藏府、全身与月经之关系的资料。何氏还善于运用图示说明复杂问题,如自绘《经闭与浮肿机制图》。

本书为《何氏历代医学丛书》之30册,于1985年学林出版社出版。

(8)《六合汤类方释义》:该书共四卷,选取血分病主方四物汤,在此方基础上,根据药物相辅相成、相反相须等原理,采用药对(即两味药)的选药方法,在数十种主要妇科、内科名著中选得280组针对某病或某症有特效的药对,以治疗妇科经、带、胎、产及内科杂病等各类病症。先生认为药对的配伍和变化当与脏腑功能相合,从而达到纠正脏腑病理改变的目的。书末附引用书目及方药索引。

本书为《何氏历代医学丛书》之31册,于1985年学林出版社出版。

(9)《妊娠识要》:全书分上、下两卷。卷上分辨胎、养胎、安胎、胎忌四章。内容包括古方验胎、脉法临床体会、养胎与安胎的生活方式,以及安胎与养胎药105种、忌用慎用药450种,附以原始资料,并制有图表、歌诀;卷下包括固母气之虚实而碍胎、因胎而致病、妊娠中毒症发病机理图、妊娠中毒症主要类型分类表、妊娠中毒症用方142首等。书末附参考书目及方、药、食物索引。

本书为《何氏历代医学丛书》之29册,于1985年学林出版社出版。

(10)《女科三书评按》:本书分三个部分,主要内容为何时希先生本人对妇科名著唐·昝殷《经效产宝》、宋·朱端章《产科备要》、清·萧埙《女科经纶》三书的评按,前两书偏于证治方药,后一书偏于理论,该书之评按有赞赏,有探讨;有阐发精义,也有怀疑原义,罗列别家意见以证其非的;也有折衷各家,得其中肯的;或作者自立新意,以为补充的。行文不拘一格、不囿成见,曾为《山东中医学院学报》1985年第三期选载推荐。

本书为《何氏历代医学丛书》之 28 册,于 1985 年学林出版社出版。

(11)《珍本女科医书辑佚八种》:本书共辑隋唐至明清的珍本妇科专著《产经》《子母秘录》《产乳集验方》《产书》《万全护命方》《产育保庆集》《便产须知》《女科医书佚文丛钞》等八种,多为国内版本已散佚或残缺不全者。每书之前,著有"考略",介绍原书作者情况;所录内容,分作调经、妊娠、产后、辨子、外科、杂疗、不孕、劳损等门类,于某些文字、药品、意义等有疑义,或与别本之差异者,则稍加按语和个人见解。书末附辑引书名、方剂索引。

本书为《何氏历代医学丛书》之 38 册,于 1984 年学林出版社出版。

2.《中国历代医家传录》 本书分三册。系何时希先生本人从 1958 年开始搜集历代医家传记资料,着手撰著,至 1988 年始成书。以 30 年工夫,引用了各类正史、通志、类书、医书、辞书、专访志、传记、外国有关书籍等 3 000 余种,书载传记医家 2.2 万余人,起至上古,下限于辛亥革命(1911 年),广征博引,蔚然可观。全书共 350 余万字,记载各医家生活年代、医德医风、传承脉络、学术特色、突出事迹,书末附历代医家师承传受表、历代医书存目、医家别名、斋号表、引用书目等。此书尊重原文,详注出处,内容丰富,别具特色,既是古代医家传记总集,又是医史研究重要的工具书。

本书于 1991 年由人民卫生出版社出版,精装分上、中、下三册。书成后,献予国家中医药管理局,获荣誉证书。

3.《近代医林轶事》 本书共有 40 篇,记载了丁甘仁、丁仲英、丁济万、王子平、叶熙春、朱南山等数十位医家,并有关于清代民国期间全国私立中医教育机构、中医学会、中医世家概况介绍等。其记载近代人物事迹遵史例,意在"裨补遗阙,网罗佚失",记录医林轶事之长,以广见闻。

本书于 1997 年 1 月由上海中医药大学出版社出版。

4.《历代无名医家验案》 本书按临床内、外、儿、妇、针灸、骨伤、五官、其他科等八科,主要按病种归类,共选录历代无名医家验案及相关评述 639 则。每案加有案语,评注医理,或从西医学角度予以分析和探讨。书后附有无名医家各科著作 504 则、引用书目等。

本书于 1983 年 10 月由学林出版社出版。

何时希先生晚年还整理了业师程门雪的著作,如《金匮篇解》(人民卫生出版社 1986 年出版)、《程门雪未刊医论选集》(何时希整理,丁学屏选辑,人民卫生出版社 2016 年出版)等。

在京剧方面,何时希先生整理出版《京剧小生唱腔选集》(上海新闻出版局,1995 年)、《京剧小生宗师姜妙香》(北京出版社,1994 年)、《京剧小生曲谱六种》(三联书店上海分店,1994 年)、《小生旧闻录》(北京市戏曲研究所编辑,1981 年)、《群英会京剧曲谱》(上海文艺出版社,1983 年)、《京剧曲谱罗成叫关》(上海文艺出版社,1983 年)、《举鼎观画京剧琴唱合谱》(上海文艺出版社,1961 年)、《辕门射戟京剧曲谱》(上海文艺出版社,1961 年)、《白门楼京剧曲谱》(上海文化出版社,1958 年)等,限于篇幅,不一一介绍。

(二)学术论文

何时希先生学识广博,善于著述,不仅出版了《何氏历代医学丛书》等著作,也发表了数十篇学术论文,经整理,其论文大致可分为 4 类。

第一类是关于其业师程门雪先生的学术经验整理。涉及程门雪先生的生平介绍如《学贯古今艺擅众妙——忆当代名医程门雪》《程门雪院长学术渊源与成就》《冶仲景天士于一炉的程门雪》等,涉及程门雪伤寒温病学术思想的论文如《〈金匮篇解〉中"伏暑篇"补》《程门雪评注〈叶案存真〉选》(1~8)、《程批伤寒论注》(选载一、二)、《程门雪遗稿》(共九篇:《伤寒辨要》笺记(含续篇)、崩漏篇、带下篇、妊娠篇、胎前篇、产后篇、《伤寒六经析义》笺记、杂病汇讲(含续篇)、伤寒用下法之研究),还有一些论文主要阐述程门雪先生临床诊治中风、咳喘病及肝胆病证的心得体会验等,如《程门雪老中医治疗中风的经验》《程门雪等会诊中风重症案》《漫谈咳、喘、哮、痰饮的症治》《肝气肝风肝火治法例》《程门雪"效方歌诀"选载》等,总结精当,内容丰富,颇可参考。

第二类论文主要涉及何氏医学的学术整理。比较有代表性的如《林则徐禁烟与名医何书田的关系》《清代名医何书田年谱(1829—1833)》《因胎而致病——恶阻——〈何氏历代医学丛书〉第二十九种〈妊娠识要〉选载》等,对何氏医学的典故、代表人物和著作进行介绍。

第三类论文是关于何时希先生本人关于中医学的思考和学术经验。如其在《读"中医研究工作中的几个问题"后的感想和建议》一文中对龙伯坚的论文《中医研究工作中的几个问题》从积极作用和不良影响两个方面做了客观阐述,倡议中西医团结奋进、互相学习,并对中医研究院的发展提出建议,颇有见地。在临床经验方面也发表了哮喘、心肌炎、妊娠疾病等相关的论文,对中医食疗方法也进行了系统论述。

第四类论文是与何时希先生的"览观杂学"有关的,涉及京剧、篆刻等,如《关于小生的念白——兼及姜妙香先生》《闲话"闲章"》等,体现了先生的博学通达。

附录何氏医世表

第一世:何易宇、枏、彦猷

第二世:(失考)

第三世:何飞

第四世:何侃、水

第五世:何处恭、禄元

第六世:何贵实、仁山、深基、渊

第七世:何子英、子华、天祥、天锡、傛、仪

第八世:何养浩、士贤、土方、昇、昱、景、旻

第九世:何澂、洵、广、永鋗、钟

第十世:何震、谦、严、穆、汝亨、溥、濬、庠

第十一世:何鼎祥、全、员、纯祺、纯禧、宗武、枭、植、谦(同名)

第十二世:何凤春、凤池、鼐、文荣、文龙、然、黑、廉、烈、爤、燔、文显、文默、文煜、其益

第十三世:何琏、九传、九经、銮、应绥、应珩、应瑞、应祯、应祥、应祉、应奇、应佐、应时、应璧、应载、应周、应壮、应圻、应参、应举、应珮、应豫、一才

第十四世:何十奇、十翼、十哲、十儒、十信、十洲、十世、士敬、金铛、金瓒、镇、锵、金砺、金奏、金璜、金鼐、金组、金钺、金玫、金珙、金顼、金瑄、金堡、金玙、金琦、金琇、金瑾、金简、金汤、金根、金朋、金鼎

第十五世:何从政、从教、从效、从台、纶、缜、衍、涝、仁沾、浩、浣、澐、涞、濩、丞、如涧、滇、涯、如湮、洵(同名)、濩、茹泩、雷、茹沺、游、漱、荥、澹、淀、渐、龙池、澄、在汶、洪、渌、㓮

第十六世：何应宰、克绍、克缙、克绳、如曾、国柱、桢、懋赏、懋德、杨、楷、廷楠、廷杰、廷枢、楠、如楹、寀、开荣、如桂、如兰、茂枝、茂椿、茂桂、茂桢、茂谷、嘉栋、茂榛、修业、琳、鹏滕、鹏远、景适、鹏霄、树功、伟业、立业、磐业、秩、梅

第十七世：何汝闿、汝闻、汝闰、汝阈、汝阑、汝间、家彦、汝暹、汝景、汝旭、汝晃、家章、庭藁、懋忠、承元、玉、为仁、天赐、之炎、其烺、之勋、之炤、之炌、之燧、之纯、梦釜、梦熊、梦鹤、烜、步蟾、梦麟、贵麟、凤翔、凤瑞、廷熙、为龙、煦、炜然、灿然

第十八世：何枚、槎、栋、友晏、佳琪、均、家坤、家爽、兴基、依基、增祜、瑗、兆奎、聚奎、兆坤、培、疆、仁埁、义曾、坚永、坚德、坚埔、绍文、掌文、成基、德坚、元培

第十九世：何炫、燧、灿、炽、麟、灿(同名)、春生、钟琪、天衢、鉴章、锦、秉锟、以銮、以锦、金泽、士锳、秉锋、锡申、锡龄、锡庆、锡龄(同名)、钟岳

第二十世：何鸿堂、王模、玉陛、金铿、澍、元宏、若冲、鸿铨、鸿恩

第二十一世：何荣、实、如森、云翔、云鹏、云鹤、鸿、鹤、廷铨、榛、德昭

第二十二世：何世仁、世英、世义、二膺、焜生、二典、二闻

第二十三世：何其伟、其章、其瑞、其超、其俊、三阶、三珠、三湘、其顺

第二十四世：何昌福、长治、昌焕、昌霖、昌畴、昌期、昌龄、昌墀、昌梓、昌鉁、昌圻、昌燧

第二十五世：何光藻、运亨、履亨、振宇、振实、振基、元康、元廑、诚豫、诚履、诚复、五徵、五煌

第二十六世：何绅书、绩书、红书、锡勋、乃赓

第二十七世：何承泮、承耀、承志

第二十八世：何维杰(时希)

第二十九世：何新寿、妻王薇、何新慧

一世以前的医家：何公务、朝柱、光启以上共356人。

参 考 文 献

[1] 张镜源.中华中医昆仑·第7集[M].北京:中国中医药出版社,2012.

[2] 陈荣,熊墨年,何晓晖.中国中医药学术语集成·中医文献[M].北京:中医古籍出版社,2007.

[3] 裘沛然.中国医籍大辞典[M].上海:上海科学技术出版社,2002.

[4] 余瀛鳌.《何氏历代医学丛书》是一部重要的世医著述[J].上海中医药杂志,1984(2):6.

[5] 楼绍来.晚晴著述增光热迸发余力比青春——访中国中医研究院何时希研究员[J].上海中医药杂志,1990(3):18-19.

[6] 刘立公.源远流长发扬光大何氏医学与何时希教授[J].中医文献杂志,1994(3):21-23.

[7] 何新慧.自南宋至今的第28代世医何时希医疗经验举要[J].上海中医药杂志,1995(10):6-9.

[8] 李鼎.石皮灯火纪年华——裘老赠何时希先生诗[J].医古文知识,1997(3):20.

[9] 程门雪,何时希.《金匮篇解》中"伏暑篇"补[J].上海中医药大学上海市中医药研究院学报,1996(1):16-18.

[10] 何时希.冶仲景天士于一炉的程门雪[J].中医杂志,1987(7):4-6.

[11] 何时希.程门雪遗稿(共九篇:《伤寒辨要》笺记(含续篇)、崩漏篇、带下篇、妊娠篇、胎前篇、产后篇《伤寒六经析义》笺记、杂病汇讲(含续篇)、伤寒用下法之研究)[J].中医杂志,1986(7):10-12.

[12] 何时希.程门雪[J].中国医药学报,1987(1):54-55.

［13］何时希，金明弼，谢一飞.程门雪"效方歌诀"选载［J］.江苏中医杂志，1987(1):37-39.

［14］何时希.程门雪等会诊中风重症案［J］.中医杂志，1986(9):4-8.

［15］程门雪，何时希.肝气肝风肝火治法例［J］.中国医药学报，1986(2):4-8.

［16］何时希.学贯古今艺擅众妙——忆当代名医程门雪［J］.山东中医学院学报，1983(3):4-10+53.

［17］程门雪，何时希，程焕章，等.漫谈咳、喘、哮、痰饮的症治［J］.中医杂志，1980(2):10-13.

［18］胡建华，何时希，程焕章.程门雪院长学术渊源与成就［J］.中医杂志，1979(10):19-24.

［19］何时希，程焕章，莫雪琴.程门雪老中医治疗中风的经验［J］.中医杂志，1979(7):17-20,55.

［20］何时希.林则徐禁烟与名医何书田的关系［J］.福建论坛(文史哲版)，1984(3):64-66+74.

［21］何时希.清代名医何书田年谱(1829—1833)［J］.山东中医学院学报，1984(3):60-63.

［22］何时希.因胎而致病——恶阻——《何氏历代医学丛书》第二十九种《妊娠识要》选载［J］.上海中医药杂志，1984(2):2-5.

［23］何时希.读"中医研究工作中的几个问题"后的感想和建议［J］.上海中医药杂志，1957(5):1-2.

［24］何时希.支气管性气喘20例的中药疗效观察［J］.上海中医药杂志，1957(2):10-13.

［25］何时希.病毒性心肌炎后遗症病例二则［J］.中医杂志，1989(3):13-15.

［26］何时希.食疗与忌食［J］.中医杂志，1985(9):54-55.

［27］何时希.《女科三书评按》选载［J］.山东中医学院学报，1985(3):67-70.

［28］何时希.痢疾、泄泻和妊娠［J］.山东中医学院学报，1984(2):21-26,52.

［29］何时希.时还读我书［J］.医古文知识，1996(1):30-31.

［30］何时希.关于小生的念白——兼及姜妙香先生［J］.上海戏剧，1983(6):36.

（整理:王国为 王卓 徐世杰;审订:何新慧）

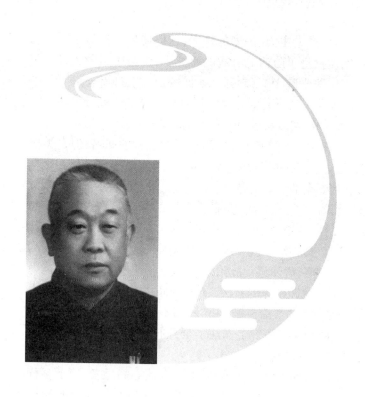

郭士魁

一、生平传记

郭士魁先生(1915—1981年),北京市人,毕业于北京国医学院后又跟名医冉雪峰学习。曾任中国中医研究院(现为中国中医科学院)西苑医院心血管研究室主任、西苑医院副院长。精于中医内科,在防治真心痛、胸痹心痛(冠心病)的研究中成绩优异,被选为全国劳动模范。发展了中医活血化瘀、芳香温通的治则,创制了冠心片、宽胸丸、宽胸气雾剂等名方,曾获"全国科学大会奖""卫生部科研成果奖",被《人民日报》称为"为冠心病人造福"的人。

郭士魁先生自幼习药,是一位难得的精通中医、中药的专家。先生行医大体分为两个阶段,前半生(在旧社会和新中国成立初)是奠基阶段,内、外、妇、儿各科的病都看,采药、制药、抓药的活都干。1930年始曾在"仁和堂药店""太和堂药店"学徒和工作。1941年国医学院毕业后,一面悬壶应诊,一面从事国药业工作。先生回忆这一过程,为其后半生从事专科研究打下了坚实的基础。新中国成立后,他以极大的热情投入到中医药事业中。1954年调至卫生部筹备中医研究院的建院工作。在中医研究院工作几十年,他自1958年开始从事心血管病的研究。1962年参与筹备成立了心血管病研究室,曾任副主任、主任。他带领全科同志,努力从事临床实践,并积极开展科研工作,团结中西医。

(一) 主张中西医结合治疗心血管疾病,中医应辨病辨证相结合

郭士魁先生从事冠心病的研究是20世纪50年代中期参加中医研究院工作之后,那时先生刚过四十岁,在跟随冉雪峰老师临证的过程中,侧重看一些心血管病,包括冠心病。在实践中,先生深感"心绞痛""心肌梗死"这一类病对经验丰富的老年人乃至年富力强的壮

年人的生命威胁极大,死于此病者多为生产的主力、国家的栋梁,这促使先生投身于冠心病的研究当中。从1959年冬至开始,先生投身于防治冠心病的研究中,曾与中国医学科学院阜外医院、北京医学院附属医院、北京中医学院、北京制药工业研究所、北京同仁堂药厂、中国科学院等多家单位广泛协作开展临床及基础研究。先生曾将对冠心病的研究分为四个阶段——探索中医的认识、寻找有效方药、进行实践检验、说明疗效机理。

1. **探索中医药对冠心病的认识**　在中医学文献中,虽然没有冠心病的病名,但有类似症状的记载,如《素问·脏气法时论》篇中有"心病者,胸中痛,胁支满"的描述,颇似心绞痛。又有《灵枢·厥病》篇中有"真心痛,手足青至节。心痛甚,旦发夕死,夕发旦死"的描述,颇似心肌梗死。"真心痛"与《金匮要略》所谓的"胸痹心痛"是截然不同的,前者"伤正经",正如《诸病源候论》中所谓"心为诸脏主而藏神,其正经不可伤,伤之而痛,为真心痛";后者"伤及支别脉络",其"乍间乍盛,或发病不死"。真心痛以气分虚损为主,因气虚而致血脉瘀阻;胸痹心痛乃"本虚标实"不仅正气虚,而且血瘀、痰浊盛。故治疗"真心痛"重在益气,以参芪为主,佐以活血,自拟益气活血汤用于临床。按照中医的看法"不通则痛,痛则不通",心绞痛主要表现为"痛",病因"不通",而不通主要因为"气滞血瘀"和"胸阳不振",故主要治则是"活血化瘀"与"芳香温通"。先生在此两法的应用和研究上倾注了全身的心血和精力。

2. **寻找有效方药**

(1) 冠心2号:1959年的冬天,中国医学科学院病房收治了一个冠心病患者,用了多种中西医治疗方法也未能控制心绞痛的发作,心电图很不正常,郭士魁先生前去会诊,查面色发青,舌质紫黯,脉涩。当即认证为"气滞血瘀",用王清任的"通窍活血汤""血府逐瘀汤"进行治疗,约两周就控制了疼痛的发作,3月余心电图也有所好转。这个预想不到的结果,加深了先生对活血化瘀法则治疗心绞痛的感性认识。自此,先生即开始有目的地应用"活血化瘀"法进行临床实践,去掉了通窍活血汤中稀少昂贵的麝香等药物,不断诊断病人的具体证候特点加减变化,组成了冠通汤、冠心1号方、冠心2号方等固定方剂。再用于临床实践,患者反映良好。但有的人不承

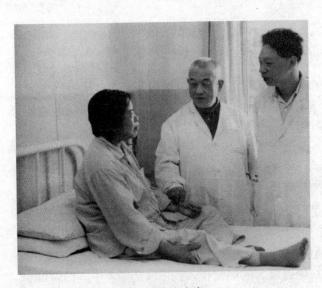

郭士魁先生查房

认,说仅凭主诉,没有客观指标不可靠,只有临床观察没有对照组,疗效不可信。由于历史条件的限制,中医讲疗效多凭直观和主诉,缺乏客观标准,这在几百年前、几十年前是无可非议的,而在科学高度发达的今天就很不够了。要发展中医就要让中医插上科学的翅膀,让中医在与西医的比较中扬长补短。于是,先生在1963年借中医研究院西苑医院与中国医学科学院阜外医院协作的机会,专门设立了五张中医病床,与西药组进行对照。这对中医来说是一个严峻的考验。当时有人问先生:"郭大夫,您是一个中医,来西医院搞协作、会诊,开个方子

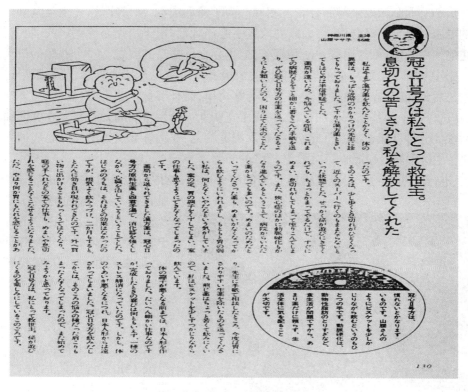

日本医生使用冠心 2 号方临床体会

就够了,何必自己管病房,弄得不好,会被别人看笑话。"这是一句有分量的话,但先生认为,总让中医中药当陪衬,什么时候才能闯出一条中医学自己的路呢?因此,先生冒着一定风险管理病房,用活血化瘀为主的冠心 1 号方、冠心 2 号方治疗 30 多例病人,经与西药治疗比较,获得了西医点头的效果。这次协作,不仅肯定了活血化瘀法则的疗效,也初步找出了冠心 1 号、2 号等有效方药。应该说,这一协作经历让先生在应用中医中药治疗冠心病的征途上迈出了坚实的一步。

(2)宽胸丸:但是科学的道路总是坎坷不平的,有些同志提出了中医"慢、繁、贵"的客观存在,一剂汤药少则几角钱,多则一元多,从处方、抓药、煎药、服药到发生作用最快也得一两小时,怎么能与价值几分钱,放在嘴里含一会很快就能生效的硝酸甘油类相比。面对客观现实,郭士魁先生认为,不改变"慢、繁、贵",中医就不可能在防治冠心病的领域扎下根。"慢、繁、贵"关键是慢,"心绞痛""心肌梗死"这样一类急性病,"慢"了就失去了治疗的意义。于是先生下定决心,变慢为快,首先抓住速效。先生带着问题翻阅了古今大量文献,详细分析了《金匮要略》的九痛丸和乌头赤石脂丸以及《备急千金要方》的细辛散、五辛散。这些方共同的止痛原理就是芳香温通,这与先生治疗胸痹心痛的指导原则完全一致。于是,先生从大量的芳香温通方剂中选取了苏合香丸,用于临床,对心绞痛患者能够在 3~5 分钟内发生作用,而且稳定、持久、副作用小;但仍较硝酸甘油类的效果慢,而且太贵。不变贵为贱,再好的药物也无法推广。于是先生对苏合香丸的每一味药物进行分析研究,查资料、品味道,最后决定去掉贵重的犀角(现已禁用)和久服有毒的朱砂,加大荜茇用量,制成了"心痛丸"。药价降低了 2/3，而临床效果与苏合香丸相同。为了降低成本，加快疗效，先生与其师兄、擅长制药的专家——冉小峰合作，将心痛丸改成了心痛乳剂，用于治疗心绞痛病人，两三分钟即可有止痛作用，基本可与硝酸甘油相媲美，但仍存在价格高的问题。一个偶然的机会，先生从一本书上找到了治疗牙痛的验方，叫"哭来笑去散"，意思是牙痛难忍，流着眼泪进来，服了药物之后，满脸笑容走出去。这个方子药味简单，而且都是一些常有，价低货。先生如获至宝，在这个方子的基础上稍加化裁，制成了宽胸丸。开始粗制的丸药每丸才九厘钱，一般服药后 3~5 分钟就能止痛。至此，先生研发出宽胸丸、宽胸气雾剂等治疗冠心病的方剂，初步解决了中医中药治疗冠心病"慢、繁、贵"的问题。

3. 进行实践检验

实践是检验真理的唯一标准，也是检验科研成果的唯一标准。活血化瘀、芳香温通的治疗原则，以及在此原则指导下创立的方剂，用于临床后效果如何，能够经得起重复，都必须通过临床实践来检验。1971 年初，周恩来总理发出了向"三管"（气管、心血管、胃肠管）进军的号召，先生接受了防治冠心病的任务，与各兄弟单位合作，共同组成了北京地区防治冠心病协作组，重点有研究冠心 2 号对冠心病近、远期疗效，以及宽胸丸（后改制成宽胸气雾剂）对心绞痛的速效作用。十年来，全国数十个医疗单位参加临床验证，结果冠心 2 号（现名冠心片）1~3 月疗程的止痛率为 83%，心电图好转率为 25.8%，4~12 个月疗程的止痛率为 85.8%，心电图好转率为 47.5%；随访 1~4 年，疗效稳定无反复。实践证明了冠心片的疗效，1977 年进行了鉴定，现在已经成批生产，在国内发售。宽胸气雾剂经过 3 个阶段的临床观察，即 1972 年至 1974 年，观察 60 例 741 例次的心绞痛发作，3 分钟以内止痛（有效）为 433 例次（占 58.43%），经与国产硝酸甘油比较，两者无差异；1978年 3 月至 1979 年 8 月，组织上海、浙江、福建、江西、广东、河北、新疆、北京等 16 家医院对宽胸气雾剂临床疗效进行交叉验证有效率为 47.6%~57.96%，经与国产硝酸甘油片对照，疗效一致，但其副作用小，较为安全；1980 年 2 月至 7 月进一步与美国进口硝酸甘油片对照，其疗效经用统计学处理无差异。事实证明了中医中药可以治疗冠心病，并不比西医西药逊色，这样就闯出了一条中国医学治疗冠心病的路，也是一条发展中医的道路。

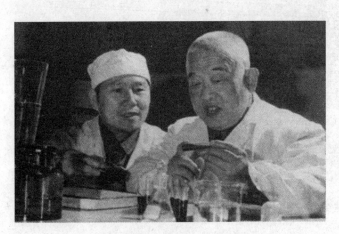

1978 年，郭士魁先生在研制新药

4. 说明疗效机理

有了临床疗效还必须说明疗效机理，这是研究工作必不可少的过程。只有通过实验研究证实，才能使临床研究成果建立在更加科学、更加牢固的基础上。1972 年上半年，因为先生本人患有动脉粥样硬化病，所以他先从自身做试验。开始服用冠心 2 号汤药，从小剂量到大剂量。服药前后均抽血化验，从中分析活血药物对血液的影响。后来逐渐创造条件，开展了一些动物实验。但因为处于"文化大革命"之中，实验研究进展缓慢。直到粉碎"四人帮"特别是党的十一届三中全会之后，才有条件从生化、药理、药化和剂型等不同的方面进行深入的研究。经过北京和全国很多单位的努力，中国古老的活血化瘀法则已经具有现代科学的内容。大量实验研究证明冠心 2 号具有预防血栓形成、促进血栓溶解、改善冠状动脉循环及降低血脂等作用。它不仅可以治疗冠心病,还可以治疗脑血管疾病,是一种防治心脑血管疾病的新药。实验证明了宽胸气雾剂对实验性心肌缺血有保护作用;对家兔实验性心肌缺血有预防作用;对大白鼠立体子宫兴奋有解痉作用,对脑血流图有一定影响,使平均波幅增加 17.6%,提示对脑血流量有轻度调整和改善作用,从能使心电图 T 波升高来看,说明可能直接影响心肌负极过程。

(二) 重视医药结合,倡导中医药现代化

郭士魁先生既是一位熟读中医经典著作,精通中医传统理论,具有丰富经验的临床医家,也是一位熟悉中药形态、习性、炮制、功用的中药学专家,集中药学家、中医学家为一身,是医药相结合的典范。在《谈人参的炮制》一文中,先生不仅阐述了不同品种人参的生长特点及功效主治,更详细阐述了各品种人参的炮制方法及注意事项。在人参的种类与疗效中先生谈到,野生大山人参从幼苗到长成一般人参的形状,需要数十年之久,它的功效是补五脏、安精神、定魂魄、止惊悸、除邪气、明目开心益智。移山人参,产于长白山中,是将细嫩的幼苗移植较近的荒山中,其主要作用在于调营卫、补虚损、益肺胃、生津液、能补气。秧子参,它的功能是大补元气、益肺胃、治虚劳、补产后血虚。野山参不但能补虚弱、安精神,并且毫无燥性,若病人有虚热之象,亦能有引火归元之功效,所以野山参是一种宝贵的药品。移山参虽然亦有补虚损,生津液,补气等功效,但对虚热较盛的病人用之较差,因为其稍有燥性,秧子参燥性更强,对于虚热盛的病人用之不常,凡病人脉浮大气逆,或有失血历史,用人参时应注意。若病人脉沉弱气下泻,用人参即能获效,很少有不良反应。

他从事中医药工作 50 余年,在医疗、科研、教学等方面都做出了卓越贡献。他熟读深悟中医经典,热情为人民服务,积累了极为丰富的临床经验。他不但是一位人们爱戴的临床医学家,而且是一位熟读本草、熟识中药的形态、习性、炮制、归经、功用的中药学专家。他从事心血管病研究工作 20 余年,坚持团结中西医,运用现代科学技术,继承发扬中医药宝库,20世纪 60 年代初就研究并取得了应用活血化瘀方法治疗冠心病以及运用芳香温通药物速效缓解心绞痛的科研成果等工作成绩,对中医药治疗冠心病是一个很大的突破,在国内外产生了深远的影响。活血化瘀及芳香温通的治法应用至今,更证实了它的效果和价值,并得到了广泛的认可,且不断的深入研究开发出许多新药,拓宽了其在其他病种的应用范围。

郭士魁先生一生勤奋刻苦,以全身心的精力和极高的热情投入到医疗和科研工作中。他从早到晚,很少有星期天和假日,一天总是匆匆小跑,抢时间工作,几十年如一日。他作风正派,淳朴敦厚,平易近人,严于律己,宽以待人,工作任劳任怨,不计较个人名利。被评为卫生部优秀共产党员,全国劳动模范。在他的带领和号召下,全科形成一种人人向上的态度研究、努力工作和学习的氛围,团结一致积极开展医疗和各项科研工作,并取得了多项科研成果。

年谱:

1923—1929 年北京东郊高碑店读书(私塾)

1930—1931 年北京西四牌楼仁和堂药店学徒

1931—1938 年北京东单太和堂药店学徒与工作

1939—1941 年北京国医学院

1941—1942 年北京国药同业公会中药讲习班进修

1942—1949 年北京东单栖凤楼中医诊所工作

1949—1950 年北京东单太和堂药店副经理并行医

1950—1951 年北京中医进修学校进修

1951 年 5 月—1951 年 10 月北京海淀中医联合诊所任副所长

1951 年 10 月—1954 年 10 月北京中医进修学校任司药及中医师

1954—1981 年卫生部中医研究院(现中国中医科学院)筹备处中医研究院内外科研究所、西苑医院历任心血管研究室副主任、主任及西苑医院副院长。

1959 年提出活血化瘀治疗冠心病,开始研制冠心 2 号。

1963 年与阜外医院协作,进行活血化瘀治疗冠心病的临床观察研究。

1971 年初,周恩来总理发出了向"三管"(气管、心血管、胃肠管)进军的号召,先生接受了防治冠心病的任务,与各兄弟单位合作,共同组成了北京地区防治冠心病协作组,重点研究冠心 2 号对冠心病近、远期疗效,以及宽胸丸(后改制成宽胸气雾剂)对心绞痛的速效作用。

1972 年郭士魁先生提出活血化瘀途径可以软化斑块(即胆固醇沉着)的假说

1978—1979 年组织上海、浙江、福建、江西、广东、河北、新疆、北京等 16 家医院对宽胸气雾剂临床疗效进行交叉验证。

1980 年宽胸气雾剂与美国进口硝酸甘油片进行临床观察。

二、学 术 思 想

(一) 活血化瘀学术思想探析

郭士魁先生是"活血化瘀法"在现代内科领域应用与研究的先行者,他提出冠心病心绞痛的主要病机是"气滞血瘀"和"胸阳不振",总结了活血化瘀、芳香温通、益气活血等治则,形成了一套较为完整的冠心病防治理论。他成功研制了"冠心Ⅱ号""宽胸气雾剂"等,活血化瘀多项研究成果获 1978 年"全国医药卫生科学大会奖""卫生部科研成果奖"。现将先生活血化瘀学术思想论述如下。善用活血化瘀法,但又不局限于活血化瘀法,活血化瘀治法灵活多样,先生将王清任气血辨证的活血化瘀思想与张仲景辨寒热虚实阴阳的活血化瘀思想相结合,使活血化瘀理论臻于完美;创造性地将芳香温通与活血化瘀结合应用于冠心病心绞痛的治疗,大大提高了止痛效果;创造性地将活血化瘀法大量应用于冠心病的治疗,使活血化瘀法从此成为冠心病治疗的最重要治法,并使活血化瘀法从此与"八法"同等地位,是先生最重要的贡献。

1. 继承前人活血化瘀思想,充分应用活血化瘀治法,开拓活血化瘀新视野　活血化瘀法主要是中医学针对血瘀证进行治疗的重要治法。经历代医家的长期临床实践,中医学积累了丰富的关于活血化瘀的理论知识和实践经验。在《黄帝内经》及张仲景的影响下,活血化瘀理论与实践历代不断发展与完善,直到清代,活血化瘀的理论与实践更得到了空前的发展,涌现了许多应用活血化瘀的大家和著述,其中最有代表性的医家是唐宗海和王清任,唐宗海著《血证论》是论述出血证的专书,但对血瘀证及出血与血瘀之间的关系都作出了详尽的论述,明确提出了出血也存在瘀血。他把消瘀作为止血四法之一,认为:"旧血不去,则新血断然不生。"扩大了活血化瘀治法的应用范围。王清任所著《医林改错》可以认为是一部论述活血化瘀的专著,对血瘀证的症状、证候、辨识、治疗等都有详尽的论述,使活血化瘀法的应用扩大到内、外、妇、儿各科等多个领域,极大地扩大了活血化瘀法的应用范围,丰富了活血化瘀的内容,成为活血化瘀疗法的集大成者。

郭士魁先生在继承前人活血化瘀宝贵经验的基础上,对"血瘀证—活血化瘀治法",从药物、理论到临床等诸多方面进行了深入系统的研究,取得了重大进展,揭示了血瘀证的科学内涵和活血化瘀法的基本作用原理,让中国古老的活血化瘀法焕发出更加璀璨的光辉。先生应用活血化瘀法灵活多变,治疗病证广泛,除了前人常用之治疗的癥瘕积聚、疼痛、跌打损伤、妇科病等病症,先生也常用活血化瘀法治疗各种心病、肾病、脑病、老年病、血液病、内分泌系统疾病等病症,扩大了活血化瘀法的应用范围,充分发挥了活血化瘀法的作用。尤其是将活血化瘀法发展为治疗冠心病最主要最常用的方法,为中医药治疗冠心病作出了杰出的贡献。

20世纪60~70年代,历代医家主要应用以瓜蒌薤白半夏汤为代表的宣痹通阳法治疗冠心病,效果不够理想。先生一向推崇王清任的活血化瘀理念,受其影响,充分应用王清任活血化瘀治疗胸痛的思想,较早地尝试应用活血化瘀法治疗冠心病,疗效提高显著。在血府逐瘀汤、通窍活血汤的影响下,他创制了以理气活血法为主治疗冠心病的冠心Ⅱ号方(赤芍、川芎、红花、丹参、降香),取得了出人意料的疗效,为充分应用活血化瘀疗法治疗冠心病等血管性疾病开创了新的思路,为活血化瘀进一步发展奠定了新的基础。

2. 分层用药,祛邪而不伤正是郭士魁先生应用活血化瘀法的一个重要特点　活血化瘀疗法是一种祛邪的治法,过度则伤气耗气,伤血动血,损伤人体正气。郭士魁先生一向推崇古人"祛邪不伤正"的基本原则,应用活血化瘀法力求活血而不伤正,注意活血化瘀的合理应用。按临床作用将活血化瘀药物分为三类:①活血破瘀类:此类重点在破字上,为血瘀之重剂,作用强烈,应用于重度瘀血(疼痛重,瘀斑、瘀点明显,或有痞块者)体质较壮,或用一般活血药效果不好的病人。某些病人体质虽弱而瘀血重者,可与补气药同用。常用药物有三棱、莪术、桃仁、红花(大剂量)、穿山龙、王不留行、大黄、水蛭、露蜂房、血竭、昆布、海藻。②活血化瘀类:这是最常用的活血化瘀治法,广泛应用于各种瘀血。凡见各种瘀血,一般体质均可应用。如有其他兼症,可以与理气、疏肝、补气等药配合应用。常用药物有川芎、赤芍、红花(小剂量)、五灵脂、蒲黄、桃仁(小剂量)、茜草、苏木、乳香、没药、降香、山楂、郁金、益母草、姜黄、牛膝、紫草、泽兰。③养血活血类:此法活血而又养血,祛瘀而不伤正,可用于血虚而又有瘀血的病例。常用药物:丹参、当归、鸡血藤、牡丹皮、生地黄、葛根。

笔者将郭士魁先生1976—1979年在西苑医院门诊初诊患者活血化瘀的154首处方进行了分析研究。该154首方剂涉及药物199种,其中活血化瘀药物21种,使用频次依次如下:川芎(96次)、郁金(61次)、红花(57次)、生地黄(56次)、鸡血藤(55次)、丹参(54次)、当归(45次)、赤芍(34次)、降香(29次)、牛膝(12次)、姜黄(7次)、三七(7次)、牡丹皮(7次)、桃仁(4次)、莪术(4次)、三棱(4次)、茺蔚子(4次)、生山楂(3次)、延胡索(2次)、益母草(2次)、泽兰(1次)。从以上活血化瘀药物的使用频次可以看出,先生临证中药处方中最常用的活血药物有川芎、郁金、红花、生地黄、鸡血藤、丹参、当归、赤芍、降香,这些药多为和血类和活血类活血化瘀药物,多有活血、行血、养血、和血的作用,活血而不伤正;而对血瘀重症,不得不用破血药如三棱、莪术、桃仁等时,常与扶正药如黄芪、麦门冬、党参、黄精等同用,或短期应用,中病即止,因此类药物多为破血类活血化瘀药,药性峻猛,且大多有毒,易耗血、动血,或耗气、伤阴。除此之外,先生还经常运用活血化瘀散剂缓解心绞痛,如血竭散、乳没散等。

郭士魁先生不仅将活血化瘀运用于心血管的治疗当中,筛选后得到163例患者处方,活血化瘀处方,涉及中医内科、外科、皮科、妇科、男科等疾病,其中心痛45首、眩晕18首、怔忡11首、头痛8首、不育5首、心衰4首、不寐4首、虚劳4首、消渴4首、咳嗽4首、腰痛3首、痹证3首、泄泻3首、胁痛3首、阳痿2首、中风2首、腹痛2首、胃痛2首、便秘2首、内伤发热2首、百合病2首、瘿病1首、瘾疹1首、妇科月经病3首、诊断不全处方15首。

3. 秉王清任,倡气血辨证　秉王清任,倡气血辨证,是郭士魁先生活血化瘀的又一特色,气血是维持人体生命活动的物质基础。气血密切相关,"气为血之帅,血为气之母",气能生血,气能行血,而血为气之载体,血亦能生气,二者互根互用,相互依存。血的运行,主要依赖于气的推动作用,其中最重要者为心气,正如《素问·痿论》所说:"心主身之血脉。"对于气血理论的发挥是王清任学术思想耀眼的闪光点,如他说"治病之要诀,在明白气血,无论外感内伤……所伤者无非气血。""气有虚实,……当与半身不遂门四十种气虚之症,小儿抽风门二十种气虚之症相互参考。血有亏瘀,血亏,必有亏血之因。……惟血府之血,瘀而不活,最难分别。""气通血活,何患病之不除?"王清任的以上观点,实际上是对《黄帝内经》"血实者亦决之,气虚者宜掣引之"理论的进一步发挥。鉴于气血如此密切的关系,理气活血法与益气活血法也就成了活血化瘀最重要的治法。《医林改错》序中提到"至先生立方医疾,大抵皆以约治博,上卷著五十种血瘀之症,以三方治之(通窍活血汤,血府逐瘀汤,膈下逐瘀汤);下卷论半身不遂,以一方(保立苏汤)治之"。

郭士魁先生继承并发展了《医林改错》的理气活血、益气活血治法,扩大了理气活血、益气活血的用药范围。先生秉承王清任理念,十分重视气血关系在活血化瘀法中的应用,活血不忘理气,使气通血活;活血不忘适时补气,使气旺血活。

(1) 理气药与活血药相配伍是郭士魁先生活血化瘀组方的基本法则:王清任《医林改错》常用活血兼有理气作用的药物有川芎、延胡索,常与活血药物配伍使用的理气药物有柴胡、枳壳、香附、紫苏子、陈皮。除王清任《医林改错》中的药物外,先生治疗血瘀证应用活血化瘀药常兼理气药,且配伍常选用郁金、三棱、莪术等具备理气与活血双重作用的药物,达到气与血关系的和谐与统一。此外,先生中药汤剂经常配伍选用的具有理气作用的药物有薤白、玫瑰花、木香、佛手、瓜蒌皮、莱菔子、檀香、紫苏子、合欢皮、厚朴、枳实等能调畅气机,和通络脉;如由延胡索粉、三七粉组成的理气活血散及前述之冠心Ⅱ号方亦是先生理气活血的经典方剂。

(2) 益气药与活血药相配伍是郭士魁先生活血化瘀组方的另一基本法则:王清任益气活血常配伍使用黄芪、党参、白术益气,先生则不拘一格,除黄芪、党参、白术外,常配伍使用的益气类药物还有人参、山药、黄精、太子参等。如先生认为急性心肌梗死为本虚标实之证,以气虚血瘀多见,主张以益气活血为基本原则,基本方药为抗心梗合剂,益气用黄芪、党参、黄精,活血用丹参、赤芍、郁金。此外,先生通过多年临床总结,自拟益气活血汤(黄芪、党参、黄精、当归、川芎、赤芍、郁金)及散剂如益气活血散(红参粉、三七粉)、益气温通活血散(红参粉、沉香粉、血竭粉、三七粉、琥珀粉、冰片粉),用之于临床有较好效果。

疾病是复杂的,气血的关系也并非是单一的气虚血瘀或是气滞血瘀,往往虚、滞、瘀三者并存。郭士魁先生在临床中发现,冠心病患者中高龄者、病程较长者、有心肌梗死病史或心功能差者,多气虚、气滞并存,这时先生往往同时应用益气活血法与理气活血法。如活血通脉片(鸡血藤、桃仁、丹参、赤芍、红花、降香、郁金、三七、川芎、陈皮、木香、石菖蒲、枸杞子、酒黄精、人参、麦门冬、冰片)就是先生融理气、益气、活血于一方的典范。

郭士魁先生是现代活血化瘀学术思想的奠基人之一,总结其活血化瘀的理论与实践,不难看出,继承前人经验,不断开拓创新是先生的优秀品质。抚今追昔,在缅怀先生的同时,笔者立志要将先生的优秀品质和宝贵经验永远继承下去,并发扬光大。

(二) 活血三法治疗胸痹心痛

冠状动脉粥样硬化性心脏病,属于中医"胸痹""心痛""心胃痛"的范畴。郭士魁先生在临床工作中,针对每一病例,抓住要点,辨证施治。在治疗过程中,随着证候的变化,仍需辨证加减。提出了胸痹心痛的治疗原则,一为补气,偏阳虚重在温阳,偏阴虚重在养阴。二是通法,通气滞,调血瘀,逐痰阻;可先补再通,或先通后补,也可通补兼施。他从心血管疾病的诊治中发展了理气活血、益气活血、芳香温通的理论,使"中医中药治疗冠心病,要长效有长效,要速效有速效"。

1. **病因病机分析** 郭士魁先生在分析冠心病的病因时,强调正气不足为本。本虚虽然指全身之虚,但心虚是其突出的矛盾。心虚必累及阴阳气血,因气属阳,血属阴,故可概括为阴阳。气血是阴阳派生的,故轻则反应为气虚血虚,重则反应为阴虚阳虚。其中又有阳虚与阴虚之别。阳虚者,主要指心、脾、肾阳气不足;阴虚者,则多指肝、肾之阴亏。由于心阴心阳俱虚,才引起气血失畅,气虚生痰,血滞成瘀。气与血,阴阳互根,所谓"气为血帅,血为气母",故血瘀乃是由于气滞。由于冠心病之主症为胸痹心痛,且痛有定处,兼见舌质紫黯、瘀点、瘀斑,故先生认为瘀血阻滞心之经脉是冠心病的主要发病机制。

2. **辨证论治特点** 胸痹心痛之疾,有厥心痛与真心痛之分。真心痛是伤心之正经,疼痛颇剧,病情笃重,预后差,相当于西医学之急性心肌梗死;厥心痛,疼痛时轻时重,且有休止,病情较轻,与西医学之冠心病心绞痛类似。《诸病源候论》曰:"心为诸脏主而藏神,其正经不可伤。伤之而痛,为真心痛……心有支别之络脉,其为风寒所乘,不伤正经者,亦会心痛,则乍间乍甚,或发病不死。"郭士魁先生治此之原则为一补(益气、温阳、育阴)二通(活血化瘀、逐痰、理气、通腑)。在治疗大法上,"补"与"通"是治疗胸痹心痛不可分割的两大原则。补法中:阴虚者滋其阴,阳虚者温其阳,阴阳两虚者,当视其偏颇,明其主次,予以阴阳兼补。至于阳虚偏亢,自当先平肝潜阳,然后辨其虚实补之。通法中,气滞者当调,血瘀者可逐,痰阻应豁,停饮可化;若有两种"邪"互结为患时,则可于"调气""逐瘀""豁痰""化饮"四法中择其善而并用之。补法与通法的使用,往往是通补兼施,达到滋而不腻,温而不燥,通而不伤正的目的。又由于病人的体质强弱不同,病之新久以及疾病的轻重缓急迥异,故治疗时还应根据具体情况,或多补少通,或多补多通,或先补后通,或先通后补,灵活应用。

(1) 理气活血法治疗胸痹心痛,创制冠心2号:早在公元前3世纪,汉代医家仲景就选用过,如川芎、赤芍、红花、水蛭等药,治疗一切瘀血和疼痛病证。公元6世纪南北朝时医家陶弘景及明代医家李时珍都分别提到丹参等活血药,具有治疗心痛的作用。唐代《海药本草》和宋代本草学著作中,也认识到乳香、没药能治疗"心腹血瘀作痛"。元代医家罗天益还介绍用"失笑散"治疗"心气痛不可忍"。这些宝贵的经验都得到了临床上的证实。先生在立法治疗胸痹时,特别重视瘀血的存在。他认为,在胸痹心痛发作期,以标实为主、为急,虽然寒凝、气滞、痰浊、瘀血可并存,但气滞、寒凝、痰浊及本虚中的气虚等又可进一步导致血行不畅,从而加重瘀血内生,阻于经脉,这是导致发病的根本原因。活血化瘀法是主要针对血瘀特点而提出的一种通法。先生通过实践,在临床上看到胸痹心痛的病人,确实有舌紫黯或瘀斑、心脉不整、痛有定处等气滞血瘀的表现,因此先生认为运用活血化瘀治法进行治疗是与病情相符合的。如在临床治疗中应用的冠心2号片(赤芍、丹参、川芎、红花、降香),乳没片(乳香、没药);通补兼施的冠通散(党参、当归、郁金、薤白、红花、鸡血藤、三棱、莪术、乳香、没药)等活血方药在多年的应用中也证实确有疗效。

　　对于中、重度心绞痛,郭士魁先生除以汤剂辨证施治外,还常施以活血化瘀、行气活血散剂,取效迅速,服用方便。其治疗心绞痛散剂处方的制定,体现了辨证论治的原则。活血化瘀散剂用于血瘀疼痛,证见心痛如刀割,如针刺,痛有定处,脉弦,舌质紫黯或有瘀斑,体格尚壮实。常用的有2种:①血竭散:血竭粉1.5g,分2次服。②乳没散:乳香1.5g,没药1.5g,为末,调匀,分2次服。行气活血散剂用于气滞血瘀。证见胸痛,胸闷,胁胀,脉弦,舌质黯或有瘀点。常用的有3种:①元胡粉:元胡粉3g,分2次服。②广木香粉1.5g,元胡粉1.5g,为一日量,混匀,分2次服。③三七元胡末:三七粉1g,元胡粉3g,混匀,分2次服。

　　(2) 芳香温通法治疗胸痹心痛,创制宽胸丸:《素问·痹论》曰:"心痹者,脉不通",先生据此认为,属于心绞痛的真心痛和厥心痛的直接原因是血脉不通,不通则痛。因而强调活血化瘀治疗心绞痛,乃之本中之本。先生所制定各处方,差不多都贯穿活血止痛之原则。又因血"寒则凝,温则行",先生亦十分注重芳香温通治法在缓解心绞痛的重要作用,认为属于治本中之标。先生所制定的缓解心绞痛的散剂处方,立法遣药颇具特色。在治疗胸痹心痛时,先生不仅注重瘀血在发病中的作用,也注意到寒邪对疾病发作的影响。针对胸痹患者常常在受凉或寒冷季节发病这一特点,先生认为寒凝于血脉,致血行不畅,经脉痹阻,不通则痛是此类患者发病的关键所在。根据这一病理特点,在治疗时,先生常运用芳香温通中药以散寒温经,通脉止痛,同时也有助于瘀血的祛除。

　　大凡气味芳香性温味辛之品,多善于走窜。因芳香开窍药均入于手少阴心经。《素问·调经论》篇指出:"血气者,喜温而恶寒,寒则泣不能留,温则消而去之"。对于心阳不足,寒凝血脉之心痛彻背,背痛彻心,四肢厥冷者,颇为相宜。郭士魁先生翻阅古今大量文献,详细分析了《金匮要略》的九痛丸和乌头赤石脂丸以及《备急千金要方》的细辛散、五辛散。这些方共同的止痛原理就是芳香温通,这与先生治疗胸痹心痛的指导原则完全一致。于是,先生从大量的芳香温通方剂中选取了苏合香丸,用于临床,对心绞痛患者能够在3~5分钟内发生作用,而且稳定、持久、副作用小。同时先生对苏合香丸的每一味药物进行分析研究,查资料、品味道,最后决定去掉贵重的犀角(现已禁用)和久服有毒的朱砂,加大荜茇用量,制成了"心痛丸"。临床上先生在观察苏合香丸缓解胸痹胸痛有效的基础上,将原方加减化裁,配制了心痛丸(檀香、沉香、公丁香、香附、乳香、白胶香、荜茇、麝香、冰片、苏合香油),对缓解胸痹心绞痛有良好的效果。先生还根据同样的原则,选用了来自民间的,具有芳香温通作用的"哭来笑去散"。一个偶然的机会,先生从一本书上找到了治疗牙痛的验方,叫"哭来笑去散",先生在这个方子的基础上稍加化裁,制成了宽胸丸(荜茇、细辛、檀香、冰片、元胡、高良姜),以及宽胸气雾剂,也有很好的缓解心绞痛的速效作用。一般服药后3~5分钟就能止痛。至此,先生初步研制出以芳香温通为主要治法的宽胸丸、宽胸气雾剂等治疗冠心病的方剂。

在之后的临床实践中,郭士魁先生也提出应用偏于活血化瘀止痛的"复方血竭丸"(血竭、冰片、元胡、琥珀、沉香);芳香温通止痛的丁桂香散:丁香粉 1.5g,肉桂 1g,檀香 0.5g,共为末,为一日量,分 2 次服。沉香粉 1g,丁香粉 1g,琥珀粉 1,为一日量,混匀,分 3 次服。益气活血止痛的"复方人参丸"(人参、三七粉、沉香、细辛)等均已被证实有良好的缓解心绞痛的作用。

(3) 益气活血法治疗胸痹心痛,创制促愈合合剂:因血气同源,气血互根,气帅血行,心主血脉,盖全身血脉之运行,均赖心气之推动,故心气虚,则血不行而易发胸痹心痛之疾。郭士魁先生自拟益气活血汤(黄芪、党参、黄精、当归、川芎、赤芍、郁金),用于临床每获良效,并常以散剂(如参七散;参七血竭散)及时进服,以图速效。

同时,郭士魁先生对真心痛的治疗,亦多采用益气活血法。真心痛,发病急,病情危重,死亡率高。临床表现为手足青至节,四肢厥冷,大汗出,脉微欲绝等内闭外脱之候。内闭者阴血内竭,脉行不利,神明失所,外脱者乃阳气不能固密,大汗亡阳之谓。真心痛相当于现代临床所见的心肌梗死。治疗一般都是标本兼顾,采用益气活血为主。这是基于本虚标实而运用的。《素问·生气通天论篇》云:"阴平阳秘,精神乃治,阴阳离决,精气乃绝"。临床对于真心痛的治疗,先生提出益气活血方"促愈合合剂"(生黄芪、当归、丹参、桂枝、陈皮)。这种浓缩煎剂,保证病人入院后可立即服上中药。但有的病人病情较重,恶心呕吐,服药不便,临床可使用针剂,分两类,即益气针(党参、黄芪、黄精)、活血针(丹参、赤芍、郁金),静点时可根据病情加减,如病重者可多加活血针,气虚明显者多加补气针。心肌梗死的疼痛按心绞痛处理,用宽胸气雾剂吸入、心痛丸、针灸等,如无合并证则只用益气活血针常规静点 7~10 天后改成口服中药治疗。

急性心肌梗死一般以气虚血瘀方面症状为主,因此治疗宜以益气活血为主,但个人表现兼证不同可随证加减。故真心痛病情危笃,除采用以上诸法外,郭士魁先生还主张:①气虚阳脱早期:患者出现面色苍白,全身汗出皮肤湿润,手足凉,脉沉细或结代者,亦益气敛阴固脱为主,以活血通脉为佐,用生脉饮加活血通脉之品急救之。②心气虚,兼脾肾阳虚、寒饮上泛而致心动悸,咳喘不得卧,咯吐白色泡沫痰,汗出肢冷小便不利,舌胖质黯、苔白腻,脉沉细滑者,治疗宜益气温阳化饮,可用苓桂术甘汤加半夏、紫苏梗、紫苏子、北五加等。③对真心痛 3~5 日内,而见舌苔黄厚腻时,此时当"以通为顺",此宿食化热生湿之故。以小陷胸汤或温胆汤加藿香、佩兰、酒军以通腑泄热化湿。体弱者可用熟军、番泻叶换泻之。若腑气不通,湿热不去,则可加重胸阳痹阻之苦。如恶心呕吐腹胀明显加用陈皮、半夏、竹茹、藿香,和胃止呕健脾。若烦躁不安失眠的加酸枣仁、柏子仁、远志、夜交藤煎服。若便秘加番泻叶或香黄膏(大黄、藿香)。

郭士魁先生还常施以散剂,取效迅速,服用方便。其治疗心绞痛散剂处方的制定,体现了辨证论治的原则。益气活血散剂用于气虚血瘀,体质虚弱,伴有心痛者,证见疲乏,气短,心痛,脉弦细或弱,舌质黯淡。包括①红参三七粉:红参粉、三七粉,等量混匀,每服 1g。②红参三七血竭粉:红参粉、三七粉、血竭粉等量混匀,每服 1g。③红参 1.5g,三七粉 1.5g,琥珀粉 1g,调匀,分 2 次服(用于气虚血瘀兼有失眠者)。④红参元胡粉:红参粉、元胡粉,等量混匀,每服 3g。⑤红参粉 1.5g,元胡粉 1.5g,三七粉 3g,混匀,每服 2g(后两方用于气虚血瘀兼气滞者)。益气温通散剂用于气虚血瘀兼有寒邪凝滞者。证见疲乏,气短,胸闷,心痛,遇冷而发,脉弦,舌质黯,舌苔薄白。以红参粉 2g,沉香粉 0.5g,血竭粉 1g,三七粉 1g,琥珀粉 0.5g,冰片粉 0.5g,为一日量,混匀,分 5 次服用。以上诸散剂均为一日量分次用温开水冲服,心痛发作时亦可临床服用,有止痛之效。此外,常用"促愈合剂",以生黄芪 45g,当归 30g,丹参 30g,桂枝 12g,陈皮 10g,制成 50ml 合剂,一日分 2 次服用。其功用为益气养血,活血温阳。方中当归补血汤益气养血,丹参养血活血,桂枝通心阳,陈皮理气健脾,真心痛为气阴两虚,气滞血瘀。本方用于急性心肌梗死的治疗。

(三)育阴潜阳,柔经通络治疗高血压

在治疗高血压的临床工作中,正确地运用辨证论治理论进行诊断和治疗,认真地探讨高血压的证治规律,进一步更加系统地总结出高血压的中医分型,对于全面地认识患者机体间所存在的各种不平衡并加以纠正,有着重要的意义。在总结本病的中医治疗方法方面,先生提出,正确的分型,对于挖掘出更多更为有效的治疗方法来说,也会有很大的帮助。

1. 高血压中医分型 郭士魁先生提出,从中医病因学的角度来看,高血压的病因主要是"七情所伤""内伤虚损"和"饮食失节"三种因素,比较早期的患者,由于七情妄动伤肝,或饮食失节,肠胃热盛伤肝,引起"肝热上冲"(阳亢),然后由于热灼阴液,出现肝肾阴虚,肝阳上亢的证候(阴虚阳亢),阳亢而火动风生,则成为"肝风"。至于因内伤虚损而肾水先亏,阴液不能潜阳,肝阳偏亢"肝风"内动的,则为阴先虚而后阳亢(阴虚阳亢)。所以,高血压的阴虚阳亢类型在疾病的发展阶段上言,是更进了一步。内伤虚损或"肝热上冲"经久不愈,发展为"肝肾阴虚"(阴虚),进而则"肾阴肾阳并虚"(阴阳两虚),其临床表现则又较阴虚阳亢者为复杂重笃,病程亦较久。此外,如果"肝热上冲"进一步促成"心阴虚心阳亢"(阴虚阳亢)或"心阳亦虚"(阴阳两虚)或"心肾不交"的,可以呈现"怔忡"的种种证候。其他如"心阳虚"之表现为"胸痹"(阳虚),"肾阳虚"之表现为"命门火衰"(阳虚)的,均是较为后期的证候类型。"中风"常常是高血压的结果,有虚、实、寒、热、痰的不同,它可以由本病的各个阶段发展而来,临床上则有中络、中经、中腑、中脏之分。

基于上述认识,郭士魁先生认为在进行高血压中医分型的时候,为了要在分型中反映出疾病发展的不同阶段(病程的长短,病情的反复性等),采用"阳亢""阴虚阳亢""阴虚""阴阳两虚""阳虚""中风"为纲进行分型有一定的好处。不过为了通过分型具体指导临床实践,确定治疗原则,更合理的结合患者机体不平衡的情况辨证论治,并且通过分型探讨中医学中尚未发现的良好治疗方药,先生认为,仅有以上几个主要的分型还不够全面,必须在这些纲的下面,再结合脏腑经络的病位,做出若干具体的分型。例如:①阳亢:肝热上冲型;②阴虚阳亢:肝肾阴虚肝阳旺型,肝风型,心阴虚怔忡型;③阴虚:肝肾阴虚型;④阴阳两虚:肝肾阴阳两虚型,心阳虚怔忡型,肝风型;⑤阳虚:心阳虚胸痹型,肾阳虚型;⑥中风。

证候分型		主要症状和体征
阳亢	肝热上冲型	头胀头痛,口干舌燥,形气实,面赤,便干,舌苔黄或燥,脉弦数有力
阴虚阳亢	肝肾阴虚肝阳旺型	头疼头晕,目涩口干,烦躁易怒,手心热,夜卧不宁,记忆力弱,舌无苔或薄白,脉弦细或略数
	肝风型	头晕、肢麻,肉胴,耳鸣,头重脚轻,舌多白苔,脉弦革
	心阴虚怔忡型	心慌心跳,气短,易惊恐,夜卧不安,舌质赤,脉弦数或滑数

续表

证候分型		主要症状和体征
阴虚	肝肾阴虚型	腰酸腿软,夜尿频数,足跟痛,眼花耳鸣,脉沉细
阴阳两虚	肝肾阴阳两虚型	除具备上述肝肾阴虚症状为,更有脐凉,肢冷,要不恶风,萎靡泄泻,脉沉细,两尺无力
	心阳虚怔忡型	心慌心跳,胸闷乏力,面色苍白,气短,夜卧不宁,纳食不甘,舌白苔,脉结代或弦细
	肝风型	头晕,肢麻,肉胭,肢冷,腹凉,汗出,脉弦细
阳虚	心阳虚胸痹型	胸闷、心疼,气短,呃逆,纳差,或咳嗽,脉沉弦
	肾阳虚型	腰酸腿软,肢冷,脐凉,腰部恶风,遗精阳痿,舌净或质淡,脉两尺无力
中风型		主要是指中风后遗症,如肢体动转不甚灵,肢麻,头晕等

2. 辨证论治特点

(1) 育阴潜阳,柔经通络治疗原发性高血压:郭士魁先生所观察到的高血压患者多数表现为阴虚阳亢征象,因此先生提出了育阴潜阳,柔经通络的治疗大法。主要方剂是:①加味百合地黄汤:地黄、百合、黄芩、生石决明。②白薇汤:白薇、当归、人参、甘草。眩晕、头胀痛者,重加磁石、代赭石、牡蛎、龙骨、珍珠母。失眠、心悸者,加用茯神、酸枣仁、柏子仁。肢体闭阻者,加牛膝、青木香、夏枯草。痰涎壅盛者,加天竺黄、石菖蒲、竹沥。

中医学治疗中风病有着极为丰富的理论和临床经验,中医治疗中风的原则,同样适用于治疗高血压,而且有着很高的疗效。高血压常常是中风的先兆,中风常常是高血压的后果。宋以前,关于中风的学说推崇外风,金元以后则着重内因。近代张山雷对中风病因有进一步认识,认为是由于阴虚阳亢、肝风内动,所以治疗方面主滋阴潜阳、柔肝息风。高血压患者属于这一类型的确实比较多,所以郭士魁先生也多采用此法,用加味百合地黄汤滋水敛阳,滋液息风。但先生认为张氏见地仍不够全面,因本病亦有阳虚证、寒证,不宜只采用益阴潜阳一法,故在主方中采用了许叔微的白薇汤。白薇汤,许氏原用于治妇人血晕,忽忽如死人,身不动摇,默默不知人,目闭不开,口噤不语,气并于阳,独上不下者。我们用之以治疗高血压病程较久,血虚气旺之人,无论男女,皆可奏效。

病案举例:患者刘某,男性,52岁,山东人,1958年6月中来诊。诉头晕、耳鸣、心悸、气短、左臂麻木、腰疼足跟疼。患者矮胖,面赤,脉弦细,舌干,血压190/130mmHg,叩诊心脏向左扩大1cm,X线主动脉迂曲延长,尤以降主动脉为著,心脏呈横位,左心室饱满。胆固醇总量6.49mmol/L,中医诊断为肝肾阴虚,浮阳上越。育阴潜阳、柔筋通络为治疗大法。处方加味百合地黄汤及白薇汤加减。服药一周后,血压降到162/108mmHg,眩晕及耳鸣症状减轻。服药两个月后,血压为130/90mmHg,腰痛亦减轻,迄今血压仍保持正常。

(2) 平肝潜阳,活血化瘀治疗高血压:活血药有协助降压的作用,因为不少高血压的病人兼有气滞血瘀的征象。如有些高血压冠心病人,长期用冠心片治疗,停用了降压药而血压长期维持在正常范围。还有一部分高血压冠心病人用冠心2号或川芎嗪静脉输注治疗,原有高血压下降,或维持在正常范围。尤其对久患高血压之患者容易有气阴两虚,气滞血瘀,经络闭阻,舌质紫黯,肢麻或胸痛等症者应更加注重活血药的应用。主要方剂是降压通脉汤(全瓜蒌 15~30g,薤白 10~12g,草决明 12~20g,黄芩 12~15g,丹参 12~15g,红花 12~15g,鸡血藤 15~30g,郁金 12~15g,香附 10~12g,菊花 10~15g,珍珠母 20~30g),功用为宣痹通阳,理气活血,适用于冠心病合并高血压者,具有头晕头痛,心烦失眠等症状。

病案举例:王某,男,54 岁,1978 年 12 月 26 日初诊,高血压 5 年,自觉头晕。胸闷。血压 190/130mmHg,服用复方降压片等好转,但血压不稳定,口干、烦躁易怒,怒则心悸,头痛,失眠多梦,舌胖质黯,黄白苔,脉沉弦。先生会诊后辨证为肝阳上亢兼痰浊血瘀,治以平肝潜阳,活血化浊,方用:川芎 20g,菊花 12g,葛根 20g,夏枯草 12g,黄芩 12g,瓜蒌 20g,薤白 15个,茺蔚子 30g,香附 15g,草决明 20g,蝉蜕 6g,首乌藤 30g,珍珠母 30g。1979 年 1 月 9 日二诊,头晕、头痛、胸闷完全缓解,睡眠进步,大便通畅,情绪好转,舌胖黯苔薄黄,脉沉弦,血压 150/100mmHg。上方加郁金 15g 继续服用。1979 年 1 月 16 日三诊,自觉已无其他明显不适感,睡眠可,舌胖黯,苔薄白,脉沉弦。血压 138/85mmHg。上方继服。

3. 临诊体会

(1) 苦寒药的应用:高血压多为实证,热证,不用苦寒药,不能凉其热,不易收到降压效果。但是长期重用苦寒药,苦燥易伤阴、败胃,故不宜长期使用。如需要用则应配合养阴药同用。

(2) 虫药的应用:高血压,多为肝阳上亢,肝郁化火,易生风,早期常见肢体麻木,此时应用虫类药平肝息风通络,对降压,预防中风均有效果,中风病人应用虫类药更有必要,对症状改善,尤其对脑细胞功能的恢复,有明显效果。

(3) 轻、中度高血压病人:临床症状不重或经治疗后病情好转者可用复方降压素片 1 号(黄芩苷、草决明、桑寄生、钩藤)每日 3 次,每次 3~5 片。血压偏高,药后不降者,用复方降压素 2 号,每日 3 次,每次 3~5 片。

(四) 益气活血,宁心复脉法治疗心律失常

心律失常属于中医"心悸""怔忡""脉结代"的范畴。常由于情志过极、肝郁不舒;气血亏虚、心阴虚、心血不足、心阳衰弱、瘀血阻络;水饮内停、痰浊内阻;热毒入里,损耗心阴等引起,心律失常一般多与心肝肾三脏关系密切,如心阴虚、心阳虚、心脉瘀阻、肝郁不疏、肝气郁滞,或肝郁化火,致使心火偏旺、心肾阳衰等均可出现脉促、脉结代。心悸虽然以虚证为多见,但也有实证或者虚中夹实。临证时应谨慎辨证。临床常见心痛心痹脉结代者,多为气虚或气阴两虚,气滞血瘀或为阳虚寒凝脉迟等。心肌炎之脉结代。多为外感热结损耗心阴,或久病气阴两虚,脉数结代。

1. 关于心律失常中医辨证分型的讨论　对于心律失常的治疗,郭士魁先生认为应该辨病与辨证相结合。根据心电图检查结果,在明确诊断的基础上辨证论治,做到审病求因。

(1) 益气育阴、清热解毒法治疗心肌炎后心律失常:对于心肌炎引起的心悸,郭士魁先生认为由于长期低热,余热不尽,心阴虚损,常见口干欲饮,心悸,胸闷气短,手足心热,血沉快,或伴有关节肌肉痛等,心电图见有心肌损害,舌红脉数。治疗以宣痹汤加养心阴清肺之剂。合并咽炎、扁桃体炎者,反复发热或长期低热,咽红有滤泡增生,扁桃体肿大,舌红脉数,先生认为,此多属于温邪伤营,心阴虚损,治疗用药还应重视养阴清热泻肺。如用元参、生地黄、黄芩、金银花或山豆根、射干,发热加生石膏,也可在局部应用冰硼散加味(冰片、硼砂、青黛、

黄连粉)漱口或涂患处(一般用 3g 加水 500ml 含漱或药粉直接涂患处)。

病例:急性心包炎,心律不齐。

1978 年 9 月 20 日初诊:9 月 15 日始胸痛、心慌气短,高烧 39℃,以后症状加重而入院。检查病人半卧位,心尖搏动不明显,心界向两侧扩大(内至胸骨右缘,外达腋前线),心率 106 次 /min,遥远感,心尖部Ⅱ级收缩期杂音Ⅱ°,胸骨左缘 3~4 肋间闻心包摩擦音。胸透心影中等度扩大呈烧瓶状。心缘正常弧形消失,心膈角变钝,超声波探测符合心包积液波形。血象白细胞 $15.3 \times 10^9/L$,中性细胞比例 81%,淋巴细胞比例 18%,血沉 12mm/h,血培养两次均为金黄色葡萄球菌。患者呼吸急促,唇紫,舌质红,苔薄黄,中心剥脱,脉弦细数。心电图低血压,STⅡ、Ⅲ、avL、V1~V5 抬高,心律不齐。西医诊断为急性心包炎。中医辨证属心悸,心阴不足。治疗以益气育阴、清热解毒之剂,方用补心丹加当归六黄汤加减:当归 12g,黄芪 15g,生地黄 18g,党参 18g,丹参 18g,尾连 2g,黄芩 12g,黄柏 10g,麦冬 15g,远志 10g,甘草 6g,桑白皮 15g,生石膏 30g。9 月 27 日二诊:体温降至 37.2℃,自觉症状逐渐好转,胸闷、心前区痛缓解,心包摩擦音消失,心音增强,心率 80 次 /min。继服前方。10 月 4 日二诊:无明显不适感,只偶有心前区不适感。心脏检查:心界缩小,心音增强,偶有心律不齐,早搏 1~3 次 /min(房性),舌质黯紫,苔薄黄,脉弦细。心电图低血压。继服上方中药,并加用 ATP20mg,辅酶 A100 单位肌内注射。10 月 16 日四诊:胸透胸片对比观察:心影明显缩小已大致正常。无明显不适感。继用上方。11 月 3 日五诊:病情稳定,无任何不适感,心律齐,心界无明显扩大,胸透心界正常,心电图低血压,血培养两次阴性,白细胞正常。继续予养心健脾之剂,巩固疗效。11 月 18 日,病人体力完全恢复,食欲好,每日主食 0.75kg。心肺听诊透视均正常,复查白细胞正常,血培养阴性,无任何自觉症状。带方调养善后,痊愈出院。

(2)育阴益气,活血宁神法治疗早搏:对于频发性早搏,先生辨证多认为属气阴两虚,气滞血瘀型,气虚则血行鼓动乏力,而致血瘀气滞,血不养心则发生血脉流通不畅,心神不宁,心悸、脉结代等症。治疗当以益气养阴治其本。郭士魁先生在治疗上取炙甘草汤、生脉散之意,他以党参、甘草甘温益气;生地黄、麦冬、五味子滋阴;柏子仁、酸枣仁宁心安神;丹参养血安神而又有活血作用;红花活血化瘀。珍珠母原为平肝降逆药,用在此处取其重镇宁心之功效,是先生治疗心悸、心律不齐的常用药。

病例:心律不齐(多发性室性期前收缩,高血压)。

陈某,男,60 岁,干部。1977 年 5 月 19 日初诊:患者于 1952 年发现有心律不齐,检查为房性早搏。1976 年早搏增多,心悸胸闷,心电图示室性早搏,且经常有二联律、三联律,服过心得宁、心得安等,稍有减轻,服普罗帕酮可消失,但停药后又复发而来诊治。既往有高血压,血压波动在 140~190/80~110mmHg,目前服心得宁,仍有心悸、胸闷、乏力,脉代,舌质黯,苔白,血压 190/100mmHg,听诊三联律。中医诊断:胸痹、心悸,证属气滞血瘀,气阴两虚。西医诊断:高血压,心律不齐(多发性室性期前收缩),治以育阴益气,活血宁神。方用:党参 18g,丹参 25g,北沙参 15g,当归 15g,麦冬 15g,五味子 12g,柏子仁 10g,石菖蒲 15g,桂枝 10g,生地黄 18g,玉竹 15g,红花 10g,炙甘草 12g,紫石英 30g。5 月 26 日二诊:上药服用 7 剂后早搏减少(上午九时以后就减少),脉弦数偶结,舌黯红苔薄,早搏 5 次 /2 分钟,血压 148/88mmHg。前方继服。6 月 2 日三诊:早搏很少,偶尔有,症状减轻,心得安已停服,脉沉弦,舌质黯,心率 76 次 /min,未闻期前收缩,血压 146/86mmHg。前方紫石英减为 25g。6 月 21 日四诊:症状渐轻,十天来心律不齐基本消失,别无不适,血压 140/80mmHg。舌质黯红,少津白苔,脉弦细,心律齐,心率 78 次 /min。为巩固疗效,继服丸药:柏子仁 60g,玉竹 120g,生地黄 90g,肉桂 10g,红参 15g,红花 60g,石菖蒲 90g,炙甘草 90g,紫石英 30g。共研细末,水丸,每次 10g,每日 2 次服。

本例原有高血压,室性早搏,自觉心悸、胸闷、乏力,舌质黯,苔白,脉结代。证属气阴两虚,气滞血瘀,治疗以益气育阴、活血宁心复脉之剂。方中党参益气,沙参、麦冬、生地黄、玉竹养阴,丹参、当归、红花活血养血,柏子仁、五味子、石菖蒲、紫石英宁心复脉。

病例:心律不齐(多发性房早,心动过速)。

1976 年 1 月 20 日初诊,半年来心悸、心慌、烦躁出汗、睡眠不佳,月经 3 个月未至,心电图为窦性心动过速,房性早搏,某医院诊断为自主神经功能紊乱,曾服用心得安、谷维素等药物治疗有好转。近来诸证加重,心慌、心烦不安,舌质略黯,边尖赤中心有裂纹,苔薄白,脉沉细数有促象,心律不整,可闻早搏 10~15 次 /min,未闻病理性杂音,心率 94 次 /min,血压 130/86mmHg。心电图:窦性心律,频发房早,T 波改变。郭士魁先生会诊后辨证:阴虚,心神不宁。立法为育阴养心,镇静安神。处方:百合 15g,生地黄 15g,元参 16,川芎 16g,鸡血藤 18g,麦冬 9g,柏子仁 9g,石菖蒲 16g,远志 9g,乌梅 16g,炙甘草 6g,珍珠母 24g。服药 1 个月余,心悸、心慌完全缓解,睡眠改善,心烦减轻。心律齐,心率 86 次 /min。

患者年近七七,月经已乱,肝肾阴虚,心阴不足,见舌红有裂,心烦不安,心悸结代。予以育阴养心,镇静安神之剂。百合、生地黄、元参、麦冬育阴;柏子仁,石菖蒲,远志,乌梅养心安神;珍珠母镇心安神;炙甘草养心调和诸药。

(3) 益气活血,养心复脉治疗冠心病伴心律失常:郭士魁先生认为此类患者多为气虚合并气滞血瘀,证见胸闷痛,心悸气短,倦怠乏力,舌淡黯苔薄白,脉弦细结代。治宜益气活血,宽胸理气,方用生脉散、柴胡疏肝散、四逆散、四七汤等加减。证见心悸气短乏力,心痛甚,痛有定处,舌质紫黯或有瘀斑,脉弦细、涩、促、结代。治宜益气活血,宁心复脉,方用冠心 2 号、失笑散、血府逐瘀汤等加减。

病例:心律不齐(冠心病,频发室早)。

籍某,男,58 岁,军人,1979 年 4 月 3 日初诊:冠心病心绞痛 7 年,心悸,胸闷加重 2 月。胸部常有抽动样痛感。气短,早餐后心率快达 110~120 次 /min,心电图 ST-T 改变,频发室性早搏,呈三联律。舌胖黯红,苔白,脉沉细结代。郭士魁先生会诊后辨证诊断为心悸,胸痹,立法益气活血,养心复脉。方用:党参 25g,丹参 30g,北沙参 25g,当归 15g,玉竹 25g,五味子 12g,柏子仁 10g,红花 10g,郁金 15g,苦参 20g,石菖蒲 12g,炙甘草 10g,珍珠母 30g,生龙骨 30g。1979 年 4 月 20 日二诊,服药 12 剂,心悸减轻,胸闷痛减少,舌胖黯,苔薄白,脉沉细,偶有结象,继续服用上方。1979 年 5 月 3 日三诊,心悸完全缓解,未发生胸痛,心电图未见早搏,舌胖黯,苔薄白,脉沉细,继续服用上方巩固疗效。

本例冠心病,心悸,为气阴两虚,气滞血瘀。血脉瘀阻,心失所养,动则心悸,予以益气活血,养心复脉之剂。党参益气,丹参、川芎、红花活血化瘀,北沙参、当归、柏子仁、五味子、玉竹育阴养心,郁金、石菖蒲解郁行气,化痰祛瘀清心,苦参清热宁心化痰浊;生龙骨镇静宁心,甘草补气调和诸药。

(4) 温阳通脉,养血活血治疗心动过缓:郭士魁先生认为此类患者多属于气虚或心脾肾阳虚,证见心慌头晕气短,畏寒肢冷,或腹胀腰酸,重者有昏厥,舌胖质淡、黯,有齿痕,脉迟结代。心电图为传导阻滞。治宜益气活血,温阳利水,真武汤合苓桂术甘汤加减。

病例:心律失常(心动过缓,病态窦房结综合征)。

张某,女,38岁。患者半年前因外感发烧,体温达38℃,其一周以后有胸闷、心悸头晕、乏力,曾在某医院诊治,发现心动过缓,服用阿托品心率可达50次/min,平时波动在36~45次/min之间。阿托品试验:静脉注射阿托品2mg,心率最高上至56次/min。近1个月来病情加重,头晕欲倒,胸闷心慌,乏力畏冷,舌质淡,苔白腻,脉沉迟结代,心率31次/min,心律不整,心电图示:心率30次/min,窦性心律与结性心律交替或并行心律,偶发室性、房性及结性期前收缩。西医诊断:病毒性心肌炎,病态窦房结综合征。属心脾肾阳虚,治疗用益气温阳之剂,以补中益气汤合麻附细辛汤加减:党参25g,黄芪25g,升麻10g,柴胡6g,白术10g,鸡血藤12g,陈皮12g,干姜10g,川附片12g,麻黄10g,细辛3g,甘草6g。上方服用5剂后心率较前增加,晨起床前可达40~50次/min,早餐后最高达70次/min。上方加减服用2个月,心率一般维持在40~60次/min,结性心率减少,病人带药出院,门诊继续观察治疗。

本例心率缓慢达30次/min,心律不齐,头晕欲倒,舌质淡,脉迟结代,属心脾肾阳虚,治疗以党参、黄芪益气;升麻、柴胡提升清阳,鼓动血脉;麻黄、附子、细辛、丁姜温阳通脉提高心率;陈皮、白术健脾;鸡血藤养血活血。此方加减服用两个月,病情明显好转。

2. 临诊体会　心悸以虚证为多见,但也有实证及虚中夹实。重视活血药、疏肝理气药等理气活血药物的适用,能明显增加临床疗效。

(1)活血药物的应用:"心主血脉"心虚则血脉运行不畅,心气虚又易形成血瘀。在心悸、脉结代的临证治疗中,活血通脉的药物十分重要,郭士魁先生常用:川芎、当归、赤芍、丹参、红花、桃仁、三棱、莪术、鸡血藤等。

(2)疏肝理气药物的应用:肝郁气滞常为心悸、脉结代的诱因或加重因素。"气行则血行",疏理气机以加强活血化瘀的力度。有利于心悸、脉结代的消失。常用药物有:柴胡、郁金、香附、陈皮

(3)祛邪药物的应用:心悸,脉结代患者常见血瘀、痰浊阻滞血脉;或外感时邪疫气,化热入里,内陷心包;或肝郁气滞,气机不畅;或阳虚寒凝,脉络凝滞;或阳虚水湿内停形成瘀、痰、热、饮、浊、滞均为实邪。在扶正的基础上应注意祛邪,尤其化痰浊的药物应早用重用,如石菖蒲、郁金、苦参、远志等。常用清热解毒药物如:金银花、连翘、板蓝根、大青叶、黄连、黄芩、败酱草、莲子心。

(五) 益气活血、温阳健脾法治疗心力衰竭

心力衰竭属于中医"心悸""怔忡""咳喘""痰饮""水肿"等范畴。《金匮要略》指出:"心水者,其身重而少气,不得卧,烦而躁,其人阴肿。"描述了心水症的一般症状,类似现代的心力衰竭。其主要原因为心阳虚,心气不足,故治疗上应以益气温阳为主。《金匮要略·水气病脉证并治第十四》说:"少阳脉卑,少阴脉细,男子则小便不利,妇人则经水不通,经为血,血不利则为水,名曰血分"。原文是论述血分不利引起的水肿,少阳脉沉弱,主三焦决渎无权,水道不通;少阴脉沉细,主肾阳虚衰,寒水不化,故男子得之则小便不利。清朝唐宗海的《血证论》亦说:"病血者未尝不病水,病水者亦未尝不病血也""又有瘀血流注,亦发肿胀者,乃血变成水之证""血积既久,其水乃成",更是明确提出了血瘀病可及水肿病的理论。顽固性心力衰竭属于中医"水肿"的范畴。郭士魁先生临床多见患者下肢浮肿或面部浮肿,舌质黯或舌体有瘀斑、瘀点,这更提示顽固性心力衰竭除了有水停证以外,多合并血瘀证。因此先

生认为心力衰竭往往是因为心阳虚衰,心阳痹阻,心气衰微,导致心脉血瘀阻滞,气机受阻,血脉不行,隧道不通,则水湿津液停滞外溢而水肿,发为心衰病。因此先生在治疗心衰病的过程中,始终以活血化瘀药物为基础,在活血化瘀法的基础上进行辨证论治。

1. 辨证施治

(1) 温阳活血利水法:治心肾阳虚,心悸气短,活动后加重,畏寒肢冷,尿少浮肿,面色青紫,舌胖质黯,脉细数无力或结代。方用真武汤合苓桂术甘汤加减:党参 30g,白术 12g,茯苓 20g,桂枝 12g,泽泻 20g,当归 12g,丹参 15g,北五加皮 6g,淡附片(先煎)12g,菟丝子 12g,熟地黄 18g,仙茅 9g,仙灵脾 9g。

(2) 温阳健脾活血法:治心脾阳虚,心悸气短,腹胀纳少,轻度浮肿。舌胖质黯苔白,脉细数或结代。方用补中益气汤加减:党参 20g,生黄芪 20g,川芎 12g,赤芍 15g,柴胡 10g,升麻 6g,桂枝 10g,益母草 10g,车前草 12g,红花 10g,丹参 12g,北五加皮 6g。

(3) 育阴回阳固脱法:治阳气虚脱,心悸气喘,不能平卧,烦躁不安。四肢厥冷,浮肿尿少,大汗淋漓,脉微细欲绝。方用保元汤、真武汤合生脉散化裁:附片 10g(先煎),干姜 10g,炙甘草 10g,红参 10g,生黄芪 30g,山萸肉 12g,麦冬 10g,五味子 10g,当归 12g,肉桂 6g。

2. 病例

病例 1:陈某,女,51 岁,干部。1978 年 5 月 29 日入院。患者心慌、气短,尿少,腹胀大,行动受限 1 年余。诊断风湿性心脏病二尖瓣狭窄及闭锁不全,心脏扩大,心房纤颤,心衰Ⅲ度,心源性肝硬化腹水。患者于 1958 年始突然咯血、心慌,在某医院住院发现风湿性心脏病、心衰,此后经常用毛(洋)地黄类药物及利尿药。1976 年以后,诸症明显加重。入院前 2 个月,心慌气短,尿少,腹水明显增加,病情日趋严重,心衰控制不满意,转来我院治疗。入院时病人消瘦,紫绀明显,心慌气短,腹大如鼓,不能平卧;下肢肿,食少,精神倦怠,尿少,舌质黯淡有齿痕及瘀斑,舌苔黄白而腻,脉细滑,心律不齐,心尖部可闻双期杂音,心界向两侧扩大,可扪及震颤,两肺底有湿性啰音,腹围 91cm,双下肢凹陷性浮肿。心电图显示心房纤颤,心室率 150 次 /min,X 线检查肺血多,肺动脉段明显膨隆,心脏明显扩大呈烧瓶状,符合风心病心衰改变。入院后继续服用地高辛及利尿药治疗,尿仍少。6 月 4 日郭士魁先生看病人,辨证为心阳衰,心悸、水臌,心脉瘀阻。治以益气温阳活血利水之剂:党参 24g,丹参 30g,川芎 12g,当归 15g,淡豆豉 15g,莪术 15g,红花 10g,泽泻 15g,白术 12g,茯苓 25g,草薢 24g,车前草 24g,二丑面 3g(分冲)。服上方 20 剂,病情逐渐好转,尿量增加,精神好转,食纳增,心率减,92 次 /min,腹围减小为 82~85cm,体重减 3kg,皮肤紫黯变浅。继服上方,停用西药利尿剂。8 月 25 日再诊病人,腹胀减轻,食纳增加,下肢肿消,精神较好,但下地活动多仍感心悸气短,有时头晕,大便干,舌质黯红,苔薄黄,脉结代而细。仍以益气活血、行气利水剂治之:党参 18g,黄芪 18g,柴胡 12g,当归 15g,赤芍 18g,丹参 18g,泽泻 30g,茯苓 24g,白术 12g,三棱 12g,莪术 12g,桃仁 10g,红花 10g,木通 10g,大腹皮 15g,酒军 4.5g,桂枝 12g。上方加减服用,病情稳定,腹胀明显减轻,腹围缩小至 77~78cm,心悸气短明显减轻,食纳增,下肢不肿,腹水征(±),心律不齐,心率 68~75 次 /min,杂音同前,11 月 25 日好转出院。

按:本例为风湿性心脏病,心衰Ⅲ度、心源性肝硬化病人。久病正虚邪实,心悸气短,不能平卧,腹胀如鼓,唇甲皮肤紫黯,舌质黯淡,有瘀斑,舌苔。黄白而腻,脉细滑,下肢浮肿,心率快,证属心悸水臌,心阳虚衰,心脉瘀阻,治以益气温阳,活血利水。方中党参益气,丹参、川芎、红花养血活血,并加三棱、莪术等破血药加强活血之力,茯苓、泽泻、草薢、车前草、二丑面利水消肿。本方攻补兼施,待病情好转后减用或停用西药利尿药,以中药继续巩固疗效,而获较好效果。

病例2:杜某,男,62岁,1976年3月30日初诊,患者半年前突然胸痛,出汗晕厥,速送某医院,诊断为急性广泛性心肌梗死,休克。经抢修治疗,心肌梗死愈出院。此后经常胸闷、气短、乏力,活动受限。近两周病情加重,夜间经常憋醒,需坐起、咳嗽、心悸、气短。进食少,睡眠欠佳,易出汗,畏冷。舌质黯胖,苔白,脉沉细数,血压130/80mmHg,郭士魁先生诊后。辨证为胸痹心悸。立法为益气温阳,养心复脉。方用党参24g,茯苓24g,桂枝12g,白芍12g,川附子9g(先煎),玉竹18g,麦冬9g,柏子仁9g,五味子12g,生姜12g,白术18g,川芎18g,红花9g,石菖蒲12g,炙甘草9g,生牡蛎30g,干晒参6g(另煎兑服)。服药1个月后,体力明显恢复,生活自理,活动量较前增加,一般无自觉不适,只劳累后仍有气短,睡眠可,二便调。舌质黯胖,苔薄白,血压100/70mmHg,上方去附子继服。

按:本例患者真心痛后真气已伤,心气虚,心血不足,致胸闷、心悸、气短、出汗。夜为阴,心气不足故夜间病情加重,舌胖为气虚阳虚之象。舌质黯为血瘀之证,给予益气温阳、活血养心之剂。人参、党参、黄芪益气;四物汤养血复脉;桂枝、川附片温阳;玉竹、麦冬、五味子、柏子仁育阴养心;川芎、丹参、红花、三七活血通脉;石菖蒲、远志行气祛瘀交通心肾;生牡蛎镇静安神,收敛精气。

(六) 郭士魁临床验方总结

1. 汤剂

(1) 冠通汤:党参、丹参、当归、鸡血藤、全瓜蒌、薤白、红花、元胡。本方益气活血,适用于胸痹心痛气虚血瘀证。党参健脾补气,丹参活血安神,为方中之主药。当归、鸡血藤、红花以助丹参活血化瘀作用,所用活血化瘀药物偏重养血活血,通瘀而不伤正,元胡理气活血,以加强缓解心绞痛的功效;瓜蒌、薤白通心阳,本方全瓜蒌用量视患者体质而定,偏便溏者用量宜小,而体质较好,大便偏干者用量可加大。冠通汤在临床应用很广泛,心气虚明显时党参改为白人参。

(2) 冠通2号方:党参、三棱、莪术、红花、乳香、没药、当归、郁金、鸡血藤、薤白。本方活血祛瘀,补益心气,适应证为胸痹心痛,血瘀明显兼有气虚。本方由冠通汤化裁而来,胸痹心痛发作频繁,程度较重,痛处固定不移,舌质紫者为主证宜用破血药物三棱、莪术、乳香、没药为主,佐以当归、鸡血藤养血活血作用。而郁金理气活血,气行则血行,以加强活血祛瘀止痛作用。用党参为防其伤正,薤白通阳,本方不可久用,尤其乳香、没药会伤胃,宜在饭后服。

(3) 宣痹汤:全瓜蒌、薤白、半夏、枳壳、茯苓、桂枝、陈皮、甘草、生姜。本方宣痹通阳,心胃同治,适应证为胸痹心痛,心下痞满。胸痹心痛,而以胸闷憋气为主,且有腹胀胃满时可用本方。瓜蒌薤白半夏汤加味,是加强理气和胃,调和阴阳之功能,以合古人心胃同治之意。

(4) 降压通脉汤:全瓜蒌15~30g,薤白10~12g,草决明12~20g,黄芩12~15g,丹参12~15g,红花12~15g,鸡血藤15~30g,郁金12~15g,香附10~12g,菊花10~15g,珍珠母20~30。本方宣痹通阳,理气活血,适应证为胸痹心痛,而有肝郁阳亢者。适用于冠心病合并高血压者,具有头晕头痛,心烦失眠等症状。

(5) 抗心律失常方:炙甘草6~10g,桂枝10~12g,玉竹12~15g,石菖蒲12~15g,元胡10~12g,五味子6~10g,党参12~15g,当归10~12g。本方益气复脉,适应证为多种心律失常。

按语:本方由炙甘草汤,生脉散方化裁,为郭士魁先生临床上用于治疗心律失常的基础方,常在此方基础上依据不同的证型予以加减。

(6) 清肝汤:白薇 10~15g,葛根 15~20g,菊花 12~15g,钩藤 15~20g,生牡蛎 15~20g,黄芩 12~15g,磁石 20~30g,草决明 12~20g。本方平肝潜阳,适应证为肝阳上亢。本方用于高血压,肝阳上亢所致头晕、头痛、易怒等症。

(7) 冬龙汤:冬虫夏草 10g,广地龙 12~15g,蝉蜕 10~12g,防风 10~12g,连翘 12~15g,金莲花 12~15g。本方宣肺补肾,适应证为哮喘(过敏性)。用于肾虚哮喘,而为过敏引起者,痰黄黏,不易咯出的肺部感染时。

(8) 解毒活血汤:丹参 12~20g,元参 12~15g,金银花 12~15g,连翘 12~15g,花粉 12~15g,甘草 3~6g,乳香 10~12g,没药 10~12g,川牛膝 12~15g,鸡血藤 15~20g,络石藤 15~20g。本方活血通络,清热解毒,适应证为痈疽,疖脓,丹毒。本方具有凉血活血,化瘀通络,清热解毒之功效,用以治疗外科痈疽,疖脓,丹毒,也可用于血栓闭塞性脉管炎。

2. 丸(片)剂　(1) 丁桂丸:桂心,丁香,檀香,比例 1:1:1。上药共研细末,炼蜜为丸,每丸 3g 重,每日 3 次,每次 1 丸,温开水送服。本方芳香温通,理气止痛,适应证为寒凝气滞心胃痛。本方用于寒凝气滞之心胃痛,疼痛难止,方中桂心温中通阳,疏解寒凝。檀香芳香温通,解除疼痛,丁香和中理气,使心胃痛得以舒解。

(2) 复方血竭丸:血竭 10g,檀香 2g,沉香 2g,琥珀 1g,冰片 1g,玄胡 6g,三七粉 10。本方活血行瘀,温通止痛,适应证为血瘀、寒凝、气滞、胸痹心痛。本方用于血瘀较重之胸痹心痛者,可嚼服,达到速效缓解心绞痛的作用。血竭、三七活血行瘀。玄胡活血止痛。琥珀活血化瘀,镇静安神。檀香、沉香、冰片芳香温通。

3. 散剂 / 膏方

(1) 乌沉散:乌贼骨粉,沉香粉(10:3),每次 1g,每日 3 次。本方制酸止血,祛寒行气止痛,适应证为溃疡病,胃炎,胃酸过多者。乌贼骨与沉香配合,制酸收敛止血,祛寒调中行气止痛。常用于消化性溃疡,糜烂性胃炎,胃酸过多证者,有助于胃酸减少促进溃疡愈合。并有收敛止血之功,治疗糜烂性胃炎。本方因有收敛作用,故久服常引起大便秘结。

(2) 人参三七散:人参、三七(等量),每次 2~3g,每日 3 次。本方益气活血,适应证为气虚兼有血瘀者,如心绞痛。本方常用于有气虚血虚之胸痹、心痛者,可以单独长期服用,也可与汤剂通用。人参补元气,强心;三七活血化瘀通脉,也可以用于其他疾病有气虚血瘀者。如心肌病、肺心病、消渴等。

(3) 活血止痛散:乳香 10g,没药 10g,血竭 15g,冰片 0.5g,共研细末,每次 1~3g,每日 3 次。本方活血化瘀,止痛,适应证为胸痹心痛,血瘀较重者。也可以治疗其他瘀血疼痛。乳香、没药、血竭化瘀止痛,冰片芳香行气止痛。

(4) 活血益气膏:党参 30g,益母草 15g,元参 20g,每毫升含生药 0.75g,每次 10ml,每日 3 次。本方益气育阴活血,常用于冠心病、心绞痛及其他气虚血瘀证。可长期服用。

(5) 元茶浸膏:元参 12g,苦丁茶 10g。一日量制成浸膏分 2 次服用。本方养阴清热,补肝肾,适应证为肺虚咯血,骨蒸潮热,腰膝酸软,头晕耳鸣。方中元参养阴清热,凉血解毒;苦丁茶养阴清热,补益肝肾。本方用于肺阴虚引起的咳嗽、咯血、骨蒸潮热;肝肾阴虚所致头晕耳鸣、腰膝酸软。如老年人及高血压患者可长期服用,简单方便而有效。

(6) 促愈合合剂:生黄芪 45g,当归 30g,丹参 30g,桂枝 12g,陈皮 10g,制成 50ml 合剂,一日分 2 次服用。本方益气养血,活血温阳,适应证为急性心肌梗死。方中当归补血汤益气养血,丹参养血活血,桂枝通心阳,陈皮理气健脾,真心痛为气阴两虚,气滞血瘀。

(7) 抗休克合剂:红参 10g,五味子 10g,附片 15g,干姜 10g,炙甘草 10g,肉桂 3g,麦冬 10g,共制成 50ml 合剂,一日分 2~3 次服完。本方回阳救逆,适应证为各种休克,休克前低血压或低血压心功能不全。抗休克合剂由四逆汤与生脉散加肉桂组成,益气生津,回阳救逆固脱。用于各种休克。如尚未达到休克程度,但已低血压,此时也可立即服用抗休克合剂,以防很快发展成休克。曾用于急性心肌梗死,休克或休克前期,取得了良好的效果。

(8) 复方茯苓膏:酸枣仁 15g,知母 15g,远志 12g,甘草 6g,川芎 15g,茯苓 12g,制成膏为 1 日量。本方养阴安神,适应证为阴虚所致心悸、失眠。方中酸枣仁、知母养阴,川芎活血养血,茯苓健脾安神,远志交通心肾、宁心安神,甘草益气和中、调和诸药。

三、代表著作与论文述评

郭士魁学术研究涉猎广泛,以活血化瘀研究为主。现摘要其主要学术论文与著作。

(一) 学术著作

郭士魁先生所编写的《活血化瘀文献选辑》,由科学技术文献出版社重庆分社 1980 年 4 月出版,本书就活血化瘀的治则、血瘀证与活血化瘀的源流、活血化瘀临床与实验研究进展、冠心 2 号方、日本"血瘀证"的研究现状等做了详细介绍。先生认为气血与人体生命活动关系密切,气血失调,脏器肌肤失气血濡养则致百病丛生。血瘀证作为临床常见病证,有的是以瘀血为主而发生的疾病,有的是在疾病发生发展的一定阶段出现瘀血的证候。瘀斑、疼痛、肿块是血瘀证重点要抓住的三种症象。活血化瘀的治则,是中医治疗疾病的重要法则之一。应用活血化瘀药物治疗冠心病收到了良好的疗效,对肺心病病人在清热解毒化痰定喘药之中加用活血化瘀药,疗效也有所提高。冠心 2 号方对实验动物应激诱发的血管内血小板聚集和微血栓有一定的拮抗和预防作用。人工血栓形成实验中,冠心 2 号方和川芎嗪对特异性血栓形成时间和血栓长度、重量都有一致作用。

《郭士魁临床经验选集—杂病证治》主要系根据郭士魁先生生前讲述的医疗经验以及手稿,由整理者在尊重原意的基础上编写而成,本书内容偏重于临床实践经验。以病为纲目,各个病症后均附有先生治疗的病例总结与经验方,以便临床医生参考应用。

《临床中医家郭士魁》一书,着重介绍了郭士魁先生的临床经验和学术思想,着重介绍了先生在 20 世纪 60~80 年代应用活血化瘀法,治疗冠心病以及脑血管病等的经验,从中可以看出这个年代有代表的冠心 2 号方的理论和临床基础。同时也介绍了其治疗各种疾病的临床经验,充分反映了先生精通中药和中医临床的精湛医术。

(二) 学术论文

郭士魁先生早在 1964 年,就针对"胸痹心痛"病机做出了深入论述。中医对"胸痹心痛"的记载首见于《黄帝内经》,张仲景在《金匮要略》中提出"阳微阴弦"是本病病机,后世医家,对胸痹的原因,认为除了痰浊之阴而外,且有瘀血阻闭,因此在治疗方面,采用活血化瘀的方法,如王清任《医林改错》中的血府逐瘀汤。文献报告了 28 例"胸痹心痛"患者的中医药治疗,将患者分为虚阳偏亢型、阴虚型、阳虚型和阴阳两虚型,根据不同证型进行辨证施治,取得良好效果。通过对有关胸痹心痛的古代文献综述,提出冠状动脉粥样硬化性心脏病多属虚证,提出将本病分为阴虚阳亢、阴虚、阳虚、阴阳两虚四种证型。根据不同证型的主要症状与舌脉表现,提出了温阳蠲痹、养阴平肝、滋阴复脉、理气活血、调理脾胃与养心安神等主要治法,以及相应方药。提出了中医治疗冠状动脉粥样硬化性心脏病需要解决的问题与良好应用前景。针对冠心病病因病机,以及冠心病、急性心肌梗死的治疗,提出冠心病的病因病机是血瘀脉络不通,疼痛的性质有不同,有真心痛和厥心痛之分。冠心病的主要治则是活血化瘀,芳香温通,益气活血。对于急性心肌梗死的治疗,采用益气活血为多,对急性心肌梗死有并发症的,则要标本兼顾。宽胸气雾剂是根据中医芳香温通这一治则制定的由细辛、高良姜、荜茇、檀香、冰片五味药组成,提取挥发油后制成气雾剂。本药先后与国产及进口硝酸甘油进行对照观察,研究发现本药疗效达 50.6%,说明宽胸气雾剂确有一定效果。

郭士魁先生不仅在冠心病的治疗中有所建树,早在 1960 年就已经提出了高血压的中医治则与方药。针对高血压常见的中医证型,如肝热上冲证、肝阳上亢证、肝肾阴虚证、肝风内动证等,提出了不同证型的常见临床表现与应用中药。针对怔忡、胸痹、中风等提出了相应的治疗方法。提出了高血压的调护宜忌。提出了以阴阳虚实为纲、结合八纲理论与脏腑经络学说、"中风"病因说三种高血压的中医分型原则;提出了高血压由阳亢,逐步发展至阴虚阳亢、阴虚、阴阳两虚、阳虚,最终至中风的疾病发展过程;提出了高血压不同证型的主要症状与体征。以育阴济阳、柔经通络为主要治则,以加味百合地黄汤、白薇汤为主要方剂,随证加减,治疗原发性高血压 50 例(二期高血压 19 例,三期高血压 31 例)。平均疗程为 2 个月,患者血压普遍下降,自觉症状亦有所改善,总有效率 100%。

针对心律失常的治疗,郭士魁先生开展了大量的临床以及基础研究。先生曾以 18 例严重窦性心动过缓及病态窦房结综合征及Ⅱ度房室传导阻滞为观察对象,以附子Ⅰ号合并生脉注射液为观察组,以附子Ⅰ号注射液、生脉注射液、阿托品注射液为对照组,自身前后对照观察。研究发现附子Ⅰ号合并生脉注射液在滴中及滴后 30 分钟时,对心率均有提高作用,且可改善临床症状,减少不良反应,体现了中医辨证论治的优越性。另有研究使用延胡索粉(丸)单味药口服,逐渐加大剂量治疗房性早搏,室上性心动过速和心房颤动共 48 例。其中,频发房性过早搏动 13 例,阵发性心房颤动 13 例,房早伴阵发房颤 2 例,伴短阵房性心动过速 1 例,阵发性室上性心动过速 2 例,持续性心房颤动 17 例。结果显示,对房早、阵发房颤和阵发室上速的总有效率 84%,17 例持续性房颤患者服用延胡索后心率均明显减慢,服药后自觉症状多数有所好转,尤以心悸、烦躁、胸痛改善较明显。说明延胡索对房性异位心律有较好的控制作用。

在心肌炎治疗中,郭士魁先生灵活运用解表、清热、养阴、益气、温阳等治疗方法,对于提高疗效、改善症状、缩短病程等方面均有一定作用。辨证为阳虚多以麻黄细辛附子汤为主方化裁治疗,阴虚以补心丹为主进退用药,阴阳两虚以炙甘草汤为主方随证加减,先生系统观察了 17 例心肌炎患者,经中西医结合治疗,好转 16 例,无效 1 例。时时重视调理阴阳,随病情变化酌情用药加减,是本研究病例收效的主要原因。

郭士魁先生不仅在心血管治疗方面疗效显著,对于疑难杂症的治疗也多有见解。先生曾有龙胆泻肝汤治疗真性红细胞增多症。真性红细胞增多症病人头痛目赤,便秘,尿赤,脉弦。属于中医的肝阳、肝火,肝经实热。用龙胆泻肝汤疏泄肝胆之热。由于患者有舌质紫黯,皮肤黏膜瘀斑,肤色黯等瘀血表现。故常配合活血化瘀药物应用。先生曾用益气活血法治疗中风(脑血栓形成)后一年,先生处方重用黄芪补气,川芎、红花、丹参活血化瘀;络石藤,威灵仙通络;重用菟丝子、女贞子、金樱子补肾、固精、缩尿;石菖蒲、郁金开窍;远志交通心肾。先生认为葛根有平肝潜阳作用,茺蔚子也有降压作用;全蝎、蜈蚣除有祛风、镇痉作用外,且对脑动脉硬化、脑供血不足、脑软化引起的大脑功能障碍,如智力减退,说话不灵,反应迟钝等症,有促进恢复的作用,常用蜈蚣、全蝎等量研粉,每日2次,每次1g,用开水冲服,对于中风先兆、中风及中风后遗症期均可应用。

参 考 文 献

[1] 郭士魁.在研究防治冠心病的道路上[J].山东中医药大学学报,1981(3):1-4.
[2] 郭士魁.谈人参的炮制[J].中医杂志,1955(6):30-33.
[3] 张东,李秋艳.郭士魁活血化瘀学术思想经验初探[J].中国中医基础医学杂志,2010,16(12):1189-1193.
[4] 孙爱军,翁维良.郭士魁老中医活血化瘀治法用药规律探讨[J].环球中医药,2017,10(6):607-610.
[5] 孙爱军,郭明冬,翁维良.郭士魁活血化瘀学术思想探析[J].天津中医药,2017,34(2):82-86.
[6] 郭士魁.活血化瘀文献选辑[M].重庆:科学技术文献出版社重庆分社,1980.
[7] 翁维良,于英奇.郭士魁临床经验选集—杂病证治[M].北京:人民卫生出版社,2005.
[8] 翁维良.临床中医家郭士魁[M].北京:中国中医药出版社,2001.
[9] 郭士魁,高德."胸痹心痛"证治述要[J].上海中医药杂志,1964(6):11-13.
[10] 郭士魁,陈可冀.冠状动脉粥样硬化性心脏病治疗规律的探讨[J].中医杂志,1962(4):20-22.
[11] 郭维琴,郭志强.郭士魁治疗冠心病经验简介[J].中医杂志,1985(11):14-17.
[12] 郭士魁.治疗冠心病的体会[J].陕西中医,1980(2):23-24
[13] 郭士魁,陈可冀,钱振淮,等.宽胸气雾剂中止心绞痛发作速效作用的观察[J].中西医结合杂志,1981,1(1):9.
[14] 翁维良,于英奇.宽心滴丸对心绞痛速效作用双盲观察[J].中医杂志,1987(6):37-38.
[15] 赵锡武,郭士魁,陈可冀,等.高血压病的中医治则与方药[J].中医杂志,1960(3):6-7.
[16] 郭士魁,陈可冀,张家鹏,等.关于高血压病中医分型的讨论[J].中医杂志,1960(3):4-5.
[17] 冉雪峰,郭士魁,陈可冀,等.原发性高血压50例的疗效分析[J].中医杂志,1959(6):38-39.
[18] 郭士魁,陈可冀,钱振淮,等.附子I号并生脉注射液静脉滴注治疗18例缓慢型心律失常临床疗效观察[J].北京医学,1981,3(1):46-47.
[19] 马胜兴,钱振淮,郭士魁.延胡索治疗心律失常的临床观察[J].北京医学,1984,6(3):176-177.
[20] 周文泉,邹之光,陈可冀,等.治疗心肌炎常用方剂临床运用的体会[J].中医杂志,1979(12):24-26.
[21] 翁维良,于英奇.加减龙胆泻肝汤治疗真性红细胞增多症9例疗效观察[J].中西医结合杂志,1984(11):697.
[22] 于英奇,翁维良.郭士魁医案二则[J].中医杂志,1981,7(12):24-26.

(整理:张菀桐;审订:翁维良)

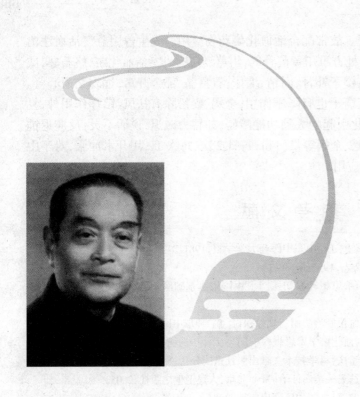

耿鉴庭

一、生平传记

耿鉴庭先生（1915—1999 年），著名耳鼻喉科专家、医史学家和文献学家，1915 年 10 月 15 日生于江苏扬州六代中医世家，因其家医名远播，所居里巷被誉为"耿家巷"。先生幼承家学，14 岁完成儒学教育，后专习医学，遍读医家典籍并随父应诊，打下坚实的中医理论和临床功底，18 岁开始独立应诊。20 岁又考入江苏省立医政学院（今南京医科大学）学习，进一步掌握了西医学知识，毕业后返回家乡，成为中西医兼通的医生。他对中西医均能认真对待，悉心研究，以治病救人为目的，尽力消除门户之见。虽取得西医临床资格，但仍以中医中药应诊为主，辅以听诊器、温度计、血压计、喉镜等医疗器械检测观察，间用西药片剂和注射剂。1955 年，奉卫生部调令，赴京参加卫生部中医研究院（现中国中医科学院）建院工作，时年仅 40 岁，是当时从全国征召的具有突出建树的最年轻中医人才。40 余年来，他在中医研究院这个国家级中医最高平台上为中医临床、科研、教学诸方面做了大量工作，取得了卓著成绩。1999 年 7 月 20 日，耿鉴庭先生辞世，享年 84 岁，时任中华人民共和国主席江泽民发来唁电："惊悉耿鉴庭同志病逝，深感悲痛，谨致哀悼，并向亲属表示衷心慰问。"

（一）世医相传，博采众长誉美名

耿鉴庭先生的六世祖叫耿树初，他在 20 岁左右时就已经精于园艺，并兼任乡医。1766 年，黄河决口，世代生息居住的山东耿家山口被洪水淹没，耿氏一家被迫举家沿运河逃难，最后落脚在当时东南经济文化都会、长江北岸的扬州，从此揭开了扬州耿氏医学传承的序幕。

耿树初到达扬州后不久，适逢万寿寺住持患急症关下喉痹，迁延数日不愈，诸医束手。

耿树初往诊,先按压穴位以塞治塞、以结解结,暂缓其急迫;继用草药金锁银开煎汤含漱,以活血消肿,清热解毒;更用蜜煎导灌肠以使邪有出路;待其稍能吞咽,又用丹栀射郁汤清其心包三焦之火。经过综合治疗,住持转危为安。由此,耿树初医名大振,耿氏喉科得以在扬州立足,并代代相传。至耿鉴庭先生的父亲耿耀庭行医时,耿氏喉科已名噪大江南北,尤以医德望重乡梓,所居里巷,名之为"耿家巷"。

耿耀庭生于1869年,20多岁时已成为一代名医。医事之余兼习文史,擅长书法篆刻,精通昆曲、绘画艺术等,在扬州医界和文化界前辈中均颇有声望。扬州文化耆宿翰林臧宜孙收耿耀庭为入室弟子。清代名医夏春农晚年将其孙托付耿耀庭学医,取名夏春庭。耿耀庭医学功底深厚,记忆力超群,年逾八十,仍能在午寐时听出医徒诵读医书时的错误,并及时予以纠正。耿耀庭曾任江苏省医药改进会副会长、江都县(今扬州市)国医馆馆长等。中华人民共和国成立后,被特邀为各界人民代表会议民主爱国人士代表,于1951年病逝。公祭时,扬州各界人士以数以千计的挽联、挽诗和挽词致以哀思,高度评价耿耀庭乐善好施、贫不受酬的医道、医术和医德。耿耀庭的医著主要有《删补医方诗要》《伤寒金匮方歌纂》《温病方歌纂》《外科选方歌》等。

耿鉴庭先生生于1915年,当时其父耿耀庭已经46岁。此时的耿耀庭不但医道处于鼎盛时期,文史素养亦臻入佳境,受到社会各界的尊敬。先生自小便在这样良好的书香门第中,在家长、前辈的呵护和熏陶下茁壮成长。除父亲外,六姑母耿月庭和八姑母耿竹庭对先生的成长和事业发展有着特别深刻的影响。两位姑母均终身未嫁,耿月庭自幼饱读诗书,娴于文墨,在耿氏医寓后院开设一所私塾,教授男女学童,讲习四书五经,著名导演、画家许幸之幼年时曾在此学习。耿竹庭是一位医生,专治妇女外科疾病,并负责耿氏医寓自制药配制和膏药熬制,扬州人尊称为"八先生"。1937年日军侵犯扬州,闯入耿氏医寓,两位姑母吞服毒药,耿月庭中毒逝世,耿竹庭因悲痛呕吐得免,日军以为其家有传染病而离去。日军投降后,此事由陈含光撰《贞烈耿六姑传》刻石纪念,其事迹亦载于《扬州文史资料》。两位姑母的坚贞品德、良好学识和精湛医术对先生产生了深远影响,也奠定了他坚实的国学和医学功底。

耿鉴庭先生18岁开始独立应诊,20岁考入江苏省立医政学院(今南京医科大学)学习西医学知识,并在那里接触到很多中西医名流,看到不少古今名著,开阔眼界,毕业后返乡,成为一名中西医兼通的医生。他对中医、西医均悉心研究,以治病救人为目的,虽取得西医临床资格,但仍以中医中药应诊为主,辅以听诊器、温度计、血压计、喉镜等医疗器械检测观察,处方中药为主,间用西药。

他学习张仲景"勤求古训,博采众方"及皇甫谧"习览经方,手不释卷"的精神,专心致志,苦读深研,穷究博览,全面地了解中医学及其发展历史。由于家中藏书有限,扬州的藏书家又往往秘不示人,所以他为藏书家看病时概不收费,以借书为酬。年代久远的古书每有残缺,他便在读书时把破损处修好,对书中缺页、误字等都记下来,细加考证,使原主人得知其详。很多藏书家因此常常主动把善本、珍本古籍借给他阅读,使他受益匪浅。先生多年求学从医的道路,使他深知书籍的宝贵及重要意义,同时亦痛感读书难、读医书更难。因此,在调入中医研究院(现中国中医科学院)工作后,他便以整理医书为己任。

耿鉴庭先生的勤奋是一般人难以企及的。在抗战时期,日军攻入扬州城,他随家人逃难到扬州乡下公道桥,在逃难的路上,他背下了整本《伤寒论》。

耿鉴庭先生年少学医,知行合一。独立应诊后,随着患者日益增多,疑难杂症也纷至

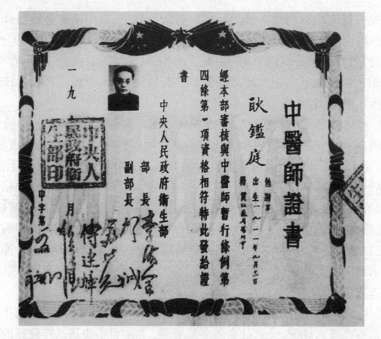

1953 年中央人民政府卫生部发给耿鉴庭的医师证

沓来。为了解决这些疑难问题，他不停地向书本请教。先生认为，这种有针对性的学习确是学以致用的门径，他说："假如我们遇到难治或不治之症，而不费尽心血，反复研究，以致患者失去治愈的机会，难道不会使病人与我皆为之悔恨吗？古人有一句诗叫做'诗困少睡成'，为了作诗，可以牺牲睡眠，反复推敲，难道事关人命的医疗问题不应该如此吗？我正是坚持了这样医疗态度和学习方法，才使求诊者大都满意而归，学术上也不断有所长进。"正是这种在实践中求学的方法和对待医学的严谨态度使他年轻时患者就日逾百人，且受到患者好评。

耿鉴庭先生的国学水平亦很高，他能以地道的文言文写作，也能以严谨的格律作旧体诗，虽不擅绘画，但对中国传统书法、绘画均有深刻的领悟和见解。无论是在家乡扬州，还是居京工作生活，近半个世纪中他结识了一批文化界的人士，且情谊甚笃。他们常在一起谈诗论画，并与许多历史、文物、考古界朋友探讨学术，交流成果。这也成为他习医行医之外的又一喜好。

耿鉴庭先生惯用毛笔处方，且形成了一手很有特色的书体，但他从来不以书法自诩，晚年偶有应求以隶书题写过一些匾额和书名，如龙门药方洞的匾额、桐乡桐君庙的楹联等。

20 世纪 60 年代初，赵朴初由西四大拐棒胡同迁居至长安街新华门对面的胡同内，先生集杜甫诗句成两首绝句致贺，第一首为"先生有才过屈宋，庾信文章老更成，鳞介腥膻素不食，湖月林风相与清"。第二首的末两句为"云近蓬莱常五色，高飞燕雀贺新成"。这两首绝句将杜甫八首诗中的佳句经过重新组合而成，甚合赵朴初老气质。特别是描写赵朴初老一生茹素和新居邻近中南海两句，更是信手拈来，堪称绝妙。赵朴初老读到先生的贺诗后甚为高兴，感佩之余，希望他能将贺诗写成条幅赠送，但先生终以书法自谦而未提笔。

耿鉴庭先生所写的散文作品亦甚高明。20世纪80年代初,他曾于《北京晚报》发表纪念翦伯赞与北大其他几位教授的短文,被从未交往的著名作家汪曾祺看到,称其为难得的好文章,特别撰文赞赏先生的文风,一时传为佳话。

耿鉴庭先生身后所存遗墨遗稿甚多,许多是用毛笔蘸蓝墨水书写在报纸上的。他有数十年的剪报习惯。收藏的碑帖、题签、题跋都是用宣纸或与原书相同的纸,以墨笔小楷写成,粘贴在大小一律的碑帖拓本背面。这些碑帖的题跋考证反映了先生在金石考古方面的功底,可惜他未能抽出空闲做系统编辑整理,实为其平生憾事。

有人评价耿鉴庭先生学术成就时,将其喻为中国传统医学的通才,综观其一生,涉猎领域之广博,问题发微之深入,学术成果之丰硕,临床实践之效验,人文视野之开阔,实当之无愧。他晚年提出编撰《中医大典》的倡议,正是站在弘扬中医文化的高度,这源自他对中医药学几千年博大精深文化的认识,也是对弘扬中医药学寄予的厚望。

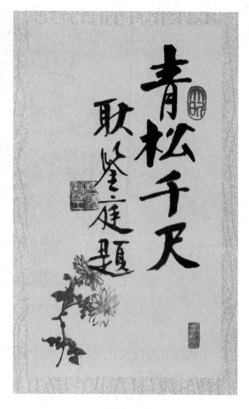

耿鉴庭手迹

(二) 中西合诊,勤勤恳恳救苍生

耿鉴庭先生18岁开始独立应诊。在20世纪30年代,西医在国内已逐步推广,开明的先生认为,西医也有很多长处,应吸取西医的长处弥补中医的不足。1934年,正逢江苏医政学院(今南京医科大学)招生,他便怀着迫切的愿望去学习。学成归来后,挂牌"中西合诊耿氏医室",在扬州开了中西医结合的先河,一时名声远扬,病人纷至沓来,先生凭借其高超的医术治愈了许多疑难杂症。如扬州发电厂总工程师简及之的儿子留学美国,娶回了一位美国太太,这位洋夫人游览泰州时,双手染上红疹,在扬州找了好几位西医也未治好,无奈之下就诊于先生。先生采用中药治疗加西药注射的方法,治愈了她的疾病,使这位洋夫人深信中医。又如,一位邻家患儿得了白喉,病情颇危重,先生也是中药为主,辅以西药针剂,使之很快痊愈。病家一位留学法国从事西医的亲戚听了这件事,详细了解先生的治疗方案,确认先生运用西药精确无误,并深深折服中医中药的特殊功能,十分称赞。后来,邻家登报鸣谢,在扬州城引起轰动。

耿鉴庭先生在扬州的名声越来越大,就医者遍及社会各阶层,但他始终以治病救人为本,不分贫富贵贱,其医德医风在扬州有口皆碑。耿家的应诊习惯一般是上午门诊、下午出诊,遇有急诊常出夜诊和早诊。上午门诊就诊人数最多的是夏季,轻重病号可达百余人,汤剂处方有三四十张;下午出诊最多二三十家,为此,耿家人常常是晚上九点后才进晚餐。1951年以前,年逾八十的耿耀庭尚健在,扬州人称他们父子为老先生、小先生。每天的晚餐

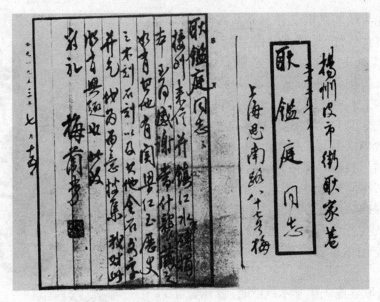

1953 年 7 月 15 日,京剧大师梅兰芳书写致耿鉴庭亲笔信

是父子俩仅有的能交流的时间,谈论话题最多的是当天的病例和出诊见闻,所以一顿晚饭往往吃上一两个小时。

一年夏天,耿鉴庭先生出诊遇到一件奇事,便在晚餐时与其父交流探讨,从而勾出了一场"神"与"形"的辨析:先生夏天出诊除了药箱外,必带一把折扇,当天出诊所带的折扇是画马名家戈湘岚画的一匹腾空奔跃的白马,所诊患者是一位中年妇女。先生走进病榻时,正值病妇假寐,先生一边端坐凝神,候其醒来号脉问诊,一边展扇轻摇却暑。不一会,见病妇忽然惊醒,神态异常。病者家属问其所以,答以梦中为一匹白马踢中胸口而醒。先生亦甚惊异,当时想到扇子上的白马,遂将折扇展示与患者,患者转惊为喜,说就是这匹白马。当时病妇一身透汗,病痛似已减轻不少。耿老先生听先生描述后,以病家多半神虚,虽已入睡,实未入眠加以解释。因此,父子二人便从古人说梦谈到杯弓蛇影的典故,又谈到范缜的《神灭论》,并引证数则古代医案,着实热议一番。最后,老先生得知,先生在处方中已添加了适量镇静药,便予以首肯,结束话题。

1954 年 6 月,毛泽东主席指示:"即时成立中医研究机构,罗致好的中医进行研究,派好的西医学习中医,共同参加研究工作。"周恩来总理督促卫生部于 9 月 12 日派鲁之俊、朱琏、何高民负责筹建中医研究院(现中国中医科学院),并向各省征集有医疗专长、有真才实学、知名度高、能教学并能从事科研的优秀中医师。经李涛、陈邦贤教授等提名,耿鉴庭先生当年被选送到上海参加华东地区入选中医的培训,这一年他 39 岁,是全国范围内入选者中最年轻的。1955 年晋京后,他被正式任命为中医研究院编审室编审、中华医学会北京分会医史学会主任委员。在行将不惑之年的人生关口,在社会变革的潮流之中,他带着对年轻共和国首都的向往,毅然奉调进京,这无疑是一个最好的选择,对他已获得的医学成就和文化素养的继续精进,拓展了一个全新的广阔空间,他有太多的畅想和课题寄希望在那里实现。

耿鉴庭先生临床六十年如一日,勤勤恳恳,全心全意为患者服务。他常说,为病人解除痛苦,是医生的本分,也是中国医道的传统。他是这样说的,也是这样做的。早年在扬州行医,他以中医辨证为主,辅以西医手段,内、外、喉科兼治。每日应诊者多至百人。他遵循耿氏家传的一贯传统,对病人,无论贵贱贫富,一视同仁;无论白天黑夜,无论寒暑雪雨,即刻赴诊;对贫病者施诊施药,从不计较报酬。扬州城里都知道有个"耿家巷",有个乐善好施的"小先生"。在调入中医研究院(现中国中医科学院)西苑医院后,耿鉴庭先生专功耳鼻喉科,先后编写了《喉科正宗》《咽喉科传灯录》等书,毫无保留地介绍了耿氏喉科的特点,尤其是在医治急症、重症、危症方面独具匠心。他用金莲花治咽关红肿,用金锁银开治咽喉阻塞,特制陈萝卜缨普治咽喉诸症,用绿萼梅花柔肝生津,用芍药花瓣柔肝行血,玫瑰花理气活血,组成"三花汤"治疗咽部异物感,零余子扶脾益肾等,都有独到之处。

(三) 传道授业,医教相长惠后学

耿氏六世传医,专医药学,采百家之长,带学生无数,延二百年不衰。晚清至中华人民共和国成立后,南京张泰和堂的闵小纯、镇江山巷褚润庭等均在喉科界享有盛名,然他们的医术都是耿门所授,可见耿氏喉科桃李繁盛。扬州耿氏喉科委实是一份难得的中医学遗产。

耿鉴庭先生到中医研究院(现中国中医科学院)后,从 1955 年至 1959 年,担任北京中医进修学校及北京中医学院(现北京中医药大学)的医史课主讲教师。自 1956 年 1 月起,承担北京市卫协医师会的中国医史课。1956 年 6 月起,任北京市西医学习中医班金匮组教师。1971 年至 1978 年,担任中医研究院西苑医院全国西学中班医史课的授课工作。1978 年,被中医研究院聘为首届中医研究生导师,先后带医史文献及临床研究生三批共七名。1987 年,又以传统的师承方式收徒弟一名。此外,他一生在临床带教过大批进修生、实习生,桃李满天下。1990 年第一批享受国务院政府特殊津贴。晚年,先生曾说,我已如蚕,开始上山结茧,要将所有的丝全部吐出来,嘉惠来者。他不顾年老体弱,在北京、山东、江苏、湖北等地举办了多期喉科讲习班,无私地将家传六世的大量宝贵经验传授给后人。他还编写了几部喉科专著,给中医喉科留下了宝贵的财富。

1960 年,耿鉴庭先生在酒泉钢铁厂工作期间,为了培养当地的卫生人才,带教了一批学生,有诗《夏历八月十六率领实习生赴酒泉东北郊鸳鸯湖采药并狩猎》为证:"昨夜饱赏中秋月,今日浓沾破晓霜;两字动人传朔漠,一湖蓄水号鸳鸯。蓲蘼枸杞俱成熟,苜蓿葡萄倍吐香;采药数车竟忘倦,跨来赤马猎黄羊。(注:余居祁连山北,海拔甚高,天际无云,故比故乡之月大而且明。)"

山东是耿鉴庭先生的祖居地,耿氏喉科源于山东,耿氏祖先从山东迁往扬州,带去了山东故乡的治喉秘方和一些独特的治疗方法,如射干、牡丹花瓣的配伍应用;柿霜的专科用法;丹栀射郁汤治疗急症关下喉痹的特殊疗效;青襄(即胡麻叶,包括脂麻铃)治疗咽喉不利;嗅吸枳壳花之香气以散结通气;吸入前桔杏苏汤之水蒸气治暴瘖;蛇床子烧烟熏法通关;鲜土牛膝捣汁内服涌吐等。他对山东有一种特殊的情结,1982 年,年近古稀的先生为了把山东当地已经绝迹的中医小科——咽喉口齿科重新振兴起来,专程赴山东举办了传习班。两年后,在当地卫生局与中医学会的主持下,召开了"发扬中医特色,昌明鼻科咽喉口齿科学术交流会"。

二、学术思想

(一) 金石考古研医史

医史研究是耿鉴庭先生医学实践和成就的重要组成部分。他自幼在传统文化氛围和清代扬州学派的熏陶下，刻苦自学，打下了文献目录、文字训诂和金石碑帖研究的坚实基础。他对史学人物的研究，除反映在他讲授医史的教材和讲稿中对经典著作的作者和著名医家有独到的解读和引证大量史料外，还对散见于历史文献中的医药相关人物多有阐扬创见。如在《夏春农和吴尚先》中讲了一个伟大出自平凡的医学家夏春农。夏春农自幼家贫，父亲是更夫，他在名医家做书童。名医的两个儿子不喜欢读书，夏春农常常替他们背书，后得老先生赏识，让他伴读，再后收为弟子。当时喉痧(猩红热)流行，死亡率很高，他在实践中形成了一套有效的治疗方法，编成《疫喉浅论》，流传后世。另一位外治法大家吴尚先，出身于文学世家，但他肯于深入民间，救治贫苦大众，用简单易行无流弊的外治法治疗疾病。他着眼于僻乡，躬行于灾区，法稳而效宏，悦近来远，为广大患者所称道。先生在《胡滢搜集验方的史实》中介绍了胡滢。朱棣十分器重胡滢，命他出使四方，"西北旋转于沙漠，东南经涉于海隅"，其本意是寻找侄子建文帝的下落，但胡滢"出身医家……夙承教养，尝趋孔孟之门庭，重沐熏陶，复究轩岐之事业"，他利用这一机会，前后17年，收集整理了3963个方子，编写出一本《卫生易简方》，流传至今。先生在《文成公主与中药入藏》中提到，在文成公主入藏以前，唐代藏医大师宇妥·元丹贡布的《脉学师承记》里即有中医的三部九候脉法。文成公主入藏，带去了药方和药材，还带去了医生。松赞干布接受了文成公主的建议，整理医学著作，在藏医、汉医的共同努力下，编写了医学巨著《无畏的武器》。这是一部以中医理论体系为主，总结了藏族人民与疾病作斗争的经验，又博采蒙古医疗经验以及印度医学成就的著作。先生在《马可波罗行记里的中国医药见闻的记载》里谈到，马可波罗在元代宫廷里看到帝王进餐时，宫人送菜都用皮纸罩上自己的口鼻，防止把不洁之气传播扩散；在忽思慧的《饮膳正要》中可以看到防止饮食中毒许多记载；这些说明元代宫廷十分重视饮食卫生。他还在《杜甫的采药、种药、卖药事迹》中用杜甫的诗反映了杜甫一生与药的关系，如在《寓怀》中"鄜夫到巫峡，三岁如转烛……编蓬石城东，采药山北谷"；在《有客诗》中"不嫌野外无供给，乘与还来看药栏"；在《远游》中"种药扶衰病，吟诗解叹嗟"。又如他的《太平天国医林人物传》《太平天国兼通中西医学的一位政治家干王洪仁玕》和《元稹的咏病诗》等文章发表，拓展了中医史研究的文化视野，丰富了中医药与社会关系价值的认识。

耿鉴庭先生对历史人物的研究着力最多、时间最长、影响最大的是唐代鉴真和尚。1941年，先生在《中华医史杂志》上发表了《鉴真和尚考》，并附有英文提要，这是国内关于鉴真研究的第一篇专论，也是国内第一篇系统介绍鉴真大和尚东渡日本，并突出其在日本传播中国医药文化的论文，得到了史学界的重视。著名医史学家范行准为其写了跋，揭开了鉴真学术研究的序幕，将一段中日文化交流的历史佳话，转化成促进现代中日交流的有声有色的篇章。

在进京工作后，先生将鉴真的事迹和自己的研究成果介绍给赵朴初，得到了国务院相关部门的高度重视，决定在扬州大明寺兴建鉴真和尚纪念堂，并请梁思成亲自规划设计方案。

纪念堂于 1974 年建成开放。1980 年日本唐招提寺鉴真遗像被迎请回国,在中国历史博物馆和扬州鉴真纪念堂巡回供奉。先生被任命为国务院鉴真遗像迎奉委员会委员,参与盛典。他撰写的《中日科技交流史上的鉴真》一书,由楚图南题写书名。《北京晚报》于当年 3 月 20 日在头版刊登了长篇专访《通天风月弟兄帮——访鉴真通老中医耿鉴庭先生》。耿鉴庭先生少年时代好学,青年时代多思,好学多思贯穿一生。他晚年曾在文章中说:"余喜欢畅想,但畅想也往往变为现实,如鉴真纪念堂,三十年代末即已公开呼吁,直到七十年代,毕竟还是实现了。"

耿鉴庭先生对医史的研究,从未脱离中国科学技术史这一范畴,并汲取相关学科研究的方法和理念,除广征博引掌握文献资料外,还对医药文物进行了深入的研究,大到医史人物的故乡故里、遗踪遗迹的追寻探访,小到医药器具的铭文辨识、功能解析,在医史研究中另开了一条蹊径。他在担任北京医史学会主任委员期间,还发起了对蒙、藏医学的研究及对道家丘处机的研究,《人民日报》《文汇报》《北京日报》《健康报》等多家报纸对此进行过报道。藏医和蒙医是中国医药的一部分,但由于历史的原因,未能得到很好的交流和应有的发展,尤其在有人扬言要废止中医的年代,少数民族医学的情况更是可想而知。而在《黄帝内经》中提到的东、西、南、北、中五方,其中的西方、北方即包括了藏、蒙。从内蒙古、青海考古发掘的文物中,也有不少战国时期的文物;而内蒙古地区的特产药物肉苁蓉、甘南藏族自治州及青海高原的特产麝香,很早就编入了《神农本草经》;在汉代居延汉简里也有很多中医的医方和医案;在隋代医书《诸病源候论》中已有青藏高原特有的病——氐羌毒候,说明古代医家已注意到少数民族地区地方病的防治。藏医擅长灸法,对治疗高原地区的地方病和多发病有丰富的经验,他们使用的药有嗅、熏、涂、擦和内服等多种用法。藏医传入蒙古约在元代,相传因王子患病,由喇嘛藏医治愈,因而藏医在蒙古得到与佛教同样的崇尚。蒙古人以狩猎为主业之一,所以骨科病常见,因而蒙医这方面的经验特别丰富。比如他们学习"碎骨接合"法,常把一根竹筷子削成几块放在沙袋里,然后隔着沙袋,用手把它们接起来。到了明代,有少数民族医师到北京行医,如扎失列即是广济寺的开山祖师。寺内有一块成化庚子的碑,碑文中记载了扎失列在北京行医的情况。清代的史籍和笔记中也有很多蒙医的记载。如有关丘处机的研究,长春真人丘处机曾被成吉思汗请到撒嘛耳汗去传授养生之道,其经过由其大弟子李志常写成《长春真人西游记》。书中提到经过蒙古草原时看到的当地土特产肉苁蓉,当地人称之为"兀速草""爱不速""唉眼水"。先生的研究成果不仅发表于业内学术刊物,而且常见于文物考古研究的学术园地,拓展了医史研究的社会空间和学术价值认知范围。

耿鉴庭先生在 20 世纪 50 年代即提出对清宫医案进行研究,他曾策划并组织北京医学会参观故宫博物院御药房的医药实物,与溥仪交谈过其所得疾病与医疗情况,访问过老太监集中居住之处。他亲自参与故宫宫廷医药器具的鉴定和宫廷御医档案的研究,并参与重大考古发现——河北满城中山靖王墓出土文物的研究、湖南长沙马王堆汉墓出土女尸及医药文物的考察研究等,且均有相关论文发表。如《关于古剌水——故宫御药房实物介绍》。医史学家在介绍中外医学交流史的时候,都要提到"古剌水",但"古剌水"到底是什么东西?有什么用途?为什么叫古剌?对此文献上有不少记载,且众说纷纭。1962 年 7 月,先生有幸在故宫御药房的仓库里发现了它。又如《故宫御药房实物介绍之一——按摩器》《故宫御药房实物介绍之二——熏泪器》《西汉刘胜墓出土的医疗器具》《从西汉"医工"铜盆的发现来探讨"医工"这一名词的变化使用》《我国已发现的最早医方——帛书〈五十二病方〉》《中外医学交流史上的新发现:福建泉州湾发掘出一艘宋代木造海船以及装载的大量药材》等。

洛阳龙门石窟药方洞开凿于北齐时代,以甬道上刻有唐代药方 140 多首而得名。耿鉴庭先生对药方洞的研究甚早,1955 年在《中华医史杂志》发表了题为《医药金石过眼录》一文,其中一节专门讲述了"北齐龙门治疾方","龙门古验方,其治效经试,十九皆有神验"。药方涉及内科、外科、神经科、妇科、儿科及五官科等病证,剂型包括丸、散、膏、汤及外敷用药。孙思邈《备急千金药方》十卷就引用了"龙门方·治赤白痢方"。"药方洞,洞外雕刻极精,日本人曾摄其影,收入世界美术全集第八卷中。二十年前曾翻一影,今以旧影载出。屡经兵灾,洞不识仍其旧否? 颇思前往调查,作竟日之摩挲,洗石而亲施氈蜡也"。后来终达其始愿。至今,龙门石窟的药方洞窟檐仍悬挂先生手书的"龙门药方洞"金字匾。

金石考古与医药看似相去甚远,但在耿鉴庭先生眼中,医史、医药文献离不开金石考古,而且他将中国传统文化如同中医学对人体的认识一样,当作一个完整的机体来对待。他的治学精神往往是从小处着手,从不放过任何细节。在家藏的汉碑拓本中,有他夹入的一些字条,如"某字于某代拓本中未残",是他在故宫博物院参观归来所记。正是这样的积累,成就了他广博的文化视野。1958 年,世界和平理事会提名元代杂剧大家关汉卿为世界文化名人,北京将隆重举行关汉卿戏剧活动七百周年纪念大会。先生闻讯后即向筹备部门去信,指出《录鬼簿》中记载,关汉卿曾任"太医院尹",元代的"医户"与太医院关系密切,并引证了关汉卿杂剧中有关医事的描写,认为关汉卿不仅是剧作家,还是一位医学家。为此,先生以医界代表身份应邀参加了纪念活动。《录鬼簿》是元代后期钟嗣成所写的一部关于元代戏曲的史料性著作。耿氏自山东迁扬州后,世代有医余研习昆曲的爱好。先生的父亲耿耀庭曾是清末民初扬州昆曲界的中坚人物,交往中多有医界、文化界饱学兼擅拍曲自娱的曲友;家中也不乏这方面的藏书。对关汉卿的了解,应是先生青少年时代耳濡目染的记忆。

对于传统医药典籍和医史人物的研究可以说是耿鉴庭先生的又一事业。1955 年前,他在扬州时,经常收到来自沪宁一带的医药学家和文化界人士的信件,内容多为学术探讨和医药动态情况通报,其中不乏他投稿的报刊。有一封梅兰芳的亲笔信至今保存在先生的遗物中。原来先生在上海参加学术会议期间,曾观看了梅兰芳的新编历史剧《战金山》,讲的是梁红玉击鼓战金山的故事。返扬州后,先生检出扬州城砖中刻铸有"镇江水军"字样的拓片寄给了梅兰芳,并说明南宋之际增筑扬州城墙抵抗金兵,"镇江水军"即为韩世忠水师番号,正是《战金山》历史剧的文物依据。梅兰芳为此亲笔写信致谢。后来此事被梅兰芳的秘书许姬传写成文章,收在梅兰芳的文集中。

耿鉴庭先生对文物具有广博的视野,对医药文物的研究与阐发更是深入,并伴随他医药研究和学术活动的始终,相关著述在他的文章中占有相当比重。他以金石考古为基础进行了医史学研究,勤奋耕耘,从 20 世纪 50 年代起即以《医药金石过眼录》和《医史札记》作为总题目陆续发表了系列论文,前后达三十余年。他去世后,中国中医科学院张瑞贤在《耿老我们永远怀念您》一文中写道:"看到耿老的《医药金石过眼录》,很是佩服。我们医史专业的研究生毕业答辩,几乎每人都要请耿老当答辩委员,在旁听中,往往为耿老的博学所折服。耿老是医史界的老前辈,他的去世,对医史界是一大损失"。

（二）辨章学术考源流

2008年7月23日，《中华读书报》刊载一则消息：《中国中医古籍总目》撩开了中医文献家底的'盖头'"。文章写道："一部由中国中医科学院主持，联合全国中医院校及各系统图书资料馆编纂，全面系统反映中国中医文献'家底'的大型工具书——《中国中医古籍总目》在历经前后四十余年编纂后，近日由上海辞书出版社出版"。这不禁让我们想起这项工作的主要发起者之一——耿鉴庭。

耿鉴庭先生在前辈的熏陶下，少年时即开始走上学习中医和文史的道路，他如饥似渴地阅读所能见到的各种医学和文史方面的书籍。20岁时进入江苏省立医政学院（现南京医科大学）学习，在那里接触到很多中西医名流，看到不少古今名著，这使他眼界大开。回到故乡以后，他决心学习张仲景的"勤求古训，博采众方"及皇甫谧"习览经方，手不释卷"的精神，专心致志，苦读深研，穷究博览，全面地了解中医学及其发展历史。先生多年求学从医的道路，使他深知书籍的宝贵及其重要意义，同时亦痛感读书难、读医书更难。因此，在调入中医研究院（现中国中医科学院）工作后，他便以整理医书为己任。

1955年，耿鉴庭先生被调往中医研究院编审室工作，同时兼任中华医学会北京分会常务理事、学术组副组长，被中华医学会总会聘为《医学史与保健组》编委会委员。在此期间，他发表了大量医史文献方面的文章。1958年6月，英国著名科学史专家李约瑟博士访华，先生作为医史文献学家与他进行了广泛深入的学术交流，并留下了珍贵的照片。李约瑟博士送给他一本自己编写的《战时中国之科学》，题字"送给我的朋友耿鉴庭"。20年后，1978年5月，两位老朋友再次相见，探讨共同感兴趣的话题，这成为中国自然科学史研究上的一段佳话。

耿鉴庭先生认识到，中医古籍浩如烟海，自战国以来，世代相传，至今积累有万余种。但自明代殷仲春编纂《医藏书目》后，未再见有大型中医专科书目的编纂出版。因此，编纂一部中医古籍总目是非常必要的。他认为："中医书中有很多是大同小异的，而精华所在往往在于小异，独到见解也往往寓于小异"，故"这部大典，必得把不同学说全部收集起来，除供认确实不经者外，不能有所取舍，要使看过这部书的人基本上等于浏览了万种以上的书，借以启发大家的思路，产生出更多新的成果"。于是，他在编审室工作期间，用近两年时间，将中医研究院（现中国中医科学院）建院时接收的大量医药与文史图书进行了分类整理，其中医书共分为12大类。他又按类编成了书目。1958年，先生作为主要发起人，以他两年来的工作为基础，与北京图书馆协作，把全国59家图书馆和两位私人藏书家收藏的中医图书，共7661种编成第一部《全国中医图书联合目录》，作为向国庆10周年的献礼。这项工作开启了当代大型中医专科书目编纂之先河。由于当时的客观条件所限，该书未能正式出版，但在此后的40余年中，中医文献工作者在该书的基础上做了大量工作，1991年编写了第2版，2007年以《中国中医古籍总目》正式出版。我国古籍有十万余种，中医古籍约占1/10。到目前为止，只有中医古籍编写了总目，"家底"清楚。其中先生功不可没。先生晚年回忆这段往事时写道："乙酉冬日，中华人民共和国卫生部成立中医研究院，入藏大批中医图书，余参与整理编目。因过去分类太笼统，乃先从插架入手，根据现存之图书排班列队，几经移易，最后归纳为十二大类。王文鼎同志嘱以地支为号，其序列则依各类代表性著作出现之时为首，其余以类相从，显示出中医书之一定特点，迄今中医研究院图书馆仍在使用。若以现代图书分类法衡之,则其中可商之处当甚多,兹不计工拙,重为印出,作为往史,备专业同仁之参考,并就正与有道焉。"业内人士指出:"《中国中医古籍总目》的出版,不但对中医学、中医文献的研究起到了'辨章学术,考镜源流'的作用,对我国正在进行的古籍保护和古籍资源调查也不失为一部重要的参考工具书"。

1959年,耿鉴庭先生参加医疗队赴酒泉钢铁公司工作10个月,其间他除了日常的医疗工作外,还主编了《酒泉市中医图书联合目录》。

1978年以后,耿鉴庭先生主编了《广陵医籍丛刊》,遍收扬州医家及流寓扬州的外籍医家著作的各种刻本与稿本,在每项著作前都加入题跋及序,使扬州地方中医典籍的特点及成就得以弘扬,这在中医地方典籍出版史上是个首创,丰富了中医典籍宝库。

20世纪70年代末,耿鉴庭先生殷忧中医古籍散落的现状,奋起为组建中医古籍出版社奔走呼吁。1979年的冬天很冷,他手拄拐杖,挤公交车,到各相关部门游说。在他的努力下,中医古籍出版社成立了,预示着中医孤、善本的搜集整理与编纂工作开始走上了专业化、系统化道路。

鉴于先生在中医文献方面的贡献,20世纪80年代末,他被聘为国务院古籍整理出版规划小组顾问、中国中医研究院(现为中国中医科学院)图书馆名誉顾问。

(三) 五官科疾病治疗举隅

1. 丹栀射郁挽危症   扬州耿氏喉科有着丰富的诊疗经验,尤其在治疗喉科急重症方面独树一帜。其家传的"丹栀射郁汤"治疗喉痹更是活人无数。耿鉴庭在家传方剂的基础上,从中医理论高度对这一治疗方法进行了系统地整理提高。关于喉痹这一病名,他对古代文献进行了详细的考证,在《素问》里有八处提到,在《灵枢》里有七处提到。从文献研究得知,"一阴一阳结"是喉痹的主要病因。其病机则是"火气内郁"循经上升而发病,如《素问·至真要大论》云:"火气内郁……喉痹"。为此,他专门写了关于喉痹的《喉科专论》,主要讲了两方面的问题:①中医书里有关会厌炎的记载——从《黄帝内经》和《诸病源候论》里的喉痹谈起。②介绍了丹栀射郁汤的来源、实践和认识。他还介绍了家传歌诀:剧痛不见肿,水谷难吞送,强咽越坡轻,拒吞呛顶重。心烦欠安宁,颈僵怕转动,其病在关下,速治勿轻纵。此乃急喉痹,甚至遭丧恸,须分险顺逆,悉心驭与控。一阴一阳结,包络三焦壅,牡丹栀子花,射干郁金共。连翘豉赤苓,竹叶甘草从,隔年萝卜缨,集腋如无缝。若咳或溲涩,可加前杷通,边漱边下咽,能过即能松。倘有哮吼声,证即数喉风,风痰互纠缠,服此则无用。喉闭是危疴,暴死真堪恐。

这首歌诀简单扼要地说明了急症关下喉痹的主要症状,说明其致病之源,举出了治疗药物,同时还说了一些鉴别诊断。歌诀中的"剧痛不见肿",并不是完全不肿,而是红肿在关下,也就是在喉咽部。疼痛很重,主要症状是妨碍吞咽,心中烦热,小溲黄赤。而张口所见之处,纵有红肿,其势甚微,与剧痛不相符合。实际上是由于当时中医无喉镜,无法直接看到咽喉部的缘故。耿鉴庭在未学习喉镜检查以前,曾以典型病例请镇江弘仁医院、江苏省立医院、医政学院附属医院等西医诊断,经喉镜检查,证实为急性会厌炎。

耿鉴庭先生认为,中医在治疗急危重症上是有优势的,而绝不是像某些人认为的中医只能治疗慢性病。为此他对其家传经验进行了全面认真的总结,在大量临床实践的基础上,站在医史学、文献学的高度对急性会厌炎这一危重症进行整理,论证了"一阴一阳结"是该病的基本病机,故在治疗上无论是内服还是外治,均谨守病机,取得了良好疗效。他在所编的《咽喉方鉴》一书中首次将这一祖传方药公之于众:牡丹花瓣、栀子花、射干、黄郁金、枇杷叶、甘草、赤茯苓,加水400ml,煎至200ml,初服时难于下咽,可边漱边咽,咽下一两口,即可顺利通过。同时配以外治法:一含漱,二外敷,三吹药,四针刺,五擒拿按穴。

2. 内外治法疗喉疾　耿鉴庭先生治疗咽喉病的方法较多,除了着眼于全身的内治服药之外,还有种种外治法,如吹药、滴药、外敷、针刺、导引等。在内治方面,对于急性病主要是汗、吐、下与清法,尤其是吐法,能直接作用于病处,收效比较快;对于慢性病,主要是清与消法(消包括化痰与化滞);至于急性病的末期和慢性病的虚证,又不忘记一个"补"字,但主要还是清补,温补极少用。在外治方面,值得一提的是吹药(其中包括滴药),主要用于咽部(滴药亦可由鼻道滴入),有消肿、开关、止痛、化腐、拔脓、生肌等作用。擒拿法急救开关,按压心包、三焦经之重要穴位以散结泄热,是耿氏喉科之特色。

耿鉴庭先生喉科用药,除按君臣佐使等用药原则外,还体现了一个"降"字,注重了一个"开"字,抓住了一个"巧"字。

"降"即降气、利水、向下之意。降气可以降火,降气可以祛痰,降气可以消积,利水可以引热下行。他治疗急症关下喉痹的"丹栀射郁汤"中佐以枇杷叶,旨在消痰下气,使以甘草、赤茯苓既能清咽缓急又能引热下行。在治疗咽关红肿疼痛、身热畏寒的"荆防甘桔汤"中,用枳壳化滞下气,用陈萝卜缨清咽除痰,降气化滞。在治疗咽关水肿的"麻黄杏苡甘桔汤"中,使以车前子引湿下行。在治疗喉痧的"天地玄黄汤"中,以泻下药大黄为主药,荡涤邪滞,再加金果榄、甘草,往往一下之后,咽中症状亦随之而清。在治疗喉蛾的"散火清厢汤"的加减中,脘闷苔厚者加生山楂、郁金和枳壳,消积降气,气降则积消。先生处方中体现"降"的药物屡见不鲜,如枳壳、陈萝卜缨、沉香、大黄、鸭趾草、木通、牛膝、前胡等。

"开"即开肺气、升提、催吐、散邪之意。在治疗咽喉不利的"三香汤"中,在大队理气下行药中,使以乌扇、金橘叶,意在引诸种理气药直达咽喉,使阻塞之气得以迅速下降。在治疗喉风中,强调最好先用土牛膝探吐后,再用降气化痰的"二前汤"。在治疗腭垂下垂的"缩垂汤"、治疗咽关水肿的"消风汤"中,均注重了"开"。常用药如金锁银开、土牛膝、桔梗、升麻、荆芥、防风等。

上开下利是耿鉴庭先生治疗咽喉病的组方原则之一。其中代表方剂"甘桔卜缨汤"就是很好的说明,桔梗开、萝卜缨降,而均能清咽。甘草、桔梗泡茶名"甘桔茶",如加陈萝卜缨则更好。甘桔茶也是他治疗咽痛的常用方剂。他认为,甘草生用泻火,桔梗开散滞气,凡喉证初起,疫火内伏,邪未宣透,借甘草以泻内火,借桔梗以开肺气,即上开下利之意也。如疫邪宣透,火势鸱张,毋庸再行开提,桔梗可去之,故清化诸方中多无桔梗。至于呕吐痰症,湿热蒸腾,则甘草亦当去之,恐甘草能令人满也。陈萝卜缨能降气化痰,故配合使用,可减少其弊。

"巧"即技巧、灵巧、变通之意。固有的死方对活人之病,不可能完全适合。先生认为:"法无定法,若能体会其含义,则变通化裁,投而应手矣"。又认为:"法为规矩,机动使用,则在于巧"。比如他创制的"膏芩二母汤",包含了《外台秘要》治骨蒸之石膏散、仲景治阳明经病之白虎汤、丹溪治肺火之清金丸、治火旺烁金之二母散,以及《伤寒论》调理善后之竹叶石膏汤之意,而灵活变通。再如在荆防甘桔汤中吸取了《三因极一病证方论》《卫生宝鉴》及苏州张氏、扬州包氏等众家之长变化而成。

耳鼻喉为清空之窍。清者净,空者旷也,清净无浊,空旷无塞,功能条达,而无疾也。先生用药有升有降,动静结合,巧于变通。上升(开肺气)下利(利水气)意使其空,故临证效若桴鼓。

3. **鼻科汤液十二法** 鼻病是临床常见病、多发病,历代有关鼻病的治法很多,但不少患者还是因为早期治疗不及时或治疗不当,使之转为慢性病,严重影响健康,降低了生活质量。先生在长期的临床实践中深感鼻病给患者带来的痛苦,于是他在简、便、验、廉治疗鼻病上进行了认真的研究,积其多年临证经验,总结鼻科汤液十二法及简化使用法。他认为,鼻病的发生,或因感受外邪,或因脏腑失和,以致阴阳失调。治疗鼻病,一方面要重视局部症状的辨证,如辨涕:清涕多为初感风寒;黏黄涕多为感受风热;黄脓涕乃热毒蕴聚之象;血性涕多为燥火上干;臭涕乃热毒蕴藏已久,浊气弥漫;而黏涕久久不断则为脾肺俱虚,气不摄津所致。另一方面要重视全身辨证,判定其所属脏腑、经络,辨析其病性之寒热、虚实。临床以肺热、胆热、湿浊、痰垢等为多见。然后将局部辨证与全身辨证结合起来分析,在辨病的前提下辨证,在辨证的基础上治病,才能准确抓住病变本质,从而提高临床疗效。在此认识的基础上,他编写了《中医中药防治鼻病》一书,创立了鼻科汤液十二法,即疏散利鼻法、清散畅鼻法、辛温燠鼻法、排脓清窦法、清气肃鼻法、消肿阔鼻法、滋阴润鼻法、御风健鼻法、解毒拔疔法、泻白靖鼻法、清火止衄法、育阴止衄法。同时在每一法的基础上又介绍了少则一味、多则二三味药的简化使用法,极大地方便了患者的使用。

4. **辨证论治疗耳病** 在治疗耳病方面,耿鉴庭先生提出治疗耳鸣、耳聋的五法五方,即清耳增听汤、宁耳止蝉汤、通腔再聆汤、解毒闻声汤、活血返聪汤。每方之下,给出加减法,以便临床灵活应用。

耿鉴庭先生认为耳聋的原因很多,有易治的,也有难治的。一般说来,突发耳聋者往往容易好转,但要看是否有别的兼症,辨证论治,可获得较满意的效果。如果耳聋时间已长,甚至若干年,那就不是几剂药所能治好的。一般地讲,耳聋多是慢慢地加重,越来越聋,在治疗方面,首先要做到使病情控制在现有状态上,然后才能谈到好转。如果服药有效,听力可以逐步增加,一般不可能很快地返聪。

治疗耳聋,吃药仅是一个方面,饮食起居,精神活动,也都是应当注意的方面,如忌烟、酒,少吃辛辣,少劳累,不着急,不生气,减少性生活,常吃有益的东西(如零余子、百合等)。耳聋患者,如再患其他疾病,有些药物是要禁忌的,如某些抗生素(包括卡那霉素、庆大霉素、链霉素等)、奎宁,以及中药里的柴胡等。

(四) 临证用药轻灵效捷

耿鉴庭先生在用药上以轻灵见长,讲究四两拨千斤的功力。他的处方看似轻轻淡淡,价格便宜,但疗效显著。他在药物的变通使用、单味药经验方的开发上下了很多工夫,写有《谈中药的变通使用》《中草药金莲花》《咽喉科重点用药特写》《咽喉茶剂方》《咽喉丸剂方》《咽喉外用散剂方》《咽喉药录》等文章;在中药的煎煮上十分讲究,写有《煎药用水》《煎药用火》等文。

关于中药的变通使用,耿鉴庭先生认为:"中药资源相当丰富,中药品种相当繁多,我国疆域广大,过去由于交通不便,尽管是甲地易得之品,往往乙地又是一时不济现象。再则,有些药材本身就是稀少的东西。所以古代医家便想出种种解决的方法来,不但作为权宜之计,而且记录下来供后人参考"。他将此类资料进行整理,述其要者归纳成类;并把近现代在中药变通使用方面临床行之有效的新成果也归纳成类,供临床医生使用。他从限于地域的变通使用、季节性的变通使用、现货与干货的变通使用、不同部分的变通使用、同类品的变通使用、功效相似的变通使用、应急的变通使用等多方面进行了论述,为节省药源、方便广大基层医务工作者做了一份实实在在的工作。

耿鉴庭先生常年在临床一线工作,对中药的使用有深切的体会。他认为:"药与食物有所不同,药之服用,在于治病,欲其治猝病,则每仗有毒之品,虽毒性之大小不同,用之不当,其害则一,故用时须慎重。若误用错用,每致病情加重,甚至丧生,文献所载,亦不乏其例"。他用骑马做比喻:"昔臧陶齐先生爱骑马,对控御二字深有启悟,认为两者尚须区别观之。'御'乃使其就范,稳步前进;'控'则不然,是于脱缰之时,或未全驯之下,所应采取之紧急措施。若能控之于先,当更周全"。他认为:"治病用药亦然,即使平和无毒,如不允当,亦能误人,况有毒之品乎?故药工加以炮制,一为增强药效,一为控制毒性。而医者又能针对病情,立方遣药,则患者受益良多。倘但悉药之利,未谙药之害,偏信不明,责弊端立起,可不谨诸"。先生博览群书,他读到凌晓五编写的《本草害利》一书后,感慨良多。但该书在昔仅有抄本,因无雕版,故流传甚少。先生于20世纪80年代初在中医典籍研究室工作期间,将此书重新刊印,并自费大量购买赠予基层医生。

(五) 重视五官保健

耿鉴庭先生在医疗实践中十分重视"预防为主",他对中国传统的五官保健有深入的研究。五官,古代称为七窍,是指鼻、眼、耳(均为双窍)、口(为单窍),总数为七。鼻在头面部的正中,主呼吸,与人的生命攸关,往往五官之中,首先提到鼻。

《黄帝内经》云:"肺气通于鼻"。鼻,是吐故纳新的门户。假若鼻塞不通,冷空气由口腔进入,有可能继发肺部感染,对老年人往往还有生命危险。防止鼻塞可用热水蒸气暖鼻,以改善其气血周流;也可以用冷水洗脸,以增强抗寒能力。另外,适当做些按摩,对于鼻的保健也有很大作用。如按摩鼻两侧的迎香穴、巨髎穴。或用手捏住两鼻翼,使它闭一会儿气,再放开。或按住一侧鼻孔,仅让另一侧鼻孔通气,这些都是强健鼻部功能的好方法。

以肢体运动为主的锻炼,大都是与呼吸相配合的。如八段锦的双手托天、左右开弓、两手攀足、摇头摆尾等。如果动作与呼吸配合得好,会收到更好的锻炼效果。

关于口,耿鉴庭先生在许多场合介绍了古代养生家在口、唇、齿、舌方面的保健方法,如口的张合(上腭不动,下腭动,练颊车穴,促进血液流通)、齿的叩动(空嚼动作)、咬紧(道家认为,男子解小便时咬紧牙关有健齿益肾的作用)、舌抵上腭和抵门齿(口干时做此动作很快就能分泌唾液)、颊鼓气与内缩(增加唾液分泌),这些动作配合呼吸,对于健齿和健身均有裨益。相反,有了较严重的疾病,也会在口有所表现,如缀口(小儿破伤风、脑膜炎时口部表现)、张口(嘴合不拢,反应脑部病变)、口歪(面神经麻痹)、弄舌(小儿高热,侵犯到神经系统)、舒舌(舌头一会伸出,一会又缩回去,小儿有消化道疾病)、吐舌(舐嘴,口腔干燥)、舌卷(舌伸不直,急性传染病到了危险期)等。在咽喉的养生方面,他特别主张要呼吸新鲜空气,吸入清气,呼出浊气,吐故纳新,同时要预防风寒与燥热的侵袭。在生活起居方面,要"开窗户以通天气,居楼下以接地气,宽松衣带,以流通气血"。

关于目,保护眼睛和保护视力在养生方面称之为养目。少消耗视力,是一个方面;锻炼视力,是另一个方面。前者俗说是闭目养神,内行话又叫做收视反听。总的说,是少消耗而已。锻炼视力的方法如清晨看远山,数树木,看屋数瓦,聚光观察细微的东西等。也可以把养目与锻炼结合在一起。另外,绿色对目是有益的。

关于耳,耳朵是不能自己动的,仅个别人的耳翼能做轻微的活动。养生家每每鼓气,以使耳膜振动。如果鼓膜老是不动就会老化,听音就不灵了。耳膜鼓气,可以保持听觉灵敏。老年人经常登山也是健身的好方法,在拄杖爬山时,配合着发"唉……猴……唉……猴"两个声音,一是张口,一是合口,能调节耳的鼓膜,与飞机上升时嚼口香糖的效果是一样的。捂着耳朵鸣天鼓也是耳保健的好方法。不少人自我保健往往不把方法和原理轻易示人,像上山发出"唉""猴"两音,也是很长时间以后,人家告诉先生的。发"唉"音时落左脚,发"猴"音时落右脚,两音以后拐杖落地,如此反复。这样就是到了山顶,也不气喘,不心跳,不疲乏,不腿酸。因为爬山是下肢吃力,这样可以把气提到上部来,这是有一定道理的。先生就是这样不断探索养生保健的方法,并毫无保留地传授给人们。

三、代表著作与论文述评

(一) 著作

1. 中医文史研究类著作 耿鉴庭先生的中医文史研究有两方面内容,一是中国医史文化,包括扬州地方典籍的整理研究。先生撰写《医史研究丛书·中国古代医学成就》,于1963年由山西省中医研究所资料室中医研究通讯编辑组刊行。据记载,还撰有《中医学史》,稿本现存于中国中医科学院图书馆。二是中外医药文化交流。先生认为,祖国医药向来是无私的对外介绍,而且更是善于吸收外来医药文化的,这是祖国医药的优良传统之一。查中医学体系的形成,便是各地区、各民族、医药学术和经验的总和。因此,这两个方面又是相辅相成的。

(1)《广陵医籍丛刊》:改革开放以后,耿鉴庭先生主编了《广陵医籍丛刊》,于1984在古籍刊印社出版。该书遍收扬州医家及流寓扬州的外籍医家著作的各种刻本与稿本,在每部著作前加写题跋及序,使扬州地方中医典籍的特点及成就得以弘扬,丰富了中医宝库。

(2)《鉴真东渡》:耿鉴庭先生对历史人物的研究着力最多的是唐代鉴真和尚,研究范围突破医药领域,涉及宗教、建筑等多方面。唐玄宗天宝元年(公元742年)十月,受日本政府派遣来唐留学并徵聘为高师的日僧荣睿、普照,亲赴扬州邀请鉴真东渡讲学,时已55岁的鉴真欣然接受,决意渡海,虽遭多次沉重打击,"坚固之志,曾无退悔"。历时11年之久,6次东渡,终于公元754年抵达日本国都奈良。鉴真作为中日文化交流史上的杰出先驱,为中日医药交流作出巨大贡献。先生撰写《鉴真东渡》一书于1980年由中华书局出版,是研究相关史料的重要参考资料。

相关著作还包括讲稿《中日科技交流史上的鉴真》(中华全国中医学会印)《中日两国生物交流的一些史实》等,稿本现存于中国中医科学院图书馆。

2. 五官科疾病诊疗相关著作 耿鉴庭先生早年在扬州行医期间,以中医辨证施治为主,辅以西医手段,内、外、喉科兼治,在扬州医界独树一帜。调入西苑医院后,专攻耳鼻喉科,先后编写了《痄腮的中医疗法》(科学普及出版社,1958出版)《喉科正宗》(广西科学技术出版社,1990 出版)等书。在鼻病方面,他创立了鼻科十二法,并著有《中医中药防治鼻病》(山西人民出版社,1982 出版)一书,将鼻病治疗系统化、规范化,为中医鼻病的发展奠定了良好的基础。先生晚年对耳病也有相当研究,尤其对中毒性耳聋,提出以补肾解毒为治疗大法,取得了可贵的成就。先生毕生致力于中医事业,晚年于病榻上完成《咽喉科传灯录》(中国中医药出版社,1992 年出版)的著述,集其治疗咽喉科之独特经验与咽喉科得效方数十首,有方,有治,有加减法,有方解,有歌诀,极为实用,其中治疗会厌炎及声带麻痹的经验,实为宝贵心得。先生去世后,《耿鉴庭论五官科》一书于 2009 年由上海中医药大学出版社出版,该书是先生近 70 年治学、临证、授徒及科研生涯的心得体会及经验荟萃,也是对先生一生勤恳治学,踏实治病的纪念。

(二) 论文

耿鉴庭先生一生治学严谨,勤于笔耕。根据中国知网检索查询,相关论文 80 余篇,内容涉及中医药文史研究,五官科疾病诊疗与防病保健,中外医药文化交流等方面。

1. 金石考古与中医药文史研究

[1] 耿鉴庭. 医药金石过眼录[J]. 江西中医药,1955(12):53-58.

[2] 耿鉴庭. 医药金石过眼录(续)[J]. 江西中医药,1956(12):58-62.

[3] 耿鉴庭. 傅青主先生医学著作考证[J]. 上海中医药杂志,1958(2):44-46.

[4] 耿鉴庭. 傅青主先生医学著作考证(续)[J]. 上海中医药杂志,1958(3):44-48.

[5] 耿鉴庭. 中苏医案札记[J]. 中医杂志,1958(2):118-120.

[6] 耿鉴庭. 从古代记载的结婚年龄里看我国传统思想上是不主张早婚的[J]. 中医杂志,1958(3):172.

[7] 耿鉴庭. 无产阶级文化大革命期间出土的西汉医工盆[J]. 新医药学杂志,1972(2):40.

[8] 耿鉴庭. 中国医学发展简史[J]. 陕西新医药,1974(2):37-39.

[9] 耿鉴庭. 中国医学发展简史(续)[J]. 陕西新医药,1974(3):43-46.

[10] 耿鉴庭. 是赵柏云还是宗柏云[J]. 陕西新医药,1974(6):61.

[11] 耿鉴庭. 文化大革命期间苏州发现的太平天国医史文物[J]. 新中医,1975(5):56.

[12] 耿鉴庭,耿引循. 长沙出土的两件古代制药工具[J]. 新中医,1978(3):57-47.

[13] 耿鉴庭,傅景华. 鉴真在岭南的活动[J]. 新中医,1980(3):52-55.

[14] 王仿生,耿鉴庭,耿引循. 有关"黄耳杯"一词的问答[J]. 新中医,1980(6):55.

[15] 耿鉴庭,耿引循. 从鉴真塑像回国探亲谈起[J]. 中医杂志,1980(1):65-66.

[16] 耿鉴庭. 鉴真在长安[J]. 陕西中医,1981(3):45-46.

[17] 耿鉴庭,傅景华. 鉴真在江西[J]. 江西中医药,1981(1):56-58.

[18] 耿鉴庭. 北京医史札记之一[J]. 北京中医,1982(1):63-64.

[19] 耿鉴庭. 北京医史札记之二——清末宫廷医案观摩书感[J]. 北京中医,1982(2):51-52.

[20] 耿鉴庭. 北京医史札记之三"庚子西狩""辛丑回銮"之间的医药史料——兼记珍妃的疾病医药遗事[J]. 北京中医,1983(1):46-47.

[21] 耿鉴庭,戚燕如. 著名医史学家陈邦贤先生(上)[J]. 国医论坛,1987(3):14-15.

［22］戚燕如,耿鉴庭.著名医史学家陈邦贤先生(中)［J］.国医论坛,1987(4):27-28.

［23］耿鉴庭,戚燕如.著名医史学家陈邦贤先生(下)——兼为纪念先生诞辰一百周年［J］.国医论坛,1989(4):12-13.

［24］耿鉴庭,刘慕伦.善本医书《广益本章大成》经眼录［J］.云南中医杂志,1993(5):40-41.

［25］耿鉴庭,耿引循.苏州发现的太平天国药方［J］.江苏医药(中医分册),1978(1):61-63.

［26］耿鉴庭.从安阳殷墓出土的梅核谈起［J］.浙江中医学院学报,1978(2):45-47.

［27］耿鉴庭,耿刘同.江阴出土的明代疝气罩［J］.山东中医学院学报,1979(3):79.

［28］耿鉴庭,耿引循.新疆吐鲁蕃唐墓出土的药方及药丸［J］.江苏医药(中医分册),1979(4):36-37.

述评:金石考古与中医药文史研究主要介绍耿鉴庭先生对医书、出土文物、器具、碑文的考证,对古代医学史、医家的介绍,对鉴真在长安、江西、岭南等地的记载及对清宫医案的论述。"江阴出土的明代疝气罩"介绍了耿老原来在书上看到的疝气罩,它的功用、形状等知识。"著名医史学家陈邦贤先生(上)、(中)、(下)"详细介绍了这位医史学家一生的贡献。"北京医史札记一、二、三"记录了清宫医案的知识。耿老比较骄傲也影响比较大的就是对鉴真的研究,尤其最后迎接鉴真塑像回国探亲。

2. 五官科疾病诊疗与防病保健

［1］耿鉴庭.中国古典医学里"预防""养生"和有关"疗养"的资料(一)［J］.中级医刊,1957(10):57-58.

［2］耿鉴庭.中国古典医学里"预防""养生"和有关"疗养"的资料(二)［J］.中级医刊,1957(11):61-63.

［3］耿鉴庭.鼻病的见症选药［J］.陕西新医药,1973(4):23-24.

［4］耿鉴庭.鼻病简易得效方［J］.陕西新医药,1973(6):19-20.

［5］耿鉴庭.鼻科汤液十二法(上)［J］.陕西新医药,1975(4):25-31.

［6］耿鉴庭.鼻科汤液十二法(下)［J］.陕西新医药,1975(5):36-41.

［7］耿鉴庭,耿引循.耳病的见症选药［J］.陕西新医药,1976(2):22-23.

［8］耿鉴庭,耿引循.咽部慢性炎症防治用药备选［J］.陕西新医药,1976(3):37.

［9］耿鉴庭,耿引循.略谈眩晕病的辨证论治［J］.陕西新医药,1976(6):45-47.

［10］耿鉴庭.咽喉病的实践与认识［J］.江苏医药,1976(5):33-35.

［11］耿鉴庭.咽喉病的实践与认识(续一)［J］.江苏医药,1977(1):24-26.

［12］耿鉴庭.咽喉病的认识与实践［J］.江苏医药,1977(2):25.

［13］耿鉴庭,耿引循.中医中药治疗慢性单纯性鼻炎［J］.陕西新医药,1977(2):27.

［14］耿鉴庭.咽喉病的实践与认识(续二)［J］.江苏医药,1977(3):25-27.

［15］耿鉴庭,耿引循."六务""六戒"养病法——简介《养病庸言》［J］.吉林中医药,1980(2):74-75.

［16］耿鉴庭,李书良.中医药治愈声带麻痹1例［J］.中医杂志,1980(2):72.

［17］耿鉴庭,李书良,姚西银.中医药治愈口腔扁平苔癣1例［J］.中医杂志,1980(6):34.

［18］耿鉴庭,耿刘丛.喉蛾［J］.山东中医学院学报,1983(3):54-57.

［19］耿鉴庭．治疗耳鸣、耳聋的五法五方［J］．陕西中医，1984（1）：6-7．

［20］耿鉴庭，耿刘丛．喉蛾医案及附说［J］．山东中医学院学报，1984（1）：34-41．

［21］耿鉴庭，于乃方．咽部肿痛的简易治疗法［J］．河北中医，1984（2）：37．

［22］耿鉴庭，耿引循．口疮抗复发的方药介绍［J］．江苏中医杂志，1985（6）：47．

［23］耿鉴庭，耿刘从．祖传单方陈萝卜缨防治咽喉病［J］．国医论坛，1986（1）：18．

［24］耿鉴庭，耿引循，耿刘从．咽喉病漫谈［J］．陕西新医药，1978（1）：33-35．

［25］耿鉴庭，耿引循，耿刘从．咽喉病见症选药［J］．陕西新医药，1978（4）：26-27．

［26］耿鉴庭．中医中药对慢性干燥性鼻炎的治疗［J］．赤脚医生杂志，1978（2）：19-20．

［27］耿鉴庭，耿引循．中医中药防治鼻病及其简易方药（一）［J］．赤脚医生杂志，1979（2）：27-29．

［28］耿鉴庭，耿引循．中医中药防治鼻病及其简易方药（二）［J］．赤脚医生杂志，1979（3）：28-30．

述评：这一部分重点介绍耿鉴庭先生的医学专业知识，主要是他在五官科方面的造诣。如"治鼻汤液十二法"详细地介绍了他治疗鼻病的十二种治法，最后附上处方。"祖传单方陈萝卜缨防治咽喉病"则详细介绍这种治疗咽喉病的特效药陈萝卜缨的应用情况。"耳聋的五法五方"介绍了他治疗耳聋的五种治疗方法，每种方法所对应的方剂。这些都是他在治疗这些疾病方面的宝贵经验，有些甚至是祖传经验，耿老把它毫无保留地传给大家。这里还包括一些疾病的预防与保健知识。

3．中外医药文化交流

［1］耿鉴庭，刘从．中外医药交流的一些史实［J］．中医杂志，1958（3）：209-213．

［2］耿鉴庭，耿引循．缅茄——中缅医药交流史话之一［J］．山东中医学院学报，1979（1）：5．

［3］耿鉴庭，王琦．中外医学交流［J］．山东中医学院学报，1978（2）：1-3．

述评：这里主要介绍中外医学知识的交流情况。"缅茄——中缅医药交流史话之一"介绍中国与缅甸的医药交流情况，中医药在缅甸的发展状况。中外医学交流是耿老一直关注的一个方面，他与英国著名科学史专家——李约瑟博士的会谈、赠书成为一段美谈，这也是他与国外学者交流的体现。

4．中医诊断中药方剂

［1］耿鉴庭．中医的四诊望、闻、问、切（下）（中医讲座第二讲）［J］．中级医刊，1958（9）：57-59．

［2］耿鉴庭．痹症药谱［J］．陕西新医药，1975（1）：41-42．

［3］耿鉴庭，耿刘从．漫谈煮散［J］．陕西新医药，1977（5）：48-50．

［4］耿鉴庭，耿引循．香苏抑气丸［J］．辽宁中医，1977（2）：54-55．

［5］朱日成，耿鉴庭，耿引循．药学史话［J］．辽宁中医，1979（6）：42-43．

［6］耿鉴庭．谈中药的变通使用［J］．中级医刊，1979（3）：43-46．

［7］耿鉴庭，耿引循．中草药金莲花［J］．天津中医，1986（3）：42-44．

［8］耿鉴庭．《本草害利》读后记［J］．浙江中医学院学报，1984（1）：41．

述评：这一部分主要介绍耿鉴庭对诊断学、中药学及方剂学方面的一些知识。中医四诊望、闻、问、切的讲座，"痹症药谱"介绍了痹证的常用中药情况，"中草药金莲花"介绍金莲花的功用、主治，向我们展示一味并不是很常用的中药。"漫谈煮散"谈到耿老对散剂中煮散这一剂型独特的认识和体会。

5. 杂记

[1] 耿鉴庭. 诗二首[J]. 成都中医学院学报, 1986(2):46.

[2] 耿鉴庭. 吴尚先先生遗像题记[J]. 辽宁中医杂志, 1986(11):45.

[3] 耿鉴庭, 富强. 喜读《中医男科学》[J]. 江苏中医, 1989(9):40-41.

[4] 耿鉴庭. 从《医嘲》曲看昔日中医的境遇[J]. 山东中医学院学报, 1980(2):9.

[5] 耿鉴庭. 扬州"谦"字门儿科学术流派经验选[J]. 江苏中医杂志, 1981(5):12.

[6] 耿鉴庭. 评朱著《论内伤热病学》[J]. 辽宁中医杂志, 1985(1):41.

[7] 耿鉴庭. 蒋氏《医略十三篇》跋语[J]. 南京中医学院学报, 1990(1):60.

[8] 耿鉴庭. 从《医经余论》谈到《杏林余兴》[J]. 福建中医药, 1989(4):43.

[9] 耿鉴庭, 刘从饵. 王充在医药疾病方面对儒家反动论点的批判[J]. 新中医, 1974(5):10.

[10] 耿鉴庭. 王安石、沈括的两个单方[J]. 赤脚医生杂志, 1975(5):49.

[11] 耿鉴庭. 太平天国陈憩亭医案题记[J]. 中医杂志, 1980(11):65-66.

[12] 杨大俊, 耿鉴庭. 扁鹊过洛阳——洛阳耳鼻喉科学术会议侧记之一[J]. 山东中医学院学报, 1978(S1):63.

[13] 耿鉴庭, 耿引鸾. 槐西医药杂记[J]. 成都中医学院学报, 1978(2):75-78.

[14] 耿鉴庭, 耿引鸾. 槐西医药杂记(续一)[J]. 成都中医学院学报, 1979(1):62.

述评:这一部分主要介绍耿鉴庭所写的诗、题记、读后感、评述等内容。"吴尚先先生遗像题记"介绍了吴尚先一生的功绩。"喜读《中医男科学》"对这本后出现的学科与专业给予很高的评价,并对其未来发展寄予厚望。"扬州'谦'字门儿科学术流派经验选"介绍扬州这一儿科流派的特点,及他们治疗儿科疾病方面的一些经验。"王安石、沈括的两个单方"耿老谈了他对这两首方剂的看法。"太平天国陈憩亭医案题记"介绍太平天国一代名医陈憩亭的生平与医案。

本文的撰写主要参考了耿引循和耿刘同先生撰写的《中华中医昆仑·耿鉴庭卷》以及上述耿鉴庭先生本人的论著。

(整理:张绍峰 徐雯洁 徐世杰;审订:耿引循)

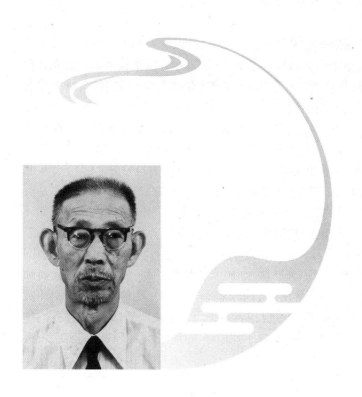

步玉如

一、生平传记

　　步玉如先生(1919—1994年),男,汉族,北京市人。中共党员。原名步毓青,字玉如,自考取中医执照开业起,即用现名步玉如。1940年毕业于北京国医学院医科,后师从京城名医孔伯华。1955年奉召调入中医研究院(现中国中医科学院)西苑医院工作,任内科主任医师。兼任中华全国中医学会(现中国中医药学会)内科学会委员、全国中医内科学会常委、脾胃病专业委员会顾问、北京中医学院(现北京中医药大学)名誉教授、山西中医学院(现山西中医药大学)名誉教授、中国中医研究院(现为中国中医科学院)专家咨询委员会委员、学位委员会委员、北京市海淀区第八届人大代表等职。1991年获国务院颁发的政府特殊津贴,是国家中医药管理局第一批师带徒指导老师。

　　步玉如先生从事中医临床50余年,精求古训,博采众长,尤其对脾胃病的治疗有着自己独特的见解。参与研制的"胃疡宁"治疗消化性溃疡,荣获中国中医研究院(现为中国中医科学院)科研成果奖。牵头编纂《孔伯华医集》,著有"脾胃病临证敝帚""运用百合汤治疗胃脘痛的体会""袁枚病痢""金佛手丸治疗胃脘痛""温胆汤加减应用的体会""清化法治疗脾胃病验案举隅""脾湿胃热是脾胃病的主要矛盾""《金匮要略》血痹虚劳篇读后论"等论文。

(一)立志学医,幸遇名师

　　步玉如先生祖籍山东省无棣县,自其祖父辈因当地灾荒,逃难到北京,居住于宣武门外南横街窑台(现在的陶然亭公园附近),租地务农,生活困苦。其父步翼鹏,字翰卿,因幼年家境不好,遂立志读书,自拜老师,并靠给老师家做些零碎杂事,赚取学费和生活费。后来考取秀才,一面教家馆,一面继续读书,于光绪癸卯年科考中了举人,才开始正式做事。曾先后在教育部做过秘书(时任教育部总长为刘哲),及奉天(今沈阳)东北大学任秘书(当时东北大学校长为刘凤竹)。步翼鹏先生对王阳明学说深有研究,张学良将军曾于1930年、1935年、1936年及后来被软禁期间分别于武汉、西安、西安及浙江奉化溪口雪窦寺4次请步翼鹏先生为其讲解王阳明学说。步玉如先生也算是出身于书香门第,1919年3月24日出生于北京市西城保安寺1号;1934—1935年,在北京西城私立志成中学读书;1935—1937年,在北京宣外大街私立燕然中学高中部读书;幼年时期受到系统良好的教育,其父步翼鹏虽不是医生,但对中医学有浓厚的兴趣,和当时的医界名流多有交往,收藏了大量名医处方,受家庭环境的熏陶,耳濡目染,先生对中医学产生了浓厚的兴趣,遂在高中毕业后走上学医之路。于1938—1941年,在北京国医学院医科学习。北京国医学院是由孔伯华与萧龙友共创的中国第一所医学高等学校,代课老师均为当时国内名医,如翟文楼任教儿科,姚季英任教诊断和妇科,周吉人任教《黄帝内经》,陈慎吾任教《伤寒》,张菊仁任教温病,孔伯华任教语文和医古文等。当时的课程设置几近现代,知识的学习也相当系统。大学毕业后,先生仍拜孔伯华先生为师,成为入门弟子,每天上午侍诊学习,得益于孔伯华先生的言传身教,收获良多,医术日精,为后来的临床诊疗打下了坚实基础。

(二) 潜心临床,尤重脾胃

步玉如先生的从医生涯可以分为两个阶段。第一阶段即新中国成立前,主要是个人开业。1941年北京国医学院毕业后,于1942年参加了北京市卫生局组织的中医考试,经考试合格,领取开业执照。后与马龙骧、杜香岩二人在北京保安寺开设联合诊所,正式开业行医。

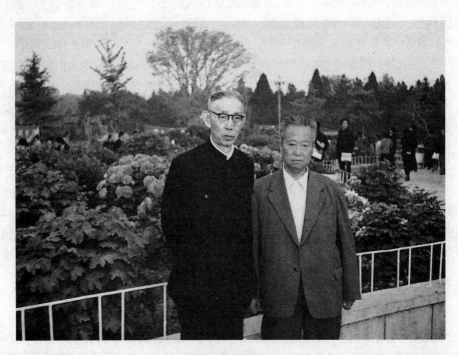

步玉如与刘渡舟

1943 年在天津开设分诊所。1943—1945 年,在北京市南郊合作联合会任雇员,主要从事收发文书和指导生产等工作。后受南郊合作联合会指派参加华北合作事业总会举办的调查训练班学习数月。在合作社任职期间,业余时间仍从事医疗工作。1946—1949 年,在北京西城考试院河北山东考试处任雇员,主要从事文书收发工作。

第二阶段是新中国成立之后,步玉如先生响应政府号召,放弃个人开业,正式参加革命工作。北京中医进修学校是根据毛主席"中医科学化"的指示,由中央卫生部建立的第一个中医进修示范学校,先生于 1950—1951 年间,参加了该校第一期的学习,毕业之后经中央卫生部批准留校任职,1951—1954 年在该校任教务员,后调该校门诊部任医师。1954 年 6 月奉召调入中医研究院(现中国中医科学院),参与建院筹备工作。1955—1994 年,供职于西苑医院。其间于 1959 年下放山西稷山劳动锻炼 1 年,1965 年调入广安门医院支援内科工作 8 个月。

步玉如先生的主要从医生涯是在西苑医院度过的,来院初期在内科研究所工作,自成立消化科(现脾胃病科)后即主要从事脾胃病的临床、科研与教学工作。先生为人谦和,对待患者,无论男女老幼,贵富贫贱,均一视同仁,深受患者拥戴。基于扎实的理论功底和长期的临床实践,先生对脾胃病的治疗具有丰富的经验和卓越的疗效,在业界享有很高的声望。临床工作之余,注重常见脾胃病的临床防治研究,20 世纪 70~80 年代,消化性溃疡是临床常见病,还有穿孔、出血、梗阻、癌变等诸多并发症,而且反复发作,难以根治,故有"一日有溃疡,终生有溃疡"之说,当时西医只有 H_2 受体阻滞剂,还没有质子泵抑制剂,更没有抗幽门螺杆菌治疗方法,还缺少特别有效的治疗药物。针对消化性溃疡这种当时的难治病、多发病,也是威胁人类健康的重大疾病,消化科李葆平、周建中、步玉如等科研人员通过临床观察总结发现,脾胃虚寒是消化性溃疡的主要病机和常见证型,遂制订了以《金匮要略》黄芪建中汤为主要成分的"胃疡宁"治疗方案,经过严密的设计,进行临床观察,取得了良好的临床疗效。这一研究成果荣获了中国中医研究院(现为中国中医科学院)科研成果奖。后经日方要求,加入化浊除湿、和中醒脾、理气宽中的药物并减少了甘草的配伍量,经过初步验证后交付日方。大正制药经过大量预备性及一般性临床试验,于 1993 年命名为"大正中药胃肠药",并正式向日本厚生省申报,终于在 2000 年 12 月批准该药投放日本市场。成为我国首例以知识产权形式成功输出到发达国家的中药技术。

步玉如先生还基于自己长期的临床实践,创制了"金佛手丸"。用于治疗脾胃病,影响深远,作为院内制剂沿用至今。

(三) 为中医发展奔走疾呼

1990 年,国家进行机构改革,计划当中国家中医药管理局的建制要被精简掉,闻此消息,邓铁涛、方药中、何任、路志正、焦树德、张琪、步玉如、任继学八位著名老中医,联名上书党中央和国务院,这就是发生在 20 世纪 90 年代的,在中医药界有重大影响的"八老上书"事件。八老在信中写道:"国家中医药管理局的成立,成为中国政府弘扬民族文化、振兴传统医药的重要标志,进一步确定了我国在世界传统医药领域的领先地位,在国内外引起强烈反响。中国台湾地区的陈立夫先生说,'中国医药之弘扬,全赖大陆'……中国有中医中药,这是特有的国情。对中医药设专门的管理机构,这是特有的行政建制。这些,都是西方国家所没有的。国家中医药管理局成立以后,发展了中医事业,加速了中药企业的技术改造,千方百计为提高中医药的学术水平和临床疗效而努力,加强了中医药的教育和科研工作,发挥了对整个行业的宏观管理作用,其根本意义就在于突出中医药的特色,按中医药的自身规律办事,而不是走西医化、西药化的道路。为了拯救和发展中医药事业,实践证明有这个中医药局和没有这个中医药局是大不一样的。现在有人反映,中医药管理局在机构改革中可能撤销,中医工作要合并到卫生部去,中药工作要回到医药局去。这种舆论说到底反映了传统的偏见和部门的利益,而不利于从整个国家民族的立场上发展中医中药,弘扬民族瑰宝。我们认为在国家机构改革中,国家中医药管理局要进一步转变职能,精兵简政,提高效能。但目的只能是加强和完善这个机构,而不是乘此机会把它撤并掉。如果真是这样,这将是一种历史的倒退,不仅可能使中医药事业失去特色并最终导致消亡,而且对全国的中医药界将是一个沉重的打击,前辈们几十年来为中医药事业奋斗的成果将付诸东流,中医药的国际领先地位也将永远丧失,重新陷于从属地位的中医药队伍包括民族医药队伍很可能成为一个不稳定的社会因素。这绝非危言耸听。我们是过来人,老马识途,对中医药学术、对中医药事业、对中医药队伍有深切的了解,特别是中医药学术的丢失,将是全民族的无法挽回的损失,只考虑经济效益的人往往不注意这一点。日本明治维新之后,日本的和汉医学被取缔。现在日本想重振东洋医学,实际上已不复可能,这个历史覆辙,我们不能重蹈。中国共产党历来的中医药政策是正确的,中国的中医药应该坚定地走自己的路。为此,就有必要把世界上独一无二的这个管理机构保留和加强起来。"他们提出国家中医药管理局不能撤销,其职权范围和经费不能减少,另外还建议各个省都设立中医药管理局。1个月后信访局回信,同意"八老"的意见,国家中医药管理局得以保留。

(四) 为中医教育呕心沥血

步玉如先生对于中医的人才培养非常重视,国家实行中医研究生教育后,步玉如先生从1980年开始招收研究生,先后培养研究生多人,如任盛元、周乐年、饶旺福、袁晓军、黄坤强、李振华等。他还是国家中医药管理局第一批师带徒指导老师,培养徒弟刘少云。带教过的进修生、留学生及本院下级医师更是不计其数。带教学生不尚高谈阔论,身教多于言传,常以临床具体病例垂范示教,对于或然疑似之处再做讲解,至于治疗经验和用药指针也从不保密,使学生能够学有所得。先生的门人大都成为中医药事业的骨干力量,使"脾湿胃热"的学术思想和治疗经验得到进一步发扬光大。

二、学 术 思 想

(一) 学术观点摘萃

1. 治脾胃独重湿热 基于长期的临床实践,步玉如先生发现脾病多湿,胃病多热,脾胃病中与湿热有关的病证占十之七八,由此提出了脾湿胃热是脾胃病的主要矛盾的学术观点,在其形成机制、临证辨识和治则治法上形成了系统的认识和见解,在脾胃湿热证的遣方用药方面积累了丰富的经验。

(1) 脾湿胃热的形成机制:步玉如先生认为,脾胃病中脾湿胃热这一主要矛盾的形成,首先是由脾胃的生理特点决定的,从解剖上来讲,脾胃同居中焦,二者一脏一腑,一阴一阳,互为表里;从功能上讲,胃为阳土,喜润恶燥,脾为阴土,喜燥恶湿,胃主受纳,以降为和,脾主运化,以升为健,升降相因,二者协调共同完成对食物的消化、吸收和转输,保证中焦枢机的畅通;从病理上讲,胃失和降,郁则化热,脾失健运,湿由内生,其为病又多相互影响,而形成脾湿胃热之证。

(2) 脾湿胃热证的辨证要点:脾胃病中脾湿胃热证最为常见,广泛存在于胃脘痛、痞满、腹胀、呕恶、烧心吞酸、纳呆、泄泻、便秘、痢疾等诸多病证之中,论证或为脾湿,或为胃热,或为脾湿胃热兼见。在脾湿证和胃热证的辨识方面除详查病症特征外,步玉如先生特别强调应该重点从辨口渴、辨舌象、辨饮食喜恶、辨脉象等方面详加辨查,而后脉证合参,全面分析,最终得出准确的辨证。

辨口渴:口渴一症是体内湿热多少及各自程度的重要表现,查渴与不渴、饮水状况是辨寒热燥湿不同情况的重要依据。如烦渴引饮、渴喜冷饮为胃热,不欲饮水或渴喜少量热饮为脾湿,口干而不欲饮多为脾湿兼有胃热。

辨舌象:舌苔和舌质的变化是疾病在舌诊方面的体现,也是中医四诊的重要内容,对于全身疾病的辨证均有重要的价值,其与脾胃病关系尤为密切。舌苔由胃气上蒸所生,以候胃气的盛衰及湿浊的有无。对于舌苔的观察应从舌苔的有无、厚薄、润燥、苔色、腻腐、剥脱等方面着手,还应重视疾病过程中舌苔的动态变化。正常舌有一层薄白苔,即透过舌苔能隐隐见到舌本质。不能见到舌质为厚苔,厚苔反映体内邪气过盛,是湿邪、痰饮、积滞内停的表现。舌苔白而厚者为湿,滑腻者为痰,水滑者为水饮,腻腐者为食积,苔色黄者为有热,厚苔而见花剥者多为热盛伤阴。

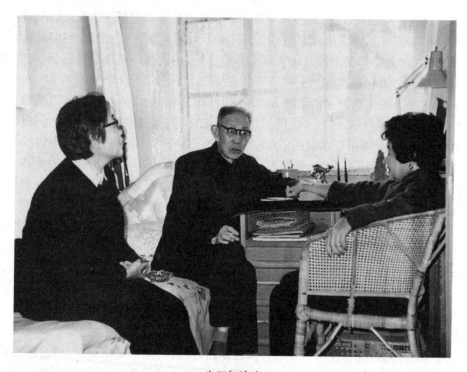

步玉如诊病

舌质反映人体正气之强弱,气血之盈亏。应从舌形、舌态、舌的色泽及荣枯等方面观察。舌质最能反映脾胃病寒热虚实,润燥纳化的情况。如舌体红瘦多阴虚有热,舌胖苔白多气虚有湿,舌红苔黄多胃热,舌淡苔白多脾湿,苔白而腻是湿浊,苔黄而腻是湿热,滑腻多痰湿,干燥为伤津,舌苔白腻兼黄为湿盛于热,舌苔黄腻兼白是热盛于湿。

辨饮食喜恶:胃为阳土,喜润恶燥,脾为阴土,喜燥恶湿,此乃脏腑的生理特性。胃热盛者则喜饮,脾湿甚者则不欲饮,湿热相合则口渴而不思饮。

辨脉象:湿盛脉濡缓,热盛脉洪数,里郁脉沉小,虚证脉沉弱,气结脉多弦,痰盛脉多滑,但是慢性脾胃疾患虚弱在所必然,加之气机不畅,运化失司,脉象多见沉小缓或沉小弦,痰热较重的可见沉小滑。

(3) 脾湿胃热的治疗方法:脾湿胃热的治疗,主要有健脾利湿、清泻胃热、清化湿热和清化痰热四个方面,分别适应于脾湿证、胃热证、湿热郁阻证和痰热内扰证。

健脾利湿法:用于脾虚湿困之证,常以"六君子汤"化裁,意在健脾利湿、理气调中,本方含四君子汤、二陈汤之意,为扶正祛邪之方,本方随证化裁,调理脾胃,应用范围甚广。湿浊碍胃或兼外湿酌加芳香化湿之品,如藿香、佩兰、砂仁、白豆蔻等;湿浊困脾重证酌加苦温燥湿之类,如苍术、厚朴、草果等;湿重外泛,肢重身肿,可加猪苓、泽泻、车前子、车前草、冬瓜皮等淡渗利湿之品。

清泻胃热法:用于邪热扰胃、胃火炽盛之候,常用"清胃散"和"泻黄散","清胃散"偏于治胃,"泻黄散"偏于治脾,有腑实内结者可加"调胃承气汤"。胃热重,则重用生石膏、知母,胃火盛重用栀子、黄连,口渴加天花粉、石膏,寓清热、养阴、火郁发之之意。

清热化湿法:用于脾湿胃热兼具而需两相兼顾者。步玉如先生认为"在治疗脾胃病的过程中,临证常有口干而不欲饮,恶冷喜热者,舌苔多白或兼淡黄,似热非热,似寒非寒,往往从寒热夹杂断之。据临证体会,此多属脾湿为主兼有胃热证。口干多为胃热,不欲饮多为脾湿,湿为阴邪,故亦可恶冷喜热,以脾为阴土得阳始运故耳。苔白为湿象,热盛故可渐黄,但热势不重之时,也未必都黄。若误认为寒而专事热药,妄认寒热夹杂而寒热杂投,病必互相影响而缠绵难愈。治疗此类疾病必须脾湿胃热兼顾,扶正祛邪相合,先生常以"六君子汤"加清胃利湿之品。选用利湿兼能清热,清热不碍脾湿之味,如冬瓜皮利湿兼以清热,当用至30~60g,北秫米利湿而不助热亦可选用,但无冬瓜皮之清。温热之品当慎用之,如扶正不用党参而用太子参,祛湿不用苍术而用冬瓜皮,均体现了利湿而不助热,清热而不碍湿的精神。

清化痰热法:用于痰火内扰、胆胃失和之证,常以"温胆汤"化裁治疗。因为脾湿胃热,最易阻碍气机,气机不利则湿热更易凝痰化火,痰热内扰之证在脾胃病变之中常易出现,因此化痰止呕、合和胆胃,则成为调理气机的重要一法。罗谦甫说"方以二陈治一切痰饮,加竹茹以清热,加生姜以止呕,加枳实以破滞,相济相须,虽不治胆而胆自和,盖所谓胆之湿热去故也。"实为经验之谈。先生运用"温胆汤"常重用竹茹,并强调必用生姜。谓无竹茹不清,无生姜不温。因竹茹久用、重用有克伐胃气之弊,配合生姜以和胃止呕,加重炙甘草用量以护胃气。竹茹常用30g,生姜常用9g,炙甘草常用9g。本方在临床上用于多种痰热内扰之证,胆胃失和之疾,常获应手之效。治脾胃疾患,重视胆胃相关,盖胆为中正之官,主少阳春生之气,木土相合才能不偏不倚,阴阳平衡,实为调理脾胃之明验,胆胃相关之卓识。

2. 调气机善理肝肺　脾胃为气机升降之枢纽,脾之升有赖肝之疏泄,胃之降有赖肺之肃降,因此步玉如先生认为调理脾胃升降,不能只着眼于脾胃本身,还要利用脏腑之间的相互关系,先生调理气机,强调肝敷布阳和主升,肺宣发清肃主降对脾胃的影响。

木克脾土,主要表现为木横克土和土虚木贼两个方面:前者以肝旺为主,横克脾土,治以疏肝理气,方以"柴胡疏肝散"化裁;土虚木贼以脾虚为主,常以刘草窗的"痛泻要方"健脾理气,土中泻木。

木不疏土为肝气郁结,不能疏达所致,以肝气不疏、脾不健运为主,治以疏肝理气,健脾和胃,常以"逍遥散"化裁;如郁而化热,尤当忌刚用柔合《景岳全书》"化肝煎"疏肝泄热。

土壅侮木是因为脾胃气滞、湿热郁积而影响肝木的疏泄,其治在脾胃兼以调肝气。常用"解肝煎"解肝之围,重者以"木香槟榔丸"清湿热导积滞,以通其途。

肺气的宣降与脾胃病有密切的关系,治节不行则气不得降而塞滞,津不得行则阴无所用而失养。先生治疗胃气痛常用肺经药百合,重用至30g,取其入肺补肺;降胃气酌加炙杷叶、旋覆花取肺主肃降之意。

3. 治血分当气血兼顾 步玉如先生认为"气病血未即病,血病气必亦伤,气血相随,治疗血分病酌加气分药,但以血药为主"。如治疗久病入络的胃脘痛以丹参配檀香、芍药配香附,活血与行气药相配;治疗血虚证以补血药为主,配益气健脾药,黄芪配当归,四物合四君皆寓深意。在治疗吐血证时,止血药中配旋覆花、生代赭石;治疗便血配合调气,虚寒者补之以参芪,湿热者兼用清化,都体现了气血兼顾的精神。正如唐容川所谓"气为血之帅,血随之而运行,血为气守,气得之而静谧"。

4. 补脾气强调通补 阳气虚弱之证治疗上当遵李东垣升阳益气之法,"唯当以辛甘温之剂,补其中而升其阳"。步玉如先生认为温运脾阳,虚则当补,宜通补不宜壅补,补气升阳药中酌加调气疏通之品。所谓疏通补益之法,疏则能通,通则行补,补而受益。如治脾胃虚弱,常以"六君子汤"再加木香、砂仁、荷梗等调气之品,增益脾胃功能,使药气四达,久而增气。切不可一味壅补,欲速不达,徒劳无益。

5. 养胃阴兼以调气 叶天士说"纳食者胃,运化者脾,脾气升乃健,胃气降则和,太阴湿土,得阳始运,阳明燥土得阴自安,故脾喜刚燥,胃喜柔润"。叶氏深得东垣之旨又创养胃阴之法。步玉如先生合参李、叶之学,主张脾胃相关,养胃阴中投以醒脾气之药,深得脾能为胃行其津液之妙,而具阴阳合和之用。如用叶氏养胃阴法中加炙杷叶清肺降气,加鲜荷叶升清醒脾,加鲜苹果养脾开胃,如是则润燥互用,升降适宜,实属气阴两调之法。

(二)常见脾胃病治疗经验拾遗

1. 胃脘痛 胃痛一证,首分气、血、寒、热。气痛初病在经,血痛久病入络,寒则气血凝结,热则气血壅滞,必须分而治之。

(1)气痛:"痛则不通,不通则痛",治疗疼痛不外调气活血。初病在经,当从气治,气痛多走窜,治疗气痛常以陈修园"百合乌药汤",乌药辛温,行气散寒止痛,百合入肺,肺气一通,诸气皆通,百合常用30g,乌药常用15g。步玉如先生体会本方不拘寒热虚实,凡气滞作痛均可选用。

(2)血痛:血痛多为久病,久病入络当从血治,血痛常固定不移,常用"丹参饮",重用丹参以治血,常用15~30g,配以檀香、砂仁行气滞,常用6~10g,血分药为主,气分药宜轻。

(3)寒痛:喜热恶冷,遇寒加重,结合舌脉,详察病情。常用"良附丸",兼虚则用"小建中汤",必倍芍药而加饴糖。饴糖甘缓益元,必用30g。

(4) 热痛:用"金铃子"散,金铃子苦寒泻火,杀虫,止痛,元胡辛、苦、温,活血理气止痛,专行血中气滞,止痛效果好,可治一身上下之诸痛。

2. 胃脘痛兼证的治疗

(1) 呃逆:多为肝气上逆,胃气不降,常用"旋覆代赭汤"。方中旋覆花主降,代赭石重镇,加之化痰和胃养正之品,配合周到,每收良效。如属久病胃败之虚呃,则当别论,断不可妄用此法。

(2) 吞酸:酸为木之味,肝热吞酸用"左金丸"。方中黄连六份吴茱萸一份,临证可酌情增损,如属寒性吞酸也可颠倒用之,重用吴茱萸,少佐黄连。所谓圆机活法,融会变通。

(3) 恶心、呕吐:属胃气上逆所致,常用"橘皮竹茹汤",竹茹,古方称竹皮,清热止吐最效,用时必配生姜,以防克伐胃气,又能加强止呕的效果。

(4) 纳差、嗳腐:为食滞不化,需加消导药,如焦三仙,又可根据肉积、面积、谷积分而用之,炒谷芽、炒莱菔子亦可随证选用。

(5) 痞满、腹胀:脾虚气滞居多,应健脾、行气、消胀,行消补之法,消是消胀,补是健脾,如"香砂枳术丸"等。

脾阳不振的胃脘痛,以"六君子汤"结合上述诸法,随证化裁。胃阴不足的胃脘痛以"一贯煎"合"叶氏养胃阴法"按证选用。

3. 泻痢

(1) 泄泻:伤食泻为便前腹痛,便后缓解,治以清消,佐以健脾利湿,常以"保和丸""胃苓汤""葛根芩连汤"化裁。痛泻的特点是便前腹痛,便后不得缓解,用"痛泻要方",重用芍药柔肝,可加炙甘草补中,有"芍药甘草汤"之意,肠鸣矢气多重用防风祛风,重用白术健脾。

(2) 痢疾:多为湿热、食滞引起。初痢宜导滞,久痢可固脱,热痢宜清,寒痢宜温。但痢因湿热者居多,失治误治或患者素体阳虚气虚才有可能转为寒痢、久痢。热伤气分为白痢,热伤血分为赤痢,气血两伤则为赤白下痢,治疗上以清热化湿导滞为主。初起不能止痢,而常加大黄导滞,清除病邪,所谓"通因通用"。过用固涩,邪停肠中,则缠绵难解,常用方剂为"芍药汤"。

三、代表著作与论文述评

步玉如先生为人谦和低调,务实求真,淡泊名利,不尚空谈,一生忙于诊务,活人无数,著述不多。曾牵头编纂《孔伯华医集》,著有:"脾胃病临证敝帚"(收载于中国当代中医专家临床经验荟萃二,学苑出版社出版)、"运用百合汤治疗胃脘痛的体会"(中医杂志;1982 年 08 期)、"袁枚病痢"(北京中医;1982 年 3 期)、"金佛手丸治疗胃脘痛"(北京中医学院学报;1984 年第 6 期)、"温胆汤加减应用的体会"(北京中医;1988 年第 2 期)、"清化法治疗脾胃病验案举隅"(北京中医;1986 年第 6 期)、"中医治疗慢性肝炎的点滴体会"(中西医结合杂志;1985 年第 5 期)、"脾湿胃热是脾胃病的主要矛盾"(未公开发表)、《金匮要略》血痹虚劳篇读后论"等论文。

(一)《孔伯华医集》

《孔伯华医集》由北京中医学会组织,步玉如先生牵头,《孔伯华医集》整理小组编纂,于 1988 年 1 月由北京出版社出版。先生作为孔伯华先生早期入室弟子,侍诊襄诊多年,对孔伯华先生的医疗风格颇多体会,对于本书的编纂出版付出了艰辛的劳动和智慧。本书反映了孔先生大半生的医疗实践,医论医案选取精当,内容充实,编排得体,重点突出,医案真实确凿,基本上反映了孔伯华先生学术思想及诊疗经验。

孔伯华先生(1885—1955 年),早年任北京外城官医院医官,1929 年被选为全国医药团体联合会临时主席,率请愿团赴南京,迫使国民党政府收回"取缔中医"的成命。新中国成立前曾创办了北京国医学院,历尽艰辛,历时 15 年,毕业学员近 700 人。建国后任原卫生部顾问、中华医学会中西医学术交流委员会副主任,是第二届全国政协委员。孔伯华先生学识渊博,医术精湛,名满全国,尤善治温病,对于诸多疑难杂症,有其个人的独到见解和卓越的疗效,并形成了自己的风格和治疗体系,在医界享有很高的声誉,与汪逢春、萧龙友、施今墨并称北京四大名医。

《孔伯华医集》分为医论选粹和医案存真两大部分。医论选粹部分从论中医学与中医教育、评人论著、论临证要则、论脏腑与脏腑病、论温湿病、论杂病和论方药 7 个方面精选了孔伯华先生医论、医话共计 45 篇。医案存真部分收载内妇儿外约 97 种疾病,1 066 个病案。

医论部分每篇虽然篇幅不长,但都短小精悍,说理清晰,颇多真知灼见。收录文章中既有关系到对中医药事业现状的深切忧虑和重大建议,也有具体到某味药的使用经验。如收录一篇孔伯华先生于 1954 年写给毛主席的一封信,文中写道:"人生于天地之间,受时气之侵,感情欲之触,不能无病。病则赖之以生者,医也。是以古今中外当国者,莫不重之。医之活人,何分中西,其存心一也,第其理法不同耳。中国医学相传始于岐黄,见诸《黄帝内经》,凡疾病之情理悉备,迄今数千年,无出乎《黄帝内经》之外者。余少习医学,数十年未能穷其理,可以见古人之哲理竟不能背,而治法未备。自伊尹作汤液,以后历代相发明,方药始备。人寿几何,虽行其道,终身未能尽,遂时遂事,遂用遂学,靡有底止,是中国之文化无旧而日新。自清末欧风东渐,中国数千年之文化丧失殆尽,而不能亡者,其理其法,用之得当,功效立见。然学者喜新弃旧,实则中西皆未达也。中国医学岂不危乎! 今逢毛主席洞察其旨,将发扬数千年之文化,幸何如之,愿努力发挥,以期理法臻于至善,达于全球,使病者有所依,然必先从教育人材始。"足见其对中医药事业生死存亡的重大关切和对中医人才培养的重视。

孔伯华先生善用石膏,曾有"石膏孔"之美誉,对于石膏的应用有独到见解。论中曰"石膏一药,遇热证即放胆用之,起死回生,功同金液,能收意外之效,绝无偾事之虞"。论其疗效又曰:"其体重而泻胃火,其气轻能解肌表,生津液,除烦渴,退热疗狂,宣散外感温邪之实热,使从毛孔透出;其性之凉并不寒于其他凉药,但其解热之效,远较其他凉药而过之,治伤寒之头痛如裂,壮热如火,尤为特效,并能缓脾益气,邪热去,脾得缓而元气回,催通乳汁,阳燥润,乳道滋而涌泉出;多又能用于外科,治疗疡之溃烂,化腐生肌,用于口腔而治口舌糜烂,胃热肺热之发斑发疹,更属要药"。这些论述都是在长期临床实践中积累的宝贵经验。这在本书的医案存真部分便可得到印证,约 90% 以上的医案用到石膏,至其用量少则八钱,多则四两或半斤,而且是得心应手。就石膏应用而言,实属发前人所未发,其应用之广泛,经验之丰富,从古至今未有能出其右者。

孔伯华先生对湿热病有独特的认识,认为不论外感、内伤多由湿热为患而致。他积一生之经验发出了"湿热何其多"的感慨,认为"数十年来,阅历所见,病人中湿邪兼热致病者,十常八九,此非所谓温病中之湿热证,乃湿热合邪所致之其他疾病也。"书中共记载了涉及42种病证的587个内科医案,其病机中明确指出"湿热内蕴""肝热脾湿""湿热郁阻"或"痰热"等属湿热为患的共243例;"脾湿""湿困""水气""水饮"等属湿邪为患的共155例,而湿邪久居又易化热;外感温、热、暑时邪或肝火、胃火、心火等属于温热之邪为患的共103例。由此可见,湿热合邪和湿、热单独致病在临床中非常多见,因而孔伯华有"病人中湿邪兼热致病者,十常八九"之说。需要特别指出的是,孔伯华认为在湿热之邪致病的病机中,与肝、脾二脏关系尤为密切,明确提出了"肝热脾湿"的概念。在治疗方面提出:"湿之与热,一为阴邪,一为阳邪,二者相合,形成湿热而胶滞,粘腻淹留,稽滞不去。蕴热缠绵,因而造成病情反复,历程延长,蕴热稽留,变化多端……治依两邪而立法,'热者清之,湿者化之',倘只顾治湿,则湿去津伤,内热愈炽;若只顾治热,养阴则更助湿浊,粘着而不去,既须两相并举,又分孰重孰轻,随证变通,不可一执。"可见"热者清之,湿者化之"是孔伯华治疗湿热为患的基本大法,在临证时又多有发挥:"湿邪在表可芳香宣透,以开逐之,使湿从表出。湿在里、湿重于热可化气渗湿,佐以清热。热重于湿则清热为主,佐以化湿。湿热并重者,则清热化湿同时兼顾。唯不可养阴生津,恐甘寒有伤脾胃又助湿邪也。不可妄汗,恐阴阳俱伤,粘着之湿邪不去,反致气血两虚也。不可妄下,恐攻下更伤脾阳,误致中气下陷而洞泻,或致损伤阴络而便血也。"由此可以看出孔伯华先生对湿热证认识之深刻,治法之丰富和精准,值得进一步继承发扬和深入研究。

(二)脾湿胃热是脾胃病的主要矛盾

本文是步玉如先生亲自撰写的一篇讲稿,未曾公开发表,文章短小精悍,颇能反映步玉如先生的学术观点,故附录于此,原文如下:

中医治疗脾胃病,有着极为丰富的理论和宝贵的实践经验。

金元四大家之一的李东垣,在继承古圣先贤这些财富的基础上,结合当时的情况(社会条件、气候特点、群众生活)提出了"升阳散火"的见解,制订了补中益气的方剂,从而使脾胃学说向前发展一大步。

清代叶天士,以温热擅长,亦精杂病。他在脾胃病的治疗中,提出养"胃阴"的论述,取得了显著的疗效。如果我们说,李东垣详于脾而略于胃,那么叶天士的贡献,无疑是补充和完善了中医的脾胃学说。

直至今日,我们仍是用这些理论法则方药,对脾胃病进行有效的治疗。

脾胃病,主要是肠胃的疾病。但是,心、肝、肺、肾的疾病,也受脾影响或影响及脾。

现代的化疗、放疗产生的消化道不良反应以及药物引起对胃肠证候,也都属于脾胃病。

下面分三部分来谈:

第一部分,脾胃的功能和矛盾。

脾为脏,属阴。胃为腑,属阳。如果以表里论,胃属腑在表,脾属脏在里。脾和胃同处中焦,均属土。脾是阴土,胃是阳土。以功能论,胃主纳,脾主运。以气化论,脾主升,胃主降。纳,就是受纳,能不能受纳水谷是胃的问题。降,就是降浊,浊就是水谷中的糟粕。运,就是运化,运输和消化。升,就是升清,清就是水谷中的精微。所以,消化运输的责任在于脾。

脾主四肢。脾虚的人,消化力差,运输能力减弱,所以饮食精微不能运输,全身得不到营养,特别是四肢乃全身的远端,因此四肢首先乏力。

以喜恶论,胃喜润恶燥,脾喜燥恶湿。

由此可知,脾和胃,是一阴一阳、一里一表、一脏一腑。一主运,一主纳;一主升,一主降;一喜燥恶湿,一喜润恶燥。两者既有分工,又有合作,互相依赖,互相制约,有矛盾,有统一。

人的生长和发育,就是在脾胃矛盾斗争中进行的,如果这种矛盾一旦停止,那么生命就停止了,故曰"脾为后天之本"。

第二部分,脾湿胃热的证候表现。

"脾病多湿","胃病多热",这是辨证中所常见的。在脾湿方面,如脘闷腹胀、不思饮食、口中黏腻、舌淡无味、气短涎多、大便溏泄、肢软乏力等。在胃热方面,如烦渴多饮、喜冷恶热、消谷善饥、口臭嘈杂、胃脘灼痛、大便秘结、小便短赤、或口舌生疮、牙龈肿痛等。

还有就是脾湿胃热,混在一起,既有脾湿的证候,也有胃热的证候,辨别起来颇费心思。特别是和寒热夹杂最易混淆。

脾湿胃热的常见主要证候是口干而不欲饮、恶冷喜热、舌苔多白或兼黄。口干多为胃热,不欲饮多为脾湿;舌白为湿,舌黄为热;湿为阴邪,故亦恶冷喜热也。

这样的证候,就比单纯脾湿、单纯胃热难辨一些,但细心体查亦可分辨。

第三部分,脾湿胃热辨证举要。

1. 辨口渴　口渴时体内湿热多少和其程度在症状上的表现,是辨证时的重要依据之一。如果烦渴引饮、欲饮冷物为胃热;不欲饮水、饮则喜热为脾湿;口干而不欲饮则是脾湿胃热。但必须对患者的饮食状况、生活习惯等结合考虑才能无误。

2. 辨舌苔　舌苔的变化是舌诊的重要依据,舌苔的生成与胃气的强弱、湿热的有无有着密切的关系,最能反映脾胃的病变。一般情况下,舌体红瘦多为血虚有热;舌体胖大而白多为气虚有湿;舌红苔黄多为热;舌淡苔白多为湿;苔白而腻是湿浊;苔黄而腻是湿热;滑腻多痰湿;干燥多津伤;白腻兼黄,湿重于热;黄腻兼白,热重于湿。此外,辨证时,还需注意染苔等情况,才能得其实情。

3. 辨脉象　湿盛脉多濡缓,热盛则必见数;里郁多沉小,虚证多沉弱;气结脉多弦,痰盛脉多滑。脾胃病慢性者居多,虚弱势所必然。加之运化失职,气机失运,脉象多见沉小弦,痰热重者可沉小滑。再参体质形态,平素情况,结合望、闻、问综合分析,做出诊断,自少错误。

至于脾湿胃热的治疗,不外利湿清热而已。在选药上,利湿不用芳燥,如苍术等,防其助热;清热不用凉润,如石斛等,防其助湿。而首选药味,当推冬瓜皮。此药利湿健脾清热具备,到处均有。其次是炒秫米,秫米有南北之分,北方所用秫米俗名高粱米,此药利湿功能较强,无苍术之燥,但亦无冬瓜皮之清,故为次选。此外,利湿清热药物甚多,只要坚守"利湿而不助热""清热而不助湿"这一指导思想,均可选用。

脾湿胃热,孰多孰少,谁重谁轻,必须得弄清楚,在治疗用药上,亦应有所偏重也。

脾湿胃热,何以多见? 我认为这是由脾胃的生理特点所决定的。也可以说,脾胃矛盾的辨证表现就是脾湿胃热。

我们在脾胃病治疗中,就是用药物来调整脾和胃的矛盾,达到相互制约、维持平衡的目的。

因此,我认为脾湿胃热是脾胃病的主要矛盾。

以上为步玉如先生原文,虽然笔墨不多,但从脾胃的功能和矛盾、脾湿胃热的证候表现、脾湿胃热证治举要等三个方面把脾湿胃热是脾胃病的主要矛盾这一学术观点阐述得非常清楚,文章言简意赅,说理透彻,对于丰富脾胃病的理论和治疗方法具有重要指导意义。特别是文中提到的脾湿胃热,两者混在一起,既有脾湿的证候,也有胃热的证候,颇易与寒热夹杂证混淆,并且提出了脾湿胃热的具体辨识方法,尤其值得重视和学习。在治疗选药方面提出了"利湿而不助热""清热而不助湿"这一指导思想,对于冬瓜皮和秫米的介绍更是步玉如先生数十年临床实践的经验之谈,值得借鉴和学习。

(三)《金匮要略·血痹虚劳》篇读后论

本文亦是步玉如先生亲自撰写的一篇讲稿,未曾公开发表,对《金匮要略·血痹虚劳》篇颇多独到见解,又联系到临床实际,对于虚劳治疗具有重要指导意义,故附录于此,原文如下:

《金匮要略》是汉代张仲景的著作,清代徐灵胎云:"《金匮要略》乃仲景治杂病之书也,其中缺略处颇多,而上古圣人以汤液治病之法惟赖此书之存,乃方书之祖也。其论病皆本于《内经》……其用药悉本于《神农本草》……其方则皆上古圣人历代相传之经方,仲景间有随症加减之法。其脉法亦皆《内经》及历代相传之真诀,其治病无不精切周到"。由此可见,《金匮要略》一书是张仲景继承和总结了汉代以前医学家的理法方药,结合自己的实践经验,系统地加以整理,写出来的一部治疗杂病的名著。因此,这部书在中医学中占有很重要的地位。

在这部书里,讲了几十种杂病(包括妇女妊娠、产后等)。里面有一篇叫作"血痹虚劳篇",讲的是血痹和虚劳。但是,讲血痹的,只有三条,其余的都是讲虚劳的,所以,这一篇重点实际上是讲虚劳的。学习这篇著作,不仅能了解到古人对虚劳病的认识,同时,对于虚劳病的治疗方法也有很多的启示和指导意义。现在,从脉、因、证、治四方面加以论述。

【脉】

《金匮要略·血痹虚劳》篇:"夫男子平人,脉大为劳,极虚亦为劳。"

此条是指出虚劳病的脉象总纲。"平人"是指一般从外观上看没有什么病的人,但是从脉上看,出现了"大"和"极虚"的脉象,这是虚劳病。

"大"不是热盛的洪大,而是浮大无力,虚劳病阴虚于内,阳浮于外,外强中干之象。

"极虚"是细、弱、濡、微等脉的综合表现。《素问·通评虚实论》言:"精气夺则虚。"因此,极虚的脉象,是气血两虚、阴阳耗损的现象。

但是,脉象不是孤立的,不能单从脉象来诊断,还要结合症状和兼见脉象,综合分析。如篇内提出的"脉大、痹侠背行"是风气;若"肠鸣、马刀侠瘿"是劳。这是脉象结合症状;篇内提出的"脉极虚芤迟,迟为清谷,芤为亡血,虚为失精"这是主要脉象结合兼见脉象。

此外,还提出"虚弱细微,浮弱而涩,芤动微紧,弦而大"等十几种脉象,体现了虚劳病的气血两虚、血少精伤之候。

【因】

《金匮要略》血痹虚劳篇在病因方面,虽然没有简明扼要地直接提出,但是从症状上、治疗上也可以了解到一些。例如篇内提到"阴寒精自出,瘦削不能行……无子,精气清冷……失精家,少腹弦急,阴头寒……失精……虚劳腰痛,少腹拘急,小便不利……"这些症状是肾病的表现。篇内又提到"虚劳里急,悸,衄,腹中痛,梦失精,四肢酸疼,手足烦热,咽干口燥,小建中汤主之",这条经文里的衄是鼻出血,中医讲脾统血;"四肢酸疼",中医讲脾主四肢,在治疗上用小建中汤,"中"就是《内经》所说"脾者,土也,治中央",建中就是建立脾胃之气,所以这条经文的重点是指脾病而言。

肾为先天之本,真阴真阳之所寄;脾胃为后天之本,气血营卫之源泉。肾脾两病,则阴阳气血俱虚矣。这是在脏腑方面,注意脾肾。

此外,还提到了"干血""亡血"。亡血包括衄在内,是失血病,失血可导致虚劳;干血是瘀血内停,新血不生,亦可导致虚劳。前者是因虚致劳,后者是因瘀致虚,这又是从血瘀方面论述虚劳病因,而重点在于干血。

【证】

《金匮要略》血痹虚劳篇里,叙述虚劳病的症状很多,如手足烦热,渴,咽干口燥;盗汗;遗精,阴头寒冷,腿瘦削不能行,疾行则喘;女子梦交,半产漏下;亡血,衄血;面色白;马刀侠瘿;腹满溏泄食不化,不能食;下利清谷;风气百疾;羸瘦;肌肤甲错,两目黯黑……

"亡血、衄血"都是出血症。在临床上,贫血的患者,多有出血记录。"面色白"是血虚所致。血虚的患者虽然不一定贫血,但是,贫血的患者面色多是㿠白的。

还有"马刀侠瘿",在《灵枢·痈疽》篇说:"……其痈坚而不溃者,为马刀侠瘿。"《灵枢·经脉》篇说:"胆,足少阳之脉……是主骨所生病者……缺盆中肿痛,腋下肿,马刀侠瘿。"一般认为,腋下肿核称马刀,颈部肿核称侠瘿。这种肿核,可能是淋巴结核。但是,也可能是颈部腋部的淋巴结肿大。

【治】

《金匮要略》血痹虚劳篇,对虚劳的治疗方剂共有七个,即"桂枝龙骨牡蛎汤""小建中汤""黄芪建中汤""八味肾气丸""薯蓣丸""酸枣仁汤""大黄䗪虫丸"。前四方是甘温扶阳剂。小建中汤、黄芪建中汤是扶脾阳。肾气丸,是扶肾阳。桂枝龙骨牡蛎汤,调和营卫,营卫和则三焦各司其职,上不热,下不寒。水谷精微输化,气血之源有赖。又龙骨牡蛎,则以失精亡血既久,涩以固脱。

虚劳是虚证,用补法是正治。或补气补血,或补阴补阳。张仲景善用扶阳法,侧重肾脾,抓住先天后天之本,阴阳气血的根源,而不漫用补气补血补阴补阳之剂,是探本求源之治,也就是《素问·阴阳应象大论》篇"治病必求其本"之旨。

薯蓣丸治虚劳诸不足,风气百疾,是扶正祛邪之剂。虚劳诸不足,是内伤。风气百疾,是外邪。此方是为内伤兼外感者立法。

内伤之人,正气不足。正气不足,则风气不去。风气不去,则正气愈虚。必于补虚之中,佐以散风,使虚损渐愈,风气渐去。

虚劳患者的发热,中医先辨其是内伤还是外感,这和西医学中对白血病患者的发热首先考虑是感染还是本病所致,思路是完全一致的。

白血病的发热,大多是由于感染引起,一般常用抗生素及中药清热解毒剂,有的可以控制,有的则不能控制。虚劳病的发热,如果由外感引起的,用一般清热解毒透表之剂也同样是不易收效的。原因是,内伤虚损是本,外感新邪是标。药物治病,必通过人身机体而发挥作用。今本病是内伤虚证,机体抵抗力弱,所以用治外感新邪的药物,也不易收到理想的效果。因此,虚人外感,中医认为是难治之症。薯蓣丸正是为虚劳兼有外邪者指出了治疗的法则。

酸枣仁汤治虚劳虚烦不得眠，是养阴除烦之剂。

至于大黄䗪虫丸，则是去瘀生新之剂。内有干血，则新血不生。虚劳之人，又兼干血，补之则干血愈固，攻之则正气愈虚。只有用润以濡其干，如生地、芍药；用虫以动其瘀，如水蛭、䗪虫、虻虫；用通以去其闭，如桃仁、大黄；又用甘草扶正补虚，是为虚中夹实者立法。

再生障碍性贫血，是由于红骨髓显著减少，造血功能衰弱而引起的一组综合病症。也就是造血器官发生障碍，以致新血生长不良，是血液病中颇为难治之症。目前中医治此症，大多是从"肾"着眼，从"补"论治。"肾主骨""肾生髓"骨髓之病，责之于肾。"虚则补之"，血虚之病，故用补法。或草木之味，益气养血，或血内有瘀，从破从补，都有一定的疗效。但是，用去瘀生新之法者，绝少。今从张仲景用大黄䗪虫丸治干血虚劳症，去瘀生新。可以悟出治虚证的攻法。

关于虚劳病，古人论述颇多。早在《素问·宣明五气》篇提出"五劳所伤，久视伤血，久卧伤气，久坐伤肉，久立伤骨，久行伤筋"，指出了虚劳病的病因。又如《素问·玉机真脏论》"五虚死……脉细，皮寒，气少，泄利前后，饮食不入，此谓五虚……浆粥入胃，泄注止，则虚者活"，是把虚劳病的脉象、症状加以阐述。

《难经》十四难："损脉之为病奈何？然，一损损耗皮毛，皮聚而毛落。二损损耗血脉，血脉虚少，不能荣于五脏之腑也。三损损耗肌肉，肌肉消瘦，饮食不能为肌肤。四损损于筋，筋缓不能自收持。五损损于骨，骨痿不能起于床……治损之法奈何？然，损其脉者，益其气。损其心者，调其营卫。损其脉者，调其饮食，适其寒温。损其肝者，缓其中。损其肾者，益其精。此治损之法也。"这是从五脏立论，从症状的表现，以测内损的演变，并且提出了五损的治法。

至于汉张仲景氏，则又在《内经》《难经》的基础上，总结了前人的理论经验。在《金匮要略》里的血痹虚劳篇，把虚劳病的脉、因、证、治，详细地加以论述。在治法上，抓住脾胃两脏，着重扶阳，特别是对"干血"的治疗，去瘀生新，为虚证治法，指出了新的途径。这些治疗的方法，在今天仍有着其现实意义。

后汉以后，《诸病源候论》又从证候方面加以补充，把虚劳病分为三十九候，有病源，有证候。

李东垣从脾胃主论，以脾胃为主，谓土为万物之母，用甘温补中治疗劳倦内伤。朱丹溪从肝肾论治，创阳常有余，阴常不足之说，用滋阴降火，治疗劳倦内伤。两位各成一家，使虚劳病的治疗法日益充实起来。

张景岳、赵献可等主温补，是虚证的正治法。《医宗金鉴》续以前医学之成，在杂病心法中，有"虚劳总括，虚劳死证，虚劳治法"，方药齐备。至唐容川著《血证论》，将血证分为血上干、血外渗、血下泄、血中瘀，及失血兼证，对出血疾患，议篇深刻，有独到之处。

此外，在各代各家的著作中，对虚劳病的编述，散见尤多，不一一列举了。

总之，中医学对虚劳病的理法方药，积累了许多的宝贵经验。我们应当学习掌握，继承而发扬之。

在西医学中血液病方面，主要有白血病、再生障碍性贫血等。这些究竟对应中医的什么病呢？这个问题，谁也不能肯定地答复。但是，若从症状方面来看，有些是和中医的虚劳病近似的。我们应当把中医学虚劳病的治法和现代医学白血病、再障等病的治疗密切地、有机地结合起来，筛选有效中药，进一步提高血液病的治疗效果。

以上是步玉如先生的原文,不但从脉、因、证、治四个方面对仲景原著进行了系统的归纳和分析,还追溯和总结了《内经》《难经》以及后世名家的相关论述加以阐释,条目清晰,说理透彻,对于学习《金匮要略·血痹虚劳》篇具有重要的参考价值,对于现代血液病的辨证与治疗具有重要的指导意义。

参 考 文 献

［1］ 北京中医学会《孔伯华医集》整理小组.孔伯华医集[M].北京:北京出版社,1988.

［2］ 步玉如.清化法治疗脾胃病验案举隅[J].北京中医,1986(6):6-7.

［3］ 步玉如.温胆汤加减应用的体会[J].北京中医,1983(2):10-13.

［4］ 步玉如,周乐年,饶旺福.运用百合汤治疗胃脘痛的体会[J].中医杂志,1982(8):16.

［5］ 步玉如.中医治疗慢性肝炎的点滴体会[J].中西医结合杂志,1982(4):215.

［6］ 步玉如.袁枚病痢[J].北京中医,1982(3):57.

［7］ 周霭祥,谢仁敷,步玉如,等.中药为主治疗慢性再生障碍性贫血55例疗效小结[J].中医杂志,1982(5):28-31.

［8］ 李葆平,周建中,刘祥瑛,等.胃疡宁治疗消化性溃疡的临床及实验研究[C].中国中医研究院三十年论文选,1985(10):184-185.

［9］ 周乐年.步玉如老师治疗胃脘痛的经验[J].河南中医,1984(3):20-22.

［10］ 任盛元.步玉如调理脾胃学术经验探讨[J].北京中医,1986(2):4-6.

［11］ 董建华.中国现代名中医医案精华[M].北京:北京出版社,1990.

［12］ 刘少云.步玉如教授治疗脾胃病经验[J].中国中西医结合消化杂志,2001(4):232.

［13］ 刘少云.步玉如老中医学术特点及临床经验[J].中国中医药信息杂志,2001(5):70.

［14］ 刘少云,陈瑜.步玉如老中医临证经验撷萃[J].现代中西医结合杂志,1995(1):66.

［15］ 刘少云,张昌兴.步玉如老中医治疗脾胃病经验拾零[J].辽宁中医杂志,1993(5):12-13.

［16］ 李保双,刘少云.老中医步玉如调脏腑治胃痛3法[J].北京中医药大学学报,1995(5):65.

［17］ 李保双,刘少云.步玉如老中医治疗胃痛经验探讨[J].中医研究,1995(4):29-30.

［18］ 邓尔禄,张杰.步玉如老师治疗胃脘痛经验介绍[J].青海医药杂志,1989(4):60.

［19］ 赵一丁.步玉如辨治便秘经验拾萃[J].中国中医药信息杂志,2010,17(8):75-76.

［20］ 赵一丁,于莉.步玉如教授论治胃脘痛经验拾萃[J].中华中医药杂志,2006(3):169-170.

［21］ 刘国强.老中医步玉如用风药治肝病[J].上海中医药杂志,1984(12):33.

［22］ 曹信杰.步玉如临证验案三则[J].河北中医,1990(4):22.

(整理:李振华;审订:徐世杰)

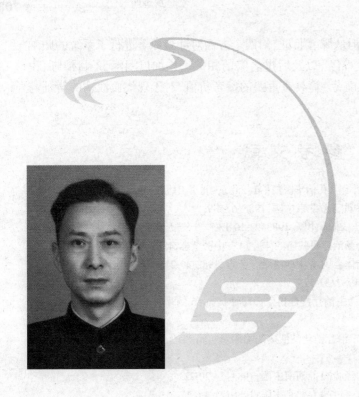

周济民

一、生平传记

周济民先生（1919—1994 年），男，汉族，重庆人，农工民主党党员。我国著名肛肠病专家。曾任中国中医研究院（现为中国中医科学院）广安门医院肛肠科主任、全国肛肠学会常务理事，致力于中医肛肠事业 60 余载。1934 年，拜师于重庆痔瘘名医刘崇恩先生学习中医痔瘘之术，努力研读中医经典古籍，钻研痔瘘疾患。1954 年，作为第一批 52 名奉召建院的名老中医的一员，被原卫生部调入中国中医研究院工作，并成为中国中医研究院广安门医院肛肠科的创始人之一。先生在临床辛勤工作的同时，笔耕不辍总结心得撰写论文"复杂性肛瘘的辨证论治""结扎疗法治各种痔核的疗效报告""ULTROID 痔疮治疗仪治疗痔疮 786 例"等多篇论文；主编中医痔瘘治疗经典 ——《痔疮痔瘘患者须知》《痔瘘中医疗法手册》《中医症状鉴别诊断学》等著作，为发扬中医肛肠事业做出了积极的贡献。

（一）少时立志，求学于渝

周济民先生 1919 年 1 月生于重庆。1934 年，年仅 15 岁的先生便拜师于当时重庆痔瘘名医刘崇恩先生门下，学习中医痔瘘之术。先生不仅天资聪慧，同时学习刻苦，潜心研究，加之名医指点，很快便学有所成，继而在重庆开业行医，治病救人。1939 年顺利通过考试取得中医师合格证。1951 年，先生又跟随巴蜀地区中医痔瘘泰斗——黄济川老先生，学习痔瘘之术。经过与黄老先生的跟师学习，他在治疗肛肠疾病方面的技术日益精湛。1952 年，先生进入原西南卫生部直属新渝医院痔瘘科工作。同年，受当时西南卫生部和重庆市卫生工作者协会委托，周济民先生、蒋厚甫先生等一起到重庆市第七人民医院试点"枯痔散疗法"

和"药线挂线法",与西医李开泰(李雨农)先生、陈之寒先生一同展开中西医合作治疗痔瘘疾患。

(二)积极进京,奉献祖国

1954年,卫生部在北京马将军胡同的中央六院决定成立"痔瘘小组",周济民先生响应党和国家的号召,积极参与其中。先生以其独特简便的中医疗法治疗痔瘘,使得患者获得显著的疗效,并且患者自述痛苦较前明显减少,痔瘘疗法受到党和人民的高度重视。1955年,原卫生部研究决定成立中国中医研究院(现为中国中医科学院)。为了进一步推广先生治疗痔瘘的经验,先生作为第一批52名奉召建院的名老中医的一员,被原卫生部调入北京,之后便在中国中医研究院(现为中国中医科学院)工作,并为中国中医研究院(现为中国中医科学院)广安门医院肛肠科的创建付出了不可泯灭的努力。

(三)融古汇今,发明创新

周济民先生深得黄济川老先生应用"枯痔散"及"药线挂线法"治疗痔瘘的真传,在临床上积极推广运用。但是先生通过不断的临床研究,发现枯痔疗法仍有一些不足之处。如枯痔散中的白砒(俗称砒霜)的剂量不易掌握,稍有不慎便会使用过量,即可引起砷中毒。为解决这一难题,先生勤求古训,博采众方,于1955年他创新性地将枯痔散去掉白砒,称之为无砒枯痔散,应用于临床治疗。这样既避免了砷中毒,又使病人痛苦大大减轻,且治愈后不易复发。先生将其治疗经验总结成文,发表于重庆痔瘘小组总结材料中,随后原卫生部将其经验向全国推广。1955年,先生因其发扬和挖掘中医学和对中西医结合做出的贡献,荣获国家二等奖。先生从年轻时期就开始使用药线挂线治疗肛瘘。中医传统使用的是"药线",他发现传统挂线疗法由于需要多次紧线,给病人带来了许多不必要的痛苦。于是先生提出使

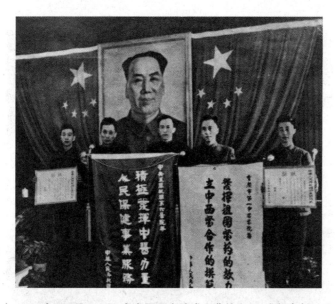

1955年12月19日,在中医研究院成立典礼上,卫生部表彰了重庆痔瘘医疗小组及其他有功人员,奖励他们运用"挂线疗法"和"枯痔疗法"治疗肛肠疾病获得显著疗效。右二为周济民

用橡皮筋代替药线法,大大减轻了病人的痛苦,并在实践中不断完善。同时,先生阐明了切开挂线疗法治疗肛瘘不易引起肛门失禁的原理,深受临床医务工作者及患者欢迎,因此获得中国中医研究院科研成果二等奖。1959 年他首先采用 4%明矾注射液治疗一、二期内痔,为以后研究理想的注射疗法奠定了基础。同时,也为进一步改善传统的手术方法开辟了一条新的途径。他参与研究的另一项科研试验是根据中医学"酸可收敛,涩可固脱"的理论治疗完全性直肠脱垂的发病机理。通过临床反复试验,总结出的一套治疗直肠脱垂的新方法——6% 明矾液注射治疗成人完全性直肠脱垂。经临床验证,治愈率可达 99.5%,且无直肠狭窄、性功能障碍等后遗症,并且获得中国中医研究院科研成果二等奖。20 世纪 70 年代,先生与史兆岐教授,一同参与了消痔灵注射液的研发、试验、临床观察等工作,为后来消痔灵注射液研制成功做出了贡献。1978 年,在卫生部医药卫生全国科技大会中荣获"广医肛肠科先进集体"称号。1981 年 10 月,中国中医研究院主持邀请国内中西医专家鉴定明矾液治疗成人直肠脱垂,确认为院级成果,与会代表建议上报卫生部,晋升为部级成果。最终,该法于1982 年 1 月顺利通过部级鉴定。该疗法的成功研究及推广,为成人完全性直肠脱垂的非手术治疗开辟了一条新的思路。

(四) 学术传承,传道解惑

周济民先生一生从事中医肛肠专业,虚心钻研中医古籍,不断创新,在治疗大肠肛门疾病方面积累了丰富的经验,并形成其独特的风格。他继承中医学之精华,以辨病辨证为基础,采用多种临床治疗手段,结合辅助检查,在防治大肠肛门疾病方面独树一帜,取得了显著的成绩。先生曾先后担任中国中医研究院广安门医院肛肠科主任、全国肛肠学会常务理事、中国中医研究院专家委员会委员、北京市中医药研究促进会理事等要职。1979 年起开始培养研究生,虽年逾古稀,仍坚持临床和教学工作,对发扬中医学、培养中医肛肠专业的新生力量

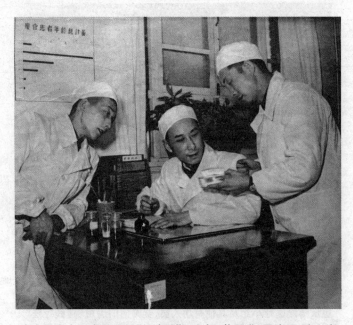

痔瘘医疗小组成员研制"枯痔散"。左起:蒋厚甫、周济民、陈之寒

做出了极大的贡献。根据人事部、卫生部和国家中医管理局关于名老中医药专家学术经验继承工作的决定,他又担负起传授经验及培养中医肛肠学科带头人的重任。

中医学源远流长,在数千年的历史长河中曲折前行,发展甚慢,其中一个主要原因就是中医传承的问题。由于传统观念的保守,导致很多名医和经方在"传儿不传女,传内不传外"的狭隘思想中不断湮灭。先生充分认识到中医发展的这一弊端,同时他也意识到中医痔瘘在中医学整个学科中是一个范围狭小但专科特色非常突出的分支,如何保持学科的活力和学科的传递,先生从自身做出了表率作用。先生摒弃陋习,广纳弟子,开课授教,以开放的态度面对学医之人,广泛传承技艺。先生对教育的重视,对弟子的培养,为中医肛肠事业的发展注入了新鲜的血液,奠定了中医肛肠学科教育体系建立的基础,培养了众多肛肠病学的骨干力量,如:贵阳中医学院肛肠科创始人、国家级名老中医彭显光;发明"消痔灵注射液"及"消痔灵注射法"的创始人,曾担任中华中医药学会肛肠分会副会长兼秘书长的史兆歧;中国医师协会肛肠专业委员会主任委员、中日友好医院肛肠科主任安阿明;马应龙药业集团董事长陈平先生之父、湖北痔瘘名医陈济民;广安门医院肛肠科副主任寇玉明等,故曰:京系肛肠师出周济民先生。先生对中医肛肠学科及人类健康事业所做出的巨大贡献不可小觑。

1954—1955年,周济民先生先后给中央直属各医院、北京市属各医院及各厂矿医院开办五期痔瘘中医疗法学习班以推广中医疗法。1955年,先生给黑龙江省举办一期痔瘘疗法学习班。1956年北京中医医院建院时,先生亲自前去对痔瘘科工作进行指导,将其丰富的临床经验,毫无保留地向科室人员传授,传承了传统的中医枯痔疗法。1965年,由中国中医研究院主持,在山西稽山为山西省主要医院举办一期痔瘘中医疗法学习班。1971年,受卫生部委托,在辽宁沈阳举办北方九省中西医结合防治肛肠疾病学习班。

1994年4月,周济民先生因病逝世于北京。先生不仅具有精湛的医术,还具有高尚的医德、医风,他待病人和蔼可亲,谦逊随和,不论职位高低,一视同仁,一样认真细微。先生一生勇于实践,勤于总结,从不保守,真诚地把经验传授给同行和后代,为中医肛肠事业的发展奉献了自己的一生。

二、学术思想

(一)潜心研究,中西互补治疑难

周济民先生行医六十余载,以中医辨证论治为本。肛门直肠疾病虽然以局部外症尤为突出,但他诊病始终重视"四诊"查病,遵循八纲辨证。他常说"阴阳是辨证之首,对诊断和治疗都有重要意义,否则将会发生原则性错误"。先生还认为把握阴阳的同时,要根据病人的体质、症状、邪正盛衰及内因、外因等情况,结合表里、虚实、寒热辨证,联系局部肿痛脓疡,进行分析归纳,从根本上把握疾病的性质。强调局部辨证,注重湿邪为患。先生认为:同一种肛门部疾病,在同一病人身上或不同个体,由于正邪关系、致病原因、病程长短等因素而同中有异。因此,先生在诊治肛门直肠疾病时,不仅对局部进行辨病辨证分析,分清痔、瘘、裂、痈等,还要具体辨别阴阳、虚实、寒热。他认为,证与病是同一性质的两个方面,不可截然分开。辨病则准确反映了疾病的特征,辨证从总的方面明确疾病的性质,两者互参,才能从本质上把握疾病,胸有成竹,应变自如。

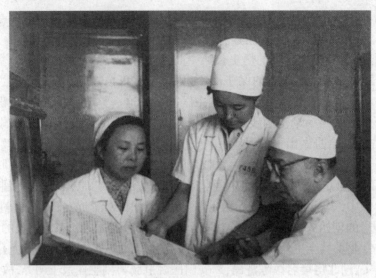

周济民先生工作照

1. 痔疮　诊断痔疮,要分清内痔、外痔或混合痔,病变程度是早期还是晚期,同时还要分辨虚实。周济民先生认为痔疮发生的原因很多,大致有这几个面的因素:①肛门部的构造复杂,肛门内外有很多静脉丛,这些静脉丛的血液循环容易受到障碍,而使血管发生迂曲扩张,从而成为痔。痔外静脉丛扩张迂曲即成外痔,痔内静脉丛扩张即成内痔,如两者毗邻又同时扩张迂曲即变成混合痔。但是它们不是截然分开的,而是互相通连又互相影响的。②有些慢性疾病如心脏、肝脏、肾脏等慢性疾病及痢疾、长期便秘或肛门附近脏器有肿瘤等,这些都影响肛门部血管的血液畅行,导致该部血管弯曲扩张而成痔。③从事久站久坐的职业而又不爱活动的人,会使肛门部血液不畅流而瘀滞成痔。④嗜食辛辣,肛门部经受冷热刺激,或长服用泻药,也是致痔的因素。⑤妇女在妊娠期间,长期压迫该部位之血液循环亦可成痔。总之,凡是能够促使肛门部血管的血液循环障碍的因素,均可造成肛门部血管弯曲扩张而成为痔。实证有风湿燥热结积、湿热瘀血蕴结、湿热酒毒下注等;虚证有气虚痔脱、血失统摄、脾肾阳虚、滑脱痔出等。先生根据痔多因于湿热风燥,致使浊气瘀血留结肛门,长期便血、脱出可使气血亏损,中气下陷的特点,将痔分为以下四型施治:

(1) 实热型:患者症见口渴喜饮、唇燥咽干、小便短赤、大便秘结、便时疼痛出血,脉洪大或弦数,舌质红,苔黄燥。治宜清热止血,润燥通便,方用槐花散或地榆散加味,兼表证发热者,选用防风通圣散上宣肺气,下通积滞,表里双解,调气运血。槐花散加味方:槐花 12g,炒荆芥、火麻仁、枳壳各 9g,牡丹皮、侧柏叶、生甘草、地榆各 10g,生地黄、仙鹤草各 15g。地榆散加味方:地榆 12g,黄芩、黄连、山栀、槐花、茯苓、当归、甘草各 10g,赤小豆 15g。

(2) 湿热瘀滞型:患者症见腹胀纳少、肛门坠重、便秘溲赤、甚或身热、肛门凸出红肿、旁生肿块、宿滞不散、疼痛难安。治宜清热除湿、活血化瘀。方用五神汤加味或活血散瘀汤。五神汤加味方:金银花 20g,牛膝、车前子、茯苓、黄芩、当归尾、赤芍、甘草各 10g,地丁 15g。活血散瘀汤:当归尾、牡丹皮、赤芍、桃仁、瓜蒌子、槟榔、大黄各 10g,川芎、苏木各 9g,枳壳 6g。

(3) 虚寒型:患者症见身倦神疲、面色苍白、大便稀溏、小便清长,食少腹胀,便时内痔脱出,出血色晦黯,脉沉迟或弱细,舌质淡白。治宜温中健脾、固脱止血。方用归脾汤、黄芪建中汤加减。归脾汤:人参、当归、白术、茯神、酸枣仁、远志、诃子、龙眼肉、黄芪各 10g,木香、甘草各 6g,加灶心黄土一块,升麻 3g。黄芪建中汤加减方:黄芪 15g,陈棕炭、桂枝、陈皮、白芍、旱莲草、侧柏炭、白术各 10g,生姜 3 片,大枣 7 枚,升麻 6g,甘草 9g。

(4) 气血亏损型:患者便血日久,症见面色无华、气短心悸,少言懒语,四肢倦怠,食少乏味,肛门坠重,或血燥便秘,排便困难,痔脱难收,脉细弱,舌质淡。治宜气血双补。方用八珍汤或补中益气汤。若虚寒中兼湿热者,可用当归连翘汤,于补虚之中兼清湿热,和血疏风。八珍汤:熟地黄 15g,白芍、白术、茯苓、当归各 10g,人参 12g,川芎、甘草各 9g。补中益气汤:当归、生地黄、白芍、连翘各 12g,地榆、人参、黄芩、焦山栀、荆芥、白术各 10g,阿胶 12g,白芷、甘草各 6g,防风、乌梅各 9g,大枣 6 枚。

2. **直肠脱垂** 直肠脱垂俗称脱肛。我国对直肠脱垂症状和病因的最早记载始见于隋·巢元方《诸病源候论》中记有:"脱肛者,肛门脱出也。多因久痢后大肠虚冷所为,肛门为大肠之候,大肠虚而伤于寒痢,而为气喧,共气下冲,则肛门脱出。"直肠脱垂一般起病缓慢,病程较长。很多医家认为脱者中气虚也,根据虚者补之的治则,常用健脾温中、益气升提之法,但疗效并不可观。

而周济民先生则认为,直肠脱垂虽属虚证,但病因很多。有气虚下陷、气血两虚、肾虚不固和小儿气血未壮之分,临床应审证求因施治,方能药到病除、效如桴鼓。附举验案三则以飨同道。

验案一:李某,男,3 岁半。患儿于半年前因患腹泻而发生便后肛门内有物脱出。近 2 月症状加重,腹泻日 3~4 次,每次便后均有物脱出肛外,食少,睡眠不佳。患儿面色㿠白,目睛无采,舌淡苔少,脉象虚弱。嘱病儿用力时可见肛管外翻,肛内有一鲜红环状物脱出,长约 2cm。

周济民先生认为,患儿胃纳不佳,大便稀溏,便时肛门外翻,直肠脱垂,证属气虚下陷脱垂,治宜补中益气、升阳举陷,方用补中益气汤加减。处方:蜜炙黄芪 20g,太子参 20g,全当归 6g,升麻 6g,炒白术 3g,陈皮 6g,炙甘草 6g,柴胡 3g,生姜 3 片、大枣 2 枚。水煎服。服药同时,外用一特制银质小环(直径为 1cm),用橡皮膏将其粘贴在肛门缘,再用丁字带悬吊固定治疗 1 月后病愈,观察 12 年,未见复发。

验案二:孙某,女,50 岁。10 年前因产后便秘而发生直肠脱出肛外,不能还纳,疼痛难忍,经采用保守治疗而缓解。以后每次排便均发生脱垂症状,便后需手推复位。平素体倦懒言,寐少梦多,头晕目眩。观患者面色萎黄,唇甲不华,舌质淡红,舌苔薄白。嘱病人增加腹压时,直肠脱出肛门外约 6cm,直肠黏膜表面充血。

周济民先生认为,患者系经产妇,产后气血亏损,引起直肠脱垂,并伴见头晕目眩,寐少梦多,治宜调荣养血、益气固肠,方用参茸提肛散加减。处方:人参 6g,鹿茸(研末冲服)4g,炒白术 8g,全当归 8g,补骨脂 6g,肉豆蔻 4g,黄芪 20g,乌梅 10g,甘草 3g。每日 1 剂。连服 15 剂后,症状好转,便软时无脱垂症状,便秘时尚有轻度脱垂。继服前方 7 剂后,改服十全大补丸,每日 2 次,每次 1 丸;麻仁滋脾丸每日 2 次,每次半丸。服药 4 月余,诸症悉除,5 年来未见复发。

验案三:殷某,男,43 岁。便后肛门有物脱出已 4 年余,初起能自行还纳,以后则需用手慢慢将脱出物送回。在外院检查诊为"完全性直肠脱垂Ⅱ度"。患有慢性气管炎合并肺气肿 4 年,平素气喘心悸,发作时咳喘不能卧。诊见患者形体瘦弱,动则气短,用力时则见直肠从肛门脱出,脱出物长约 8cm。舌淡、苔白滑,脉象沉细略滑。

周济民先生认为,肺与大肠相表里,肺气虚则大肠寒脱。证属肺虚咳喘、肠寒脱垂,治宜温肺益气、定喘固脱。处方:太子参 20g,黄芪 20g,全当归 8g,杭白芍 9g,炒白术 10g,炙甘草 6g,桑白皮 8g,贝母 8g,羌活 6g,肉桂 6g,五味子 15g。每日 1 剂。服药 1 个月后症状缓解。为巩固疗效,取 3 倍量的上述药物,共研细末(为 1 料药),炼蜜为丸,每丸重 9g,每日 2 次,每服 2 丸。服 2 料药后,诸症悉除。随访 6 年,未曾复发。

周济民先生还指出,肾虚患者亦可产生直肠脱垂症状。肾虚脱肛患者常伴见腰膝疲软、消化不良、身寒肢冷、尿频阳痿、体倦无力等症,应采用补肾纳气、温阳固脱法,可服用参蚧散(人参、蛤蚧各 3g),分 2 次冲服;或用龙骨 9g,牡蛎 9g,诃子 6g,赤石脂 6g,熟地黄 12g,五味子 6g,菟丝子 6g,罂粟壳 6g,研末,每次冲服 15g,每日 2 次。若病人有肛门下坠、肿痛、小便淋沥、心胸烦热、胸闷、不欲饮食、口苦、舌质红、苔黄腻、脉象滑数等湿热症状,当用清热利湿法,可用升阳除湿汤:升麻 3g,柴胡 6g,防风 9g,麦芽 10g,泽泻 6g,苍术 9g,神曲 9g,麦冬 12g,甘草 3g,木香 6g。每日 1 剂,水煎服。临床实践证明,上述诸方都有较好的疗效。

3. 便秘 周济民先生指出:"便秘可分为大肠津亏、大肠寒结、胃肠热结、气虚便结、气滞不行、气血两亏、阴虚便结等。治疗上均应审证求因,因人而异"。提倡"有其证而用其药",决不诸证雷同。先生强调应积极预防便秘:其一,要养成定时大便的习惯,最好在每天早晨大便一次;其二,注意饮食的调配,最好能在每天起床后喝点冷开水,平时多吃蔬菜、水果;其三,若已便秘时,可适当地用些缓泻药或灌肠来助其养成正常的排便反射。

4. 肛门瘙痒症 周济民先生则认为:"此症虽有外受风热之邪的一面,但脾失健运、血气被损、中气下陷、痰浊流注是其重要内因。特别在一些仅见于肛门部瘙痒,局部改变不明显而又顽固难愈的病例中,升提脾气即成为治疗大法"。因此他常用"补中益气丸""三妙丸"二方于临床上灵活化裁,多获奇效。

5. 局部伤口 周济民先生强调分辨阴阳、新旧、有无腐肉、胬肉、脓毒等。他指出:"脓毒宜泄,新肉宜生,腐肉宜除"。若忽视局部辨证则无从施治,不能对伤口千篇一律处理,要辨阴阳虚实。为了提高诊疗效果,他还强调脏腑辨证、气血辨证,辨别经络气血多少等。据其症而立法处方,选择手术,达到治疗目的。周济民先生指出:"辨证是决定治疗的前提和依据,论治是治疗疾病的手段和方法,也是对辨证是否准确的检验"。

若诸痈溃后不收,脓汁清稀,时有潮热盗汗,懒言乏力,脉细弱之证。周济民先生认为:此乃久病失治,寒邪循络内侵,入里化热,灼伤肺金,肺燥失润,气机不得宣发,气血不达,肌肤失于濡养而致。治以遵循滋阴养血通络之法,使气血畅通,每获良效。先生还说:"辨证和论治是诊治疾病过程中不可分割的两部分。辨证的'证'是指'证候',是病因、病理、病情、病势、临床症状,诊断和治疗方法的概括,准确的辨证,是提高疗效的关键"。

(二) 内外兼顾,整体结合防疾患

中医学认为人体是一个有机的整体,局部病变往往是脏腑间阴阳失和的表现。痔的临床表现也就是"肺经遗热""中气下陷""肾经阴虚""肝经血热"等不同的机体反应形式。周济民先生指出:"痔的治疗离不开辨证施治,但痔的局部特点是湿、热、风、燥四气郁滞、治疗上大都需要荡涤郁热之药"。中医对痔疮的治疗是多种多样的。可内服中药,也可外用药物及针灸、导引等治疗方法。在这些方法里又有许多不同的治疗方式。虽然痔疮是局部的病变,但中医在处理上往往是结合整体,根据不同的体质和证候,给予不同的治疗,灵活运用方法,不拘泥于一方一药。先生又指出:"痔之临证所见,实证者多,虚证者少,所谓虚证亦是虚中有实,只不过虚多实少而已"。针对其特点,常有清热、渗湿、润燥、疏风、和血之法等。对于痔之实证,自当以祛邪为治,而对于虚证,却不宜一味投补,除补其虚外,当参照局部特点相应地佐以清热、和血的药物。如在健脾益气升提药中佐以清解之药,常可提高疗效。

周济民先生在临床工作中,强调"治未病""防病于未然"的理念。临证常告诫病人注意饮食起居,讲明辛辣厚味、饮食不节、排便不规律与肛门疾病的关系,以防痔疾的发生及加重,致使不少患者未经治疗而病情得以减轻。在治疗中,他主张积极治疗原发病。

周济民先生治疗嵌顿痔、炎性外痔、血栓外痔时主张要重视外治,广泛运用"熏洗""外敷",常选用清热解毒、散结止痛、软坚消肿、收敛止血之中药:如五倍子、马齿苋、侧柏叶、苦参、地榆、明矾、黄柏、白芷、赤芍、川椒外洗及四黄膏外敷,以重外治之法,而体现"异病同治"之理,再加上辨证求因,四诊合参,内服药物可达"釜底抽薪"之功效。

对于肛痈之疾来势迅猛,局部红肿剧痛,寒战高热,脉洪大而数,苔黄燥,证属脏毒实热者,治宜清热解毒,凉血散瘀。内治、外治并用,常可免去患者刀针之苦。而对脓已成的患者,则强调要托脓外出,使邪有出路,否则可导致邪毒内陷,损及脏腑,而致邪盛正衰,病情恶化。如《证治准绳》所说:"当用针烙而不用则毒无从而泄,脓疲蚀其膏膜,烂筋坏骨"。在整体与局部的处理方法上,周济民先生经常内外兼治,并根据脓腔位置的深浅,采用各种不同的引流法治之。

对于肛裂的治疗,周济民先生认为:内治法在调理大便、缓解疼痛等方面具有较好的作用。还可通过调整机体气血阴阳的偏衰,提高组织修复能力,促进裂口愈合,应用时也应根据临床见症进行辨证论治。先生又认为:肛门裂疮甚难愈合,第一由于肛门括约肌紧张的收缩;第二由于裂口内经常存留小块粪便,局部不易保持清洁;第三由于大便时经常摩擦,反复地受到刺激,局部不能得到修补的机会。他说肛裂有新旧之分,对于病期短而无合并症者,可分别施以清热通腑,凉血润燥,清热利湿,养血益阴,润肠通便等法,对于病期较长之陈旧肛裂,合并有皮赘、瘕疹及肛管狭窄者,则应在治其兼证的同时施以手术治疗,缓解其局部病变。

周济民先生常说:"有诸内,必形诸外,内症愈而外症易搓"。所以他对术前、术后的患者,总是因人因病辨证立法、处方用药,内外兼治,他认为弃内治外或弃外治内都是错误的治疗方法。

(三)循古不泥,取长补拙改枯痔

枯痔法治疗痔疮具有悠久的历史,早在明代《外科正宗》内已有记载。枯痔散中主要以白砒、白矾为主药,其次配合止痛、止血、防腐、收敛、生肌等药物,如乳香、没药、硫黄、月石、三七、血竭之类为佐药。将这些药物分别或混合研细,或单味或全剂投入罐中,置火上煅炼,以使药品干枯为度,再碾成细粉,即为枯痔散。周济民先生认为传统中医的枯痔疗法虽然能达到使痔核发生渐进坏死,彻底治愈的作用,但由于毒性反应大,所以限制了临床上的使用范围。1955年,先生首次将枯痔散改进,去掉白砒,推出无砒枯痔散治疗内痔,避免了砷中毒,使病人痛苦大大减轻。举验案两则说明之。

验案一：赵某，于12年前发现大便有时滴血和疼痛，这种情况续了五、六年，未予治疗。近四、五年来则每次大便时就由肛门内脱出四、五个如栗子大的肉球。开始时还能自行缩回肛内，不久就非用手托回不可了，否则于肛门外边，肿胀、疼痛，非常难受，不能工作。甚至大便时蹲下即流血不止，有时像小便似的流血，必须马上停止大便设法推回及卧床休息，往往推回后复又脱出，因此病人不敢大便，有时三、四天都不大便，这样又助长了痔疮的发展，加剧了上述情况，特别是在开始治疗的前两年内，病人面黄肌瘦，眼花心慌，全身浮肿；平时感到全身无力，不思饮食，在工作中曾昏倒数次。因其痔疮长期流血，引起了严重的继发性贫血，如用其他方法治疗，需要输血并休养一段时间，待体力恢复后才能进行治疗。嘱其涂枯痔散后当天血止，5天痔疮就干枯坏死，再10天痔核就整个脱落而痊愈。

验案二：胡某，患痔疮30多年，经常便血，每次大便痔疮也就脱出。先后曾进行手术及挂线治疗，均未获痊愈。因为长期未治好，进而影响饮食睡眠，身体日益消瘦，近年来复患胃病、神经衰弱症。而且情绪不畅常加重痔疮病情。周济民先生经检查发现脱出于肛门外边有大小不一的4个内痔，随即在每个痔核上插入枯痔锭一条，次日大便即不带血也不脱出，十天后痔疮全部脱落而治愈。

1959年，周济民先生又首先采用4%明矾注射液治疗一、二期内痔。他认为，注射疗法治疗内痔是在枯痔散基础上的一大进步，具有疗程短、病人痛苦小，并发症少，操作简便，疗效可靠等优势。

根据中医学"酸可收敛，涩可固脱"的理论和完全性直肠脱垂的发病机理，从反复临床试验研究中，他又将明矾注射液应用于直肠脱垂的治疗上，通过数百例病人临床观察，痊愈率达99%以上，且无直肠狭窄、性功能障碍等后遗症。1981年通过鉴定时专家指出，该疗法是在继承中医学的基础上，中西医结合有所创新的一项科研成果，为成人完全性直肠脱垂的非手术治疗开辟了一条新的思路。

（四）重视换药，不拘一格治肛瘘

周济民先生临证治病不拘泥于一方一法，常据其证而选用合适的治疗方法。如在治疗肛瘘方面，他以手术快、损伤小、预测管道走向准确、疗效高、手术方法先进、经验丰富而著称。五十年代，他首先改传统药线为橡皮筋挂线治疗高位肛瘘，减轻了多次紧线给患者带来的痛苦，又缩短了疗程。在手术上，先生认为：①必须准确寻找内口，并正确处理好内口，是彻底治愈肛瘘的关键。②必须彻底清除主管、支管以及死腔窦道。主要是将其切开或挂开，使之开放，引流通畅。挂线的方式是从外口到内口，顺着瘘管的弯曲深浅绕肛门而结扎，这样肛瘘的管壁首先被药力所腐蚀，然后生长出新肉。因其从底部慢慢剖开，新肉也即从底部慢慢生长，当瘘管全部剖开后则新肉也充填满了创口；同时一条线在管道里，脓液即可随着药线而引出来，脓液不会淤积在管道内，这样就减少了形成新的瘘管的可能。若切开结合缝合者，需在缝合范围内尽量切除管壁、腐败组织，杜绝感染复发的机会。在术后治疗上，先生非常强调术后创面的处理。他常说："支管残留，瘘疾难愈"。所以，术后每次换药时都应注意是否有支管残留，如发现则应及时处理。而对切开之瘘管，正确的换药对于防止假性愈合及复发、促进肉芽生长有不可忽视的作用。因此，先生指出：正确掌握术后创面换药，是治愈肛瘘的重要环节。先生对创口处理也是十分重视的，尤其是复杂性肛瘘的手术创口。他强调应掌握如下换药规律：初时宜重化腐，用红粉纱条蚀管祛腐，待创面腐脱，则应改用生肌玉红膏换药,促进肉芽生长,加快愈合速度。当创面接近愈合时,要注意肛管部的创面,防止桥形粘连出现假愈合。如肉芽生长不良和水肿,他主张用盐水纱布条换药,有促进肉芽变为新鲜和消肿的作用。如在瘢痕中心有小创面仍不愈合,在排除假愈合后,外用珍珠散常可收到比较满意的效果。

(五) 中西贯通,勇于创新治痔疮

对混合痔的手术,周济民先生主张外痔部分的皮肤不宜过多切除,应采用小切口,否则术后瘢痕收缩,容易引起肛门狭窄。对静脉曲张型外痔手术,他主张在痔区中线做一放射状皮肤切口,用止血钳及手术剪将皮下静脉丛进行剥离,待曲张之静脉基本剥净后,再将切口的皮肤对合覆盖于创面,并修去多余皮瓣,使之平整成一条直线。对于环状混合痔,他总结出了保留肛管皮桥的数量和大小的治疗原则。例如,混合痔常以右前、右后、左侧三处的痔区病变为重,手术设计需在其相应肛管上皮与肛缘部做"V"形切口,剥离外痔时就保留了三个正常皮桥。有的混合痔各处病变不易分清时,就要人为地将其分成 3~5 个肛管皮桥。术后有利于肛管表皮的新生,既防止了术后直肠黏膜脱出、肛门狭窄的后遗症,也促进了肛管创口的愈合。先生指出:"肛肠病手术,必须细心,切忌粗暴,手术中要特别注意保留肛管皮瓣,防止后遗症及并发症的产生,术后需注重换药、定期扩肛、以免创口粘连造成直肠下端狭窄"。

三、代表著作与论文述评

(一) 著作

1.《痔疮痔瘘患者须知》 1958 年,由科学普及出版社出版了《痔疮痔瘘患者须知》,本书以简洁明了的语言,详细且全面的向患者和医务工作者讲解了痔瘘中医治疗的历史、肛门部生理解剖、常见的肛门疾病、临床上肛门疾病治疗后的后遗症。同时,还向大众传授了如何从生活习惯等方面预防痔疮、肛瘘等肛门部疾病。先生认为痔、瘘是两种不同的病,"痔"就是痔疮或叫痔核;"瘘"就是瘘疮或叫肛瘘。这两种病发生的原因是不同的。痔疮主要是由于物理性因素所致,瘘疮乃为细菌感染而来。痔、瘘对健康的影响是很大的。譬如得痔疮的人,经常可见到大便时出血,有时仅仅带几滴血,或者发现手纸上有点血迹。经常小量出血,日久会使人陷入脸色苍白、全身感觉无力、头昏眼花、摇摇欲倒的贫血状态;严重时会有较大量出血,出血量可达几百毫升之多,有时甚至能使人立刻昏倒。若当痔疮发炎时,就更加痛了。瘘疮也是一样,疮口经常流出脓水,两侧臀部之间,总是又湿又痒,内裤总是污秽不堪。当发炎时更是疼痛难忍,坐卧不安。这些症状,使患者无论在精神上与肉体上都遭受着很大的痛苦,当然在工作上也受到很大的影响。中医对痔瘘的治疗,无论在效果上或治疗技术上,都较优越,在几年的实践中,充分地证明这一点。短短的几年里有不少痔瘘病人都经过很短时间的治疗后,解除了长期的痛苦,所以中医痔瘘疗法受广大人民的热烈欢迎。

2.《痔瘘中医疗法手册》 本书初撰于 1958 年,后经多次修改,于 1959 年在科学技术出版社出版,其整理方法大致与《痔疮痔瘘患者须知》类似。本书介绍了枯痔散、枯痔锭、明矾压缩、结扎、注射、针灸、挂线、切开及内服药等中医治疗痔疮、痔瘘的方法。对各种疗法的

适应证、术前准备、操作、注意事项等叙述均较具体。对各种药料的配制、手术操作、肛门外科解剖学及诊断学的叙述更为详尽。受到患者和医务工作者的高度好评。

3.《中医症状鉴别诊断学》 1982 年,由中医研究院组织编写的《中医症状鉴别诊断学》是中医鉴别诊断学的重要组成部分。"症状鉴别诊断",就是运用中医的基本理论和辨证方法,对"症状"进行分析;分析同一症状在不同"证候"中出现时的特点,以及同一症状可能在哪些证候中出现。周济民先生负责其中肛裂、肛漏、肛门瘙痒、肛周生痈、肛门生痔等章节的撰写工作。书中先生着重从肛门部疾病的概念、沿革、常见证候、鉴别分析、治疗方法等方面进行编写。在各个章节的编写过程中,先生以中医理论为指导,突出肛门部疾病的辨证的特点,系统继承总结前人的学术经验,又反映了自己在临床上的心得体会,同时还注意系统性、规律性、科学性的总结。先生与其他来自 11 个省市、22 个单位、50 余名编写人员一同共耗时 1 年 2 个月完稿。最终,1984 年《中医症状鉴别诊断学》由人民卫生出版社印刷发行。本书的问世,使得临床医生的症状鉴别分析能力得到了极大地提升,同时还对现代中医及中西医结合临床、教学、科研工作发挥了重要的作用。

(二) 论文

1.《复杂性肛瘘的辨证论治》 周济民先生认为,肛痈(肛周脓肿)是造成肛瘘的原因,同时也是肛瘘的前期症状。从病因病机方面来讲,肛瘘是肛痈的后遗症。先生重视四诊八纲的同时还结合中医外科特点,将肛瘘分为三型:湿热郁滞型、阴虚内热型、气血不足型。肛痈分为两型:实热型和虚热型。只有对疾病理解到位,才好辨证与治疗。另外先生还介绍了治疗肛瘘的三种手术方法包括:切开、挂线以及切开与挂线相配合。先生对于治疗肛瘘,特别是复杂肛瘘认为,不能只着重外治方面而忽略内服药配合;不能只看重手术而忽视术后换药和观察创口情况。先生认为:只有辨清虚实,内外结合,善于观察创口情况,及时恰当处理,手术与换药并重,医疗与护理等同,对于本病的治疗,才能收到满意的疗效,获得事半功倍之效果。

2.《结扎疗法治各种痔核的疗效报告》 周济民先生指出,结扎疗法早在 300 多年前的明代,即被广泛用于痔核的治疗。如《外科正宗》记载:"治诸痔,凡蒂小而头面大者,用此药线缠系患根,芫花五钱,壁钱二钱,用白色细扣线三钱,同上二味用水一碗盛贮小磁罐内,慢火煎至汤干为度,取线阴干。凡遇前患,用线一根,患大者二根,双扣系于根蒂,两头留线,日渐紧之,其患自然紫黑,冰冷不热为度。轻者七日,重者十五日后必枯落,后用珍珠散收口,至妙。"由于这种方法疗法简便,反应小,所以始终享有盛名,现在广大农村仍然用它治疗痔核。关于结扎松紧的问题,先生认为,结紧比扎松优越,因为结扎的作用,是要血液停止供给痔核组织,使其发生缺血性坏死而脱落,结紧之后血液即停止供给,因此坏死快、肿胀时间短,反应小。而松扎时,血液不会即刻停止供给,因动脉有压力,血液仍会注入痔核组织,相反静脉血回流不易,造成痔核肿胀、势必要几次治疗之后,才能阻断血流,增加患者疼痛,延长恢复周期。先生指出结扎疗法具有以下优势:结扎疗法无中毒及药物过敏之虑,同时无不良反应。因此年老体弱及合并有共他慢性疾病的患者,均可采用;适用范围宽广,无论外痔、混合痔、内痔等以及息肉均可使用;疗效确实,方法简单,容易掌握,一般不需住院,费用低廉,很易推广。

3.《ULTROID 痔疮治疗仪治疗痔疮 786 例》 周济民先生介绍了,ULTROID 痔疮治疗仪的治疗机理:通过该机的特殊结构,用超低电流作用于痔核的黏膜、黏膜下层,使痔组织细胞电解、变性。即先充血、炎症细胞浸润、血栓形成,然后痔核固定、萎缩、消失,不留瘢痕。治疗时探头必须压于痔核顶端,不能压于中部或下部。痔核顶端距离齿线远,痛觉不明显,且顶端是痔血管进入区,治疗时能很快止血、萎缩使痔上收不脱;若置于中、下部,疼痛会剧烈,痔核会下垂,甚至引起痔嵌顿。另外,探头不能插入痔组织内,以免引起坏死和不良反应。使用 ULTROID 痔疮治疗仪具有患者治疗时无痛苦、无合并症和后遗症、治疗不需麻醉、治疗前不需特殊准备(不灌肠、不禁食)、治疗时间短(一次只需 8~10 分钟,一般 1~2 次便可治愈)的优势。因此,使用 ULTROID 痔疮治疗仪治疗痔疮,是目前较先进的治痔方法,值得推广。

周济民先生一生行医 60 余年,学风端正、医德高尚、严于律己、诚厚待人,不断进取,敢于实践。先生以其丰富的临床经验治疗了大量的中外患者,为病人解除了病痛。并且从不保守,毫无保留地把自己的经验传授给同行和后代,无私提携后学,诲人不倦,培养了一批批国内中医肛肠学科带头人,在全国中医肛肠学术界享有崇高的声望,是公认的楷模。先生善于继承,勇于创新,无私奉献,成绩卓越,开拓了肛肠疾病的中医特色疗法,推动了中国中医肛肠学科的进步。

参 考 文 献

［1］ 曹洪欣,李怀荣.中国中医研究院人物志［M］.北京:中医古籍出版社,1995.

［2］ 范学顺.安阿玥教授治疗痔的学术思想与临床经验研究［D］.北京:中国中医科学院中国中医研究院,2012.

［3］ 寇玉明,罗逢启,黄海燕.周济民老中医的学术思想与临床经验［J］.北京中医药,1999(6):8-10.

［4］ 周济民.复杂性肛瘘的辨证论治［J］.贵州医药,1982(5):54-56.

［5］ 周济民,蒋厚甫,王峻岳.结扎疗法治各种痔核的疗效报告［J］.中国医刊,1960(2):31-32.

［6］ 周济民,姜惠莲,王彩秀.ULTROID 痔疮治疗仪治疗痔疮 786 例［J］.北京中医药大学学报,1994(1):48.

(整理:李嘉俊;审订:李华山)

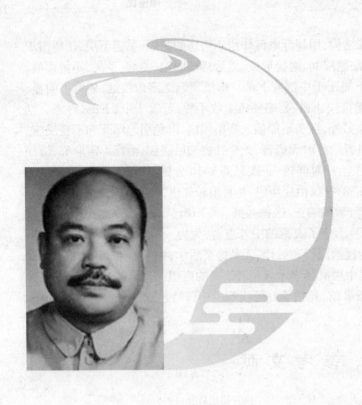

孙振寰

一、生平传记

　　孙振寰先生(1920—1971 年),河北省武邑县人。1920 年 4 月出生于北京,1926—1932
年读私塾 6 年,1933—1935 年拜北京名中医李华国学医 3 年,1936—1937 年北平国医学院
专修科毕业。1937 年参加北平市中医针灸考试及格,1938—1949 年在北平成立"孙振寰中
医诊所",其擅长内科、妇科、儿科、针灸
等。1950—1954 年他参加了卫生部中医
进修学校第一期的学习并毕业。1951 年
他负责组织阜成门联合诊所,任副所长。
1952—1956 年由邓颖超同志介绍到北京
中央人民医院工作,任中医科主任医师。
1953 年他又到中医进修学校第三班学
习,毕业后留校,在门诊部担任针灸医师。
1955—1972 年他调入中医研究院(现中
国中医科学院)广安门医院任针灸科主任
医师、教授,担任中医研究院针灸研究所
第二研究室副主任。期间曾担任中央首
长的医疗保健工作,并由保健局决定为毛
泽东主席、周恩来总理的特别保健医。他
还兼任北京中医学会针灸委员会主任委

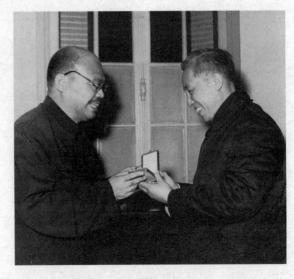

孙振寰(左)与越南副总理黎德寿的合影

员,并负责学术组工作。曾多次出国为外国领导人治疗及援外讲学,均由周恩来总理亲自决定派出。20 世纪 50 年代他曾多次前往越南先后为胡志明、范文同、长征、黎笋、孙德胜、黎德寿等领导人治病。特别是在 1969 年胡志明主席病重期间,他参加了由周恩来总理亲自派往越南的抢救医疗小组。1962 年他先后两次去缅甸为吴奈温主席进行医疗。1963 年前往柬埔寨先后为西哈努克夫人、母亲及宾奴首相及夫人进行医疗数月。1971 年病故。

孙振寰先生主要事迹一览表

时间	人物事件	年龄
1920 年 4 月	出生于北京	
1926—1932 年	北京某私塾	6~12 岁
1933—1935 年	拜北京名医李华国学医	13~15 岁
1936—1937 年	北平国医学院专修科	16~17 岁
1938—1949 年	开办孙振寰中医诊所	18~29 岁
1950—1954 年	卫生部中医进修学校第一期	30~34 岁
1951 年	北京阜成门联合诊所副所长	31 岁
1952—1955 年	北京中央人民医院中医科主任医师(邓颖超介绍)	32~35 岁
1955—1971 年	中医研究院针灸研究所第二研究室副主任,广安门医院针灸科,主任医师,教授	35~51 岁

孙振寰先生行医 30 多年,主要是临床治疗兼教学、科研。在数次出国讲学中,他将我国传统的中医药学及良好的中医技术以友好的方式进行了交流,每次从国外归来都受到毛泽东主席、周恩来总理的接见,并给予很高的评价,他一生兢兢业业,值得人们敬重和学习。他认为治病救人是医生的本职,他对工作认真负责,除为国内外一些国家领导人保健治疗外,长期坚持门诊为广大人民群众治病。除此,还孜孜不倦地学习,《针灸大成》《医宗金鉴》是他专攻之书,又博览古今医书,写出"针灸学说概述""中医对消化性溃疡的印证和治疗""输穴性赋""针灸不谢方"等文稿。

行医几十年,他崇尚《医宗金鉴》,但从不拘泥,引荐经方、验方,取其精华,博采历代名家之长,以达到治病疗效。他在临床中针药并用,穴少药简,辨证施技,效如桴鼓,尤其重视脾胃,临床擅长内、妇、儿科等。在他几十年的医学生涯中,上至中央首长下至普通百姓,无论职务高低均一视同仁。在业务工作中,他始终认真负责,遵循治病救人的准则,赢得病人的信任和好评。

工作之余,孙振寰先生还写了几百万字的笔记,记录了几十种疾病的治疗经

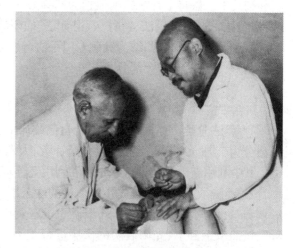

孙振寰(右)正在指导外籍医生实习针灸

验,但因卒发心疾,过早离开人世。在他逝世后,其学生高立山将其有关针法、灸法、穴性赋、不谢方等学术理论,整理编撰成《针灸心悟》一书。该书以中医传统理论为纵,师生及同道的实践经验为横,纵横交织,理论联系实践,反映了先生的部分学术思想,介绍了师生五十年对针灸的心领神悟之处。

二、学 术 思 想

(一) 系统总结整理针法

孙振寰先生精通中医古典医籍,尤其专攻于《针灸大成》《医宗金鉴》等书,并在针灸临床实践中系统总结了针法。

1. **强调医者练针** 孙振寰先生指出,针灸医生欲求在临床上减轻进针刺痛和提高疗效,指力的强弱和捻运的灵活是至关重要的,同时也是针灸医生的基本操作方法。所以必须不断练习,如果指力强则进针迅速、刺痛减少,甚至全无痛觉,捻转熟则病人易于得气,提插自如,这样方可提高疗效。他将具体的练针方法归纳为指力练习、捻针练习、提插练习等三个阶段,为后学者学习、熟练使用针灸疗法提供了具体的路径。

2. **强调刺法的要领** 临床针刺方法种类繁多,但刺法的目的均为祛邪扶正。孙振寰先生指出首先必须根据病情的虚、实、寒、热;病位的表、里、阴、阳,施以各种不同的手法,才能发挥补和泻的作用。他强调补泻是若干刺法的核心要领,强调针刺应该根据病情的不同而采取或急或徐的处理原则。如凡属实热证当用速刺法泻之;虚寒证当用留针法补之;虚甚而经气下陷的,当用灸法助其升举;既不纯属实证,又非单系虚证的复杂病证,唯运用脏腑之间相互生制的特点,选取一经至数经的腧穴,施行复式的刺法,或者先补后泻,或者补泻兼施。

3. **总结整理针刺方法** 孙振寰先生结合自己的临床实践,将针刺方法归纳为基本手法、专门手法、近代手法3类。

孙振寰先生将针刺基本操作归纳为下针、行针、候气、出针4个关键点。并结合下手八法和杨氏十二法将下针法归纳概括为揣寻法、抓下法、指持法、进针法、循通法、弹弩法、摇伸法、搓转法、捻法、爪摄法、留针法、退针法、扪闭法、拨法14法。将迎随法、三部法、调气法、治病八法、飞经走气法归纳为针刺专门手法。将近代针刺手法归纳为手法的作用、五种方法、八种刺术、五补泻法4个部分。

(二) 总结灸法及灸治验方

1. **灸法分类** 孙振寰先生结合自己临床应用,依据疾病的性质和受灸部位的不同,将灸法分为艾炷灸、艾条灸、艾箱灸、温针灸、太乙针灸、桑木灸、灯草灸、温灸器灸、自灸等9类。其中利用新干桑枝进行桑木灸和利用毛茛草进行自灸的使用和记载属于国内较早。

2. **灸法须知** 孙振寰先生将灸治的注意事项总结为灸治择时、施灸体位、施灸次序、灸后调养、灸创调治5个方面。详细说明了施灸应当在正午以后、天气晴明之时,使"身体平舒",按照从上到下、先阳后阴的次序进行艾灸,并强调灸后应谨避风寒,节慎起居,以养气血。并自创水柳膏、吮脓膏、生肌膏、薤白膏等膏药专治灸疮。

3. 灸治验方及穴位　孙振寰先生系统总结了运用灸法治疗内科、外科、妇科、小儿科等疾病的有效验方,并总结整理了灸治常用的 188 个穴位名称、位置以及主治病症。对后世运用艾灸疗法治疗临床常见病症和疑难杂症都提供了很好的理论依据和参考资料。

(三) 撰写《输穴性赋》,强调穴性功能

孙振寰先生指出"穴性喻药性,处方不识药性,何以调燮寒热虚实,针灸不明穴性,焉起诸病之机",熟悉诸穴性能,要在深明经络起止交会循行出入,相交相贯之理,方可起疾病之危急。他通过总结前人和自己临床经验,将临床常用的 106 穴,按照穴性分为气、血、虚、实、寒、热、风、湿 8 类,文仿歌赋,编成输穴性赋,以帮助后学背诵识记,并强调医者在临床中应临症变通,分清主次,随症加减。并在熟读背诵、灵活应用的基础上触类旁通、举一反三。

(四) 总结、创立针灸不谢方,强调针灸配穴

针灸配穴如同中药君臣佐使配伍,配伍得当则针到病除、效如桴鼓,配伍失宜,则贻害无穷。孙振寰先生将其临床实践中常用配穴加以总结,编成针灸不谢方,传之后世,在现在临床中仍广泛应用。并将针灸治疗优势病种的常用主穴编成歌诀,方便后学强化记忆和临床使用,无论是对以后《针灸治疗学》等教材的编写,还是对针灸从业者临床基础技能的夯实都有重大的意义。

(五) 擅长使用烧山火和透天凉手法

烧山火、透天凉是《金针赋》所载治病八法的前二法,临床操作难度大,许多针灸学者只闻其名,不见其实,而孙振寰先生学得此法真传密旨,并在临床中经常使用烧山火手法治疗虚寒病证,使用透天凉手法治疗实热病证。

孙振寰先生强调,烧山火手法是以徐疾、提插两种补法结合而成,是由浅入深,分天、人、地三部进针,将针依次插入天、人、地三部,施以重插,分别使浅中深三部阳气充实,最后使局部有温热感。用于治疗一切虚寒病证。

孙振寰先生强调,透天凉手法是以徐疾、提插两种泻法结合而成,是先深后浅,分天、人、地三部进出,将针依次插入地、人、天三部,施以轻按重提手法,分别于深中浅三层引阴邪外出,最后使局部产生凉的感觉。用于治疗一切实热病证。

(六) 强调灸法在临床中的灵活运用

孙振寰先生系统总结前人经验和自己临床实践所得,总结了一系列灸治验方,如内科中常验的四花、膏肓、劳伤、劳瘵等穴位,外科常用的痈疽、瘰疬、赘疣、狐臭、虫咬、疯犬等穴,妇科常用的难产、漏证等穴,小儿科常用的惊痫、发育不良、目疾、泻痢脱肛、夜啼、喉痹、消瘦等穴。并强调在临床实践中根据患者病情灵活选用麦粒灸、隔姜灸、隔蒜灸等灸法,或重灸,或灸三壮即止。

三、代表著作与论文述评

孙振寰先生在业务上精医求精,在临床繁忙的门诊的业务工作之余,充分利用时间,撰

写了几百万字的笔记,记录了几十种疾病的治疗经验,但因卒发心疾,过早离开人世。逝世后,其学生高立山将其有关针法、灸法、穴性赋、不谢方等学术理论,整理编撰成《针灸心悟》一书。该书以中医传统理论为纵,师生及同道的实践经验为横,纵横交织,理论联系实践,反映了先生的部分学术思想,介绍了师生五十年对针灸的心领神悟之处。值得后学细细研读。

　　据《针灸心悟》高立山"自序"记载,孙振寰先生著有"针灸学说概述""中医对消化性溃疡的印证和治疗""输穴性赋""针灸不谢方"等文稿,但因时代久远,个人掌握资料有限,尚未见载,甚为遗憾。

参 考 文 献

[1]　曹洪欣,李怀荣.中国中医研究院五十年历程[M].北京:中医古籍出版社,2005.

[2]　孙振寰,高立山,高峰.针灸心悟[M].北京:学苑出版社,1997.

（整理:郐光福;审订:黄龙祥）

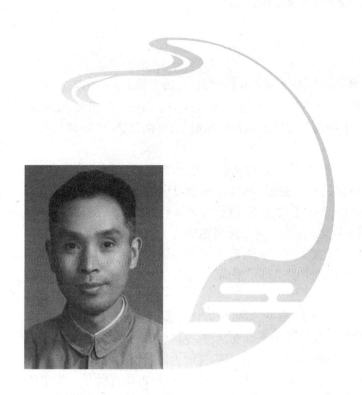

刘志明

一、生平传记

　　刘志明先生(1925年—今)，湖南湘潭人。1954年响应党和国家的号召，至京参加中医研究院(现中国中医科学院)建院筹备工作，是中国中医科学院第一批医疗科研人员中最年轻的一位。是我国著名中医药学家，国医大师，首届首都国医名师。现任中国中医科学院广安门医院主任医师，北京中医药大学、中国中医科学院研究生院教授，中国中医科学院资深研究员。首批全国老中医药专家学术经验继承工作指导老师，全国首批五百名老中医之一，全国首批博士生导师、博士后指导老师，首批中医药传承博士后导师，首批享受国务院特殊津贴的中医药专家，中央保健专家。中国中医科学院学术委员会副主任委员、学位委员会副主席，中国中医科学院广安门医院学术委员会副主任委员。曾任多届中华中医药学会副会长，现任中华中医药学会顾问，任第六、七、八届中国人民政治协商会议全国委员会委员。

　　刘志明先生出身岐黄世家，自幼师承湘潭名师杨香谷，1954年至京参加中医研究院(现中国中医科学院)建院筹备工作，负责全院八个组之一的"传染病组"的创立和建设；1955年负责在全国范围内推广中医治疗乙型脑炎的工作，在北京、浙江、辽宁建立了传染病医院。先生从事中医临床工作80余载，擅长外感热病、内科、妇科、儿科，尤其擅长治疗老年顽疾、心脑血管病、肿瘤、关节炎、慢性肾炎、糖尿病、甲亢、内伤杂病及疑难疾病。对温病、伤寒等急症具有独到见解，疗效显著。善用经方，师古而不泥古，对于脉学、本草、方剂及临床各科均有深刻研究，先生常说："凡诊病施治，必须先审阴阳。阴阳无谬，焉有差。医道虽繁，可以一言以蔽之，曰阴阳而已。"代表性著作有：《中医内科学简编》《中医学》《刘志明医案精解》《中华中医昆仑·刘志明卷》《国医大师刘志明临证经验集》等。

(一)出生世家,师承名医

刘志明先生出生于岐黄世家,其高祖是悬壶湘水两岸的名医,医术精湛,名闻遐迩,因出诊从不坐轿,常怀揣中药,步行出诊,被称作"刘四差马"。曾祖是国医刘碧泉,祖父、父辈都是当地的名医。先生就是在这样一个中医氛围浓厚的环境中成长,耳濡目染,潜移默化激发了他的从医意识。

父辈见其天资聪颖,且有志继承家学,欣喜之余对其教导更为严格。古人云:"文是基础,医是楼",指明学习中医必须要有坚实的古文根基,只有这样学习中医才易入门,也更易深造。因此,刘志明先生自幼就在家中长者的督导下诵读《三字经》《百家姓》《唐诗三百首》等,得到了良好的古文熏陶。待其6岁之时,家中更是延请饱读之士教习私塾,这样先生白天在私塾学习《论语》《孟子》《大学》《古文观止》等,晚上回家则诵读《黄帝内经》《难经》《伤寒论》等中医经典。彼时,先生虽对其中的道理懵懵懂懂、不甚明了,但这使其对经典医籍有了一个感性认识。

刘志明先生11岁时,父亲病故,家境每况愈下,以致无力供其读书。但先生并未因此而放弃学医的志向,坚持在家自学,数年间常常是手不释卷,日夜不辍,从而更深入地领略了祖国古典医籍的丰富内涵。私塾和自学的苦读,都为先生习医奠定了良好的基础。

14岁是刘志明先生人生的一个转折点,开始行医。学习中医,自古重视师承。先生的叔父虽然身为名中医,但为拓宽眼界,摒弃门户之见,决定让先生师从名医,拜湘潭名老中医杨香谷为师。杨香谷当时年逾六旬,行医已40余年,临证经验丰富,医术高明,为人正派,曾师从于名医"楚九郎中"门下,颇得其传,在当地威望甚高,是当时闻名三湘的中医大家之一。

杨香谷先生授徒,十分重视把理论学习与临床实践相结合。他常常教诲门人弟子:"研究医学之门径,须先熟读《黄帝内经》《难经》《神农本草经》《伤寒论》《金匮要略》《温病条辨》,然后博览《备急千金要方》《外台秘要》《临证指南医案》诸书,更须勤于临证,以验证先贤之言,方得岐黄之真谛"。在汗牛充栋的中医典籍之中,杨香谷先生认为《伤寒论》乃医家最紧要之书,必须熟读直至背诵,临证之时方可运用自如。因此,其对弟子学习《伤寒论》督促尤严。

刘志明先生自受业于杨氏门下,每日栖宿师宅,沉潜医道,白天侍诊左右,晚上诵读经典;严寒酷暑,春去秋来,寒窗三载,不敢有丝毫懈怠。凡遇疑问,或求之于师,或求之于书,每每有茅塞顿开之感。星移斗转,先生孜孜不倦地阅读了历代经典和先贤各家学说,从中汲取了大量的知识并获得了宝贵的启示。

在西方医学未发明抗生素之前,人们对发热性疾病往往束手无策,不知所措。早在东汉末年,张仲景《伤寒论》就对外感热病进行了系统的论述,后来发展为理论完备的温病学。可见,温病与伤寒是一脉相承的。当刘志明先生步入伤寒之门、潜心体悟之时,恰逢战乱频繁,民不聊生,多温热之疾。杨香谷审时度势,言传身教,引导刘老系统学习温热病的理论,并放手让他大胆诊治,参悟治病之道。

当时刘志明先生随杨香谷出诊,足迹遍及湘江两岸。对于发热性疾病,杨香谷根据病程的长短,治疗分早、中、晚三期,病期不同,治法迥异,或升降兼调,或寒温并用,或清通兼施。对于高热患者,往往三两剂药下去,病人热退身凉,非常灵验。

杨香谷治疗发热性疾病的神奇效果,激发了刘志明先生学习温病的热情和兴趣。在老师的指导下,他系统地学习温病学的经典著作,如吴又可的《温疫论》叶天士的《温热论》和《临证指南医案》、吴鞠通的《温病条辨》。这使刘志明先生对于温病的发生、发展、传变、预后,顺证、逆证,治疗之常法、变法有了系统的掌握,并构建了诊治发热性疾病的知识体系,对以后治疗发热性疾病具有莫大的启发。

杨香谷以善治"外感证"闻名,对吴又可、叶天士、吴鞠通、薛生白、王孟英、余师愚等学说无不通晓;尤其推崇清代名医杨栗山《伤寒温疫条辨》一书,主张治外感必须"急以除秽为第一要义",善用杨栗山"升降散"等15方,对使用石膏、大黄独具经验。这些对刘志明先生以后临床都产生了深远的影响。所以说先生的中医事业是由师承而奠定基础的。

(二)独立行医,悬壶三湘之地

由于刘志明先生家学深厚,又悉承名家衣钵,加之天资聪颖,勤奋刻苦,3年满师,在家族的帮助下,先生在当地开了一家药铺,自此悬壶,踏上了行医的漫漫征程。先生当时所开的药铺,规模较小,除了几个大药柜子、一桌、一床,以及床下满满的各种医书之外,再无其他杂物。

刘志明先生初次行医,心中一直牢记祖辈及恩师的谆谆教诲:"医者,仁术也,为医者切不可将行医当做捞钱取利之手段,而应济危扶困、救死扶伤。"先生将治病救人当作己任,以德为重、以志为先、为医清廉、只求奉献,治病无论贫贱贵富,皆一视同仁,只收低廉诊费,如遇无钱医病之人,非但义务诊治、分文不取,更是解囊相助。开业不足半年,先生就以高尚的医德、精湛的医术,赢得了病人的信赖,在当地崭露头角、声噪湘潭,到药铺求治者络绎不绝。医名与日渐增,并没有使先生沾沾自喜,而是深感"健康所系、性命相托"的责任重大。因此,先生以"业精于勤"作为自己的座右铭,时时督促自己要不断深研医理、精求医术。先生常常白天忙于诊务,夜间则静心思考,自查当日诊疗是否对证,有无经验教训,如何根据药后病情变化调整治疗方药等。若遇疑惑之处,或求解于书,或求教于师友,必追根究底得出正解方肯罢手。这种勤学多思的学习态度、学习方法,始终为先生所遵循,并使其受益终生。

刘志明先生悬壶之际,正值国家动荡之时,战火频繁,民不聊生,三湘之地多见发热之疾,其间百姓深受其苦,先生遂将治疗发热性疾病作为自己的重点攻坚方向。杨香谷先生所授经验,对先生研究治疗发热疾病启迪良多。经过不懈的努力,先生在充分汲取前人经验的基础上,结合自身学习、实践体会,提出了"热病初期即用表里双解""热病重症关键在于祛邪""长期低热不可忽视实证""长期高热要注意温中"的新观点,指导临床效若桴鼓。先生秉承先贤学说之神髓、发明古义之精微,"继承不泥古,创新不离宗",终为发热疾病治疗开辟出一条新的道路,并使其青年时期就在此领域的临床、研究方面独树一帜。

1944年夏天,日寇侵华战火燃及湘中、湘西一带。由此导致战区瘟疫横行,尤其是发热性疾病,更是疯狂肆虐。染之者憎寒壮热,上吐下泻,遍身斑疹杂出,似丹毒风疮,症状凶险,且发病迅猛,来势汹汹,传染甚快,路人避之犹恐不及。

见此情景,刘志明先生看在眼中,急在心头,遂将自身生死置之度外,冒着生命危险,深入疫区,救治百姓。先生凭借自身精湛的学术造诣和丰富的临证经验,察标求本,洞悉癥结,运用升降散与达原饮合方施治,方证契合,甚是有效。先生以此方为基础,机圆法活、知常达变、随证化裁,很快就控制了疫情的蔓延,使广大病人获得救治。"刘志明善治热病"的声名不胫而走,誉满三湘。自此,先生虽年方弱冠,其仁心仁术即被广为传颂,闻名遐迩。

(三)南雁北飞,加冕"国医大师"

新中国成立后,百废待兴,中医事业也迎来了新生。为了适应时代的要求,培养出学贯中西、精专博通的高级中医人才,国家开始有计划地分批组织中医进修西医学知识。1953年,已名著三湘的刘志明先生,欣然参加了卫生部中医进修学校学习。在此期间,先生不仅系统地学习了解剖、生理、病理、诊断、药理等西医学基础课和内科临床课程,还进行了规范的临床实习,熟练地掌握了西医学的诊疗操作技术。此外,先生更有幸得到清宫御医袁鹤侪老先生的亲授。通过再次深造,先生的治学视野得到进一步的开拓,学术水平也得到进一步的提高,为其日后学术上的发展创造了良好条件。

1954年,伟大领袖毛主席、周总理高度重视对中医事业的发展,要求卫生部从全国各地抽调53名在全国有影响的中医名师进京组建国家中医药研究机构——中医研究院(现中国中医科学院)。由于医名赫赫,刘志明先生被点将入京。为了自己钟爱的中医事业,先生毅然离开一家老小和名扬一方的三湘之地,只身北上,成为中医研究院第一批医疗科研人员中最年轻的一员,从此定居京城。

刘志明先生应召来京参加中医研究院的组建工作,因其擅长治疗热病,故又被委以负责创建全院八大组之一"传染病组"的重任。"传染病组"成立之初,既没有现成的经验可循、又缺乏必备的科研条件,仅有不畏艰辛、迎难而上的一腔热血。全组人员在先生的带领下,一切从零做起,从健全科研规章制度,到自己动手制作科研设备,全体一心,在实践中求发展,在失败中积经验。先生作为全组的核心,更是身体力行,兢兢业业,埋头苦干,为全组同志作出了表率,为"传染病组"的创建付出了大量的心血。

仅仅1年的时间,由于刘志明先生卓有成效的工作,全组同志的紧密配合,中医研究院的"传染病组"已从无到有,并能初步担负起中医防治传染病的职能。1955年,石家庄、北京地区流行乙型脑炎,患病人数众多,死亡率高。先生受命于危难之际,率领全组成员主导全国中医防治乙型脑炎的工作,并在北京、浙江、辽宁建立起传染病医院。治疗中,先生细致观察患者症状,把握病机关键,充分发挥中医辨证治疗的优势,对证施治。对于壮热不恶寒、一派阳热患者,先生大胆使用辛凉重剂白虎汤,石膏用量之大,多达每日斤余,患者服药几剂,即可热退身凉,转危为安。对于舌苔厚腻者,先生辨证为"邪热夹湿"之证,湿热交阻,病情往往缠绵难愈,其治疗则更为棘手,单用白虎汤不易收效。先生知常达变,主张在白虎汤的基础上增以猪苓、茯苓、泽泻、苍术等利湿、燥湿之品。治疗之时,遵先生之法投药,往往一击而中,可获彰显之效。自此,中医药防治传染病的疗效为人称道,在以后数次国内大面积传染病流行中,中医均作为一支重要的防控力量而参与其中。如1956年,政府号召"消灭血吸虫病",先生领导组织了全国第一支中医防治血吸虫病工作队,在浙江等地工作一年,口碑载道,成绩卓著。1957年,北京地区流行小儿病毒性肺炎,西医治疗效果不明显。先生受邀和几位西医儿科专家一起开展研究,采取西医诊断、中医治疗的联合方案,很快就控制了疾病流行,为人称道。

时至今日,刘志明先生当年运用中医药治疗传染病,力挽狂澜的事迹仍为人所津津乐道、难以忘怀。2006年,香港浸会大学中医药学院访问学者李致重教授在其著作《中医复兴论》中就曾写道:"20世纪50年代,先生领队在北京、辽宁、浙江治疗'乙脑''病毒性肺炎'

时,年仅30出头。在中医大学林立的今天,'非典'肆虐首都北京,有多少敢于横刀立马的年轻的刘志明呢?"

由于在中医药临床及科研上的特殊贡献,刘志明先生得到了党和国家的高度肯定和重视。20世纪60年代,北京召开某重要会议,仅过而立之年的先生就被作为特邀专家,坐诊于北京饭店。会议期间,众多与会国家领导人、省长、书记,都慕名前来就诊,领略这位年轻国医的岐黄之术。

刘志明先生的突出成就赢得了广大群众的称赞,并受到卫生部、北京市人民政府嘉奖。他曾先后荣获卫生部"中医药事业突出贡献奖"及中华中医药学会颁发的"全国首届中医药传承特别贡献奖""中医药学术发展终身成就奖""中国中医科学院建院特别贡献奖""北京中医药薪火传承贡献奖""北京市科学技术奖""中国中医科学院中医药科技进步奖"等。

2009年1月,为弘扬中医药学术思想,促进首都中医药事业长远发展,褒奖首都中医药名师的突出贡献,北京市卫生局、北京市人事局、北京市中医管理局联合授予先生等12位京城名老中医首批"首都国医名师"称号。2014年11月,先生被原国家卫生和计划生育委员会、人力资源和社会保障部、国家中医药管理局联合授予"国医大师"荣誉称号。

(四)杏林薪火,桃李满园

刘志明先生在中医学术传承上,可谓桃李满园,后继有人。在他走过的风雨岁月里,先后共培养了学术继承人、硕士、博士研究生、博士后及传承博士后数百人,遍布海内外,如今大多数已经是中医药行业的领军人物。有引领中医药未来发展方向的领导,有站在中医药发展最前沿的科研人员,更有心系大众健康、潜心临床的中医学大家。他们为中医药学的弘扬和发展贡献着自己的力量。

中国中医科学院广安门医院原副院长孙学东在《著名老中医刘志明教授》一文中这样评价他的老师:"现刘志明年事已高,但仍勤奋耕耘于医林,并积极关心国家大政方针,关心中医药事业,参政议政,为振兴中医药而奔走呼吁。"在中国中医科学院2007年中医药发展论坛上,先生发言认为,中医药对中国数千年防病治病积累了极其深厚的文化底蕴和丰富的临床经验,为中华民族的繁衍昌盛和人类的健康作出了伟大的贡献。当前中医药事业在党中央、国务院的关怀下出现了新形势。促进中医药的发展,必须坚持贯彻落实中西医并重的方针,切实扭转"重西轻中"观念,克服不利于中医药发展的状况。认真贯彻中西医并重方针是克服"重西轻中"最重要的措施,是发展中医药事业的重中之重。

2007年6月11日,《光明日报》以《刘志明为中医的发展指明道路》为题作了报道:"中国中医科学院学术委员会副主任委员、著名中医学家刘志明在论坛上呼吁:'通过提高中医的政治地位、学术地位和经济地位,贯彻落实中西医并重,吸引优秀人才传承发展中医。'"

在刘志明先生的众多弟子中,刘如秀是他最得意的弟子,也是一直跟他身边的学术继承人,现担任中国中医科学院广安门医院心内科主任医师、博士研究生导师。她评价老师说:"刘志明是一位在工作和生活上都很严谨的人,也是一位真正把自己一生奉献给了中医事业的人。如果要他在事业与家庭中选一个,他会毫不犹豫地选择前者。他为了使我真正能成为他的学术继承人,把更多机会留给了我。"对此,先生说:"逝者如斯,后生可畏,应把更多的空间留给年轻人!"

从青衿之岁到白首之年,从师承名医到独立行医,从悬壶三湘到名扬全国,从名满杏林到桃李满园,先生用他的智慧、赤诚和辛勤走到了一个辉煌的顶点。数十年来,他忙于临床之余,还著书立说,硕果累累。其代表著作有《中医内科学简编》《中医学》《刘志明医案》《中华中医昆仑·刘志明卷》《国医大师刘志明临证经验集》等。这些著作记录了他运用传统中医理论降服病魔、造福人类的点点滴滴,使中医学的瑰宝闪耀出更加灿烂的光辉。

二、学术思想

(一) 博极医源,广纳众长医道奇

中国古人学医,崇尚"青衿之岁,高尚兹典,白首之年,未尝释卷"。正如唐代韩偓在《赠易卜崔江处士》中所言:"白首穷经通秘义,青山养老度危时。"其义乃是一直到年老头白之时还在深入钻研经书和古籍,清心寡欲,探索真知。刘志明先生就是这样一位甘于寂寞、不舍医典、躬身临床的人。

1. 穷经开思路,博采广学识　由于求诊者与日俱增,在临证中遇到的问题也愈来愈多,这促使刘志明先生利用诊余时间系统地阅读,其常常是彻夜不寐,博览群书,如饥似渴,学先贤而不泥,融会贯通各家学说,深悟其中奥旨。历代各家学说,内容极其丰富,遍读实非易事。先生将历代医家分为几个学派,每个学派选择代表性著作重点学习,然后旁及其他。如研究《黄帝内经》,以王冰校定注释为主,参以张景岳的《类经》、杨上善的《黄帝内经太素》,旁及吴昆、马莳、张志聪等著作。《伤寒论》注家尤多,先生钻研《伤寒论》以成无己、柯琴、尤在泾等注家为主,略事浏览其他注家。对温病学说,先生认为其首起刘河间,此后吴又可、戴天章、余霖、杨栗山之论温疫,叶天士之论卫气营血,吴鞠通之论三焦,薛生白之论湿热,王孟英之论六气属性及霍乱,都在必读之列。只有全面、系统地了解各家学说的学术体系,才能丰富学识,开阔思路,才能在继承前人学术的基础上有所创新。

中华人民共和国成立后,湘潭医务界在党的领导下建立了中医组织机构,刘志明先生被推举为机构主要负责人之一。在工作之余,先生有更多机会接触同道名师,常与他们切磋医道,取长补短,受益匪浅。

中医研究院(现中国中医科学院)成立后,全国各地名医云集北京。刘志明先生利用这个极好的学习机会,汲取各地名医学术特点和治疗经验,这对他提高学术水平、广开思路大有裨益。不仅如此,凡有出差机会,先生必拜访当地名医,如上海程门雪、湖南李聪甫、浙江叶熙春及潘澄濂等,他都曾亲聆教益。古人云:"与君一席话,胜读十年书。"又云:"独学而无友,则孤陋而寡闻。"寻师访友,可以广学识,长见闻,对于个人医道提高和学术进步都大有裨益。

2. 师古不泥古,辨疑不苟同　刘志明先生在深究古典医籍的基础上,结合自己的临床经验,对于脉学、本草、方剂以及临床各科,均有深入的研究和一定的见地。他认为,医学内容虽极丰富,临床病症虽极复杂,但只要从阴阳入手,就能从根本上掌握中医理论和辨证施治原则。因此他常说:"凡诊病施治,必须先审阴阳。阴阳无谬,治焉有差。医道虽繁,可以一言以蔽之,曰阴阳而已。"

刘志明先生认为,在探究医学原理和处理医疗实际问题时,要用唯物论观点和辩证法思想,以实事求是的态度把理论和实践相结合,这样才能有所创新。中医学的经典医籍诞生年代早,当时社会经济条件落后,科技不发达,对一些疾病的认识、治疗不免存在局限性。对于那些不符合实际、经不起临床验证的记载,应该存疑待考,而不应该盲从。

治学之要就是在博览群书的基础上,博采众长,结合临床进行独立思考,提出独特见解。先生的学术研究工作充分体现了"师古不泥古、辨疑不苟同"且富有批判精神的严谨治学态度。他始终认为:"凡读书上万卷,宜加深究,勿谓古人之法如此,便可执而用之。"

辨证论治、整体观念是中医学的两大特点,也是诊治疾病的灵魂和原则。中医学强调的是个体治疗,因人、因地、因时制宜。但在个体治疗中,也有共性的、规律性的东西。所以,既要掌握辨证论治,也要遵循治病大法。

刘志明先生非常推崇清代吴鞠通对外感、内伤病的治疗大法。吴鞠通在《温病条辨·卷四杂说·治病法论》中言:"治外感如将,兵贵神速,机圆法活,去邪务尽,善后务细……治内伤如相,坐镇从容,神机默运……而人登寿域。"名医岳美中曾说:"治急性病要有胆有识,治慢性病要有方有守。"这些观点对临床都很有指导意义。先生的"治病大法"即治病的指导原则是:治外感如将,注重祛邪;治内伤如相,善于调理。

对于外感疾病,刘志明先生认为当以祛邪为重。外来之邪,起病急骤,变化迅速。若形体不虚,其治当速,祛邪于体外,切不可姑息养奸,错失良机。其要诀在于辨证准确,选药精当,药量要足,药力要猛,一战成功。对于内伤杂病,当以调理为要。内伤之疾,阴阳不调,气血不和,脏腑功能失常,每易藏邪,此谓"奸佞"之徒。对此,当审时度势,安内以攘外。特别对于胃气虚弱不胜药力者,更当先调养中土,缓缓图之,不可孟浪。待正气来复,脏腑功能恢复,气血调和,则邪无处可藏,病可痊愈。

刘志明先生临证八旬有余,对此感触甚多甚深。作为一位临床医家,他对前贤的学术思想和临床经验以科学的态度提炼与吸收,在此基础上,发展形成了个人独特的风格,做到继承中有发扬,无论是宗景岳之说,还是承东垣之论;无论是效法丹溪,还是化裁清任之方,都结合了自己独到的学术见解。

刘志明先生对于中医学术的研究,既能尊重前人的学术成果,又善于辨疑,勇于创新;既重视各家学说得失,又不断在实践中求得真知。这种求真务实的治学态度和探究精神,非常有利于中医事业的传承和发展。

3. **实践求真知,诊治重辨证** 刘志明先生认为,中医学之所以能长期存在,是由于中医学术不断发展,临床疗效过硬,深得广大群众的信任。而疗效的取得,固然需要理论的指导,但更重要的是依靠实践。因此,勤于实践是中医医师提高学术水平、丰富临床经验最主要的方法。

自学医以来,刘志明先生从未离开过临床。几十年来,足迹遍及大半个中国。走到哪里,就在哪里看病,从不懈怠,每日诊务极为繁忙。他认为,只有不断实践,方能丰富自己的经验,在医术上才能精益求精。作为临床医生,最忌满足于一知半解的空洞理论。若仅有理论,乏于实践,必致临证游移,漫无定见,药证难合,难能奏效。在临床实践中,他对"治病大法"的灵活应用,就很能体现这一点。"治病大法"实际上就是他治疗疾病的总体原则和指导思想,也是他临证经验的精髓和灵魂,具有很好的临床指导意义。

刘志明先生曾与儿科研究所协作,对小儿病毒性肺炎进行临床研究。根据其临床症状,如发热、咳嗽、气喘、鼻煽等,医者一般将其归属于风温范畴,主张以卫气营血辨证论治小儿病毒性肺炎,但往往难以控制病情,病死率高。小儿病毒性肺炎是肺脏实质性病变,来势急,传变快。刘志明先生认为,其治疗不必拘泥于卫气营血的顺序,在发病初期即应发汗透表、清营解毒并举,药用麻黄、杏仁、石膏、甘草、连翘、金银花、牡丹皮、生地黄及局方至宝丹等。通过数百例的临床实践,确实取效甚捷,避免了不少患儿出现热极生风或热入心包等危重症状,提高了治愈率。

外感病以邪实为主,治当祛邪为先,故药物剂量往往宜重,否则难能为功。如刘志明先生借鉴古人用大黄的经验,治急性细菌性痢疾里急后重而辨证属实者,用生锦纹大黄末1两,1日分作3次服,乃建奇功。再如1956年,先生推广治疗乙型脑炎的经验,借鉴温病学派大师余师愚用石膏法,以白虎汤为主方,对重症邪实者,每日用石膏达斤余,迅速清热,疗效卓越。

内伤病多因经年累月,正气耗伤,脏腑功能失调而成。治之当如宰相治国,统筹全局,深谋远虑,从容不迫,因势利导,悉心调治,即"治内伤如相"。如刘志明先生治疗功能性水肿,患者多呈颜面及下肢凹陷性浮肿,似属邪实,但患者年龄多在40岁以上,病程较长,且伴有头晕、心悸、气短、乏力、失眠、纳差等心脾两虚之证候。辨其病机属本虚标实,治疗应着眼于整体,以补虚培本为主,不宜过用分利之剂,否则不但浮肿难消,且易耗伤正气。临证时,先生常用健脾胃、调气血之法,以归脾汤加减,多获效验。又如治疗一风心病患者,病史16年,西医诊断为"二尖瓣狭窄伴闭锁不全,三尖瓣狭窄;阵发性心房纤颤,Ⅱ度房室传导阻滞,心功能不全",因长期服用洋地黄制剂,已有不良反应,要求服中药治疗。刘志明先生根据患者心悸、气短、胸闷、全身乏力、纳差、两足浮肿等症状,认为属脾阳不振、痰湿痹阻气机,方用苓桂术甘汤加党参、生薏苡仁、防风等,以此方坚持治疗半年余,病情大有好转。后经北京医学院附属医院检查,证明上述症状明显好转,心房纤颤减少,心脏功能得到改善。

再如冠心病的治疗,刘志明先生认为,活血化瘀疗法固然有其可取之处,也能获一定疗效,但属于治标之法。因冠心病患者多年高体虚,若不细加辨证而一味攻伐,势必戕伤正气,导致虚者更虚。因此,当按标本缓急原则,急则治其标,缓则治其本或标本兼顾。治本以滋肾为主,治标重视通阳化浊。在缓解期,先生往往以滋肝肾、通心阳之法组方,配制成丸药进行调理,多获稳固疗效。

由上可知,内伤病多属本虚,故治疗必须重视标本论治。又因其来也渐,其去也缓,故须因势利导,不可操之过急,制方求稳,保护胃气,有方有守,徐徐图之。刘志明先生治内伤病往往守方十几剂、几十剂乃至上百剂,其间只根据病情变化稍事增损,疗效满意。

在实践中求得真知,在诊治中求得辨证,在临床中求得疗效,这就是刘志明先生临证"治病大法"深得人心、广为流传的主要原因。而在推崇中有思考,在探究中有批判,在继承中有创新,这是先生临证精髓所在,实乃杏林之幸。

(二)崇尚仲景,化裁经方贵活用

历代医家无不从古代医典中吸取丰富的营养来充实、升华自己,而且对这些经典医籍,常常是"朝而诵读,昼而见症,夜而辨论",如痴如醉,不能自己。刘志明先生是喝着湘水长大的,从小崇尚张仲景,对《伤寒杂病论》更是推崇备至,爱不释手,常常体悟、研读至鸡鸣天晓。《中国现代名中医医案精华》一书对先生的评价甚是贴切:"崇尚仲景,善用经方,且能博采众长,熔古今名方于一炉,灵活变通,师古而不泥古。对外感热病、内伤杂症及老年疾病疑难大症,必穷源究委,敢于创新,另辟蹊径,每每出奇制胜,疗效卓著。"

1. **经方贵在活用,忌在以方套病** 经方为历代医家所推崇,应用经方最忌以方套病,呆板不化。如何活用经方? 刘志明先生认为,运用经方,必须善于抓住主症,法随证立,方从法出,证以方名,方证一体。临证中见其主症,即用其方。他认为,桂枝芍药知母汤的主症是"肢节疼痛,脚肿如脱",用其治疗足膝关节红肿较甚的痹证每获佳效。肾着汤则以"腰中冷,如坐水中,腹重如带五千钱"为主症,故用其治疗腰重冷痛为主的寒湿腰痛,稍事加味,亦确有良效。甘草附子汤的主症为"骨节疼烦,掣痛不得屈伸",用以治四肢关节疼痛为主的痹证,也能取得较好的疗效。

这些都说明辨清主症对于正确使用经方是十分重要的。对于不同的疾病,但见相同的主症或相似的病机,就可用其方。如"太阳病,项背强几几,无汗,恶风者,葛根汤主之"。项背强几几是葛根汤的主症,其病机为风寒之邪客于太阳经腧而致,将此方用于肩周炎、颈椎病而伴有项背疼痛不舒者,屡屡取效。虽然这些病不属于太阳中风,但因病机与太阳中风的葛根汤证的病机有相似之处,故可变通而用。同时,还必须明确每一方的方义,以扩大其应用范围。如麻杏苡甘汤的主症是"一身尽疼,发热,日晡所剧者",但观本方有麻黄、杏仁宣上疏风,薏苡仁祛湿,可用于痹痛部位在上者。刘志明先生用本方治疗下颌关节炎,虽然没有本方主症,但因与本方方义合拍,故用之有效。

2. **继承意在发扬,化裁重在贯通** 刘志明先生结合自己的临床心得提出:重视先天,虽可宗景岳之说,但补肾不必专主地黄;调理后天,虽可承东垣之论,然补脾不必胶着参、术、升、芪;养阴可效法丹溪,但须防滋阴之品寒凉伤胃;活血化瘀可取王清任之方,然须分清虚实而后用之。

刘志明先生认为,热痹基本病机为湿热相搏,风邪外袭是其诱因,治宜清热利湿,散风通络。吴鞠通的宣痹汤为苦辛通法,清热与利湿并重,兼通络止痛,主治湿热并重之热痹;李东垣之当归拈痛汤则以清热利湿为主,兼有疏风散邪之功,主治湿热相搏兼外感风邪证。先生常将两方合用治疗热痹,又参以个人经验,重用生甘草以泻火解毒,配生地黄以凉血润燥,对于常年久病、正气虚弱者,稍佐调和气血之品,施于临床每获显效。

如此一来,《黄帝内经》《备急千金要方》、景岳及现代科学知识融会贯通,刘志明先生学习前人的经验,不拘泥于一家之说,而是博采众长,既善于继承,更善于在继承的基础上创新发扬。

3. **以重剂治重症,以平剂起沉疴** 刘志明先生一生临证喜用经方,然又不拘泥于经方,无论经方、时方,灵活变通,辨证论治,或以重剂治重症,或以平剂起沉疴,或守方不移,或药随证变,往往自出机杼,屡起沉疴大疾。

如刘志明先生于1956年8月治疗一位10岁男童,患儿以持续高热40℃,伴抽搐、昏迷入院。入院时患儿不省人事,频频惊厥,角弓反张,两目上吊,周身灼热,小便失禁,大便未解,苔白,脉沉数。查体:体温40℃,脉搏每分钟132次,呼吸每分钟28次,颈项强直,瞳孔对光反射消失,腹壁反射及提睾反射皆消失,巴宾斯基征、凯尔尼格征皆阳性。化验脑脊液:白细胞数量0.319×10^9/L,中性粒细胞比例3%,淋巴细胞比例97%,蛋白阳性。血象:白细胞数量19.6×10^9/L,中性粒细胞比例67%,淋巴细胞比例31%,诊断为流行性乙型脑炎。西医注射青霉素,口服退热药无效,故请先生会诊。辨证为暑温偏热、热极生风。治以清热解毒,养阴息风,方用白虎汤合增液汤加金银花、连翘、蜈蚣、全蝎等,辅以安宫牛黄丸清热开窍。以水600ml煎成200ml,每2小时鼻饲1次。连服两剂,患儿转危为安,体温降至39.2℃,患儿已醒,惊厥减少。共服药17剂,疾病痊愈。处方中用石膏125g,蜈蚣2条,其剂量之大,实属罕见。

刘志明先生治疗眩晕也颇具特色。眩晕是临床常见内科疑难病症,患者众多,深受医家重视。历代医者对眩晕论述颇多,《黄帝内经》主上气不足,河间崇风火,丹溪力倡痰,景岳重下虚,林林总总,各有所重。先生根据多年临床经验认为,眩晕乃肝肾两脏本虚标实之证,总结出从肝肾论治眩晕八法,并在具体临证时辨证施治,灵活运用,或从肝治,或从肾治,或肝肾同调,所治甚众,每奏显效。尤其在论治阴阳两虚眩晕方面,推崇张景岳的先天学说。张景岳在《黄帝内经》"上气不足"的基础上,提出了"下虚致眩"的见解,有一定的创新意义。所以才有"上虚补其气、下虚补其精"之说,精气并补乃成治疗阴阳两虚眩晕的不二法门。

刘志明先生认为,阴阳俱虚之眩晕的根本在肾。肾为阴阳水火之宅,故主张以阴阳为纲论述眩晕的病因病机,以阴阳互生互长理论确定治疗大法。先生根据"虚者补之,损者益之"之旨,治疗上采取平补阴阳、养脑定眩之法,方用自拟补虚益损定眩汤,如用怀地黄、怀山药、枸杞子、山萸肉、菟丝子、牛膝、杜仲、川续断煎服。偏于阳虚者加鹿角胶、肉桂;偏于阴虚者加龟板、焦三仙。在使用温肾药时,多用平和之剂,少用燥烈之品,意取"少火生气,壮火食气"之意。同时考虑到阴阳两虚眩晕患者多为年老体弱者,故常加焦三仙以助运化。

唐代医家王冰说:"将升岱岳,非径奚为;欲诣扶桑,无舟莫适。"用经方也是如此。古人所说径与舟,用现在的话来说,就是科学的治学方法。只有用好经方,才能在复杂多变的临床病证中游刃有余,屡收奇效。

(三) 医案烛照,每奏奇效妙手春

刘志明先生博极医源,精勤不倦,南来北往,行医八十载,始终致力于临床,擅长内科,对温病、内科疑难大症和老年病颇有研究。先生每天门诊爆满,有时多达上百人,常常是加班加点,很少准时回家。以下经验及医案就是先生行医时辨证,立法,处方,用药的点滴记录。

1. 治疗湿热病证　刘志明先生对湿热病证的治疗,有独到的学术见解。对许多内科疾病,能及时准确地运用清热祛湿法,并取得较好的疗效。他治疗热痹、咳嗽、胁痛、慢性肾炎等四种病证经验独到。

(1) 关于热痹:刘志明先生治疗热痹强调清热利湿。他认为,热痹的发病,主要取决于患者体质和感受外邪两大因素。素体阴虚阳盛或感受湿热之邪均易发为热痹。其临床有热偏胜和湿偏胜之异。加之热邪最易伤阴,故热痹常兼有阴虚证。先生将其归纳为热痹热胜证、热痹湿胜证、热痹阴虚证。治疗常取李东垣当归拈痛汤与吴鞠通宣痹汤为基本方,随证加减。热痹热胜证多选黄芩、连翘、知母、栀子、忍冬藤、海桐皮、生甘草等;热痹湿胜证多选防己、生薏苡仁、半夏、苦参、滑石等;热痹阴虚证,酌情增入生地黄、太子参、白芍等。热痹后期,大多正气已虚,以致余邪留恋,疗效不佳,此时宜增补气血之品,如黄芪、太子参、当归、白芍等。

(2) 关于湿热咳嗽:刘志明先生治疗湿热咳嗽,突出用药轻灵。湿热致咳,其临床主要表现除有气逆咳嗽外,尚可见胸闷不舒、口渴而饮水不多、口中发黏、食欲不振、肢体困重、小便短赤、大便黏滞不爽、舌苔白腻微黄、脉滑数等。先生认为,湿热致咳时,多属实证,其病变主要在肺,此时应以清化上焦湿热为主。久咳虽多见肺、脾、肾等正气虚损之证,但湿热之邪,往往留恋不去。咳嗽虽不独在肺,但又不离于肺,故虽久病,仍不可忽视上焦湿热。清化上焦湿热,宣通肺气是治疗本病证的重要法则。因肺为娇脏,居上焦,故先生用药多选轻灵之

品,正所谓"治上焦如羽,非轻不举",临证善用千金苇茎汤加减。痰热明显者,合麻杏石甘汤,酌加白茅根、黄芩、川贝母、瓜蒌等;湿盛痰多、舌苔白腻、不渴者,加半夏、厚朴以祛痰;风寒外束,加苏叶、前胡以辛散;久咳肺虚,益气养阴之品必不可少,但总以不碍湿热、补而不滞、滋而不腻为原则,常用太子参、北沙参之类。

（3）关于胁痛:刘志明先生治疗胁痛注重清利疏通。胁痛主要责之于肝胆,因其经脉皆循胁肋。据临床观察,胁痛患者常以肝失疏泄、肝胆湿热为主,二者互为因果,因此先生认为,清利湿热、疏通气机是治疗胁痛不可忽视的重要法则。临证常以大柴胡汤、小柴胡汤、四逆散为基本方,如湿热明显则加滑石、泽泻、茯苓之类;若肝脾失和,气滞明显则多选用枳壳、川厚朴、郁金之品;若正气未虚,而见肠燥便结等湿热化火之象,则加酒军、玄明粉、瓜蒌等药。同时还需兼顾调理脾胃,扶助正气,常用太子参、当归、白芍、砂仁、茯苓、白术等。

（4）关于慢性肾炎:刘志明先生治疗慢性肾炎主张清热利湿养阴。慢性肾炎常见尿液浑浊,尿中有蛋白、血细胞、管型等。《素问·至真要大论》云:"水液浑浊,皆属于热。"尿液浑浊可作为辨湿热证的重要依据。临床以下焦湿热阴伤者多见,故应清其热、利其湿,阴虚者养其阴为治疗大法,以猪苓汤为基本方。该方利湿而不伤阴,滋阴而不恋邪,用于下焦湿热阴伤之证十分合拍。如湿热较甚,增入车前子、石韦、白茅根等;阴伤明显者,加生地黄、女贞子、墨旱莲等;湿热互阻可致血瘀,则应注意调畅气血,常在方中加用牛膝,补肝肾而活血;兼见气虚者,酌加生黄芪、太子参等,以气阴兼顾,扶正祛邪。

病例:王某,女,33 岁,1980 年 3 月 27 日初诊。患者四肢关节疼痛已 4 年余,西医诊断为类风湿关节炎,曾长期服用激素等西药疗效不显。于 1978 年经 X 线摄片证实指、趾及膝关节均有轻度变形。今年 1 月份又因流产后感受风寒而病情加重,四肢关节肿胀疼痛,尤以指、趾等小关节为剧,手不能抬举摄物,足不能抬步行动,故来求诊于刘老。就诊时见:四肢关节肿胀疼痛,午后低热,体温在 38℃上下,常汗出甚多,形瘦乏力,咽燥,纳差,大便偏干,2 日 1 行,小便黄;舌质干红,苔薄黄,脉弦细数。化验检查:类风湿因子阳性;血沉 73mm/h;抗链"O"正常。中医诊断:热痹;西医诊断:类风湿关节炎。辨证:湿热痹阻,热盛阴伤。治法:养阴清热,利湿宣痹。处方:当归拈痛汤合宣痹汤加减,当归 15g,生地黄 18g,知母 12g,黄芩 9g,连翘 12g,生甘草 15g,生薏苡仁 24g,苦参 12g,半夏 9g,防己 12g,防风 12g,海桐皮 12g,忍冬藤 15g,滑石 15g。服上药 10 剂后,低热渐退,关节疼痛减轻。嗣后以上方随证加减,继续服药 20 余剂,关节肿胀基本消除,四肢活动度增大,已能独立行动。经治疗 6 个多月,患肢活动基本自如,类风湿因子检查转为阴性,血沉亦正常,仅有时稍觉关节疼痛,已能上班工作。

按:本案热痹迁延日久,患者正气已虚,热邪最易伤阴而致出现午后低热、汗出甚多、形瘦乏力、咽燥、大便偏干、小便黄等阴虚之象。刘老应用清热利湿,祛风通络之当归拈痛汤合宣痹汤,加用生地黄、知母以养阴清热;又用苦参清热利尿。本案患者阴伤之象明显,然方中养阴之品仅选生地黄、知母二味,且非大剂,乃因阴伤由久郁之热而致,若大剂养阴,必使久郁之邪更加留恋不去,风湿去则经络通,而久郁之热自散,热散而阴无以伤,则愈。故不用养阴而热去阴自复。

2. 治疗发热病证　发热为临床常见症状,"热者寒之"是治疗法则。刘志明先生在治疗发热疾病方面多能谨守病机,知常达变,随症而治,有很高的治愈率,为广大患者所称道。

(1) 关于热病初期:刘志明先生主张热病初期即用表里双解。人体感受外邪,多从表入。表邪用汗法,此即"在卫汗之可也"。然外感之邪多随风邪而入,所谓"风为百病之长也"。风善行而数变,夹邪从表入里,而非停留在表。

刘志明先生认为,外感热病初期,不可只看到表证,而忽视里证,治疗初期就要注意运用表里双解之法。若仅用汗法,表邪虽去而病不易解,而且易致里热更盛,邪热深入,病情加重,因此,宜表里双解,内外分消。若拘泥先表后里,则易延误病机,不能达到治疗目的。

(2) 关于热病重症:刘志明先生认为,热病之生,皆由外邪而致。热邪侵入人体,与正气相搏,在表为热轻寒微,在里为内热炽盛,故热病之重症,多因热邪迅速入里,急剧恶化而成,故治疗此病必当以祛除外邪最为关键。

(3) 关于长期低热:长期低热临床并不少见,许多病人进行各种检查均属正常,用解热镇痛药、抗生素甚至激素治疗无效。中医多认为此乃阴虚或气虚所致,多用滋阴、补气法治疗,但部分病人亦难奏效。刘志明先生体会到,慢性低热病人,病程已久,并非纯属虚证,多虚中夹实,治疗不可忽视实证。

(4) 关于长期高热:长期高热多见于小儿,尤其在农村。刘志明先生认为,此类疾病,多为脾虚发热、阳虚发热,与长期积食、消化不良有关,治疗应温中健脾。温中是其主要治法,若有热象则可少佐甘寒之品以清降。

举例:某男,6 岁。高烧 3 天,头痛,烦躁不安,神昏谵妄,时发抽搐,舌质红、苔薄黄,体温 40℃。西医曾诊为"乙型脑炎。"处方:生石膏 120g,知母 9g,川大黄 9g,金银花 15g,连翘 15g,安宫牛黄丸 1 丸,溶于汤药中,分五次鼻饲。24 小时服上方 2 剂,体温降至 38℃,惊厥止,可自行进食,但仍时有谵妄,大便 3 日未行,脉沉数。二诊处方:生石膏 60g,玄参 9g,甘草 5g,大黄 9g,元明粉 5g,连翘 12g,忍冬藤 15g,莲子心 9g,紫雪丹 1.2g(冲服)。服用上方后,体温 37.5℃,大便通,神志清。继用此方酌加养阴之品,调治数日,病告痊愈,未留后遗症。

按:患儿感受疫热毒邪,迅速入里,侵犯心包,损及于肝,而成热病之重症。第一方主以白虎汤,清火解毒,佐以安宫牛黄丸清心开窍。服药病减后,现出一派阳明里热腑实证,故第二方在前方基础上配合釜底抽薪之法,更用紫雪丹开窍,使患儿转危为安,病告痊愈。刘老认为对高热重症,只要辨证准确,祛邪当用重剂,药少力专,直捣病所。从本例重用石膏、大黄即可见一斑。

3. 治疗慢性肾炎 刘志明先生治疗慢性肾炎所致水肿,首先强调察明虚实,分清寒热,在此基础上根据"开鬼门,洁净府,去菀陈莝"原则,提出宣、利、清、补、活血化瘀的治法。在具体治疗时注意运用清热利湿、调和阴阳、升降脾胃多种方法,取效良好。

刘志明先生认为,湿热伤肾是慢性肾炎的病理特点。临床主要表现为虚实夹杂的证候,虚的一面,如气虚、血虚、阴虚、阳虚、脾虚、肾虚等,临床表现明显,受到普遍重视;而实的一面常被虚象掩盖,容易疏忽。但实邪在慢性肾炎的各种类型、各个阶段都是存在的,并且对正虚的程度、病程的长短都有极大影响。实邪有痰饮、瘀血、湿热等,其中最重要的是湿热。可以说,没有湿热,就没有慢性肾炎。无论哪种类型、哪个阶段,慢性肾炎都有尿液的变化。其特点是尿中蛋白或细胞增多,并常出现管型,其色浑浊。此种浑浊正是湿热的标志。治疗结果也证实,慢性肾炎患者过用温补之后,疗效不显。相反,如能注意清热利湿、健脾益肾,就会收效满意。

举例:王某,男,52 岁,1992 年初诊。患者 1 年前出现全身浮肿,伴尿少,每天尿量约

400ml,服用利尿药,浮肿方可减轻,但是随即又肿,神疲乏力,纳差,大便溏薄。实验室检查:尿常规:颗粒管型 0~2 个 /HP,24 小时尿蛋白定量大于 6g;血常规:血红蛋白 90g/L;血生化:血清总蛋白 50g/L,球蛋白 29g/L,白蛋白 21g/L。西医诊断为慢性肾炎。辨证属下焦湿热久稽而致肾脾两虚。治法:清利湿热,益肾健脾。方以猪苓汤加味。处方:猪苓 12g,茯苓 12g,泽泻 12g,阿胶 12g(烊化),石韦 24g,茅根 24g,滑石 15g(包煎),桑寄生 9g,川牛膝 9g,生黄芪 18g,甘草 6g,太子参 18g,连翘 9g。服上药 5 剂后,尿量明显增加,浮肿渐消,每日尿量 2 000ml以上,尿频缓解。仍守前方,随证加减,调理 1 个月,诸症皆除,尿检转阴,24 小时尿蛋白定量恢复正常。随访 1 年,未见异常,并坚持正常工作。

　　按:水肿病,其制在脾,其本在肾,迁延日久,必伤脾肾二脏。本例患者病程一年余,虽有正虚,但以下焦湿热俱重,湿蕴化热,以至脾虚不运,肾阴亏损。治疗时如一味利湿,则更耗肾阴;若单纯滋阴,又易敛湿困脾。仲景猪苓汤是治疗湿热肾炎之良方。方中诸药和缓而不峻烈,互相配伍,共奏育阴利水、清利湿热之功。其补而不滞,利而不伤,加太子参、生黄芪益气健脾;增白茅根、滑石、连翘、甘草清利湿热,既能顾及脾肾之本,又能清利湿热而消肿;牛膝、桑寄生滋阴益肾,药专力强,虽久病缠绵,又何愁不愈。

　　4. 治疗冠心病　冠心病的发生多与年老体虚、寒邪内侵、饮食不当、情志失调等因素有关。其病机与五脏盛衰有关,可在脏腑功能失调的基础上,兼有痰浊、血瘀、气滞、寒凝等病理改变,总体上属本虚标实。临床表现多虚实夹杂,或以虚证为主,或以实证为主。

　　刘志明先生认为,冠心病的本质属虚,因虚致实,治疗原则应以补为主,以补为通,通补兼施,补而不壅塞,通而不伤正。因此,他在临床中常用瓜蒌薤白半夏汤等方,通阳宣痹化浊;如遇有脾胃症状,则合橘枳姜汤等,以心胃同治。心绞痛缓解期,先生重视肝肾同治,调补脏腑气血阴阳为主,常取得满意疗效。

　　胸阳不宣多见于冠心病心绞痛,临床主要表现为胸闷、心痛或胸痛彻背、心悸,面色苍白或黯滞少华,畏寒,肢冷,睡眠不宁,自汗,左寸脉弱或小紧。治疗当通阳宣痹,豁痰下气。以瓜蒌薤白半夏汤合枳实薤白桂枝汤加减:瓜蒌 12g,薤白 12g,桂枝 9g,枳实 12g,厚朴 12g,党参 15g,半夏 12g,生姜 6g。水煎服,每日 1 剂,分 2 次温服。方中薤白、桂枝通阳宣痹散寒;瓜蒌、半夏、厚朴、生姜行气豁痰,以开胸中痰结。若阳虚痛甚,"心痛彻背、背痛彻心",再合人参汤,另加三七粉 1g,随汤药吞服,1 日 1 次。心痛止,停服三七粉。若心悸气短,脉迟或结代者,合用炙甘草汤,以通阳宣痹复脉养心;若"胸痹不得卧",即心痛不能平卧,并影响至胃,而出现胃胀痞结等症状,当心胃同治,在上方中加陈皮、茯苓等,以导滞行气,温中和胃;若偏虚者再加西洋参;若兼血虚失眠者合用四物安神汤或酸枣仁汤化裁。

　　阳脱阴竭多见于冠心病心肌梗死合并心源性休克。临床主要表现为持续剧烈心绞痛,精神萎靡,心悸气短,出冷汗,颜面苍白,四肢厥冷,或四肢出现青紫色,舌质紫黯,脉微欲绝,或见脉结代。治疗当回阳救脱,益阴复脉。以四逆汤、生脉散合保元汤加减:制附片(先煎)12g,人参 15g,干姜 6g,麦冬 9g,五味子 9g,黄芪 15g,炙甘草 12g。水煎服,每日 1 剂,分 2 次温服。方中用附子、干姜、炙甘草回阳救逆;人参、麦冬、五味子、黄芪益气养阴。若心绞痛剧烈持续不解,加苏合香丸 1 丸,温开水送服,1 日 2 次,心痛止则停服。

　　心肾阴虚之冠心病,一般无典型的心绞痛史。临床常见于肾阴虚和心阴虚两型。肾阴虚:主要表现有头晕、耳鸣、口干、腰酸腿软,夜尿频数,脉沉细,或弦,或迟,寸脉减弱。心阴虚:临床主要表现有心悸、气短、胸闷、夜卧不宁等,舌质红,苔薄白或无苔,脉细数无力。治疗当滋阴益肾,养心安神。以杞菊地黄丸合首乌延寿丹加减:菊花9g,干地黄12g,茯苓9g,牡丹皮12g,何首乌15g,桑椹12g,牛膝9g,桑寄生12g,菟丝子9g,草决明9g,黄精12g。水煎服,每日1剂,分2次温服。方中生地黄、何首乌、桑椹、桑寄生、牛膝、菟丝子、黄精滋阴益肾;茯苓健脾以助生化之源;配菊花、草决明以养阴平肝清热。若心阴亏虚见心悸、盗汗、心烦不寐者,可加麦冬、五味子、柏子仁、酸枣仁等以养心安神。

阴虚阳亢多见于冠心病合并高血压。临床主要表现为胸闷、心痛间作,头晕,耳鸣,目眩,舌麻,肢麻,口干,心烦易怒,面部烘热,手足心发热,腹胀,舌质红,苔薄黄,脉弦等。治疗当通阳宣痹,滋肾平肝。治以瓜蒌薤白半夏汤合天麻钩藤饮加减:瓜蒌9g,薤白12g,半夏9g,钩藤9g,天麻9g,石决明18g,牛膝12g,杜仲12g,黄芩9g,菊花9g,何首乌12g,珍珠母18g,桑寄生12g。水煎服,每日1剂,分2次温服。方中瓜蒌、薤白通阳宣痹;天麻、钩藤、石决明平肝息风;黄芩、菊花清热泻火,使肝经之热不致偏亢;牛膝引血下行,配合杜仲、桑寄生、何首乌补益肝肾。

举例:丹某,男,63岁,干部,1987年4月23日初诊。心前区憋闷,阵发性心绞痛无规律发作月余。患者于1956年患高血压,1961年又患糖尿病,1972年出现心前区闷痛,在北京某医院诊为冠心病(冠状动脉供血不足)。心绞痛发作时需服硝酸甘油、心痛定等方可缓解,1973年曾患脑血栓,左侧半身不遂,经治疗恢复正常。目前,左胸前区憋闷,气短,不耐劳累,稍劳则心绞痛发作。精神欠佳,左侧体温低于右侧,左手握物发抖,汗少,腰膝酸软无力,口干纳少,大便微干,舌苔薄,脉弦细,沉取无力。血压130/90mmHg(服用降压药后)。血糖13.2mmol/dl。此属老年肾阴素亏,胸阳不振,气血不和。治宜滋肾通阳,兼理气血。处方:瓜蒌15g,薤白12g,何首乌12g,桑椹15g,桑寄生12g,当归9g,太子参12g,牛膝9g,枳壳9g,赤芍9g,川芎4.5g,三七粉1g(冲服)。上方服七剂后,自觉精神转佳。继以此方为主,调治半年余,心绞痛基本无发作,血糖降至6.6mmol/dl,临床症状改善,血压稳定,治疗4个月后,恢复正常工作,只有在特别劳累时才出现胸闷,但稍事休息即可缓解。当年10月20日在某医院作心电图检查,T波低平较前好转。后改服丸剂,以资巩固。处方:西洋参30g,何首乌45g,桑椹45g,瓜蒌45g,薤白30g,茯苓30g,生黄芪30g,桑寄生45g,牛膝45g,酸枣仁30g,枳实30g,三七30g。共为细末,炼蜜为丸,每丸10g,日服2丸。1年后,患者来信告知:上药服用三料,后因工作需要出外半年余,身体较为健康,虽有时劳累,但不曾发生心绞痛。

按:冠心病是较常见的老年病,相当于中医学中的胸痹、心痛、短气、真心痛等疾患。本病病机与心胃肝肾相关,尤与心肾关系密切。肾虚则精气不得上承,致使心气失养,胸阳不振,阴浊内生,气血失调,治疗上应注意和阴通阳、心肾兼顾。本例患高血压、糖尿病、冠心病等多种老年疾患,证情较为复杂。刘老抓住胸痹心痛之主证,采用滋肾通阳之法,调阴阳、和气血,标本兼顾,攻补兼施,使频繁发作之心绞痛得以控制,心电图转佳,其他疾病也得到相应改善,体现了中医治病求本的思想。

5. 治疗老年病　刘志明先生根据老年人的特点,结合自己多年的临床实践,提出治疗老年病要重视高年下亏,治在肝肾,脏腑虚损,兼补五脏,本虚标实,攻补适度的原则,并在临床实践中取得了较好的效果。

(1) 阴为阳基,治老年病宜滋阴补阳:生、长、壮、老、已是生命活动的自然规律。老年人的这些变化与其精血亏耗、肾气虚弱有密切关系。他根据老年人的体质特点和老年疾病多兼肾虚的病机,提出了"老年病治在肝肾"的学术观点。

刘志明先生认为,老年人多虚损之证,但无论生理性的衰退,还是病理性的致虚,总以精血亏耗、脏腑阴津损害为先,这是导致老年慢性疾病的根本原因。因此,滋养肝肾是老年临床常用的一个重要法则。处方用何首乌、枸杞子、桑椹、黄精、桑寄生、牛膝、川续断、杜仲、女贞子、墨旱莲、当归等。此类药物性味多甘平或微温,作用平和,善收缓功,且滋而不腻,亦可保养胃气。至于熟地黄、紫河车、龟甲胶、阿胶等,多为血肉有情之品,味厚滋腻,有碍胃气,故非在精血大亏之时不用,非用不可者,亦当佐以理气健胃之品。

对于老年病,刘志明先生既重视养肝肾之阴,又不忽视温肾助阳方法的应用。张景岳认为,"阴亏于前,阳损于后",老年疾病中属阳虚者,多为阴损及阳,其中又有微甚之别。阳虚不甚者,选用巴戟天、肉苁蓉、淫羊藿、菟丝子、冬虫夏草等,其性温而不燥,有温滋之长,较为适合于老年人。对于命火衰竭、阴寒内盛所引起的疾患,可选用附子、肉桂、干姜等温肾助阳的药物。因此类药总属温热燥烈之品,有伤精耗阴之弊,故临床用之当慎。

(2) 唯肾为根,补肾应与五脏共调节:老年人较多慢性疾患,而五脏虚损常是这些疾病的病理基础。根据《医贯》"五脏之真,唯肾为根"的理论,临床通过补肾法可治疗多种老年性疾病,其治疗作用主要体现在它对于人体功能的加强和调节。然而,对于脏腑虚损证的治疗,单纯施以补肾的方法似嫌力薄,只有把补肾与调养其他脏腑结合起来,才能更有效、更充分地发挥扶正培本的作用。

刘志明先生治疗老年病针对不同的脏腑疾患,常采用补肾与调养五脏相结合的方法,如滋养肝肾法、脾肾双补法、滋肾益胃法、补肾养心法、益肾化痰法等。这些扶正培本方法的使用,既立足于老年人精亏肾虚之全局,又着眼于脏腑病变之局部,对改善老年人的体质,祛除病邪,恢复健康,颇有意义。

由于肾与五脏是相互滋生的关系,所以通过调养五脏气血,即可达到补肾的目的。在调养五脏以补肾的问题上,刘志明先生尤其重视脾胃的调养。因老年人所表现的精血不足,与其脾胃之气薄弱、消化吸收能力差有很大的关系。脾为生化之源,补脾即能补肾。所以,通过健脾补中,开气血生化之源,切合老年人之体质特点,从而达到补肾之目的。

如对于老年人慢性泌尿系疾病,刘志明先生认为,其病机要点为下焦湿热。治疗上一般采用清热养阴之猪苓汤为主方,增石韦、白茅根、车前子、薏苡仁等,并辅以生黄芪、太子参等健脾益气之品,以扶助后天,滋养先天,俾正气恢复,而达到祛邪除病之目的。这种助后天以养先天、调五脏以治肾的方法,在临床确可收到事半功倍的效果。

(3) 本虚标实,扶正培本不忘祛邪:刘志明先生认为补肾乃治本之根本法则,治疗老年病运用补肾法,认清虚实标本,处理好扶正与祛邪的关系尤为重要。老年疾病,除较为单纯的五脏虚损证外,虚中夹实之证,亦属多见。

《素问·通评虚实论》云:"邪气盛则实,精气夺则虚。"本虚主要是肾气的匮乏,标实是七情、六淫、饮食所致。老年人,肾脏虚衰,最易招致外邪,而且老年气化不力,血行不畅,邪之易聚难散。所以,痰、浊、瘀血在老年疾病中表现较为突出。治疗上能否及时有效地消除之,对于疾病的转归、预后关系极大。

刘志明先生强调,老年慢性病之祛邪,应在扶正的基础上祛邪,这样才符合"虚中夹实"之病机。譬如老年人中风,其病变脏腑在肝肾,但又可影响他脏、气血及经络等,导致一系列功能紊乱,产生风、火、痰、瘀,形成阴虚阳亢、风火上扰、风火夹痰、气虚血瘀等各种不同的病机,治疗上则有滋阴潜阳、养血息风、益肾化痰、益气通络等法,但皆不越扶正祛邪之规矩。

即使元气大伤、阳气暴脱之中风脱证,亦应采用独参汤、参附汤益气、回阳、固脱,救脱与固本浑然一体。

举例:王某,女,80岁,1980年10月29日初诊。近三月来,常常头晕、耳鸣。尤以夜间为甚。两目昏花,视物模糊,四肢酸楚,项强,烦躁,二便调,舌苔薄黄,脉弦细,沉取乏力。血压230/100mmHg。证属高年精血亏损于下,亢阳逆扰于上,治宜滋肾抑阳。处方:杭菊花9g,钩藤9g,桑椹12g,何首乌9g,杜仲9g,牛膝9g,当归12g,白芍9g,葛根6g,黄芩9g,草决明12g,石决明24g。服上方5剂,眩晕即止,视物较清,项强、烦躁皆除,耳鸣减轻,脉细苔薄。继以丸药滋之,饮剂清之,合而为功,以资巩固。处方:何首乌片4瓶,早晚各服1次,每次3片;杭菊花100g,开水浸泡,代茶饮。

按:刘老认为,眩晕与肝脾肾三脏关系密切。故治疗有调肝、健脾、益肾等法之不同。老年人眩晕总以滋肾为基础,诸法合用,取效甚捷。该患者八旬高龄,故先予滋肝肾、养精血、抑亢阳之汤剂;眩晕即止,再予何首乌片口服、菊花茶饮,乃治中有防、防中有治也。

(四) 宁静致远,一片净土世人尊

1. 生活朴素,大道至简　刘志明先生在中医学术上造诣极深,但生活极其朴素,给人一种返朴归真之感。住房是几十年前医院分的,只有几十平方米,客厅靠墙是几张旧沙发,中间摆放的是一张一平方米大小的小方桌。这些家具都是老式的,十几年也不曾更换,显得很陈旧。

唯独里间那个兼卧室的书房,虽然拥挤不堪,但却古香古色,气度不凡,让人感到书房的主人拥有一个广袤而深邃的精神世界。那些厚厚的、线装本的古典医籍,整整占据了房间2/3的空间,而且大多数书都被翻得有些破损,书中重要内容刘老一一标识。他是一位不知疲倦的耕耘者,在中医这片广阔的原野中默默耕耘了80余载。

刘志明先生虽然90多岁了,面色红润,神志安详,喜穿毛料中山装、黑皮鞋,略带湖南口音的普通话为他平添了几分儒雅,满头银丝和上衣袋中的金笔又显出学者风度,给人一种雅致而超然的感觉。自己动手写学术材料,购物、洗衣、下厨样样自理,走起路来健步如飞,上下六层楼不乘电梯。

刘志明先生的简朴生活,让人感觉他就是一个苦行僧,大道至简,不以物喜,不以物悲。他清心寡欲,从不沾烟酒,多年来一直坚持素食,只有女儿在节假日看望他,才会特意添些鱼肉荤腥,但自己并不动它。

刘志明先生又是独步云天的人。从他书房墙壁上挂着的丹彤书赠的条幅:"胸中常满艳阳春,医术精湛济世人。"可以看出先生的内心世界辽阔而富饶。无论他的生活多么朴素、简单,他心中都有一个艳阳天,春光明媚,让人心旷神怡。

刘志明先生的养生之道,也是值得仔细玩味的。先生精研岐黄之术,深谙老庄之道,淡泊明志,宁静致远,将"淡泊名利"视为养生之道。他认为,现代社会是一个追求功利的社会,一旦个人愿望得不到满足,轻者郁郁寡欢,长期处于抑郁状态,容易诱发心脑血管疾病和恶性肿瘤;重者为达目的往往会不择手段,做出一些法理不容之事,从而形成一种沉重的心理负担,致人恐惧,夺人寿命。

2. 精研学术,不涉金钱　刘志明先生的医德医术在业界和群众中有口皆碑。翻开先生既往手稿,有一段话是这样的:"吾自14岁行医至今,谨遵师训,博览医学经典著作、广涉各家学说;因淡泊名利,众人不解,说我'怪、愚';余曰:学术不能掺杂金钱,不可借学术之声望谋取私利。"1993 年 7 月 17 日,《北京日报》以《名老中医刘志明》为题,作了客观报道,其中有一句话是这样写的:"刘志明又是一个怪人,他不愿谈自己,不愿接受采访。他生性高远,淡泊名利,行医几十年从不收受病人的礼物,就是应得的加班出诊费也从不领取。"于是,有人觉得先生是个怪人,而且怪得几乎达到了"愚"的地步。

1983 年他首次出访墨西哥,谢绝了当局高薪聘请。在旧金山换乘飞机,他顺便光顾一家中药店,刚交谈两句,老板就请求他留下主导研发工作,他摇摇头,只淡淡一笑。后来,在日本、中国香港,不少大机构都以优厚的条件聘请,他都不为所动。

刘志明先生在担任中华中医药学会副会长期间,因工作需要,多次出访,每次都尽量缩短行程,如期或提前归来,为国家节省开支。有一次,先生出访途经中国香港作短期停留,为省钱,7 天日程他缩短成 3 天,为国家节约了许多开支。出访泰国时,他也精打细算,尽量减少费用,回国后把节省下的外汇如数交公。

这就是刘志明先生的金钱观:对国家的钱,每一分钱都用在刀刃上;对自己该得的,不去攀比;自己不该得的,一概拒之门外,一分也不要。先生认为学术是不可用金钱来衡量的。

3. 不言赋闲,心忧中医　用当代大收藏家唐裕龙《客夜书怀》之最后两句"南来长为客,岂敢顾双鬓",描述刘志明先生的中医生涯很适合。从而立之年南雁北飞,应召入京,如今已经半个世纪了,但他仍然不言赋闲,心忧天下。

改革开放以后,中外交流的大门打开了。已过天命之年的先生开始担任中华中医药学会副会长职务,他利用每一次出访机会,在国际上大力宣传、弘扬中医药学术,把中华民族的医学瑰宝推向世界。

1983 年 5 月首次出访墨西哥进行学术交流,交流之余凭借自己精湛的医术,为当地人民诊治疾病,疗效卓著,受到墨西哥总统的接见,为中医学在墨西哥的发展打开了局面,为国家赢得了荣誉。1987 年刘志明先生前往泰国曼谷主持中国医疗队的工作,他严格管理,提倡业务上精益求精,使得医疗队在当地很受欢迎。

中医学源远流长,对日本传统医学影响尤大,早在唐代鉴真东渡扶桑时,就把大量的中医书籍带到日本。近年来,日本以其强大的经济实力为后盾,运用现代科学理论和先进的技术手段研究中医药,取得了一定的成就,而自认为中医的大本营在东瀛。1989 年刘志明先生率团赴日参加中日医药学术交流会议。与日本关东、关西、福冈等地的"医师汉方研究会"进行了学术交流。日本汉方医界的不少权威人士都拜会了先生,通过他的学术报告,日本医学界都为中华医学的博大精深而叹服。通过与日本医学界的接触,先生看到了中华医药在日本的巨大影响,也增加了他对于国内中医学亟待发展的紧迫感。

刘志明先生是第六、七、八届全国政协委员,针对中医药行业的特殊情况,为了更好地发展中医药事业,多次联合中医药行业同道,建议中医中药联合发展,共同促进;呼吁国家成立中医药专门管理机构——国家中医药管理局。为了继承、发扬名老中医的临床经验、学术思想,积极倡导中医药高学历、高水平人才的培养,亲自培养硕士、博士研究生、博士后及师承制学生数百人,如今大多在国内外中医药领域发挥重要作用。

现在刘志明先生虽然年事已高,仍心系中医药事业的发展,2003 年"非典"肆虐时,先生积极响应党中央国务院的号召,为中医药防治"非典"献策献方。2008 年汶川大地震后,为了防止灾后发生瘟疫,充分发挥中医药简、验、便、廉优势,贡献清热化湿,解散疫毒之经验方,为防止灾后瘟疫的发生贡献了一份力量。

刘志明先生不管是身兼重任,还是功成隐退,他都心系中医。早在"文革"时期,各行各业都搞年轻化,新人涌现,这是发展的需要,但有些老中医也纷纷退出一线岗位。对此,先生提出自己的见解:"这种做法很值得考虑,它违反了自古以来老百姓看病要找老中医的传统习惯,也不利于中医学的发展与国际交流。"

曾有一位记者采访刘志明先生,他在并不宽敞的工作室里,道出了心中的忧虑:"建国几十年来,中医中药管理工作是大大发展了,但还远远不够,还存在不少问题。现在,日本、韩国、东南亚、英国,都在学习、研究中医。比如 1975 年纽约州首先允许医生使用针灸治疗,现在全美从事针灸的医生已达两万人。时下美国有 20 余所中医院,6 种针灸杂志,3 个学术组织,经营中药的商店有 4 000 余家。客观形势要求我们更加重视振兴中医,发挥老中医学术带头人的作用。因此,要制定重视老中医的政策,搞老中青结合,正是当务之急。"

先生作为一名无党派权威中医专家,曾就中医发展问题多次向政府提出宝贵建议。在全国政协会议上,他为不断改善中医事业的现状而大声疾呼,受到各界重视。提出对外要宣传中医治病的科学性,对内要认识到中医发展的危机感。

"鞠躬尽瘁,死而后已",这是对国医大师刘志明先生一生悬壶的最好写照。

三、代表著作与论文述评

刘志明先生学术上有着精湛的造诣,在近世中医界声名远播,他在潜心研究中医学的同时,十分重视中医药人才的教育、培养,并为此著书立说,影响深远,代表著作有《中医内科学简编》《中医学》。2010 年,由刘志明先生学术继承人刘如秀教授率领门下高足,将先生医案医话加以整理修订,先后出版了《刘志明医案精解》《中华中医昆仑·刘志明卷》《国医大师刘志明临证经验集》等论著,集中反映了先生从医之路和临床经验之精华。

《中医内科学简编》,1960 年由人民卫生出版社出版。20 世纪 50 年代中期,党和国家大力支持中医药事业发展,创立了高、中级中医院校,从而形成了正规的中医教育制度,翻开了中医教育历史的新篇章。但是,中医院校建立之初,缺乏成熟的办学经验,更缺乏教学教材。为了我国的中医教育事业,刘志明先生在繁重的临床、科研工作之余,又以饱满的热情、忘我的精神、严谨的作风,积极投入到中医教材的编撰工作之中。于 1956 年编写出《中医内科学概要》一书,作为中医研究院(现中国中医科学院)第一本中医内科教材使用。该书以契合临床实际为出发点,对中医临床的常见病、多发病的辨证特点、治疗方药、护理措施等,均作出了系统、明确的论述。此书一经出版,就广获好评,深受国内同行赞誉,成为全国医药人员学习中医内科的重要参考书,收到了良好的社会效益。1959 年,应广大读者的一再要求,本书又再次修订为《中医内科学简编》出版,但仍供不应求,影响深远。

《中医学》,1989 年由燕京函授医学院出版。80 年代中期,刘志明先生积极支持中医函授教育,带领中医研究院业

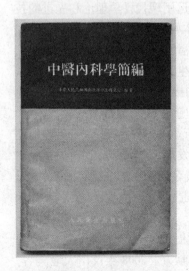

刘志明的著作《中医内科学简编》

务骨干,参与燕京函授医学院的教育工作,并主编医学专业函授教材《中医学》,为国家培养了数以千计的中医药专科人才。

《刘志明医案精解》,2010年由人民卫生出版社出版。2007年,适逢国家科技部"十一五"国家科技支撑计划立项"名老中医临证经验、学术思想传承研究"课题,刘志明先生学术继承人刘如秀教授率领门下医师,在先生的悉心指导下,将既往医案医话加以整理修订并出版。全书分为医家简介、医学思想概要、医案、医论四部分。医家简介浓缩了先生潜心岐黄、躬身临床的一生,医学思想概要勾画了先生学术思想梗概,医案集中反映了先生临证经验、学术思想,医论突出了先生医学思想火花,四部分共为一体,从不同侧面反映了先生的学术思想精华,同时带给后学以深远启迪。该书系统整理了先生临证验案250余则,并进行了深入的分析,细致地反映了其治疗内、外、妇、儿科疾病的诊疗思路和富有教益的处方用药经验,对中医临床工作者有着很大的参考价值。

《中华中医昆仑·刘志明卷》,2011年由中国中医药出版社出版。为弘扬中华民族传统文化,彰显中医药学家的丰功伟绩,当代中医药发展研究中心在国家中医药管理局的支持和指导下,为中华近现代百年来贡献卓著、深受敬仰的150位中医药学家,编撰出版了《中华中医昆仑》这部传记丛书。该卷记载了刘志明先生的生平事迹,阐发了其学术思想、医术专长、传承教育、医风医德、养生之道和突出贡献。为全面了解先生的成才之路提供了参考。

《国医大师刘志明临证经验集》,2017年由人民卫生出版社出版。时隔7年,刘志明先生学术继承人刘如秀教授带领门下高足,通过跟师临证、文献整理、深度访谈及聆听讲解等方式,对刘志明先生的主要学术观点、临证经验、用药心得等再次加以归纳和整理,最终编撰成册出版。该书分为七章,即"学术思想""临证要则""临证治疗""方药纵横""医论医话""门人传承""寄语后学"七大部分内容,全面地阐述了国医大师刘志明先生学术经验的精华,是对先生独特的中医学术思想的集中体现,对临床、教学、科研具有很高的参考价值。

参 考 文 献

[1] 刘如秀.刘志明医案精解[M].北京:人民卫生出版社,2010.
[2] 刘如秀,马龙.国医大师刘志明临证经验集[M].北京:人民卫生出版社,2017.
[3] 孙学东.著名老中医刘志明教授[J].家庭中医药,1996(4):4.
[4] 杨柳.刘志明:精研岐黄术横刀斩疫魔[N].中国中医药报,2015-3-25(3).
[5] 刘如秀.刘志明治疗慢性肾功能衰竭经验[J].湖南中医杂志,1993(3):40-41.
[6] 马龙,刘如秀.刘志明教授辨治冠状动脉粥样硬化性心脏病经验[J].中医学报,2013,28(11):1643-1645.
[7] 刘如秀.刘志明治疗老年病经验[J].中医杂志,2001,42(7):404-405.

(整理:刘如秀;审订:刘志明)